口腔正畸
隐适美隐形矫治技术

主　　编　赖文莉

副 主 编　房　兵　李小兵　邱易光

编　　者（以姓氏汉语拼音为序）

曹　阳　段培佳　房　兵　简　繁　李　煌

李　宇　李小兵　赖文莉　龙　虎　欧阳宁鹃

邱易光　王　璟　王　艳　夏大弘　熊国平

谢　晖　杨　秩　佐本博

主编助理　简　繁

绘　　图　龙　虎　李晓龙　廖丽娜　李佳伦

人民卫生出版社
·北 京·

图书在版编目（CIP）数据

口腔正畸隐适美隐形矫治技术 / 赖文莉主编. —北京：人民卫生出版社，2023.2（2024.7重印）

ISBN 978-7-117-34110-3

Ⅰ．①口…　Ⅱ．①赖…　Ⅲ．①口腔正畸学　Ⅳ．①R783.5

中国版本图书馆 CIP 数据核字（2022）第 227796 号

| 人卫智网 | www.ipmph.com | 医学教育、学术、考试、健康，购书智慧智能综合服务平台 |
| 人卫官网 | www.pmph.com | 人卫官方资讯发布平台 |

口腔正畸隐适美隐形矫治技术

Kouqiang Zhengji Yinshimei Yinxing Jiaozhi Jishu

主　　编：赖文莉
出版发行：人民卫生出版社（中继线 010-59780011）
地　　址：北京市朝阳区潘家园南里 19 号
邮　　编：100021
E - mail：pmph @ pmph.com
购书热线：010-59787592　010-59787584　010-65264830
印　　刷：北京盛通印刷股份有限公司
经　　销：新华书店
开　　本：889×1194　1/16　印张：52
字　　数：1273 千字
版　　次：2023 年 2 月第 1 版
印　　次：2024 年 7 月第 2 次印刷
标准书号：ISBN 978-7-117-34110-3
定　　价：798.00 元

打击盗版举报电话：010-59787491　E-mail：WQ @ pmph.com
质量问题联系电话：010-59787234　E-mail：zhiliang @ pmph.com
数字融合服务电话：4001118166　E-mail：zengzhi @ pmph.com

序 一

　　无托槽隐形矫治技术是当下错𬌗畸形热门的正畸矫治技术之一，因其隐形、舒适、美观和卫生等优点而广受患者青睐，自20世纪末投入临床应用至今已逾20年。隐形矫治技术在传统正畸矫治理念的基础上，结合计算机辅助三维诊断、个性化治疗设计及数字化成型技术，实现了错𬌗畸形矫治的数字化、个性化、便捷化。随着社会经济的高速发展，人民群众对美好生活的需求日益增长，口腔健康意识不断增强，无托槽隐形矫治技术蓬勃发展，需求日益旺盛。

　　20世纪90年代，数字化技术逐渐深入口腔临床的各个领域。1999年，爱齐公司推出了隐适美（Invisalign）隐形矫治系统。2011年，隐适美隐形矫治系统进入中国。随着材料及技术革新，隐适美隐形矫治技术逐渐形成以3大核心"S"——SmartTrack材料、SmartStage技术及SmartForce功能件为核心的智慧矫治体系。口腔正畸学的发展总是与现代科学技术的发展同步，以数字化为核心的无托槽隐形矫治技术将来会成为口腔正畸治疗的主流技术之一。

　　本书的编写团队由我国著名的口腔正畸学专家组成，主编赖文莉教授，副主编房兵教授、李小兵教授和邱易光医师长期从事错𬌗畸形的病因与临床新技术的研究与推广，他们是中国隐形矫治的先行者、活跃的隐形矫治技术演讲者，来自各大院校及医院的编者也在各自的领域积累了丰富的隐形矫治临床经验。本书详细汇集了隐适美隐形矫治技术的特点、矫治原理、临床流程，涵盖各类临床常见错𬌗畸形的隐适美隐形矫治策略，同时还对严重的骨性错𬌗畸形、牙周病患者及颞下颌关节紊乱病患者的多学科联合隐适美隐形矫治策略进行了详细阐述。本书将成为国内较为全面的隐适美隐形矫治技术专著之一，为推进现代科技在临床的推广发挥重要作用。

周学东

2023年1月

序 二

近年来，随着中国社会经济的飞速发展，人民群众生活水平的提高，口腔正畸的需求越来越大，无托槽隐形矫治器以其美观、舒适、适应证越来越广的特点，越来越受正畸患者和医生的青睐。

隐适美隐形矫治技术作为一种有别于传统固定矫治技术的新型技术，其在材料特性、力学机制和治疗效率等方面还有一定的不足，因此，没有经过系统的培训，在临床上要得心应手地掌握这项技术有相当的难度。特别是该技术进入中国后，由于中国人错𬌗畸形的特点是矫治难度较大、拔牙病例较多，这给隐适美隐形矫治的临床应用带来了新的挑战，比如应该怎样控制前牙转矩，怎样高效矫治深覆𬌗，怎样应对应力中断效应等。目前，针对上述问题，系统性地阐述隐适美隐形矫治技术的原理、技术和临床应用的书籍还很缺乏。

赖文莉教授主编的《口腔正畸隐适美隐形矫治技术》是一本系统介绍隐适美隐形矫治技术的原创参考书，从隐适美矫治系统的生物力学入手，系统介绍了其适应证、临床操作技术、ClinCheck 方案设计、复诊监控要点，详细阐述了牙列拥挤、双牙弓前突、安氏Ⅲ类错𬌗畸形、安氏Ⅱ类错𬌗畸形、深覆𬌗、开𬌗、青少年错𬌗畸形、严重骨性错𬌗畸形、牙周病和颞下颌关节紊乱病患者的隐适美矫治系统的治疗策略。

本书的出版不仅有益于初学无托槽隐形矫治技术的医学生，也有益于有一定临床经验的正畸医生；不仅有利于缩小我国不同地区无托槽隐形矫治水平的差距，也有利于从整体上提高我国无托槽隐形矫治技术水平，更好地服务于人民群众。我相信，无托槽隐形矫治技术一定会成为口腔正畸的主流技术之一，数字化将是未来正畸发展的必然方向。

赵志河

2023 年 1 月

前　　言

　　隐形矫治技术由于其美观、舒适及可摘的特点，一经问世，就受到了患者的青睐，也引起了广大口腔正畸医生的关注。随着时间的推移，无托槽隐形矫治技术迅猛发展，据不完全统计，全球已有几百个大大小小的品牌。作为行业先锋，爱齐公司率先于 1999 年推出了隐适美隐形矫治技术，2011 年隐适美隐形矫治技术进入中国。经过 20 多年的发展，其材料不断进步，技术不断革新，软件越来越贴近临床，深受医生的喜爱。作为中国第一批使用隐适美隐形矫治技术的医生之一，我深刻体会到时代带来的巨大变革。是拥抱变化，还是坐以待毙？这是我们口腔正畸医生不得不面对的问题。在技术日新月异的今天，逆水行舟，不进则退，因此我们迫切需要系统学习隐形矫治系统的理论知识、设计技巧，管理患者的日常使用，为广大求美群体提供更加舒适美观、精确度好的个性化数字化正畸产品。中国人错𬌗畸形的复杂程度远超北美和欧洲。隐适美隐形矫治技术进入中国以后，也面临如何本土化的问题。作为隐适美亚太顾问委员会的一员，我们积极建言，以期通过提供临床医生的需求，使技术逐步更迭，客观上促进了隐适美隐形矫治技术的发展。在使用这个技术 10 年多以来，我亲眼看到这个技术不断更新完善，完成的病例越来越多，越来越复杂，效果也越来越令人满意，作为医生的职业成就感得到了极大的满足。同时，我努力把自己掌握的知识和遇到问题的解决方法，利用演讲、讨论等形式，传递给国内甚至国际上的医生。

　　然而市面上系统阐述隐适美隐形矫治技术的书籍寥若晨星，在四川大学华西口腔医学院学术院长周学东教授的鼓励和支持下，我们决心编写一本能系统展示隐适美隐形矫治技术的特点、使用方法、临床治疗技巧等的书籍，以期通过大家的共同努力，帮助医生更好地掌握这个技术，取精用宏，为更多的有需求的患者提供切实有效的矫治技术。

　　本书的作者是国内各大院校隐形矫治技术的积极践行者。值得一提的是，本书还邀请了香港邱易光医生和日本佐本博医生加入作者团队，将他们职业生涯中的典型病例结集付梓，以飨读者。我亦花了很多笔墨撰写这其中的体会和感悟，字字得来皆心血，揣摩辛苦不寻常。相信全体编者的心血之作会给读者带来很多有益的启示，推动无托槽隐形矫治技术在国内发展和壮大。

　　最后我要感谢支持我工作的四川大学华西口腔医院领导，以及兢兢业业管理患者的华西团队和全力支持我的家人，谢谢你们，是你们成就了我，还有这本书。

　　本书内容翔实，图文并茂，精心打造，细致雕琢，敬请各位同道不吝赐教，希望大家能喜欢。

赖文莉

2023 年 1 月

目　　录

1

第一章　隐适美矫治系统

第一节　隐适美矫治系统技术发展沿革

20 世纪 90 年代，正畸治疗主要采用固定矫治技术，虽然有陶瓷托槽和舌侧托槽可以部分满足患者对治疗美观性的要求，但是随着经济水平的逐步发展，成人患者对正畸治疗中矫治器的舒适度及美观性提出了更高的要求。1997 年，计算机 3D 重建技术及 3D 打印技术蓬勃发展，受透明压膜保持器的启发，两位美国计算机工程师想到：能不能用电脑设计正畸矫治方案，3D 打印一系列透明材料制作的矫治器来实现牙齿移动排齐呢？于是他们在美国加州圣何塞创立了爱齐科技（Align Technology）公司。初创的爱齐科技公司只有 5 个员工、一张桌子和 2 台电脑。20 年来，正是那个极具创新性的概念——电脑辅助设计、透明弹性材料，成就了无托槽隐形矫治器这一划时代的革新产品，并逐步吸引越来越多的专业人才投身其中。

2000 年，全世界超过 10 000 人使用隐适美矫治器接受了正畸治疗。刚开始隐适美矫治器主要为成年人所使用，后来发现其实青少年对美观、舒适、可自由摘戴矫治器的需求也很迫切，于是 2008 年具有特有依从性指示器的隐适美青少年系列产品被推出。依从性指示器能更好地监控和管理青少年配戴矫治器的时间，萌出补偿帽很好地适应了替牙患者的需求，还额外多配送几套矫治器，防止青少年患者因遗失矫治器而中断治疗。在产品设计上，中切牙和侧切牙处额外增加压力嵴（power ridges），有效实现牙齿根舌向移动，提高了转矩的控制力。至 2009 年，全球隐适美病例数超过 100 万。

此后爱齐公司加大了研发力度，更多关注扩大隐形矫治器的适应证和提高牙齿移动的可预测性。2010 年推出了 G3 复杂牙齿移动解决方案：在切牙和尖牙上设置伸长附件，从而实现牙齿垂直向精准排齐；在尖牙和前磨牙区设置去扭转附件，提高扭转牙齿的效率；对于矢状向不调（AP）矢状向需要调整的病例，提供尖牙和磨牙处的牵引钩或开窗选项，方便医师灵活设计牵引。2011 年推出了 G4 控根和开𬌗解决方案：医师根据病例情况，在切牙处可设置一组伸长附件帮助牙齿伸长解除开𬌗；切牙到第二前磨牙的范围，软件自动匹配优化控根附件，使牙齿在近、远中向移动时能保持根平行；针对上颌侧切牙体积小、难把控的特点，推出了多平面控制附件，使侧切牙能同时实现伸长、旋转的复合移动。2014 年推出的 G5 深覆𬌗解决方案主要包括 3 个特点：①通过设计上颌切牙舌侧的精密咬合导板，实现前牙压低和后牙伸长；②在前磨牙区自动设置 G5 固位附件帮助矫治器贴合，加强支抗和整平 Spee 曲线的效果；③在切牙舌侧增加了压力区的设计，使矫治器力量沿着牙长轴传导，使切牙绝对压低更易实现。同年，爱齐公司还开始了 iTero 口内扫描仪和隐适美结合的业务。iTero 能够替代传统的 PVS 取模，提供高清晰度的牙齿建模数据供 ClinCheck 设计隐适美矫治器，从而大大提高了患者的舒适度，节省了医师的椅旁时间，提升了治疗的精确性。针对亚洲国家复杂病例偏多、拔牙比例较高的情况，2015 年爱齐公司推出了 G6 第一前磨牙拔除的强支抗解决方案：应用其独有的 Smart Stage 和 Smart Force 技术使每一副隐适美矫治器都基于移动步骤和力量精确计算，力求实现高效控制和移动。在 G6 中，组合运用了第二前磨牙、磨牙优化支抗附件和尖牙的优化控根附件，进一步减少了后牙支抗的消耗，将磨牙前移控制在 2mm 以内，同时使尖牙向远中平移，再内收前牙从而关闭拔牙间隙。此外，针对拔牙间隙两侧的尖牙和第二前磨牙，还可选择牵引臂（power arm），通过粘接长颈牵引钩挂短牵引，防止牙冠向缺牙侧倾斜，使关闭拔牙间隙过程中尖牙整体移动更易实现。2016 年推出的 G7 则包含了多种提高牙齿移动精确性的新功能：①针对上颌侧切牙体积小、控制难的情况，给予优化多平面附件增强去扭转同时伸长或压低的效果；②在上颌中切牙需要压低的情况下，上颌侧切牙自动匹配优化支抗附件，避免侧切牙被连带压低；③通过加强对前牙倾斜度的控制和后牙轴倾度的控制，防止不必要的后牙压低和后牙开𬌗出现。2017 年推出的下颌前导装置（MA），即带下颌前导功能的隐适美矫治器，为安氏Ⅱ类、下颌后缩的青少年患者提供了更好的治疗体验：后牙两侧的精密翼托能帮助引导下颌至前伸位，借助青少年生长发育高峰，使髁突的位置和上下颌的关系建立在更健康和稳定的位置；引导下颌向前的同时可进行上下颌前牙排齐整平，将一期的功能矫治和二期的主动矫治合二为一，既能早期阻断错𬌗畸形发展，又能实现牙齿前期排齐。在 G6 的成功经验基础上，2018 年推出了 G6E 第一前磨牙拔除的中度支抗解决方案。其与原有 G6 的不同之处是加大了后牙优化附件的体积和控制力，使后牙向近中平移 2~5mm 得以实现，再结合前牙平移内收关闭剩余拔牙间隙。值得一提的是，前牙内收移动过程中均辅以 Activation 预支抗，避免了前牙伸长的"过山车"效应。此时 Smart Force 和 Smart Stage 也更加强大。同年还推出了 G7E 优化磨牙附件，能根据磨牙的体积自动计算并提供更大体积的附件，可以更好地控制磨牙旋转、伸长，并能和开窗牵引很好地匹配在同一牙位。

在过去的 20 年里，隐适美产品的设计软件 ClinCheck 也经历了几十次升级，从 ClinCheck 1.0 到今天的 ClinCheck Pro 5.5，功能日益完善，操作更加简便。医师可以在 ClinCheck 软件里或者 ClinCheck 网页上修改治疗方案，先进的 3D 控制功能可以使医师任意对牙齿进行三维方向的移动，其他牙齿会自动改变位置与之匹配，立刻呈现牙齿调整后的排列效果，很大程度上方便了医师对治疗终末位的设定和与技师、患者的沟通。

纵观以上这些里程碑式的产品，最核心的三大技术不得不提，即 SmartTrack、SmartForce 和 SmartStage。SmartTrack 是爱齐公司独有的、隐适美矫治器采用的专利材料，这种近乎隐形的高分子材料经过 8 年研发，从 260 多种材料中脱颖而出。0.75mm 的 SmartTrack 能持续提供轻力矫治，紧密贴合牙面，在口腔环境的耐久度长达 2 周以上，能将矫治器设计的力量完好传递，且持续表达。SmartForce 顾名思义是在矫治力设计时根据大量数据的计算，依照每颗牙齿移动的方向、距离、阻力等综合设计出的矫治力，它通过不同式样的优化附件、压力区、预支抗等体现在矫治器中。SmartStage 根据每一步的移动进行精密测算，使每一步的移动按最适宜的顺序和角度进行，使牙齿按照既定方向有序快速移动。SmartTrack、SmartForce 和 SmartStage 三者密不可分，相辅相成，是爱齐公司 876 项专利中最宝贵的部分，也是隐适美矫治器显著区别于其他矫治器的地方。

第二节 隐适美力学系统的组成

一、SmartTrack膜片材料

SmartTrack 材料是一种由爱齐公司开发取得专利的生物相容性良好的医用级热塑性树脂，目前的隐适美矫治器均使用 Smart Track 材料生产，附件模板采用 EX15 材料生产，Vivera 保持器采用 EX40 材料生产。与过去的 EX30 材料相比，SmartTrack 矫治器材料除了具有同样的透明度和美观效果，由于其变形与应力曲线更平缓使得由该材料生产的矫治器在配戴期间能提供更加持续的作用力，更好地控制牙齿移动。在开发该材料过程中针对 1 015 名患者的研究显示，SmartTrack 能显著提高对牙移动的控制，在同样的配戴时间内实现表达更多的牙移动量。矫治器配戴后会发生形变，SmartTrack 材料使矫治器更容易恢复到初始状态，有助于材料弹性形变应力的稳定施加，有助力更好地控制牙齿移动。同时，也是由于这种优秀的弹性，使得矫治器可以更精确地贴合于各种牙体形态、附件和邻间隙，使得矫治器对牙齿的包裹性更好，这一特性有助于更好地通过隐形矫治器开展治疗。同时，由于 SmartTrack 材料的弹性，患者的配戴舒适度更好，摘戴更方便。

二、传统附件

隐形矫治器矫治力的加载形式主要是通过对牙齿外形包裹使透明弹性材料发生形变产生回弹力，当牙冠长度不足或者牙齿移动较复杂时，需要通过设计附件增加矫治器的固位力或补充生物力学使矫治器体系产生使牙齿整体移动的力。隐适美矫治系统中的附件设计分为传统附件及优化附件两大类，传统附件的主要功能为增加矫治器固位，从形态分类来看包括椭圆形附件、矩形附件及楔形附件三大类（图 1-2-1）。

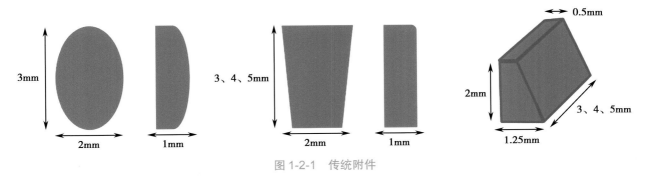

图 1-2-1 传统附件

其中，矩形附件及椭圆形附件因放置位置不同又可分为垂直矩形（椭圆形）附件及水平矩形（椭圆形）附件，楔形附件因楔状面朝向不同可分为近中楔形附件、远中楔形附件、𬌗方楔形附件及龈方楔形附件。传统附件可在矫治器设计的任意阶段添加、修改及去除。传统附件的修复可用文字描述的方式由技师修改，也可以利用 ClinCheck pro 软件由医师根据需要直接修改（图 1-2-2）。

椭圆形附件的固位能力较弱，一般用于辅助固位，比如扩弓量较大时可以在后牙舌侧放置水平椭圆形附件以增加舌尖固位，同时由于椭圆形附件的固位力稍弱，不会导致矫治器取戴困难。

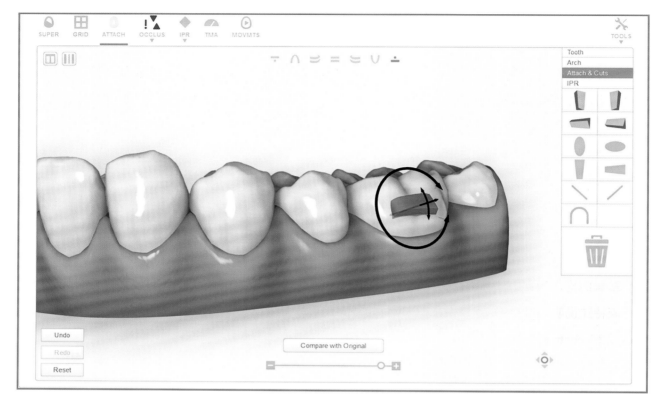

图 1-2-2 使用 ClinCheck pro 软件由医师根据需要直接修改传统附件

矩形附件是最常用的用于加强固位的传统附件,可以分为 3mm、4mm、5mm 三种不同的长度,宽度及厚度分别是 2mm 及 1mm。在远移或伸长磨牙的病例中,如后牙牙冠较短多用垂直矩形附件增加矫治器与牙及附件的接触面积,以实现更多的磨牙整体移动。在需要磨牙近移的病例中,可在后牙放置水平矩形附件,以增加对抗磨牙近移的过程中向拔牙间隙倾斜的阻力臂。水平矩形附件的长度越长,阻力臂越长,但同时因固位力增加而造成的矫治器取戴困难程度也增加,在设计时应根据支抗需要综合考虑。在压低前牙纠正深覆𬌗的病例中,需要在尖牙或前磨牙设计水平矩形附件以增加矫治器后段的固位力从而使矫治器前段对前牙的压低形变可以充分表达。

楔形附件实际是由矩形附件变形而来,可以直接从 ClinCheck pro 软件"Attach&Cuts"选项卡中添加,或通过调整矩形附件的倾斜方向得来。楔形附件的楔形面一侧与矫治器接触面积大,而非楔形面一侧则与矫治器基本无接触,通常用于通过增大与矫治器与附件某个方向的接触面积从而辅助复杂牙移动。在牙冠𬌗龈向倒凹较小的后牙伸长移动中,可以通过在龈方放置楔形附件增加龈方与矫治器的接触面积从而辅助后牙伸长移动的实现。前磨牙的近远中旋转移动由于其牙冠形态呈长圆柱形不易与矫治器贴合紧密而较难单独依靠矫治器形变实现,近、远中楔形附件通过增加旋转移动方向的矫治器与附件接触使前磨牙的扭转纠正更易实现。由于传统附件体积通常较大,在 ClinCheck 方案设计时务必通过 3D 模型确认矫治过程中附件是否与对颌牙产生咬合干扰。如果有附件与对颌牙存在咬合干扰,需要调整附件在牙面放置的位置及放置时机,否则临床工作中对颌牙咬合干扰将使附件脱落概率大大增加。附件的放置也不可过于接近龈缘,否则矫治器将由于附件与龈缘过于接近而无法加工生产,一般保证每个附件的龈方边缘距离牙龈边缘至少 2mm。

在隐适美医生网站（IDS）临床偏好设置附件选项中可记录对各个牙位旋转移动、固位及伸出移动的传统附件放置偏好。该偏好设置将自动运用于通过此 IDS 提交的所有病例中。如果临床偏好及处方表特殊说明中没有特别指出对附件设计的要求，ClinCheck 方案将默认设置放置传统附件（表 1-2-1）。

表 1-2-1　ClinCheck 方案传统附件默认设置

	下颌切牙拔除	前磨牙拔除
牙移动	拔除下颌切牙，近中移动拔牙间隙两侧牙以关闭拔牙间隙	磨牙近中移动超过 5mm 的第一前磨牙拔除病例；第二前磨牙拔除病例
默认附件设计	在拔牙间隙两侧切牙上放置垂直矩形附件	尖牙及前磨牙激活优化控根附件，磨牙放置垂直或水平矩形附件

默认的附件设计中并不将矫治器的固位纳入考虑，如果具体病例的矫治器固位需要加强，医师需要在处方表特殊说明中进行文字描述，或在 ClinCheck 修改时通过提交修改文字意见或在 ClinCheck pro 软件中通过 3D control 功能添加。

三、SmartForce 力学元件

矫治器通过弹性材料回弹产生弹性形变应力，牙齿受到的合力与牙齿形态及弹性材料形变方向有关，早期的隐形矫治发现单独依靠弹性材料的形变应力不足以完成包括压入、控根、改扭转及整体移动等复杂的牙移动。除了矫治器中由牙齿位置变化导致弹性材料回弹产生形变应力，根据目标牙的阻抗中心及牙移动类型，通过特殊的力学元件引入额外分力使得矫治器形变合力可以完成更多的目标牙移动，这一类特殊的力学元件统称为 SmartForce 力学元件。

SmartForce 力学元件包括优化附件、压力区、压力嵴及精密咬合导板，主要作用是通过分析牙冠形态受弹性材料包裹所产生的弹性材料形变应力，设计与牙体形态相关的力学元件，使弹性材料产生额外形变的力，与前述合力一起产生更靠近牙体阻抗中心指向牙移动方向的力。有报告显示，在透明弹性材料矫治系统的三维有限元分析中，带有生物力学补充的附件系统能产生使牙齿发生整体移动的矫治力，而未添加生物力学补充的附件系统在治疗中更容易使牙在移动过程中发生倾斜。SmartForce 力学元件在牙上放置的位置、大小、形态均与牙体形态、牙的移动方向及移动量相关，只有在满足激发条件时由系统直接放置，不能通过 ClinCheck pro 软件自行设计和修改。SmartForce 各力学元件的牙移动类型、激活条件、可放置的牙位见表 1-2-2、表 1-2-3。

表 1-2-2　SmartForce 系统功能件激活条件及放置位置

功能件	牙移动类型	激活条件	可放置的牙位
唇侧压力嵴	根舌向转矩	转矩移动≥3°	上下颌前牙
唇侧＋舌侧压力嵴	根舌向转矩与内收	转矩移动≥3°伴前牙内收	上颌前牙
压力区	前牙压低整体移动	压低量≥0.5mm	上下颌切牙及下颌尖牙
精密咬合导板	后牙咬合分离	应医生处方表要求	上颌切牙

表 1-2-3　SmartForce 系统优化附件激活条件及放置位置

优化附件	牙移动类型	激活条件	可放置的牙位
优化伸长附件	伸长	伸长量≥0.5mm	上下颌全部牙位
优化旋转附件	旋转	旋转量≥5°	上下颌尖牙及前磨牙
优化控根附件	倾斜移动及控根移动	上颌切牙倾斜移动量≥0.75mm，尖牙及前磨牙阻抗中心整体移动≥0.75mm	上颌切牙、尖牙及前磨牙，下颌尖牙及前磨牙
优化多平面附件	两个维度移动	上颌侧切牙绝对伸长≥0.1mm 并且冠倾斜和 / 或旋转移动，上颌侧切牙旋转≥5° 并且伸长或压低移动，第一、第二磨牙旋转≥5° 并且伸长或压低移动≥0.5mm	上颌侧切牙，上下颌第一磨牙、第二磨牙
优化支撑附件	本身不移动，辅助相邻牙压低移动	相邻的中切牙或尖牙压低≥1mm	上颌侧切牙
G4 优化多颗牙伸长附件	伸长移动	通过前牙伸长治疗前牙开𬌗病例中上切牙伸长量≥0.5mm	上颌中切牙、侧切牙
G5 深覆𬌗附件	伸长移动或辅助邻牙压低移动	治疗深覆𬌗病例中前牙压低，伴或不伴前磨牙伸长	上下颌前磨牙
G6 及 G6e 优化内收附件	内收移动	第一前磨牙拔除病例中尖牙远中移动及内收移动	上下颌尖牙
G6 及 G6e 优化支抗附件	后牙远中倾斜移动	第一前磨牙拔除病例中后牙冠远中倾斜备抗	上下颌第二前磨牙、第一磨牙及第二磨牙

四、SmartStage 移动步骤

SmartStage 移动步骤是隐适美矫治系统根据后台大数据自动计算得出为最大程度实现牙移动效果的最佳矫治牙移动步骤。SmartStage 移动步骤的设计主旨是配合 SmartForce 力学元件的使用，通过多颗或单颗牙移动，使颌间、颌内牙移动干扰最小化，使矫治器与牙齿的摩擦力最小化，同时为提高牙移动的可预期性，在矫治器上预置过矫治力学特性。SmartStage 移动步骤目前是由系统自动生成的，不可由医师自行修改。

第三节　隐适美矫治器制造工艺流程

隐适美矫治器制造工艺流程：①医师从患者口内取模或者进行数字扫描获得三维模型；②三维模型数据通过网络发给爱齐公司的牙科技师；③技师根据三维模型数据制订数字化治疗方案；④技师将数字化治疗方案发给医师，医师审阅修改后批准；⑤方案确定后，将每一副矫治器的生产数据发送到工厂；⑥爱齐公司通过高度自动化的生产线定制矫治器；⑦包装好的矫治器直接送到医院诊室或者医师诊所。

第四节　隐适美矫治系统临床应用流程

一、病例选择

隐适美矫治系统病例的适应证包括：牙列拥挤、牙列间隙、安氏Ⅱ类、安氏Ⅲ类、前牙开殆、前牙反殆、后牙反殆、深覆殆、牙弓狭窄、牙弓前突、深覆盖、笑线不调、畸形牙、正畸—正颌联合治疗等。

二、治疗难度评估

（一）评估病例复杂程度的三个关键因素

1. 治疗目标和策略　有些情况下，通过隐适美系统实现的牙齿移动可预测性较高，而其他情况下，则需要医师掌握丰富的专业技术并进行更为密切的跟踪。

2. 经验　与所有正畸矫治技术一样，隐适美系统也有相应的学习曲线。信心和经验是一切的基础。

3. 驱动力　积极寻求治疗的患者可能更愿意配合（图1-4-1）。

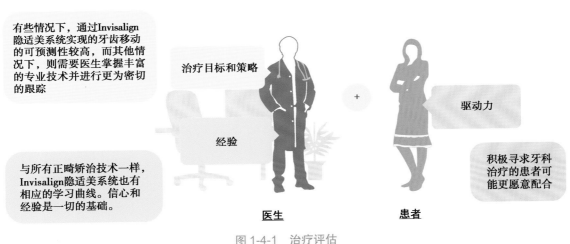

图1-4-1　治疗评估

（二）在线评估工具

为了简化病例选择，隐适美在线评估工具将病例分为如下三类：

1. 简单病例或可预见性更高的病例　适合新医师，通常通过单独使用矫治器完成治疗。

2. 中等难度病例或相对可预见性较低的病例　需要熟悉矫治器功能（例如附件）和ClinCheck软件功能。

3. 复杂病例或可预见性低的病例　需要全面熟悉ClinCheck软件功能，可能需要辅助手段。

（三）治疗病例评估表

通过治疗前分析，如果所有治疗项目均位于普通列中说明该病例治疗难度较低，只使用隐形矫治器预后较好；如治疗类型至少有一项复杂同时没有被评估为困难等级的情况，则说明该病例有一定难度，需要医生具有一定的隐形矫治经验，同时可能需要配合颌间牵引等才能达到良好的治疗效果；如果病例中含有评估为困难等级的情况，则该病例可能需要正颌外科、种植、修复等多学科联合治疗，或某些牙的移动需要同时使用隐形矫治器及片段弓、种植体支抗、扩弓器等配合治疗，这类型患者常常需要密切的复诊监控以达到疗效（表 1-4-1）。

表 1-4-1   治疗难度评估表

治疗类型	治疗难度		
	普通（绿色标记）	复杂（蓝色标记）	困难（黑色标记）
正颌手术	否	否	是
拔牙	否	下颌切牙拔除	前磨牙拔除
磨牙远中移动	≤2mm	2～4mm	>4mm
磨牙近中移动	否	≤2mm	>2mm
拥挤	≤6mm	6～8mm	>8mm
间隙	≤4mm	4～8mm	>8mm
扩弓（按单个象限计）	≤2mm	2～4mm	>4mm
前牙反𬌗	单颗牙反𬌗	双侧 2 颗牙反𬌗	多颗牙反𬌗
前牙压低	≤2.5mm	2.5～3mm	>3mm
后牙压低	否	≤1mm	>1mm
前牙伸长	≤2mm	2.5～3mm	>3mm
后牙伸长	否	≤1mm	>1mm

三、资料搜集

（一）照片

1. 照片的作用

（1）隐适美技术人员使用 AutoBiteSet 软件，该软件能够最恰当地建立调整上下牙弓数字模型的咬合关系。

（2）根据医师发送的照片检查所有咬合，全部咬合情况都将对照照片进行核对。

（3）隐适美技师将参考照片对数字印模进行必要的调整。

2. 拍照器械材料（图 1-4-2）。

（1）数码相机（500 万像素，光学变焦，最好具有微距对焦功能）。

（2）颊部牵拉器。

（3）咬合纸。

（4）口腔摄影镜（腭镜）。

3. 拍照基本要求

（1）去除任何可能影响口内视野的东西：唾液、牙齿上的唇彩、菌斑、牙垢、血液等。

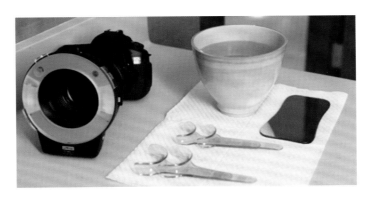

图 1-4-2　口腔照片拍摄设备

（2）治疗前和治疗后拍摄所有口外照片时均应使用相同的浅色背景。

（3）口内照片必须仅包含牙齿和软组织。

（4）拍摄颊侧照片时应采用正确的角度，以免造成咬合关系失真。

（5）可以借助反光镜，但是必须在提交治疗申请前翻转图像。否则，在制订 ClinCheck 治疗计划时可能会产生混淆。

4. 照片种类

（1）口内照片：必需的 5 幅口内照片包括上下颌咬合面图、牙齿正常咬合时的左右颊侧图和正面图（图 1-4-3）。咬合接触点必须在殆面照中显示出来，因为技师会将其作为设定初始咬合的参考（图 1-4-4）。

（2）口外照片：用于治疗前、中、后查看患者的微笑曲线、口唇位置和侧貌的变化（图 1-4-5）。

无论是将所需的所有照片单独上传，还是作为一张完整的复合照片上传，都应遵循上传照片的布局要求（图 1-4-6）。

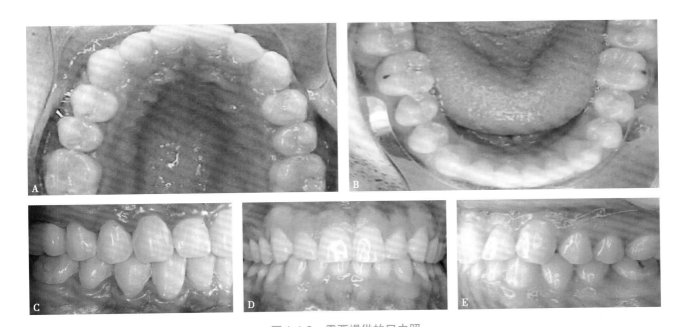

图 1-4-3　需要提供的口内照

A. 上颌殆面观　B. 下颌殆面观　C. 右侧咬合观　D. 正面咬合观　E. 左侧咬合观

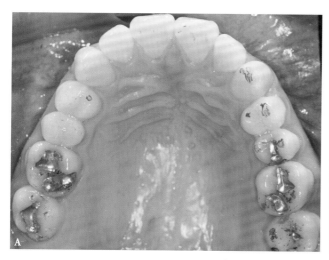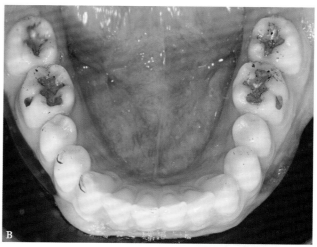

图 1-4-4　殆面照可见红色咬合接触点

A. 上颌殆面观　B. 下颌殆面观

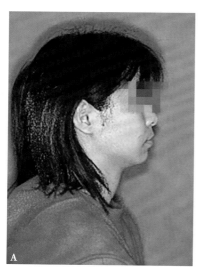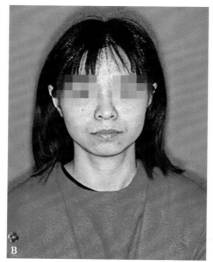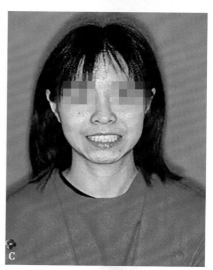

图 1-4-5　需要提供的口外照

A. 侧面照　B. 正面照　C. 正面微笑照

（二）硅橡胶印模

1. 硅橡胶印模　硅橡胶印模又称 PVS 印模，是利用硅橡胶材料，选用合适的托盘，采用一步法或者两步法制作而成的牙齿、牙龈及其邻近口腔组织的阴模。隐适美印模的质量决定了软件三维模型的准确性，进一步影响制作的矫治器的贴合度及牙齿的有效移动。

2. 取硅橡胶印模的基本要求

（1）印模清晰，牙列完整，不需要腭侧细节，在印模中可看到 1～2mm 的牙龈，牙冠及牙龈缘无气泡、缺损、皱褶（图 1-4-7）。

（2）终末磨牙完整，无变形、穿透及拖尾。若有第三磨牙，印模应至少包括该牙近中 1/2 牙冠。

（3）没有脱模。

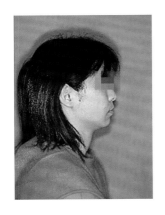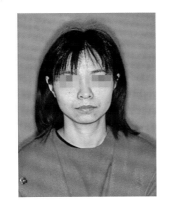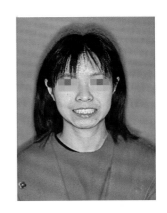

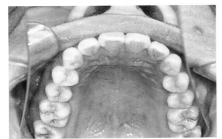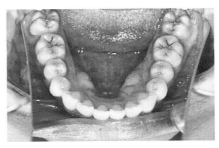

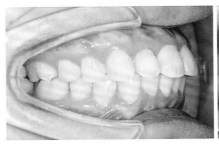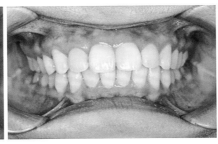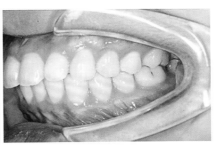

图 1-4-6 组合照片的布局

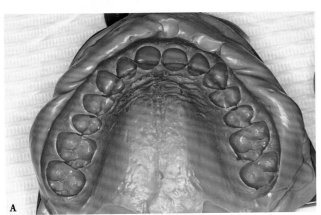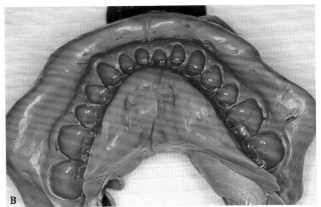

图 1-4-7 硅橡胶印模

A. 上颌印模 B. 下颌印模

（4）即使单颌治疗，也需取全口硅橡胶印模。

（5）使用加聚型硅橡胶。

（6）使用隐适美专用树脂托盘，不得使用金属托盘或含金属材料的托盘。

3. 取印模方法

（1）两步法

1）将托盘粘接剂均匀涂抹在托盘上待干燥后使用。将混合好的硅橡胶重体放在托盘上，并在硅橡胶上用手压出类似牙弓的凹槽，为取模留出空间。然后剪取比托盘稍大一些的树脂隔离膜放置在托盘上，使其与印模材料贴附（图1-4-8）。

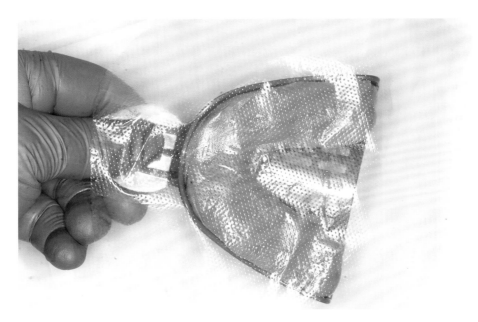

图1-4-8　重体就位，用薄膜隔离

2）将装有印模材的托盘放置于患者口内。就位后，前后上下左右轻微移动，为轻体预留一定的空隙，停留一定时间从口内取出（图1-4-9）。

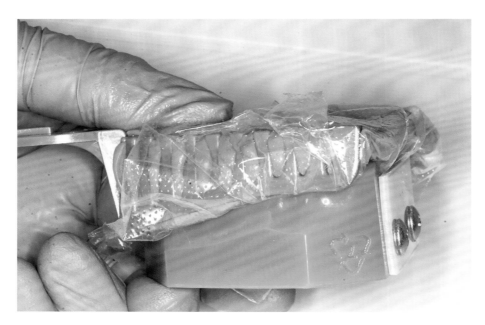

图1-4-9　两步法取印模：在患者口内取初印模

3）初印模硬固后取出托盘，去除隔离膜。此时的印模还没有牙齿结构的细节，对于比较清晰的牙齿结构要用硅橡胶修整刀修整（图1-4-10）。

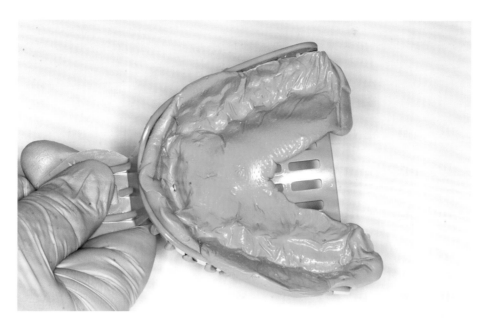

图 1-4-10　两步法取印模：修整初印模

4）安装一个新的混合头到轻体充填器上，用混合枪将轻体材料注射在印模材表面，避免产生气泡（图1-4-11）。

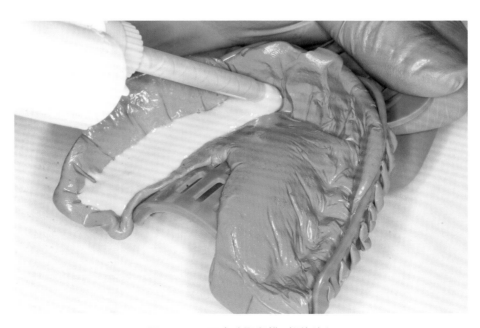

图 1-4-11　两步法取印模：轻体注入

5）将托盘放入患者口内，注意确认托盘在患者口内完全就位后，无须再对托盘施加任何压力，只需用手扶住托盘，防止托盘在口内移动即可。等待材料硬固后将托盘从口内取出即可（图1-4-12）。

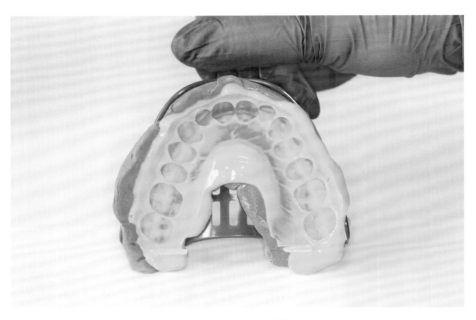

图 1-4-12   两步法取印模：完成

（2）改良型一步取模技术

1）混合重体（图1-4-13）。

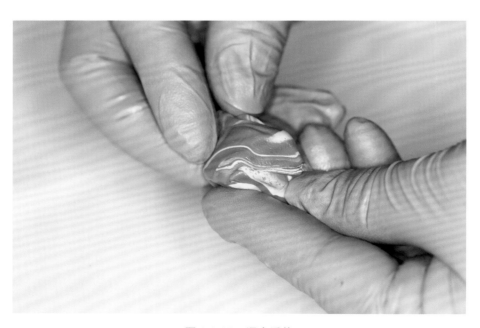

图 1-4-13   混合重体

2）将重体放入托盘中后牙区（图1-4-14）并充分按压，使磨牙完全印到重体中，并轻轻扭动（图1-4-15）。

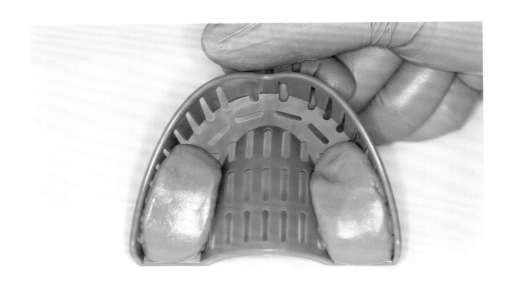

图 1-4-14　将重体放入托盘中后牙区

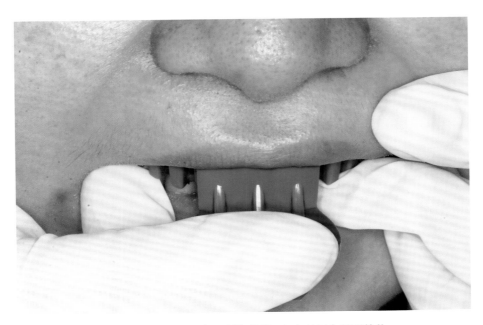

图 1-4-15　改良一步法制取印模：在患者口内后牙就位

3）快速取出托盘并完整保留重体中磨牙的细节（图 1-4-16）。

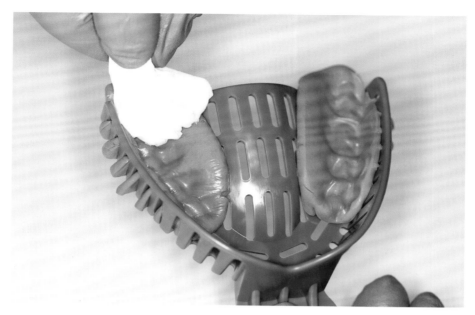

图 1-4-16 改良一步法制取印模：保留后牙细节

4）放入低密度或中等密度材料，使材料在托盘两端略有溢出，以取得第二磨牙的远中面（图 1-4-17）。

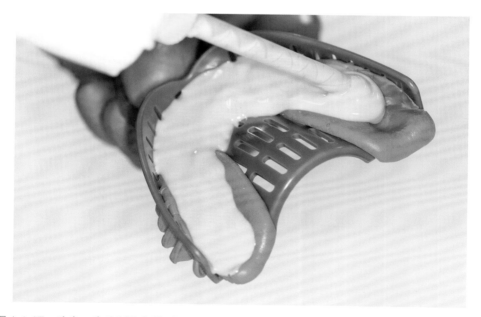

图 1-4-17 改良一步法制取印模：托盘前端注入低／中密度材料，置入患者口内，完成印模制取

5）立即将印模托盘完全安放入患者口中，缓慢安放以排出空气（在制造商使用说明所规定的固化时间内保持印模托盘稳定）。

4. 常见问题及解决办法

（1）印模中有气泡（图 1-4-18）。

1）原因：①注射轻体时，没有注意保持注射器针头始终浸没于材料中；②牙面未干燥；③局部有唾液池。

2）解决办法：①终印模材料必须从注射器中推注出，而非拖拉出；②在上颌颊侧、下颌舌侧放置棉条，并充分吹干、吸唾。

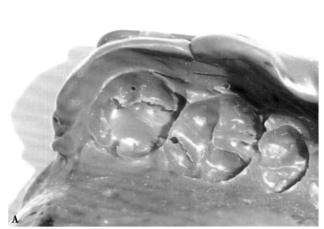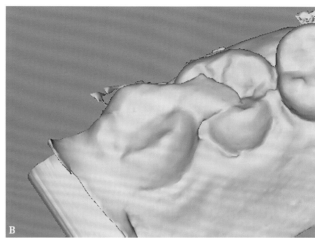

图 1-4-18　印模中有气泡

A. 印模　B. 数字化模型

（2）末端磨牙远中形态不全（图 1-4-19）。

1）原因：①取模前未在口内试戴托盘；②托盘末端过短；③托盘过大，前牙区空间过大，但后牙区未达到末端磨牙远中。

2）解决办法：①取模前在口内试戴托盘，选择大小合适的托盘；②尝试使用更大一号的托盘；③在托盘后端补一截后堤区；④不要将托盘放置过于靠前。

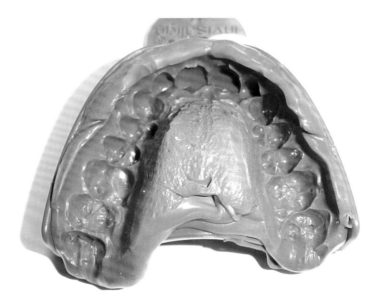

图 1-4-19　末端磨牙远中形态不全

（3）印模折叠与褶皱（图1-4-20）。

1）原因：①印模材在口外已发生硬固；②操作超过规定时间；③室温过高缩短了操作时间；④托盘放置不合适。

2）解决办法：①用定时器提醒；②将印模材料保存于阴凉处，远离热源；③取模时将托盘从后往前就位，确保充分就位。

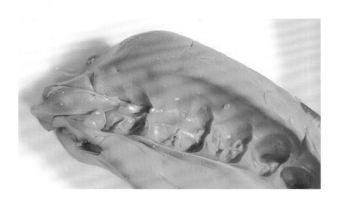

图1-4-20　印模折叠与褶皱

（4）印模穿透：印模穿透范围小于1mm×1mm是可以接受的（图1-4-21A）。印模穿透范围大于1mm×1mm是不可接受的（图1-4-21B、C）。

1）原因：①取模时压力过大；②托盘大小不合适。

2）解决办法：①加压时力度适中，不要过于用力；②取模前先在口内试戴托盘，选择合适的托盘。

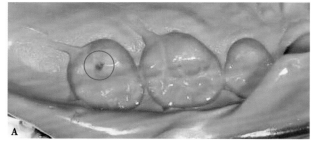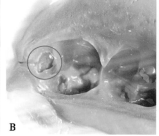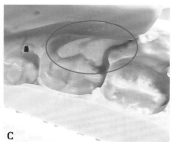

图1-4-21　印模穿透范围（线圈示）

A. 印模穿透范围小于1mm×1mm　B、C. 印模穿透范围大于1mm×1mm

（三）数字扫描

治疗前取3D印模是治疗中的关键操作步骤。传统的硅橡胶印模由于存在患者体验差、制取时间长等缺点，不能满足当前治疗需要，而iTero口内扫描仪则可以避免上述问题。

2011年，爱齐公司完成了对Cadent公司的收购，iTero口内扫描仪成为市面上当时唯一兼容隐适美矫治器的产品，解决了传统硅橡胶印模的诸多问题。

1. iTero系统构造及原理　iTero系统由主机、扫描手柄、显示屏、无线脚踏板等部件组成，基于激光平行共聚焦扫描技术，扫描无需布粉，即可采集聚焦范围内的全部数据图像。扫描过程中显示屏可实时呈现可任意调整角度的图像。扫描结束后快速传递数字牙颌模型至服务器，患者完善资料后，可获得 ClinCheck 方案，大大缩短了等待时间（图 1-4-22）。

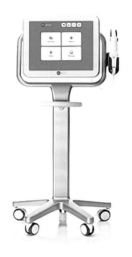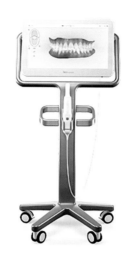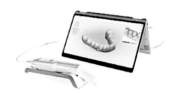

图 1-4-22　iTero 系统

2. 数字扫描的优势

（1）正畸医师直接通过 iTero 口内扫描仪获取口腔的三维信息，机器直接连接美国公司，口内数据直接传输，免去了取模和寄牙模到美国的时间，不仅患者体验好，而且也缩短了印模上传的时间。

（2）无论是患者还是医师，可以非常直观地查看数据，在屏幕上观察牙齿细节。口扫出来的数据，经过计算机加工后，得到的是包含临床端和技工端所需要的所有口内数据。

（3）这些数据就相当于传统修复时要取的模型，毕竟模型在临床和技工端的重要性不言而喻。模型数字化后，可以直接上传到云端，存储方便，可追溯。

由于得到了患者口腔内的完整数据，数字化的数据集可以连接到其他数据集上，如面部扫描或者三维 X 线图像。这种功能可以实现更加全面的诊断和规划，方便后期提供数字化的配套服务。这些数据可以利用计算机辅助诊疗制订治疗计划，比以往医师全凭经验更稳定，效果更好，这是口扫在临床应用的核心价值。

四、隐适美矫治器初戴

医师收到公司寄来的矫治器后，便可通知患者到诊所进行矫治器初戴。初戴日需要按照之前设计的方案，在患者的部分牙面上粘接树脂附件，完成附件粘接后还需要为患者试戴第一副矫治器，嘱患者摘戴与护理的注意事项。初戴日不仅需要较长的椅旁操作时间，而且对患者的宣教及对矫治疗程也起着关键作用。

（一）粘接附件

正确粘接树脂附件不仅能够让附件牢固地黏附在牙面上，减少因附件掉落而增加的成本，也可以使矫治器更紧密地贴合患者牙面，有助于矫治器更好地达到矫治目标。

1．粘接附件前需要准备的材料　附件模板（attachment template）、附件粘接套装（attachment kit）、开口器及棉卷、高速手机、抛光车针、慢速弯机、橡皮杯、抛光膏或抛光砂、小毛刷、酸蚀剂、牙科三件套（口镜、探针及镊子）、打蜡牙线、牙科三用喷枪、光固化灯。附件粘接套装是推荐使用的材料套装，若选择不购买，可自行准备粘接树脂、粘接剂与近远中刀。

2．附件粘接的步骤

（1）操作前沟通：告知患者操作程序，获得患者的理解与配合。

（2）试戴：取出模板及第一副隐适美矫治器，确保试戴合适。若试戴不合适，需要联系公司重新制作。试戴后需要吹干模板备用。

（3）模板准备：取出附件模板，仔细用剪刀将上、下颌中切牙之间剪开，将粘接模板分为 4 段。若一段模板中含有超过 4 个附件，则需要分次粘接，一次只粘一段。

（4）牙面准备：仔细清洁预设有附件的牙面是关键的一步。使用洁治器及慢速弯机蘸取抛光膏清洁牙齿表面，充分冲洗牙齿表面，去除残余材料及软垢。使用开口器将唇颊部与牙齿分隔开，也可以使用棉卷隔湿。均匀轻吹牙面，确保牙面在涂布粘接材料时保持干燥。轻吹时将口镜置于牙面舌侧可发现是否有水汽或其他材料污染。

（5）酸蚀：在预设有附件的牙面对应的部位涂布酸蚀剂，酸蚀剂在牙面停留 5～10 秒后彻底冲洗牙面 20～30 秒，随即使用三用气枪吹干牙面为粘接做准备。

（6）涂布粘接剂：牙面干燥至白垩色外观，使用小毛刷在需要粘接附件的部位均匀涂布一薄层粘接剂，停留 10 秒后使用三用气枪轻吹 5 秒，注意轻吹时不能有唾液污染。然后使用光固化灯对每个涂布了粘接剂的牙面照射 10 秒。

（7）装载模板：在模板有附件的部分填充少量树脂，使用材料填充器（或近远中刀）将树脂压进附件凹陷部位，并且整理外形，确保树脂材料被充分均匀地填充在附件部位（此操作可由助手配合完成）。

（8）模板就位及光固化：填充完后即刻将模板戴入患者口中，并使其紧紧贴合患者牙齿。医师可将双手拇指置于患者后牙𬌗面及前牙切端施力，以确保模板正确且紧密地就位。每个附件位置照射 20 秒，注意适当的光源距离。

需要强调的是，在模板就位过程中，放入模板、就位及施力的操作者必须为同一人，若此过程中有外力干扰使得模板的位置发生变化，则可能导致粘接失败。

（9）取下模板及附件修整：成功完成附件粘接最后的关键步骤是对附件进行检查及修正。在这一步中，医师需要仔细检查附件粘接情况，去除牙面多余的粘接材料。若操作不当，会导致模板损坏、附件脱落或影响矫治器后续配戴等不良后果。

完成牙面附件的粘接后，小心取下模板。若模板难以取下，可借助口腔器械先分离模板与附件再行取出。切忌用蛮力撬动模板边缘或强行掰开模板等行为。

取出模板后，使用探针探查牙面、龈缘及牙齿邻间隙有无多余材料，检查附件形状是否完整，有无毛边。若发现牙面或龈缘有溢出的材料，可使用洁治器或其他可用的口腔器械小心去除，在此过程中应注意避免损伤附件。对嵌入邻间隙的材料则可使用牙线去除，以恢复正常牙齿邻接点及邻间隙。如有需要也可使用高速手机配合抛光车针清洁牙面以及修整附件的毛边。若发现附件形状不正确,有气泡、裂痕或者空隙,则应去除该附件并重新粘接。

（10）试戴及其他操作：完成修整后,为患者试戴第一副矫治器,检查是否能够正确就位。

（二）邻面去釉

若治疗方案中有设计邻面去釉操作,需要确认何时应该执行该操作。邻面去釉可以采取的方式有手动砂条、慢速砂轮、高速钻针以及振动技术。手动砂条对≤0.2mm的邻面去釉和前牙尤其有效,处理时,按砂条粗糙度由细到粗的顺序,先使用最细的砂条用牵引器或纱条保护患者的软组织。使用慢速砂轮前,需用砂条松解接触点。为便于在接触区域操作,可放入邻面楔形工具。操作中建议使用砂条保护套、口镜或压舌板保护患者口腔软组织。高速钻针可实施的最小邻面去釉增量值为0.3～0.4mm。为方便操作,可临时放入邻面楔形工具。操作中应注意接触面的牙颈部区域,避免产生牙棚(dental snelf)。去釉过程中需要喷水防止钻针堵塞或过热。振动技术以单侧(双侧)砂轮或砂轮条配以振动式电动手机实现去釉,可以达到邻面去釉增量值0.1～0.5mm,同时能降低破坏软组织的风险。按砂轮粗糙度由细到粗的顺序更换使用砂轮(砂条),直至达到预期去釉量。不要让砂轮(砂条)一直在一个位置运转,注意大量喷水进行冷却。

邻面去釉操作前,需要先查看矫治器盒内表格上的邻面去釉量,确定适合的邻面去釉方式(图1-4-23)。去釉操作完成后,使用厚度测量计确认邻面去釉量达到正确的去釉量：使间隙尺在操作邻面移动时感觉轻微阻力。最后使用抛光砂条抛光,直至邻接面光洁圆润(图1-4-24)。使用厚度测量计确认最终的间隙大小,在患者病历中记录日期和邻面去釉量。

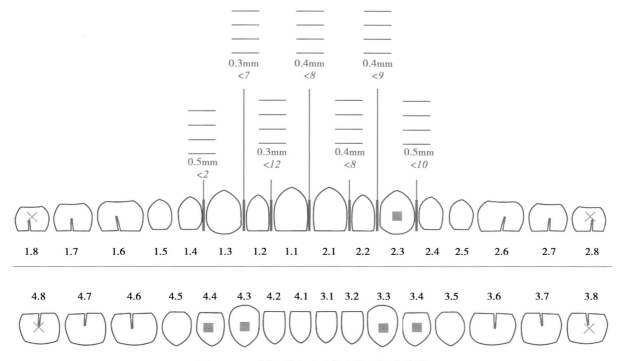

图1-4-23 矫治器盒内表格上的邻面去釉量

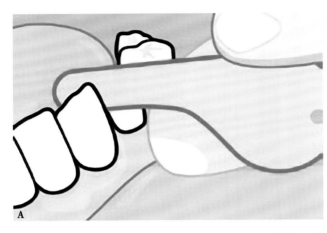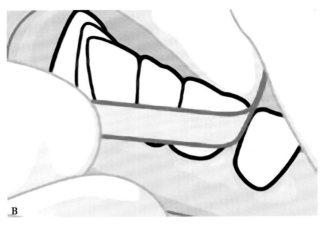

图 1-4-24　邻面去釉

A. 用间隙尺测量　B. 用抛光条抛光

五、初戴日宣教

完成初戴日的椅旁操作后,给患者 3～4 副隐形矫治器回去配戴。为患者配戴正式的矫治器时,应详细向患者介绍隐形矫治器的配戴、清洗和保护方法。

(一)配戴和使用矫治器

1. 初戴可感不适　初戴矫治器时牙齿可能出现轻微疼痛、松动、咀嚼力减弱、轻度异物感、唾液分泌增多、发音不适等。一般 3～4 天不适症状会减轻或消失。如有其他严重不适,需与医师联系。

2. 配戴时间　每副矫治器都必须配戴足够时间,每天配戴 22 小时。一般每 2 周换一副矫正器,不能自行提早更换。晚上睡觉时也必须配戴,否则可能影响整个疗程的进度和矫治效果。

3. 自行更换矫治器　嘱咐患者要按医嘱根据矫治器的序号配戴及更换矫治器。通常情况下,每副矫治器的配戴时间为 2 周,若每日配戴时间少于 22 小时,则有可能需要延长配戴时间。

4. 确保每副矫治器的配戴效果　只有目前使用的矫治器完全就位且牙齿与矫治器之间不存在任何空隙的时候,才可以使用下一副矫治器;否则应继续使用目前的矫治器,直至所有牙齿与矫治器之间的空隙消失。

5. 嘱患者务必保存戴过的矫治器　需将矫治器按相应编号存放在包装袋内,以防出现目前正在使用的矫治器不慎丢失、损坏或矫治器无法就位等情况。在这些情况下,可能需要逆着原矫治器使用的顺序找到并重新使用上一副配戴良好的矫治器,以保持目前矫治的效果。

(二)矫治器的摘戴

1. 摘除方法　从后往前,两侧交替。从一侧的终末磨牙开始,用指尖将矫治器从牙齿内侧缓慢脱位,左右交替进行,直至矫治器完全脱位。当口内矫治器于两侧磨牙部位均脱位后,指尖移至前牙将牙齿上的矫治器轻柔取下。不可暴力拉扯、扭曲矫治器,不恰当的施力会使矫治器形变甚至破裂,影响矫治力。矫治器脱位时不可于牙齿外侧施力,以免牙面的附件掉落。

2. 戴入方法　后牙无明显错位者,前牙先戴入;后牙有明显错位者,错位的牙位先戴入。用矫治器对准牙位，先压前牙，再将两侧矫治器从前向后依次按压就位。压好后，上下颌可咬紧使之完全就位，与牙面充分贴合。

若有明显错位的牙齿，则从错位一侧先戴，从后向前再到另一侧；如局部出现稍不贴合，可用该部位咬住医用棉卷或咬胶，辅助矫治器就位。

建议每次矫治器重新戴上或更换新的矫治器时都使用咬胶，目的是使牙齿和矫治器更贴合，更有利于牙齿移动（图 1-4-25）。

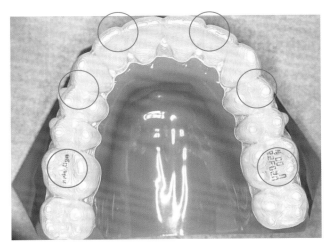 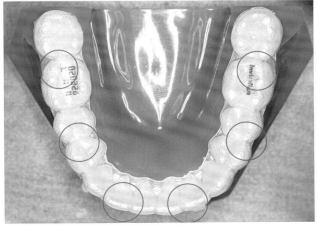

图 1-4-25　使用咬胶使矫治器贴合（线圈示咬胶使用的点位）

有严重倒凹或重度拥挤的患者，矫治器摘戴会有些许困难。附件过多也会增加矫治器的摘戴难度。遇到这些情况应告知患者，逐渐熟悉矫治器的使用后，摘戴会变得容易。不可粗鲁急躁地摘戴，以免损坏矫治器。

（三）矫治器的日常护理和维护

1．保持矫治器清洁　在进食前需摘下矫治器，进食完毕后清洁好牙面及矫治器再行戴入。若矫治器没有得到良好的清洁，其透明度、美观度会降低。白天摘下后用清水反复冲洗即可，但早上起床和晚上睡前，应用牙刷蘸取少量牙膏刷干净，减少矫治器的异味。注意矫治器和咬胶不能用开水浸泡、清洁、冲洗，否则会使材料变形。

2．保持口腔卫生　治疗期间要特别注意口腔卫生，每次进食后都应按巴氏刷牙法清洁牙齿，以免牙釉质脱钙，罹患龋病、牙龈炎、牙周炎等。

3．附件脱落需及时处理　嘱患者每日检查牙面附件的情况。当附件脱落，相应的牙齿就会失去控制。如果空间大，可能会反弹。如果附件脱落或者遗漏需要及时修补。

4．注意矫治器的存放　取下矫治器后，需存放双色套盒里，避免丢失，并远离宠物。如果需要出行，至少需要携带两幅矫治器，以便更换。一旦丢失要及时和医师联系，根据情况配戴上一副或者下一副矫治器。

5．不建议在配戴矫治器时进食　除冷水外，患者不应配戴矫治器饮用其他饮品，也不应戴着矫治器进食、吸烟。因为配戴矫治器进食不仅会使牙齿上形成龋洞和菌斑，也可能因热饮造成矫治器变形。由于隐形矫治器会被外来色素染色,色素重的食物和饮料例如咖喱、浓茶、咖啡,还有吸烟都会使矫治器变色,影响美观。

六、复诊监控

仔细规划和准备常规约诊十分重要,为常规约诊做好准备,应在患者复诊前明确该患者本次复诊需要做的处置。要做的准备包括查看患者的 ClinCheck 方案,了解之前制订的牙移动计划以及后续治疗步骤;使用"矫治步骤(Staging)"选项卡上的步骤面板来检查本次复诊是否需要执行邻面去釉和 / 或粘接附件。

(一)检查最后一副矫治器的贴合情况

嘱患者戴上矫治器,用咬胶辅助戴紧后进行检查,查看矫治器与牙面的贴合情况,有无空隙、翘动、脱轨的情况(图 1-4-26)。然后嘱患者取下矫治器。在复诊过程中,患者应能够顺利取下矫治器。

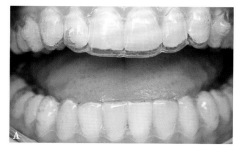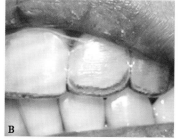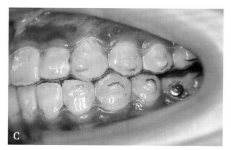

图 1-4-26　隐形矫治器贴合程度
A. 脱轨　B. 不贴合　C. 贴合良好

"轨"是指矫治器与牙齿的贴合度。脱轨则表示牙齿未按计划移动。若矫治器与牙面贴合不佳甚至脱轨,可能与患者配合不佳有关。仔细检查患者是否按照说明配戴和护理矫治器,并且提醒患者,严格按说明执行对达到最佳治疗预期至关重要。

隐适美青少年版矫治器后牙区颊侧有蓝色依从性指示器,颜色在唾液环境中会慢慢变淡,可以直观地看出患者的依从性,也方便患者自我监督(图 1-4-27)。

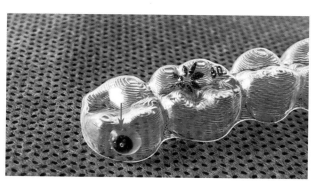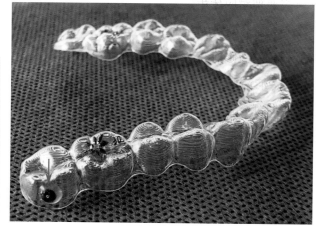

图 1-4-27　蓝色依从性指示器(箭头示)

另外,脱轨还有一个非常常见的原因是粘接了邻牙以及邻面去釉量不足/最大摩擦力不足(图1-4-28)。为防止出现脱轨,每次就诊时都需对每个重要的接触面使用无蜡牙线。

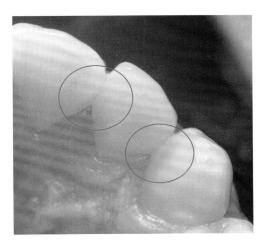

图1-4-28　邻面去釉量不足(线圈示)

若矫治器脱轨无法戴入,可嘱患者重新配戴最近一副能够顺利就位的旧矫治器,认真按顺序重新配戴。若没有可顺利就位的矫治器则需要重启治疗。在这种情况下需要为患者重新取模、拍照、制作矫治器。在新的矫治器到达前应嘱患者配戴保持器。

(二)检查放置附件的位置

检查是否所有隐适美附件仍存在;确保所有附件仍存在,未脱落或磨损。附件脱落的原因有:粘接表面污染或未隔湿,使用的粘接材料和/或粘接剂并非粘接附件的专用材料,粘接到瓷质或金属牙冠、贴面等。针对不同的情况,可以选择在更好的隔湿条件下重新粘接附件,使用附件模板和隐适美附件专用粘接材料进行附件粘接,使用适合于此类表面的粘接产品或使用喷砂机等方案。一般情况下,有两种方式可以重粘附件。

1. 使用原来的附件模板　使用原来的附件模板重粘附件是最简单的方法。

(1)制作个别牙模板:考虑到矫治过程中牙齿会发生扭转或倾斜,原模板可能无法直接戴入,所以重粘时需要把对应牙齿位置的模板单独剪下来。

(2)修整个别牙模板:剪下个别牙模板后需要注意该模板的边缘是否贴合患牙目前的龈缘形态,若边缘过长可适当修剪。建议将模板边缘修剪至距离龈缘1mm,以防牙龈组织阻挡或龈沟液渗出导致的污染。

(3)清洁牙面:进行重粘之前需要将牙面充分清洁,使用高速手机配合抛光车针去除牙面残余材料。在粘接附件之前,仔细清洁(抛光)并将牙齿隔湿有助于预防附件再次掉落。牙面的其他处理请参考初戴日粘接附件步骤中的酸蚀、干燥、涂布粘接剂。

(4)填充附件:在填充个别牙附件时,可以使用持针器等器械夹持模板以便于操作。

(5)个别牙模板就位及光固化:在个别牙模板就位时,仍需要医师对该牙施与轻压力直到光固化步骤结束。此操作是为了保证模板完全就位且没有偏移。

2. 向公司订制一副依照患者目前所戴矫治器制作的模板　此方案可在原模板不再适用的情况下选

用。在等待新模板寄到之前，需要嘱咐患者继续配戴目前的矫治器以保证新模板能够合适地使用。

另外，为防止粘接到瓷质或金属牙冠、贴面的附件掉落，医师可以查看 ClinCheck 治疗计划，检查带有牙冠或贴面的牙齿是否粘接了附件，并进行相应的计划；也可在处方表中注明不希望粘接附件的牙齿，以便更好地设计牙移动方案。

同时需要对照 ClinCheck 方案验证治疗进度，将患者的实际情况与对应的 ClinCheck 治疗步骤进行比较。使用步骤条查看在每个步骤规划的移动，观察患者口内情况是否与计划一致。查看"治疗（Treatment）"选项卡，检查邻面去釉指导，在适当情况下粘接附件，进行邻面去釉。邻面去釉操作指导请参考本节"四、隐适美矫治器初戴"中的邻面去釉部分。

复诊结束后，给患者后续矫治器，嘱患者认真按时配戴，自行更换。

七、结束矫治，进入保持阶段

当患者配戴完最后一副矫治器，距离正畸治疗结束还有几个步骤。

（一）过矫正矫治器

隐适美矫治器通常会设置最后 3 副矫治器为过矫正矫治器。"过矫正"特指黑色步骤所指示的最后 3 副矫治器，主要作用是虚拟 C 链（C-chain），用于全牙列收紧，目的是使牙齿之间的接触点能更加紧密（图 1-4-29）。在处方表中可以选择是否过矫正。

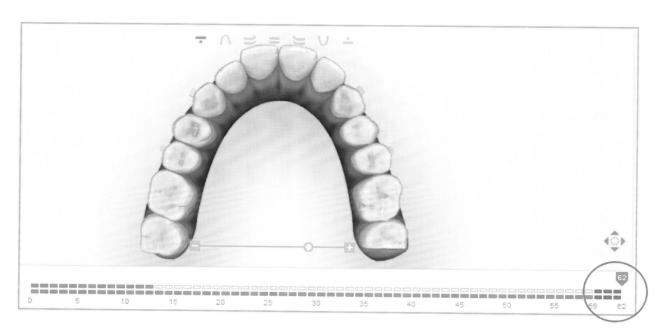

图 1-4-29 过矫正矫治器

在最后一幅主动矫治器配戴完成后，如果用牙线检查发现接触点紧密，可以选择不配戴这 3 幅过矫正矫治器；如果接触点不够紧密，则需配戴，使用起来十分灵活。

（二）附加矫治器或微调

如果患者戴完全部矫治器后出现如残留间隙、黑三角或未解除的拥挤等未达到目标矫治效果的情况，可以考虑微调。微调操作包括自动微调与增加附加矫治器。如果希望进一步移动牙齿，则需要利用"微调/附加矫治器"选项下达使用附加矫治器的指示。

（三）保持

与传统固定矫治器一样，隐形矫治结束后也需要使用保持器来维护矫治效果。常用的矫治器类型有：

1．活动保持器　如 Hawley 保持器、压膜保持器、Vivera 保持器、牙齿正位器及改良的功能矫治器等。

2．固定保持器　如下颌前牙舌侧固定保持器、粘固式前牙固定舌侧保持器、上颌中切牙间隙的固定舌侧保持器等。

患者结束治疗后需全天配戴保持器至少 1 年，后续可逐渐减少配戴时间（如睡觉时戴用）。若配戴活动保持器，进食时应取下保持器，进食后清洁牙齿及保持器后再戴上。嘱患者当保持器损坏或丢失时及时联系医师，尽快重制保持器以免复发。

（曹　阳　简　繁　谢　晖）

参 考 文 献

1. 陈扬熙. 口腔正畸学——基础、技术与临床. 北京：人民卫生出版社，2012.

2. Proffit W R，Fields H W，SARVER D M. Contemporary orthodontics. 4th ed. New York：Elsevier，2007.

3. COBOURNE M，DIBIASE A. Handbook of Orthodontics. 2nd ed. St. Louis：Elsevier，2016.

4. SCHUPP W，HAUBRICH J. Aligner Orthodontics：Diagnostics，Biomechanics，Planning and Treatment. SURREY：Quintessence publishing，2016.

2

第二章　隐形矫治生物力学

第一节　隐形矫治基本生物力学

一、正畸牙移动的生物力学

近年来，随着口腔材料和三维技术的迅猛发展，正畸矫治技术迅猛发展，不断推出自锁托槽矫治、个性化托槽粘接、间接粘接技术和隐形矫治等新技术。其中，隐形矫治通过患者配戴一系列的矫治器实现牙齿移动，凭借其美观舒适等优势赢得广大正畸患者的青睐。无论是传统的固定矫治技术，还是近年来发展起来的隐形矫治，甚至未来的新型矫治技术，都必须服从牙齿移动的生物力学，例如牙齿在正畸力作用下沿正畸力方向移动，逐渐关闭拔牙间隙（图 2-1-1）。

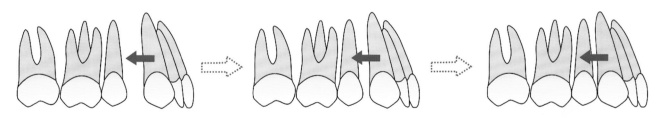

图 2-1-1　拔除上颌第一前磨牙前牙内收（蓝色箭头示正畸力）

实际的牙齿移动并非上述牙齿移动类型这么简单，通常包括平行移动和转动不同程度的组合。牙齿受到正畸力作用后能在牙槽骨中进行移动是因为牙槽骨改建，即压力侧牙槽骨吸收和张力侧牙槽骨成骨（图 2-1-2）。

种植牙在牙槽骨内受到正畸力后并不能像牙齿受到正畸力后那样移动，其主要原因是天然牙有牙周膜而种植牙没有牙周膜。牙周膜内存在大量牙周膜纤维（图 2-1-3），这些牙周膜纤维弹性较好。在分析牙齿受力时可以将牙周膜看成是连接在牙槽骨和牙齿之间的"弹簧"，静息状态下这些"弹簧"是未激活状态，而在受到正畸力后这些"弹簧"被激活，并产生相应的反作用力。这些反作用力的合力作用在牙齿的某一点，我们将这一点命名为阻抗中心（center of resistance）。阻抗中心是牙齿受到正畸力后在牙槽骨中移动时，牙槽骨和牙周膜对牙齿移动的所有阻力的合力在牙齿上的作用点。一般而言，单根牙的阻抗中心位于牙槽嵴顶至根尖的冠 1/3 处，磨牙的阻抗中心位于根分叉处（图 2-1-4）。阻抗中心会随着牙周附着高度的变化而变化（图 2-1-5）。

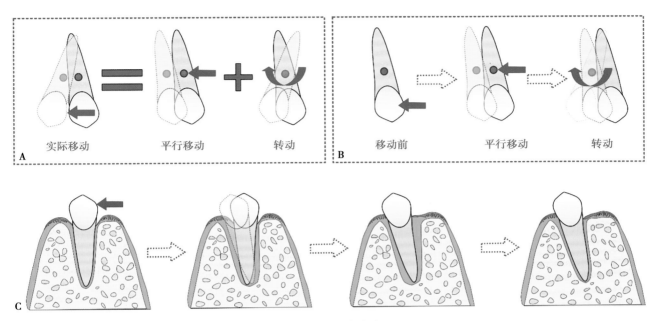

图 2-1-2　牙齿移动

A. 实际的牙齿移动可以分解为平行移动和转动,是平行移动和转动不同程度的组合(蓝色箭头示正畸力,红点示阻抗中心)　B. 牙齿的实际移动可以简单理解为牙齿先进行平行移动,在此基础上绕阻抗中心(红点示)进行转动(蓝色箭头示正畸力)　C. 正畸力(蓝色箭头示)引起牙槽骨改建,压力侧牙槽骨吸收,张力侧牙槽骨成骨

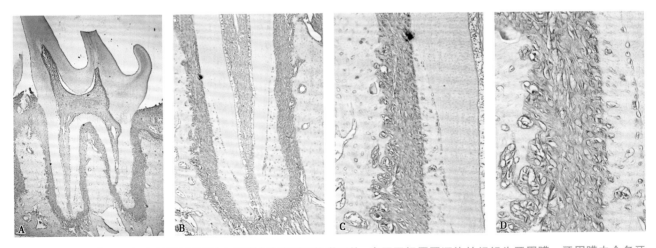

图 2-1-3　大鼠磨牙降钙素基因相关肽(CGRP)免疫组织化学图片,磨牙牙根周围深染的组织为牙周膜。牙周膜由众多牙周膜纤维构成,这些牙周膜纤维弹性很好,受到外界的压力和张力后会产生反作用力

A. 5×　B. 10×　C. 20×　D. 40×

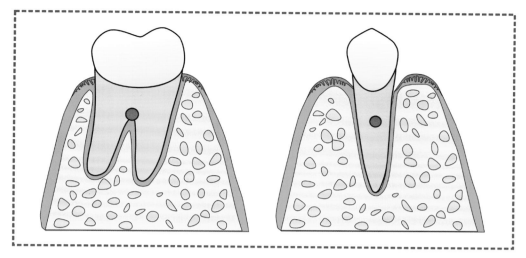

图 2-1-4　牙齿阻抗中心（红点示）位置，磨牙阻抗中心位于根分叉处（左），单根牙阻抗中心位于牙槽嵴顶至根尖的冠 1/3 处（右）

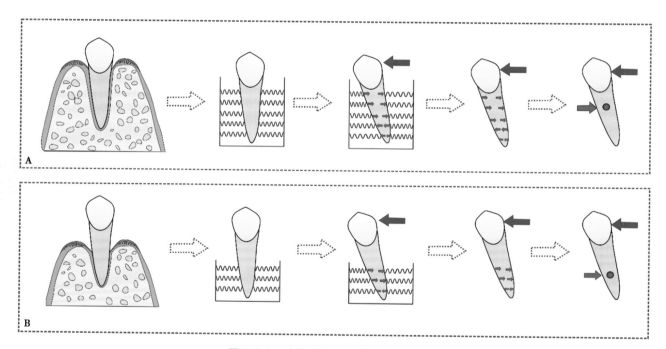

图 2-1-5　牙齿受力牙周膜生物力学模型

A. 牙齿受到正畸力（蓝色箭头示）作用后，牙周膜发生形变，牙周膜纤维产生反作用力，这些反作用力的合力（红色实心箭头示）作用于牙齿，其作用点被命名为阻抗中心（红点示）　B. 牙周附着水平丧失后，阻抗中心也会随之发生变化

　　阻抗中心的概念对正畸力学设计十分重要，可以通过设计正畸力的不同作用点实现不同的牙齿移动类型（图 2-1-6）。对于前牙唇倾度正常的双颌前突患者，矫治目标为平行移动内收前牙，避免前牙舌倾。为这类患者设计隐形矫治方案时，可以在尖牙上设计牵引臂，并配合种植支抗，使正畸力通过前牙阻抗中心，实现前牙平行内收（图 2-1-7）。由于牙周附着水平直接影响阻抗中心的位置，因此在粘接牵引臂高度时可以参考患者的影像学资料（图 2-1-8）。

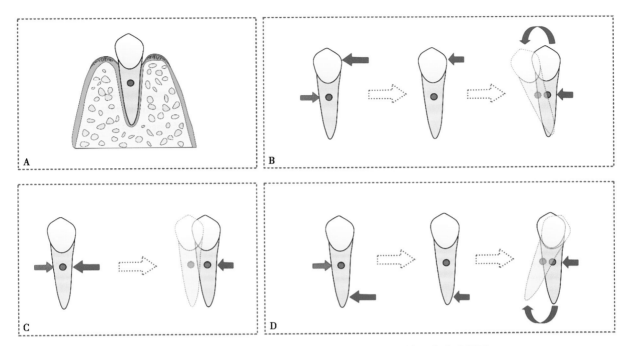

图 2-1-6 通过设计正畸力的不同作用点实现不同的牙齿移动类型

A. 单根牙的阻抗中心 B. 牙冠受到正畸力（蓝色箭头示）后，牙周膜产生通过阻抗中心的阻力（红色实心箭头示），二者相互抵消后产生作用于冠部的作用力，该作用力的净效应为牙齿一边平行移动一边转动，即发生牙冠倾斜移动 C. 正畸力作用于阻抗中心，牙齿平行移动 D. 正畸力作用于根尖处，牙根倾斜移动

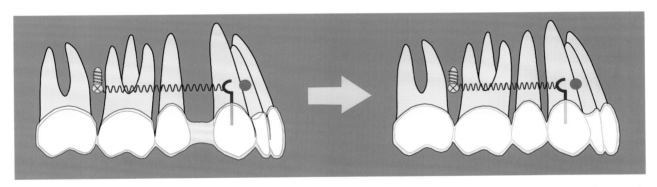

图 2-1-7 为实现内收时前牙平行移动，可以在尖牙上设计牵引臂，并配合种植支抗，使内收力通过前牙阻抗中心（红点示），实现前牙平行移动

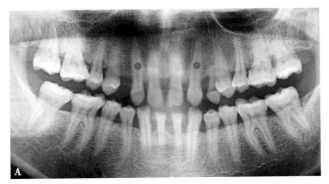
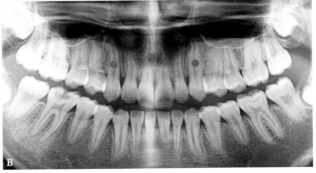

图 2-1-8 确定牵引臂高度时可以参考全景片，尖牙阻抗中心的高度大致位于牙槽嵴顶至根尖的冠 1/3 和中 1/3 交界处
A. 牙周附着丧失的患者，尖牙阻抗中心更接近根尖（红点示） B. 牙周附着正常的患者，尖牙阻抗中心的位置（红点示）

二、隐形矫治技术移动牙齿的原理

不同品牌隐形矫治器的材料有差异，隐适美矫治器使用聚氨酯类材料，有的品牌使用聚酯纤维类材料。无论隐形矫治器使用何种材料，这些材料具有一大共性，即弹性。患者戴入隐形矫治器后，矫治器会发生弹性形变，进而在牙齿上产生回弹力（图2-1-9）。隐形矫治技术利用矫治器材料的弹性，首先将终末位置确定下来，并利用终末位置生产矫治器，该矫治器和初始状态的牙列不同，戴入口内后会回缩并产生矫治力，逐渐将牙齿移动至目标位置（图2-1-10，图2-1-11）。

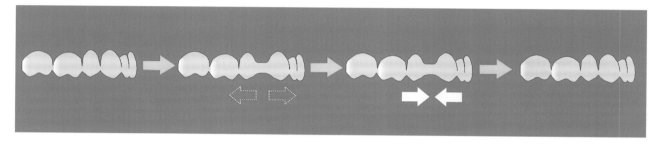

图2-1-9　隐形矫治器具有弹性，使用外力（白色虚线箭头示）拉伸隐形矫治器，去除外力后隐形矫治器回弹，产生回弹力（白色实心箭头示）

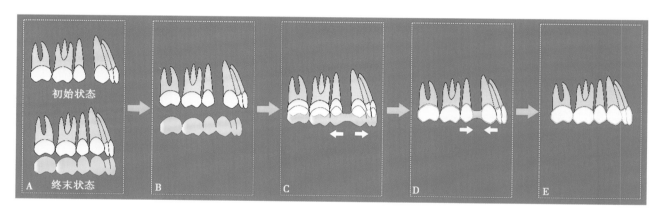

图2-1-10　隐形矫治原理

A.通过患者初始牙列设计终末牙列，并生产隐形矫治器　B.按照终末状态生产的矫治器比初始牙列短　C.矫治器戴入患者初始牙列时需拉伸才能戴入　D.被拉伸的矫治器戴入患者初始牙列后会产生回弹力，该回弹力将拔牙两侧的牙齿向拔牙间隙移动　E.矫治器成功关闭拔牙间隙

然而，矫治器弹性是有一定限度的，隐形矫治器形变大到一定程度就会发生塑性形变，即不再回弹（图2-1-12）。而且，研究表明隐形矫治器的弹性会随着时间的推移而降低。因此隐形矫治在实际移动患者牙齿时并非仅依据终末状态设计一副矫治器，而是在初始状态和终末状态之间设计许多中间状态，并利用这些中间状态设计一系列矫治器，每一副矫治器都是依据下一个中间位置设计的。患者通过配戴这一系列矫治器，牙齿每一步平均移动0.25mm，逐渐移动至终末位置（图2-1-13）。

因此，初始位置、中间位置和终末位置是隐形矫治的关键，正确的初始位置、合理的中间位置和理想的终末位置是隐形矫治成功的必要条件（图2-1-14）。正确的初始位置要求患者的初始资料准确，数字化牙列模型和患者口内的牙列以及咬合一致。合理的中间位置要求牙齿移动的路径和速率合理，不能违背牙移动生物学和生物力学原理。理想的终末位置要求牙列排齐整平，前牙正常覆𬌗覆盖，后牙有良好的尖窝交错关系。

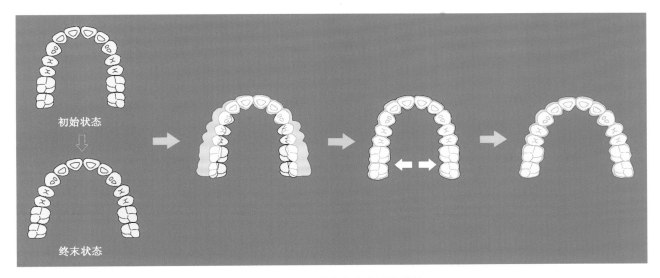

图 2-1-11　牙弓狭窄隐形矫治原理

通过患者初始状态设计终末状态。治疗前牙弓狭窄，治疗目的是扩大牙弓。利用患者终末牙列生产隐形矫治器，隐形矫治器比患者牙弓大，患者戴入后矫治器被压缩变窄。矫治器变形后会产生回弹力，即扩大牙弓的力量，患者牙弓在矫治器的作用下逐渐扩大。

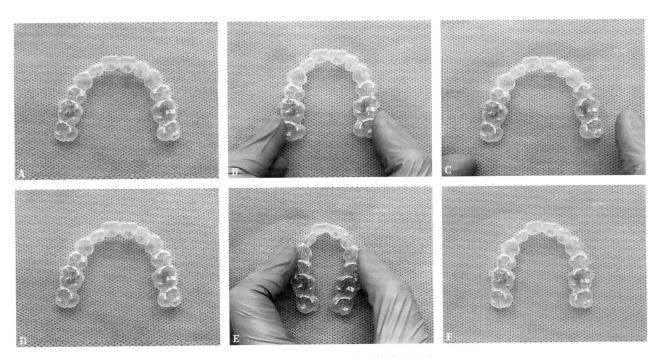

图 2-1-12　隐形矫治器的弹性具有限度

A. 静息状态下的隐形矫治器　B. 外力将矫治器轻度压缩　C. 去除外力后矫治器回弹至静息状态　D. 静息状态下的同一个矫治器　E. 外力将矫治器严重压缩　F. 去除外力后矫治器不能回弹至静息状态

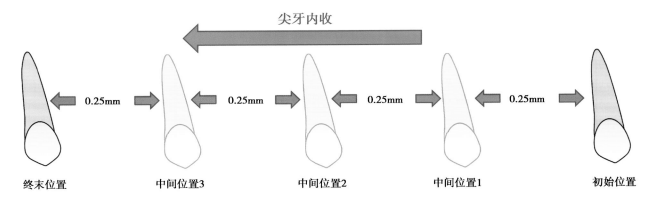

图 2-1-13   第一前磨牙拔除前牙内收

在初始位置和终末位置之间设计一系列中间位置，并设计生产矫治器，每一副矫治器都是按照下一个中间位置设计的，牙齿每一步平均移动 0.25mm。

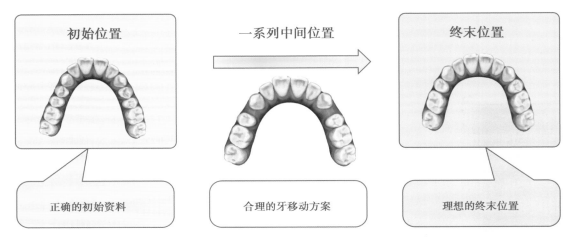

图 2-1-14   正确的初始位置、合理的中间位置以及理想的终末位置是隐形矫治成功的必要条件

　　正确的初始位置要求初始资料完整和正确，包括病例照片、影像学资料和数字化牙列模型（图 2-1-15）。其中，数字化牙列数据可以通过硅橡胶（PVS）印模或者口内扫描获得。在这三者中，影像学资料的准确性较为稳定，而病例照片和数字化牙列模型容易出错（图 2-1-16）。病例照片中最容易出错的就是口内照，尤其是侧方咬合像。侧方咬合像是技师确定上下颌咬合关系的参考，尤其是硅橡胶取模患者。随着口内扫描的广泛应用，硅橡胶取模的比例有所下降。虽然口内扫描可以获得患者咬合关系数据（图 2-1-17），侧方咬合照依然是确认患者口内扫描数据准确性的参考指标。因此，为了保证初始资料完整和正确，需注意以下几点：

　　1. 确认是否将病例照片、影像学资料以及数字化牙列模型获取完整。

　　2. 病例照片，尤其是口内照，需嘱患者一定在牙尖交错位（ICP）进行咬合。

　　3. 获取数字化牙列模型时，无论采用 PVS 印模还是口内扫描，取咬合关系时一定要准确，嘱患者在 ICP 进行咬合。

　　4. 隐形矫治方案生成后，首先检查数字化牙列模型是否正确，要与患者口内照以及石膏模型对比，三者一致时才能确保数字化牙列模型是正确的。

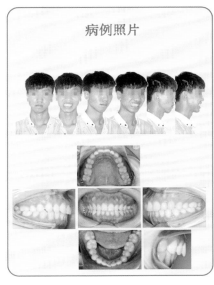
病例照片

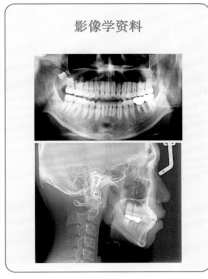
影像学资料

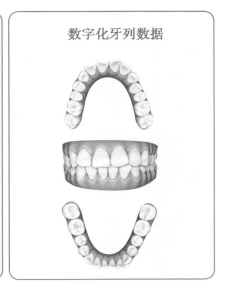
数字化牙列数据

图 2-1-15 确定初始位置需要患者的资料包括病例照片、影像学资料和数字化牙列数据

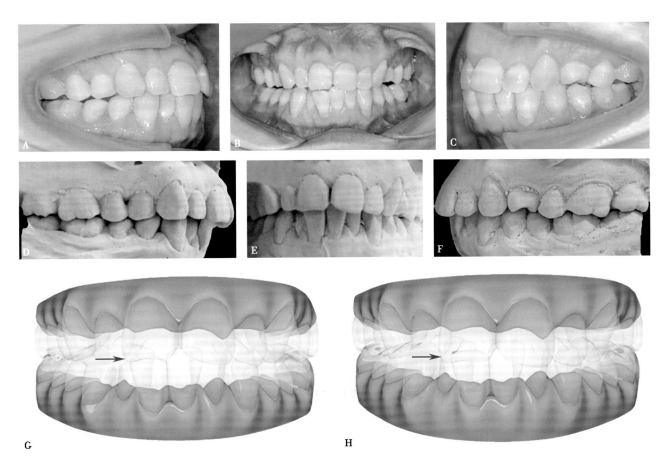

图 2-1-16 通过硅橡胶印模获得牙列数据

A～C. 患者口内照示侧方咬合存在垂直间隙,这是由于患者拍口内照时不在 ICP　D～F. 患者石膏模型咬合关系,对比患者口内照,可发现口内照的错误　G. 由口内照确定的数字化牙列模型,蓝色箭头示前牙未咬合　H. 由石膏模型确定的数字化牙列模型,和图 G 对比,前牙有咬合

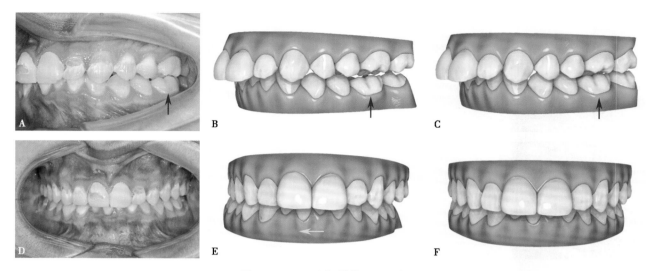

图 2-1-17   口内扫描获取牙列数据

A. 患者实际侧方咬合口内照   B. 第一次口内扫描获得的牙列数据，蓝色箭头所指处咬合关系和患者实际咬合关系有差异
C. 第二次口内扫描获得的牙列数据，与图 A 中实际咬合一致   D. 患者实际的正面口内照，上颌牙列中线与 41 中点重合
E. 第一次口内扫描结果，上下牙列中线重合，可能是口内扫描时患者下颌右偏造成（箭头示）   F. 第二次口内扫描结果，上颌牙列中线与 41 中点重合

    合理的中间位置要求牙齿从初始位置到终末位置移动的方案合理，需要考虑牙齿如何移动，牙齿何时开始移动和牙齿移动速率等。

三、牙齿移动

    牙齿移动不仅需要考虑移动的牙齿，还需要考虑未移动的牙齿（即支抗牙齿）。第一前磨牙拔除内收前牙的患者，可以设计第一前磨牙拔除后先移动尖牙，待尖牙移动至 1/3 处再开始移动 12—22，这种方式对后牙支抗的要求低一些（图 2-1-18）。同样，这种患者也可以设计第一前磨牙拔除后 13—23 同时内收。13—23 同时内收需要较大的正畸力，同时后牙也会受到较大的反作用力，出现后牙近中移动和支抗丧失，因此如果设计 13—23 同时内收可以使用种植支抗提供一部分内收力，就可以减小后牙受到的反作用力，从而保护后牙支抗（图 2-1-19）。此外，还可以在前牙 13—23 行牙槽骨手术 + 植骨，加速牙槽骨改建，减小前牙内收时的牙槽骨阻力，同样也可减小前牙内收所需的矫治力，保存后牙支抗（图 2-1-20）。

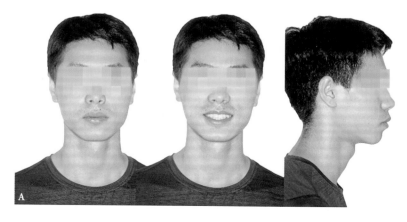

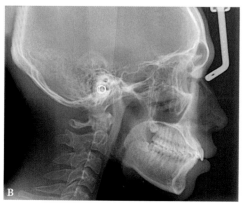

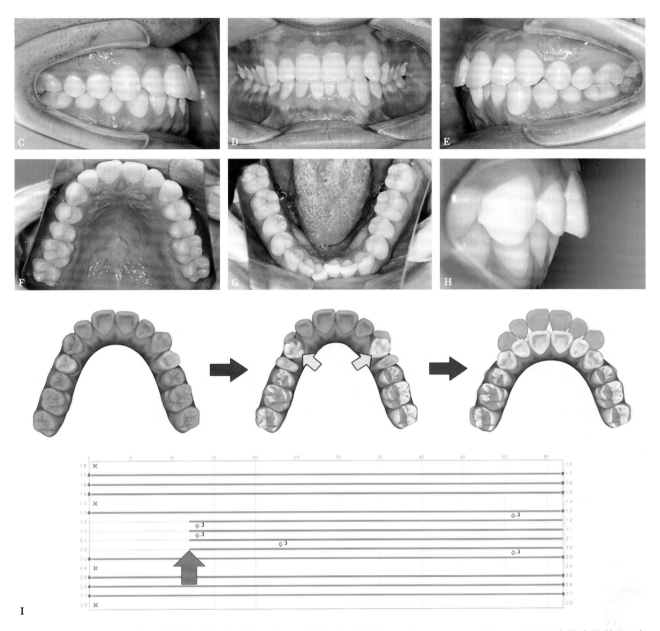

图 2-1-18 安氏Ⅰ类错拾畸形伴双颌前突患者分步内收前牙,治疗方案为拔除 14、24、34 和 44,后牙强支抗内收前牙,内收上下唇,改善凸面型侧貌

A. 治疗前面像 B. 治疗前 X 线头颅侧位片 C. 治疗前右侧咬合像 D. 治疗前正面咬合像 E. 治疗前左侧咬合像 F. 治疗前上颌拾面像 G. 治疗前下颌拾面像 H. 治疗前覆拾覆盖像 I. 上方图为牙移动重叠图,蓝色区域为患者初始状态,尖牙移动至 1/3 时(黄色箭头示),可看出前牙未移动,之后 13—23 一起内收。下方图为牙移动分步图,可看出 12—22 从第 12 步开始内收(红色箭头示)

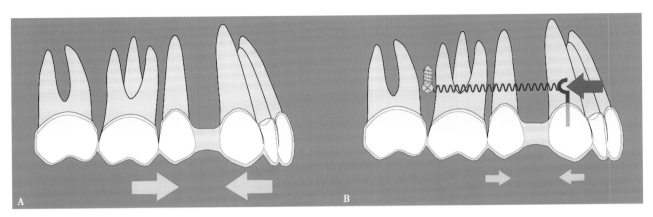

图 2-1-19 种植钉辅助 13—23 整体内收

A. 13—23 整体内收需要的内收力（黄色箭头示）较大，在内收 13—23 时后牙同时受到前牙大小相等方向相反的反作用力，后牙容易近中移动，支抗容易丧失　B. 种植支抗可以为前牙内收提供大部分内收力（蓝色箭头示），矫治器需提供的力量（黄色箭头示）就随之减小，这样后牙受到的反作用力减小，后牙支抗得以保存

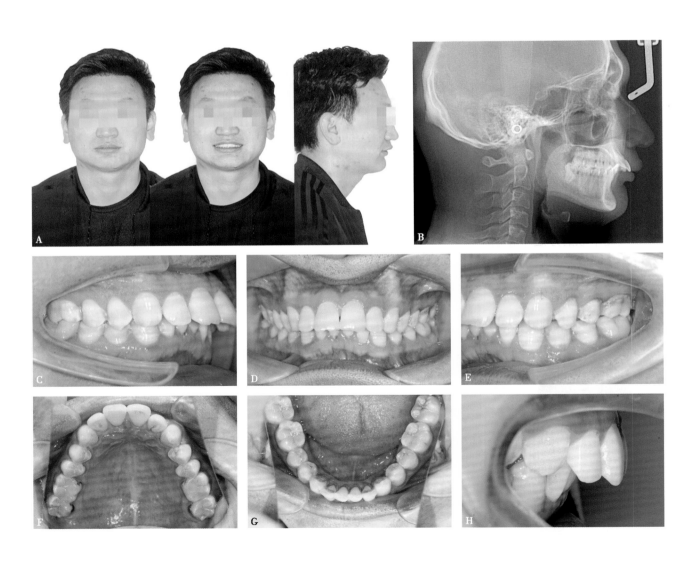

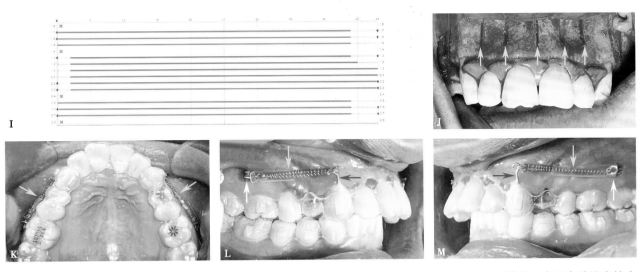

图 2-1-20 安氏Ⅱ类、骨性Ⅱ类、Ⅲ度深覆𬌗深覆盖、下颌后缩患者,治疗方案为拔除 14 和 24,牙槽骨手术配合种植支抗内收前牙

A.治疗前面像 B.治疗前 X 线头颅侧位片 C.右侧咬合像 D.正面咬合像 E.左侧咬合像 F.上颌𬌗面像 G.下颌𬌗面像 H.覆𬌗覆盖像 I.牙移动分布图,14 和 24 的拔除设计在第 2 步,上颌前牙内收是 13—23 整体内收,从第 3 步开始 J.第 3 步开始阶段在患者 13—23 牙根间行牙槽骨手术(黄色箭头示),加速局部牙槽骨改建,减小前牙内收的牙槽骨阻力 K~M.牙槽骨手术后 1 周开始加力,矫治器更换周期为 5 天,在上颌颧牙槽下嵴植入种植支抗(白色箭头示),通过尖牙上的牵引臂(蓝色箭头示)与种植支抗间放置拉簧(黄色箭头示)提供前牙内收力

四、牙齿移动的时机

牙齿移动需要在充分掌握患者整体牙列移动情况的基础上统筹安排和设计。如图 2-1-21 所示,该患者诊断为双颌前突,治疗方案为拔除 4 颗第一前磨牙后内收前牙,改善突度。该患者左侧磨牙轻微Ⅲ类关系,为实现前牙最大程度内收,需要将左下颌磨牙远中移动至中性。何时拔除 4 颗第一前磨牙内收前牙,是在左侧下颌磨牙远中移动前还是远中移动后?考虑到磨牙远中移动需要前牙支抗,若拔除第一前磨牙后远移磨牙,前牙支抗便会减少。因此,该患者设计的是先远中移动磨牙,待 35、36 和 37 远移到位后再拔除 4 颗第一前磨牙进行前牙内收。

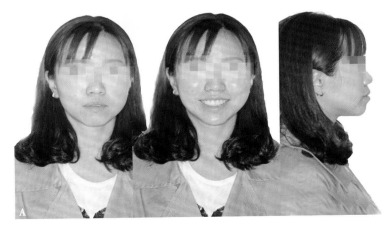

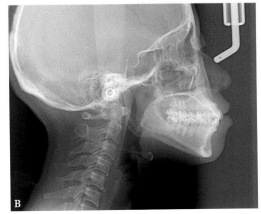

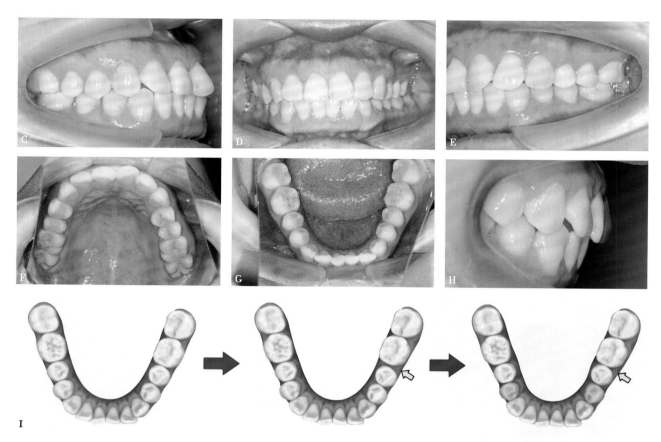

图 2-1-21　安氏Ⅲ类亚类，左侧磨牙轻微Ⅲ类，右侧磨牙Ⅰ类错𬌗畸形、双颌前突患者，需先推单侧下颌磨牙向远中
A. 治疗前面像　B. 治疗前 X 线头颅侧位片　C. 右侧咬合像　D. 正中咬合像　E. 左侧咬合像　F. 上颌𬌗面像　G. 下颌𬌗面像　H. 覆𬌗覆盖像　I. 牙移动情况，中间图片中黄色箭头显示 35 和 36 的间隙，右侧图片黄色箭头显示 35 和 36 无间隙，表明 35 远中移动到位

五、牙齿移动速率

在设计牙齿移动的时候，需要考虑不同的牙移动类型隐形矫治器的实现率，其中，磨牙远中移动是隐形矫治实现率最高的一类牙齿移动，而前牙伸长较难实现（图 2-1-22）。设计同时远中移动磨牙和伸长前牙较不合理，可以将二者分开或者加快磨牙远中移动速率和降低前牙伸长速率。

然而，在临床上很多患者的牙齿并非 100% 按照预设的中间位置移动，这一现象称为脱套（off-tracking）（图 2-1-23）。

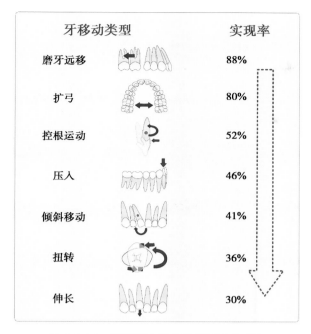

图 2-1-22　隐形矫治牙移动类型的实现率

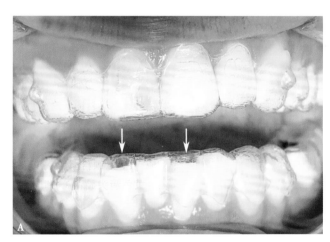

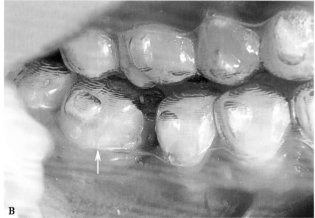

图 2-1-23　隐形矫治牙齿脱套

A. 31 和 42 脱套，表现为牙齿和矫治器不贴合，存在较大空间（箭头示）　B. 47 脱套，表现为 47 近中倾斜，和矫治器的近中部分存在空间（箭头示）

正畸牙移动依赖于三大要素：矫治力、移动空间和移动时间，若不能满足其中某一要素就无法实现预期的牙移动。隐形矫治牙齿移动脱套有以下原因：

（一）矫治力不足

1. 隐形矫治生物力学性能缺陷　隐形矫治由于其特定的生物力学性能，只能对牙齿施加"推"力，而不能施加"拉"力。因此，不同的牙齿移动类型隐形矫治实现率不同（图 2-1-22）。这是因为磨牙远中移动仅需要远中方向的"推"力，这是隐形矫治最擅长的，而改正前磨牙扭转和切牙伸长需要隐形矫治施加牙冠的切向力和"拉"力，这是很难实现的（图 2-1-24）。因此，为了更好地表达矫治器的切向力，可以在牙齿上设计附件,附件的存在可以明显增加力矩,更好地实现牙齿移动(图2-1-25,图2-1-26)。然而,对于严重错位的牙齿,这种类型的牙移动仍然实现率较低,容易出现脱套现象,可以通过附加装置(舌钮和橡皮圈)进行改正。

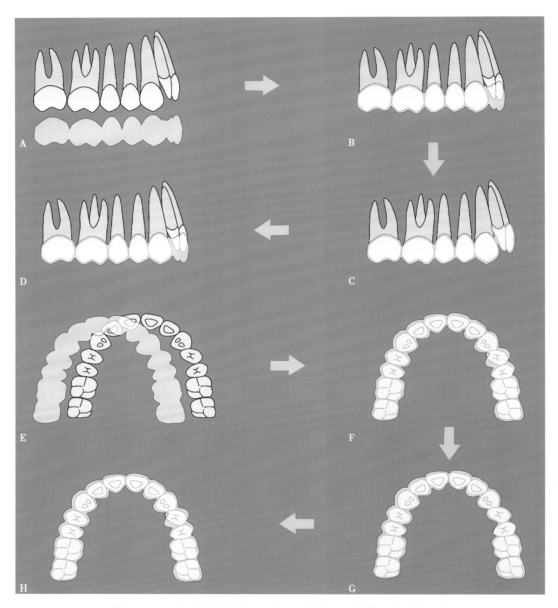

图2-1-24 隐形矫治伸长切牙和改正前磨牙扭转出现的脱套现象

A. 初始状态下的上颌牙列,切牙需要伸长,隐形矫治器按照切牙伸长后的牙列终末状态和一系列中间状态设计 B. 隐形矫治器戴入上颌牙列,但未激活,前牙区矫治器尚未完全就位 C. 矫治器前牙区需发生弹性形变才能完全就位 D. 矫治器弹性形变产生的矫治力是切向力,该切向力在牙齿上无可靠的着力点,会发生矫治器从牙齿上脱位,牙齿没有受到足够的矫治力,于是发生脱套现象 E. 24扭转,通过隐形矫治改正24扭转,隐形矫治矫治器按照24改扭转后的牙列终末状态和一系列中间状态设计 F. 将隐形矫治器戴入上颌牙列,但24未完全就位 G. 24对应的矫治器需发生弹性形变才能完全就位,完全就位后会产生回弹力 H. 矫治器弹性形变的矫治力从𬌗面观是切向力,由于从𬌗面观前磨牙是椭圆形,该切向力在牙齿上无可靠的着力点,矫治器容易从牙齿上脱位,牙齿没有受到足够的矫治力,于是发生脱套现象

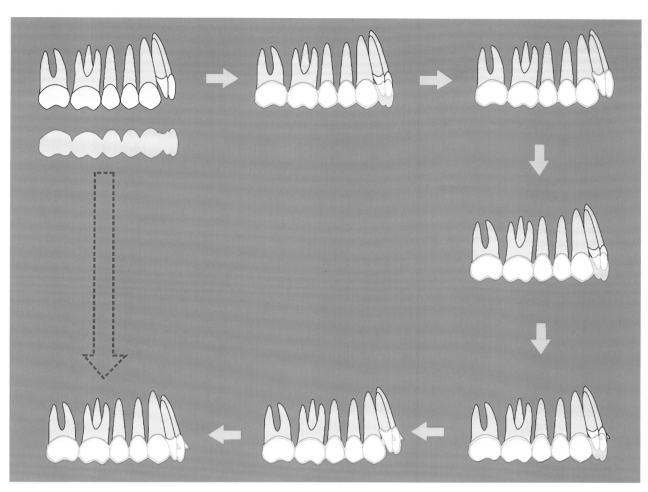

图 2-1-25 在需要伸长的切牙唇面设计附件,附件可以作为矫治器的施力点,可将矫治器保持在形变后的位置,这样矫治器就不会脱位,能持续施加切牙伸长的矫治力

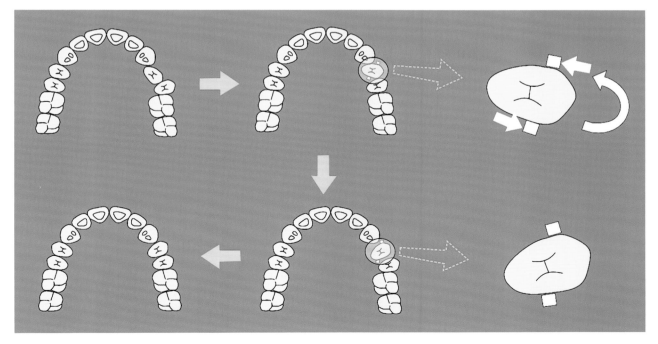

图 2-1-26 在 24 上设计附件,隐形矫治器发生弹性形变后有着力点,产生力矩改正 24 扭转

此外,隐形矫治矫治器包裹在牙冠上,其矫治力直接作用在牙冠上,在牙齿阻抗中心的切方或𬌗方容易产生倾斜移动,这在需要近中移动的磨牙上最容易体现。磨牙近中移动很容易发生脱套现象,这与隐形矫治自身的生物力学有关。隐形矫治通过矫治器的弹性形变在磨牙上施加近中方向的矫治力。由于该矫治力作用在牙冠上,容易引起磨牙近中倾斜,使磨牙和矫治器脱位,出现脱套现象(图2-1-27)。

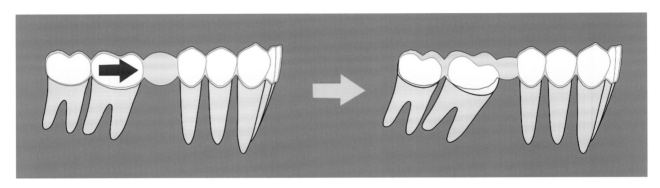

图 2-1-27 隐形矫治近中移动磨牙出现脱套现象(蓝色箭头示矫治力)

2. 移动牙齿自身缺陷

(1)牙体形态异常:隐形矫治牙齿的移动是通过矫治器形变产生的作用力作用在牙齿上实现的,这要求矫治器和牙齿之间贴合紧密,有足够的接触面积。对于牙体形态异常的牙齿,如过小的侧切牙,矫治器和牙齿之间很难有足够的接触面积,矫治器对牙齿施加正畸力也难以实现,牙齿很难按照隐形矫治设计的牙齿移动轨道移动,最终就会出现脱套现象(图2-1-28)。

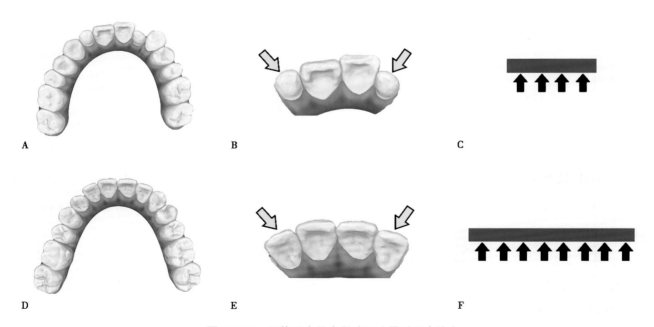

图 2-1-28 牙体形态异常影响矫治器对牙齿施力

A、B. 12 和 22 过小牙(黄色箭头示) C. 由于 12 和 22 牙体过小,与矫治器的接触面积小(箭头示),受到的矫治力小,容易出现矫治力不足引起脱套 D、E. 形态正常的 12 和 22(黄色箭头示) F. 形态正常的牙齿与矫治器的接触面积大(箭头示),受到的矫治力大

（2）牙周附着异常：牙周附着水平决定阻抗中心的位置，牙周附着水平不同的患者受到相同的正畸力后，牙齿的移动不同。隐形矫治牙齿的移动是按照正常人牙周平均附着设计的。因此，牙周附着水平异常的患者因为牙齿阻抗中心不正常而出现牙齿未按预定轨道移动，进而出现脱套现象（图2-1-29）。

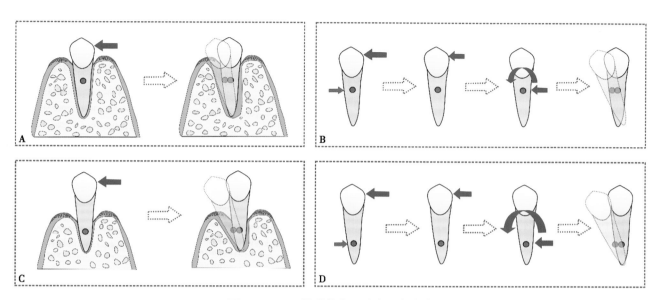

图 2-1-29　牙周附着水平影响牙齿移动

A．牙周附着正常的牙齿受到正畸力（蓝色箭头示）后发生倾斜移动　B．牙齿受到正畸力（蓝色箭头示）后，牙槽骨会给予牙齿与正畸力大小相等方向相反的阻力（红色箭头示），随着压力侧牙槽骨吸收，阻力降低，牙齿受到的合力的净效应为牙齿沿正畸力方向移动，同时绕阻抗中心（红点示）转动　C．牙周附着丧失的牙齿，阻抗中心向根方移动。牙齿受到相同大小的正畸力（蓝色箭头示）后，牙齿会发生更大程度的倾斜移动　D．由于牙周阻抗中心向根方移动，相同的正畸力引起牙齿阻抗中心移动量是相同的，但由于力臂变长，力矩更大，牙齿绕阻抗中心（红点示）旋转幅度更大，牙齿发生倾斜移动的程度更大

（二）牙移动空间不足

1. 颌内空间不足　牙齿需要足够的空间才能产生预期的牙移动，倘若牙移动空间不足，牙齿就不能按照预期的位置排列，进而出现隐形矫治脱套现象。例如，在隐形矫治过程中，若未按照计划实施前牙邻面减径（IPR）或IRP量不够，前牙区容易脱套。可以简单地将前牙区13—23的矫治器空间理解为骨量，13—23理解为牙量。若13—23区IPR做得不够，牙量大于骨量，13—23就很难排列在矫治器中，进而就会出现脱套现象（图2-1-30）。

2. 颌间空间不足　颌间空间不足主要体现在对颌牙对需要伸长的牙齿有咬合干扰，造成需要伸长的牙齿出现脱套现象。图2-1-31所示病例为再次治疗患者，第一次正畸治疗拔除4颗前磨牙行代偿治疗。该患者磨牙关系为安氏Ⅲ类，骨性Ⅲ类，高角。治疗方案为排齐整平上下颌牙列，协调上下颌弓形后行正颌手术。

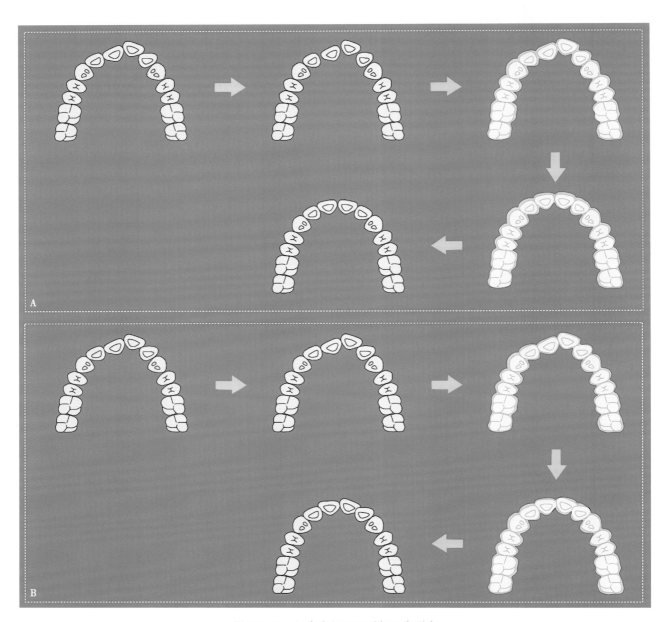

图 2-1-30　颌内空间不足引起牙齿脱套

A. 前牙拥挤的患者按照计划对 13—23 进行 IPR，通过隐形矫治成功将前牙排列整齐　B. 同样的牙列未按计划行 IPR，但矫治器设计了前牙做 IPR，于是 13—23 只能在狭小的矫治器空间内强行排列，结果就是拥挤不能解决，牙齿位置与矫治器不一致，出现脱套

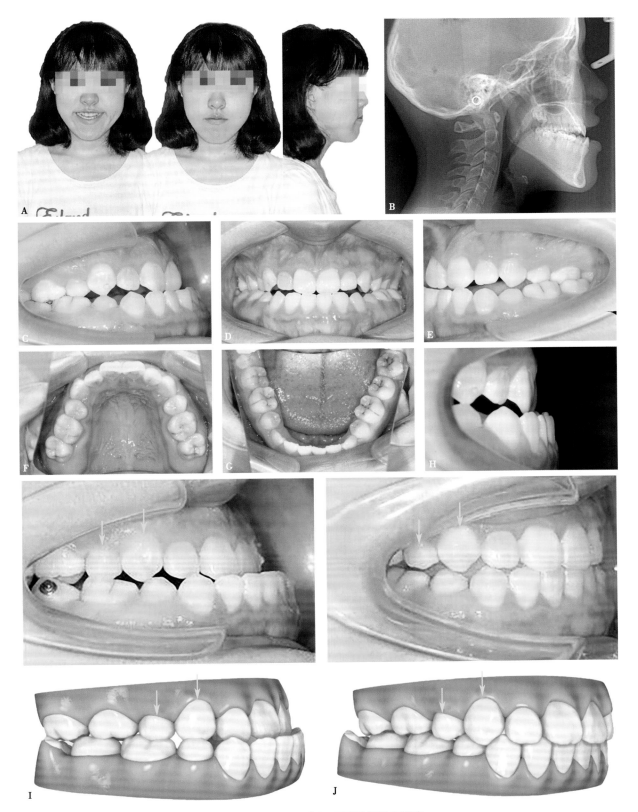

图 2-1-31　颌间空间不足引起牙齿脱套

A. 治疗前面像　B. 治疗前 X 线头颅侧位片　C. 右侧咬合像　D. 正面咬合像　E. 左侧咬合像　F. 上颌𬌗面像　G. 下颌𬌗面像　H. 覆𬌗覆盖像　I. 患者治疗中（手术前）的口内像和数字化牙列模型。可对比实际（上图）和预期（下图）的尖牙和前磨牙垂直向位置（黄色箭头示），由于存在下颌咬合干扰，13 和 15 伸长不够，且患者下颌前伸　J. 术后口内像和数字化牙列模型，13 和 15 实际位置较预期位置更高（黄色箭头示），出现脱套，这是术前对颌牙咬合干扰引起的

（三）牙移动时间不足

1. 矫治器配戴时间不足　隐形矫治良好的治疗效果依赖于患者的配合，需要患者每日配戴时间至少22小时，才能保证牙齿受到矫治力的时间足够，产生预期的牙移动。少数患者，尤其是青少年，如果配戴隐形矫治器的时间不够，就容易出现脱套。

2. 牙周组织反应时间不足　如前所述，牙齿移动的生物学基础是压力侧牙槽骨吸收，张力侧牙槽骨重建。当患者初戴矫治器时，牙齿受到正畸力，牙周膜会给牙齿施加与正畸力大小相等方向相反的阻抗力，牙齿并未开始移动。随着时间的推移，压力侧牙槽骨吸收，阻抗力减小，牙齿便沿着正畸力方向移动。因此，牙槽骨改建速度决定了牙齿移动速率。每一副隐形矫治器仅移动牙齿少量距离（如0.25mm），该数据是按照牙槽骨改建的平均值设定的。对于牙槽骨改建速率较快的患者，牙齿可能提前到达预定位置，对于这类患者而言，可以减小矫治器更换周期（如7天）。对于牙槽骨改建速率较慢的患者，牙齿可能在正常矫治器更换周期（14天）内仍未移动到隐形矫治器设计的位置，患者继续更换矫治器时牙齿仍跟不上矫治器的移动。多副矫治器最后的累积效应就是肉眼可见的矫治器和牙齿不贴合，即隐形矫治器脱套（图2-1-32）。对于这类牙槽骨改建较慢的患者，可以延长每副矫治器配戴时间或进行牙槽骨手术，利用局部加速效应加速局部牙槽骨改建。

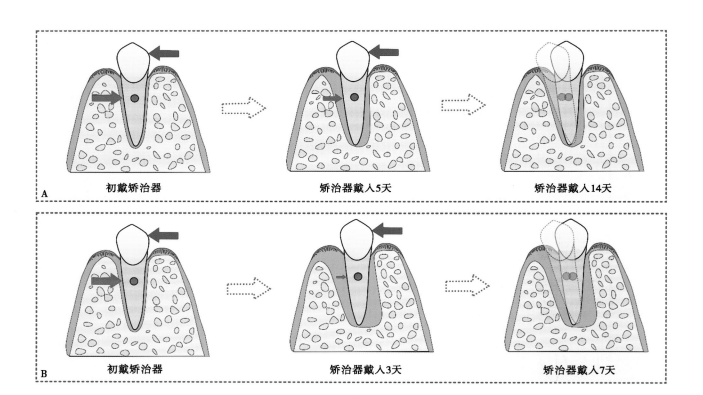

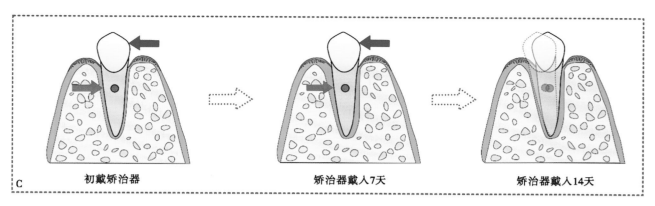

图 2-1-32 牙周组织改建速度对隐形矫治牙移动的影响

A. 牙周组织改建速度正常的患者：初戴矫治器，牙齿受到正畸力后，牙周组织会给牙齿一个大小相等方向相反的阻力，该阻力会在矫治器戴入几天后因压力侧牙槽骨吸收而减小，于是牙齿发生正畸力方向的移动 B. 牙周组织改建速度较快的患者：由于牙槽骨改建速度快，牙周组织对牙齿的阻力会更早地减小，牙齿到达矫治器预期的位置也会更早 C. 牙周组织改建速度较慢的患者：由于牙槽骨改建速度慢，牙周组织对牙齿的阻力减小需要花更多的时间，在同一时间点（例如 14 天）牙齿并未移动至预期位置，倘若患者在正常更换矫治器的时间点（例如 14 天）更换矫治器，牙齿首先会发生肉眼不可见的脱套，许多副矫治器累积之后便会发生肉眼可见的明显牙齿脱套

第二节 隐形矫治实现各类牙移动的生物力学

一、磨牙远中移动

磨牙远中移动是隐形矫治的一大优势，研究表明，磨牙远中移动隐形矫治的实现率最高，为 88%。这是因为隐形矫治推磨牙向远中移动过程中可以解除咬合力的干扰（图 2-2-1）。

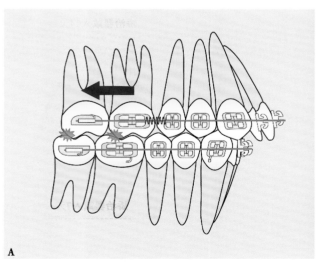 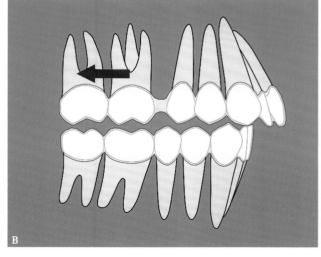

图 2-2-1 隐形矫治推磨牙向远中移动的优势

A. 传统固定矫治器推上颌磨牙向远中：由于下颌磨牙对上颌远移磨牙存在咬合干扰，在一定程度上干扰上颌磨牙远中移动 B. 隐形矫治器推上颌磨牙向远中：隐形矫治器能避免下颌磨牙对上颌磨牙的咬合干扰，上颌磨牙远中移动更容易

如图 2-2-2 所示，磨牙远中移动是通过矫治器后端的弹性形变实现的。然而，矫治器的弹性形变所产生的矫治力可产生两种牙移动效应，一方面推磨牙向远中；另一方面可引起前牙唇倾。因此，为了最大限度地保证磨牙远中移动和防止前牙唇倾，可以采取Ⅱ类牵引或上颌种植支抗。另外，为了加强磨牙远中移动过程中前牙支抗，可采取磨牙远移的 V 型原则，其是磨牙远移的常规牙移动方式：第二磨牙先单独远中移动，待其移动一段距离后一起移动第一磨牙和第二磨牙，之后远中移动第一磨牙和第二前磨牙（图 2-2-3）。这种远中移动磨牙的方式对前牙支抗要求较低，在整个磨牙远移的过程中每个区只有一颗或两颗磨牙需要远移，而其他牙齿均作为支抗牙。若设计两颗磨牙一开始就同时远中移动，该方式对支抗要求比较高，一般需要配合种植支抗加强前牙支抗，该方式的优势在于磨牙远中移动所需时间更少（图 2-2-3，图 2-2-4）。

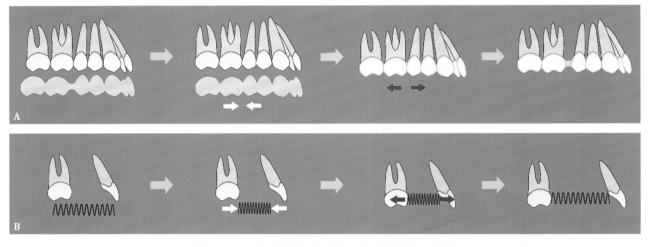

图 2-2-2　隐形矫治推磨牙向远中移动的生物力学

A. 隐形矫治器主要通过矫治器的弹性形变引起磨牙的远中移动。隐形矫治器是按照磨牙远移后的牙列制作的，因此矫治器比治疗前牙列更长，矫治器戴入口内需压缩矫治器变短后才能戴入，矫治器被压缩变短后有回弹的力量，该回弹力量施加在牙列上可引起磨牙远移以及前牙唇倾　B. 隐形矫治推磨牙向远中的简单生物力学示意，仅示意一颗前牙和一颗磨牙。隐形矫治器可看成推簧。推簧的长度大于前牙和磨牙之间的距离。推簧需压缩变短后才能放在牙列上，被压缩变短的推簧可以产生磨牙远移的力量以及前牙唇倾的力量。因此，其净效应为磨牙远中移动＋前牙唇倾

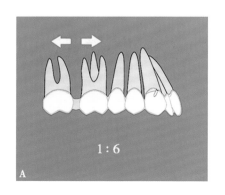

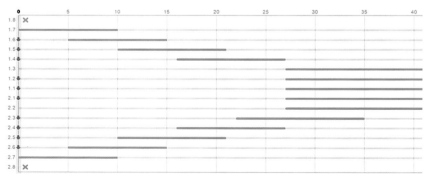

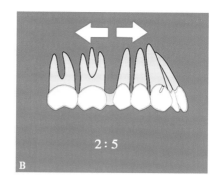

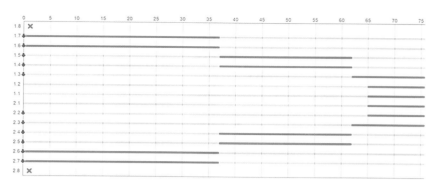

图 2-2-3　磨牙远中移动的 V 型原则和两颗磨牙同时远中移动的差异

A. 磨牙远中移动 V 型原则：对前牙支抗要求相对较低，需要配合颌间牵引。磨牙远中移动方式为先远中移动第二磨牙，然后一起移动第一磨牙和第二磨牙，之后移动第一磨牙和第二前磨牙。远中移动牙数和支抗牙数的比例通常为 1∶6（箭头表示第二磨牙远中移动时其他牙受力方向是近中，作为支抗）　B. 两颗磨牙同时远中移动方式：远中移动牙数和支抗牙数的比例为 2∶5，该磨牙远中移动方式对前牙支抗要求较高，需要植入种植钉加强支抗（箭头表示第一磨牙和第二磨牙一起远中移动时其他牙受力方向是近中，作为支抗）

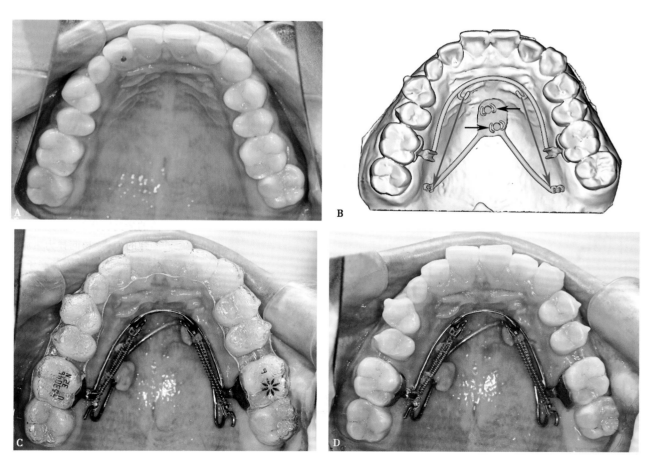

图 2-2-4　种植支抗加强支抗，配合隐形矫治同时远中移动两颗磨牙

A. 患者治疗前上颌𬌗面像　B. 推磨牙向远中示意图。腭侧植入两枚种植钉，将腭侧装置固定在上颌，黑色箭头示意种植钉位置（种植钉位置根据患者 CBCT 决定），16 和 26 间粘接腭杆，腭杆前方的拉钩与腭侧装置远中的拉钩用拉簧连接加力，可提供磨牙远中移动的力量（蓝色箭头示）　C. 患者戴上矫治器后的上颌𬌗面像　D. 患者取下矫治器后的上颌𬌗面像，可见第二前磨牙和第一磨牙之间的间隙

（一）Ⅱ类牵引辅助磨牙远中移动

Ⅱ类牵引通常配戴在下颌第一磨牙和上颌尖牙，下颌通常是在第一磨牙颊侧舌钮，上颌是在尖牙唇侧粘接的舌钮或尖牙矫治器上的精密切割（precision cut）上（图2-2-5）。

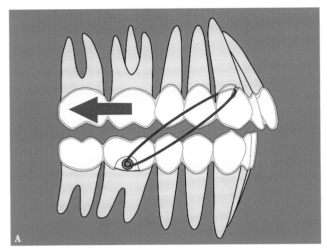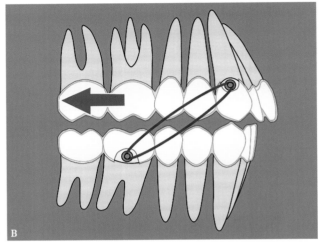

图 2-2-5　Ⅱ类牵引的两种牵引方式（箭头示矫治器受Ⅱ类牵引使用时向后的水平向分力）

A. Ⅱ类牵引放置在尖牙矫治器的精密切割上　B. Ⅱ类牵引放置在尖牙唇侧的舌钮上

Ⅱ类牵引受力分析十分复杂，影响因素很多，如患者开口说话的频率以及开口度的大小。因为患者在开口的时候Ⅱ类牵引力大小和受力方向会发生很大的变化。为了简化受力分析，我们假想患者大多数时间处于闭口状态，分析推磨牙向远中移动的阶段（磨牙到位后推前磨牙的阶段受力分析更加复杂）。该阶段后牙远中移动的反作用力是施加在5—5上，前磨牙为前牙3—3分担了一部分唇倾的力量，Ⅱ类牵引大多数情况下的水平分力足以抵抗前牙受到矫治器的唇倾作用力。在分析隐形矫治Ⅱ类牵引加强磨牙远移支抗时，需要对牙齿的受力和矫治器的受力分别进行分析。

1. 精密切割的Ⅱ类牵引（图2-2-6）

（1）牙齿的受力：磨牙受矫治器远中方向的力，前牙受矫治器唇向的力，Ⅱ类牵引通过矫治器作用在前牙上。在推磨牙阶段，前牙5—5整体作为支抗，前磨牙为3—3分担了一部分作用力，因此作用于3—3唇倾的力一般情况下比Ⅱ类牵引的水平分力小，前牙受到远中和伸长的合力，发生舌倾和伸长，而前牙牙根则发生唇向移动。

（2）矫治器的受力：根据牛顿第三定律，磨牙受矫治器远中的力，前牙受矫治器唇向的力，矫治器后端受磨牙近中的力，矫治器前段受前牙远中的力。矫治器中段受斜向后的Ⅱ类牵引力，这容易引起矫治器变形，造成牙齿受到额外的作用力。但一般而言，矫治器的强度能抵抗直接施加在矫治器上Ⅱ类牵引所引起的矫治器变形，即使出现矫治器变形也是十分轻微的，对最终的治疗效果影响不大。

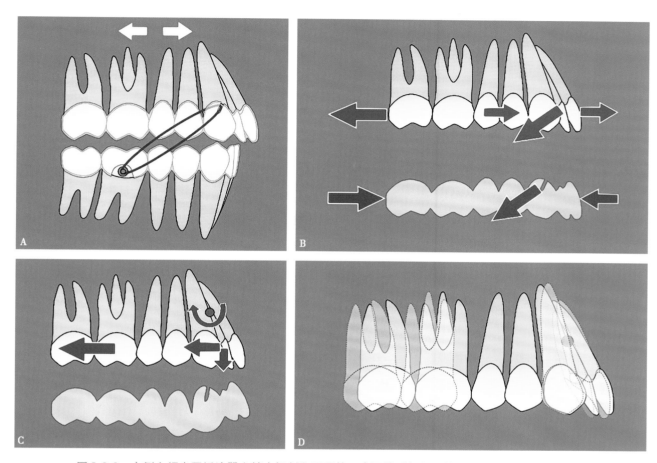

图 2-2-6　右侧上颌尖牙矫治器上精密切割和下颌第一磨牙的舌钮间配戴Ⅱ类牵引的生物力学分析

A．上颌尖牙矫治器上精密切割，下颌第一磨牙的舌钮间配戴Ⅱ类牵引（箭头示矫治器推磨牙向远中过程中分别对后牙和前牙施加远中和唇向的作用力）　B．牙齿受力分析：磨牙受到矫治器远中方向的作用力（向左蓝色箭头示），而前磨牙和前牙则受到矫治器近中方向的作用力（向右蓝色箭头示），Ⅱ类牵引通过矫治器对前牙1—3施加远中斜向殆方的作用力（斜向下蓝色箭头示），由于前磨牙分担了一部分磨牙远中移动的反作用力，故前牙受矫治器唇倾的作用力较小。矫治器受力分析：矫治器远中段受近中方向的作用力（向右红色箭头示），近中段受远中方向的作用力（向左红色箭头示），尖牙段受远中斜向殆方的作用力（斜向下红色箭头示）　C．牙齿和矫治器的净效应：磨牙受远中作用力（左数第一个向左蓝色箭头示），前牙段由于Ⅱ类牵引的水平分力大于前牙受到矫治器的唇倾力，前牙的净效应为远中方向的作用力（左数第二个向左蓝色箭头示）和Ⅱ类牵引的垂直分力（向下蓝色箭头示），产生顺时针的力矩，矫治器可能出现变形　D．由于前牙受到顺时针力矩和伸长的作用力，前牙发生舌倾和伸长，前牙牙根唇向移动

　　因此，前牙唇侧牙槽骨缺损或者骨量低的患者（尤其是内倾型深覆殆），不宜在尖牙矫治器精密切割上配戴Ⅱ类牵引，否则可能出现骨开窗和骨开裂（图2-2-7）。

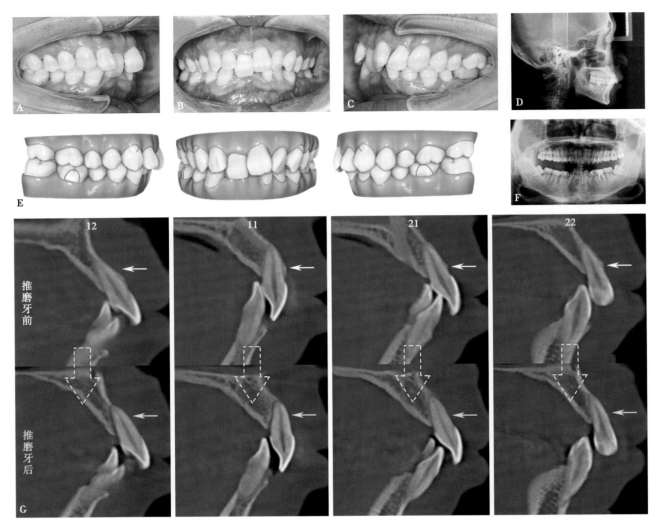

图 2-2-7   推磨牙向远中前牙出现骨开窗骨开裂

A～C. 治疗前右侧、正面、左侧咬合像，上颌前牙内倾型深覆𬌗   D. 治疗前 X 线头颅侧位片   E. ClinCheck 初始牙列。在 13 和 23 的矫治器上设计精密切割，36 和 46 设计 cut out，用于粘接舌钮，在上颌尖牙矫治器的精密切割和下颌第一磨牙舌钮之间配戴Ⅱ类牵引   F. 治疗前全景片   G. 治疗前和推磨牙向远中移动后前牙牙根和牙槽骨的变化。上颌 4 颗切牙在治疗前唇侧均存在一层薄薄的骨密质（白色箭头示），推磨牙向远中移动后可见 4 颗切牙唇侧骨密质消失，牙根暴露在牙槽骨外（黄色箭头示）

2. 尖牙舌钮的Ⅱ类牵引（图 2-2-8）

（1）牙齿的受力：磨牙受矫治器远中方向的力，前牙受矫治器唇向的力，尖牙受Ⅱ类牵引远中斜向𬌗方的作用力。大多数情况下尖牙上Ⅱ类牵引的水平分力大于矫治器对前牙施加的唇向的力，因此尖牙上的Ⅱ类牵引将矫治器对前牙的作用力中断在尖牙，尖牙移动后可通过矫治器间接引起切牙舌倾和伸长，但切牙受到的作用力很小。因此，净效应为尖牙舌倾和伸长，切牙轻微舌倾和伸长。

（2）矫治器的受力：根据牛顿第三定律，磨牙受矫治器远中的力，前牙受矫治器唇向的力，矫治器后端则受磨牙近中的力，矫治器前段受前牙远中的力。另外，前牙所受的合力为较小的斜向后的力，若前牙发生移动，则会对矫治器产生斜向下的力，但前牙一般受到的合力较小，移动量很小，所以矫治器受斜向后的力较小，矫治器几乎无变形。

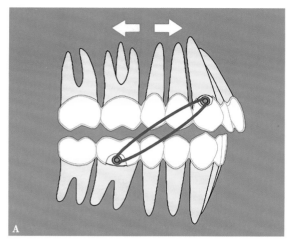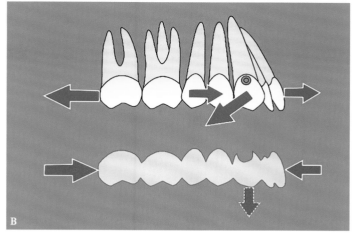
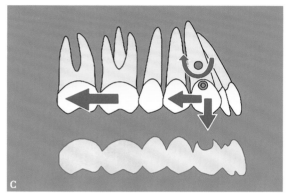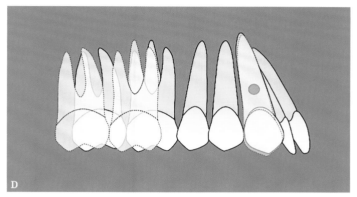

图 2-2-8 上颌右侧尖牙舌钮 II 类牵引的受力分析

A. 上颌尖牙和下颌第一磨牙唇颊侧开窗并粘接舌钮,上颌尖牙舌钮和下颌第一磨牙的舌钮间配戴 II 类牵引(箭头示矫治器推磨牙向远中过程中分别对后牙和前牙施加远中和唇向的作用力) B. 牙齿受力分析:磨牙受远中方向的力(向左蓝色箭头示),前磨牙受近中方向的作用力(左数第一个向右蓝色箭头示),前牙受唇倾的作用力(左数第二个向右蓝色箭头示),尖牙受 II 类牵引远中斜向殆方的力(斜向下蓝色箭头示),该 II 类牵引力若恰当,其水平分力一般大于前牙受矫治器唇倾的力。矫治器受力分析:矫治器远中端受牙齿近中的反作用力(向右红色箭头示),前牙端受牙齿远中的反作用力(向左红色箭头示),尖牙如果出现伸长,矫治器的尖牙段受到殆方的作用力(向下红色箭头示) C. 牙齿和矫治器受力后出现的变化:磨牙受远中作用力(左数第一个向左蓝色箭头示)后发生远中移动,II 类牵引作用力的水平分力一般情况下大于前牙受到的唇倾作用力。尖牙受力的净效应:在水平方向,尖牙受到远中方向的作用力(左数第二个向左蓝色箭头示);在垂直方向,尖牙受到殆方伸长的作用力(向下蓝色箭头示),二者共同产生顺时针力矩。切牙受力较小,切牙移动量相应较小。矫治器几乎无变形 D. 由于尖牙受远中斜向殆方的合力以及顺时针力矩,因此尖牙发生舌倾伸长移动,可能出现脱套。切牙可因尖牙移动后间接作用于矫治器后发生轻微舌倾

(二)种植支抗辅助磨牙远中移动

种植支抗辅助磨牙远中移动要求磨牙远中移动和种植支抗在空间上互不干扰,磨牙在远中移动过程中不会触及种植钉。通常可在两个部位植入种植钉:一是颧牙槽嵴或颧牙槽下嵴;二是腭中缝或腭中缝两侧。这两个部位的种植支抗不会影响磨牙远中移动,因此可以和隐形矫治推磨牙向远中移动完美配合。

1. 颧牙槽嵴或颧牙槽下嵴 将种植支抗植入在颧牙槽嵴还是颧牙槽下嵴主要取决于患者颧牙槽嵴区的骨量,若颧牙槽嵴厚度不够就可以选择颧牙槽下嵴(图 2-2-9)。笔者更推荐植入在颧牙槽下嵴处,因为该处的种植钉高度较颧牙槽嵴种植钉低,舒适度较好,口腔卫生更容易保持。患者可以在颧牙槽下嵴

种植钉与尖牙矫治器上的精密切割之间佩戴橡皮圈，还可以在颧牙槽下嵴的种植钉与尖牙上的舌钮之间连接结扎丝。

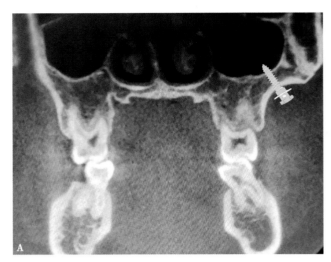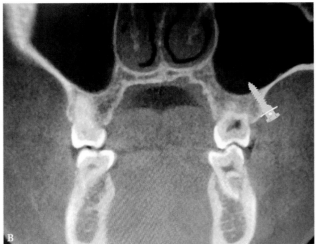

图 2-2-9　颧牙槽嵴和颧牙槽下嵴种植钉的植入部位

A. 颧牙槽嵴骨量足够，种植钉植入在颧牙槽嵴处　B. 颧牙槽嵴骨量不足，只能植入在颧牙槽下嵴，用于磨牙远中移动

（1）颧牙槽下嵴种植钉与尖牙矫治器上的精密切割之间佩戴橡皮圈的生物力学分析如下（图 2-2-10）。

1）牙齿的受力：磨牙受隐形矫治器远中方向的力，前牙受矫治器唇向的力。由于橡皮圈连接在种植钉与尖牙的精密切割之间，橡皮圈牵引力是斜向根方远中的，虽然该牵引力是作用于矫治器的，但力量能很好地传导至前牙上。因此，前牙受力也是朝向根方远中的。由于前磨牙分担了一部分磨牙远移的反作用力，种植钉颌内牵引力一般情况下大于前牙受矫治器唇向的力。在水平方向上，前牙所受合力朝向远中。在垂直方向上，前牙所受合力朝向根方。因此，前牙受远中根方的合力，并受顺时针力矩，发生舌倾。

2）矫治器的受力：根据牛顿第三定律，磨牙受矫治器远中方向的力，前牙受矫治器唇向的力，矫治器后端受磨牙近中方向的力，矫治器前段受前牙远中方向的力。另外，矫治器中段受橡皮圈斜向根方远中的力，矫治器会发生一定程度的形变。通常情况下矫治器形变较小，不影响治疗效果。

（2）颧牙槽下嵴种植钉与尖牙舌钮之间连接结扎丝的生物力学分析如下（图 2-2-11）。

1）牙齿的受力：磨牙受隐形矫治器远中方向的力，前牙受矫治器唇向的力。由于种植钉与尖牙是通过结扎丝连接的，结扎丝不会发生弹性形变，只能被动加力，其斜向远中根方力的水平分力和前牙受到的力大小相等方向相反，前牙受压入力，可能会发生微小的压入移动，该压入的作用力可引起前牙段和结扎丝发生绕种植钉旋转的运动。

2）矫治器的受力：根据牛顿第三定律，磨牙受矫治器远中方向的力，前牙受矫治器唇向的力，矫治器后端受磨牙近中方向的力，矫治器前段受前牙远中方向的力。由于结扎丝是被动施力，不会作用于矫治器，可能会受很小的朝向根方的力。这主要是由前牙发生压入移动引起的，但前牙压入移动一般不明显，而且前牙压入时相对于矫治器是脱位的，因此矫治器受到朝向根方的力较小，可以忽略不计，矫治器的形变较小。

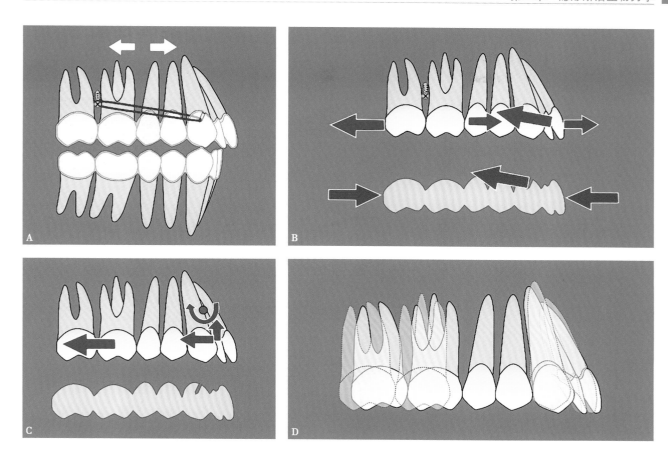

图 2-2-10　颧牙槽下嵴种植钉与尖牙矫治器上精密切割间佩戴橡皮圈的生物力学分析

A. 颧牙槽下嵴种植钉与尖牙矫治器上精密切割间配戴橡皮圈（箭头示矫治器推磨牙向远中过程中分别对后牙和前牙施加远中和唇向的作用力）　B. 磨牙受矫治器远中的作用力（向左蓝色箭头示），前牙同时受矫治器唇向的作用力（左数第二个向右蓝色箭头示）和橡皮圈远中根方的作用力（斜向上蓝色箭头示）。矫治器后端受近中的作用力（向右红色箭头示），前段受远中的作用力（向左红色箭头示），尖牙段受远中根方的作用力（斜向上红色箭头示）　C. 磨牙受远中方向的作用力（左数第一个向左蓝色箭头示）产生远中移动。前牙的受力分析：水平方向上橡皮圈远中根方作用力的水平分力大于矫治器唇向的作用力，因此水平方向的合力是远中方向（左数第二个向左蓝色箭头示），垂直方向上前牙受到根方的作用力（向上蓝色箭头示），二者共同产生顺时针力矩。矫治器的变形较为轻微　D. 由于前牙受到的合力为远中根方并且受到顺时针力矩，因此前牙发生舌倾

2. 腭侧种植钉　腭侧种植钉一般植入在腭中缝两侧，使用图 2-2-12 中所示的装置，该装置可以保证磨牙平行向远中移动。倘若该装置造成的磨牙远移速率小于矫治器的计划速率，需要增加Ⅱ类牵引。倘若该装置导致的磨牙远移速率大于或等于矫治器的计划速率，则可以不必增加Ⅱ类牵引，而需加快更换矫治器的频率。通常情况下，推 1 颗磨牙单侧需要 1.96N 的力，刚好施加 1 根拉簧；而推 2 颗磨牙单侧需要 3.92N 的力，刚好施加 2 根拉簧。这种情况下，拉簧引起的磨牙远中移动速率大于矫治器计划的磨牙远中移动速率，可以加快矫治器更换频率。腭侧种植支抗装置辅助推磨牙的方式需要密切的临床监控，比较适合想尽快完成磨牙远中移动而能够经常复诊的患者，并且对正畸医师的要求较高。

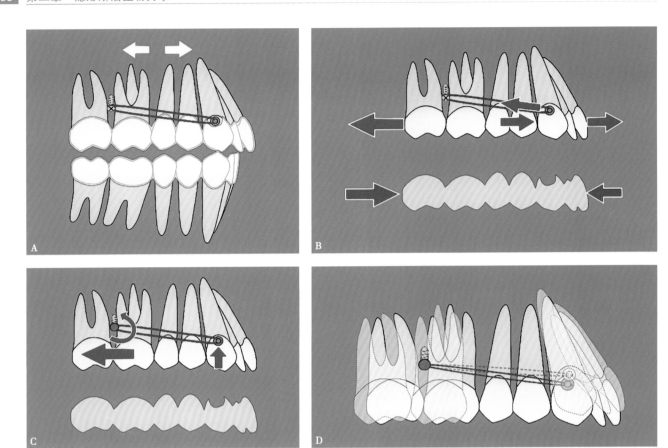

图 2-2-11　颧牙槽下嵴种植钉与尖牙舌钮之间连接结扎丝的生物力学分析

A. 颧牙槽下嵴种植钉和尖牙舌钮结扎丝连接加强前牙支抗（箭头示矫治器推磨牙向远中过程中分别对后牙和前牙施加远中和唇向的作用力）　B. 牙齿的受力分析：磨牙受矫治器远中移动的作用力（向左蓝色箭头示），前牙受矫治器唇倾的作用力（左数第二个向右蓝色箭头示），种植钉和尖牙舌钮间的结扎丝可抵抗前牙唇倾的力量，但由于其作用力方向为斜向根方（斜向上蓝色箭头示），该作用力水平分力可以抵消前牙唇倾的作用力，但其垂直方向会产生前牙压入的力量。矫治器的受力分析：矫治器仅受磨牙和前牙分别为近中（向右红色箭头示）和远中（向左红色箭头示）的作用力　C. 牙列的变化主要为磨牙远中移动（向左蓝色箭头示）和前牙压低（向上蓝色箭头示）。随着前牙压低，种植钉和尖牙舌钮的距离变短，前牙发生唇倾，矫治器几乎不变形　D. 前牙的移动为唇倾和压入

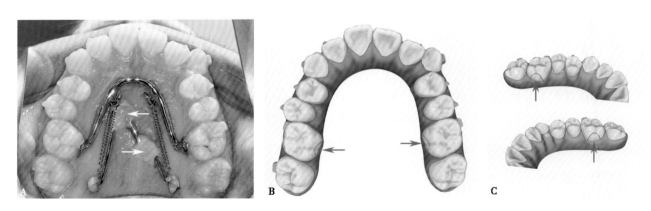

图 2-2-12　腭侧种植钉辅助隐形矫治磨牙远中移动装置

A. 口内照，白色箭头示腭侧两枚种植钉位置　B、C. 上颌数字化牙列模型，隐形矫治方案设计在 16 和 26 腭侧设计 cut out（箭头示），便于粘接腭杆装置

二、前牙内收

前牙内收常见于严重拥挤或者双颌前突需要拔除前磨牙的患者。隐形矫治通过矫治器的弹性形变实现前牙内收。矫治器比牙列短，患者戴入矫治器时需将矫治器伸长，伸长后的矫治器有变短的弹性趋势，可将拔牙区两侧的牙齿移向拔牙区，从而关闭拔牙间隙。隐形矫治如果仅用上述矫治器所产生的力学效应而不增加其他力学系统，就会产生以下两大负效应：后牙支抗丧失（后牙近中倾斜移动）和前牙舌倾。

（一）后牙支抗丧失

对于前牙重度拥挤和双颌前突需要强支抗的患者而言，后牙支抗丧失是一种灾难性的现象，加强后牙支抗贯穿隐形矫治的整个过程（图 2-2-13）。

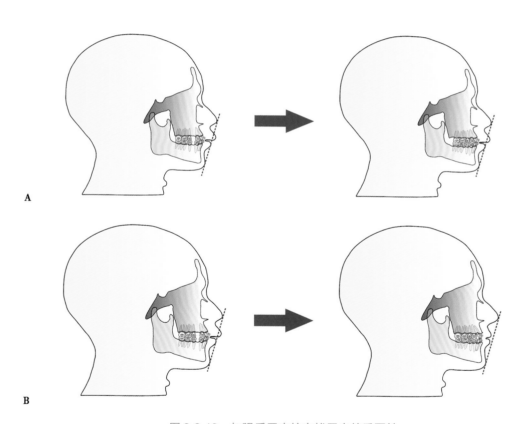

图 2-2-13 加强后牙支抗在拔牙中的重要性

A. 拔牙间隙主要被后牙近中移动所占据，前牙内收量较小，软组织改善不明显　B. 拔牙间隙主要被前牙内收所占据，前牙内收量较大，软组织改善明显

后牙支抗丧失的发生机制为后牙牙冠受到矫治器近中方向的力，后牙发生近中倾斜移动，牙冠移动至近中，占据拔牙间隙，导致前牙内收或重度拥挤改善困难（图 2-2-14）。

在分析如何避免后牙支抗丧失之前，我们先分析后牙支抗丧失的生物力学。如图 2-2-15 所示，整体平行移动的牙齿牙根在牙槽骨内移动的距离比近中倾斜移动的牙齿牙根在牙槽骨内移动距离小，倾斜移动的牙齿受到牙槽骨的阻力比整体移动的牙齿要小,因此使牙齿发生倾斜移动所需的矫治力比使牙齿整体平行移动所需的矫治力要小。

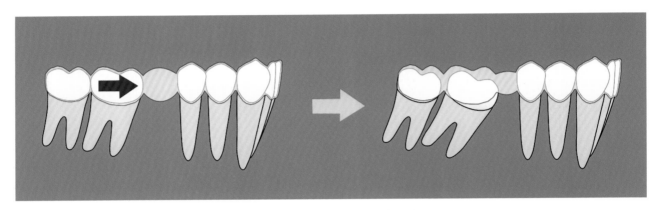

图 2-2-14   磨牙支抗丧失的机制

在隐形矫治内收前牙的过程中,由于矫治器缩短,磨牙受矫治器近中方向的作用力(蓝色箭头示),该作用力位于磨牙阻抗中心的拾方,而且矫治器对防止磨牙近中倾斜的能力较弱,最终出现磨牙近中倾斜和支抗丧失。

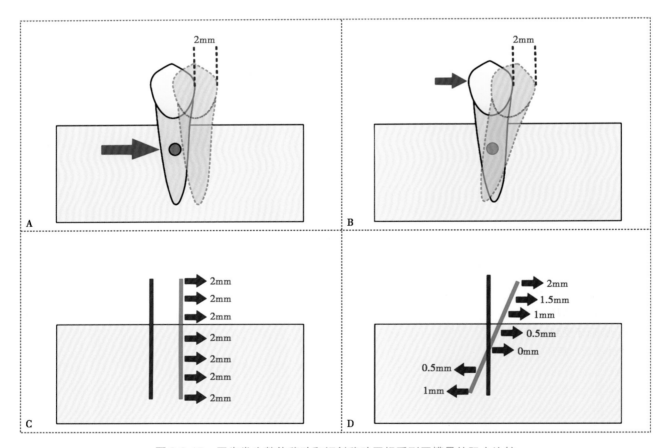

图 2-2-15   牙齿发生整体移动和倾斜移动牙根受到牙槽骨的阻力比较

A. 下颌前磨牙整体平行近中移动 2mm   B. 下颌前磨牙近中倾斜移动 2mm,临床上我们只能对牙冠移动量进行直观测量,因此 2mm 为牙冠近中移动量   C. 整体平行移动模型示意图,左侧线段为移动前的前磨牙,后侧线段为移动后的前磨牙,前磨牙整个牙根均移动了 2mm   D. 近中倾斜移动过程中,前磨牙牙根移动量小于 2mm,绝大部分牙根在牙槽骨内移动的距离小于 1mm,因此相对于整体平行移动,近中倾斜移动由于其牙根移动距离更少,其受到牙槽骨阻力更小,所需的矫治力相应也更小

　　如图 2-2-16 所示，对于拔除第一前磨牙的患者而言，后牙（第二前磨牙、第一磨牙、第二磨牙）牙周膜总面积比前牙（中切牙、侧切牙、尖牙）大，因此牙齿移动所需矫治力大小排序为后牙整体移动 > 前牙整体移动 > 后牙倾斜移动 > 前牙倾斜移动。因此，为了避免后牙支抗丧失，需避免后牙近中倾斜移动趋势，使后牙移动类型为整体移动，并使矫治力小于后牙整体移动所需的矫治力，从而尽可能保护后牙支抗。为了使后牙移动趋势变为整体移动趋势，可以在后牙近中切方设计附件，矫治器可以通过该附件对牙齿施加远中的力量，抵抗其牙冠近中倾斜，从而使后牙移动趋势变为整体移动，后牙近中移动就变得困难，后牙支抗得以保存。

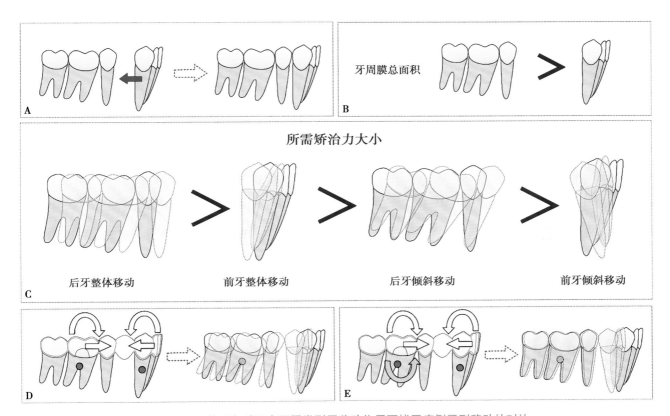

图 2-2-16　前牙和后牙在不同类型牙移动作用下拔牙病例牙列移动的对比

A. 拔除下颌第一前磨牙，需要强支抗内收下颌前牙（蓝色箭头示前牙受矫治器内收作用力下逐渐内收关闭拔牙间隙） B. 后牙（第二前磨牙、第一磨牙和第二磨牙）牙周膜总面积大于前牙（中切牙、侧切牙和尖牙），同种牙移动类型（例如整体平行移动）后牙受到的牙槽骨阻力大于前牙，因此后牙所需的矫治力大于前牙　C. 所需矫治力大小排序：后牙整体移动 > 前牙整体移动 > 后牙倾斜移动 > 前牙倾斜移动　D. 矫治器对牙齿的矫治力（蓝色横向空心箭头示）作用在牙冠上，位于牙齿阻抗中心（红点示）的冠方，无论是前牙还是后牙均会受到向拔牙区倾斜的力矩（蓝色弧形空心箭头示），虽然后牙倾斜移动所需的矫治力大于前牙倾斜移动所需的矫治力，但二者相差不是很大，后牙仍会发生近中倾斜移动，后牙支抗容易丧失　E. 倘若对后牙增加一个额外的逆时针力矩（黄色箭头示）以抵抗后牙近中倾斜的力矩（左数第一个蓝色弧形空心箭头示），从而使后牙整体平行移动。对于前牙唇倾的患者，前牙内收需要倾斜移动以改变其唇倾度。由于后牙整体平行移动所需的矫治力远大于前牙倾斜移动所需的矫治力，因此该类患者前牙容易发生倾斜移动，而后牙整体移动较难实现，后牙支抗得以保存

　　隐适美就是利用了该力学原理，开发了 G6 隐形矫治系统。如图 2-2-17 所示，对于拔除第一前磨牙后牙需要强支抗的重度拥挤或双颌前突患者，G6 优化附件包括后牙的优化支抗附件和尖牙的优化内收附

件,后牙的优化支抗附件可对后牙主动施加抵抗其近中倾斜的力矩,使后牙整体平行移动。由于后牙整体平行移动受到的牙槽骨阻力比后牙倾斜移动的阻力更大,因此后牙不容易发生近中移动,从而支抗得以保存。尖牙的优化内收附件可提供尖牙内收时抵抗其牙冠远中倾斜的力矩,从而保证尖牙内收后牙根平行度好。对于前牙唇倾度较大的患者,第一前磨牙拔除后,前牙主要为倾斜移动,后牙整体移动所需矫治力远大于前牙倾斜移动的矫治力,因此重度拥挤患者后牙支抗不容易丧失。对于前牙直立的双颌前突患者,前后牙均为整体移动,虽然后牙整体移动所需矫治力略大于前牙整体移动的矫治力,但两者相差不大,在前牙内收过程中,后牙仍存在一定程度的近中移动,支抗容易丧失。

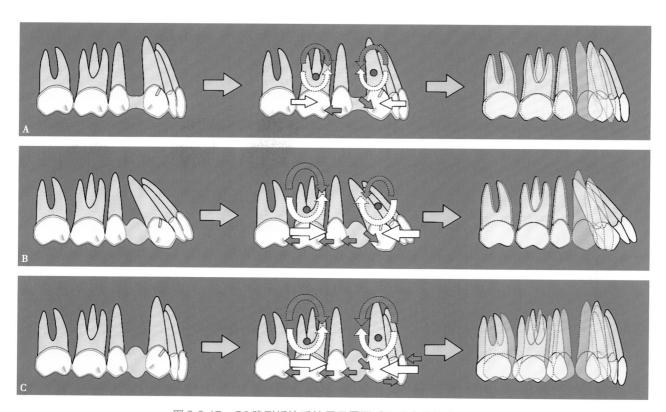

图 2-2-17　G6 隐形矫治系统用于需要后牙强支抗的拔牙患者

A. G6 优化附件包括后牙的优化支抗附件和尖牙的优化内收附件。矫治力作用在牙冠上(白色横向箭头示),位于阻抗中心(红点示)的冠方,无论是前牙还是后牙均受到向拔牙区倾斜的力矩(白色弧形箭头示),后牙的优化支抗附件可对后牙主动施加远中方向的作用力(向左蓝色箭头示),产生顺时针力矩(左数第一个蓝色弧形箭头示),以抵抗矫治器产生的逆时针力矩(左数第一个白色弧形箭头示),保证后牙整体平行移动。尖牙的优化内收附件可对牙冠产生近中方向的作用力(向右下蓝色箭头示)并产生逆时针力矩(左数第二个蓝色弧形箭头示),抵消矫治器产生的顺时针力矩(左数第二个白色弧形箭头示),以保证尖牙平行整体内收和治疗后牙根平行。由于后牙整体平行移动所需的矫治力较大,后牙不容易近中移动,因此后牙支抗得以保存　B. 前牙唇倾度大的患者:后牙优化支抗附件可产生顺时针力矩(左数第一个蓝色弧形箭头示)以抵抗后牙受到矫治器的近中倾斜的力矩(左数第一个白色弧形箭头示),后牙整体平行移动。将前牙(中切牙、侧切牙和尖牙)看成一个整体,尖牙的优化内收附件提供的逆时针力矩(左数第二个蓝色弧形箭头示)小于矫治器对前牙施加的顺时针力矩(左数第二个白色弧形箭头示),前牙倾斜移动。由于后牙整体平行移动所需的矫治力(向右白色箭头示)远大于前牙倾斜移动所需的矫治力(向左白色箭头示),拔牙间隙主要用于内收前牙,后牙近中移动量很小,支抗得以保存　C. 前牙直立且拥挤度不大的双侧前突患者:后牙整体平行移动,除尖牙受到逆时针力矩(左数第二个蓝色弧形箭头示),切牙可能存在压力嵴,对前牙提供额外的逆时针力矩,前牙也整体平行移动。虽然后牙整体移动所需的矫治力(向右白色箭头示)大于前牙整体移动所需矫治力(向左白色箭头示),但二者相差不太多,后牙会产生一定程度的近中移动,支抗丧失

对于双颌前突患者可以采取下列 4 种措施避免后牙支抗丧失：前牙分步移动、颌间牵引、种植支抗和骨密质切开（图 2-2-18）。

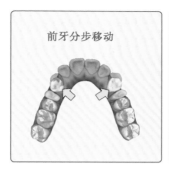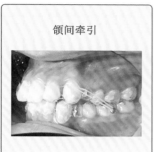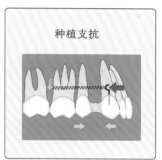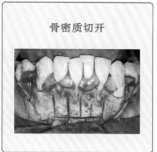

前牙分步移动　颌间牵引　种植支抗　骨密质切开

图 2-2-18　加强后牙支抗的 4 种方式：前牙分步移动、颌间牵引、种植支抗和骨密质切开

前牙分步移动的模式为尖牙和切牙分步内收，尖牙先移动 1/3，然后再内收 13—23。这样的前牙内收模式对内收的矫治力要求较低，根据牛顿第三定律，后牙受到的反作用力也会更低，较不容易引起后牙近中移动（图 2-2-19）。

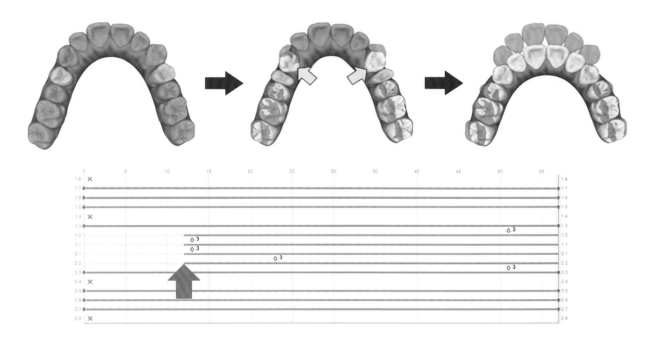

图 2-2-19　前牙分步移动加强后牙支抗

前牙 13—23 内收可分步移动，这种前牙内收方式对后牙的支抗要求比整体内收的小。该内收方式一般分为两步，第一步为单纯的尖牙远中移动（黄色箭头示尖牙已发生远中移动）；第二步为待尖牙远中移动 2mm 后，13—23 再整体内收。红色箭头显示尖牙远移 2mm 后，开始 13—23 整体移动。

颌间牵引为Ⅱ类或者Ⅲ类牵引，其机制是利用对颌牙列为支抗，额外提供前牙区内收的作用力，通常Ⅱ类牵引更常见（图 2-2-20）。

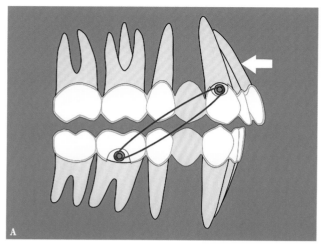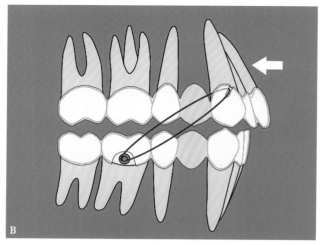

图 2-2-20　颌间牵引的两种方式

A. 在尖牙上粘接舌钮　B. 尖牙矫治器上的精密切割

　　种植支抗加强后牙支抗的方法较多，通常可以采用以下两种方式：一种为在第二前磨牙的颊侧设计 cut out 并粘接舌钮，将种植钉与第二前磨牙的舌钮连接，避免后牙近中移动；另一种为在尖牙上设计牵引臂，内收前牙时在种植钉和尖牙的牵引臂间放置拉簧或者橡皮圈，额外提供前牙内收的矫治力，从而减少磨牙受到的近中方向作用力（图 2-2-21）。

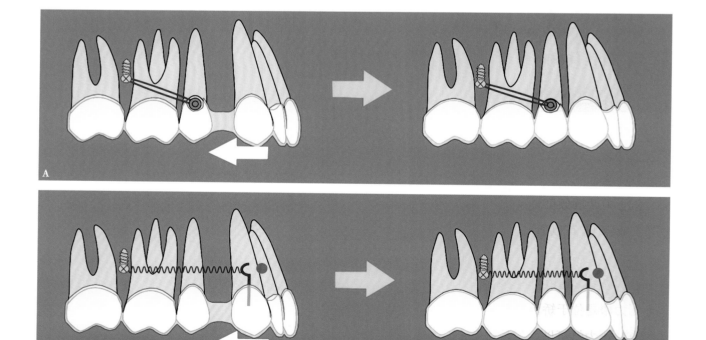

图 2-2-21　种植支抗加强后牙支抗的常见方法

A. 种植支抗和第二前磨牙上的舌钮之间使用结扎丝　B. 种植支抗和尖牙的牵引臂间使用拉簧

骨密质切开（图2-2-22）加强后牙支抗是通过加速前牙牙槽骨改建，降低前牙移动所需的矫治力。

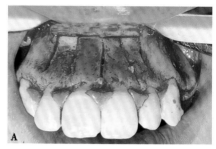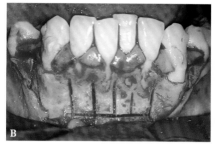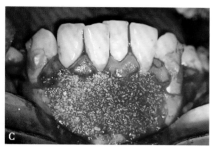

图 2-2-22　骨密质切开术

A.上颌前牙区牙槽骨骨密质切开　B.下颌前牙区骨密质切开，下颌前牙区存在牙槽骨骨开裂　C.同期进行植骨术

（二）前牙舌倾

前牙舌倾也是拔牙矫治患者容易出现的问题，尤其是前牙直立的双颌前突患者。因为隐形矫治器直接作用于牙冠，位于前牙阻抗中心的切方，因此在前牙内收过程中容易引起前牙倾斜移动，进而出现舌倾（图2-2-23）。

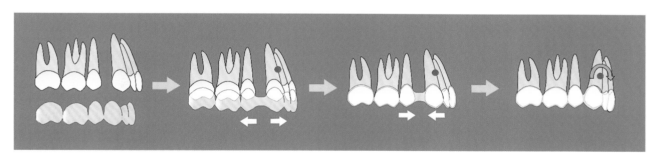

图 2-2-23　前牙直立的拔牙矫治患者内收前牙时容易出现前牙舌倾（白色箭头示矫治力，红点示阻抗中心）

对于前牙唇倾度较大的患者，前牙内收过程中倾斜移动是有利的，可以不必特别担心前牙舌倾的问题。在临床上，可以通过牵引臂和压力嵴防止前牙直立患者在内收过程中可能出现的前牙舌倾。

牵引臂是粘接在尖牙上的长牵引钩，位于前牙阻抗中心水平，在临床上可以通过全景片确定前牙阻抗中心的高度。通过在种植钉与尖牙的牵引臂间放置拉簧，使前牙内收时平行移动（图2-2-24）。

压力嵴是位于矫治器上的一对朝向矫治器组织面的突起，一个位于切牙唇侧根方，一个位于切牙腭侧切方。压力嵴可以为前牙提供逆时针力矩，以抵抗前牙内收过程中的顺时针力矩，进而实现前牙的整体平行移动（图2-2-25）。

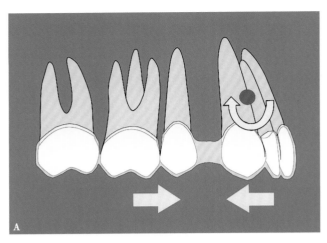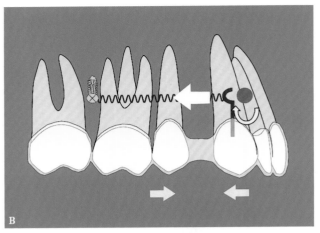

图 2-2-24   牵引臂可避免前牙内收时出现舌倾（黄色箭头示矫治力，红点示阻抗中心）

A. 未使用牵引臂内收前牙，矫治器缩短对前牙产生内收作用力以及顺时针力矩（黄色弧形箭头示）   B. 种植钉配合牵引臂，前牙内收的作用力主要由种植钉通过牵引臂进行施加，矫治器对前牙的作用力较小，因此其使前牙发生舌倾的效应较小

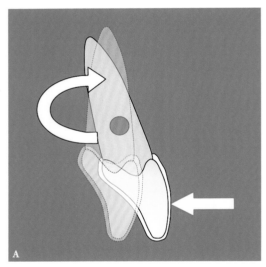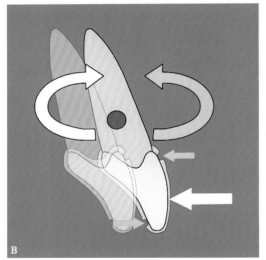

图 2-2-25   压力嵴防止前牙唇倾

A. 内收前牙时由于矫治器对前牙的力（向左白色箭头示）位于阻抗中心𬌗方（红点示），前牙受到顺时针力矩（白色弧形箭头示），进而出现舌倾   B. 压力嵴是矫治器组织面的突起，位于唇侧根方和腭侧切方，二者可提供逆时针力矩（黄色弧形箭头示），抵消矫治器产生的顺时针力矩（白色弧形箭头示），净效应为前牙平行内收

三、牙齿控根移动

需要控根移动的牙齿常表现为牙冠过度舌倾和牙根唇倾或者牙冠过度唇倾和牙根舌倾。牙齿的控根移动要求牙冠位置保持不变，主要移动牙根。隐形矫治通过矫治器的弹性形变和压力嵴实现牙齿的控根移动。

矫治器的弹性形变实现牙齿控根移动的原理为在牙齿初始位置和终末位置间设计中间位置，并生产一系列矫治器，每一副矫治器是牙齿目前位置的下一个中间位置。患者通过配戴隐形矫治器，使牙齿控根移动得以实现。值得一提的是，矫治器设计的是牙齿切方位置不动，这样就保证了牙齿以切方为旋转中心仅进行旋转运动，而无平行移动。压力嵴实现牙齿控根移动的原理主要为压力嵴可施加一对力偶，这对力偶可产生力矩，使牙齿发生旋转运动（图 2-2-26）。

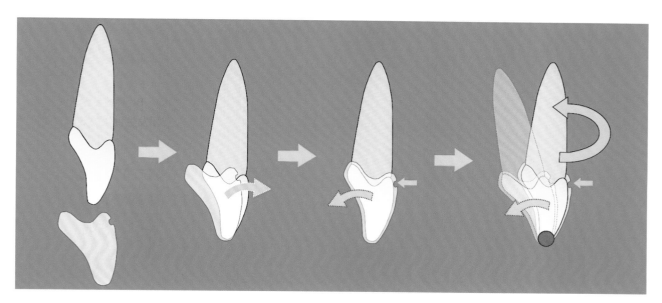

图 2-2-26　矫治器的弹性形变和压力嵴实现前牙控根运动

矫治器前牙段的唇倾度是正常的，矫治器戴入口内发生形变，完全就位后产生逆时针力矩（左数前两个黄色弧形箭头示），切牙唇侧的压力嵴凸向切牙唇面，对切牙施加舌向的作用力（向左黄色直箭头示），两者的共同效应为以切牙切缘为旋转中心（红点示）实现前牙的控根运动。

四、前磨牙改扭转

隐形矫治改正前磨牙扭转较不易实现。𬌗面观前磨牙为卵圆形，改扭转需要施加切向的矫治力，而隐形矫治器很难产生切向的矫治力。因此，可以从以下两个方面辅助前磨牙改扭转：一方面，改变前磨牙外形以便矫治器施加切向的矫治力；另一方面，增加附加矫治力。

为使隐形矫治器对前磨牙施加切向的矫治力，可以在前磨牙上增加附件，如矩形附件，这样矫治器就能对前磨牙施加切向矫治力，进而改正前磨牙扭转（图 2-2-27）。

对于一些严重扭转的前磨牙，除了增加附件，还可以增加附加的矫治力学系统，即橡皮圈。通过在扭转牙的颊舌侧和邻牙对应的牙面上粘接舌钮并佩戴橡皮圈，扭转的前磨牙受到附加的切向力从而改正扭转（图 2-2-28）。

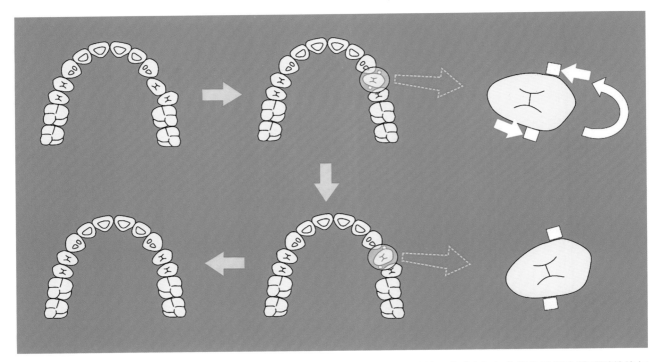

图 2-2-27 在扭转的前磨牙上粘接附件,提供矫治器对扭转牙改扭转的切向力作用位点(白色直箭头示矫治器对附件施加的切向力,该切向力可提供扭转牙逆时针力矩,进而改正扭转)

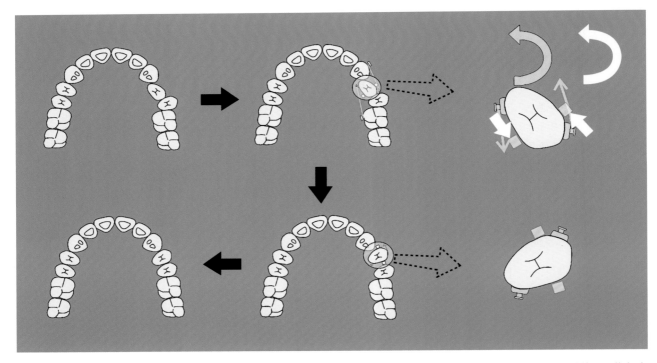

图 2-2-28 严重扭转的前磨牙可以通过附件和橡皮圈共同改正扭转(白色直箭头示矫治器对附件施加的力学体系,黄色直箭头示橡皮圈对扭转牙施加的力学体系)

五、前牙压低

下颌前牙压低比上颌前牙压低在临床上更为常见，因此我们主要分析下颌前牙压低的生物力学。下颌前牙压低一般通过下颌矫治器的弹性形变和上颌腭侧的咬合平面导板（咬合平面导板）实现，严重的深覆𬌗患者可以考虑应用种植支抗。

隐形矫治器的弹性形变压低前牙的原理和固定矫治摇椅弓压低前牙的原理相同，均以后牙为支抗压低前牙。然而，与固定矫治不同，若不增加前磨牙附件，隐形矫治器难以实现前牙压低，因此，通常在第一前磨牙和第二前磨牙上增加附件，将矫治器牢牢地包裹在牙列上，实现前牙压低（图 2-2-29）。当切牙和尖牙均需要压低时，可以设计分步压低，即先压低切牙，再压低尖牙。

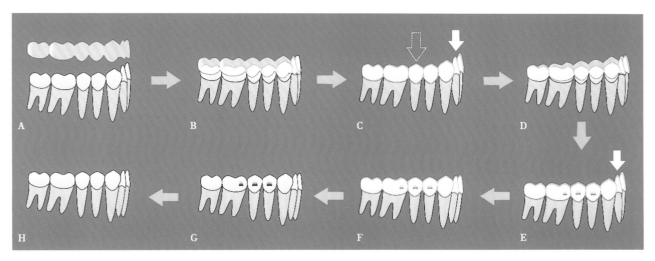

图 2-2-29　隐形矫治器实现切牙压低整平 Spee 曲线的力学原理

A. 下颌牙列 Spee 曲线较深，矫治器平直　B. 将矫治器戴入牙列　C. 用外力（虚线箭头示）将矫治器戴入牙列，矫治器前牙段对前牙产生压低的作用力（白色箭头示）　D. 由于前磨牙区握持力不足，矫治器回弹至平直状态　E. 在前磨牙区设计附件，矫治器带入牙列后不会立即回弹至初始状态，而是持续对前牙区施加压低的作用力（白色箭头示）　F. 下颌前牙压低，Spee 曲线平直　G. 取出矫治器后的下颌牙列　H. 治疗结束

咬合平面导板是位于上颌前牙腭侧的矫治器空泡，其作用可类比平面导板压低下颌前牙的作用，即利用咬合力的作用压低下颌前牙（图 2-2-30）。值得注意的是，咬合平面导板的大小是一定的，不能无限增加。对于覆盖较大的患者，切牙上的咬合平面导板可能不起作用（下颌切牙与咬合平面导板无接触），可以在尖牙上设计咬合平面导板（图 2-2-31）。

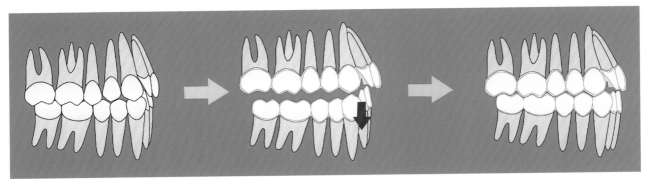

图 2-2-30   咬合平面导板压低下颌前牙的力学原理，戴入矫治器后下颌前牙刚好咬合在咬合平面导板上，通过咬合力压低前牙

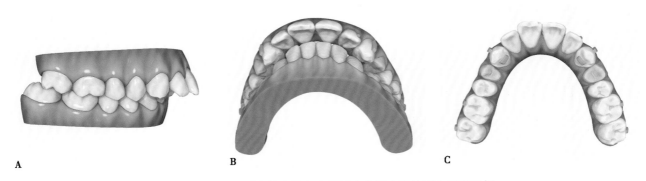

A   B   C

图 2-2-31   前牙覆盖较大的患者可以在尖牙上设计咬合平面导板

A. 前牙覆盖较大   B. 咬合平面导板如果设计在切牙上，下颌切牙无法咬合在咬合平面导板上，因此咬合平面导板只能设计在上颌尖牙   C. 上颌𬌗向观，咬合平面导板设计在尖牙上

　　严重深覆𬌗患者可以利用种植支抗辅助切牙压低。种植支抗的植入位置一般位于中切牙之间、中切牙和侧切牙之间或者尖牙和侧切牙之间，通过切牙唇侧 cut out 处粘接的舌钮与种植支抗间加力，或者在前牙的矫治器唇侧用钳子制作突起，通过突起与种植支抗间加力，最终压低切牙（图 2-2-32）。从侧面观，我们容易看出，种植支抗提供的压入力会导致切牙唇倾，这对于内倾型深覆𬌗患者是有利的（图 2-2-33），而对于本来较为唇倾的前牙需谨慎，对这类患者可以在矫治器上设计切牙冠舌向的力矩。

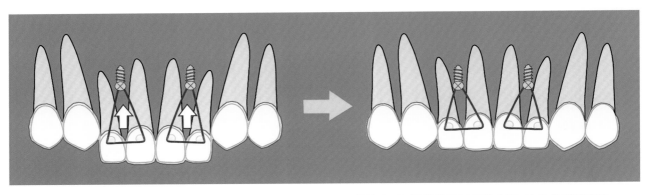

图 2-2-32   在前牙区种植钉和前牙矫治器唇侧的突起之间佩戴橡皮圈，提供前牙压低的力量，改善前牙深覆𬌗

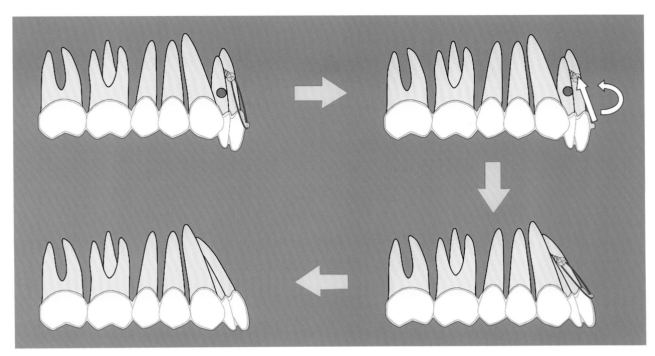

图 2-2-33　从侧面观，由于前牙阻抗中心（红点示）位于种植钉压低前牙作用力（白色直箭头）的腭侧，切牙在压低过程中会发生逆时针旋转（白色弧形箭头示），这对内倾型深覆𬌗患者是有利的，该类患者在压低前牙的同时也受唇倾的作用力

六、切牙伸长

切牙伸长需要隐形矫治器对牙齿施加牙冠切向的作用力，因此需要增加切牙伸长附件才能实现。切牙伸长附件是位于切牙唇侧的附件（图 2-2-34）。隐形矫治实现切牙伸长主要通过矫治器的弹性形变，但需要附件将矫治器牢牢包裹在牙列上才能施加矫治力（图 2-2-35）。切牙伸长效果不佳的患者，还可以设计辅助装置，即在切牙的唇侧和腭侧粘接舌钮，橡皮圈跨过矫治器的切方对牙齿施加伸长的力量（图 4-2-36）。

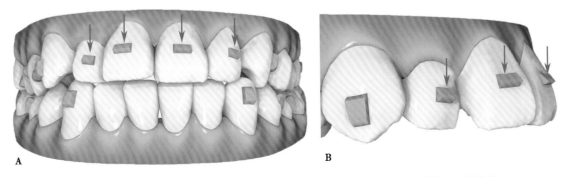

图 2-2-34　切牙上的伸长附件，该附件为根向的楔形附件（箭头示），辅助切牙伸长
A. 正面观　B. 上颌前牙附件

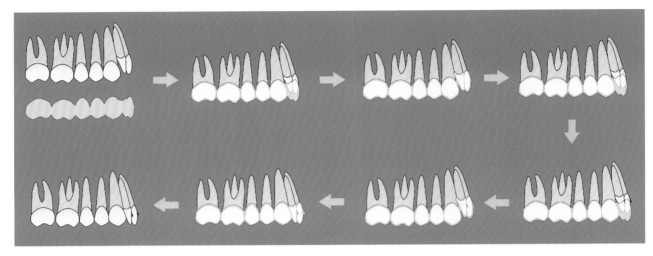

图 2-2-35　隐形矫治实现切牙伸长的力学原理

切牙唇侧若没有附件，矫治器就不能很好地包住切牙，矫治器的前牙段就会回弹至原始状态，不能实现切牙伸长。若切牙上有附件，附件就可以将矫治器稳定在牙列上，从而实现切牙伸长

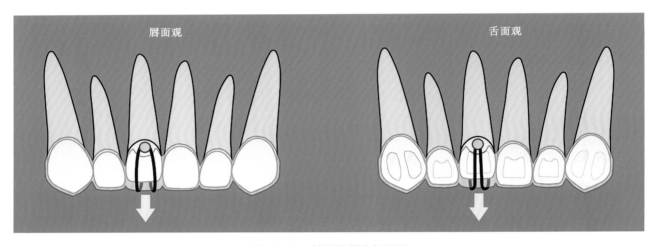

图 2-2-36　辅助装置伸长切牙

在需要伸长的切牙唇侧和腭侧开窗，并在相应位置粘接舌钮，患者配戴隐形矫治器后在唇侧舌钮和腭侧舌钮上戴一根橡皮圈，该橡皮圈绕过矫治器，可逐渐实现切牙伸长。

七、磨牙近中移动

　　磨牙近中移动是目前隐形矫治亟待解决的难点，尤其是下颌磨牙。隐形矫治器在近中移动磨牙的过程中缩短，后牙牙冠受近中方向矫治力，由于该矫治力位于磨牙阻抗中心的冠方，磨牙在近中移动的过程中会发生近中倾斜，而并非整体平行移动（图 2-2-37）。因此，为避免磨牙在近中移动过程中发生倾斜移动，可以增加逆时针力矩，抵抗磨牙近中倾斜，使磨牙整体平行近中移动。临床上，可以通过粘接附件和应用附加装置两种方式增加逆时针力矩，实现磨牙整体近中移动。

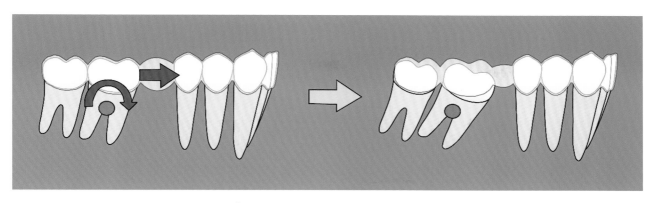

图 2-2-37　磨牙近中移动容易发生近中倾斜的生物力学原理

矫治器使磨牙近中移动的力作用在牙冠（横向箭头示），位于阻抗中心（红点示）殆方，因此会产生顺时针力矩（弧形箭头示），引起磨牙近中倾斜

　　磨牙附件可以选择在磨牙近中殆方设计优化附件，矫治器除产生近中方向的矫治力外，还可通过优化附件在磨牙上额外施加远中方向的矫治力，以抵抗磨牙近中移动。该矫治力能产生逆时针力矩，使磨牙整体近中移动（图 2-2-38）。然而，优化附件的作用是有限的，当磨牙需要大范围近中移动时，磨牙近中缺牙区的矫治器相应变长，更容易发生形变，进而导致矫治器和磨牙优化附件的受力面不贴合，磨牙优化附件受远中方向的作用力变小甚至无远中方向作用力，最终导致磨牙近中倾斜和脱套（图 2-2-39）。

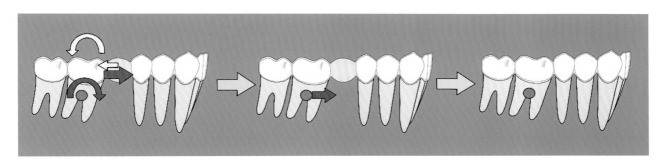

图 2-2-38　磨牙优化附件使磨牙整体近中移动的生物力学原理

矫治器对磨牙产生近中方向的作用力（左数第一个蓝色横向箭头示），该作用力位于阻抗中心（红点示）的殆方，产生顺时针力矩（蓝色弧形箭头示）。矫治器对磨牙优化附件产生远中方向的作用力（向左黄色箭头示），该作用力产生逆时针力矩（黄色弧形箭头示），以抵抗牙冠受到的顺时针力矩，二者的净效应为磨牙仅受到近中方向的作用力（左数第二个蓝色横向箭头示），无力矩，因此发生近中整体平行移动

　　笔者也不提倡使用矩形附件避免磨牙大范围近中移动过程中出现的近中倾斜，因为矫治器存在形变，矫治器空泡和附件容易出现不贴合情况。由于矩形附件属于传统附件，矫治器不会对矩形附件施加额外的作用力，而优化附件可以受矫治器额外的作用力（详细原因和机制参见本章第三节）。

　　倘若出现了磨牙近中倾斜，改正磨牙近中倾斜和脱套的方法很多，也有很多种类的附加装置。总之，这些装置的生物力学精髓在于提供磨远中竖直的力矩，远中扶正近中倾斜的磨牙（图 2-2-40）。

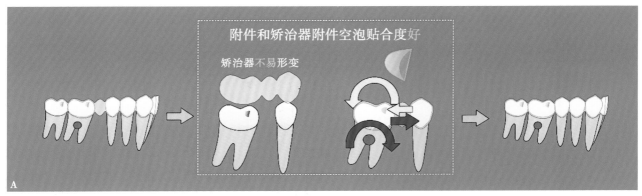

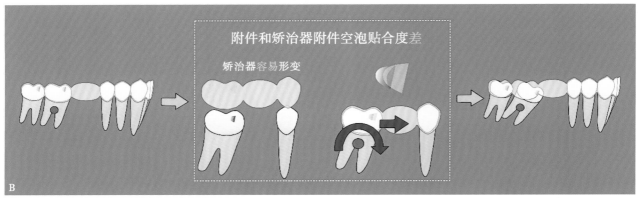

图 2-2-39 优化附件存在情况下磨牙长距离近中移动容易近中倾斜的生物力学原理

A. 磨牙近中缺牙区小,缺牙区矫治器不易形变,矫治器上附件空泡区域(黄色区域示)和磨牙附件贴合度好,能提供磨牙远中方向的作用力(向左黄色箭头示),其产生的逆时针力矩(黄色弧形箭头示)可抵抗磨牙受到的顺时针力矩(蓝色弧形箭头示),使磨牙整体平行近中移动 B. 磨牙近中缺牙区较大,缺牙区矫治器容易发生形变,矫治器上附件空泡区域(黄色区域示)和磨牙附件贴合度差,不能提供磨牙远中方向的作用力,不能提供足够的逆时针力矩用于抵抗顺时针力矩(蓝色弧形箭头示),导致磨牙近中倾斜和脱套

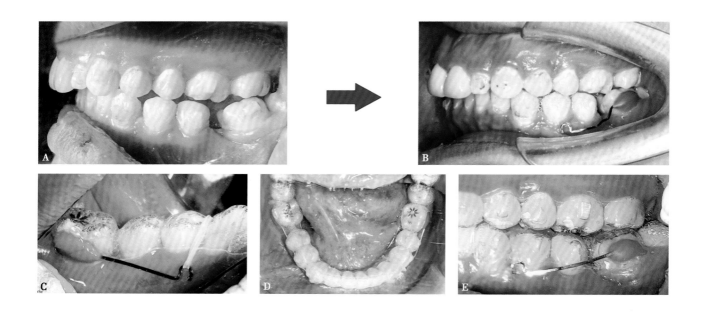

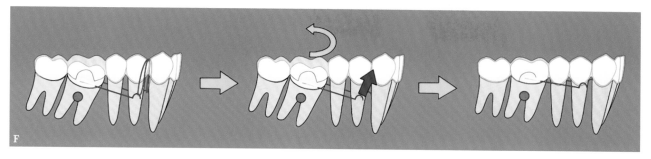

图 2-2-40　扶正近中倾斜的下颌磨牙

A. 近中倾斜的下颌磨牙　B. 竖直后的下颌磨牙　C～E. 在 37 颊、舌侧各做一个开窗，并在 37 颊、舌侧分别粘接长臂拉钩，患者配戴矫治器后跨过矫治器在颊、舌侧长臂拉钩上戴 1/8 橡皮圈　F. 生物力学机制分析：通过在颊舌侧长臂拉钩上戴橡皮圈，能提供近中倾斜的磨牙远中竖直的力矩（黄色弧形箭头示）（红点示阻抗中心，蓝色箭头示颊舌侧跨𬌗牵引提供近中和𬌗向的作用力）

第三节　隐形矫治附加装置的生物力学

隐形矫治器主要通过矫治器的弹性形变对牙齿施加矫治力。和固定矫治器不同，隐形矫治器只能对牙齿施加推力，而固定矫治器对牙齿既可以施加推力也可以施加拉力。因此，隐形矫治力学系统本身的不足决定了隐形矫治需增加附加装置才能实现良好的正畸治疗效果。隐形矫治的附加装置分为附件和辅助装置。

一、附件

附件是通过隐形矫治器模板粘接在牙齿表面的树脂突起，依据形状不同可分为矩形附件、楔形附件、椭圆形附件和不规则形状附件（优化附件）等（图 2-3-1）。其作用主要是增强隐形矫治生物力学和增加隐形矫治器的固位，即加力和固位。按照附件能否主动加力将附件分为传统附件和优化附件。

传统附件只能起固位作用，不能主动对牙齿加力，而优化附件不仅能起到固位的作用，还能对牙齿主动加力（图 2-3-2）。优化附件和矫治器上的空泡大小以及空间位置不一致，优化附件脱落后只能用模板重粘，不能使用矫治器重粘，而传统附件脱落后可以用模板或者矫治器重粘。

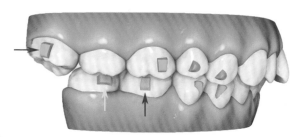

A

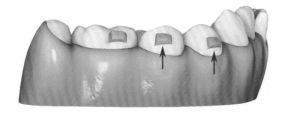

B

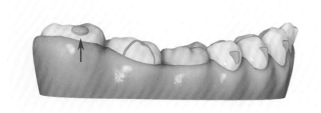
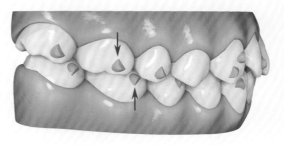

C　　　　　　　　　　　　　　　　　　D

图 2-3-1　隐形矫治附件

A. 垂直矩形附件（蓝色箭头示）和水平矩形附件（黄色箭头示）　B. 楔形附件（蓝色箭头示），用于压低下颌前牙和整平下颌 Spee 曲线　C. 椭圆形附件（蓝色箭头示），一般用于附件空间不足的后牙固位　D. 优化附件（蓝色箭头示），形状不规则，不同患者不同牙位其形状有差异

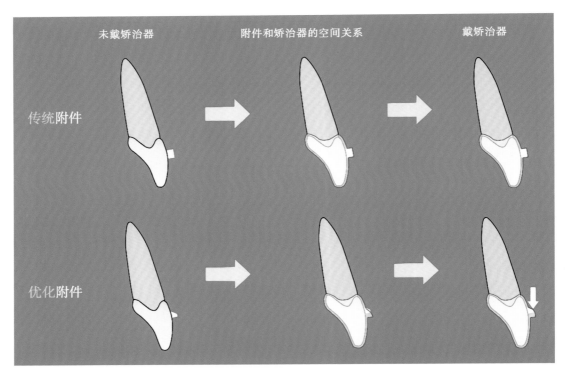

图 2-3-2　传统附件和优化附件的区别

传统附件的空间位置和矫治器空泡的位置一致，配戴矫治器后矫治器空泡和附件 100% 贴合，附件不会引起矫治器空泡局部弹性形变，因此附件不会受到矫治器主动的作用力，只是被动的固位。优化附件的空间位置和矫治器空泡不一致，配戴矫治器后，附件对应的矫治器空泡会发生弹性形变，进而对附件施加主动的作用力

　　粘接传统附件的牙齿若发生轻微脱套，会和矫治器之间发生相对位移，传统附件和矫治器上的空泡空间位置会发生变化，配戴矫治器后，附件会挤压矫治器空泡，引起矫治器局部形变，对附件产生作用力，使牙齿恢复至矫治器上应有的位置（图 2-3-3）。

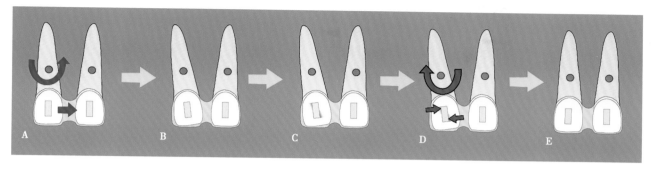

图 2-3-3　传统附件对牙齿被动施力的机制

A. 隐形矫治器关闭上颌中切牙之间的额外牙间隙,矫治器对 11 牙冠施加近中方向的作用力(蓝色横向箭头示),该作用力位于阻抗中心(红点示)的切方,产生逆时针力矩(蓝色弧形箭头示)　B. 11 受逆时针力矩作用发生牙冠近中倾斜和脱套　C. 11 近中倾斜后,垂直矩形附件会挤压矫治器对应的附件空泡(附件空泡的远中龈方和近中切方)　D. 附件空泡受挤压形变后产生回弹作用,对附件产生一对力偶(蓝色横向箭头示),这对力偶产生顺时针力矩(蓝色弧形箭头示)　E. 该顺时针力矩可将近中倾斜的 11 移动至原来的位置

附件受矫治器主动施力和被动施力的区别:主动施力是矫治器局部发生弹性形变后对附件施力,矫治器和牙齿贴合,无相对位移。被动施力是由于牙齿和矫治器之间发生了相对移动,两者之间并非完全贴合,附件挤压矫治器空泡引起矫治器空泡形变,矫治器对附件产生作用力(表 2-3-1)。

表 2-3-1　附件受到矫治器主动施力和被动施力的区别

施力方式	牙齿是否发生相对位移	牙齿和矫治器的关系	施力的原因	附件类型	施力结果
主动施力	否	贴合	按照计划	优化附件	牙齿按照计划移动
被动施力	是	非完全贴合	脱套	传统附件或优化附件	牙齿恢复到应有位置

(一)传统附件

传统附件有椭圆形附件、矩形附件和楔形附件。其中,椭圆形附件固位性最差,一般用于临床牙冠较短的牙齿或咬合过紧的下颌磨牙。下面主要介绍矩形附件和楔形附件的生物力学。

垂直矩形附件移动用于控根,尤其是拔牙区或间隙区两侧的牙齿,防止关闭间隙时牙齿的倾斜移动(图 2-3-4)。

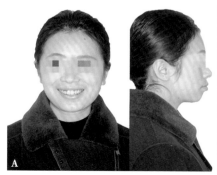
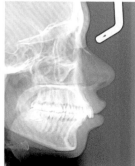
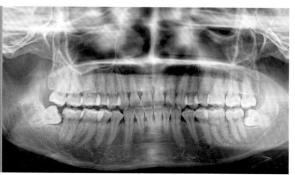

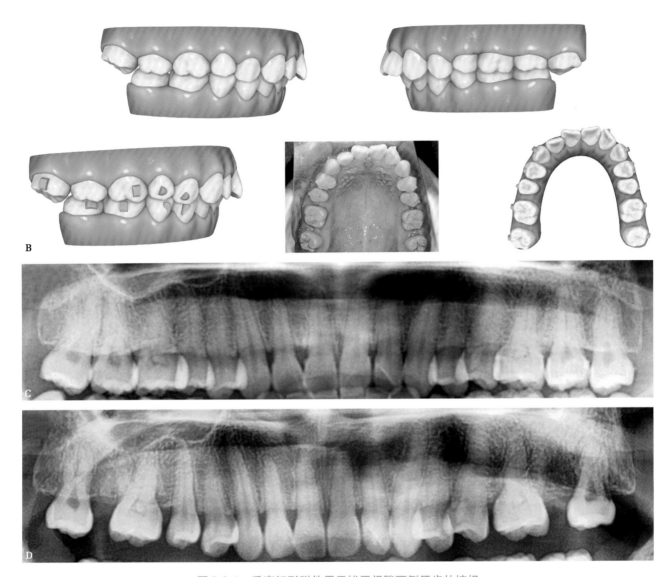

图 2-3-4　垂直矩形附件用于拔牙间隙两侧牙齿的控根

A. 患者治疗前面像，侧面观上下唇在 E 线前方。X 线片示 18 和 28 牙根、牙冠发育较好，38 和 48 阻生。治疗方案为拔除 17、27、38 和 48，上颌利用第二磨牙拔牙间隙，第一磨牙和第三磨牙交互支抗，下颌推磨牙向远中　B. 治疗前磨牙关系为 Ⅱ 类，在上颌第一磨牙和第三磨牙上设计垂直矩形附件，第 19 副矫治器患者口内像和 ClinCheck 方案一致　C. 治疗前上颌 X 线片　D. 治疗过程中（第 19 副矫治器）上颌 X 线片显示上颌第一磨牙和第三磨牙牙根平行，无明显倾斜，垂直矩形附件控根作用良好

　　水平矩形附件一般用于后牙，固位力最强，可避免后牙发生不必要的移动，使矫治器更好地包绕牙齿施加矫治力，防止磨牙近中倾斜和舌倾（图 2-3-5）。

　　楔形附件一般放置于下颌前磨牙，用于压低下颌前牙。其作用机制主要为使矫治器更好地包绕前磨牙以及整个下颌牙列，使前磨牙和磨牙为支抗，压低下颌前牙，整平下颌 Spee 曲线（图 2-3-6）。

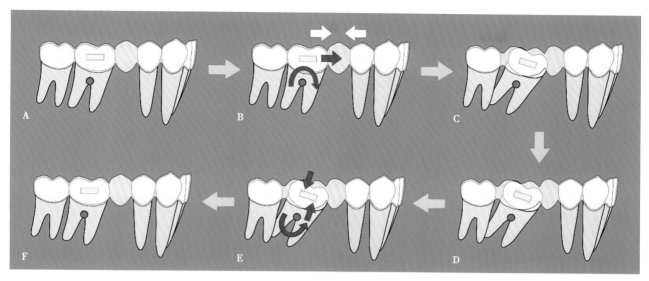

图 2-3-5　水平矩形附件在一定程度上可防止磨牙近中倾斜

A. 下颌拔除第二前磨牙,内收前牙关闭拔牙间隙　B. 在关闭拔牙间隙的过程中,矫治器通过弹性收缩(白色箭头示),除了给前牙施加内收力外,还给磨牙施加近中方向的力(蓝色横向箭头示),该近中方向作用力可产生顺时针力矩(蓝色弧形箭头示)　C. 顺时针力矩导致磨牙近中倾斜　D. 若磨牙近中倾斜程度较小,附件可挤压矫治器附件空泡,使之发生弹性形变　E. 矫治器空泡发生的弹性形变可对附件产生一对力偶(蓝色直箭头示),该力偶产生逆时针力矩(蓝色弧形箭头示)　F. 逆时针力矩可使磨牙竖直,恢复至竖直状态

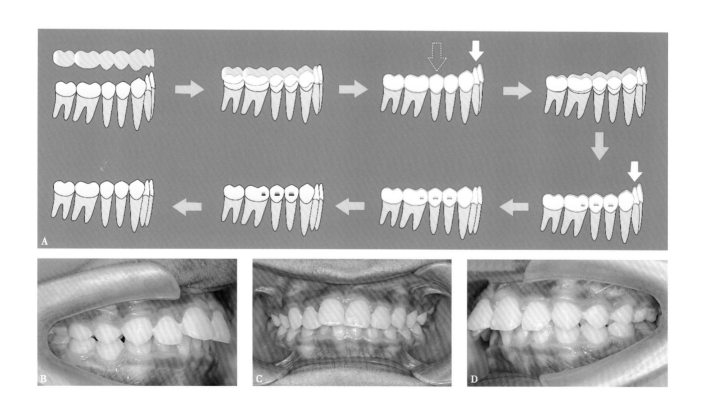

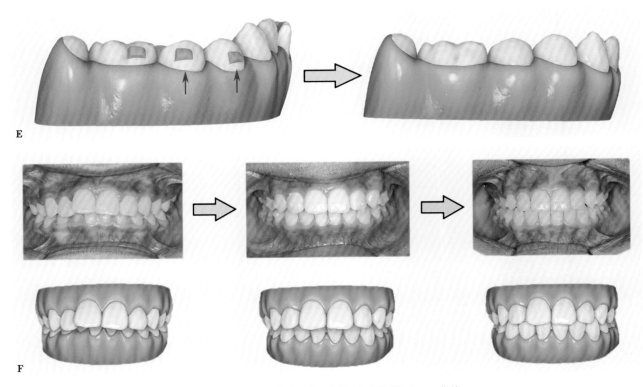

图 2-3-6　下颌前磨牙楔形附件整平下颌 Spee 曲线

A. 机制：下颌前磨牙楔形附件能起到"锁扣"作用，将矫治器"锁定"在下颌牙列，压低下颌前牙　B～D. 治疗前口内情况，Ⅱ～Ⅲ度深覆𬌗　E. 在下颌前磨牙上设计𬌗向楔形附件　F. 深覆𬌗治疗变化过程，和 ClinCheck 牙移动预测结果一致

（二）优化附件

优化附件是根据牙齿的三维形态，个性化设计的特定形态的附件。优化附件和矫治器存在间隙，为优化附件对牙齿主动加力后牙齿的移动提供空间。优化附件包括控根附件、优化旋转附件、伸长附件和G6 优化附件等。

1. 控根附件　通常为一对附件，位于牙齿唇颊面，能对牙齿提供一对力偶，这对力偶能产生力矩，使牙齿发生转动，进而改变牙根角度，达到控根的目的（图 2-3-7）。

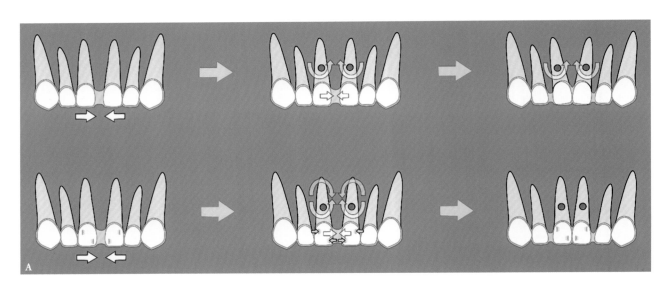

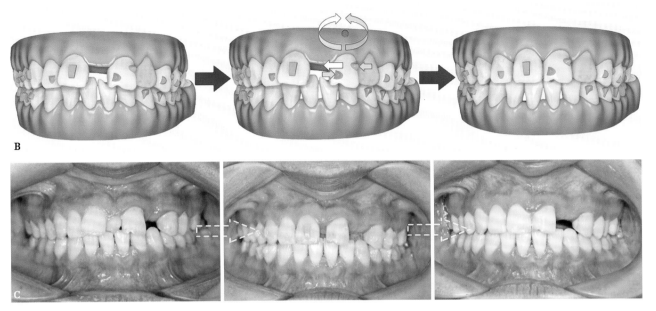

图 2-3-7 优化控根附件的生物力学分析和临床效果

A. 隐形矫治器关闭中切牙间额外牙拔牙间隙的原理：隐形矫治矫治器对中切牙施加近中移动的力（白色横向箭头示），作用在牙冠上，位于中切牙阻抗中心（红点示）的切方，中切牙容易发生倾斜移动，即牙冠近中移动而牙根未移动。倘若在中切牙上设计一对控根优化附件，这对优化附件能提供抵抗中切牙倾斜移动的力矩（黄色弧形箭头示），从而保证中切牙整体近中移动　B. ClinCheck 方案：在 11 上设计垂直矩形附件，在 21 上设计控根优化附件　C. 牙齿实际移动情况：中切牙控根效果好，整体平行移动关闭额外牙拔牙间隙

2. 优化旋转附件　通常粘接在扭转牙的唇面，可以提供扭转牙切向的力。尤其对于前磨牙而言，改扭转需要优化旋转附件。因为从𬌗面观，前磨牙为椭圆形，改扭转需要切向的矫治力，单纯的矫治器很难提供足够的切向矫治力，只能依靠附件实现。单纯使用优化旋转附件仅能改正轻度的前磨牙扭转，复杂的前磨牙改扭转需要配合橡皮圈和 / 或垂直矩形附件（图 2-3-8）。

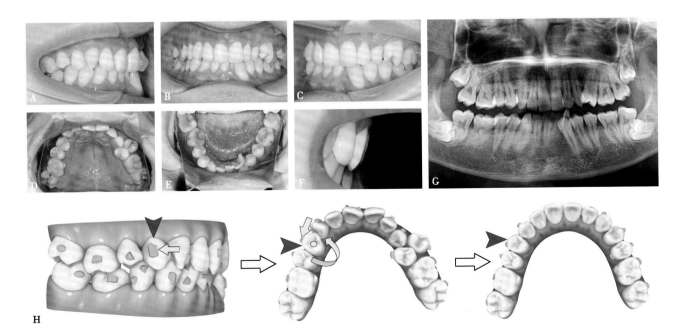

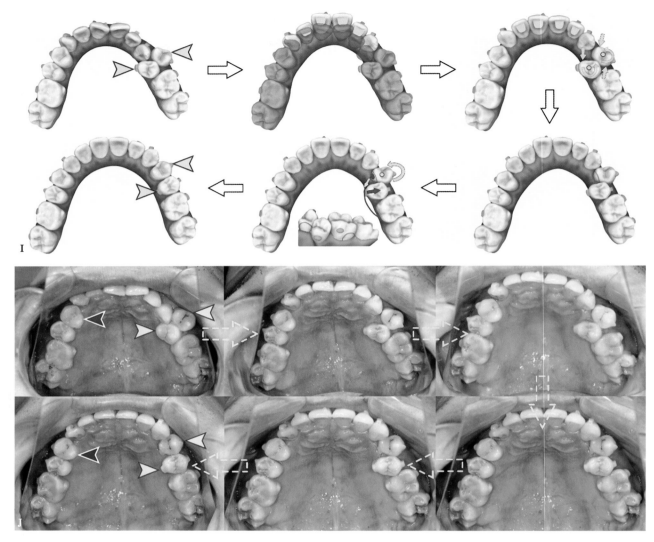

图 2-3-8　前磨牙改扭转

A～F. 患者治疗前口内像,14 轻微扭转,24 和 25 严重扭转　G. 治疗前全景片　H. 14 改扭转:在 14 上设计优化旋转附件(蓝色箭头示),该附件可提供 14 唇侧远中方向的矫治力(黄色直箭头示),产生逆时针力矩(黄色弧形箭头示),从而改正 14 扭转　I. 24 和 25 改扭转的 ClinCheck 设计(黄色箭头示):先唇倾前牙获得间隙,再利用矫治器通过附件对 24 和 25 施加改扭转的作用力(黄色直箭头示),该作用力产生逆时针力矩(黄色弧形箭头示),待 24 和 25 扭转改正到一定程度后在 24 和 26 腭侧设计开窗并粘接舌钮,通过在 24 和 26 的舌钮上戴橡皮圈,一方面对 24 施加改扭转的作用力(黄色直箭头示),该作用力对 24 产生逆时针力矩(黄色弧形箭头示),另一方面对 25 施加颊向的作用力(蓝色直箭头示),最终改正 24 和 25 的扭转　J. 实际的治疗效果:14 扭转得到改正(蓝色箭头示),24 和 25 扭转也得到改正(黄色实心箭头示)

　　3. 伸长附件　通常用于前牙,尤其是上颌前牙,粘接在需要伸长牙齿的唇面。伸长附件的形状为楔形,斜面朝根方。患者戴入矫治器后,矫治器作用于伸长附件的斜面,提供切方的伸长力量(图 2-3-9)。

　　4. G6 优化附件　主要用于拔除第一前磨牙需要强支抗的患者。G6 优化附件是一组附件,包括尖牙的优化内收附件和后牙的优化支抗附件。G6 优化附件和传统附件最大的差异是除矫治器整体形变产生的矫治力外,还可额外产生矫治力(图 2-3-10)。除非使用种植支抗,在内收前牙过程中,随着矫治器变短,后牙始终会近中移动。后牙移动的类型不同,后牙近中移动量也不同。如果后牙是倾斜移动,后牙近中移动量就比较大。如果后牙是整体移动，后牙近中移动量就比较小。G6优化附件就是利用该原理，通过后牙优化支抗附件保证后牙的移动类型是整体移动，这样就可以保存后牙支抗。矫治器整体变短的弹性形变的作用力作用在后牙牙冠上，提供后牙近中方向的作用力和逆时针力矩，整体效应就是后牙近中倾斜移动。G6优化支抗附件的引入可以对后牙施加远中方向的作用力，其作用是产生顺时针力矩，该顺时针力矩可以抵抗矫治器的逆时针力矩，使后牙平行移动。尖牙上优化内收附件的作用与控根附件相似，尖牙受矫治器作用于牙冠的远中矫治力，产生顺时针力矩，而其上的优化内收附件是一个或者一对附件，可产生逆时针力矩，可抵抗矫治器产生的顺时针力矩，从而使尖牙整体远中移动。

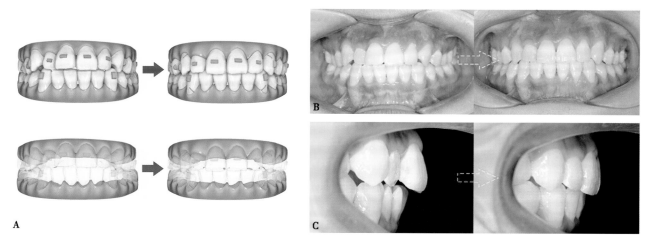

图 2-3-9　前牙优化伸长附件用于前牙伸长移动

A. 患者治疗前为浅覆𬌗，前牙唇侧设计优化伸长附件，治疗后建立正常覆𬌗　B. 患者治疗前后的覆𬌗变化（正面观）
C. 患者治疗前后的覆𬌗变化（侧面观）

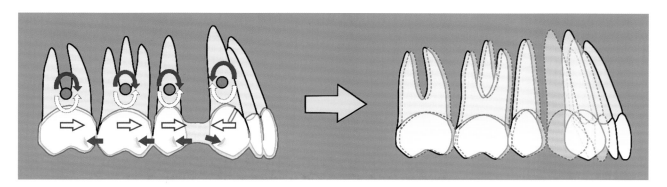

图 2-3-10　G6优化附件用于强支抗的拔牙患者

矫治器逐渐缩短，后牙受矫治器近中方向的力（左数前三个横向蓝边框箭头示），尖牙受矫治器远中方向的力（左数第四个蓝边框箭头示），矫治器对牙齿的力仅作用在牙冠上，位于阻抗中心（红点示）的冠方。后牙受矫治器逆时针力矩（左数前三个白色弧形箭头示），尖牙受顺时针力矩（左数第四个白色弧形箭头示），磨牙发生近中倾斜，尖牙发生远中倾斜。优化附件位于牙冠的𬌗1/3处，能提供牙冠额外的矫治力。后牙受远中方向的矫治力（左数前三个蓝色横向箭头示），尖牙受近中方向的矫治力（右下蓝色箭头示），其产生的力矩分别为后牙顺时针力矩（左数前三个蓝色箭头示）和尖牙逆时针力矩（左数第四个蓝色箭头示），该力矩可抵抗矫治器产生的使牙齿发生倾斜移动的力矩，从而保证后牙整体平行移动，尖牙平行内收。

二、辅助装置

隐形矫治的辅助装置主要包括橡皮圈、牵引臂、舌钮和长臂拉钩等（图 2-3-11）。

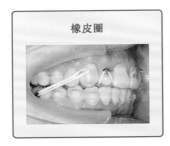
橡皮圈

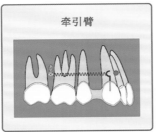
牵引臂

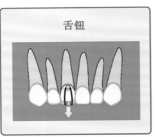
舌钮

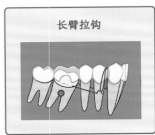
长臂拉钩

图 2-3-11　隐形矫治辅助装置包括橡皮圈、牵引臂、舌钮和长臂拉钩

橡皮圈的用途比较广，一般与舌钮配合，可以用于Ⅱ类、Ⅲ类牵引，也可用于改正前磨牙扭转和辅助切牙伸长。牵引臂的作用是使牙齿的受力通过其阻抗中心，保证牙齿平行移动，不发生倾斜移动。长臂拉钩除用于牵引臂外，还可以发挥其他作用，如改正下颌磨牙近中倾斜。如图 2-3-12 所示，在关闭间隙时，后牙发生了近中倾斜，在倾斜磨牙的颊舌侧粘接长臂拉钩，患者戴入矫治器后，在颊侧和舌侧拉钩上佩戴跨过矫治器𬌗面的橡皮圈，近中倾斜的磨牙便会受到远中竖直的作用力，近中倾斜便会得到改正（图 2-3-12）。

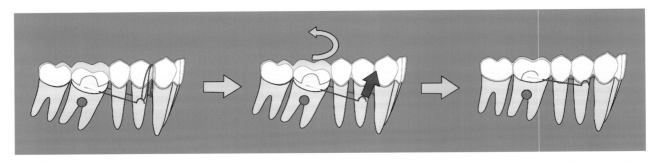

图 2-3-12　长臂拉钩配合橡皮圈可竖直近中倾斜的磨牙（红点示阻抗中心，黄色弧形箭头示磨牙受远中竖直的力矩，蓝色箭头示颊舌侧橡皮圈跨𬌗牵引的作用力，有助于竖直磨牙）

（龙　虎）

参 考 文 献

1. ALEXANDROPOULOS A，Al JABBARI Y S，ZINELIS S，et al. Chemical and mechanical characteristics of contemporary thermoplastic orthodontic materials. Aust Orthod J，2015，31（2）：165-170.

2. GERARD BRADLEY T，TESKE L，ELIADES G，et al. Do the mechanical and chemical properties of InvisalignTM appliances change after use? A retrieval analysis. Eur J Orthod，2016，38（1）：27-31.

3. ROSSINI G，PARRINI S，CASTROFLORIO T，et al. Efficacy of clear aligners in controlling orthodontic tooth movement：a systematic review. Angle Orthod，2015，85（5）：881-889.

4. DASY H，DASY A，ASATRIAN G，et al. Effects of variable attachment shapes and aligner material on aligner retention. Angle Orthod，2015，85（6）：934-940.

第三章 隐形矫治病例选择

无论是隐形矫治还是传统的固定矫治，矫治方法只是正畸治疗的载体。虽然不同的矫治方法之间存在矫治难易程度的细微差异，但正畸治疗的精髓是不变的，如下颌后缩的青少年患者不仅需要将牙列排齐整平，还需要下颌前导。若使用固定矫治方案，可以设计Ⅰ期 Twin block 治疗和Ⅱ期固定矫治或者设计 Forsus 矫治器配合固定矫治。若使用隐形矫治方案，可以使用下颌前导（mandibular advancement，MA），即 MA 方案进行矫治。因此，隐形矫治患者治疗方案的选择与隐形矫治本身无关，而是建立在患者的主诉和正确的诊断上。治疗方案的设计不是本章讨论的重点，本章主要想回答以下两个问题，即隐形矫治的适应证和隐形矫治难度的评估。

第一节 隐形矫治的优势和不足

隐形矫治由于其隐形优势，受到众多正畸患者的青睐，尤其是对美观要求很高的成年患者。在对隐形矫治患者进行诊疗之前，医师需对患者的主诉及正畸要求进行评估，评价隐形矫治能否满足患者的矫治要求。因此，为了达到隐形矫治的治疗效果，医师需充分认识隐形矫治的优势和不足。

一、优势

1. 美观 隐形矫治器由于其具有透明和隐形特征，不影响正畸患者矫治过程中牙齿的美观。许多正畸患者，尤其是成年患者，由于其特定工作需要，如演员或主持人，更倾向于使用隐形矫治器。前牙缺失的患者使用隐形矫治可以通过设计假牙空泡（pontic），并在假牙空泡上使用流体树脂掩饰缺牙，达到美观的效果（图 3-1-1）。

2. 高效 隐形矫治通过 3D 设计、制造和生产矫治器，设计牙齿移动，因此相对于传统固定矫治能更高效地移动牙齿。隐形矫治可避免牙齿往返运动，尤其是存在前牙拥挤需要内收的患者。传统固定矫治在治疗该类患者时需先排齐整平前牙后才能内收，该过程不可避免地会出现前牙的往返运动（前牙先唇倾再内收）。隐形矫治可以通过精确的 3D 设计避免前牙往返运动，可以在排齐整平前牙的同时进行内收（图 3-1-2）。对于反𬌗患者，隐形矫治器除了移动牙齿外，还可以起到𬌗垫的作用将后牙咬合分开，解除下颌前牙对上颌前牙的制约关系，更好地改正前牙反𬌗（图 3-1-3）。另外，隐形矫治可以解除后牙咬合干扰作用，能更好地实现磨牙远中移动（图 3-1-4）。

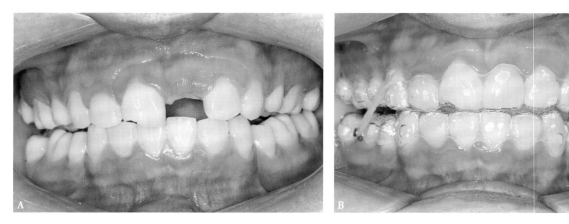

图 3-1-1   前牙缺失的患者可以通过隐形矫治假牙空泡的功能掩饰缺牙，恢复前牙美观

A. 患者 21 缺失   B. 在 21 对应矫治器的假牙空泡处涂布流体树脂，患者戴入矫治器后缺牙区美观得到恢复

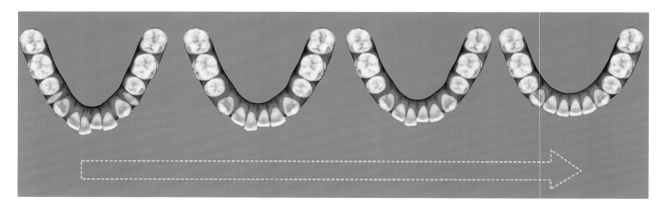

图 3-1-2   隐形矫治可在排齐整平前牙的同时内收前牙，避免前牙往返运动，实现高效牙移动

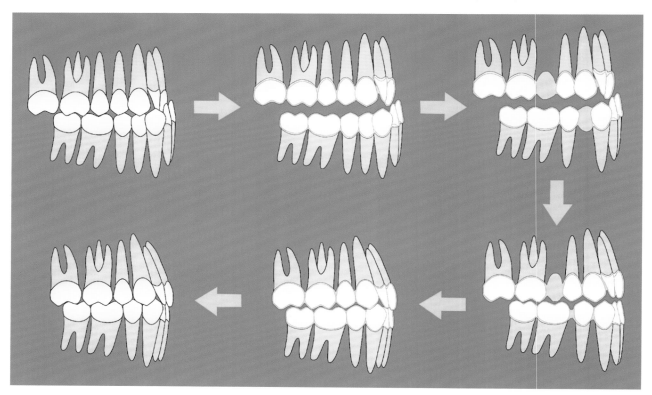

图 3-1-3   隐形矫治器在矫正前牙反𬌗的同时起到𬌗垫的作用，解除下颌前牙对上颌前牙的制约关系，更高效地改正前牙反𬌗

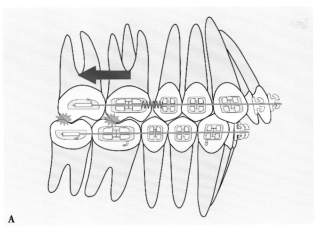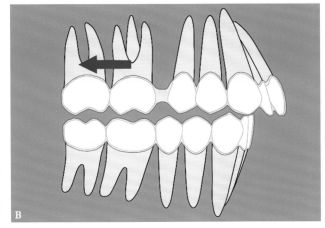

图 3-1-4　隐形矫治器有殆垫作用，可打开后牙咬合，便于磨牙远移的实现

A. 传统固定矫治患者，在进行磨牙远中移动的过程中，后牙的咬合干扰在一定程度上影响上颌磨牙远中移动　B. 隐形矫治能解除咬合作用的干扰，更高效地远中移动磨牙

3. 舒适　隐形矫治器质地比较柔软且表面十分光滑，黏膜不适感的发生率较低。研究表明，隐形矫治患者疼痛水平显著低于固定矫治患者。而且，隐形矫治器是根据患者精密的硅橡胶印模（PVS 印模）或者口内扫描进行制作的，其边缘与患者实际牙列匹配度高，完美地避开了患者的软组织（图 3-1-5）。

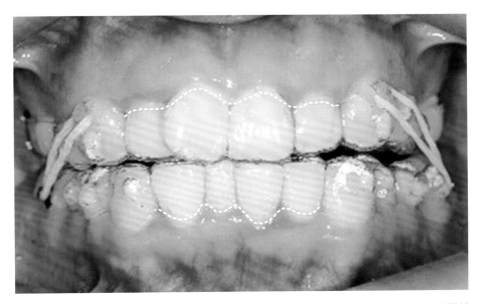

图 3-1-5　隐形矫治器边缘能很好地避开患者牙龈黏膜软组织（白色虚线示隐形矫治器的边缘，与患者实际的龈缘存在一定距离）

4. 精确　随着间接粘接和个性化托槽的发展，传统固定矫治的精确性得到很大提高，然而仍有部分正畸患者的托槽粘接是手动进行的，会不可避免地引入操作者误差，影响正畸治疗效果和延长正畸治疗时间。隐形矫治的 3D 牙移动设计和隐形矫治器附件的 3D 设计很好地避免了操作者误差，操作者可以利用附件模板精确地将附件粘接至牙面（图 3-1-6）。

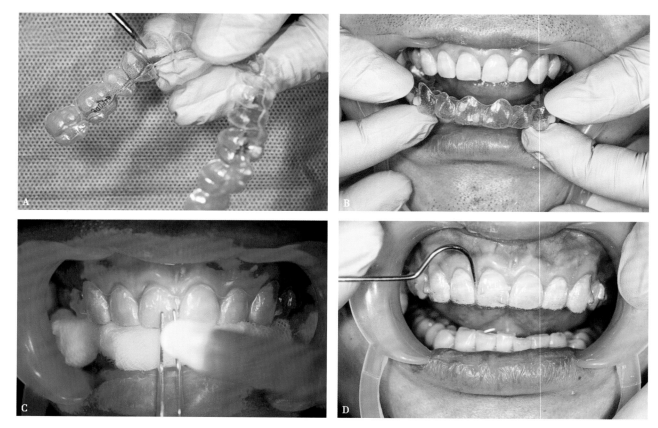

图 3-1-6 隐形矫治器附件通过模板精确粘接在牙面上

A. 在矫治器模板对应的附件空泡处填充树脂材料 B. 待牙面处理好后，将模板放置于牙列上 C. 确认模板完全就位后，光固化附件 D. 取出模板

5. 牙移动可视化　隐形矫治得益于 3D 设计和加工，患者牙齿移动路径和轨迹均可预测，并可通过动画呈现。这一方面有利于医师和患者沟通，获得患者的信赖；另一方面方便医师发现患者脱套的牙齿并进行补救（图 3-1-7）。

6. 方便矫治轻微复发　对于隐形矫治患者而言，正畸医师可以利用患者最后的几副矫治器对正畸治疗结束并轻微复发的患者进行矫治。而对于传统固定矫治的患者而言，复发只能通过医师重新粘接托槽进行矫治。

7. 椅旁时间少，复诊次数少　隐形矫治的椅旁时间比传统固定矫治少，而且倘若牙齿移动情况较好，可以延长复诊周期，这对异地矫治的患者是一大好处。另外，固定矫治患者经常因为托槽脱落和弓丝磨嘴去正畸急诊，隐形矫治患者很少出现此情况。

8. 可摘性　患者可以自行配戴隐形矫治器，这是隐形矫治的一大优势。传统固定矫治在饮食上有限制，如不能咀嚼太硬的食物，否则会导致托槽脱落。隐形矫治不一样，可以摘下隐形矫治器后进食，而且食物的种类不受限。

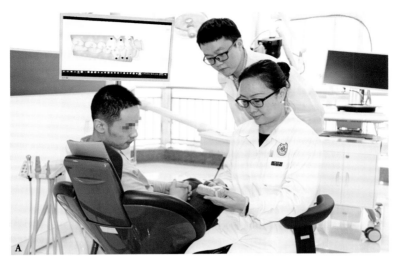

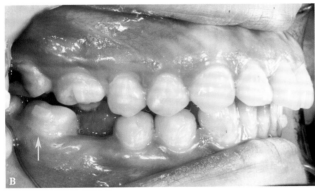

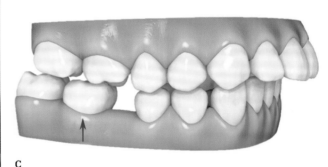

图 3-1-7　隐形矫治牙移动过程的可视化和可预测性

A. 通过 3D 动画的形式给患者形象地讲解正畸治疗方案　B. 患者治疗中牙齿实际移动情况, 47 轻微近中倾斜（箭头示）
C. 患者治疗中牙齿预测位置, 47 直立（箭头示）。通过对比患者实际和预测的牙齿位置, 很容易发现脱套的牙齿, 并及时改正

二、不足

1. 不同牙移动类型实现率不一致　隐形矫治的生物力学系统与固定矫治差异很大, 前者只能实现推力, 后者既可以实现推力又可以实现拉力。不同的牙移动类型通过隐形矫治的实现率差异较大, 磨牙远中移动和扩弓的实现率比较高, 切牙伸长、前磨牙改扭转以及磨牙大范围近中移动的实现率较低。

2. 可摘性　可摘性是隐形矫治的优势, 同时也是隐形矫治的不足。隐形矫治的可摘性要求患者配合度比较高, 尤其是青少年患者。若不听从医嘱, 每天配戴矫治器的时间不够, 或者根本不戴, 矫治效果难以实现。对于部分不合作的患者, 由于长期不配戴矫治器而导致牙列变形, 需要重新获取牙列数据模型和制作矫治器, 矫治时间会大大延长。因此, 医师一定要评估患者的合作程度, 否则隐形矫治效果得不到保证。

第二节　隐形矫治的适应证和禁忌证

随着隐形矫治材料和生物力学的发展,目前隐形矫治已从 10 年前只能矫治简单的轻微牙列拥挤发展到能矫正几乎所有类型的错𬌗畸形,包括深覆𬌗、开𬌗、严重拥挤、反𬌗、拔牙病例甚至手术病例等(图 3-2-1)。因此,复杂的错𬌗畸形不再是隐形矫治的禁忌证。

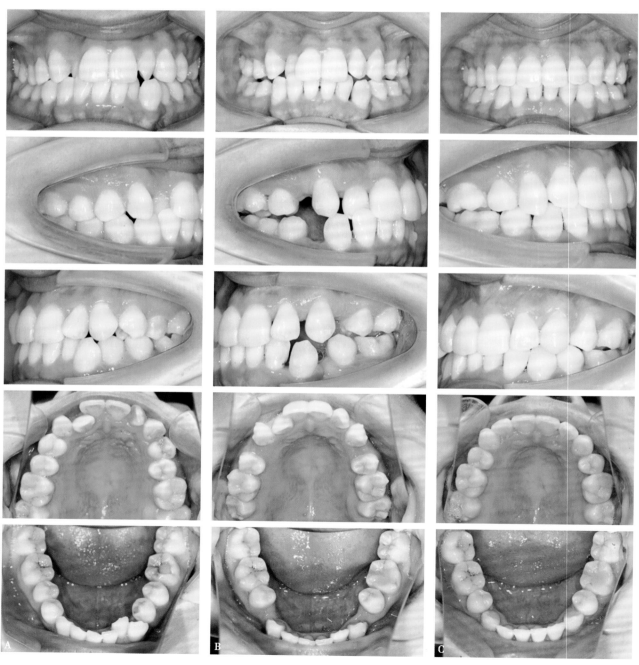

图 3-2-1　重度拥挤合并前牙反𬌗患者拔除前磨牙后隐形矫治成功
A. 治疗前　B. 治疗中　C. 治疗后

一、适应证

1. 对美观和舒适度要求较高的患者　隐形矫治由于其隐形、透明以及材料柔软精密，美观程度和舒适度比传统固定矫治高。因此，对口腔和颜面美观和舒适度要求较高的患者，建议使用隐形矫治。

2. 牙周情况差的患者　隐形矫治由于其可以被患者自行取戴，相比固定矫治，患者更容易保持口腔卫生和牙周健康。与固定矫治患者相比，隐形矫治患者的牙菌斑数目更少，牙龈炎症更轻，牙周健康水平更高。因此，牙周情况差的患者建议使用隐形矫治。

3. 龋易感患者　隐形矫治患者更容易维持口腔卫生，龋易感患者较适合使用隐形矫治。

4. 牙釉质发育不全、存在修复体和氟斑牙等影响托槽粘接的患者　牙釉质发育不全，牙列中存在修复体和氟斑牙会影响托槽粘接，导致托槽容易脱落并影响正畸治疗效果。然而，这个问题在隐形矫治系统中不受影响。因此，牙釉质有上述问题的患者建议使用隐形矫治（图3-2-2）。

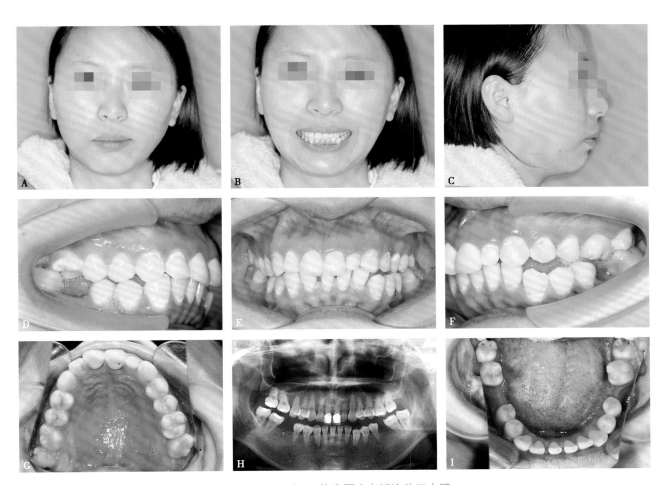

图 3-2-2　11 和 21 烤瓷冠患者矫治前口内照

A. 正面照　B. 正面微笑照　C. 侧面照　D. 右侧咬合照　E. 正面咬合照　F. 左侧咬合照　G. 上颌𬌗面照　H. 全景片　I. 下颌𬌗面照

5. **再次正畸患者** 再次正畸患者比首次正畸患者牙根吸收风险高。研究表明,隐形矫治作为一种间断矫治力比固定矫治导致的牙根吸收风险小。因此,再次正畸患者建议使用隐形矫治。

6. **正颌手术患者** 正颌手术患者由于其骨骼问题牙列存在严重的代偿,加之正颌手术过程中需在三维方向,尤其是矢状向移动上下颌骨,这就对术前去代偿和上下颌协调弓形的要求特别高。固定矫治前期协调弓形比较费时间,需要多次取模进行上下颌弓形的对比和匹配。对于隐形矫治而言,弓形协调相对简单,因为隐形矫治在设计牙移动的时候就已经将术后的终末位置咬合确定好了,不再需要多次取模进行上下颌牙列的匹配(图3-2-3)。

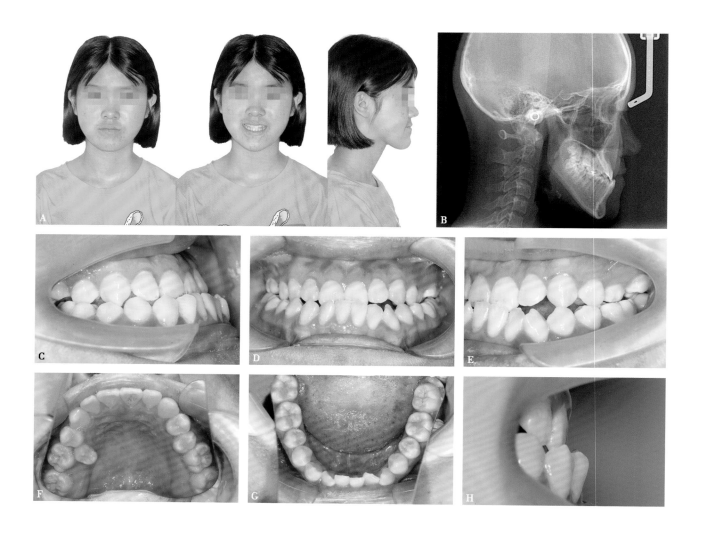

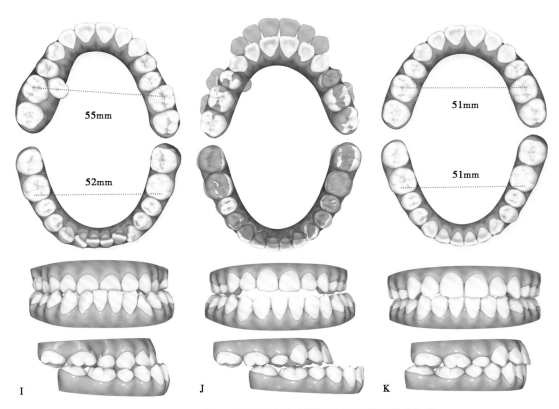

图 3-2-3 正畸 - 正颌联合治疗病例通过隐形矫治系统治疗

A～H. 患者治疗前临床资料，该患者为安氏Ⅲ类骨性Ⅲ类错殆畸形，前牙反殆，治疗方案为拔除 14 和 24，双颌手术，术后磨牙关系为完全远中关系 I. 患者治疗前模型分析，由于患者终末咬合为磨牙完全远中关系，下颌第一磨牙近中颊尖咬合在上颌第一磨牙中央窝，因此上颌第一磨牙中央窝的距离应等于下颌第一磨牙颊尖的距离。然而，上颌宽度为 55mm，下颌宽度为 52mm，上下颌宽度不协调 J. 正颌手术前牙列去代偿和上下颌弓形协调完成，上颌磨牙宽度减少。蓝色区域为治疗前的牙列，可以明显看到上颌磨牙间宽度减少（箭头示），而下颌宽度几乎没变化 K. 手术后上下牙列能很好地匹配，上下颌宽度均为 51mm

二、禁忌证

隐形矫治无绝对禁忌证，但存在相对禁忌证，如临床牙冠短小、后牙需长距离近中移动和患者不配合配戴矫治器等。

1. 临床牙冠短小的患者 隐形矫治是通过包绕在牙冠上的部分对牙齿施力的。倘若临床牙冠过于短小，隐形矫治器就难以在牙齿上施加足够的矫治力，因此牙冠短小是隐形矫治的相对禁忌证。研究表明，附件能提高隐形矫治的生物力学性能，能显著增加牙齿受到的力矩。对于牙冠短小的牙齿，可以通过设计合适的附件、增加附加装置（橡皮圈、牵引钩等）和牙冠改形等方式实现理想的牙移动效果。

2. 后牙需长距离近中移动的患者 由于隐形矫治材料和生物力学系统的不足，后牙长距离近中移动容易导致后牙近中倾斜，但这绝非严格的禁忌证，巧妙使用附加装置能改正或预防磨牙近中移动过程中出现的倾斜（图 3-2-4）。

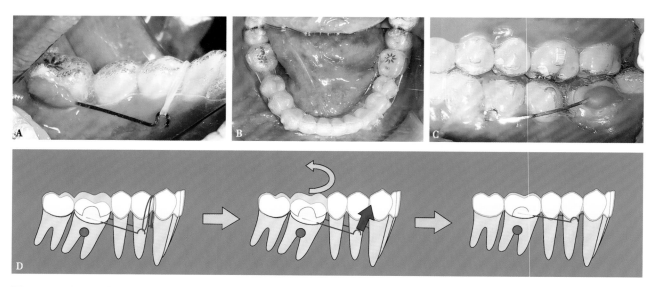

图 3-2-4　隐形矫治过程中 37 出现近中倾斜，在 37 的颊舌侧各做一个 cut out 将图示的长臂拉钩粘接在 37 的颊侧和舌侧，通过患者戴入牙套后在颊舌侧拉钩上戴橡皮圈，给近中倾斜的 37 提供一个远中竖直的力量

A. 37 舌侧照　B. 下颌𬌗面照　C. 37 颊侧照　D. 力学示意图（蓝色箭头示跨𬌗橡皮圈通过长臂拉钩对磨牙施加的近中𬌗方的作用力，黄色箭头示磨牙受到的远中竖直的力矩）

3. 不配合配戴矫治器的患者　隐形矫治器要求患者每天至少配戴 22 小时，合作程度不高的患者配戴时间不够或者根本不戴，会导致矫治器脱套或者矫治器根本不能戴入。因此，治疗之前需对患者合作程度进行评估。

第三节　隐形矫治难度评估

隐形矫治与传统固定矫治在生物力学方面差异较大，两者对不同牙移动类型的实现程度不同，如隐形矫治更容易实现磨牙远中移动，而固定矫治更容易实现磨牙近中移动。这使得医师对隐形矫治不同类型错𬌗畸形的能力和预期效果观点差异较大。研究表明，接受不同水平正畸教育的医师在隐形矫治技术和隐形矫治患者管理上有差异，这可能是因为正畸教育程度越高和经验越丰富的正畸医师在评估治疗难度和规避疗风险上更胜一筹。因此，准确评估隐形矫治难度和合理选择隐形矫治患者是获得理想隐形矫治效果的关键。笔者基于隐形矫治对不同牙移动类型的实现程度开发出隐形矫治难度评估系统（clear aligner treatment complexity assessment tool，CAT-CAT）。

一、隐形矫治难度评估系统

隐形矫治难度评估系统基于患者模型分析、影像学分析和临床检查三大部分对隐形矫治患者进行难度分析（图 3-3-1）。所有的指标均根据隐形矫治实现的难易程度被赋予不同权重和分数分布。每位隐形矫治患者的难度值为所有指标分数之和。

隐形矫治难度评估表

患者：_____　　　总分：_____　　　难易程度：_____

模型分析

覆盖	0~1mm	1~3mm	3~5mm	5~7mm	7~9mm	>9mm	反殆
	2	0	4	6	8	10	2/mm

覆殆	0~1mm	1~3mm	3~5mm	5~7mm	>7mm	开殆
	3	0	6	9	15	3/牙·mm

拥挤	0~3mm	3~5mm	5~7mm	>7mm
	0	2	3	4

磨牙关系	维持现状	远中移动			近中移动		
		<2mm	2~5mm	>5mm	<2mm	2~5mm	>5mm
	0	0	3	7	3	7	12

后牙	开殆	反殆	锁殆
	2/牙·mm	4/牙	6/牙

最大间隙	≤2mm	>2mm	不通过正畸治疗关闭
	0	2/mm	0

其他	牙体形态异常	中线偏移 (x mm)	前磨牙扭转	侧切牙扭转
	5/牙	(x-2)×2	2/10°	2/10°

影像学检查

ANB	<-4°	-4°~-2°	-2°~0°	0°~4°	4°~6°	6°~8°	>8°	
	8	6	2	0	2	6	8	

U1-SN	<80°	80°~90°	90°~100°	100°~110°	110°~120°	120°~130°	>130°	不改变
	6	4	2	0	6	10	12	0

SN-MP	<10°	10°~20°	20°~30°	30°~40°	40°~50°	50°~60°	>60°	
	6	4	2	0	2	6	8	

其他	阻生牙	额外牙	缺失牙	异位牙	牙根吸收	正颌手术
	10	2	2	6	10	10

临床检查

E线	-2mm~2mm	-4mm~-2mm	2mm~4mm	<-4mm	>4mm	不改变
	0	4	6	6	10	0

露龈笑	<2mm	2mm~4mm	>4mm	不改变
	0	4	8	0

其他	颏部偏斜（手术治疗）	殆平面偏斜	牙周炎	TMD	广泛龋坏
	5	10	10	10	10

图 3-3-1　隐形矫治难度评估表

二、模型分析

如图 3-3-2 所示，模型分析包括覆盖、覆𬌗、拥挤度、磨牙关系、后牙、间隙以及其他问题 7 个指标，值得一提的是，所有的指标均应就高不就低。例如，某患者覆盖为 3mm，其覆盖应对应 3～5mm 段，覆盖得分应该为 4 分。

覆盖为上下颌前牙切缘在矢状向的水平距离。其得分按照评估表中的得分进行记录，若患者存在反𬌗，则将最严重牙齿的反𬌗计算出来即可。例如，4 颗切牙反𬌗大小分别为 3mm、2mm、1.5mm 和 1mm，反𬌗最严重的是 3mm，于是覆盖得分为 3mm×2 分 /mm＝6 分。

覆𬌗为上下颌切牙切缘的垂直距离。隐形矫治改正深覆𬌗较覆盖困难，覆盖较大的患者可以通过拔除前磨牙内收前牙改正，因此覆𬌗的权重比覆盖高。值得一提的是，若前牙存在开𬌗，则需要把每个开𬌗的前牙得分相加。

拥挤指第一磨牙近中的骨量小于牙量，表现为牙齿排列错乱。根据拥挤的严重程度，可以通过扩弓、IPR、唇倾、推磨牙向远中和拔牙等方式解除拥挤。尤其是严重拥挤的患者，拔除第一前磨牙后很快得到改善，因此拥挤的权重较低。拥挤度难度评分取较大的拥挤度。

评价磨牙关系并不是简单地评估磨牙安氏关系，而是动态评价磨牙的移动量。若磨牙维持现状，得分为 0。由于磨牙近中移动隐形矫治的实现率比远中移动低，因此磨牙近中移动的权重比远中移动大。

后牙主要评价是否存在后牙开𬌗（2 分 / 牙•mm），反𬌗（4 分 / 牙）和锁𬌗（6 分 / 牙）。

牙列间隙并非简单评价间隙大小对应的得分，需要先确定间隙是否通过正畸治疗关闭，若需要正畸治疗关闭才计算难度得分；若仅仅是预留该间隙用于后期的种植，则不计算难度得分。间隙的大小仅计算牙列中最大的间隙，并非所有间隙之和。因为单个间隙（如 5mm）通过正畸治疗关闭，其难度远远大于关闭 5 个散在间隙（每个间隙为 1mm，其和为 5mm）。此外，小于 2mm 的间隙通过正畸治疗是比较容易关闭的，因此该难度评价系统仅计算大于 2mm 的间隙，每毫米的难度得分为 2 分。

牙体形态异常（如侧切牙过小）会直接影响矫治器对该牙齿的施力，前磨牙和侧切牙改扭转均较困难。中线偏移需要调整中线。牙体形态异常、中线偏移、前磨牙扭转和侧切牙扭转均需计算难度得分。值得一提的是，研究表明，上下颌中线偏移在 2mm 以内不会被察觉而且是可以接受的，因此其难度得分仅计算大于 2mm 的中线偏移。

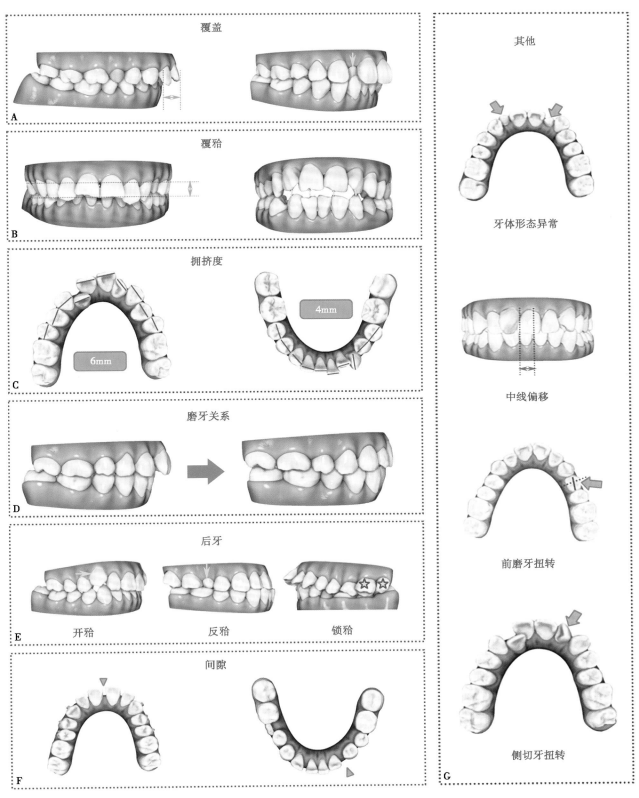

图 3-3-2 模型分析指标

A. 覆盖 B. 覆𬌗 C. 拥挤度 D. 磨牙关系 E. 后牙开𬌗、反𬌗、锁𬌗 F. 间隙 G. 其他指标

三、影像学检查

如图 3-3-3 所示，影像学检查包括 ANB 角、U1-SN 角、SN-MP 角以及其他指标。其中，ANB 角是评价上下颌相对于前颅底之间的关系，是评价骨性分类的重要指标。ANB 角的正常值为 0°～4°，偏离正常值越多说明颌骨之间的差异越大，牙齿代偿治疗就越困难。

U1-SN 角是评价上颌切牙唇倾度的指标。首先需评价上颌切牙是否需要改变，即使唇倾度不在正常范围内但可以接受，如果不改变上颌切牙唇倾度，该指标难度得分为 0 分。总体来说，上颌切牙舌倾可直接通过切牙唇倾改善，而上颌切牙唇倾则需要获得间隙后改善，因此上颌切牙唇倾和舌倾的难度得分权重不一样。唇倾程度较小的上颌切牙可以通过推磨牙向远中，IPR 和扩弓改善，而较大的唇倾度则需拔牙矫治。

SN-MP 角是评价下颌平面相对于前颅底的倾斜角度，过小或过大的角度均提示患者上下颌骨在垂直方向上不协调，因此需纳入难度评分。

通过影像学资料发现的其他问题，即阻生牙（10 分，除第三磨牙外）、额外牙（2 分）、缺失牙（2 分）、异位牙（6 分）、牙根吸收（10 分）和需正颌手术（10 分）均需纳入难度评分。

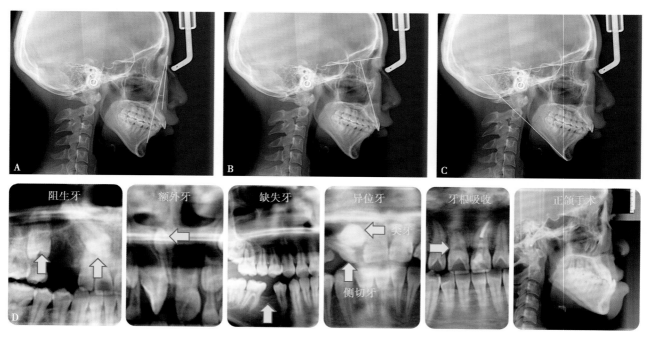

图 3-3-3　影像学检查包括 ANB 角、U1-SN 角、SN-MP 角以及其他指标
A. X 线头颅侧位片示 ANB 角　B. X 线头颅侧位片示 U1-SN 角　C. X 线头颅侧位片示 SN-MP 角　D. 其他问题

四、临床检查

临床检查包括对患者审美线（esthetic line，E 线）、露龈笑以及其他问题进行评价（图 3-3-4）。其中，E 线是通过患者鼻尖和颏部的切线。正常情况下，患者上下唇在 E 线前后 2mm 范围内。若患者上下唇偏离该范围过多，例如上下唇在 E 线前 6mm，则需要拔除前磨牙内收前牙，否则患者侧貌就会显得较凸。然而，倘若不改变患者的上下唇位置，该指标的难度得分为 0 分。

露龈笑是指患者在微笑时上唇与上颌切牙龈缘的垂直距离大于 2mm，影响患者的微笑美学。若不改变患者的露龈笑，该指标难度得分为 0 分。

其他指标包括需要行颏成型的颏部偏斜（5 分）、𬌗平面偏斜（10 分）、牙周炎（10 分）、颞下颌关节疾病（TMD）（10 分）和广泛龋坏（10 分）。

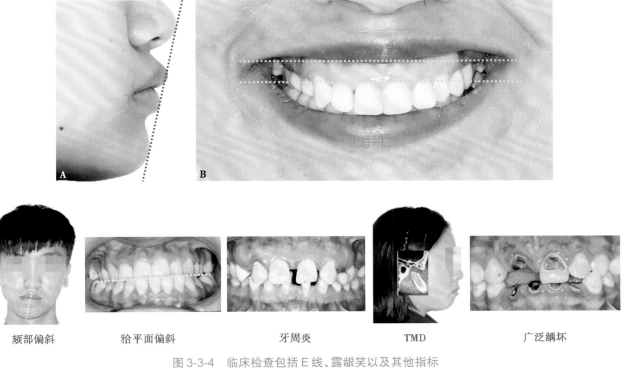

C　颏部偏斜　　　　𬌗平面偏斜　　　　　牙周炎　　　　　TMD　　　　　广泛龋坏

图 3-3-4　临床检查包括 E 线、露龈笑以及其他指标
A. E 线　B. 露龈笑　C. 其他指标

五、隐形矫治病例难度分类

笔者的研究小组分析 100 例隐形矫治患者，将患者的难度得分进行统计，结果表明病例难度得分服从正态分布，绝大多数患者的难度得分在 0~60 分（图 3-3-5）。因此，我们将病例难度分为简单病例（1~20 分），中等难度病例（21~40 分），复杂病例（41~60 分）和超难病例（>60 分）。笔者建议医师按照如下流程进行隐形矫治病例的选择和接诊（图 3-3-6）。

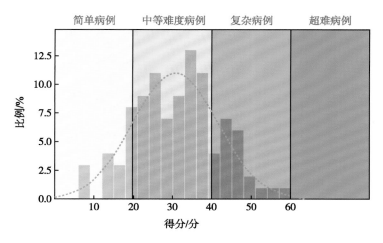

图 3-3-5　隐形矫治难度分布情况满足正态分布,大多数患者难度得分在 0~60 分

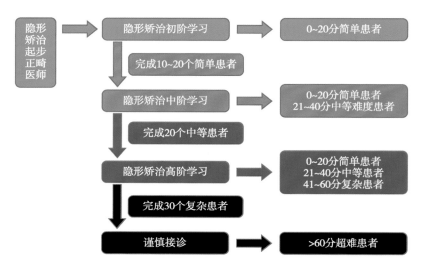

图 3-3-6　隐形矫治起步正畸医师接诊患者的建议,从简单患者入手,循序渐进
接诊中等难度和复杂隐形矫治患者,对于超难的隐形矫治患者应谨慎接诊

(一)简单病例

简单病例为轻微拥挤、覆𬌗覆盖正常或略偏异常、磨牙关系维持或需稍微改善、牙列存在较小间隙的骨性和软组织正常的患者。该类患者仅需通过扩弓、IPR 或轻微唇倾获得间隙或排齐整平牙列,其磨牙关系不需改正或仅需小范围推磨牙向远中。

如图 3-3-7 所示,该患者 13 缺失,磨牙关系为安氏 I 类,Ⅱ度深覆𬌗深覆盖,13 缺失牙区间隙,11 和 21 间存在间隙。模型分析显示覆盖 2.5mm,覆𬌗 3mm,无牙列拥挤,磨牙关系治疗后维持治疗前,后牙无反𬌗、锁𬌗或开𬌗,13 缺牙区间隙不通过正畸治疗关闭,11 和 21 间隙 1.5mm,无牙体形态异常,上颌中线偏移 1.5mm,无前磨牙或侧切牙扭转。影像学检查发现 ANB 角为 1.4°,U1-SN 角为 104°,SN-MP 角为 34°。面部软组织分析表明上唇在 E 线上,下唇在 E 线前 2mm,无露龈笑,无颏部偏斜、咬合平面偏斜、下颌存在牙槽骨吸收,无 TMD、广泛性龋坏。其治疗方案为通过隐形矫治改正前牙深覆𬌗深覆盖,集中上颌间隙至 13 缺牙区，后期种植修复。该患者难度评分为 18 分，属于简单病例（图 3-3-8）。值得一提的是，患者虽然下唇在 E 线前 2mm，但其面型尚可，不需要拔牙内收，因此 E 线不需要改变。

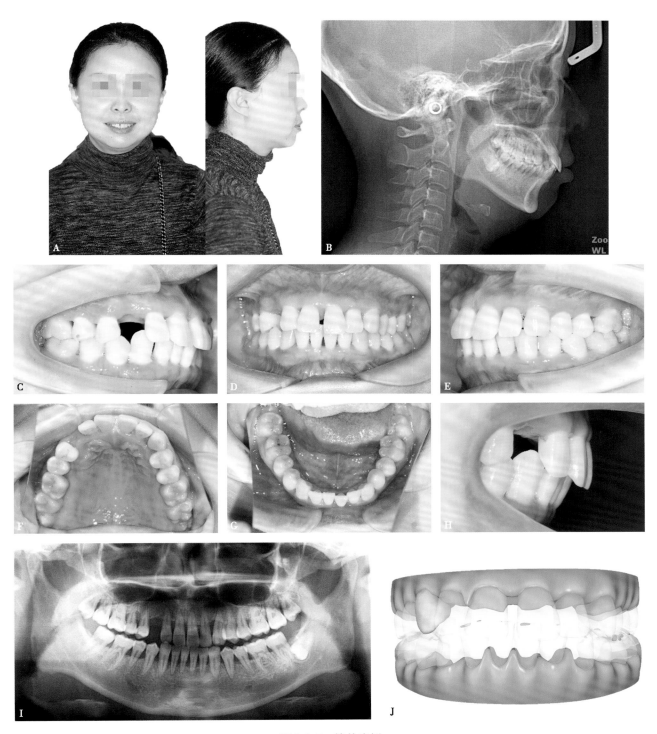

图 3-3-7 简单病例

A. 治疗前正面、侧面照 B. 治疗前 X 线头颅侧位片 C～H. 治疗前口内照 I. 全景片 J. ClinCheck 模型分析

隐形矫治难度评估表

患者: _____　　总分: ____18____　　难易程度: ____容易____

模型分析

覆盖	0~1mm	1~3mm	3~5mm	5~7mm	7~9mm	>9mm	反𬌗
0	2	0	4	6	8	10	2/mm

覆𬌗	0~1mm	1~3mm	3~5mm	5~7mm	>7mm	开𬌗	
6	3	0	6	9	15	3/牙·mm	

拥挤	0~3mm	3~5mm	5~7mm	>7mm
0	0	2	3	4

磨牙关系	维持现状	远中移动			近中移动		
		<2mm	2~5mm	>5mm	<2mm	2~5mm	>5mm
0	0	0	3	7	3	7	12

后牙	开𬌗	反𬌗	锁𬌗
无	2/牙·mm	4/牙	6/牙

最大间隙	≤2mm	>2mm	不通过正畸治疗关闭
0	0	2/mm	0

其他	牙体形态异常	中线偏移(x mm)	前磨牙扭转	侧切牙扭转
无	5/牙	(x-2)×2	2/10°	2/10°

影像学检查

ANB	<-4°	-4°~-2°	-2°~0°	0°~4°	4°~6°	6°~8°	>8°	
0	8	6	2	0	2	6	8	

U1-SN	<80°	80°~90°	90°~100°	100°~110°	110°~120°	120°~130°	>130°	不改变
0	6	4	2	0	6	10	12	0

SN-MP	<10°	10°~20°	20°~30°	30°~40°	40°~50°	50°~60°	>60°	
0	6	4	2	0	2	6	8	

其他	阻生牙	额外牙	缺失牙	异位牙	牙根吸收	正颌手术
2	10	2	2	6	10	10

临床检查

E线	-2mm~2mm	-4mm~-2mm	2mm~4mm	<-4mm	>4mm	不改变
0	0	4	6	6	10	0

露龈笑	<2mm	2mm~4mm	>4mm	不改变
0	0	4	8	0

其他	额部偏斜(手术治疗)	𬌗平面偏斜	牙周炎	TMD	广泛龋坏
10	5	10	10	10	10

图3-3-8 患者难度评分结果

（二）中等难度病例

中等难度病例为中到重度拥挤、深覆𬌗深覆盖、磨牙关系需改善且存在轻微骨性和软组织异常的患者。该类患者可能需要通过推磨牙向远中、咬合跳跃或拔除前磨牙的方式改正磨牙关系和前牙覆𬌗覆盖以及改善软组织美学。

如图 3-3-9 所示，患者磨牙关系为安氏Ⅱ类，前牙内倾性Ⅲ度深覆𬌗，直面型。模型分析显示覆盖 1mm，覆𬌗 7.5mm，拥挤度 2mm，左侧磨牙关系为远中关系，右侧磨牙基本中性关系，左侧磨牙远中移动 4.5mm 才能建立磨牙中性关系。后牙无开𬌗、反𬌗或锁𬌗，无牙列间隙。14 扭转 20°。影像学检查发现 ANB 角为 2.5°，U1-SN 角为 101°，SN-MP 角为 28°，无除第三磨牙外的其他牙齿阻生，无额外牙、缺失牙、异位牙、牙根吸收或严重骨性畸形。临床检查表明上下唇在 E 线后 4.5mm，露龈笑 3mm，无颏部偏斜，无𬌗平面偏斜、牙周炎、TMD 或广泛龋坏。治疗方案为推上颌磨牙向远中并压低前牙改正深覆𬌗，整平上下颌牙列，建立尖牙磨牙中性关系。该患者难度评分为 34 分，属于中等难度病例（图 3-3-10）。

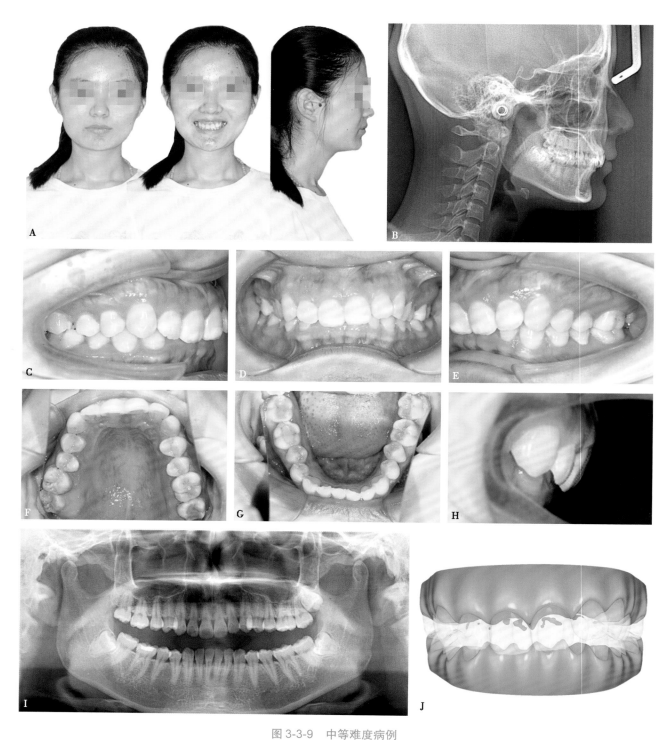

图 3-3-9　中等难度病例

A. 治疗前正面、侧面照　B. 治疗前 X 线头颅侧位片　C~H. 治疗前口内照　I. 全景片　J. ClinCheck 模型分析

隐形矫治难度评估表

患者：_____　　　总分：___34___　　　难易程度：___中等___

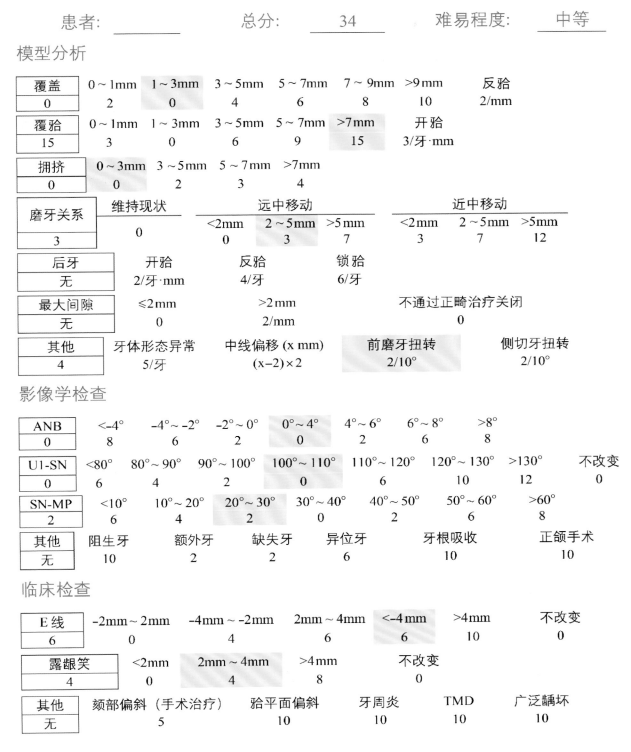

图 3-3-10　中等难度病例难度评分结果

（三）复杂病例

复杂病例一般为重度拥挤、磨牙关系需要改善，且存在中到重度骨性和软组织异常的患者，可能伴有前牙反𬌗和开𬌗，后牙可能存在开𬌗、反𬌗和锁𬌗。该类患者可能需要磨牙近中或远中移动、咬合跳跃和拔除前磨牙等方式改正磨牙关系，前牙需要大幅度压低或伸长建立正常的前牙覆𬌗覆盖和改善软组织侧貌美学。该类患者可能合并水平向和垂直向的不调。

图3-3-11示患者磨牙关系为安氏Ⅱ类，骨性Ⅱ类，牙列中度拥挤，前牙浅覆𬌗深覆盖，凸面型。模型分析显示患者覆盖6mm，覆𬌗0.8mm，拥挤度5mm，上颌磨牙近中移动达到完全远中关系（左侧3mm，右侧1mm），后牙无开𬌗、反𬌗或锁𬌗，无牙列间隙，34扭转40°。影像学检查示患者ANB角为10°，U1-SN角为109°，SN-MP角为48°，无除第三磨牙外的其他阻生牙，无多生牙、缺失牙、异位牙或牙根吸收。临床检查示患者上下唇在E线前3mm，无露龈笑、明显颏部偏斜、𬌗平面偏斜、牙周炎、TMD或广泛龋坏。治疗方案为拔除14、24和41，解除前牙拥挤，内收前牙，改正深覆盖，改善前突的软组织，建立尖牙中性关系和磨牙完全远中关系。该患者难度评分42分，为复杂病例（图3-3-12）。

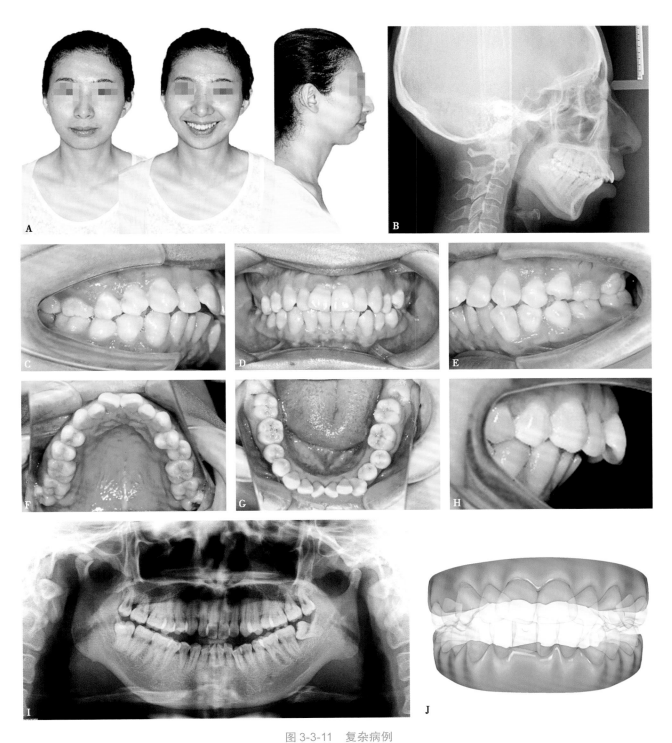

图 3-3-11　复杂病例

A. 治疗前正面、侧面照　B. 治疗前 X 线头颅侧位片　C～H. 治疗前口内照　I. 全景片　J. ClinCheck 模型分析

隐形矫治难度评估表

患者: _____   总分: ___42___   难易程度: ___复杂___

模型分析

覆盖	0~1mm	1~3mm	3~5mm	5~7mm	7~9mm	>9mm	反𬌗
6	2	0	4	6	8	10	2/mm

覆𬌗	0~1mm	1~3mm	3~5mm	5~7mm	>7mm	开𬌗
3	3	0	6	9	15	3/牙·mm

拥挤	0~3mm	3~5mm	5~7mm	>7mm
2	0	2	3	4

磨牙关系	维持现状	远中移动			近中移动		
		<2mm	2~5mm	>5mm	<2mm	2~5mm	>5mm
7	0	0	3	7	3	7	12

后牙	开𬌗	反𬌗	锁𬌗
无	2/牙·mm	4/牙	6/牙

最大间隙	≤2mm	>2mm	不通过正畸治疗关闭
无	0	2/mm	0

其他	牙体形态异常	中线偏移 (x mm)	前磨牙扭转	侧切牙扭转
8	5/牙	(x-2)×2	2/10°	2/10°

影像学检查

ANB	<-4°	-4°~-2°	-2°~0°	0°~4°	4°~6°	6°~8°	>8°	
8	8	6	2	0	2	6	8	

U1-SN	<80°	80°~90°	90°~100°	100°~110°	110°~120°	120°~130°	>130°	不改变
0	6	4	2	0	6	10	12	0

SN-MP	<10°	10°~20°	20°~30°	30°~40°	40°~50°	50°~60°	>60°	
2	6	4	2	0	2	6	8	

其他	阻生牙	额外牙	缺失牙	异位牙	牙根吸收	正颌手术
无	10	2	2	6	10	10

临床检查

E线	-2mm~2mm	-4mm~-2mm	2mm~4mm	<-4mm	>4mm	不改变
6	0	4	6	6	10	0

露龈笑	<2mm	2mm~4mm	>4mm	不改变
0	0	4	8	0

其他	颏部偏斜（手术治疗）	𬌗平面偏斜	牙周炎	TMD	广泛龋坏
无	5	10	10	10	10

图 3-3-12　复杂病例难度评分结果

（四）超难病例

超难病例是在复杂病例难度的基础上增加一些其他问题，如牙根吸收、需要正颌手术、阻生牙、严重前牙开𬌗或需大范围的磨牙近中移动等问题。

图3-3-13示患者磨牙关系安氏Ⅰ类，骨性Ⅱ类，前牙开𬌗，先天缺失一颗下颌前牙，牙列拥挤，凸面型。模型分析表明前牙覆盖6mm，4颗上颌前牙开𬌗分别为2mm、2mm、2mm和1mm，拥挤度2.5mm，磨牙关系维持现状，后牙无开𬌗、反𬌗或锁𬌗，牙列无间隙。下颌中线偏斜2.5mm，12扭转30°，22扭转35°。影像学检查发现患者ANB角为10.5°，U1-SN角为101°，SN-MP角为45°，42缺失，无第三磨牙外的其他阻生牙，无多生牙、异位牙、牙根吸收或需正颌手术。治疗方案为拔除14、24和34，解除牙列拥挤，利用前牙内收的"钟摆效应"解除前牙开𬌗和内收软组织，建立尖牙磨牙中性关系，前牙正常覆𬌗覆盖。该患者难度评分61分，为超难病例（图3-3-14）。

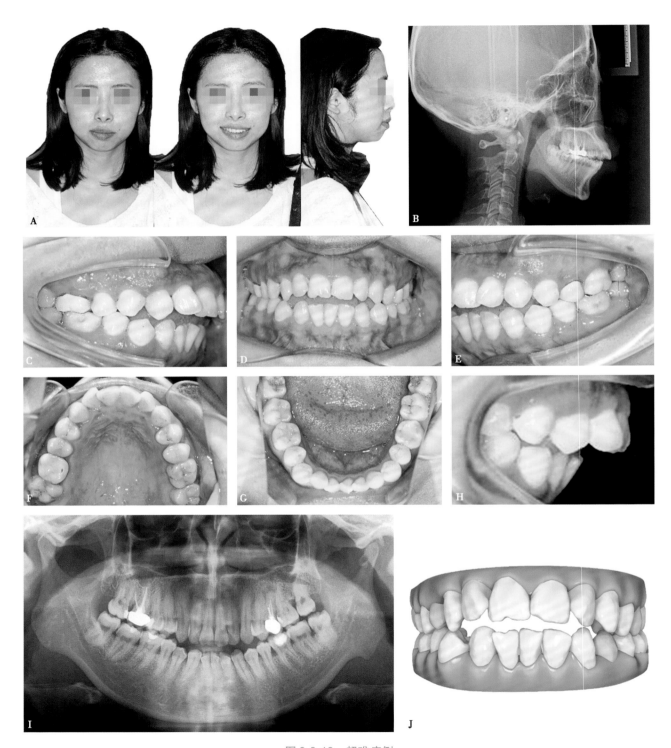

图 3-3-13 超难病例

A. 治疗正面、侧面照 B. 治疗前 X 线头颅侧位片 C～H. 治疗前口内照 I. 全景片 J. ClinCheck 模型分析

隐形矫治难度评估表

患者: _____　　　总分: ___61___　　　难易程度: ___超难___

模型分析

覆盖	0~1mm	1~3mm	3~5mm	5~7mm	7~9mm	>9mm	反𬌗
6	2	0	4	6	8	10	2/mm

覆𬌗	0~1mm	1~3mm	3~5mm	5~7mm	>7mm	开𬌗	
19	3	0	6	9	15	3/牙·mm	

拥挤	0~3mm	3~5mm	5~7mm	>7mm
0	0	2	3	4

磨牙关系	维持现状	远中移动			近中移动		
		<2mm	2~5mm	>5mm	<2mm	2~5mm	>5mm
0	0	0	3	7	3	7	12

后牙	开𬌗	反𬌗	锁𬌗
无	2/牙mm	4/牙	6/牙

最大间隙	≤2mm	>2mm	不通过正畸治疗关闭
0	0	2/mm	0

其他	牙体形态异常	中线偏移(2.5mm)	前磨牙扭转	侧切牙扭转
14	5/牙	(2.5-2)×2	2/10°	2/10°×(30+35)

影像学检查

ANB	<-4°	-4°~-2°	-2°~0°	0°~4°	4°~6°	6°~8°	>8°	
8	8	6	2	0	2	6	8	

U1-SN	<80°	80°~90°	90°~100°	100°~110°	110°~120°	120°~130°	>130°	不改变
0	6	4	2	0	6	10	12	0

SN-MP	<10°	10°~20°	20°~30°	30°~40°	40°~50°	50°~60°	>60°	
2	6	4	2	2	2	6	8	

其他	阻生牙	额外牙	缺失牙	异位牙	牙根吸收	正颌手术
2	10	2	2	6	10	10

临床检查

E线	-2mm~2mm	-4mm~-2mm	2mm~4mm	<-4mm	>4mm	不改变
10	0	4	6	6	10	0

露龈笑	<2mm	2mm~4mm	>4mm	不改变
0	0	4	8	0

其他	颏部偏斜(手术治疗)	𬌗平面偏斜	牙周炎	TMD	广泛龋坏
无	5	10	10	10	10

图 3-3-14　超难病例风险评分结果

六、总结

隐形矫治的生物力学系统和传统的固定矫治不同，医师需要充分了解隐形矫治的优势和不足，掌握隐形矫治的适应证和禁忌证，将隐形矫治的风险控制在最低。笔者建议医师充分使用隐形矫治难度评估系统对隐形矫治难度进行预判，按照难易程度循序渐进接诊隐形矫治患者，实现隐形矫治效果最大化。

（龙　虎）

参 考 文 献

1. FUJIYAMA K, HONJO T, SUZUKI M, et al. Analysis of pain level in cases treated with Invisalign aligner: comparison with fixed edgewise appliance therapy. Prog Orthod, 2014, 15(1): 64.

2. SHALISH M, COOPER-KAZAZa R, IVGI I, et al. Adult patients' adjustability to orthodontic appliances. Part I: a comparison between Labial, Lingual, and Invisalign. Eur J Orthod, 2012, 34(6): 724-730.

3. ROSSINI G, PARRINI S, CASTROFLORIO T, et al. Efficacy of clear aligners in controlling orthodontic tooth movement: a systematic review. Angle Orthod, 2015, 85(5): 881-889.

4. KHOSRAVI R, COHANIM B, HUJOEL P, et al. Management of overbite with the Invisalign appliance. Am J Orthod Dentofacial Orthop, 2017, 151(4): 691-699.e2.

5. WEIR T. Invisalign treatment of lower incisor extraction cases. Aust Orthod J, 2016, 32(1): 82-87.

6. DUNCAN L O, PIEDADE L, LEKIC M, et al. Changes in mandibular incisor position and arch form resulting from Invisalign correction of the crowded dentition treated nonextraction. Angle Orthod, 2016, 86(4): 577-583.

7. ABRAHAM K K, JAMES A R, THENUMKAL E, et al. Correction of anterior crossbite using modified transparent aligners: An esthetic approach. Contemp Clin Dent, 2016, 7(3): 394-397.

8. CASSETTA M, ALTIERI F, BARBATO E. The combined use of corticotomy and clear aligners: A case report. Angle Orthod, 2016, 86(5): 862-870.

9. LIN J C, TSAI S J, LIOU E J, et al. Treatment of challenging malocclusions with Invisalign and miniscrew anchorage. J Clin Orthod, 2014, 48: 23-36.

10. AZARIPOUR A, WEUSMANN J, MAHMOODI B, et al. Braces versus Invisalign(R): gingival parameters and patients' satisfaction during treatment: a cross-sectional study. BMC oral health, 2015, 15: 69.

11. ABBATE G M, CARIA M P, MONTANARI P, et al. Periodontal health in teenagers treated with removable aligners and fixed orthodontic appliances. J Orofac Orthop, 2015, 76: 240-250.

12. SIMON M, KEILIG L, SCHWARZE J, et al. Forces and moments generated by removable thermoplastic aligners: incisor torque, premolar derotation, and molar distalization. Am J Orthod Dentofacial Orthop, 2014, 145: 728-736.

13. GU J, TANG J S, SKULSKI B, et al. Evaluation of Invisalign treatment effectiveness and efficiency compared with conventional fixed appliances using the Peer Assessment Rating index. Am J Orthod Dentofacial Orthop, 2017, 151: 259-266.

14. HENNESSY J, GARVEY T, Al-AWADHI E A. A randomized clinical trial comparing mandibular incisor proclination produced by fixed labial appliances and clear aligners. Angle Orthod, 2016, 86: 706-712.

15. BEST A D, SHROFF B, CARRICO C K, et al. Treatment management between orthodontists and general practitioners performing clear aligner therapy. Angle Orthod, 2017, 87: 432-439.

16. HEATH E M, ENGLIS J D, JOHNSON C D, et al. Perceptions of orthodontic case complexity among orthodontists, general practitioners, orthodontic residents, and dental students. Am J Orthod Dentofacial Orthop, 2017, 151: 335-341.

17. ZHANG Y F, XIAO L, LI J, et al. Young people's esthetic perception of dental midline deviation. Angle Orthod, 2010, 80: 515-520.

第四章　隐适美矫治系统临床操作技术

第一节　制取硅橡胶印模

硅橡胶属于高分子人工合成橡胶，是有弹性、不可逆的印模材料。近年来在医学领域应用广泛，作为印模材料主要是利用其良好的弹性、韧性、强度。此外，硅橡胶印模还具有良好的流动性、可塑性、体积收缩小的优点。印模精确度高、化学稳定性好，与模型材料不发生反应，容易脱模，是目前印模材料中较理想的一类。

一、硅橡胶印模的基本要求

1. 使用加聚型（或加成型）硅橡胶印模材料。

2. 印模清晰，牙列完整，牙冠及牙龈缘无气泡、无缺损、无皱褶。

3. 如有第三磨牙，印模应至少包括该牙近中 1/2 牙冠。

4. 即使单颌治疗也需取全口印模。

二、标准化操作步骤（两步法）

1. 取模前的准备　常规使用隐适美公司提供的托盘。隐适美公司托盘为有孔的树脂托盘，根据牙弓大小分为 S、M、L、XL 号。取模前根据记存模型牙弓宽度和长度初步选定托盘型号（一般临床上 L 号最常用，M 号次之）。

为尽量记录清晰完整的牙列，治疗前因错𬌗畸形导致牙弓形态异常，如下颌牙弓狭小、严重拥挤、低位唇向尖牙或颊侧错位上颌第二磨牙等需在取模前进行托盘的个性化修整，可用酒精灯烘烤托盘需修整的部位，使其变软后进行简单塑形。

此外，还需准备硅橡胶印模材料，包括初印模材料（重体）、枪混型终印模材料（轻体）和聚乙烯树脂薄膜。

2. 取初印模　根据牙弓大小取等量基质和催化剂，用指尖进行混合，调拌重体（图 4-1-1A）。将重体放入托盘，覆盖聚乙烯树脂薄膜（图 4-1-1B）。将托盘旋转放入口内，确认托盘中线与面中线一致由后向前就位，并充分按压，挤出多余材料后取出托盘。去掉聚乙烯薄膜并检查初印模牙列是否完整，压痕深度是否一致。最后，修整牙列远中印模材料以形成堤状（ramp）（图 4-1-1C）。

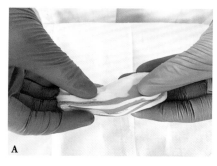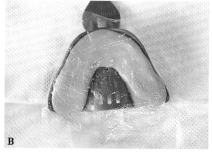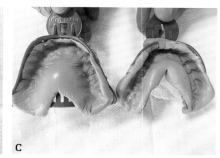

图 4-1-1 制取初印模

A. 用指尖进行混合,调拌重体 B. 将重体放入托盘,覆盖聚乙烯树脂薄膜 C. 初印模制取完毕

3. 取终印模 将轻体由牙弓一侧向另一侧匀速注射于初印模内,并放置少量轻体于医师手背(图 4-1-2A)。抖动托盘排出气泡后将托盘再次放入患者口内,确认托盘中线与面中线一致后稍加压使托盘就位,有时可见托盘边缘有少量轻体溢出(图 4-1-2B)。待轻体(医生手背上的材料)完全固化后取出托盘并检查印模。印模中所有牙齿形态均应清晰可见,龈缘完整,牙体印模区无气泡、缺损或见蓝(图 4-1-2C)。

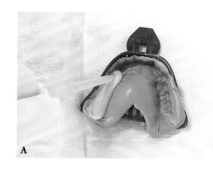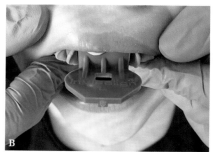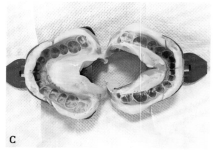

图 4-1-2 取终印模

A. 将轻体由牙弓一侧向另一侧匀速注射于初印模内 B. 将托盘再次放入患者口内,稍加压使托盘就位 C. 终印模制取完毕

三、注意事项

1. 取模前应确保口腔内无牙石、软垢、食物残渣等,牙龈无红肿。

2. 取模前需要治疗的牙体缺损均已填充,如龋齿、楔状缺损等。

3. 混合初印模材料时助手不得使用橡胶手套,可使用聚乙烯手套或洗手后用裸手调拌。

4. 可根据室内温度适当增加(温度低时)或减少(温度高时)催化剂用量。

5. 注射轻体时,需保持注射枪头始终在材料内,并连续注射,避免产生气泡。

6. 取终印模前需吹干牙面多余唾液。

7. 脱模时可嘱患者发"啊"或用三用枪喷水气以解除负压。

第二节　附件粘接

　　附件是粘接在牙齿表面的凸起。每副矫治器交付时都会附爱齐公司提供的定制式预制附件模板，使用该模板可确保附件的尺寸和放置精度。作为隐适美治疗的一部分，附件有助于提高隐适美系统的治疗预期、可预测性和易用性。

一、所需材料

　　隐适美附件分为传统附件和优化附件。传统附件形态规则，体积较大，主要起固位作用。优化附件形态不规则，体积较小，可施加和提供牙移动所需的矫治力。为达到最佳尺寸精度、耐磨性和粘接强度，爱齐公司建议所有附件使用表 4-2-1 中的复合树脂和可与之兼容的粘接剂。此外，酸蚀剂、树脂充填器和光固化灯等也是粘接附件的必备工具。

表 4-2-1　爱齐公司推荐使用的复合树脂及与之兼容的粘接剂

复合树脂类型	复合材料	粘接剂
可压缩材料	Venus® Diamond	iBOND® Total Etch
	Grandio® SO	Futurabond® U
	Venus® Pearl	iBOND® Total Etch
	SonicFill™	Optibond™ XTR
	Tetric EvoCeram®	G-ænial™ Bond
	Filtek™ Supreme Plus	Adper™ Prompt L-Pop
	Filtek™ Z250	Adper™ Prompt L-Pop
可流动材料	G-ænial™ Universal Flo	G-ænial™ Bond
	Tetric EvoFlow®	G-ænial™ Bond
	Grandio® SO Heavy Flow	Futurabond® U
	Filtek™ Supreme Ultra Flowable	Scotchbond™ 通用粘接剂

二、标准化附件的粘接步骤

　　1. 检查贴合度　粘接附件前，先测试模板和第一副矫治器的贴合度。

　　2. 牙面预备及附件粘接　首先进行牙面处理。粘接附件前，先用毛刷清洁牙面，必要时可以涂布牙膏进行清洁、抛光。选用黏稠的酸蚀剂，根据附件位置对牙齿特定部位进行酸蚀。充分冲洗干净酸蚀剂后隔湿、吹干牙面、涂布底液并光固化。底液不宜过厚，以免进入树脂和模板之间，使模板易与附件分离。处理牙面同时可由助手充填树脂、加载模板。将适量树脂填入模板附件空泡处、充分压实，充填后树脂表面微凸出空泡为佳。最后，就位模板、固化附件。将充填好树脂的模板戴入患者口内，确认完全就位后，用镊子加压使模板紧贴牙面进行光固化。一般情况下如附件数量不多可一次填充所有单颌（上颌或下颌）

的附件（图 4-2-1），同步进行粘接。临床上大多把附件模板从中间剪开，分四次（上下左右各一）粘接。

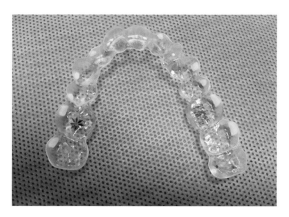

图 4-2-1　一次填充所有单颌附件

3. 修整附件　取出模板，磨除树脂菲边。用探针将模板与牙面分离，取出模板。用黄标抛光车针或硒离子磨除、抛光附件周围残留的树脂菲边。

4. 测试第一副矫治器的贴合度　完成附件粘接后再次试戴第一副矫治器，检查矫治器就位情况、附件粘接强度是否满足取戴要求等。

三、注意事项

1. 确保在粘接附件前，牙面上无污染物残留且完全干燥。
2. 确保复合树脂材料在模板空泡内均匀分布，稍微高于空泡。
3. 模板就位后不能扰动模板，否则可能引起移动，导致附件粘接失败。
4. 附件粘接好以后，去除多余材料并检查附件是否存在空隙、破裂或气泡。
5. 粘接好所有附件后，检查矫治器贴合度。

第三节　邻面去釉

邻面去釉（interproximal reduction，IPR）是正畸治疗中协调上下颌牙量不调、获取间隙、解除拥挤的方法之一，是指使用适当的器械在牙齿的邻面磨除一定量的牙釉质以减小牙齿近远中宽度。IPR 作为一种有创治疗，其临床使用应该有严格的限制。

一、适应证

1. 解除前后牙轻中度拥挤　通过 IPR 获得间隙以解除拥挤，排齐牙列。
2. 避免或减少牙龈乳头处的三角间隙　对于矫治前已存在牙龈三角间隙的患者，通过 IPR 可有效减少间隙。对于前牙扭转的成人患者，即使矫治前没有三角间隙，但随着扭转的纠正和正常邻接关系的建立，原来的面状邻接变成了点状邻接，出现牙龈三角间隙。IPR 可有效预防这种三角间隙的出现。

3．协调上下颌牙量　通过 IPR 减少相对较大的上颌或下颌牙量,有利于建立良好的后牙关系和前牙覆𬌗覆盖。但若因畸形牙导致牙量明显不调,通过树脂或修复体加宽过小牙则是更为合适的方法。

4．改善牙外形　通过 IPR 可改善牙外形,协调牙弓两侧牙齿形态。

5．松解邻触点　邻面接触过紧易妨碍牙移动,适当松解邻触点有利于矫正扭转牙及垂直向牙移动(伸长 / 压低)。

二、禁忌证

以下情况不宜选择邻面去釉获取间隙:

1．龋易感者,IPR 增加龋坏风险。

2．畸形过小牙和牙齿敏感者。

3．邻接面宽大的牙齿,如矩形牙冠牙邻接面为平面,冠最宽处在龈方而不是𬌗方,容易形成台阶,导致食物嵌塞。

三、邻面去釉的时机

邻面去釉一般在矫治过程中进行。但在牙排齐前还是排齐后,各有利弊。IPR 可提供间隙,有利于改正扭转牙和垂直向牙移动(压低 / 伸长),但因扭转牙没有正常触点和邻接关系,操作时极易破坏牙冠形态,且不能准确判断去釉量,实际操作难度较大。排齐后再行 IPR 可避免以上弊端,但强行排齐易导致前牙过度唇倾,使疗程延长,甚至造成矫治器脱套。因此,选择 IPR 时机时需充分考虑以上因素综合判断。对于扭转牙,分次少量 IPR 不失为一种可行的方法。

四、邻面去釉的量与限度

IPR 是一种不可逆的有创治疗,去釉量的设计原则是越小越好。Fillion 医师对不同牙位安全去釉量给出了推荐数值(表 4-3-1)。需要指出的是,相邻牙间隙的去釉量理论上为两个牙面的数据相加。目前,ClinCheck IPR 的最大设计量为 0.5mm,在很多牙位上远低于上述标准,无疑是安全、合理的。

表 4-3-1　Fillion 推荐不同牙位安全去釉量 /mm

部位		中切牙	侧切牙	尖牙	第一前磨牙	第二前磨牙	第一磨牙
上颌	近中面	0.3	0.3	0.3	0.6	0.6	0.6
	远中面	0.3	0.3	0.6	0.6	0.6	0.6
下颌	近中面	0.2	0.2	0.2	0.6	0.6	0.6
	远中面	0.2	0.2	0.3	0.6	0.6	0.6

五、邻面去釉牙位的选择

1．尽量接近需要间隙的牙位,以利于牙移动。

2．前牙区 IPR 有利于减小牙龈三角间隙。

3．后牙区安全去釉量较大,可获得更多间隙。

4．一般情况下,邻面龋发病率上颌大于下颌,后牙高于前牙。下颌前牙区极少出现邻面龋。

六、邻面去釉工具的选择

在选择 IPR 工具时一定要考虑其安全性和可靠性,目前最常用的是手动金刚砂条、高速车针和机动金刚砂条。

1．手动金刚砂条　手动金刚砂条对 0.1～0.2mm 前牙区的邻面去釉尤其有效,常用于以下情况:

(1)松解触点,小于 0.2mm 间隙的获取。

(2)去釉前代替分牙操作,为其他工具的使用创造有利条件。

(3)抛光、修整邻面形态。

2．高速车针　一般采用细小锥形的金刚砂车针(临床上常采用黄标车针),配合高速手机使用。常用于 0.3mm 以上的邻面去釉。

3．机动金刚砂条　以单面 / 双面砂条配以振动式电动手机进行邻面去釉,可用于获取 0.1～0.5mm 的间隙(图 4-3-1)。

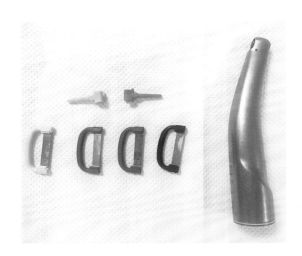

图 4-3-1　机动金刚砂条及其配套手机

七、标准化邻面去釉步骤

1．查看治疗概要　爱齐公司在第一盒矫治器里为每一位患者附了一张治疗概要。进行 IPR 操作前,务必反复核对邻面去釉量和具体位置,选择合适的 IPR 工具。

2．执行 IPR 操作　先用牙线或砂条保护患者软组织,避免损伤。

(1)使用手动金刚砂条时,由于口腔空间局限,可剪成短片磨砂条,用持针器夹持使用。将砂条在邻触点处来回抽拉直到出现间隙。

（2）使用高速车针时，车针头部呈水平方向置于两邻牙邻触点下方，向𬌗方轻柔提拉，不要中断，以保证切割面连续。此操作要分别从颊、舌两侧交替进行。若从邻触点𬌗方向龈方操作，易于在牙颈部出现台阶，需谨慎操作。

（3）使用机动砂条时，遵循由细到粗的原则逐一更换砂条。砂条位于触点𬌗方，与牙冠长轴平行，施以垂直向力，通过手机振动去除邻面牙釉质（图 4-3-2）。

3. 确认去釉量　需采用厚度测量计（gauge）（图 4-3-3）确认邻面去釉量。将厚度测量计放置于去釉处，测量计在移动时感觉到轻微阻力时的厚度为去釉量。

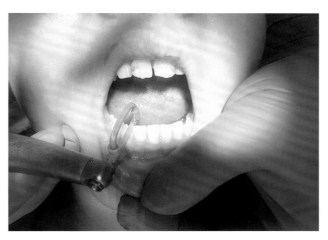
图 4-3-2　使用机动金刚砂条进行邻面去釉

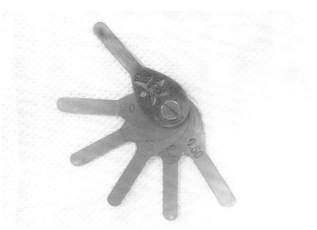
图 4-3-3　邻面去釉常用的厚度测量计

4. 抛光、修整邻面形态　粗糙的牙面容易沉积牙菌斑，提高龋坏风险。因此，去釉后必须采用抛光砂条进行抛光，直至邻接面光洁圆润。此外，需对采用高速车针和机动砂条去釉的牙冠进行手动修整邻面形态。抛光／修整后再次使用厚度测量计确认最终邻面去釉量并在治疗概要和病历中详细记录，包括去釉日期和去釉量。

5. 氟化处理　IPR 会在一定程度上损伤牙釉质，提高龋坏风险，因此，实施 IPR 后需进行氟化处理（IPR 后涂氟＋复诊时氟化泡沫），避免医源性邻面龋。

八、注意事项

1. 实施 IPR 前需反复核对、确定 IPR 的位置和量。
2. 操作中注意对牙龈和口腔黏膜的保护。
3. 去釉时需均匀磨除，避免出现倒凹或台阶，以及切缘、牙尖的过多破坏。
4. 通过厚度测量计确认磨除量并记录。
5. 进行氟化处理，防止龋坏。

第四节　iTero 口内扫描仪

隐适美矫治器是一种计算机辅助设计与制作（CAD/CAM）的矫治器。矫治器的生产需经过数据信息采集、计算机辅助设计和数控加工三个阶段。数据的采集有两种方法：一种是通过口内直接制取数字化印模获取口腔信息；一种是间接法，即通过扫描印模或石膏模型完成数据采集。口内直接制取数字化印模是通过口内扫描仪的扫描头在患者口腔内移动获取信息，扫描头相对较小，无须触及软腭等易引起患者恶心不适等问题的区域，因而可避免传统托盘取印模时易出现的恶心、反胃、口角炎等症状。此外，口内扫描可直接获取牙龈等软组织信息及准确的初始咬合状态，数据采集更为准确、快捷。而间接法在取实体印模和模型的过程中均会出现不同程度的形变，严重者甚至需重新取印模。此外，间接法昂贵的耗材成本也使口内扫描取数字化印模成为未来正畸发展的趋势。

iTero 口内扫描仪可将采集的数据直接上传至 ClinCheck，缩短首次设计方案的时间。此外，完成数据采集后即可在 iTero 口内扫描仪上进行方案设计和终末位置修改，利于医患沟通，提高工作效率。

一、系统配置

iTero 扫描仪主要由以下三个部件组成（图 4-4-1）：

1. 触摸屏　触摸屏为高清多点触控 19 英寸显示屏，可搭配所有临床手套类型。

2. 扫描仪套管　扫描仪套管分为蓝色和白色，蓝色保护套管可在不使用扫描探头时保护镜头；白色套管为一次性使用，每位患者扫描完毕后进行更换。

3. 扫描探头控件　扫描探头控件是放入患者口内的部件，探头镜头发出的光可照射到的区域即可采集到数据。

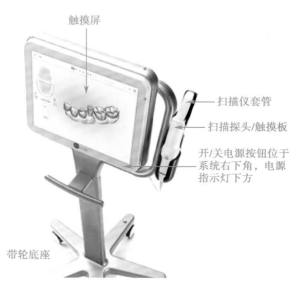

触摸屏

扫描仪套管

扫描探头/触摸板

开/关电源按钮位于系统右下角，电源指示灯下方

带轮底座

图 4-4-1　iTero 口内扫描仪系统配置

二、全口扫描方案

采用 iTero 口内扫描仪进行口腔扫描时，一般患者采用斜卧位，技师采用坐位，位于患者后方。

1. 咬合面　可选择上颌或下颌牙弓，扫描处于单次连续移动状态下的咬合面（图 4-4-2A）。一般从一侧最后一颗磨牙开始，逐渐移动探头至对侧最后一颗磨牙。当扫描探头到达尖牙时，继续滑过前牙并稍微向舌侧直至扫描探头触及对侧尖牙，再继续移动至磨牙。

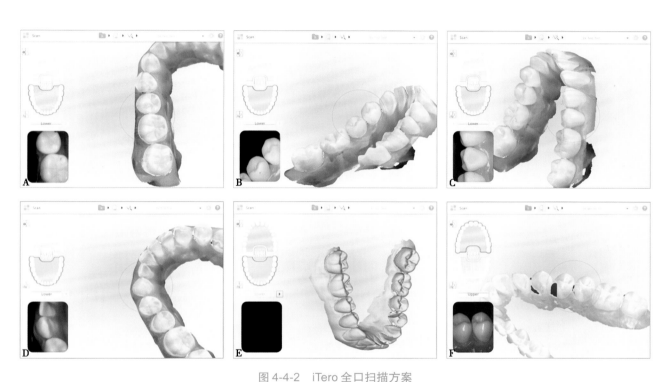

图 4-4-2　iTero 全口扫描方案

A. 咬合面扫描　B. 舌侧扫描　C. 颊侧扫描　D. 前牙 / 切缘扫描　E. 优化扫描　F. 优化扫描

2. 舌侧　完成咬合面扫描后可直接将探头翻转扫描舌侧（图 4-4-2B）。将扫描探头电源线端拉出放在侧面，使扫描探头尖端与舌侧牙面保持垂直 45° 夹角。要获取近中和远中邻面构造，沿牙弓移动扫描探头时，请左右扭转扫描探头尖端。朝牙齿方向握持扫描探头尖端有助于舌头内收。

3. 颊侧　从舌侧以 45° 水平夹角向颊侧翻转，向中线移动扫描探头以获取邻面构造时，请摇摆移动。越过中线后，从对侧末端牙齿开始扫描，继续采用同样的摇摆移动方式获取从后牙到前牙的颊侧牙面。沿颊侧从后牙向前牙移动可减少颊部干扰，使扫描更加流畅顺利（图 4-4-2C）。

4. 前牙 / 切缘　使尖牙和侧切牙位于取景器中央，从舌侧牙面越过切缘向唇面翻转，对侧重复此步骤（图 4-4-2D）。这有助于确保舌侧区段和颊侧区段以准确的切缘牙面接合。

5. 优化扫描　激活优化扫描功能后，在单色模式下扫描，缺失构造的区域将以红色突出显示（图 4-4-2E）。在彩色模式下扫描时，此类区域将以紫色突出显示（图 4-4-3F）。此功能便于清楚显示需要附加扫描的区域。

6. 转换到对颌牙弓   完成单颌扫描后即可通过触摸屏或扫描探头上的触摸板转换到对颌牙弓。

7. 咬合状态   扫描前，务必确认患者处于正中咬合位。将扫描探头尖端轻轻抵住上下颌牙的唇颊面，以类似于小波浪的动作向前移动，获得3～4颗牙齿，再使用相同的技巧向对侧移动（图4-4-3）。

8. 缺失扫描区段   如果扫描中缺失某些区段，可返回扫描模式重新进行扫描。

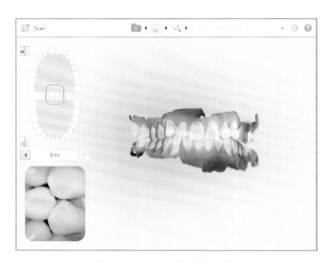

图4-4-3   咬合状态的扫描

三、数字模型的基本要求

1. 需获取完整的上下颌牙列。

2. 包含2mm的牙龈组织。

3. 每颗牙近远中邻面构造清晰、完整。

4. 最后磨牙的远中面完整。

5. 上下颌牙列切缘清晰、咬合面完整。

6. 需获取正中咬合位的精准咬合关系。

第五节   隐形正畸钳的使用

隐形矫治过程中，有时需对矫治器进行轻微的修整，如开窗、精密切割等。下文以4把隐形正畸钳为例，简单阐述隐形正畸钳的使用方法。

一、泪滴钳

泪滴钳（teardrop）的一端钳喙呈泪滴状，主要用于在矫治器边缘制作精密切割（precision cutting），进行橡皮圈牵引（图4-5-1）。

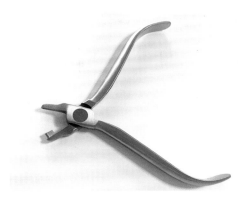

图 4-5-1　泪滴钳

二、打孔钳

打孔钳（hole punch）的一端钳喙呈圆形，可在需粘接舌钮的牙位上进行开窗（cut out），使矫治器能完全就位于粘接了舌钮的牙位上（图 4-5-2）。

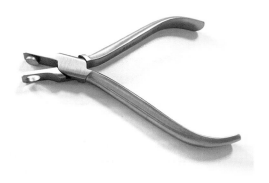

图 4-5-2　打孔钳

三、垂直钳

垂直钳（vertical）钳喙呈垂直柱形，主要用于使矫治器某个牙位的近中或远中发生形变，产生旋转力，进一步改正牙扭转，类似于固定正畸治疗中在托槽上增加旋转垫的作用（图 4-5-3）。

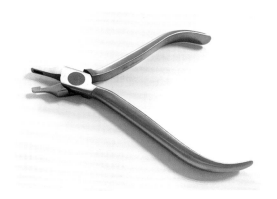

图 4-5-3　垂直钳

四、水平钳

水平钳（horizontal）钳喙呈水平柱形，主要用于使矫治器某个牙位的龈方或𬌗方发生形变，产生矢状向旋转力，调整转矩（图 4-5-4）。

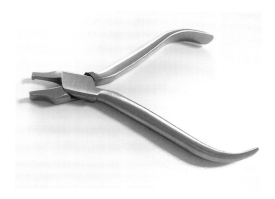

图 4-5-4　水平钳

（王　艳）

参 考 文 献

1. CRISTINA V，ANGELO A，STEFANO M，et al. Performance of rigid and soft transfer templates using viscous and fluid resin-based composites in the attachment bonding process of clear aligners. Int J Dent，2022，2022：1637594.

2. VINCENZO D，SIMONE M，BEATRICE C，et al. Influence of dental composite viscosity in attachment reproduction：An experimental in vitro study. Materials，2019，12（23）：4001.

3. 吴海燕，曲晓东. 无托槽隐形矫正器附件粘接的护理配合. 实用临床护理学电子杂志，2020，005（007）：105-107.

5

第五章　隐适美矫治系统方案设计

第一节　处方表填写

一、设置临床偏好

在填写处方表前，建议先打开隐适美系统进行临床偏好设置。临床偏好设置十分必要，相当于将医师的临床喜好、习惯提前告知技师，大大减少各个病例重复申明的工序。对一个新提交的病例，如果没有特殊说明，相关的常规问题技师会默认根据临床偏好设计 ClinCheck 方案。

1. 牙位记录法　可以在三种常用牙位标记法中选择一种常用的标记法。软件默认设置为国际牙科联合会系统标记法。

2. 双颌治疗　隐适美公司默认根据治疗实际情况决定上下颌同时开始或同时结束，建议保留这一选项。根据这一选项，大多数情况上下颌牙移动是同时开始的，但不一定同时结束。少数情况下单颌先移动，等到一定步数后双颌同时移动。比如，严重内倾型深覆殆病例在上颌前牙打开咬合前，下颌前牙完全无法唇展，此时按照这一选项设计的 ClinCheck 方案可能会先移动上颌牙。在此阶段，下颌仍会设计保持器维持原来的位置，直到开始移动。也可以根据个人喜好选择上下颌同时开始或者同时结束。当然，根据这一选项设计的牙移动步骤（staging）有时不尽如人意，比如可能会出现上下颌牙移动开始或结束相差太多的情况，此时需要在后期进行修改。但总体说来，这一选项是最为合理的。

3. 被动矫治器　建议选择"是的，请增加被动矫治器以匹配拥有更多步数的对颌"，这实际上是与上一条选择"公司默认设置"相匹配的，即在双颌治疗中当单颌有较多的治疗步骤时，可以在更少矫治器的牙弓上提供被动矫治器直到对颌牙弓完成治疗。并且被动矫治器可以设计牵引钩或开窗以进行颌间Ⅱ类牵引或Ⅲ类牵引。当然，根据实际情况，有时也会在后期修改时要求"双颌使用同等数量的主动矫治器"，但最好不要在临床偏好里选择这一项。

4. 初次 ClinCheck 治疗方案中是否设计片切　建议选择"是"，即可以在初次 ClinCheck 治疗方案中设计 IPR。当然，如果对 IPR 特别谨慎，则选择"否"，即默认不允许 IPR，除非后期修改时添加。

5. 推迟步数再开始 IPR　许多医师习惯在患者初戴矫治器时尽可能减少工序、缩短椅旁操作时间，于是将 IPR 推迟到下一次复诊甚至更靠后的时间，此处可以根据个人喜好将 IPR 推迟至第 2~10 步。笔者选择的是"推迟到第 4 步"。

6. 推迟附件粘接 可以设置推迟附件粘接至第2~10步。推迟附件粘接的一个好处是让患者提前感受矫治器，掌握摘戴方法，有助于粘接附件后更加顺利地摘戴矫治器。但建议选择"不推迟"或"推迟到第2步"，因为没有附件的帮助易发生脱轨，故不建议推迟太多。

7. 推迟拔牙步数 可以设置推迟拔牙时机至第2~10步。隐适美默认不推迟。推迟拔牙的好处在于不用担心提前拔牙导致的牙齿移位、矫治器无法就位等问题。但从提高效率的角度考虑，通常尽早拔牙才能尽快关闭间隙。

8. 缺失牙填充物 建议选择隐适美的默认选项：对于超过4mm的间隙将自动放置全尺寸假牙空泡，关闭拔牙间隙的过程中假牙空泡会逐渐自动减小宽度。对于拔除前牙的病例来说，假牙空泡是十分必要的，通过树脂填充等方法可以让拔牙缺隙更加美观。

9. 扩弓与每个象限的扩弓量 关于扩弓位置，笔者推荐选择"只在前磨牙及磨牙区域增加牙弓宽度"或者"维持牙弓形态，不扩弓"。因为扩弓并不是解决拥挤的常规手段，尤其是尖牙区的扩弓，有可能不稳定。当确实需要扩弓时，再专门提出要求。此外，建议选择"扩弓量≤每象限2mm"。

10. 过小牙的处理 临床上经常会遇到过小牙的情况，尤其是上颌侧切牙。笔者选择的是"侧切牙近远中预留间隙"，以便正畸后修复。当然，如果某些病例决定不修复过小牙，则在提交方案时特别说明"不留间隙"。

11. 上颌切牙排齐选择 每个医师对上颌前牙排齐标准的理解有所不同，这条偏好可以选择上颌前牙排齐的方式，例如侧切牙与中切牙切端排齐、侧切牙比中切牙切端短0.5mm或者龈缘排齐。笔者选择的是默认"侧切牙比中切牙切端短0.5mm"，这样更利于美观笑弧的形成。

12. 矫治器边缘切割 建议选择当患者有牙龈萎缩或者牙齿有较大的倒凹时，"矫治器边缘切割到釉牙骨质界"。若选择"矫治器边缘切割在釉牙骨质界至龈缘1/2处"，虽然可以增加固位，但可能造成矫治器摘戴困难。

13. 针对间隙关闭，应用虚拟链状橡皮圈（C-Chain） 很多时候因为实际IPR超过设计的量，或者牙齿移动不到位等原因，患者治疗结束后依旧存在一些位点如牙齿邻接面触点较松，甚至还有散在微小间隙。此时隐适美的虚拟链状橡皮圈功能就派上用场了。虚拟链状橡皮圈是一种在矫治器上模拟弓丝托槽治疗中链状橡皮圈的特殊功能，在总步数最后增加3步主动矫治器，进一步收紧牙弓关闭剩余间隙。在ClinCheck界面里，通过"过矫正"的按钮即可显示或隐藏最后3步的内收移动（图5-1-1）。

因此临床偏好里建议选择"是"，即应用虚拟链状橡皮圈功能。但在临床实际中，最后3步过矫正的矫治器却不一定需要戴。戴完常规矫治器后，若前牙区接触仍较松或存在微小间隙，可让患者继续配戴1~3副"过矫正"的矫治器，直到间隙完全关闭。但请注意，如果间隙已经完全关闭，且接触紧密，千万不要再继续配戴"过矫正"的矫治器，否则可能将已经排齐的前牙挤歪或者出现后牙开𬌗。

14. 附件 在"附件页面"里可以在不同牙位上自行拖曳选择想要的各种形态的优化/固位附件。初学者保持默认设置即可，无须修改。

15. 尖牙及磨牙矢状向关系——精密切割界面 在需要进行Ⅱ类牵引的治疗中，隐适美默认上颌尖牙设置牵引钩，下颌第一磨牙设置开窗。同理，Ⅲ类牵引时默认上颌第一磨牙设置开窗，下颌尖牙设置牵引钩。一般保留此默认设置即可，无须修改。

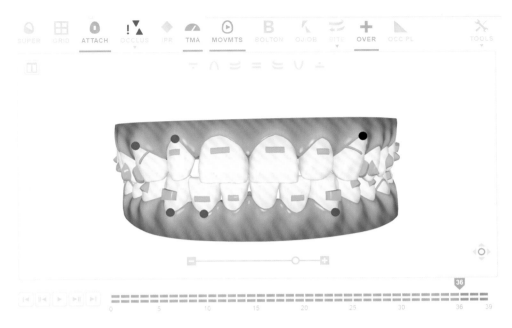

图 5-1-1 过矫正

另外，当空间允许的时候，精密切割可以和用于扭转、伸长、控根、深覆𬌗以及内收的优化附件共存于矫治器上的同一颗牙齿上。但在空间不足的情况下，优化附件可能与精密切割（包括"开窗"和"牵引钩"）不能共存。可以在此选择默认的处理方法，即优先保留优化附件或者优先保留精密切割。笔者选择的是"只保留优化附件（需要的话将开窗改为牵引钩从而保留优化附件）"。

16.开始牵引步骤 隐适美默认从第 1 步就开始牵引（出现精密切割），可以根据自己的需求将此过程推迟到任意一步。

17.特殊要求 除了以上的临床偏好，如果还有其他特殊要求，可以记录在这里。但建议不要写太多，最多写 3 条最重要的特殊要求就好。所谓过犹不及，提的要求太多了技师就顾不上了，等于没写。

二、填写处方表

登录隐适美网站医师账号，添加新患者并且创建患者信息后获得一个独一无二的病例号，然后开始填写处方表（图 5-1-2）。

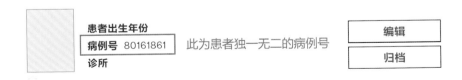

图 5-1-2 创建病例并获取病例号

1.治疗选项 过去隐适美产品选项分为三种，分别是 Invisalign Full（隐适美成人款）、Invisalign Teen（隐适美青少年款）、Vivera（隐适美保持器）。

隐适美青少年款较成人款多了 6 副免费的替代矫治器，可以设计尖牙的萌出补偿和磨牙的末端萌出帽，且针对青少年Ⅱ类错𬌗下颌后缩设计下颌前导（mandibular advancement，MA）功能。此外，青少年款设计了依从性指示剂，上颌矫治器末端的蓝点会随配戴时间的延长逐渐褪色至消失。从 2022 年开始产品线更新为四类产品：孩童套装、完整套装、成人套装和标准套装。医师可以根据自己的需求选择相应的产品选项。

2．治疗牙弓　选择治疗的牙弓是双颌还是单颌，一般建议选择双颌治疗。

3．牙齿移动的限制和附件限制　勾选出不可移动的牙齿，例如联冠桥体、骨粘连牙齿、种植体等。对于不能粘接附件或特意要求不设计附件的牙齿，也可以勾选出来。烤瓷牙尽量不要设计附件，如果必须粘接附件，只能进行表面瓷处理或者提前更换为树脂临时冠。

4．尖牙和磨牙关系　可以选择维持、改善尖牙和磨牙关系（4mm 以内）或纠正到Ⅰ类关系。如果要纠正到Ⅰ类关系，选择具体的牙移动方法，例如Ⅱ类／Ⅲ类牵引、序列远中移动、导下颌向前、模拟正颌外科手术等。这些都需根据具体的治疗目标选择。

5．目标覆盖和覆𬌗　对于目标覆盖，可以选择维持或者通过 IPR 或其他方式改善，也可以在后面的特殊说明中具体描述想要的覆盖距离。目标覆𬌗同理，针对深覆𬌗的纠正，可以选择"只压低前牙"或者"压低前牙的同时伸长后牙"；针对开𬌗的纠正可以选择"只伸长前牙"或者"伸长前牙的同时压低后牙"。这些都需根据具体的治疗目标选择。一般对于拔牙内收的病例，笔者习惯以 0～1mm 覆𬌗，1～2mm 覆盖为设置目标。0～1mm 覆𬌗的设定是出于对抗拔牙病例深覆𬌗趋势的考虑，实际结束的理想覆𬌗为 2～4mm。

6．咬合平面导板　咬合平面导板是设计在上颌前牙舌面矫治器上的突起，供前牙压低及后牙伸长打开咬合使用，一般可以应用在深覆𬌗非高角病例中，医师根据具体情况可以选择在中切牙、侧切牙和／或尖牙上添加。需要注意，由于咬合平面导板宽度较窄，只适合在覆盖较浅的牙位添加，只有当下颌前牙能咬在咬合平面导板上时才能发挥其作用。

7．中线和后牙反𬌗／锁𬌗　选择维持或者向左、向右调整上下颌中线，对于具体调整的量需要在后面的特殊说明里备注。如果有后牙反𬌗或锁𬌗，请选择纠正或不纠正。有人可能觉得奇怪，后牙反𬌗或锁𬌗难道不都应该改正吗？绝大多数情况的确如此，但亦有例外情况。比如，成人患者牙周状态不好，个别后牙存在反𬌗，但已稳定多年，如果强行改正后牙反𬌗，不但疗程延长，且可能造成其松动脱落，此时便可选择不纠正反𬌗。

8．间隙与拥挤解除　通常软件默认关闭牙列所有间隙，医师也可以为后期种植或过小牙的修复预留间隙，自行设置预留间隙的大小。对于拥挤的解除，根据患者具体的临床情况选择扩弓、唇倾、片切或者拔牙（勾选需要拔牙的牙位）。

9．萌出补偿和末端磨牙帽　这个功能仅在隐适美青少年款中才有，萌出补偿是针对尚未萌出或正在萌出的尖牙和前磨牙设计逐渐增大的空泡，预留尖牙或前磨牙萌出的空间。对于第一磨牙、第二磨牙、第三磨牙未萌出或未完全萌出的情况，可以在矫治器末端设计萌出帽便于牙齿萌出，同时也可以防止末端磨牙因缺少对颌牙齿接触而过萌。

10．特殊说明　特殊说明是非常重要的内容，建议医师将该病例的治疗目标、手段、特殊要求等写清楚。笔者推荐的内容及顺序如下：

（1）说明目标位，即治疗结束时的终末状态。一般包括上下颌前牙切缘位置、前牙覆𬌗覆盖、上下颌中线、磨牙关系、是否扩弓、上下颌前牙唇倾度等。

（2）说明治疗的手段、获得间隙的来源以及如何分配拔牙间隙。最好具体到磨牙前移多少距离，扩弓多少毫米，在什么位置扩弓等，这样技师可以更准确地设计动画方案，减少后期修改次数。

（3）一些特殊要求，例如蛙跳式的压低或内收方式、特殊的精密切割位置或附件设计等。

下面是拔牙病例的特殊说明（图 5-1-3）。

10. 特殊说明

> 1. 目标位：（拔除14、24、34、44）上颌磨牙前移1mm，下颌磨牙前移至中性关系，覆𬌗1mm，覆盖1mm，上颌中线左移1.5mm，下颌中线与上中线对齐，上下颌前牙唇倾度维持不变。
> 2. 蛙跳式内收前牙，13、23设计精密切割牵引钩，36、46颊面近中设计开窗。
> 3. 上颌2—2先冠唇倾10°再内收。

图 5-1-3　拔牙病例特殊说明示例

11. 硅橡胶印模或口内扫描　选择取硅橡胶印模还是口内扫描结果，如果是口内扫描，将节省印模寄到方案中心的时间，加快资料收集和审核的速度，并且咬合关系更为准确。

12. 上传患者照片及 X 线片　至少上传患者的侧面像、正面像、正面微笑像、上颌𬌗面像、下颌𬌗面像、左侧咬合像、正面咬合像、右侧咬合像（图 5-1-4）。照片标准参照美国正畸协会（ABO）。另外，笔者建议最好提交全景片和 X 线头颅侧位片，这样修改方案时能够更方便地参考患者的全景片和 X 线头颅侧位片信息，例如是否有未萌的第三磨牙影响推磨牙向后，X 线头颅侧位片中上下颌前牙的唇倾度如何，上颌前牙是否需要压低等。

◉ 现在上传
　　○ 合成照　　　　　　　　◉ 单张照片

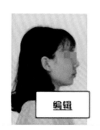
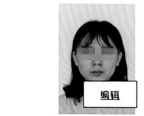
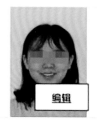

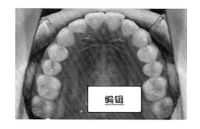
请把照片从文件夹拖放到相应区域
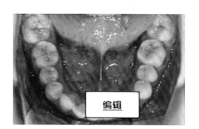

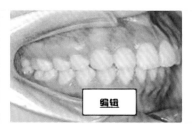
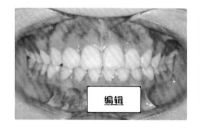

图 5-1-4　上传照片

13. 核对处方表 核对处方表并提交,接下来就是等待技师给出 ClinCheck 动画方案了。

第二节 ClinCheck 方案修改

一、ClinCheck 方案初审

收到技师返回的第一个 ClinCheck 方案时,是否浏览整个动画,然后打开 3D Control 功能开始修改?其实应先进行 ClinCheck 方案初审——检查数字模型与口内真实咬合是否吻合。

爱齐公司是利用软件获得上下颌牙列最大咬合接触,同时参照口内咬合照片确定数字模型的咬合关系。一般情况没必要提供硅橡胶咬合记录,除非咬合非常不稳定,比如只有个别后牙接触的开𬌗。根据笔者经验,技师返回的 ClinCheck#1,在绝大多数情况下咬合关系是没有问题的,但也有极少数情况存在少许偏差。因此,对数字模型咬合关系的初审是必要的。如果这一步出现错误,后面的设计就不可靠了,好比在有问题的地基上建房子。

检查的方法是通过口内照片,参考石膏模型,确定数字模型的咬合关系。注意:一定要确保拍摄口内咬合照片时患者确实咬合于牙尖交错位,否则会误导技师。此外,拍摄侧方咬合照片时应尽量拉开口角,以尽量正对尖牙的角度拍摄。如果口角牵拉不足,拍摄角度过斜,将不能反映真实的磨牙关系。

在确定数字模型与口内真实咬合关系一致之后,就可以真正开始隐适美矫治中至关重要的工作——ClinCheck 方案修改。

二、ClinCheck 方案修改步骤

ClinCheck 方案实际上是在电脑上完成数字化模拟矫治,直接决定椅旁真实治疗的效果。初学者往往对于方案设计、动画修改缺乏清晰思路,不知从何入手,导致设计结果不佳或者事倍功半。笔者经过总结前人经验、自我临床实践,提出数字化模拟矫治的"IMSAS"步骤。"IMSAS"5 个字母分别代表 incisor (切牙)、molar (磨牙)、set-up (排牙)、attachment (附件)和 staging (移动步骤)。也就是说,数字化模拟矫治设计需从这 5 个方面依次考虑,逐步完成。

1. incisor:切牙定位的要点 切牙的位置直接决定治疗的美观效果,因此是首要考虑因素。多数情况下,应以上颌切牙为主进行设计,下颌切牙则参照上颌切牙设定位置。上颌切牙设计应从以下方面考虑:

(1)上颌切牙矢状向位置:确定上颌切牙矢状向位置的理论体系很多,多数体系是根据硬组织的解剖标志点定位。而笔者更倾向于通过口唇突度的改变目标决定上颌切牙的矢状向终末位。口唇突度的审美评价方法很多,包括 E 线、鼻下点垂线、Z 角、鼻唇角等。举例来说,如果经分析确定需内收上唇 2mm,根据上颌切牙内收量与上唇内收量约 3:2 的关系,则上颌切牙内收量应设计为 3mm 左右,由此便确定了上颌中切牙的矢状向位置。当然,也可根据其他方法,如 Andrews 的"六要素"进行上颌切牙定位。每个医师都有自己的喜好和遵循的正畸理论体系,并且没有哪一种切牙定位方法可以适用于所有病例,应结合具体情况进行综合分析后确定。但毫无疑问,上颌切牙的矢状向定位是正畸治疗极为关键也相当具有挑

战性的一步，需要医师具有丰富的经验和良好的美学素养。

（2）上颌切牙高度：上颌切牙的高度应从下颌姿势位、自主最大笑容（autonomous maximal smile，AMS）时牙冠暴露量、牙龈暴露量和笑弧等方面综合考虑。简单来说，下颌姿势位时上颌中切牙切端应暴露 2～4mm，如果暴露量过多或过少，则应进行垂直向的调整。此外，自主最大笑容时上颌中切牙牙冠暴露80%～100%，牙龈暴露 0～2mm 为宜。但笑线（笑容时上唇缘线）会受上唇收缩度影响，故若笑线异常时则不能单纯以此为依据进行判断。

2. molar：磨牙定位的要点 切牙位置一旦确定，则需要通过磨牙位置的确定来解决牙弓的拥挤 / 间隙问题，并尽量获得后牙的稳定咬合关系。数字化排牙为医师提供了极大的便利，不需要通过烦琐的计算，可以由数字化排牙模拟不同的磨牙定位方案进行比较和选择。

（1）磨牙的矢状向位置：在传统的固定矫治体系中，磨牙远移较为困难，故当牙列拥挤时，通常考虑拔除前磨牙提供间隙，此时磨牙需要近移。而在无托槽隐形矫治体系中，磨牙远移比近移更为容易，因此当拥挤量较小时，优先选择通过磨牙远移提供空间。但在选择磨牙远移方案时，首先需通过放射检查确认磨牙远中有足够的骨量。如果磨牙远移量过大，还需考虑其是否为最佳选择。如果移动量表显示磨牙远移量达到 4mm，笔者会比较通过拔除前磨牙近移磨牙是否更好。大于 4.5mm 的磨牙远移设计即便有足够骨量可以实现，笔者也几乎不会选择，因为疗程往往过长。拔除前磨牙时通常需磨牙近移，但磨牙近移量通常不宜超过 2mm，最多不超过 3mm，否则易发生磨牙倾斜，尤其是下颌磨牙。

（2）磨牙的水平向位置：一般情况下笔者不会把扩大牙弓（尤其是下牙弓）作为获得空间的首选方式，除非存在明显的牙弓狭窄、后牙舌倾。但当拥挤量较小且基骨宽度允许时，也可通过后牙区适当横向扩弓获得间隙以减少 IPR 或磨牙远移。

3. set-up：排牙的要点 如果认为 ClinCheck#1 切牙和 / 或磨牙的位置有问题，则不要急着进行排牙修改，而应先把切牙和 / 或磨牙的定位修改要求反馈给技师，让技师据此重新进行排牙，生成新的ClinCheck 方案。拿到新的方案后，确认切牙和磨牙的定位已符合医师的要求，则可以开始仔细检查每颗牙的位置，进行排牙修改。医师应对正常牙弓的排列、咬合关系有深刻的理解和认识，并在排牙时考虑以下要点：

（1）正面观前牙倾斜度正常，高度正常：正面观对美观的影响最大，尤其是上颌前牙的倾斜度、高度。上颌前牙倾斜度除了参照正常值，还应考虑患者个人的审美要求。例如，有些人更喜欢完全直立的上颌中切牙，而非轻微近中倾斜的正常值。如前所述，在设定上颌前牙的高度时，应综合考虑协调的笑弧、牙冠及牙龈暴露量等因素。

小窍门：当同时需要伸长或压低多颗前牙时，可以通过"ctrl"键选中多颗牙齿，一起同步移动（图 5-2-1）。

（2）侧面观后牙邻接关系良好、尖窝交错：侧面观可以通过单上颌或单下颌视图，检查并调整后牙邻接关系，相邻牙的边缘嵴需平齐。在上下颌咬合状态下，检查尖窝关系、咬合接触是否严密。

从 90° 侧面观，检查、调整切牙的转矩。尤其需要注意的是，拔牙内收上颌切牙易造成其过度舌倾，因此设计上颌切牙终末位置需适当加大冠唇向转矩以对抗这种副作用。至于加大多少转矩合适，没有一致的结论。笔者通常在预期目标位的基础上，增加 15°～20° 的上颌中切牙冠唇向转矩。

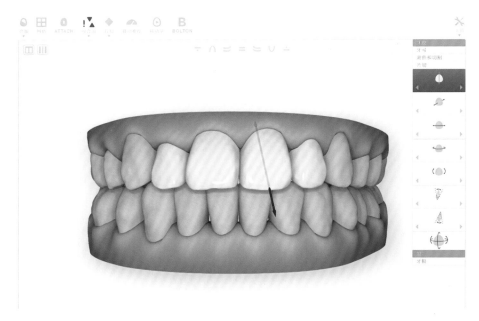

图 5-2-1　选中多颗牙同时移动

（3）𬌗面观没有扭转，咬合线平整：通过上、下颌的𬌗面观，调整每颗牙的旋转度。下颌后牙颊尖与下颌前牙切缘，上颌后牙中央窝与上颌前牙舌侧窝，应该分别形成一条圆滑弧线——咬合线。

小窍门：通过隐适美的"咬合面"下拉菜单中的"显示咬合接触"功能，可以看到咬合接触情况。绿色为轻咬合接触，红色为重咬合接触。不同医师有不同习惯，有些医师会选择通过软件"解除咬合接触过大"，另一些医师则认为后牙设计为一定程度的重咬合接触更好（图 5-2-2）。笔者认同后一种方式。

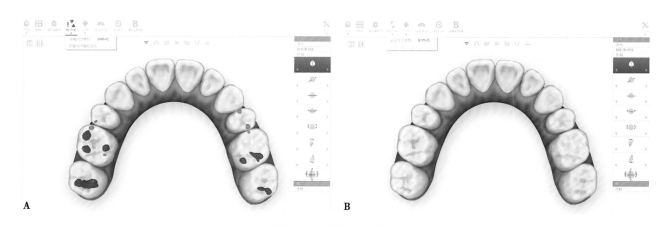

图 5-2-2　咬合接触功能
A. 显示咬合接触　B. 解除咬合接触过大

（4）舌面观咬合接触紧密：从舌面检查咬合的紧密情况。如发现咬合不密合，可能是因为牙齿倾斜、扭转或转矩等问题，需要进行相应的调整。

小窍门：牙位调整中牙齿的移动可以通过三种方法实现。方法一，用鼠标选中某颗牙，直接拖动箭头，快速移动牙；方法二，选中某颗牙，点击"牙位"面板上每种移动方式上的小箭头，进行少量、精确的微调；方法三，打开"移动量"表，直接更改里面的数据调整牙移动，该方法适合有经验的医师操作。

最后,在排牙这一步中还应包含 IPR 的设计。因为 IPR 直接影响牙齿的最终位置。IPR 通常有以下三方面用途:提供少量间隙、协调 Bolton 指数、改善黑三角。通常在前牙区而非后牙区设计 IPR,这样操作更方便,特别是存在黑三角的前牙区是 IPR 的首选位置。每个位点的 IPR 总量一般不宜超过推荐的最大值 0.5mm。临床研究表明,正确操作、适量的 IPR 不会增加龋坏的风险,故正畸医师不必将 IPR 视为"洪水猛兽"。当然,从保存牙体的角度考虑,要确保设计的 IPR 是必要的且在安全范围内。

4. attachment:附件设计的要点　目前,附件对于透明矫治器几乎是必不可少的,尤其是对于有一定难度的牙移动形式,需要利用附件增强控制,辅助实现生物力学效应。

狭义的附件指的是牙面上粘接的树脂结构,用于增加透明矫治器的固位,分为传统附件和优化附件两种。传统附件的形状多为矩形、椭圆形等规则形状,附件形状与透明矫治器上对应的凹陷形状刚好吻合,用于增加固位。优化附件形状多样,与透明矫治器上对应的凹陷形状并非完全吻合,矫治器就位后,会通过优化附件对牙施加作用力。

在完成了目标位的排牙后,技师根据初始位到目标位的变化,在大数据和人工智能的帮助下,设计出相应的附件和移动步骤。医师在其设计附件的基础上,根据自己的经验判断,进行调整或补充。总体上,应信任技师的附件、移动步骤设计,因为技师是有相关技能训练、经验和大数据支持的。而且,随着数据量的不断增加和人工智能的不断发展,技师为我们提供的 ClinCheck 方案一定会越来越好,这也是数字化正畸的福利——减少医师工作量。然而,在现阶段,技师给出的附件、移动步骤等设计还远未达到完美,仍需医师检查、修改。

树脂附件设计修改要点:

(1)近移、伸长、竖直、旋转等较难实现的牙移动类型,应考虑添加附件。

(2)通过牙齿移动难度表观察,显示为黑色(困难)或蓝色(较难)的牙应考虑添加附件。

(3)不要添加过多附件,否则会造成摘戴困难。笔者在单个象限内添加的附件总数通常不超过 5 个(特殊情况除外)。

(4)应针对牙齿解剖形态、移动形式设计附件。如尖牙的正轴移动通常应选择垂直矩形附件,伸长移动通常应选择水平矩形或楔形附件。

(5)扭转牙设计附件时应注意不要让邻牙的附件过于靠近,以免摘戴困难。

(6)除了在颊侧,必要时也可在个别牙舌侧设计附件。

除了粘接在牙面的树脂附件,广义的附件还包括根据需要添加的牵引钩(cut hook)、纽扣开窗(button cut)、咬合平面导板(bite ramp)、压力嵴(power ridge)等附加设计。

牵引钩是矫治器上预成的结构,用于挂橡皮圈进行牵引,牵引力通过牵引钩作用于矫治器,故是对整个牙列施力,类似于固定矫治中弓丝上固定的牵引钩。磨牙远移、前牙内收时经常需要设计牵引钩进行远中向牵引。纽扣开窗是矫治器上预成的空缺,用于粘接纽扣。通过纽扣牵引时牵引力直接作用于目标牙,对于需要伸长的牙或者需要改正锁𬌗的牙,经常需要通过纽扣进行颌间牵引。

咬合平面导板经常用于深覆𬌗矫治,是矫治器在上颌前牙舌侧预成的平面结构。下颌前牙咬合于上颌矫治器前牙舌侧的平面导板上,可以起到防止前牙伸长、利于后牙伸长的作用。注意:由于透明矫治器上的前牙平面导板宽度较小，只有当覆盖较小（一般应小于 3mm）时，下颌前牙才能咬到平面导板上，前牙平面导板才能发挥作用。故对于深覆盖患者一般不设计咬合平面导板。

　　压力嵴是透明矫治器内侧近牙冠切缘或颈部的嵴状突起，可以直接施加唇、舌向力，以加强对该牙的转矩控制。在隐适美系统中，当某牙的转矩改变大于其系统设定阈值时，则会自动添加压力嵴（图 5-2-3）。

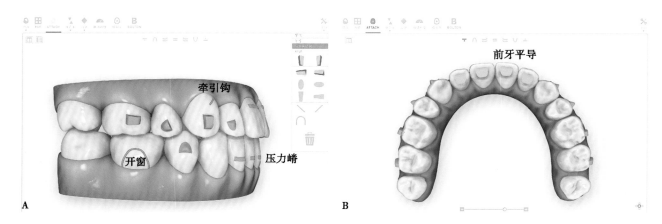

图 5-2-3　常用的附加设计
A. 牵引钩、开窗及压力嵴　B. 咬合平面导板

　　5. staging：移动步骤设计的要点　移动步骤是指无托槽隐形矫治中各牙移动的先后顺序和速率。移动步骤的修改是 IMSAS 步骤的最后一步。

　　一个 ClinCheck 方案是否优秀，最重要的评价标准是最终的实现度，亦称为准确度（accuracy），即实际牙移动与设计牙移动的符合程度。影响实现度的因素是多方面的，除了后期的椅旁操作、临床监控，单就 ClinCheck 本身而言，主要取决于目标位设定是否可行、附件设计是否合理、移动步骤设计是否科学。如果把整个 ClinCheck 修改过程比作铸剑，移动步骤修改则是最后的磨剑环节，需要反复推敲打磨，才能得到高效锋利的宝剑——优秀的 ClinCheck 方案。

　　无托槽隐形矫治的移动步骤修改应从以下几个方面考虑。

　　（1）移动步骤的设计应符合支抗能力：简单来说，同时移动的牙应互为支抗，即交互支抗。譬如，拔除第一前磨牙的病例，设计第二前磨牙近移的同时设计尖牙远移，二者支抗能力（可粗略以牙周膜面积量化）相当，方向相反，便是符合生理性交互支抗的移动步骤，预期实现度较高。反之，若设计第二前磨牙近移的同时，设计中切牙、侧切牙、尖牙三颗牙整体远移，由于第二前磨牙的牙周膜面积远小于中切牙、侧切牙、尖牙的牙周膜面积总和，在没有其他支抗帮助的情况下，其结果很可能便是第二前磨牙的支抗能力不足，导致前牙内收不足，而第二前磨牙受力过大，发生近中倾斜。

　　（2）移动步骤的设计应兼顾实现度和效率：从实现度的角度考虑，每一步移动的牙数越少，牙移动总量越小，实现度越高。然而，减少每一步移动的牙数和移动总量势必增加疗程，降低效率。因此，移动步骤需要在追求实现度和效率之间寻求平衡。一方面，在保证较高实现度的前提下，尽量提高效率。比如，对于推磨牙向后等实现度高的牙移动方式，可采用系统允许的最大牙移动速率；而对于磨牙近移等实现度较低的牙移动方式，则应适当减少每一步移动的牙数和移动量。另一方面，在不延长总疗程的前提下，应尽量放慢牙移动速率，以获得更高的实现度。比如，如果上颌牙移动总步数为 60 步，而下颌牙移动总步数为 30 步，显然下颌过早结束也不能缩短疗程。这种情况应请技师减慢下颌牙移动速率，使之基本与上颌牙移动同步结束，从而增加下颌牙移动的实现度。

（3）移动步骤的设计应注意压缩水分：所谓水分，就是一些不必要的往返移动。例如，某颗牙先压低移动了 2mm，又伸长移动了 3mm，最终伸长移动了 1mm，则该 2mm 的压低 - 伸长往返移动很可能便是不必要的水分。虽然某些情况下一定的往返移动是需要的，但过多的往返移动不仅对牙周健康不利，还会降低实现度和效率。当然，如何甄别哪些往返移动是不必要的，则需要正畸医师敏锐的目光和丰富的临床经验。

（4）移动步骤的设计应考虑前牙优先原则：所谓前牙优先原则，就是指尽早排齐前牙。道理显而易见，患者寻求正畸治疗的主要动机就是改善美观，而前牙的排齐往往对于美观的改善最为明显。让患者尽早看到前牙排齐的效果，有助于增强其配合治疗的动力，而患者本身的配合程度对于治疗成功与否至关重要。

（5）移动步骤的设计还应尽量避免早接触：譬如，对于一个双颌前突、浅覆𬌗、浅覆盖的拔牙病例，如果按常规设计同步内收上下颌前牙，则可能因前牙覆𬌗加深、覆盖过浅造成早接触。此时不妨修改移动步骤为先内收下颌前牙，待建立一定覆盖后再开始内收上颌前牙，即可减少早接触。

总之，移动步骤的设计灵活多变，涉及生物学、力学等多方面的综合考虑。尤其对于一些非常规的复杂病例，医师更需要仔细观察、认真思考和反复推敲，才能打磨出最优的移动步骤方案。

三、与技师的沟通技巧

医师如果熟练掌握了隐适美的 3D Control 修改功能，已经能够自主完成绝大部分的修改工作，但仍有少量工作需技师配合完成，此时便涉及与技师的沟通技巧问题。

当需要改动切牙或磨牙的定位时，实际上是改变了整个牙列的位置，此时便需要向技师下达指令。比如，"请将 36、46 近移至中性关系"，一句简单的关于磨牙定位的指令，技师改变的其实是整个下颌牙列的目标位。这样的指令必须简单明确，不能出现多重标准甚至自相矛盾。如果在下达了"请将 36、46 近移至中性关系"指令的同时，又下达"请让前牙覆𬌗覆盖 2mm，下颌中线与上颌中线对齐"的指令，技师便可能无所适从，因为他发现无法同时满足这两条指令——当满足第一条指令让磨牙达中性关系后，前牙只能是 1mm 的覆盖且中线偏斜。为避免这种情况的发生，笔者往往只下达第一条指令，而第二条指令则留待下次自己酌情修改。

显然，排牙与附件的修改基本上都可以由医师自己完成，而移动步骤的修改则需要借助技师。因此，如何向技师清楚说明移动步骤修改的要求非常重要。应使用尽量明确而非方向性的指令。例如，"请将 26 的移动延迟到 #6 开始"是明确的指令，而"请适当延迟 26 的移动"则是方向性指令，后者让技师很难把握。并且，对移动步骤修改的意见要有逻辑性，按照一定的次序提出。笔者习惯按 1~4 象限的顺序，依次说明各象限的移动步骤应如何修改，每个象限的修改意见单独列为一条，这样技师便可依次执行，不会遗漏。此外，有时指令给出的先后顺序也很重要。比如，指令一"请去除 #14~#26 关于 13 先压低后伸长的往返移动"是压缩水分,减少上颌牙移动的总步数;指令二"请放慢下颌牙移动速度,使之与上颌牙匹配"则应在指令一完成后再执行。如果两条指令提出的先后顺序反了,也会让技师困惑。

有人说要把技师想象成智能机器人,只能听懂简单、明确、前后一致的指令。如果经常进行这样的换位思考,便会发现与技师的沟通越来越容易。双方有效沟通才能做出完美的 ClinCheck 方案。

（李　宇）

参 考 文 献

1. 李宇. 无托槽隐形矫治减数与非减数方案的选择. 中华口腔医学杂志, 2020, 55(8): 536-540.

2. 赵志河. 无托槽隐形矫治的风险及临床策略. 中华口腔医学杂志, 2019, 54(12): 798-802.

3. 赖文莉. 浅谈无托槽隐形矫治技术减数矫治的临床体会. 中华口腔医学杂志, 2017, 52(9): 534-537.

第六章　复诊监控

第一节　复诊流程

隐适美矫治技术临床复诊除需像固定矫治一样检查患者口内软硬组织的健康情况外,还需特别注意如下几点:

1. 查看设计单　查看是否需要做邻面去釉、是否有新加附件的粘接、牵引臂的制作、是否需矫治器开窗粘接牵引臂或牵引扣。

2. 核查矫治器与牙齿的贴合情况　核查是否存在矫治器不贴合、牙移动脱轨现象。常用方法如下:

(1) 口内检查:检查矫治器是否贴合、变形,核对附件的牙位和数量。研究表明,传统附件和矫治器频繁摘戴可能导致附件脱落率增高。附件脱落应及早发现并重新粘接。传统附件粘接可使用模板或当前矫治器作为模板粘接,优化附件仅能使用模板进行重新粘接。对于喜欢一日多餐的患者,建议其控制每日摘戴的次数,不要超过5次。检查患者口腔卫生维护情况,必要时予以卫生指导。

(2) 对照 ClinCheck 模拟动画进行核查:检查口内牙齿排列及咬合情况,是否与 ClinCheck 显示的模拟效果一致。如不一致,需仔细分析原因,根据具体情况处理,必要时采用一些辅助措施。

(3) 利用 iTero 扫描仪。

3. 检查需要更换的口内辅助措施,如弹力链及弹力线、支抗钉有无松动。

4. 根据当前情况是否需要拍照记录矫治情况。

5. 备注或准备下次复诊所需的器械及矫治器。

表 6-1-1　iTero 扫描仪进展评估颜色注释

颜色	注释
绿色	移动效果与预期移动效果一致
白色	当前牙暂时不参与矫治计划,不移动
黄色	有少量移动,但是移动效果不如预期
灰色	没有发生任何移动,配戴矫治器没有产生力学效果
紫色	发生了和预期相反方向作用力的移动
蓝色	和矫治初始状态进行对比,可以看到矫治前后对比效果图

第二节　辅助措施

　　无托槽隐形矫治器对于高难度牙齿移动的控制较为困难，此时需要增加一些辅助装置以利于牙齿移动的控制。例如拔牙间隙需要磨牙前移、唇舌侧错位牙齿排齐、扭转牙纠正、较大量的推磨牙向后、压低前牙及压低磨牙等情况，一般需要片段弓、牵引臂、隐适美调节钳来辅助完成牙齿的顺利移动。

一、金属扣、托槽或树脂扣配合颌间牵引

　　矫治过程中，如检查发现后牙间出现了均匀的开𬌗（多因前牙早接触所致），可予以后牙颌间牵引，改善咬合关系（图 6-2-1）。牵引 2 周后咬合关系改善明显（图 6-2-2）。牵引可采用金属扣、托槽、树脂扣的辅助工具（图 6-2-3）。

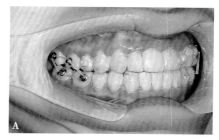
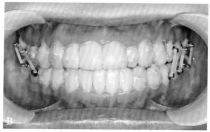
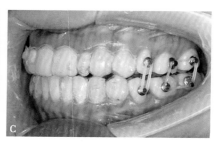

图 6-2-1　后牙颌间牵引改善后牙开𬌗

A. 右侧后牙咬合欠佳，后牙予以颌间牵引　B. 前牙继续配戴矫治器　C. 左侧后牙咬合开𬌗，后牙予以颌间牵引

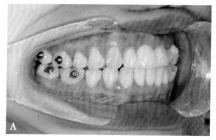
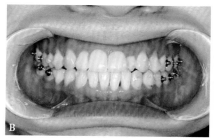
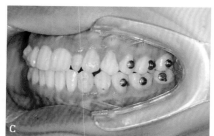

图 6-2-2　后牙牵引 2 周后

A. 右侧后牙咬合改善　B. 前牙维持　C. 左侧后牙咬合紧密

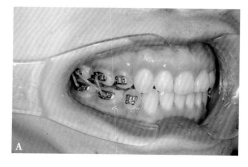
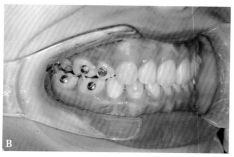

图 6-2-3　后牙牵引方法

A. 后牙粘接托槽进行颌间牵引　B. 后牙粘接金属扣进行颌间牵引

二、金属扣、托槽或树脂扣配合颌内牵引或压低牙齿

严重扭转牙（大于45°的牙扭转）单纯运用无托槽隐形矫治器难以实现预期的矫治效果，此时可通过在扭转牙上粘接金属扣或树脂扣，借助邻牙改正扭转（图6-2-4）。

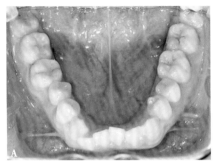 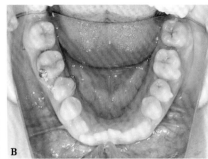 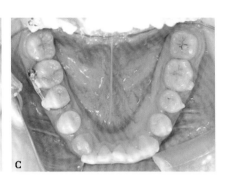

图6-2-4 扭转牙解除

A. 45近中舌向扭转 B. 获得间隙后，45通过颌内牵引改扭转 C. 轻力维持45位置

在高角病例中，可以借助支抗钉及金属扣辅助压低上颌磨牙（图6-2-5）。在露龈笑的病例中，也可借助支抗钉及矫治器上的牵引扣辅助压低上颌前牙。利用支抗钉压低上颌前牙时，常用方法为在隐适美矫治器上开口，再利用橡皮圈压低。但是临床应用中发现该方法常常会造成橡皮圈压迫患者牙龈，引起疼痛不适。我们针对该问题对矫治器进行了改良，患者反馈良好（图6-2-6）。

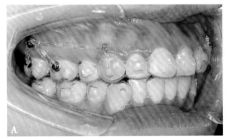 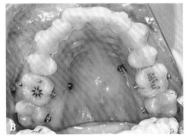 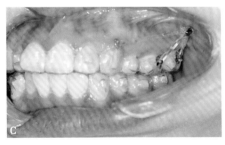

图6-2-5 支抗钉辅助压低上颌磨牙

A. 右侧上颌后牙区颊侧植入支抗钉辅助压低上颌磨牙 B. 双侧上颌腭侧植入支抗钉辅助压低上颌磨牙 C. 左侧上颌后牙区颊侧植入支抗钉辅助压低上颌磨牙

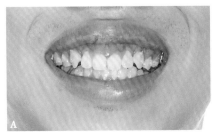 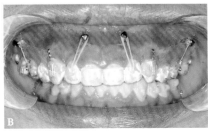 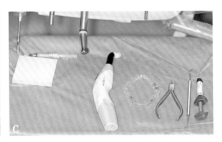

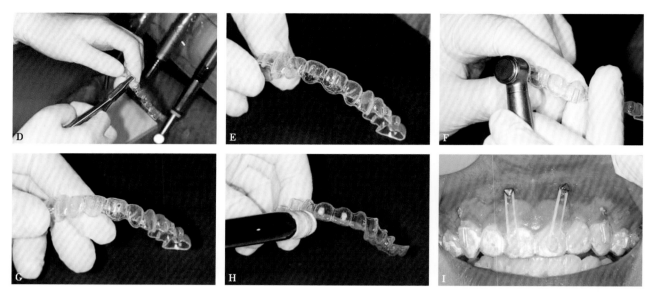

图 6-2-6   利用支抗钉压低上颌前牙

A. 患者露龈笑明显   B. 支抗钉辅助压低上颌前牙，颌内牵引，橡皮圈容易压迫牙龈   C. 矫治器改良前器械准备   D. 用隐适美调节钳在矫治器上压出矩形附件模板   E. 矫治器上可见 11、21 矩形附件模板   F. 用手机快速在矩形附件模板底部打孔   G. 矫治器上可见打好的孔以利于做树脂扣   H. 填入树脂材料并将其塑形、光固化   I. 压低上颌前牙改良矫治器

三、牵引臂

无托槽隐形矫治器疑难病例中常常会应用牵引臂辅助移动困难的牙齿，临床中牵引臂的获取与制作简单，粘接较为方便。临床上，牵引臂可用作支抗钉辅助磨牙后移（图 6-2-7）。为了防止口内的弹力链压迫牙龈，可在垂直附件中增加牵引臂，并通过调整牵引臂的长度及与牙齿长轴的角度，避免弹力链压迫牙龈（图 6-2-7）。另外，为了防止磨牙及前磨牙在拔牙间隙内倾斜移动，尽量实现整体移动，常常设计牵引臂进行控根（图 6-2-7）。

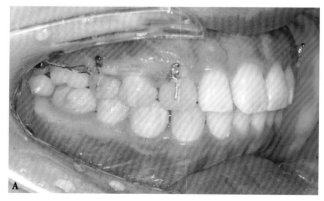
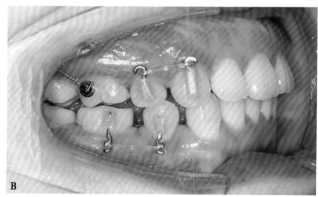

图 6-2-7   牵引臂的临床使用

A. 牵引臂辅助上颌全牙弓后移，15 增加牵引臂防止弹力链压迫牙龈   B. 拔牙间隙两侧设置牵引臂，防治牙齿倾斜移动

四、片段弓

片段弓可用于纠正倾斜移动的后牙（图 6-2-8），亦可用于牵引埋伏的阻生牙（图 6-2-9）。

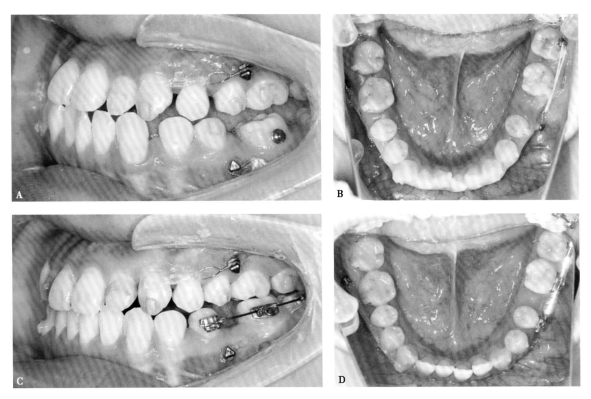

图 6-2-8 片段弓用于纠正倾斜移动的后牙

A. 下颌后牙前移，37近中倾斜，后牙开𬌗 B. 种植支抗结合金属扣、弹力线辅助磨牙前移 C. 左下颌片段弓，竖直后牙后继续前移后牙 D. 𬌗面观，36拔牙间隙逐渐缩小

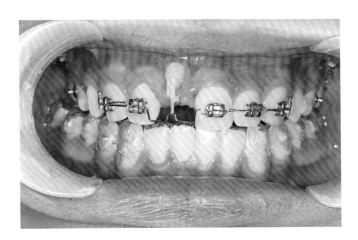

图 6-2-9 片段弓辅助牵引埋伏牙

五、脱轨处理

造成牙齿脱轨的原因很多，比如附件脱落可导致牙齿移动失控，颊侧错位伴扭转的牙齿较难与矫治器贴合，形态畸形的过小牙，患者未按要求配戴矫治器，后牙大量前移等。为了尽量避免个别牙齿脱轨造成矫治效果滞后，往往需要增加一些辅助装置，及时纠正个别牙齿脱轨，以利于后期矫治顺利进行。上颌前牙唇侧错位伴扭转牙齿出现不贴合时，可暂停更换新矫治器，利用现有矫治器在脱轨患牙的唇舌侧粘

接树脂扣和金属扣，磨除脱轨牙齿上的附件（如不及时磨除附件将导致脱轨加重），使用橡皮圈牵引，让牙齿顺着矫治器设计的正确位置移动，注意患牙相应的矫治器需进行修剪，以防矫治器某些部分阻碍牙齿向目标位置移动（图6-2-10）。当后牙需要大量后移时，需支抗钉加强支抗，因为此时的前牙受到一个向下（下颌前牙向上）及向前的力量，易使前牙脱轨。此时应停止更换矫治器，先运用颌间牵引，使脱轨的牙齿恢复正常后，再继续更换后续矫治器（图6-2-11）。下颌磨牙前移时常常出现近中倾斜，颌间牵引跨过上下颌磨牙金属扣，挂在上颌尖牙处，实施Ⅱ类牵引，可以较有效竖直近中倾斜的下颌磨牙（图6-2-12）。

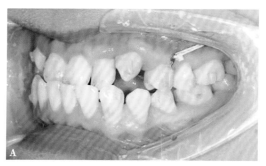 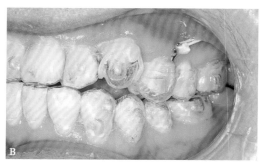 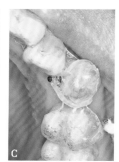

图 6-2-10 脱轨牙处理

A. 23唇侧错位，远中舌向扭转　B. 磨除23颊侧附件后用橡皮圈牵引向下　C. 23用橡皮圈牵引向下

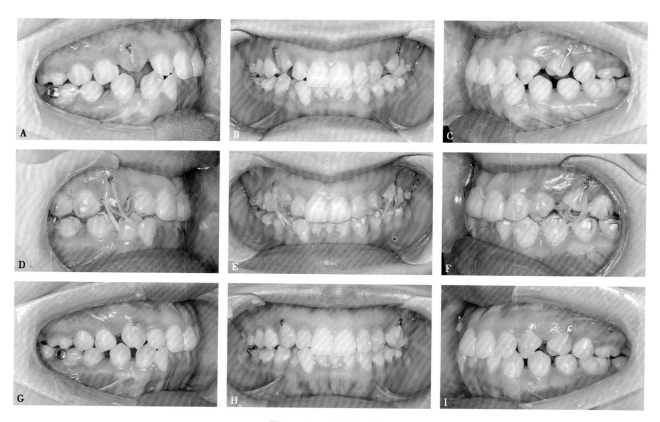

图 6-2-11 脱轨牙处理

A～C. 双侧上颌13、24脱轨　D～F. 修剪矫治器，用手机快速切割下颌矫治器，与13、24牵引臂之间行颌间牵引　G～I. 脱位牙齿顺利到位

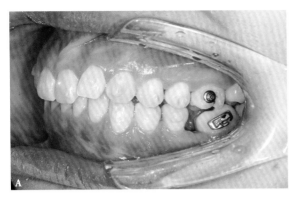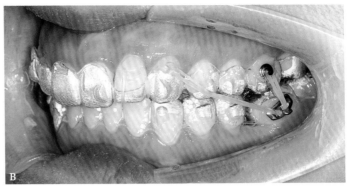

图 6-2-12 颌间牵引纠正倾斜的磨牙

A. 37 近中倾斜　B. 采用托槽及颌间牵引纠正近中倾斜

第三节　中途重启治疗与精细调整：附加矫治器处方表填写与 ClinCheck 方案修改

附加矫治器处方表填写与 ClinCheck 方案修改步骤基本同第一阶段的矫治器设计、修改、批准的步骤。

一、附加矫治器处方表填写

1. 附加矫治器的申请　附加矫治器是患者在治疗过程中（多因出现严重脱轨或更改矫治方案，进行导致原有牙齿外形改变的牙科治疗或发生牙外伤）或临近结束或结束时需对某些牙移动进行微调，申请定制的额外的矫治器。为了使牙齿移动达到预设的矫治目标，绝大多数情况下需要申请使用一次或多次附加矫治器。在等待戴上新的附加矫治器期间，需要配戴保持器，以维持重新提交精准印模（或扫描文档）时的牙齿排列位置不变。否则，附加矫治器将无法就位贴合。申请时，需要在网上提交新的口内外照片。通过医师网站患者界面的补充订单选项，即可完成附加矫治器提交申请（图 6-3-1）。

2. 偏好设置　偏好设置的内容包括牙位记录法、双颌治疗、被动矫治器、推迟步数再开始 IPR、推迟附件粘接、推迟拔牙步数、缺失牙填充物、扩弓、每个象限的扩弓量、过小牙的处理、上颌切牙排齐选择、矫治器边缘切割、针对间隙关闭应用虚拟链状橡皮圈、附件、尖牙及磨牙关系矢状向关系、开始牵引的步骤、特殊要求（图 6-3-2）。

3. 根据患者情况填写附加矫治器处方表（图 6-3-3）。

（1）注明附加矫治器的申请提交原因。

（2）注明患者现在配戴的是第几步矫治器。

（3）治疗的牙弓：一般选择双颌治疗。

补充订单选项 ✕
附加矫治器
替代矫治器
附件模板
担保矫治器
Vivera保持器
开始新治疗
当前文档 ＋
附件服务 ＋
运输标签和表格 ＋

图 6-3-1 附加矫治器选项

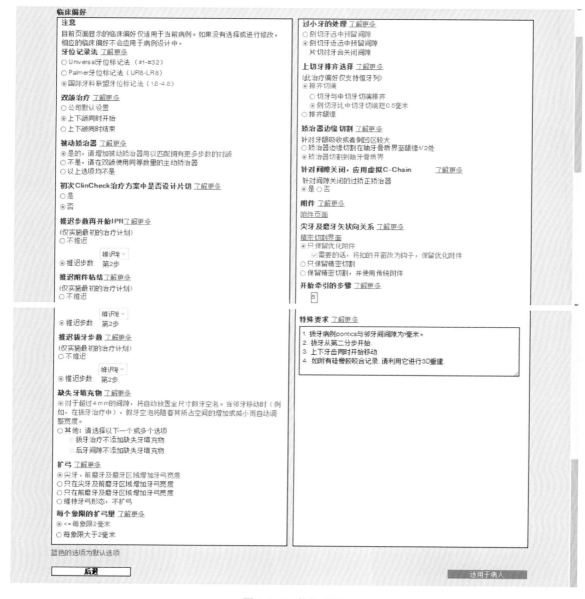

图 6-3-2 偏好设置

（4）您是否正在提交新的印模？需要双颌治疗的患者建议取双颌印模。

（5）对于这个治疗方案的设计您满意吗？需要进行调整矫治方案者，选择"对当前的牙齿位置进行最后调整"。如矫治目标没有改变，则选择"保持最后的牙齿位置同最后被批准的临床治疗计划一样"。

（6）牙齿移动限制：当固定桥修复、骨粘连的牙齿、种植体修复、牙周炎、牙外伤等情况时，可以选择牙位设计为不可移动，否则选择无，即可移动所有牙齿。

（7）附件：根据需要设计附件或者选择固定牙位不要附件，例如烤瓷冠牙齿不添加附件。

（8）已存在附件：已存在附件推荐设置为"虚拟去除印模 / 扫描结果中的所有已存在附件并根据需要放置新的附件"。也可以保留所有当前附件，如果寄送微调印模前没有移除优化附件，那么这些附件对微调矫治器不会产生主动力，牙齿移动的效果可能受到影响。

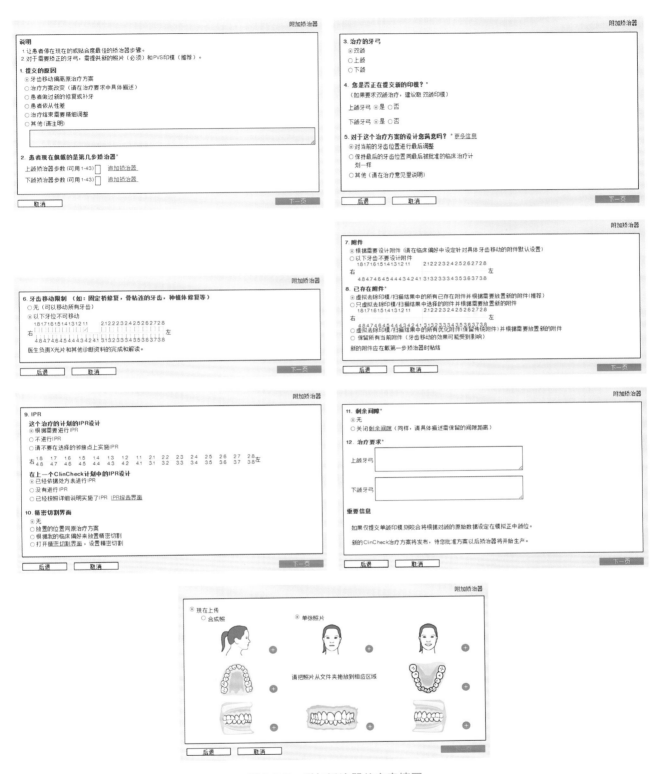

图 6-3-3 附加矫治器处方表填写

（9）IPR：可以根据需求选择进行 IPR 或不进行 IPR，以及特定牙位不进行 IPR。在"上一个 ClinCheck 计划中的 IPR 设计"中选择"已经依据处方表进行 IPR"，以利于控制每颗牙齿总 IPR 量不超过最大范围。

在微调或者中途重启治疗中，不会考虑原 ClinCheck 方案中设计的片切量，但会注明已设计的 IPR

量,这点非常重要。医师需要慎重审核设计在微调或中途重启治疗的 ClinCheck 方案中的片切量,以决定是否需要改动方案中关于片切的设计。

(10)精密切割界面:可选择无、位置同原方案、临床偏好放置、设置新的切割位置。

(11)剩余间隙:可选择无或者关闭剩余间隙(同样,请具体描述需保留的间隙距离)。

(12)治疗要求:根据患者主诉及存在的问题对新的矫治方案提出矫治要求。

如生产与批准治疗计划一致的矫治器,可直接填写重新制作矫治器,选择保持后的牙齿位置同最后批准的临床治疗计划一样。

二、附加矫治器 ClinCheck 方案修改

附加矫治器 ClinCheck 治疗方案的审阅修改一般从以下五方面进行:初始咬合、终末咬合、邻面去釉评估、附件及矫治器特性、分步设计(包括支抗与过矫治设计)。

1. 初始咬合

(1)目的:确保 ClinCheck 3D 动画中的初始咬合与患者口内实际情况一致。

(2)方法:核对寄存模型与 ClinCheck 初始状态是否一致。

(3)检查内容:检查中线位置是否一致,覆盖覆𬌗是否一致,双侧侧方咬合是否一致。

数字化模型与重启附加矫治器时的口内咬合(图 6-3-4)进行对比:

1)如果 ClinCheck 方案显示的咬合与患者的临床情况不吻合,可以检查寄送的照片和治疗计划表是否准确,拍照片时患者咬合是否准确,是否咬在正中咬合位。

2)如果需要重新设计咬合,拍新的照片并通过电子邮件发送到爱齐公司(可通过隐适美客服)。在 ClinCheck 方案中描述如何重新建立咬合(如右侧尖牙完全中性关系,上颌中线右移 2mm)。微调时,需要重新拍照。

3)如果 ClinCheck 方案中的咬合与患者口内咬合不符可在 ClinCheck 治疗方案中提交修改:初始咬合有误,我已提交新照片,请重建咬合。

ClinCheck 治疗方案中无法建立正确咬合可能是由于提交照片的质量问题。咬合建立是通过计算机中具有识别和匹配形态功能的软件制作完成的,隐适美的技术人员会通过照片进一步调整,因此拍摄准确的照片很重要。可提交多张多角度照片,提交处方表或发邮件时,可将多张照片合成一张上传。如果运用𬌗架,可将模型安装在𬌗架上拍摄图片,技师可据此建立咬合。当提交新照片以重新建立咬合时,可考虑用咬合纸标记,使接触点清晰可见。

2. 终末咬合

(1)目的:检查制订的矫治方案是否能解决患者问题。

(2)方法:审核治疗前照片与去除过矫正时的 ClinCheck 终末状态。打开 ClinCheck 3D 模式。

(3)检查内容(图 6-3-5)

1)微笑线:检查存在的上下颌前牙需伸长或压低的问题是否解决,上下颌中线的位置是否居中且一致,咬合平面左右是否对称。

2）牙列与牙齿：检查牙弓是否协调对称，前牙覆𬌗覆盖是否正常，前牙的内收量／唇倾量如何，尖牙与磨牙的咬合关系，个别牙的扭转、错位是否纠正，各牙转矩是否正常，各牙倾斜度是否正常，Spee 曲线是否整平。

3）上下牙弓的咬合接触：检查尖牙到磨牙是否为红色（重）咬合接触。

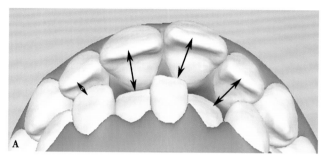
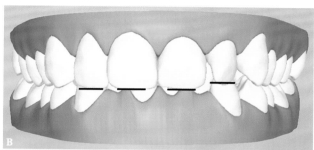
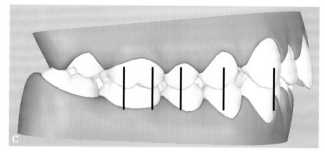
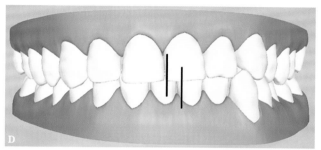
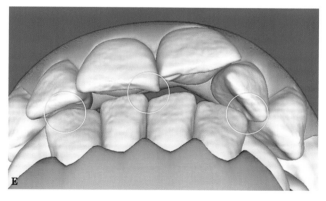

图 6-3-4　初始咬合检查

A. 覆盖　B. 覆𬌗　C. 矢状向　D. 中线　E. 咬合接触点

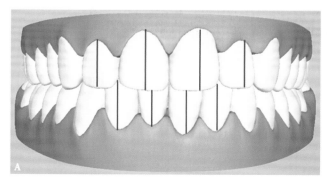
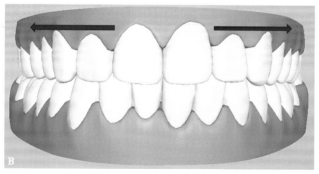

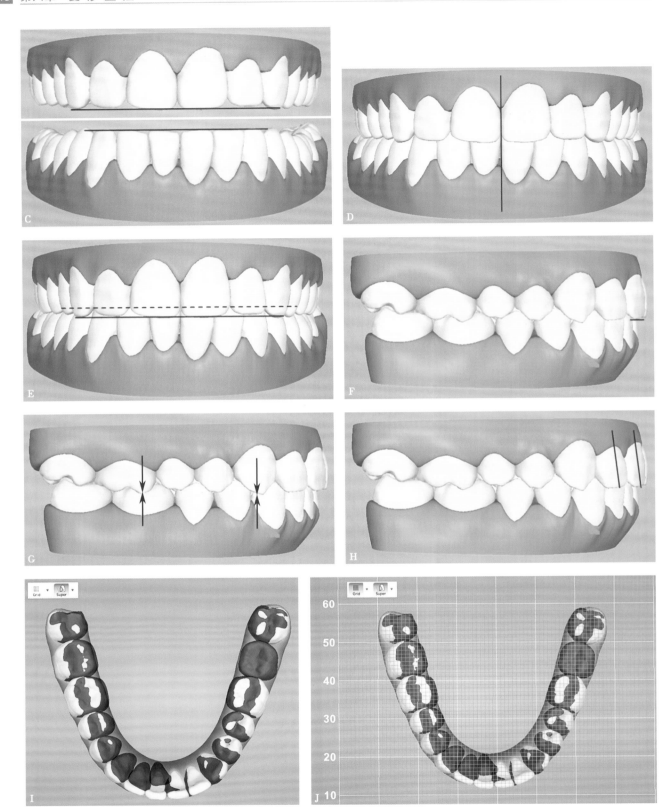

图 6-3-5 终末咬合及排齐

A. 牙冠倾斜角度 B. 牙列对称 C. 牙弓整平 D. 中线调整 E. 覆𬌗 F. 覆盖 G. 矢状向关系 H. 前牙转矩 I. 使用 super 按钮评估任一步牙齿移动的方向和量 J. 使用 grid 按钮测量预计的牙齿移动量

4）牙移动的难易程度：①检查是否有实现不了的牙移动。查看牙移动评估表，有无标记成蓝色或黑色的牙齿？是否有大于 2mm 的磨牙前移？是否考虑配合片段弓、种植支抗？是否需配合使用颌间牵引？②疗程长短可以固定矫治所需时间为参考来判断。③检查是否含有被动矫治器。被动矫治器为不加力矫治器，其与对颌同步配戴，直至治疗结束。被动矫治器可以添加牵引臂、开窗，继续牵引治疗。

3．邻面去釉评估　评估所需邻面去釉的量、位置和时机。

（1）邻面去釉量：评估是否要增加邻面去釉量以获得更多间隙，是否要减少邻面去釉量用其他方式获取间隙。

（2）邻面去釉位置：评估哪些是优先做邻面去釉的牙位，从黑三角、牙体形态、冠修复等方面考虑。

（3）邻面去釉时机：评估是否有尚未排齐的牙齿邻面去釉时机过早导致临床操作不便，邻面去釉的牙齿是否有大量往复运动，是否有原邻接关系较好适合提前做邻面去釉的牙位，如果未在 ClinCheck 描述的步骤内完成片切牙齿移动可能滞后（由于缺乏空间）。

4．附件及矫治器特性

（1）目的：审核附件设计的部位、数量及作用等（可以接受为主，结合逆向思维考虑是否修改、添加或去除附件）。

（2）方法：开启 ClinCheck 3D 模式。

（3）检查内容

1）附件

①数量：牙周病、倒凹大、临床冠长的患者如果附件设计过多会增加摘戴难度。临床冠过短的患者要适当增加附件来增强固位。

②设置牙位：伸长移动的牙齿应设置附件。压低移动的牙齿的邻牙应设置附件。控根移动较大的牙齿应设置附件。尖牙一般在近切端放置 4mm 的垂直矩形附件。磨牙一般在近咬合面放置 4mm 的水平矩形附件，如同时需设置开窗，一般附件在近中，开窗在远中。舌侧错位或舌倾严重的牙，在其舌面设置水平椭圆形附件。

③设置位置：观察上下颌是否有附件咬合干扰。如果有，可考虑改变附件位置或者去除附件。检查附件位置是否与牵引臂的位置冲突。

④治疗中如采用了颌间牵引辅助手段，需设置精密切割拉钩与开窗。

⑤附件类型：隐适美附件分为传统附件和优化附件（表 6-3-1）。优化附件通过附件模板和矫治器上的形态差异实现预加力（图 6-3-6）。

表 6-3-1　附件类型

传统附件	优化附件
形状规则	形状不规则
起固位作用	主动施力
放置于临床冠的中心位置	安放位置由软件决定

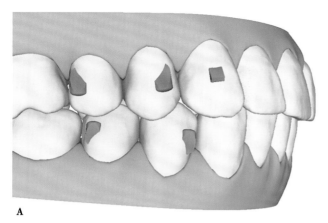
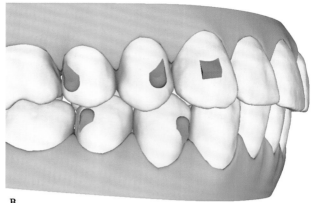
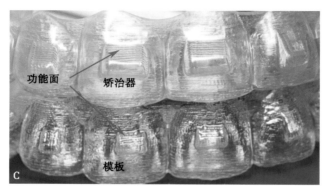

图 6-3-6　附件模板和矫治器上的形态差异实现预加力

A. 模板上的优化附件形状，稍小　B. 矫治器上的优化附件形状，更大　C. 通过附件模板和矫治器上的形态差异实现预加力

2）矫治器特性（图 6-3-7）

①压力嵴：设计于切牙上用于辅助根舌向转矩。

②压力点：适用于附加力特性。当牙冠高度有较小幅度调整时，和设计于前磨牙上的优化控根附件共同起多平面控制作用。对上颌侧切牙有优化控根作用。

③精密切割：拉钩和开窗用于安氏Ⅱ类及Ⅲ类患者。

④精密咬合导板；可设计于上颌切牙。

⑤深覆𬌗压力区；可设计于切牙和下颌尖牙。

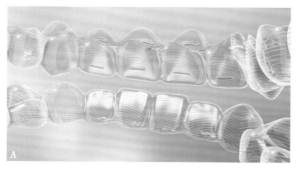
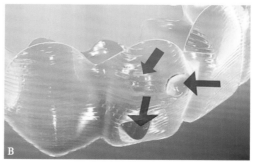

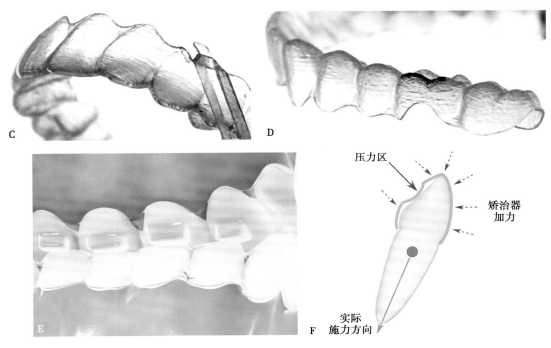

图 6-3-7 矫治器特性

A. 压力嵴 B. 压力点 C. 精密切割: 拉钩 D. 精密切割: 开窗 E. 精密咬合导板 F. 深覆𬌗压力区

5. 分步设计(包括支抗与过矫治设计) 通过分步观察更多信息(图 6-3-8)。分步是牙齿从开始到结束有序移动的过程,是牙齿移动的时间轨迹和顺序。移动速率是指每一分步设计的牙移动量。一般而言,牙周病患者的正畸牙移动速率应设计得比牙周健康者慢些,如设计为每分步 0.18mm。

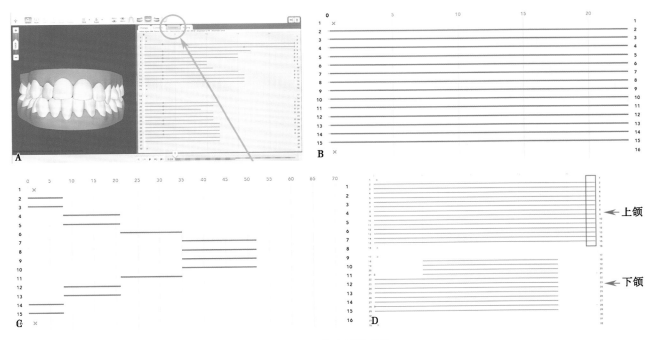

图 6-3-8 检查矫治分步

A. 检查分步栏 B. 同时进行的分步: 所有牙齿同时移动 C. 分步远中移动: 后牙先移动,其他牙齿不移动直到前牙移动完成 D. 矢状向橡皮圈牵引 / 模拟手术纠正: 矢状向牵引在治疗完成后再多用一个 ClinCheck 分步来模拟

（1）下颌前牙分步压低：先纠正下颌前牙的拥挤，再附加过矫治转矩，最后压低。或者先压低切牙，再压低尖牙。

（2）磨牙远中移动（需拔除第三磨牙者，先拔第三磨牙）：先移动第二磨牙到位，再移动第一磨牙到位，第一磨牙到位后开始移动第二前磨牙。当第二前磨牙移动到一半时，开始移动第一前磨牙。当第二前磨牙完全到位后，再移动尖牙。当第一前磨牙完全到位后，才开始移动 4 颗切牙。

（3）前牙早期改善：前牙段存在散在间隙，先关前牙间隙。尽早进行 IPR 以利于尽早排齐前牙。

（4）不必要或往返的牙移动：如压低前牙 3mm，后又伸长 2mm，那么最后只需要压低 1mm，就有 2mm 压低的往复运动是可以去掉的，可减少疗程。如需修改，提交"删除 XX 牙的往返移动"即可。

（5）拔牙、IPR、粘接附件等尽量设置在第二分步。

（6）过矫治设计和被动矫治器

1）过矫治设计：隐适美矫治器难以一次完成牙移动的矫治预期值，设计时需考虑设计比预期值更多的牙移动量。隐适美矫治器由于材料本身的不足，在某些牙移动方式中，会出现一些不利的牙移动，此时应设计适当过矫治，防止不利牙移动出现。如内收上下颌前牙时，易出现牙冠过度舌倾的现象，此时可设计过矫治：在上下颌前牙内收前，前牙先附加一定角度的根舌向转矩。

2）被动矫治器：被动矫治器是在治疗过程中无附加力作用的矫治器，是在双颌治疗过程中，单颌较早结束时，为了与对颌匹配而附加的维持矫治器，可用于设计牵引。

第四节　保　　持

所有正畸治疗都会有复发的可能性，所有的治疗都需要保持，保持的类型、时间应该由主治医师根据不同患者的情况来确定，固定患者也需要保持。最后一幅矫治器不能用作保持器。

隐适美提供的 Vivera 保持器具有如下优点：

①提供给隐适美患者和非隐适美患者。

②强力、持久、通用。实验数据显示，隐适美保持器的材料比其他厂商的保持器材料强度高 30%。

③每次寄送 3 套保持器，为医师灵活分配给患者提供了方便。

④可以在隐适美网站上使用 ClinCheck 特殊说明或新印模，或口内外扫描之后进行订制。

⑤与舌侧丝、假牙空泡兼容（图 6-4-1）。

选择 1：Vivera 与舌侧丝可以很舒适地贴合。

选择 2：Vivera 在舌侧丝的顶部。

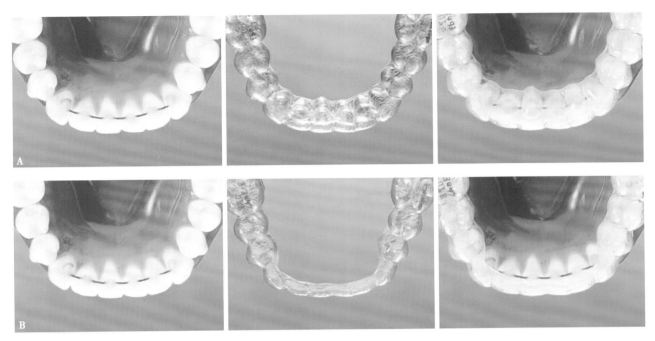

图 6-4-1　Vivera 与舌侧丝
A．Vivera 与舌侧丝可以很舒适地贴合　B．Vivera 在舌侧丝的顶部

（熊国平）

参 考 文 献

1. 黄荣彩，熊国平，林正深，等. 无托槽隐形矫治器附件脱落影响因素分析. 中华口腔正畸学杂志，2018，25（1）：12-16.

2. 赖文莉. 浅谈无托槽隐形矫治技术减数矫治的临床体会. 中华口腔医学杂志，2017，52（9）：534-537.

3. 高洁，徐悦蓉，张浩霖，等. 无托槽隐形矫治中的复诊监控要点. 中华口腔正畸学杂志，2022，29（1）：42-46.

7

牙列拥挤的隐适美矫治系统治疗策略

第一节　牙列拥挤的基本情况

一、概述

牙列拥挤是最常见的错𬌗畸形，表现为牙齿排列不齐。其主要不良影响包括：影响口腔卫生，导致龋病和牙周病发生，影响患者容貌，甚至影响心理健康。

牙列拥挤分两大类：

1. 单纯拥挤　由于牙齿过大、替牙障碍、乳磨牙早失、后牙前移等原因导致牙量、骨量不调所致的拥挤。

2. 复杂拥挤　合并牙弓及颌骨发育不平衡，有异常的唇舌功能或咬合功能障碍的牙列拥挤。

本章主要讨论单纯拥挤的隐适美矫治策略，复杂拥挤的矫治策略将在第九章、第十章进行相应阐述。

牙列拥挤的病因包括牙量异常和骨量过小两种。牙量异常一般指牙齿过大或者伴有额外牙，从而导致牙列不齐。骨量过小的原因较多，比如乳牙早失、乳牙滞留、邻面龋、多数牙龋坏等都会导致颌骨发育受到一定影响，造成骨量不足以容纳所有的牙齿，出现牙齿排列参差不齐的状态。另外，不良习惯、唇腭裂、牙萌出顺序不当、颌骨发育不良等也会造成颌骨发育不足，牙量相对过大，出现牙列拥挤的情况。

二、临床特征

（一）面形分析

单纯拥挤一般没有明显的容貌表现，如果合并一定的颌骨问题，可以表现为双颌前突或者Ⅱ类下颌后缩，或者Ⅲ类反𬌗容貌。

（二）模型分析

模型分析是牙列拥挤的重要诊断手段。在牙弓内对必需间隙与可利用间隙之间关系的分析叫间隙分析或拥挤度分析，是对牙列拥挤程度的定量评价。通过计测，确定牙列是否存在拥挤，拥挤程度及辅助制订治疗计划。

牙弓应有长度即牙弓内各牙齿牙冠宽度的总和。在恒牙列期为左右第一磨牙之前所有恒牙牙冠最大近远中径之和，又叫牙量或必需间隙（space required）。

牙弓现有长度即牙弓整体弧形的长度。在恒牙列期为左右第一磨牙近中触点之前的牙弓弧形长度，又叫骨量或可用间隙（space available）。

牙弓应有长度与牙弓现有长度之差，或必需间隙与可用间隙之差为牙弓的拥挤度，轻度拥挤≤4mm，中度拥挤5～8mm，重度拥挤>8mm。

间隙分析时应该考虑的问题：

1. 全牙弓分析　全牙弓长度测量应测至下颌第三磨牙的远中面，但有时第二、三磨牙尚未萌出，因此牙弓后段的可利用间隙包括目前的可用间隙加估计的增量或预测值。在X线头颅侧位片上测量第一磨牙远中面到下颌支前缘垂直于𬌗平面直线间的距离。估计的增量是每年3mm（每侧1.5mm），女孩直至14岁，男孩直至16岁。因此用14或16减去患者年龄，结果乘以3可得到患者增量的个体估计。

2. 切牙债务（incisor liability）　恒切牙宽度>乳切牙宽度，其差值可通过以下几方面补偿：①生长间隙（growth space）；②灵长间隙（primate space）；③恒切牙萌出时更唇倾；④恒尖牙萌出后宽度增加；⑤替牙间隙（leeway space），由于乳牙Ⅲ+Ⅳ+Ⅴ大于恒牙3+4+5，上颌每侧会有0.9～1.0mm的间隙，下颌单侧会有1.7～2.0mm的间隙。第一磨牙可利用这一间隙调整至中性关系，前段牙弓也可利用这个间隙改正拥挤。这也是青少年早期矫治时可以利用的空间之一。

3. Spee曲线的改正　整平过深的Spee曲线需要间隙，平整1mm的Spee曲线需要1mm的间隙。

4. 第一磨牙再定位　前倾或前移的第一磨牙改到正常位置，可以获得间隙。现有可利用间隙±磨牙调整移动间隙＝实际可利用间隙。

5. 切牙再定位　切牙定位是很重要的评估指标。一般以下颌切牙定位为主，采用Tweed三角的作图估计法或者计算估计法来评估。Tweed三角是由眶耳平面（FH）、下颌平面（MP）和下颌切牙长轴形成的三角形。由于眶耳平面-下颌平面角（FMA）的调整比较困难，主要以下颌中切牙-眶耳平面角（FMIA）来调整。白种人FMIA平均值是65°，中国人面型稍突，55°也是可以接受的。FMIA每减少2.5°（即下颌切牙唇倾），就会获得1mm间隙。反之，FMIA每增加2.5°（即下颌切牙内收），则需要1mm间隙。据此可以计算出下颌切牙内收（唇倾）需要（获得）的间隙量，从而帮助医师评估是否需要拔牙。

6. 支抗问题　一般的拔牙病例如果设计为中度支抗，消耗1/3的拔牙间隙，即若双侧拔牙间隙为15mm，则只能利用10mm。若在治疗中不注意支抗，可能丧失间隙，无法完成既定治疗目标。

7. 颌间牵引所致间隙丧失量的估计　一般在治疗中如采用颌间牵引，比如Ⅱ类牵引，会导致下颌第一磨牙前移，通常按2mm前移量估计，双侧间隙量为4mm。

8. 扩弓　对于牙弓狭窄的病例，扩弓后可增加可用间隙。

以上这些在诊断分析时都是需要考虑的，综合分析后可以判定是否需要拔牙。

（三）X线检查分析

全景片可发现有无额外牙、缺失牙、阻生牙、第三磨牙牙胚，帮助判断拥挤的病因。X线头颅侧位片可帮助判断有无颌骨发育畸形，判断病例是单纯拥挤还是复杂拥挤。本章所述单纯拥挤的病例一般没有明显的骨骼关系不调，因此头影测量分析的绝大部分骨骼测量数据都是正常或者存在少量异常，但不影响治疗方案的确定。

第二节 牙列拥挤的非拔牙矫治策略

牙列拥挤的病因是牙量、骨量不调,所以治疗原则就是减少牙量和增加骨量。减少牙量的方法是 IPR 和拔牙。增加骨量的方法有扩弓、推磨牙向后和唇倾前牙。本节主要对拔牙以外的其他四种获得间隙的方法(扩弓、推磨牙向后、唇倾前牙和 IPR)以病例形式进行讨论。

对于这一类单纯拥挤的病例,主要是通过各种方法获得间隙,排齐牙列,改正拥挤。如果有必要,还可以做前牙内收,改善凸度。因此,隐适美 ClinCheck 治疗方案的设计会涉及牙齿排列、切牙位置、前牙覆𬌗覆盖关系、间隙获得及分配、支抗考虑等,需要综合考虑。

一、扩弓

扩弓是正畸常用的获得间隙的方法,需要注意使用的适应证。隐适美矫治器通过材料变形可以缓慢扩弓,每一步矫治器可以使牙齿移动 0.25mm。

扩弓前必须先进行的三个判断:

第一,病例是否存在牙弓狭窄的问题。需要通过牙弓宽度测量来判断扩弓的必要性和可行性。一般来说,如果前磨牙基骨弓宽约等于 12 颗上颌牙宽的 44%,表明基骨弓的宽度可容纳牙齿,支持扩弓。但是,如果小于 37% 则表明基骨发育不足,需要拔牙。还有一个简单的评估方法,即从模型𬌗面能看到基骨的病例,就可以放心扩弓。

第二,患者微笑像评估。如果患者已经拥有饱满的微笑,颊侧负性间隙不足,一般不建议扩弓,以免出现矫治完成后满口是牙的感觉,影响美观。如果患者负性间隙较多,一般更支持扩弓,从而获得饱满的微笑。

第三,除前两个基本判断以外,现在一般建议在治疗前加拍 CBCT,以评估牙槽骨情况,查看是否有骨开窗、骨开裂的存在,避免盲目扩弓,出现术后并发症。

附:

隐适美矫治系统治疗安氏Ⅰ类拥挤典型病例一:扩弓

【治疗前资料】

患者,男,19 岁。

主诉 牙齿不齐。

既往史 否认系统性疾病史,否认过敏史。

颜貌检查 治疗前面像显示直面型,上颌中线右偏 0.5mm(图 7-2-1)。

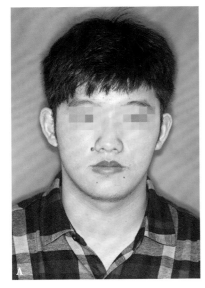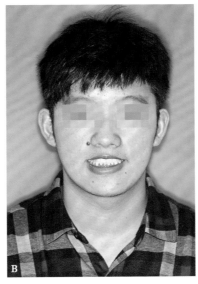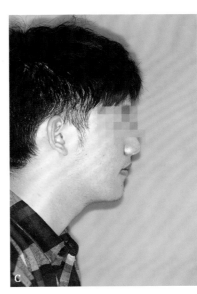

图 7-2-1　治疗前面像，直面型，上颌中线右偏 0.5mm
A. 正面像　B. 正面微笑像　C. 侧面像

口内检查　牙列式 7—7；27 颊向错位，锁𬌗；左侧尖牙、磨牙中性关系；右侧尖牙、磨牙中性关系；深覆𬌗Ⅰ度，深覆盖Ⅰ度；上颌中线右偏 0.5mm。左侧上下颌牙弓第二前磨牙和第一磨牙处塌陷；上下颌牙列轻度拥挤（图 7-2-2）。

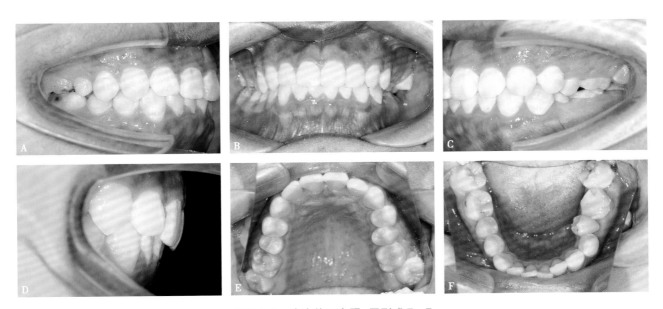

图 7-2-2　治疗前口内照，牙列式 7—7
A. 右侧尖牙、磨牙中性关系　B. 上颌中线右偏 0.5mm，27 颊向错位，锁𬌗　C. 左侧尖牙、磨牙中性关系　D. 深覆𬌗Ⅰ度，深覆盖Ⅰ度　E. 左侧上颌牙弓第二前磨牙和第一磨牙处塌陷，上颌牙列轻度拥挤　F. 左侧下颌牙弓第二前磨牙和第一磨牙处塌陷，下颌牙列拥挤

模型分析　拥挤度：上颌牙弓 2mm，下颌牙弓 4mm；Bolton 指数：前牙比 77.35%，全牙比 92.40%；Spee 曲线曲度：右侧 1.5mm，左侧 1.5mm。

X 线检查　治疗前全景片显示 36 大面积充填体，18、28、48 牙胚存在，关节和牙周情况没有异常（图 7-2-3）。X 线头颅侧位片显示骨性 I 类；平均生长型，均角；上下颌前牙唇倾度基本正常；上下唇位于 E 线上（图 7-2-4）。

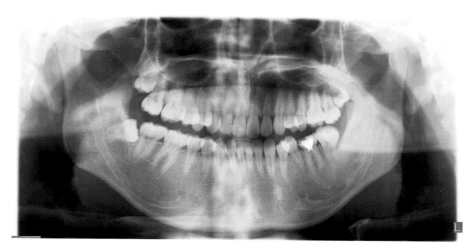

图 7-2-3　治疗前全景片显示 36 大面积充填体，18、28、48 牙胚存在，关节和牙周情况没有异常

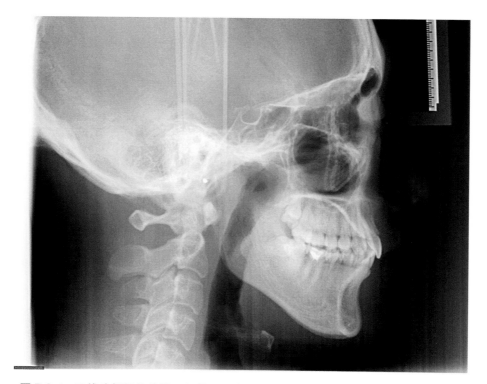

图 7-2-4　X 线头颅侧位片显示颌骨及面高：骨性 I 类，平均生长型，均角；牙及牙槽：
上下颌前牙唇倾度基本正常；软组织：上下唇位于 E 线上

【诊断和治疗计划】

综上资料，患者的诊断是安氏Ⅰ类错𬌗，骨性Ⅰ类错𬌗，牙列拥挤，27 锁𬌗，25、26、35、36 舌倾。因此，治疗目标是扩弓，改正锁𬌗，解除拥挤，竖直 25、26、35、36，调整双侧磨牙尖牙关系达到中性关系。

治疗方案包括：

（1）口腔卫生宣教。

（2）定期观察，择期拔除 18、28、48。

（3）上颌设计扩弓，解除拥挤，竖直 25、26，解除 27 锁𬌗。

（4）下颌设计扩弓，竖直 35、36，解除拥挤。

（5）维持尖牙磨牙中性关系。

（6）矫治结束，用保持器保持。

【ClinCheck 设计】

上颌设计扩弓解除拥挤。下颌设计适量片切和扩弓解除拥挤。治疗上下颌同步。由于下颌 Bolton 指数偏大，因此设计下颌左侧 IPR 协调 Bolton 指数，其他设计细节见图 7-2-5～图 7-2-11。

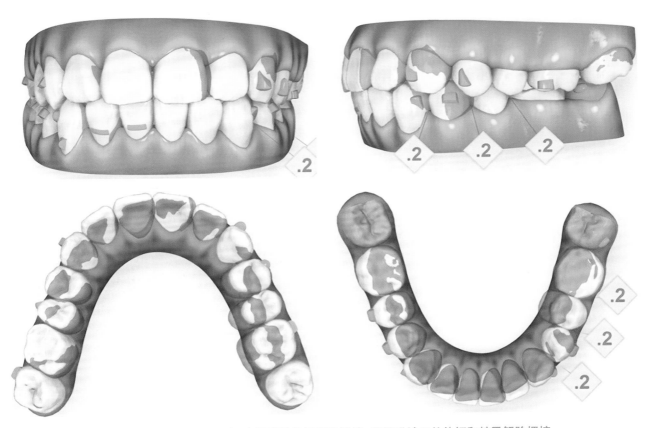

图 7-2-5　ClinCheck 设计：上颌设计扩弓解除拥挤，下颌设计三处片切和扩弓解除拥挤

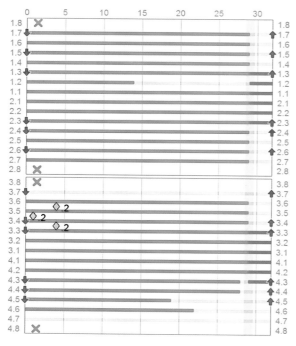

图 7-2-6　ClinCheck 分步图显示上下颌同步完成

图 7-2-7　ClinCheck Bolton 指数

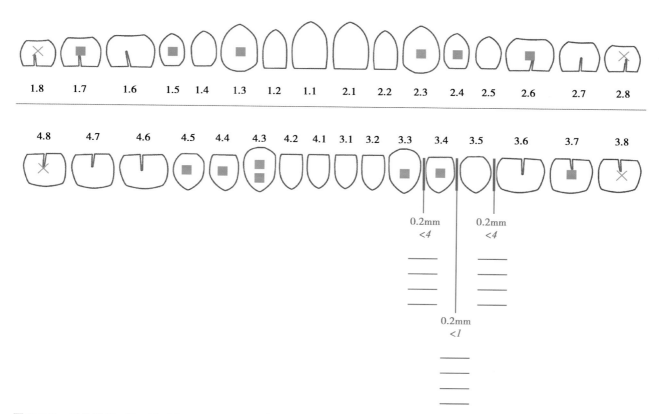

图 7-2-8　附件设计：13、15、23、24、33、43 设计优化附件，17、26、34、37、44、45 设计传统附件。在下颌设计了三处共计 0.6mm 的 IPR。设计 IPR 的依据是下颌 Bolton 指数偏大。

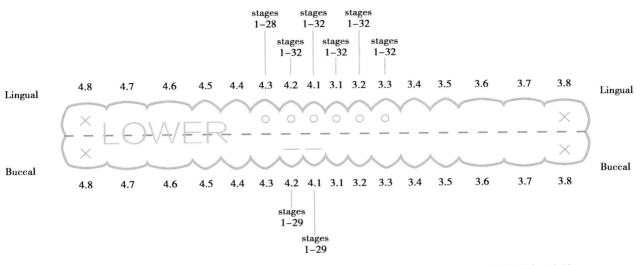

图7-2-9　压力区设计：下颌前牙舌侧设计压力区，压低前牙，整平殆曲线，41、42唇侧设计压力嵴

Upper / Lower	1.8	1.7	1.6	1.5	1.4	1.3	1.2	1.1	2.1	2.2	2.3	2.4	2.5	2.6	2.7	2.8
Extrusion/Intrusion, mm		0.7 E	0.7 E	0.5 E	0.1 E	1.2 E	1.2 E	0.8 E	0.4 E	0.3 E	0.6 E	0.5 E	0.8 E	0.5 E	0.3 E	
Translation Buccal/Lingual, mm		0.3 L	0.6 B	1.1 B	0.7 B	1.0 B	0.6 B	0.6 B	0.1 B	0.6 B	0	2.1 B	3.1 B	2.2 B	0	
Translation Mesial/Distal, mm		0.4 M	0.5 M	0.6 M	0.7 M	0.4 M	0.1 D	0.5 D	0.6 M	0.5 M	0.6 M	0.5 M	0.1 D	0.4 D	0.1 M	
Rotation Mesial/Distal		1.8°D	0.8°M	2.6°D	4.0°D	2.3°M	9.3°M	3.5°D	7.1°D	7.8°M	0.3°D	0.7°D	5.2°M	0.1°D	4.3°D	0°
Angulation Mesial/Distal		5.3°M	2.7°D	2.0°D	0.2°M	5.0°M	2.1°D	1.7°M	3.3°D	2.5°M	0.3°D	0.7°D	3.8°M	0.8°M	0°	
Inclination Buccal/Lingual		1.0°B	0.6°B	2.3°B	7.6°B	9.1°B	0°	3.9°L	0.6°B	3.4°B	4.7°B	10.2°B	14.5°B	2.1°B	0°	

Final Stage — Align / Doctor / Difference — Tooth Basis: Crown / Root

Upper / Lower	4.8	4.7	4.6	4.5	4.4	4.3	4.2	4.1	3.1	3.2	3.3	3.4	3.5	3.6	3.7	3.8
Extrusion/Intrusion, mm	0	0.1 I	0.2 E	1.2 I	1.6 I	1.4 I	1.2 I	1.3 I	1.5 I	1.3 I	0	0.9 I	0.6 I	0		
Translation Buccal/Lingual, mm	0	0.5 B	1.6 B	1.6 B	1.9 B	1.4 B	1.4 B	1.4 B	2.6 B	1.0 B	0.3 L	3.2 B	0.8 B	0		
Translation Mesial/Distal, mm	0	0	0	0.2 D	0.5 D	0.8 D	0.7 D	0.6 M	0.5 M	0.9 M	0.9 M	0.2 M	0.1 M	0		
Rotation Mesial/Distal	0°	3.1°D	7.7°D	4.0°D	0.3°M	**27.9°D**	14.6°D	11.7°D	4.6°M	9.8°D	11.6°D	3.2°M	2.2°D	0°		
Angulation Mesial/Distal	0°	1.2°D	3.6°M	5.9°M	7.4°M	8.7°M	1.1°M	2.1°D	1.4°D	8.9°M	7.9°M	3.7°L		0°		
Inclination Buccal/Lingual	0°	1.1°B	0.9°B	0.8°L	5.1°B	**14.1°B**	10.9°B	6.6°B	13.8°B	13.4°B	7.8°B	7.7°L		0°		

Final Stage — Align / Doctor / Difference — Tooth Basis: Crown / Root

图7-2-10　上下颌牙移动数值

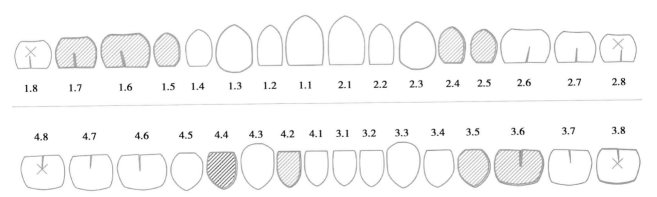

图7-2-11　牙移动难度评估：44移动最难，为黑色；15、16、17、24、25、35、36、42移动难度中等，为蓝色；其余牙移动比较容易实现，为白色

【治疗过程和结果】

总疗程为 15 个月，每 2～3 个月复诊一次。矫治器共 32 副。考虑到 27 锁𬌗比较严重，先通过交互配合将𬌗面垫高，改正 27 锁𬌗，再开始隐适美矫治（图 7-2-12～图 7-2-19）。

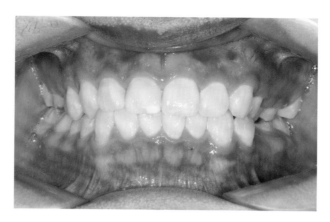

图 7-2-12　27 锁𬌗基本改正

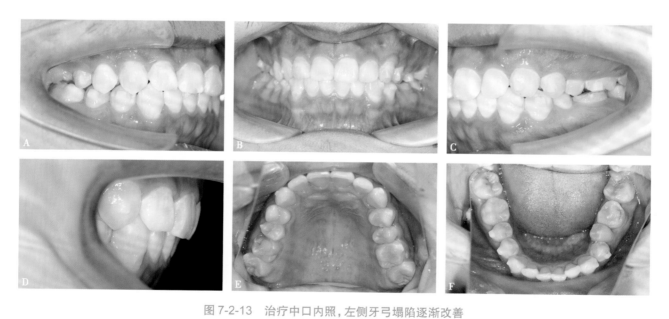

图 7-2-13　治疗中口内照，左侧牙弓塌陷逐渐改善

A. 右侧咬合像　B. 正面咬合像　C. 左侧咬合像　D. 覆𬌗覆盖像　E. 上颌𬌗面像　F. 下颌𬌗面像

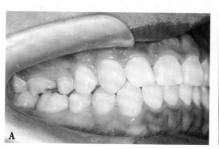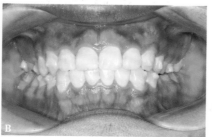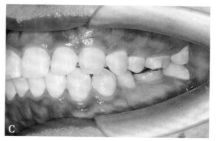

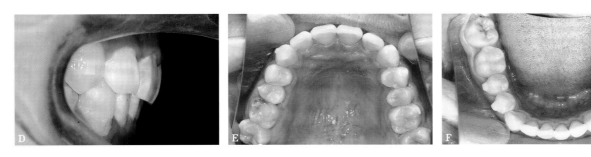

图 7-2-14　治疗中口内照，拥挤继续改善，牙弓对称性有所好转

A. 右侧咬合像　B. 正面咬合像　C. 左侧咬合像　D. 覆𬌗覆盖像　E. 上颌𬌗面像　F. 下颌𬌗面像

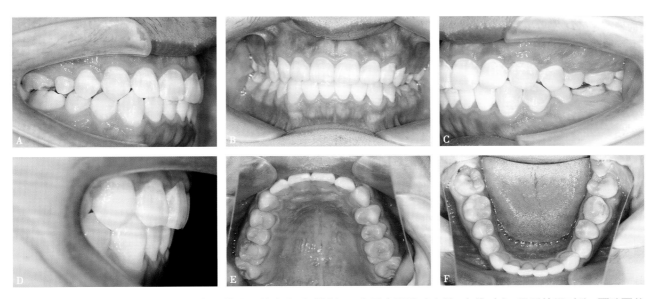

图 7-2-15　治疗后口内照，经过 15 个月的隐适美治疗，拥挤纠正，尖牙磨牙关系中性，中线对齐，弓形协调对称，覆𬌗覆盖正常，达到治疗目标，进入保持阶段

A. 右侧咬合像　B. 正面咬合像　C. 左侧咬合像　D. 覆𬌗覆盖像　E. 上颌𬌗面像　F. 下颌𬌗面像

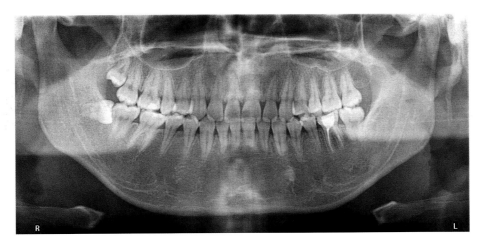

图 7-2-16　治疗后全景片显示牙根平行度良好

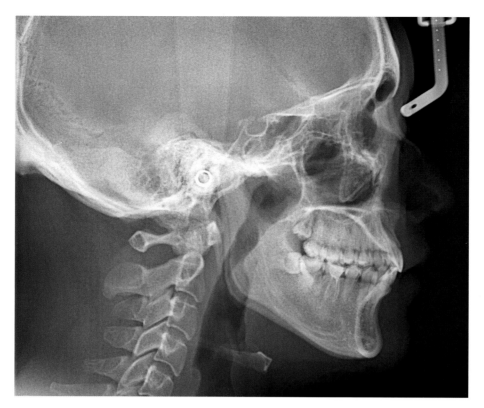

图 7-2-17 治疗后 X 线头颅侧位片

Measurements	Normal	Pre	Post
SNA°	83.13±3.6	78.0	78.1
SNB°	79.65±3.2	74.5	74.8
ANB°	3.48±1.69	3.4	3.3
SN-MP°	32.85±4.21	43.3	40.8
S-Go/N-Me	65.85±3.83	62.9	64.8
ANS-Me/N-Me	53.32±1.84	56.0	56.7
U1-L1°	126.96±8.54	124.5	123.8
U1-SN°	105.23±6.02	104.6	106.2
UI-NA (mm)	4.05±2.32	3.0	2.7
UI-NA°	21.49±5.92	26.6	24.1
LI-NB (mm)	5.69±2.05	5.4	6.8
LI-NB°	28.07±5.58	25.5	27.8
FMIA°	57.0±6.79	58.9	56.8
UL-EP (mm)	1.75±1.87	-2.1	-4.5
LL-EP (mm)	2.74±2.21	-0.7	-3.1
Nasolabial angle	78.0±8.0	94.8	106.4

图 7-2-18 治疗前后 X 线头影测量分析

A. 治疗前后 X 线头影测量值 B. X 线头影描迹重叠图（红色线条示治疗后，黑色线条示治疗前）

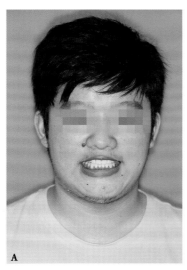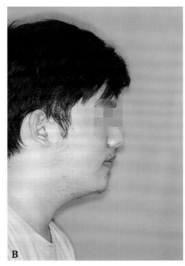

图 7-2-19　治疗后面像，上颌中线与面中线对齐
A. 正面像　B. 侧面像

【治疗体会】

这是一个安氏Ⅰ类拥挤伴 27 锁𬌗的早期病例。考虑到 27 锁𬌗改正也许有难度，先采用交互牵引改正锁𬌗后，再取 PVS 印模，进入隐适美治疗阶段。其实，现在来看，直接进入隐适美矫治，锁𬌗也是可以改正的。这个患者主要通过扩弓改正左侧牙弓塌陷，并配合少量下颌 IPR，矫治最终效果还是不错的。但是，如果在需要颊向移动的牙齿舌侧也设置附件的话，相信扩弓效率会更高。

（本病例由朱亚芬、赖文莉提供）

扩弓病例总结：

①注意弓形要对称；②每一侧扩弓量要适当，不能过度扩弓，否则将导致牙根暴露，出现骨开窗或骨开裂；③防止牙齿颊向倾斜或旋转，侧面观不能看到舌尖；④必要时可以设计限制磨牙区颊向移动，避免出现后牙开𬌗和舌尖下垂，以及下颌后旋的不良反应；⑤需要扩弓的牙齿，颊侧附件是必需的，同时舌侧可以加放附件。

二、推磨牙远中移动

推磨牙远中移动是隐适美隐形矫治技术的特点，应该善加利用。当磨牙关系是远中时，推磨牙远中移动就成了治疗计划的首选。有文献表明，推磨牙远中移动的实现率是各类牙移动中最高的，可达 88%，也就是说 ClinCheck 方案设计的推磨牙远中移动的量大致可以实现 88%。当然，临床应用时还需要评估上颌结节或者磨牙后垫的发育程度，避免磨牙远中移动导致后段拥挤。有关磨牙远中移动的详细讨论还可以参见第十章第二节。

附：

隐适美矫治系统治疗安氏 I 类拥挤典型病例二：推磨牙远中移动

【治疗前资料】

患者，男，29 岁。

主诉 牙齿扭转。

既往史 否认系统性疾病史，否认过敏史。

颜貌检查 面形尚可（图 7-2-20）。

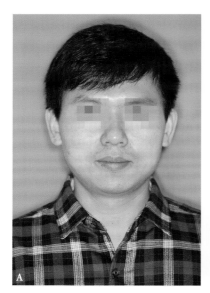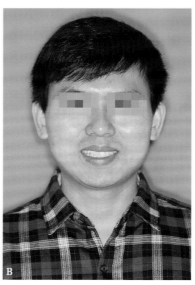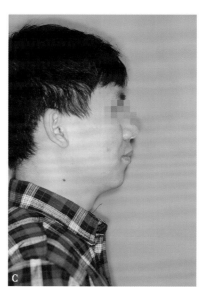

图 7-2-20 治疗前面像，面形尚可
A. 正面像 B. 正面微笑像 C. 侧面像

口内检查 左侧磨牙基本中性关系，左侧尖牙远中关系；右侧尖牙远中关系，右侧磨牙远中关系；11 近中扭转；深覆𬌗 I 度，深覆盖 I 度；17 伸长，47 缺失，48 近中倾斜；上颌中线右偏 2mm；37 大面积充填物；上颌牙列中度拥挤，下颌牙列轻度拥挤（图 7-2-20，图 7-2-21）。

模型分析 拥挤度：上颌牙弓 5mm，下颌牙弓 4mm；Bolton 指数：前牙比 76.97%，全牙比 90.45%；Spee 曲线曲度：右侧 1.5mm，左侧 1.5mm。

X 线检查 全景片显示 47 缺失，48 近中倾斜，18 牙胚存在，关节和牙周情况没有异常（图 7-2-22）。治疗前 X 线头颅侧位片显示骨性 I 类；平均生长型，均角；上下颌前牙稍唇倾；上下唇位于 E 线上（图 7-2-23）。

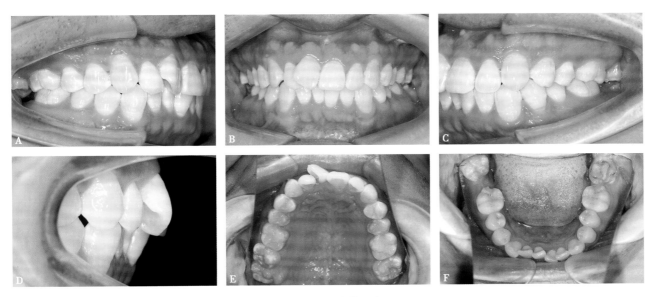

图 7-2-21　治疗前口内照

A. 右侧尖牙、磨牙远中关系，47 缺失，17 伸长　B. 上颌中线右偏　C. 左侧磨牙基本中性关系，左侧尖牙远中关系　D. 深覆𬌗Ⅰ度，深覆盖Ⅰ度　E. 11 近中扭转，上颌牙列中度拥挤　F. 下颌牙列轻度拥挤，37 大面积充填物，47 缺失，48 近中倾斜

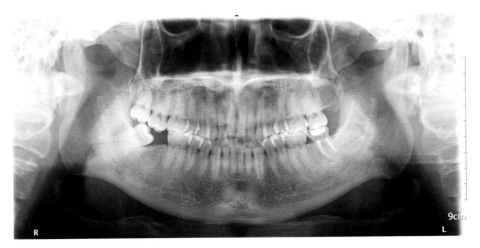

图 7-2-22　治疗前全景片显示 37 做过根管治疗，近中根尖周有暗影；47 缺失，48 近中倾斜，18 牙胚存在；关节和牙周情况没有异常

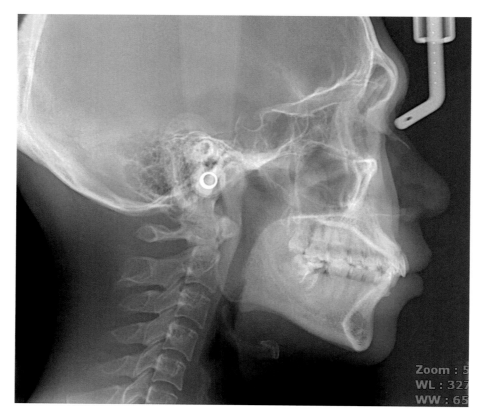

图 7-2-23　治疗前 X 线头颅侧位片显示颌骨及面高：骨性 I 类；平均生长型，均角；牙及牙槽：上下颌前牙稍唇倾；软组织：上下唇位于 E 线上

【诊断和治疗计划】

综上资料，这个患者的诊断是安氏 II 类错𬌗，骨性 I 类错𬌗，牙列拥挤，11 近中扭转，47 缺失。因此，治疗目标是解除拥挤，改正 11 扭转和中线，恢复 47 处咬合，磨牙、尖牙关系达到中性关系。患者希望尽快结束正畸治疗，同意 47 种植修复。

治疗方案包括：

（1）口腔卫生宣教。

（2）定期观察，择期拔除 18、48。

（3）上颌设计推磨牙远中移动和 IPR，获得间隙后改正 11 近中扭转，同时让上颌中线左移，与下颌中线对齐。

（4）下颌设计 IPR 和唇倾，排齐牙列，47 处间隙种植修复。

（5）矫治目标是尖牙、磨牙中性关系，覆𬌗（OB）、覆盖（OJ）均为 1mm。

（6）矫治结束，用保持器保持。

【ClinCheck 设计】

上颌设计 V 型推磨牙远中移动和 IPR 解除拥挤。下颌设计 IPR 解除拥挤，允许适当唇倾下颌前牙。配合使用 II 类牵引。其他设计细节参见图 7-2-24～图 7-2-30。

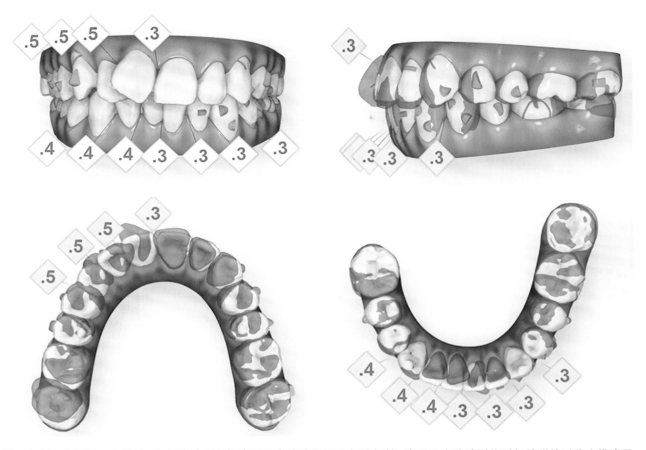

图 7-2-24　ClinCheck 设计：上颌设计序列推磨牙远中移动和 IPR 解除拥挤，磨牙远中移动到位时加放附件以稳定推磨牙的效果；下颌设计 IPR 解除拥挤，允许适当唇倾下颌前牙

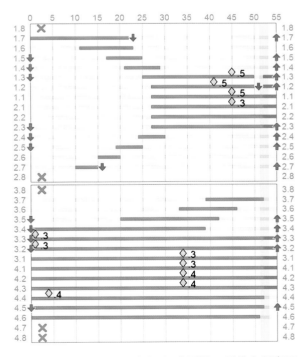

图 7-2-25　ClinCheck 分步图，典型的 V 型推上颌磨牙远中移动，其他牙前期不动，作为支抗

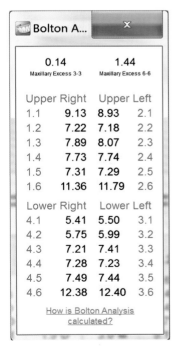

图 7-2-26　ClinCheck Bolton 指数

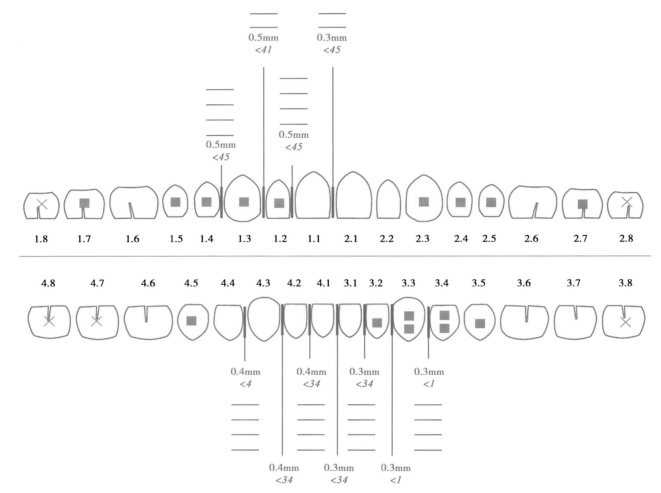

图 7-2-27 附件和 IPR 设计：14 设计优化深覆𬌗附件，13、24、35、45 设计优化旋转附件，23、25、33、34 设计优化控根附件，15 设计水平矩形附件。当 17、27 远中移动到位时加放水平矩形附件。在上颌设计了 4 处共计 1.6mm 的 IPR。下颌设计了 7 处共计 2.4mm 的 IPR。设计上颌 IPR 的原因是 11 扭转调整所需的间隙单靠推磨牙向远中移动难以获得，设计下颌 IPR 的依据是下颌前牙拥挤

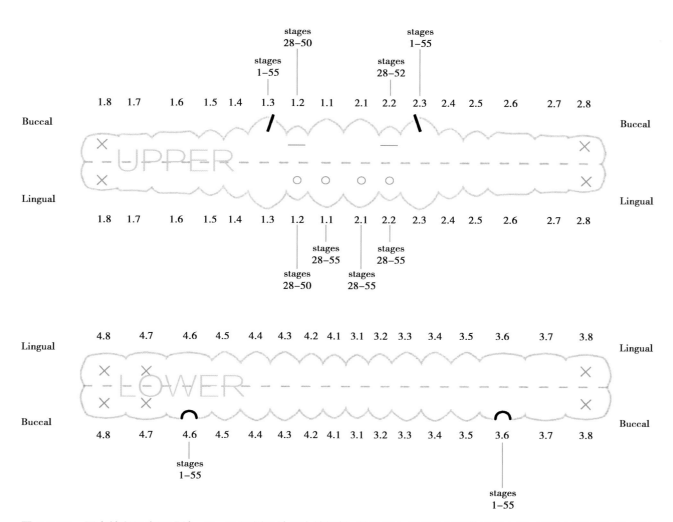

图 7-2-28　压力嵴和压力区设计：12、22 唇侧设计压力嵴控根，并且在上颌前牙舌侧设计压力区，压低上颌前牙，改正深覆𬌗及整平𬌗曲线

图 7-2-29　上颌牙和下颌牙移动数值

由于 47 缺失，17 伸长较多，在 ClinCheck 方案里，设计 27 压低 2.6mm，以利于后期 47 种植修复。右侧推磨牙远中移动的量达到 2.4mm，左侧推磨牙远中移动的量只有 1mm。

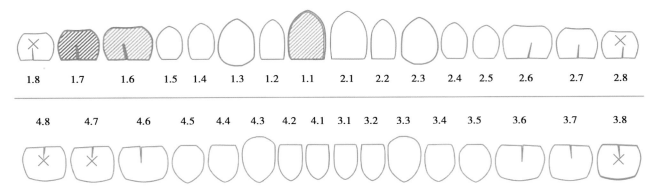

图 7-2-30　牙移动难度评估：17 移动最难，远中移动并且要压低 2.6mm，为黑色；16、11 移动为中等难度，为蓝色，其中 11 扭转改正需要 48.4°；其余牙移动比较容易实现，为白色

【治疗过程和结果】

矫治器总数 55 副（52＋3），一次完成，未重启治疗。每副矫治器使用时间为 2 周，每 2～3 个月复诊一次，总疗程为 21 个月（图 7-2-31～图 7-2-38）。

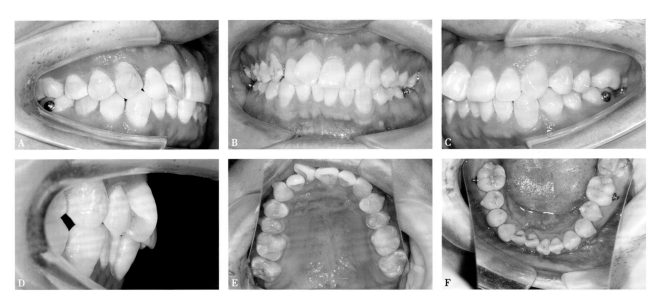

图 7-2-31　治疗中第 8 步口内照，推上颌双侧磨牙向远中移动，使用Ⅱ类牵引对抗反作用力
A. 右侧咬合像　B. 正面咬合像　C. 左侧咬合像　D. 覆𬌗覆盖像　E. 上颌𬌗面像　F. 下颌𬌗面像

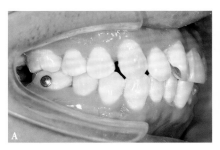
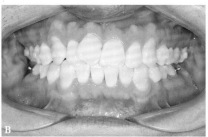
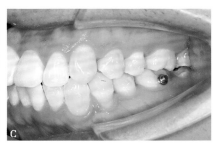

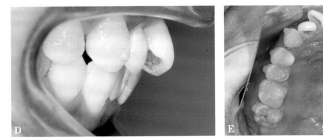
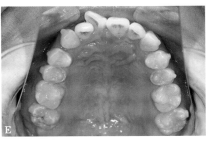
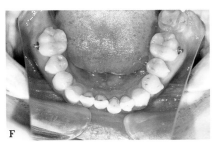

图 7-2-32 治疗中第 29 步口内照显示 13 远中已有一些间隙，下颌前牙拥挤有所改善
A. 右侧咬合像 B. 正面咬合像 C. 左侧咬合像 D. 覆𬌗覆盖像 E. 上颌𬌗面像 F. 下颌𬌗面像

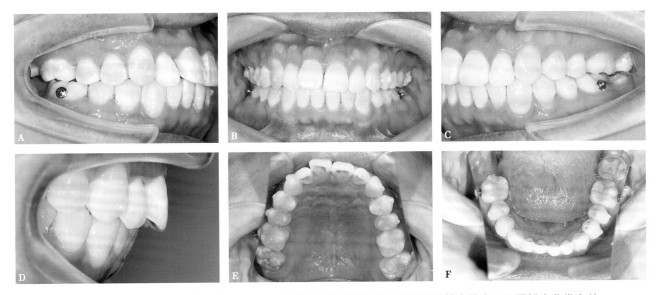

图 7-2-33 治疗中第 46 步口内照显示 11 扭转大部分得到改善，下颌前牙基本排齐，17 压低也非常有效
A. 右侧咬合像 B. 正面咬合像 C. 左侧咬合像 D. 覆𬌗覆盖像 E. 上颌𬌗面像 F. 下颌𬌗面像

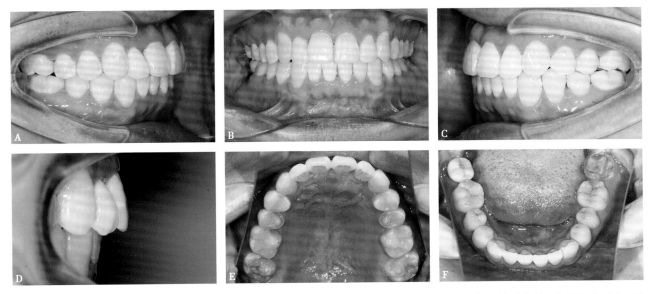

图 7-2-34 治疗后口内照，经过 21 个月的隐适美治疗，拥挤纠正，11 扭转改正，双侧尖牙磨牙关系中性，中线基本对齐，弓形协调对称，覆𬌗覆盖正常，47 种植牙已经就位，达到治疗目标，进入保持阶段
A. 右侧咬合像 B. 正面咬合像 C. 左侧咬合像 D. 覆𬌗覆盖像 E. 上颌𬌗面像 F. 下颌𬌗面像

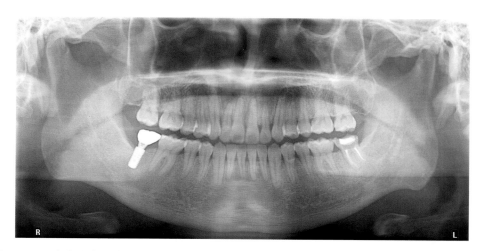

图 7-2-35 治疗后全景片显示牙根平行度良好,47 种植牙位置良好,37 未见明显的牙周问题恶化

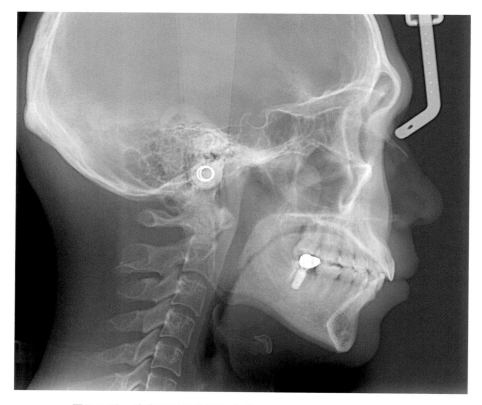

图 7-2-36 治疗后 X 线头颅侧位片显示上下颌切牙位置变化不大

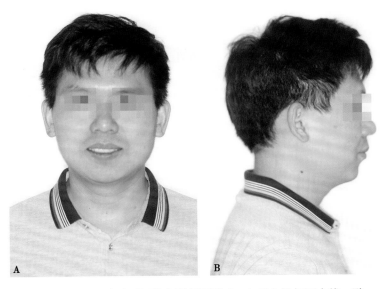

Measurements	Normal	Pre	Post
SNA°	83.13±3.6	84.9	85.3
SNB°	79.65±3.2	77.9	79.6
ANB°	3.48±1.69	6.9	5.7
SN-MP°	32.85±4.21	30.3	33.4
S-Go/N-Me	65.85±3.83	73.0	72.2
ANS-Me/N-Me	53.32±1.84	56.0	51.4
U1-L1°	126.96±8.54	110.7	116.5
U1-SN°	105.23±6.02	111.2	112.5
UI-NA (mm)	4.05±2.32	2.8	1.5
UI-NA°	21.49±5.92	26.3	24.2
LI-NB (mm)	5.69±2.05	8.9	9.1
LI-NB°	28.07±5.58	36.0	31.6
FMIA°	57.0±6.79	51.3	57.9
UL-EP (mm)	1.75±1.87	0.9	0.7
LL-EP (mm)	2.74±2.21	3.5	3.6
Nasolabial angle	78.0±8.0	95.7	100.1

图 7-2-37 治疗前后 X 线头影测量分析显示上颌磨牙远中移动有效

A. 治疗前后 X 线头影测量值 B. X 线头影描迹重叠图（红色线条示治疗后，黑色线条示治疗前）

图 7-2-38 治疗后面像显示牙列排齐，上颌中线与面中线一致

A. 正面像 B. 侧面像

【治疗体会】

这是一个安氏Ⅱ类，11 近中扭转伴 47 缺失、17 伸长的拥挤病例。考虑到患者的具体情况，包括磨牙远中关系，Bolton 指数偏小，因此建议设计推磨牙远中移动，配合 IPR 获得间隙，改正 11 扭转的方案。关于 47 间隙的处置，我们提供了两种方案，节段弓竖直，近中移动 48，取代 47，此方案具有不用修复、节约费用的优点，但是疗程可能较长。另一种方案是直接拔除 48，治疗中种植修复 47。患者综合考虑后实施种植修复 47 的方案。治疗中，首先压低并远中移动 17，为 47 修复提供空间。当 17、27 到位时，设计水平

矩形附件以加强固位和巩固压低的效果,避免复发。采用 V 型和Ⅱ类牵引对抗推磨牙向远中移动的反作用力。治疗中 11 扭转改正基本完成,上颌中线基本与下颌中线对齐,患者对治疗效果满意,没有进一步调整的意愿,故在第一阶段矫治器完成时结束治疗。治疗效果基本令人满意,11 扭转完全改正,17 压低,47 种植牙已就位,尖牙、磨牙关系均为中性关系,覆𬌗覆盖正常,仅上颌中线稍偏右一点。

(本病例由赵芮、赖文莉提供)

推磨牙向后病例总结:

1. 适应证　磨牙远中关系或者近中关系都可以设计推磨牙远中移动,关键是要有空间,生理结构允许磨牙远中移动。建议拔除第三磨牙,去除推磨牙远中移动的阻力。一般不建议磨牙中性关系的病例设计推磨牙远中移动。特殊情况可以考虑单侧推磨牙,同颌其他牙齿作为支抗牙单位,或者配合种植体支抗。

2. 附件设计　远中移动的磨牙可以不设计附件,但是如果牙冠短小、包裹不良时可以设计附件,帮助矫治器材料很好地包裹牙齿,实现推力。如果磨牙的牙移动是复合的,除了远中移动以外,还有压低或者转矩的改变,一般建议放置附件,或者磨牙到位后加放附件,做好控制,避免复发。尖牙一般建议设计固位力比较强的矩形附件或者优化控根附件,因为推磨牙远中移动需要有橡皮圈牵引对抗,尖牙同时设计精密切割拉钩。

3. 颌间牵引　矫治器推上颌磨牙向后的反作用力将使上颌前牙唇倾,所以,如果治疗目标是内收上颌前牙的话,就必须使用牵引对抗反作用力。一般建议牵引从上颌尖牙处矫治器的精密切割拉钩到下颌磨牙上 cut out 处的舌钮。特殊情况下,可以从尖牙上粘接的舌钮到磨牙处舌钮,这样的牵引可能会使上颌尖牙伸长,需要评估这种牙移动是否是治疗需要的。少数医师会设计上颌尖牙矫治器处精密切割拉钩和下颌磨牙处精密切割拉钩的牵引,这类牵引有可能使下颌矫治器脱位,临床上相对少用。

4. ClinCheck 分步考虑　通常情况下,推磨牙远中移动的默认设计是 V 型,先推第二磨牙,移动到一半时开始移动第一磨牙,之后再移动第二前磨牙,以此类推,每次移动的牙齿数量不超过 4 个。这样可以满足大部分病例的支抗需求,再加上Ⅱ类牵引的使用,推磨牙远中移动的实现率还是比较高的。这种模式往往疗程较长,目前已有所改进,可以要求推磨牙远中移动的同时,让前牙做一些可以实现的牙移动,让患者看到治疗的变化,获得信心。如果患者有疗程要求,可以考虑加用种植体支抗,采用第一磨牙、第二磨牙一起移动,甚至全牙列整体后移的方法,临床上也是可行的。当然,需要正畸医师具有良好的正畸功底和生物力学知识,能应对治疗过程中的各种突发情况。

5. 临床监控　推磨牙远中移动的病例,需要特别和患者沟通清楚,前期可能前牙的移动较少,看不到明显的变化。如果发现治疗中有食物嵌塞,正是磨牙远中移动有效的指征,要鼓励患者坚持治疗,做好后牙的清洁工作。食物嵌塞的问题会逐渐消失,间隙会逐渐前移。配合度良好的患者可以每周替换矫治器,减少疗程。橡皮圈的力量一般 3.5oz 就足够,如果设计下颌向前跳跃,可以加大橡皮圈的力量,到4.5oz 甚至 6oz。

三、唇倾前牙

唇倾前牙是获得间隙的有效手段之一。大部分中国患者的诉求就是改善凸度，所以绝大部分病例并不能采用该措施获得间隙。因此，唇倾前牙仅限于前牙舌倾或直立的病例。唇倾 1mm 牙弓周径会增加 2mm。隐适美系统可以很好地唇倾前牙。如果唇倾的量较大，超过 3° 的冠唇向转矩将激活 ClinCheck 软件系统的压力嵴。压力嵴是隐适美系统中 SmartForce 的一部分，是矫治器在唇面颈部或舌面切端处的材料凹陷，将对相应的牙齿施加根舌向的转矩，可以有效实现前牙控根移动。

附：

隐适美矫治系统治疗安氏 I 类拥挤典型病例三：唇倾前牙

【治疗前资料】

患者，女，26 岁。

主诉　要求隐形矫治。

既往史　否认系统性疾病史，否认过敏史，否认外伤史，否认家族遗传史。

颜貌检查　直面型，微笑露龈，上下唇在 E 线后（图 7-2-39）。

口内检查　牙列式 7—7；右侧尖牙、磨牙中性关系，左侧尖牙、磨牙远中关系；深覆𬌗Ⅲ度，上颌前牙舌倾；上颌中线右偏 1mm，下颌中线左偏 1mm，下颌牙列轻度拥挤（图 7-2-40）。

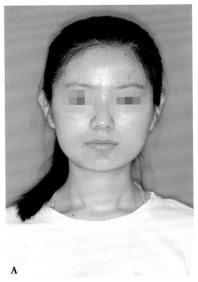 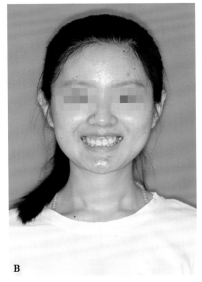 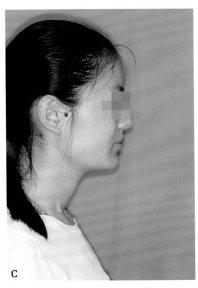

图 7-2-39　治疗前面像，直面型，微笑露龈，上下唇在 E 线后
A. 正面像　B. 正面微笑像　C. 侧面像

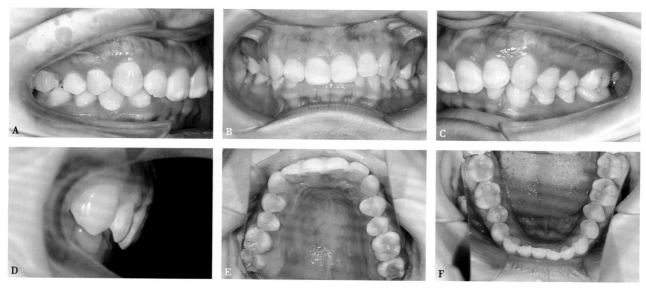

图 7-2-40 治疗前口内照,牙列式 7—7

A. 右侧尖牙、磨牙中性关系 B. 上颌中线右偏,下颌中线左偏 C. 左侧尖牙、磨牙远中关系 D. 上颌前牙舌倾,深覆𬌗Ⅲ度 E. 上颌牙弓不对称 F. 下颌牙列轻度拥挤

模型分析 拥挤度:上颌牙弓 1mm,下颌牙弓 1.5mm;Bolton 指数:前牙比 74.86%,全牙比 89.19%;Spee 曲线曲度:右侧 3.5mm,左侧 3mm。

X 线检查 治疗前全景片显示 28、38、48 阻生,牙周情况无异常(图 7-2-41)。治疗前 X 线头颅侧位片显示骨型 Ⅰ 类,水平生长型,均角;上下颌前牙舌倾;上下唇均位于 E 线后(图 7-2-42)。

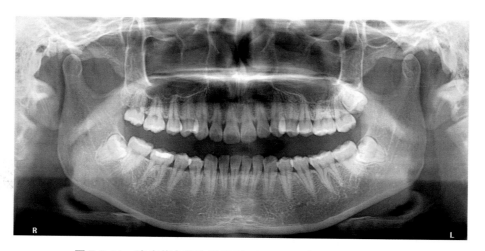

图 7-2-41 治疗前全景片显示 28、38、48 阻生,牙周情况无异常

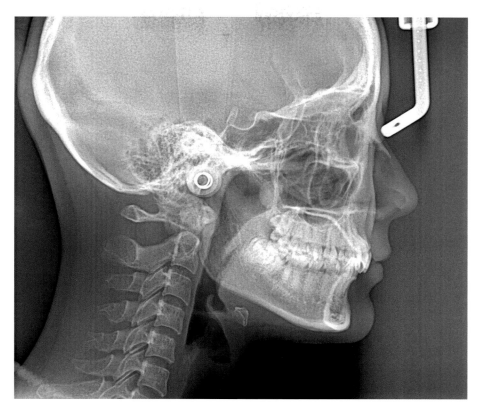

图 7-2-42　治疗前 X 线头颅侧位片显示颌骨及面高：骨性Ⅰ类，水平生长型，均角；牙及牙槽骨：上下颌前牙舌倾；软组织：上下唇均位于 E 线后

【诊断和治疗计划】

综上资料，患者的诊断是安氏Ⅱ类2分类亚类错𬌗，骨性Ⅰ类错𬌗，牙列拥挤，深覆𬌗。因此治疗目标是唇倾前牙，改正上颌前牙舌倾，解除拥挤，改正深覆𬌗，使磨牙、尖牙达到中性关系。

治疗方案包括：

（1）口腔卫生宣教。

（2）建议拔除28，择期拔38、48。

（3）上颌设计唇倾前牙及推磨牙远中移动获得间隙解除拥挤，压低上颌前牙打开咬合，并适当内收前牙。

（4）下颌设计扩弓解除拥挤，压低下颌前牙打开咬合。

（5）配合Ⅱ类牵引提供支抗，推上颌磨牙远中移动以达到磨牙中性关系。

（6）矫治结束，用保持器保持。

【ClinCheck 设计】

上颌设计唇倾前牙及推磨牙远中移动获得间隙解除拥挤，压低上颌前牙打开咬合，并适当内收前牙减少覆盖。下颌设计扩弓解除拥挤，压低下颌前牙打开咬合。治疗后期配合Ⅱ类牵引提供支抗，推上颌磨牙远中移动。其他设计细节请见图7-2-43～图7-2-49。

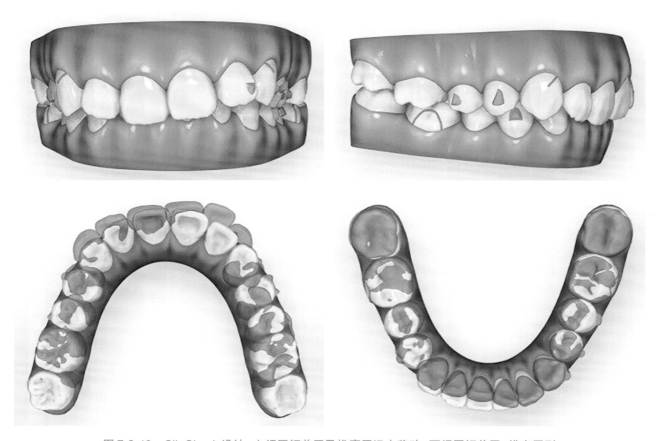

图 7-2-43 ClinCheck 设计：上颌唇倾前牙及推磨牙远中移动；下颌唇倾前牙，排齐牙列

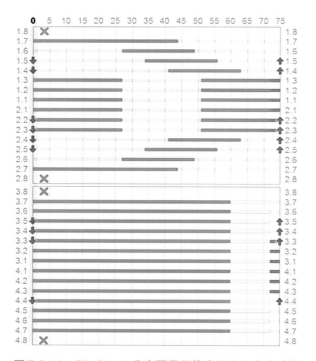

图 7-2-44 ClinCheck 分步图显示推磨牙向远中移动的过程中，同时设计上颌前牙唇倾竖直

图 7-2-45 ClinCheck Bolton 指数

Bolton Anal...			✕
0.36		1.99	
Maxillary Excess 3-3		Maxillary Excess 6-6	
Upper Right		**Upper Left**	
1.1	9.10	8.99	2.1
1.2	7.84	7.90	2.2
1.3	8.60	8.41	2.3
1.4	7.65	7.87	2.4
1.5	7.68	7.16	2.5
1.6	11.05	11.42	2.6
Lower Right		**Lower Left**	
4.1	5.88	5.90	3.1
4.2	5.98	6.18	3.2
4.3	7.26	7.76	3.3
4.4	7.75	7.48	3.4
4.5	7.92	7.90	3.5
4.6	11.52	11.29	3.6
How is Bolton Analysis calculated?			

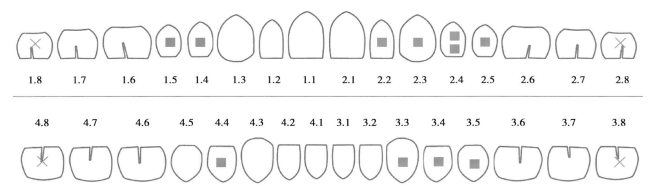

图 7-2-46　附件设计：44 设计优化深覆𬌗附件，15、22、23、24、25 设计优化控根附件，14、33、34 设计优化旋转附件，35 设计矩形附件

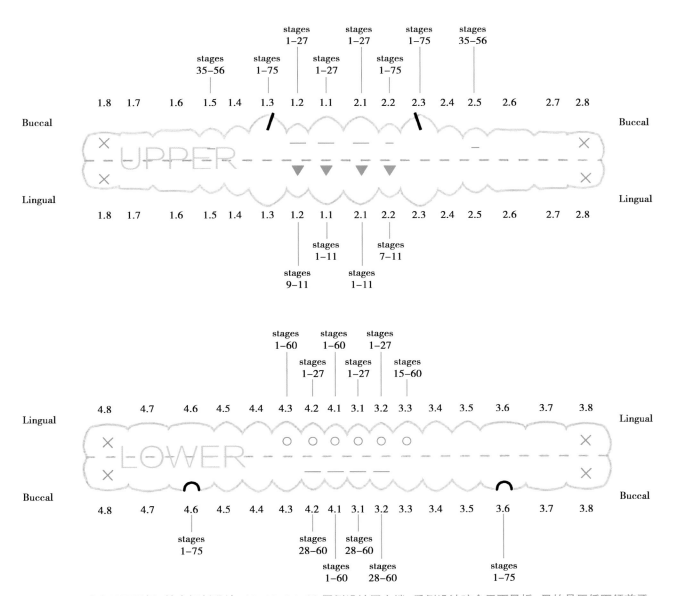

图 7-2-47　咬合平面导板、精密切割设计：11、12、21、22 唇侧设计压力嵴，舌侧设计咬合平面导板，目的是压低下颌前牙，整平 spee 曲线；31、32、41、42 唇侧设计压力嵴，下颌前牙舌侧设计压力区，目的是唇倾竖直并压低下颌前牙，整平下颌𬌗曲线；13、23 设计精密切割，36、46 颊侧设计 cut out，以方便 II 类牵引橡皮圈的使用

Upper	Lower	⟲	1.8	1.7	1.6	1.5	1.4	1.3	1.2	1.1	2.1	2.2	2.3	2.4	2.5	2.6	2.7	2.8	Final Stage
Extrusion/Intrusion				1.4 E	0.3 I	0.2 I	0.5 I	2.2 I	2.2 I	2.3 I	2.3 I	1.7 I	1.1 I	0.4 I	0.1 I	0.1 I	1.2 E		Align
Translation Buccal/Lingual, mm				0.5 B	0.1 B	1.2 B	0.4 L	1.1 L	0.5 L	0.8 B	0.6 L	3.0 L	1.1 L	0.4 B	2.2 B	0.2 B	0.4 B		Doctor
Translation Mesial/Distal, mm				1.7 D	1.7 D	1.5 D	1.0 M	0.7 M	0.7 M	1.0 M	1.9 D	3.8 D	5.0 D	5.0 D	5.5 D	5.4 D	5.4 D		Difference
Rotation Mesial/Distal				2.6 D	1.0 D	2.5 D	23.7 M	3.4 M	17.5 D	0.2 D	23.8 D	19.9 D	2.7 D	13.8 M	18.3 D	3.1 D	0.9 D		Tooth Basis
Angulation Mesial/Distal				3.3 M	3.3 D	2.4 D	3.8 D	5.4 M	6.9 M	5.4 D	4.3 M	7.2 M	3.4 M	1.4 D	1.0 M	3.2 D	**18.7 M**		Crown
Inclination Buccal/Lingual				9.6 L	0.9 L	6.9 B	4.1 B	8.0 B	14.1 B	24.2 B	20.0 B	2.3 L	3.1 B	4.7 B	2.4 B	1.0 L	9.6 L		Root

Upper	Lower	⟲	4.8	4.7	4.6	4.5	4.4	4.3	4.2	4.1	3.1	3.2	3.3	3.4	3.5	3.6	3.7	3.8	Final Stage
Extrusion/Intrusion				1.2 I	0	0.2 E	0.1 E	1.7 I	2.2 I	2.4 I	2.9 I	3.7 I	2.3 I	0.1 I	0	0.2 I	1.2 I		Align
Translation Buccal/Lingual, mm				0.7 L	0	1.4 B	0.3 L	1.8 B	3.1 B	3.5 B	2.5 B	1.6 B	1.3 B	0.2 B	1.2 B	0	0.2 L		Doctor
Translation Mesial/Distal, mm				0.5 M	0.5 M	0.4 M	0.9 M	1.1 M	0.6 M	0.1 D	0.1 M	0	0.3 M	0.2 M	0.1 M	0.4 D	0.4 D		Difference
Rotation Mesial/Distal				0.7 M	1.6 D	3.7 M	0.2 D	2.7 D	18.5 D	2.9 M	31.3 D	0.2 D	6.0 D	5.3 M	12.2 D	1.4 D	5.3 M		Tooth Basis
Angulation Mesial/Distal				3.8 D	2.4 D	8.1 D	4.8 M	10.2 M	7.7 M	1.7 M	1.4 M	10.7 M	11.7 M	9.7 M	4.5 D		7.3 D		Crown
Inclination Buccal/Lingual				1.8 L	1.9 L	7.3 B	3.1 L	11.3 B	23.0 B	28.9 B	21.9 B	14.9 B	8.3 B	9.7 B	7.6 B	2.2 L	2.5 B		Root

图 7-2-48　上下颌牙移动数值显示左侧上颌磨牙远移量达到 5.4mm

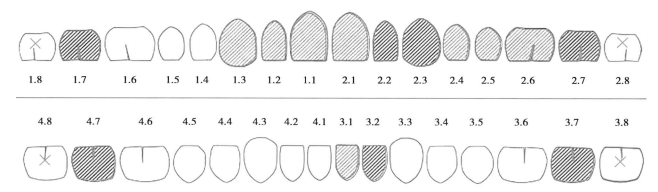

图 7-2-49　牙移动难度评估：17、22、23、27、32、37、47 移动最难，为黑色；11、12、13、21、24、25、26、31 移动难度中等，为蓝色；其余牙移动比较容易实现，为白色

【治疗过程和结果】

矫治器总数 75 副（72+3），每 10 天一换，一次完成，未重启治疗。总疗程为 26 个月（图 7-2-50～图 7-2-57）。

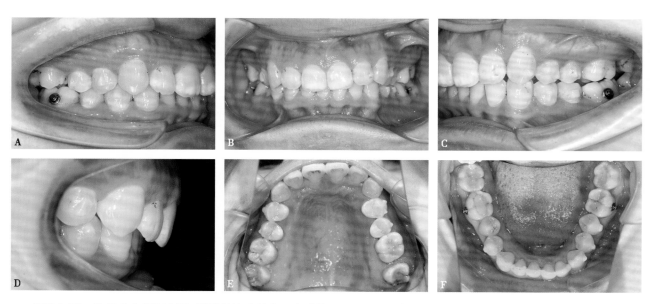

图 7-2-50　治疗 7 个月口内照，覆𬌗较治疗前有一定改善，26、27 之间出现间隙，说明推磨牙向后和唇倾前牙有效
A. 右侧咬合像　B. 正面咬合像　C. 左侧咬合像　D. 覆𬌗覆盖像　E. 上颌𬌗面像　F. 下颌𬌗面像

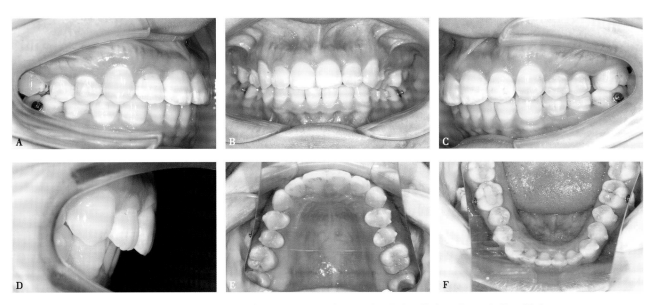

图 7-2-51　治疗 14 个月口内照，25、26 间出现间隙，覆殆已基本正常，下颌前牙露出
A. 右侧咬合像　B. 正面咬合像　C. 左侧咬合像　D. 覆殆覆盖像　E. 上颌殆面像　F. 下颌殆面像

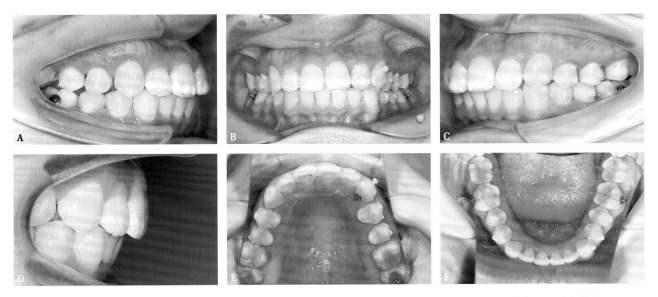

图 7-2-52　治疗 18 个月口内照，23、24、25 之间出现间隙，左侧磨牙关系已由治疗前的远中关系改为中性关系
A. 右侧咬合像　B. 正面咬合像　C. 左侧咬合像　D. 覆殆覆盖像　E. 上颌殆面像　F. 下颌殆面像

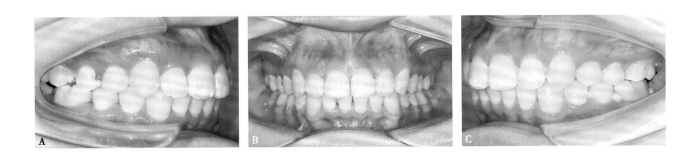

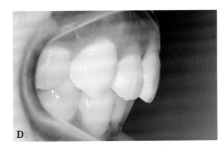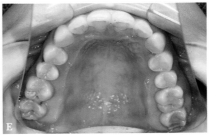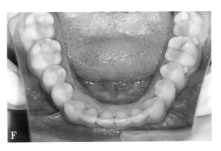

图 7-2-53 治疗后口内照,经过 75 副矫治器 26 个月的治疗,弓形改善,尖牙、磨牙均达到中性关系,覆𬌗覆盖正常,达到治疗目标,进入保持阶段

A. 右侧咬合像 B. 正面咬合像 C. 左侧咬合像 D. 覆𬌗覆盖像 E. 上颌𬌗面像 F. 下颌𬌗面像

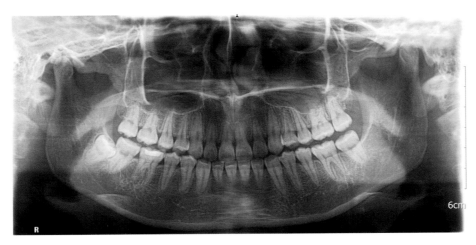

图 7-2-54 治疗后全景片可见治疗后 34、35、44、45 根平行度比治疗前好

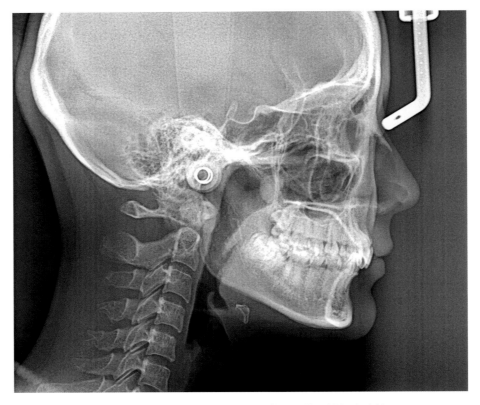

图 7-2-55 治疗后 X 线头颅侧位片可见前牙轴倾度改善

Measurements	Normal	Pre	Post
SNA°	83.13±3.6	80.6	79.9
SNB°	79.65±3.2	77.4	76.4
ANB°	3.48±1.69	3.1	3.5
SN-MP°	32.85±4.21	31.0	32.2
S-Go/N-Me	65.85±3.83	68.8	68.9
ANS-Me/N-Me	53.32±1.84	55.4	54.9
U1-L1°	126.96±8.54	141.1	121.0
U1-SN°	105.23±6.02	99.7	104.6
UI-NA (mm)	4.05±2.32	3.1	4.0
UI-NA°	21.49±5.92	19.1	25.7
LI-NB (mm)	5.69±2.05	2.1	5.2
LI-NB°	28.07±5.58	16.6	35.8
FMIA°	57.0±6.79	68.9	49.6
UL-EP (mm)	1.75±1.87	-3.2	-2.2
LL-EP (mm)	2.74±2.21	-2.7	-1.3
Nasolabial angle	78.0±8.0	115.6	109.9

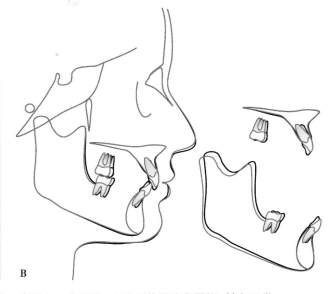

图 7-2-56　治疗前后 X 线头影测量分析可见上颌第一磨牙有一定后移,上下颌前牙均有唇倾,轴向正常
A. X 线头影测量值　B. X 线头影描迹重叠图(红色线条示治疗后,黑色线条示治疗前)

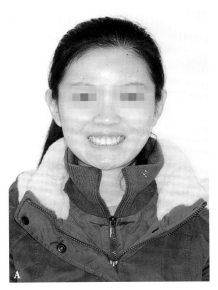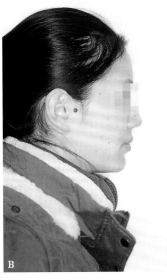

图 7-2-57　治疗后面像,微笑露龈有所改善,侧貌鼻唇颏关系更加协调
A. 治疗后正面像　B. 治疗后侧面像

【治疗体会】

这是一个骨性Ⅰ类,安氏Ⅱ类2分类亚类的患者,患者诉求是排齐牙列和改善露龈。考虑到患者侧貌为直面型,同时拥挤度并不大,采取非拔牙、唇倾前牙、推左侧磨牙远中移动的矫治策略。上颌前牙使用咬合平面导板和唇面压力嵴控根移动,唇倾、压低、竖直上颌前牙,同时利用推磨牙远中移动的间隙稍作前牙内收。上颌中线左移与下颌中线对齐。下颌使用唇面压力嵴和舌侧压力区,唇倾、竖直并压低下颌前牙,整平下颌殆曲线。前期不使用Ⅱ类牵引,待上颌前牙位置基本正常后,再使用Ⅱ类牵引,以改正左侧

磨牙、尖牙远中关系。经过 26 个月的隐适美矫治，未重启治疗，中线齐，牙轴正常，尖牙、磨牙均达到中性关系，牙弓形态对称，达到治疗目标，露龈问题也得到了一定的改善。

（本病例由朱亚芬、赖文莉提供）

四、邻面去釉

邻面去釉（IPR）是获得间隙的四种方法之一，但是需要提醒的是，这是最后一种获得间隙、解决拥挤和前突的治疗措施。如果可能，尽可能将 IPR 作为获得间隙最后的一种方法。目前，一般建议 IPR 仅用于其他获得间隙的方法不足以解决问题时的补充。使用 IPR 时要有依据，一般都是由于缺牙或者牙齿体积小导致 Bolton 指数不调的病例才会使用。比如因为上颌侧切牙为过小牙，患者又没有修复变大侧切牙的意愿，这将导致下颌前牙 Bolton 指数偏大，因此为了获得正常的尖窝关系和正常的覆𬌗覆盖，可能需要在下颌前牙区设计 IPR，使 Bolton 指数趋于协调。IPR 的量要尽可能少，一般每个邻接面的最大 IPR 量为 0.5mm，每颗牙齿的片磨量为 0.25mm。通常 IPR 量不超过牙釉质厚度的 50% 是安全的，而一般牙齿牙釉质厚度为 1mm 左右，所以，0.5mm 的 IPR 应该是很安全的。

附：

隐适美矫治系统治疗安氏 I 类拥挤典型病例四：IPR

【治疗前资料】

患者，女，36 岁。

主诉　牙不齐，要求隐形矫治。

既往史　否认系统性疾病史，否认过敏史，否认外伤史，否认家族遗传史。

颜貌检查　面形稍突（图 7-2-58）。

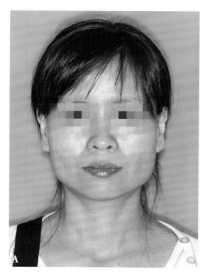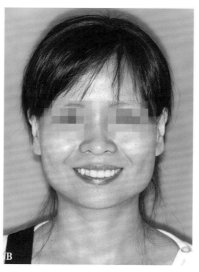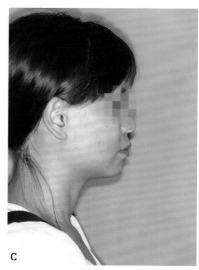

图 7-2-58　治疗前面像，面形稍突
A. 正面像　B. 正面微笑像　C. 侧面像

口内检查　牙列式上颌 7—8，下颌 7—7；双侧尖牙及磨牙关系为中性关系；上颌中线右偏 1mm，下颌中线右偏 1.5mm；12、42 反𬌗，覆盖正常；上颌牙列轻度拥挤，26 烤瓷冠；下颌牙列轻度拥挤，47 种植牙（图 7-2-59）。

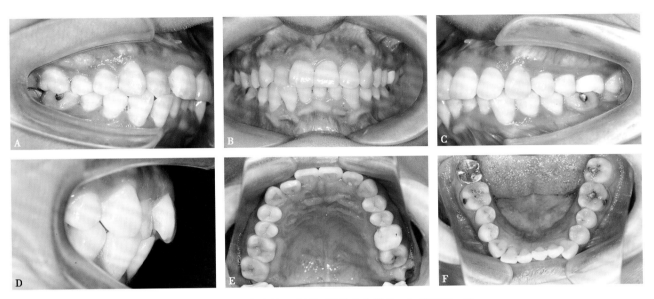

图 7-2-59　治疗前口内照，牙列式上颌 7—8，下颌 7—7

A. 右侧尖牙、磨牙中性关系　B. 上下颌中线右偏　C. 左侧尖牙、磨牙中性关系　D. 12、42 反𬌗，覆盖正常　E. 上颌牙列轻度拥挤，26 烤瓷冠　F. 下颌牙列轻度拥挤，47 种植牙

模型分析　拥挤度：上颌牙弓 2mm，下颌牙弓 3.5mm；Bolton 指数：前牙比 78.40%，全牙比 90.74%；Spee 曲线曲度：右侧 3mm，左侧 3mm。

X 线检查　治疗前全景片显示 36、37、46 充填体，26 根管治疗，47 种植牙（图 7-2-60）。治疗前 X 线头颅侧位片显示骨性Ⅰ类，平均生长型，低角；上下颌前牙位置正常；上下唇均位于 E 线前（图 7-2-61）。

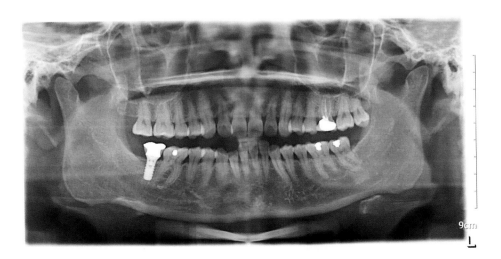

图 7-2-60　治疗前全景片显示 36、37、46 充填体，26 根管治疗，47 种植牙

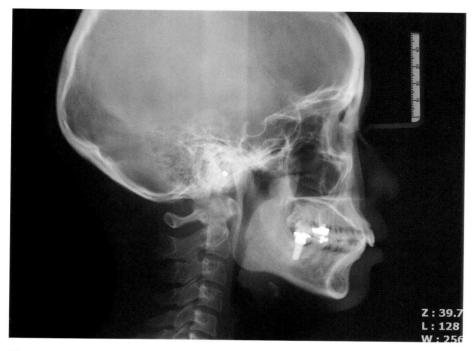

图 7-2-61 治疗前 X 线头颅侧位片显示颌骨及面高：骨性 I 类，平均生长型，低角；牙及牙槽：上下颌前牙位置正常；软组织：上下唇均位于 E 线前

【诊断和治疗计划】

综上资料，这个患者的诊断是安氏 II 类错𬌗，骨性 I 类错𬌗，牙列拥挤，个别牙反𬌗。治疗目标是解除拥挤及个别牙反𬌗，维持磨牙关系。

治疗方案包括：

（1）口腔卫生宣教。

（2）上颌设计 IPR，解除拥挤并适当内收前牙。

（3）下颌设计 IPR，解除拥挤。

（4）维持磨牙关系。

（5）矫治结束，用保持器保持。

【ClinCheck 设计】

考虑 26 烤瓷冠，47 种植牙，且磨牙关系为中性，不需要改动，设计磨牙不动；上颌设计片切，解除拥挤并适当内收前牙；下颌设计片切，解除拥挤。其他设计细节参见图 7-2-62～图 7-2-68。

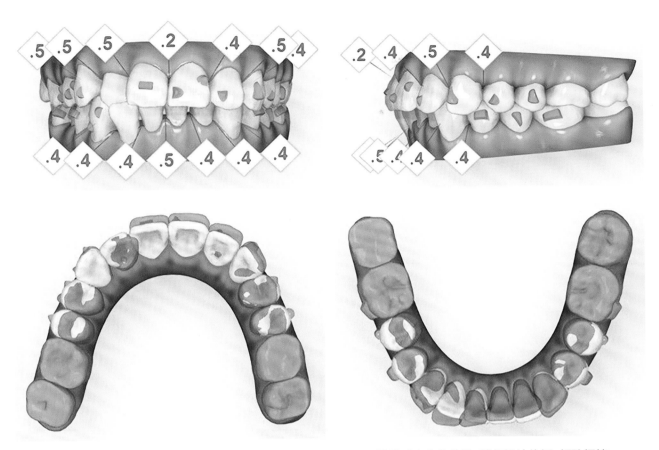

图 7-2-62　ClinCheck 设计：磨牙不动；上颌设计片切，解除拥挤并适当内收前牙；下颌设计片切，解除拥挤

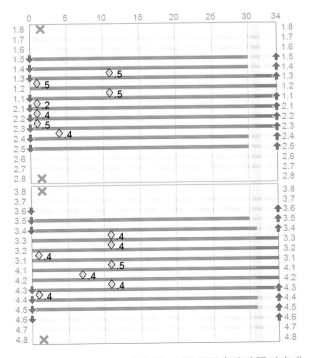

图 7-2-63　ClinCheck 分步图，上下颌同步移动同时完成

Bolton Anal...	✕		
0.67 Mandibular Excess 3-3		0.68 Mandibular Excess 6-6	
Upper Right		**Upper Left**	
1.1	8.63	8.74	2.1
1.2	7.44	7.59	2.2
1.3	7.86	7.51	2.3
1.4	7.16	7.06	2.4
1.5	6.81	6.71	2.5
1.6	10.47	10.22	2.6
Lower Right		**Lower Left**	
4.1	5.67	5.77	3.1
4.2	6.17	6.04	3.2
4.3	6.92	6.98	3.3
4.4	7.06	7.09	3.4
4.5	7.12	7.24	3.5
4.6	11.04	11.40	3.6
How is Bolton Analysis calculated?			

图 7-2-64　ClinCheck Bloton 指数

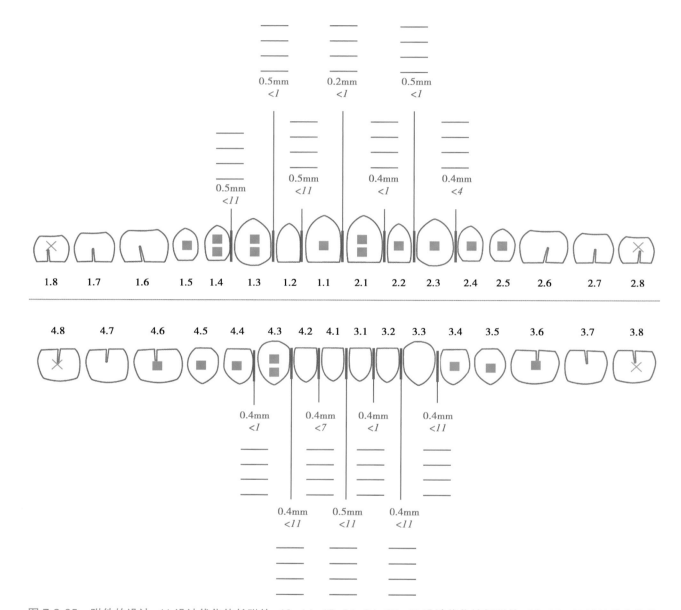

图 7-2-65　附件的设计：11 设计优化伸长附件，13、14、15、21、24、25、43 设计优化控根附件，23、35、45 设计优化旋转附件，34、36、44、46 设计矩形附件。上颌设计 7 处共计 3mm 的 IPR，下颌设计 8 处共计 2.9mm 的 IPR，用于解除拥挤

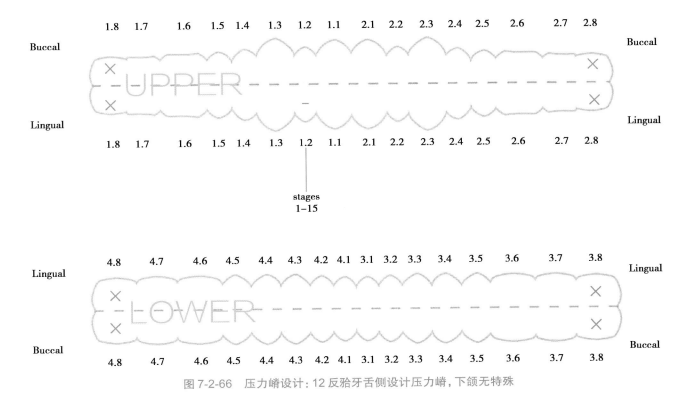

图 7-2-66　压力嵴设计：12 反殆牙舌侧设计压力嵴，下颌无特殊

Upper / Lower	1.8	1.7	1.6	1.5	1.4	1.3	1.2	1.1	2.1	2.2	2.3	2.4	2.5	2.6	2.7	2.8
Extrusion/Intrusion, mm	0	0	0.1I	0.1I	0.6E	0.1E	0.4I	0.7I	1.3I	0.6I	0.2I	0.1I	0	0		
Translation Buccal/Lingual, mm	0	0	1.3B	0.4B	0.5B	0.5B	1.5L	1.5L	1.4L	0.7L	0.1B	0.3B	0	0		
Translation Mesial/Distal, mm	0	0	0.2M	0	0.2D	1.1D	0.5D	0.2M	0.2D	0.1D	0.1D	0.2D	0	0		
Rotation Mesial/Distal	0°	0°	4.0°D	1.2°M	11.5°M	16.9°D	5.3°D	0.7°M	4.3°D	4.0°D	1.2°D	5.1°D	0°	0°		
Angulation Mesial/Distal	0°	0°	3.7°D	5.3°D	3.3°D	11.4°D	0.7°M	4.3°D	4.0°D	1.2°D	5.1°D	2.7°D	0°	0°		
Inclination Buccal/Lingual	0°	0°	0.9°B	1.5°L	2.7°L	0.7°B	0.9°L	0.4°L	2.1°B	1.8°L	0.6°L	0.1°B	0°	0°		

Final Stage: Align / Doctor / Difference　Tooth Basis: Crown / Root

Upper / Lower	4.8	4.7	4.6	4.5	4.4	4.3	4.2	4.1	3.1	3.2	3.3	3.4	3.5	3.6	3.7	3.8
Extrusion/Intrusion, mm	0	0	0.2I	0.1I	1.5I	0.8I	2.6I	**2.9I**	2.5I	1.6I	0.1I	0.1I	0	0		
Translation Buccal/Lingual, mm	0	0	1.5B	0.4B	0.6L	1.1L	0.8B	2.2B	2.7B	0.1B	0.4B	0.7B	0	0		
Translation Mesial/Distal, mm	0	0	0.7M	0.3M	0.1D	0.1M	0.6D	0.6D	0	0						
Rotation Mesial/Distal	0°	0°	23.9°D	4.4°M	**12.2°M**	18.7°D	20.4°D	1.0°D	5.0°M	3.9°M	5.2°D	20.9°D	0°	0°		
Angulation Mesial/Distal	0°	0°	3.6°D	6.6°D	**8.4°D**	1.5°M	2.1°M	1.0°D	0.2°D	3.3°D	4.3°D	4.9°D	0°	0°		
Inclination Buccal/Lingual	0°	0°	11.6°B	4.3°B	6.0°L	12.4°L	**1.8°B**	5.0°B	1.7°L	2.4°B	0.9°B		0°	0°		

Final Stage: Align / Doctor / Difference　Tooth Basis: Crown / Root

图 7-2-67　上下颌牙移动数值

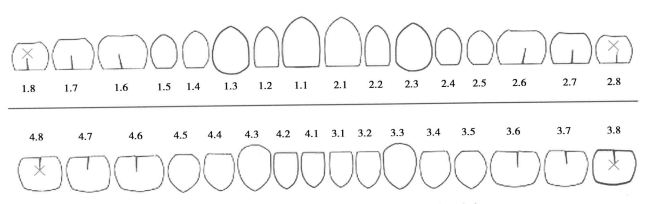

图 7-2-68　牙移动难度评估：牙移动比较容易实现，全为白色

【治疗过程和结果】

矫治器数量为 43［34（31＋3）＋15（12＋3）］副，每副矫治器使用 2 周，未使用牵引，总疗程为 24 个月（图 7-2-69～图 7-2-76）。

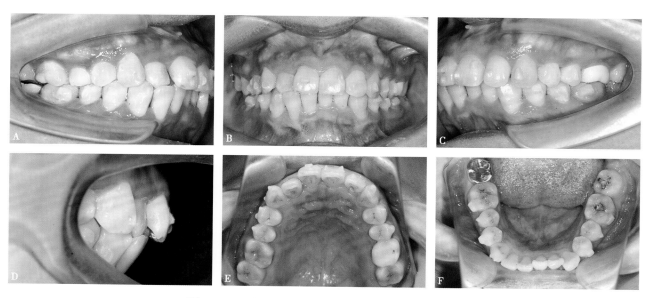

图 7-2-69　治疗 5 个月口内照，12、42 基本为切对切
A. 右侧咬合像　B. 正面咬合像　C. 左侧咬合像　D. 覆𬌗覆盖像　E. 上颌𬌗面像　F. 下颌𬌗面像

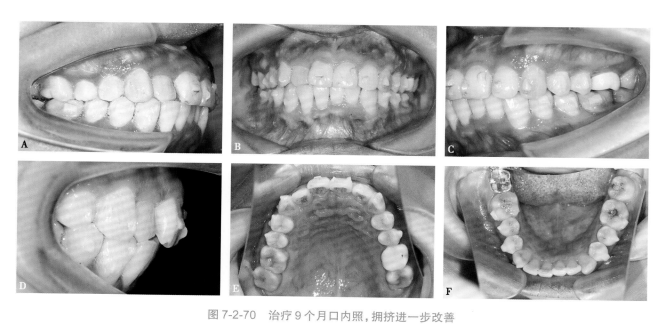

图 7-2-70　治疗 9 个月口内照，拥挤进一步改善
A. 右侧咬合像　B. 正面咬合像　C. 左侧咬合像　D. 覆𬌗覆盖像　E. 上颌𬌗面像　F. 下颌𬌗面像

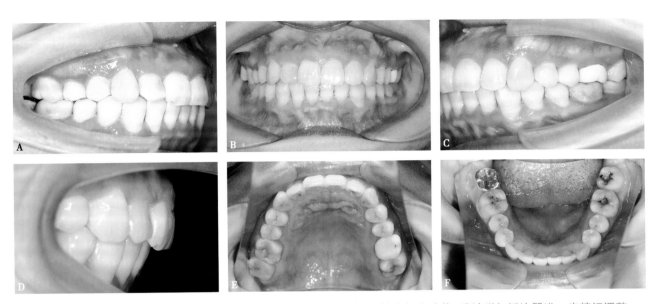

图 7-2-71　治疗 16 个月口内照，牙弓对称性较治疗前明显好转，拥挤大部分改善，设计附加矫治器进一步精细调整
A. 右侧咬合像　B. 正面咬合像　C. 左侧咬合像　D. 覆𬌗覆盖像　E. 上颌𬌗面像　F. 下颌𬌗面像

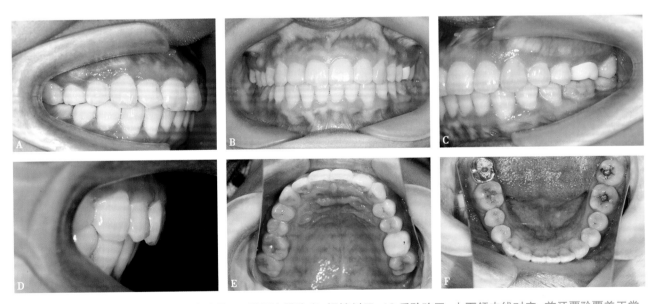

图 7-2-72　治疗后口内照，经过两个阶段 43 副矫治器治疗，拥挤纠正，12 反𬌗改正，上下颌中线对齐，前牙覆𬌗覆盖正常，牙弓形态协调对称，磨牙关系维持良好，达到治疗目标，进入保持阶段
A. 右侧咬合像　B. 正面咬合像　C. 左侧咬合像　D. 覆𬌗覆盖像　E. 上颌𬌗面像　F. 下颌𬌗面像

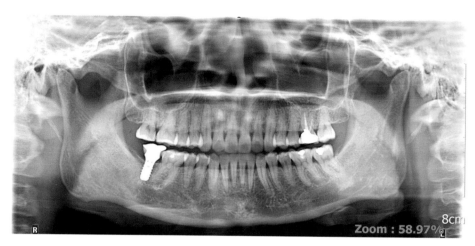

图 7-2-73　治疗后全景片示牙根平行度良好

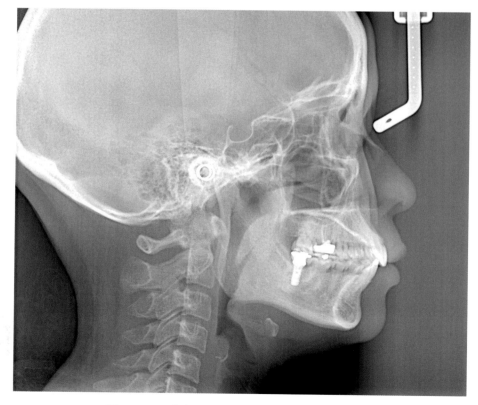

图 7-2-74　治疗后 X 线头颅侧位片示前牙覆盖减小

Measurements	Normal	Pre	Post
SNA°	83.13±3.6	80.6	79.9
SNB°	79.65±3.2	77.4	76.4
ANB°	3.48±1.69	3.1	3.5
SN-MP°	32.85±4.21	31.0	32.2
S-Go/N-Me	65.85±3.83	68.8	68.9
ANS-Me/N-Me	53.32±1.84	55.4	54.9
U1-L1°	126.96±8.54	141.1	121.0
U1-SN°	105.23±6.02	99.7	104.6
Ul-NA (mm)	4.05±2.32	3.1	4.0
Ul-NA°	21.49±5.92	19.1	25.7
Li-NB (mm)	5.69±2.05	2.1	5.2
Li-NB°	28.07±5.58	16.6	35.8
FMIA°	57.0±6.79	68.9	49.6
UL-EP (mm)	1.75±1.87	-3.2	-2.2
LL-EP (mm)	2.74±2.21	-2.7	-1.3
Nasolabial angle	78.0±8.0	115.6	109.9

图 7-2-75　治疗前后 X 线头影测量分析

A．治疗前后 X 线头影测量值　　B．X 线头影描迹重叠图（黑色线条示治疗前，红色线条示治疗后）

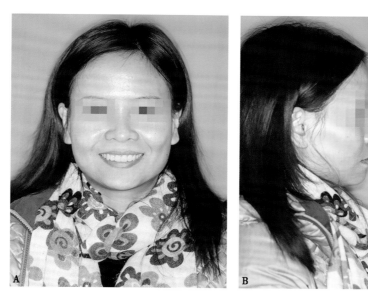

图 7-2-76　治疗后面像示鼻唇颏关系更加协调，侧貌更美观

A．正面像　B．侧面像

【治疗体会】

　　这是一个骨性 I 类的拥挤病例，考虑到患者的主要治疗目的是排齐牙列，侧貌可以接受，设计非拔牙，IPR 获得间隙，排齐牙列。由于患者有 47 种植牙，磨牙关系是中性关系，设计后牙不动，因此磨牙移动均为 0。这样可以不改变后牙咬合关系，利用 IPR 获得的间隙，排齐上下颌牙列，改正 12 反𬌗。矫治结果表明，牙排列整齐，中线齐，尖窝关系良好，达到矫治目的。

（本病例由高美雅、赖文莉提供）

IPR 病例总结：

单纯使用 IPR 的病例相对较少，通常作为获得间隙的一种方法，和其他措施，如扩弓、推磨牙远中移动、唇倾前牙等结合使用。建议仅在 Bolton 指数不调的病例中使用。设计 IPR 时，通常待牙齿基本排齐后再进行 IPR，以避免牙齿拥挤度太大时操作，过多伤及牙齿组织。临床上，可以用手用或机用金刚砂条，超过 0.3mm 的片磨量也可以用金刚车针，注意从龈方向𬌗方操作，保护软组织。IPR 的量要按照设计进行，操作后要用专用 IPR 尺子测量，尽可能准确，有时候宁少勿多。注意修整牙齿的邻面外形，打磨抛光，涂氟，避免菌斑集聚，导致龋坏发生。

第三节　牙列拥挤的拔牙矫治策略

重度拥挤的病例，本章第二节所述的获得间隙的方法不足以获得足够间隙排齐牙列，解决拥挤问题，矫治方案为考虑拔牙来减少牙量，改正拥挤。一般来说，隐适美矫治拥挤的拔牙选择主要有两类，一类是拔除下颌前牙，另一类是对称性拔除第一前磨牙。

一、拔除下颌前牙

拔除下颌前牙的病例通常是拥挤主要在下颌，后牙关系维持现状不调整的成年拥挤病例。拔除下颌前牙以后，可以很快解除拥挤，排齐牙列，达到治疗目标，减少疗程。ClinCheck 设计时，建议在拔牙间隙的两侧设计垂直矩形附件或者使用软件给出的优化控根附件，使拔牙间隙两侧的切牙相向移动，关闭拔牙间隙，最后上颌中线需正对下颌中切牙的中份。这类患者的上颌常常需要配合设计 IPR，以获得良好的覆𬌗覆盖关系。拔除下颌前牙是拔牙病例中最简单的病例，只要诊断清楚，设计合理，患者配合，一般实现率很高，矫治效果比较令人满意。

附：

隐适美矫治系统治疗安氏Ⅰ类拥挤典型病例五：拔除下颌切牙

【治疗前资料】

患者，女，43 岁。

主诉　上颌牙有缝，下颌牙不齐。

既往史　否认系统性疾病史，否认过敏史。

颜貌检查　面形稍突，上颌前牙有间隙（图 7-3-1）。

口内检查　牙列式 7—7；11、21 间 1mm 间隙；双侧磨牙、尖牙基本中性关系；覆𬌗覆盖正常；上颌牙列轻度拥挤，11、21 邻面充填，下颌牙列中度拥挤（图 7-3-2）。

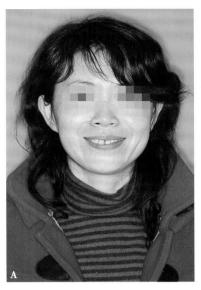
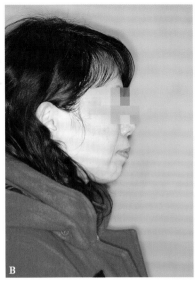

图 7-3-1 治疗前面像,面形稍突,上颌前牙有间隙

A. 正面像 B. 侧面像

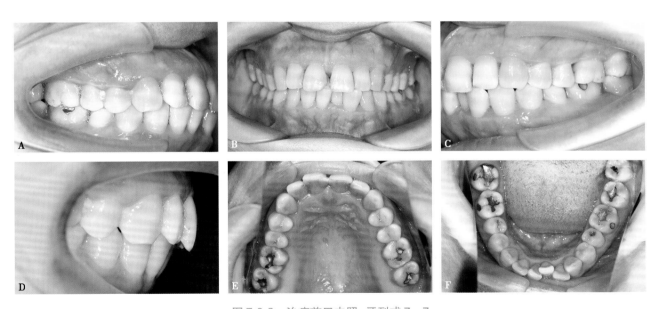

图 7-3-2 治疗前口内照,牙列式 7—7

A. 右侧尖牙、磨牙基本中性关系 B. 11、21 间隙 C. 左侧尖牙、磨牙基本中性关系 D. 覆𬌗覆盖正常 E. 上颌牙列轻度拥挤,11、21 邻面充填 F. 下颌牙列中度拥挤

模型分析 拥挤度:上颌牙弓 2mm,下颌牙弓 6mm;Bolton 指数:前牙比 78.76%,全牙比 90.44%;Spee 曲线曲度:右侧 1.5mm,左侧 1.5mm。

X 线检查 治疗前全景片示 38 有牙胚,前牙区牙周情况不良,有水平型吸收,尤其是上颌,关节没有明显异常(图 7-3-3)。X 线头颅侧位片显示骨性 I 类;平均生长型,均角;上下颌前牙唇倾;覆𬌗覆盖正常;上下唇位于 E 线前(图 7-3-4)。

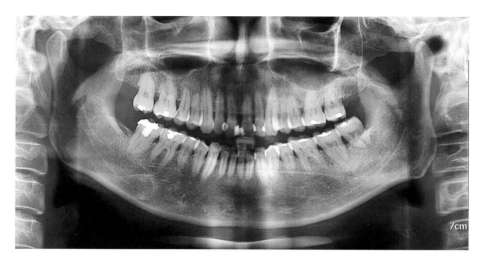

图 7-3-3 治疗前全景片示 38 有牙胚，前牙区牙周情况不良，有水平型吸收，尤其是上颌，关节没有明显异常

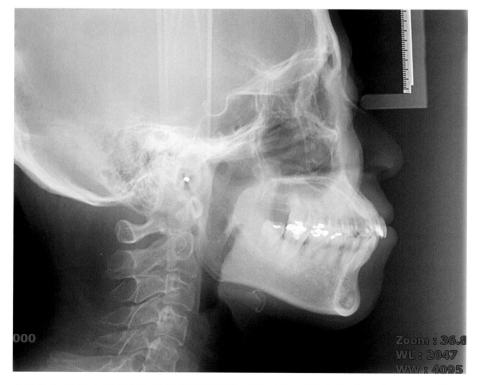

图 7-3-4 X 线头颅侧位片显示颌骨及面高：骨性Ⅰ类；平均生长型，均角；牙及牙槽：上下颌前牙唇倾；覆𬌗覆盖正常；软组织：上下唇位于 E 线前

【诊断和治疗计划】

综上资料，这个患者的诊断是安氏Ⅰ类错𬌗，骨性Ⅰ类错𬌗，牙列拥挤。考虑到患者的年龄，且没有容貌改善的诉求，因此，治疗目标是关闭上颌前牙间隙，解除拥挤，排齐牙列，维持磨牙关系，稍内收前牙。

治疗方案包括：

（1）口腔卫生宣教，建议择期拔除38。

（2）上颌设计IPR，解除拥挤，关闭11、21间的间隙，后牙不动。

（3）下颌设计拔除31，利用拔牙间隙，解除拥挤，排齐下颌牙列，后牙不动。

（4）结束时上颌中线正对下颌中切牙的中份，维持磨牙关系。

（5）矫治结束，用保持器保持。

【ClinCheck设计】

上颌设计IPR解除拥挤，关闭11、21间的间隙，稍内收上颌前牙。下颌设计拔除31，解除拥挤，内收下颌前牙。维持磨牙关系不动。其他设计细节参见图7-3-5～图7-3-11。

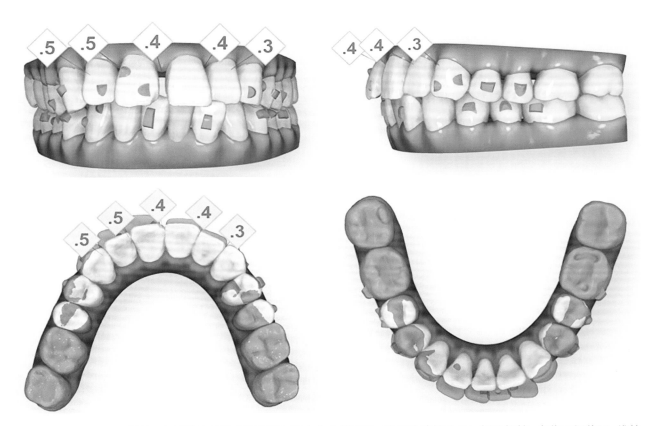

图7-3-5　Clicncheck设计：上颌设计IPR解除拥挤，稍内收上颌前牙；下颌设计拔除31，解除拥挤，内收下颌前牙；维持磨牙关系不动

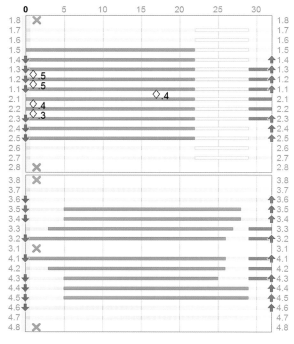

图 7-3-6　ClinCheck 分步图

图 7-3-7　ClinCheck Bolton 指数

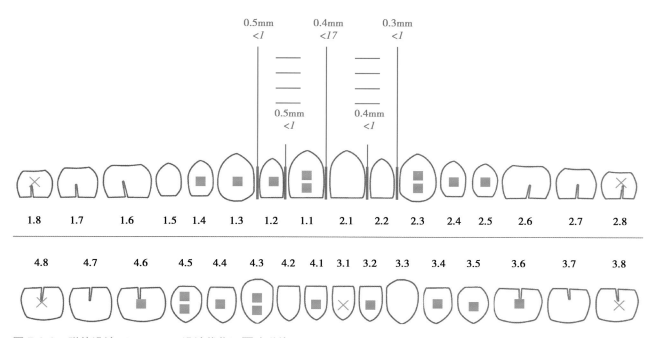

图 7-3-8　附件设计：14、25、35 设计优化深覆𬌗附件，11、12、23、43、45 设计优化控根附件，13、24、34、36、44、46 均设计水平矩形附件，32、41 设计垂直矩形附件，未设计牵引

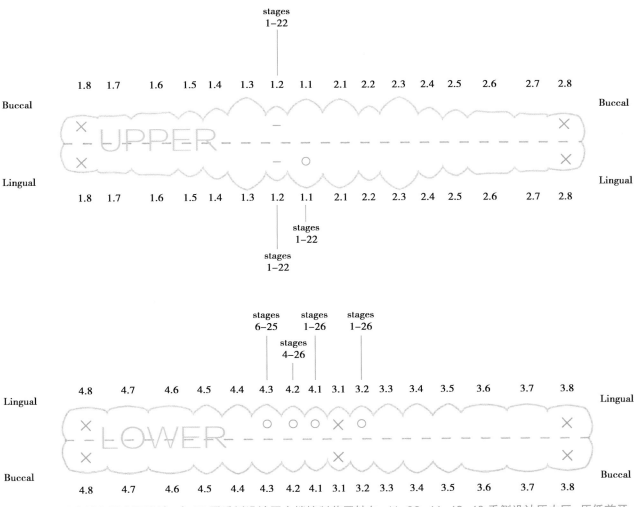

图 7-3-9 压力嵴和压力区设计：在 12 唇舌侧设计压力嵴控制前牙轴向，11、32、41、42、43 舌侧设计压力区，压低前牙，整平曲线

Upper / Lower	1.8	1.7	1.6	1.5	1.4	1.3	1.2	1.1	2.1	2.2	2.3	2.4	2.5	2.6	2.7	2.8	Final Stage
Extrusion/Intrusion, mm	0	0	0.1 E	0.1 E	0.4 I	0.2 I	0.6 I	0	0.5 E	0.8 E	0	0.1 I	0	0			Align
Translation Buccal/Lingual, mm	0	0	0.2 B	0.2 L	0.7 L	2.0 L	2.2 L	1.0 L	0.9 L	0.1 L	0.1 L	0.1 B	0	0			Doctor
Translation Mesial/Distal, mm	0	0	0	0.2 M	0.7 M	0.8 M	0.1 M	0	0.2 M	0.1 D	0	0					Difference
Rotation Mesial/Distal	0°	0°	2.5°D	0.7°M	6.6°M	7.0°D	7.1°D	1.5°D	2.5°D	5.8°D	7.8°M	1.1°M	0°	0°			Tooth Basis
Angulation Mesial/Distal	0°	0°	0.1°D	3.8°D	2.2°D	7.0°D	1.6°D	3.5°M	1.2°D	2.1°D	2.5°D	1.4°D	0°	0°			Crown
Inclination Buccal/Lingual	0°	0°	0.2°B	3.4°B	2.9°B	1.4°L	2.5°L	0.1°L	1.9°B	0.1°L	2.4°L	5.9°L	0°	0°			Root

Upper / Lower	4.8	4.7	4.6	4.5	4.4	4.3	4.2	4.1	P	3.2	3.3	3.4	3.5	3.6	3.7	3.8	Final Stage
Extrusion/Intrusion, mm	0	0	0	0.5 I	0.6 I	1.9 I	1.7 I	0.9 I		0.3 I	0.5 I	0	0				Align
Translation Buccal/Lingual, mm	0	0	0.3 B	0.5 L	0	1.1 L	1.3 L	2.0 L		0.7 L	0.5 L	0.2 B	0	0			Doctor
Translation Mesial/Distal, mm	0	0	0	0.1 M	0.3 M	0.9 M	1.6 M	1.8 M		0.4 M	0.2 M	0.1 M	0	0			Difference
Rotation Mesial/Distal	0°	0°	0	4.0°M	1.3°M	10.4°M	13.3°M	**23.1°M**		19.5°D	2.5°M	6.3°D	0°	0°			Tooth Basis
Angulation Mesial/Distal	0°	0°	6.8°D	4.4°D	2.3°D	2.4°D	5.5°D	2.4°M		0.6°D	0.6°M	4.6°D	0°	0°			Crown
Inclination Buccal/Lingual	0°	0°	9.2°B	3.5°B	2.6°B	2.1°L	1.1°L	5.5°L		8.2°B	3.3°B	**12.2°B**	0°	0°			Root

图 7-3-10 上下颌牙移动数值，磨牙各向移动为 0

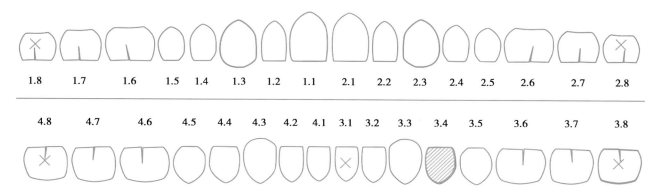

1.8	1.7	1.6	1.5	1.4	1.3	1.2	1.1	2.1	2.2	2.3	2.4	2.5	2.6	2.7	2.8

4.8	4.7	4.6	4.5	4.4	4.3	4.2	4.1	3.1	3.2	3.3	3.4	3.5	3.6	3.7	3.8

图 7-3-11　牙移动难度评估：只有 34 移动难度中等，为蓝色；其余牙移动比较容易实现，为白色

【治疗过程和结果】

矫治器共 33（30＋3）副，一次完成，未重启治疗。每 2～3 个月复诊一次，总疗程为 12 个月（图 7-3-12～图 7-3-18）。

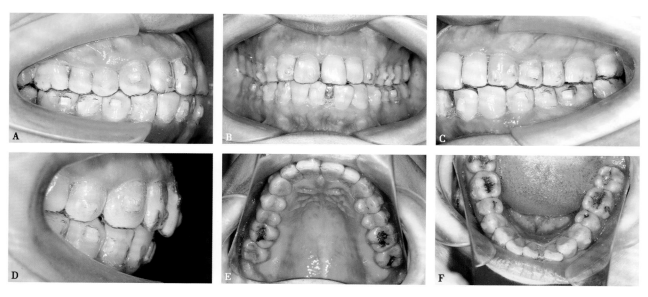

图 7-3-12　治疗中口内照，矫治器在口内，下颌拔牙间隙已缩小

A. 右侧咬合像　B. 正面咬合像　C. 左侧咬合像　D. 覆𬌗覆盖像　E. 上颌𬌗面像　F. 下颌𬌗面像

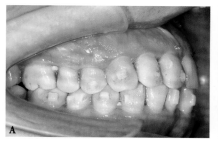
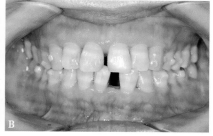
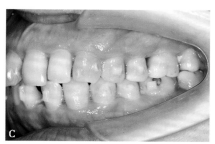

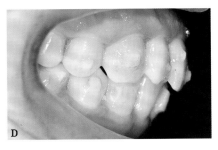
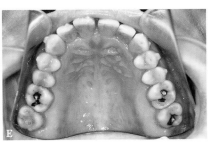
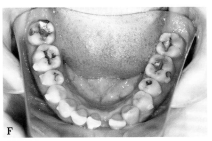

图 7-3-13　治疗中口内照，关闭下颌拔牙间隙

A. 右侧咬合像　B. 正面咬合像　C. 左侧咬合像　D. 覆𬌗覆盖像　E. 上颌𬌗面像　F. 下颌𬌗面像

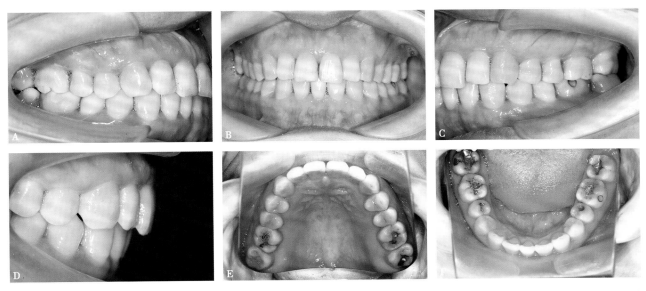

图 7-3-14　治疗后口内照，经过 12 个月的隐适美治疗，拥挤纠正，下颌拔牙间隙关闭，维持原有尖牙、磨牙中性关系，弓形协调对称，尖窝关系和覆𬌗覆盖良好，上颌中线正对下颌中切牙中份，达到矫治目标

A. 右侧咬合像　B. 正面咬合像　C. 左侧咬合像　D. 覆𬌗覆盖像　E. 上颌𬌗面像　F. 下颌𬌗面像

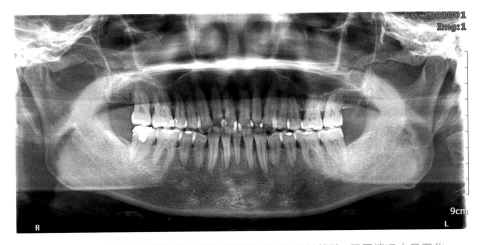

图 7-3-15　治疗后全景片示牙根平行度良好，38 已经拔除，牙周情况未见恶化

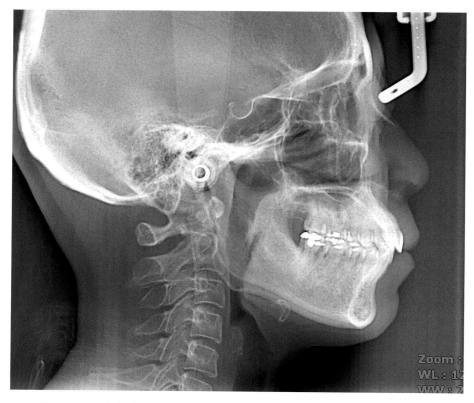

图 7-3-16 治疗后 X 线头颅侧位片显示上下颌切牙有所内收,侧貌稍有改善

Measurements	Normal	Pre	Post
SNA°	83.13±3.6	82.8	82.2
SNB°	79.65±3.2	78.9	78.1
ANB°	3.48±1.69	3.9	4.1
SN-MP°	32.85±4.21	35.3	35.0
S-Go/N-Me	65.85±3.83	68.7	68.0
ANS-Me/N-Me	53.32±1.84	56.7	55.7
U1-L1°	126.96±8.54	114.3	123.4
U1-SN°	105.23±6.02	106.3	103.1
UI-NA (mm)	4.05±2.32	8.4	3.9
UI-NA°	21.49±5.92	23.5	18.9
LI-NB (mm)	5.69±2.05	10.3	8.1
LI-NB°	28.07±5.58	38.3	32.5
FMIA°	57.0±6.79	51.5	55.9
UL-EP (mm)	1.75±1.87	1.0	2.0
LL-EP (mm)	2.74±2.21	5.3	3.6
Nasolabial angle	78.0±8.0	93.8	111.8

图 7-3-17 治疗前后 X 线头影测量分析显示磨牙基本不动,上下颌前牙均有一定的内收和压低,与治疗计划一致

A. 治疗前后 X 线头影测量值　B. X 线头影描迹重叠图(黑色线条示治疗前,红色线条示治疗后)

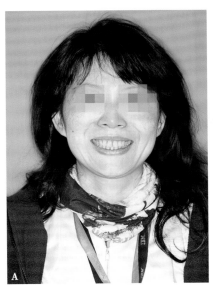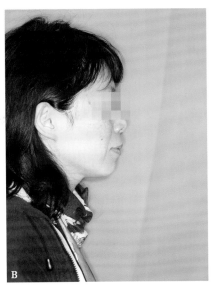

图 7-3-18　治疗后面像,侧貌有所改善,拥挤改正
A. 治疗后正面像　B. 治疗后侧面像

【治疗体会】

这是一个安氏Ⅰ类中度拥挤的病例。考虑到患者的年龄比较大,43 岁,后牙咬合关系已经稳定,不宜大范围移动牙齿,改变咬合,因此拔除 31,利用拔牙间隙排齐下颌牙列。上颌设计比较多的 IPR,以获得空间,排齐上颌牙列,关闭 11、21 间间隙,稍内收。38 没有对颌牙,建议拔除。ClinCheck 设计中,要求后牙不动,可以很好地维持后牙咬合关系,大大降低支抗丧失的可能性。因此,对于中年以上的患者,矫治目标可以适当调整,让磨牙关系保持不变,最少干扰患者咬合,使患者适应起来更加容易,治疗效果也更容易为患者接受,还能缩短疗程。

(本病例由高美雅、赖文莉提供)

二、拔除前磨牙

另一类复杂的病例就是对称性拔除 4 颗第一前磨牙,可以通过传统的矩形附件、G6 SmartForce 系统及牵引臂(power arm)三种方法来实现牙列拥挤的矫治。

传统的矩形附件由于体积较大、固位力好,使牙齿和矫治器吻合良好,矫治器材料(SmartTrack)变形的力量可以比较好地传递到牙齿,获得预期的牙移动效果,矫治拥挤。传统矩形附件体积比较大,粘接在前牙会影响美观,取戴也相对困难一些。

G6 是隐适美系统针对第一前磨牙拔除设计的矫治方案,于 2015 年上市,目前已有 G6E 和 G6 加强版。这个系统包含三大部分:尖牙上的优化内收附件、第二前磨牙以及磨牙上的优化支抗附件、矫治器预支抗。这三大部分共同成为多颗牙单位,它们是一个整体,作为一个系统发挥作用。因此,其中的任何部分都不可以更改,否则 G6 的功能就无法发挥。其中,矫治器预支抗是隐适美系统的特点,是 SmartStage 的一部分,这是一种算法,包括矫治器在各个治疗阶段的形状以及牙齿移动的最佳路径。矫治器各个阶段的形状可以理解为固定矫治技术主弓丝上的摇椅，控制拔牙病例在前牙内收过程中不必要的伸长和转矩丧失。牙齿移动的最佳路径可以理解为300万病例大数据云计算的结果，软件推荐的牙齿移动的分步，比如拔牙病例前牙内收可以采用尖牙远移1/3以后，6颗前牙一起内收的模式。G6用于强支抗，磨牙近中移动不超过2mm的重度拥挤非高角病例，效果良好。2018年，G6E问世，其与G6的差异在于，G6E允许磨牙近中移动超过2mm，因此可以用于需要中度支抗的病例。2020年，G6加强版问世，其针对前牙转矩控制提出相应的过矫治。

第三种方法是牵引臂，指矩形附件里延伸出的金属拉钩，目的是期望通过牵引橡皮圈，让矫治力通过牙齿的阻力中心，力争获得尖牙的整体远中移动。牵引臂可以设计在尖牙、前磨牙或者磨牙上，取决于正畸医师的诊断和治疗目标。牵引臂需要患者每日戴用2oz的橡皮圈，但是影响美观，所以目前主流观点是必需时才使用，并非常规。

拔牙病例的难点在于前牙的转矩失控和磨牙的近中倾斜，应对的方法包括：

1. 批准ClinCheck方案时可以使终末状态时侧面观上下颌切牙交角成120°左右，稍显唇倾的状态，此为前牙过矫治。

2. 内收前牙时需要控制牙齿的转矩，必要时在内收前牙的过程中，加足够的冠唇向转矩（根舌向转矩），尤其是那些治疗前前牙牙轴较为直立而内收量又比较大的病例。

3. 为避免矫治器急剧缩短，导致过山车效应的发生，一般建议，拔牙病例最好不要设计前牙、后牙一起相向移动。中度支抗的病例，拔牙间隙两侧的尖牙和第二前磨牙可以相向移动，待尖牙移动到位以后，再开始移动磨牙，分步移动，降低支抗丧失的可能。

4. 防止磨牙近中倾斜的预防措施还包括设计固位力强的水平矩形附件，加足量的磨牙远中备抗，控制近中倾斜，加适量冠舌向转矩避免关闭间隙过程中磨牙舌尖下垂，加水平牵引臂，利用牵引力使近中倾斜的磨牙远中竖直。

5. 尖牙设计固位力强的控根附件或矩形附件。

一般建议初次接诊拔除4颗前磨牙的病例，最好选择磨牙中性关系、低角或均角、重度拥挤的病例，可以获得良好的治疗效果。拔牙间隙大部分由拥挤排齐占据，这样前牙内收和后牙前移的量都不多，出现前牙转矩失控和磨牙近中倾斜的可能将会降低，单靠矫治器就可以完成矫治，获得良好的矫治效果。

6. 必要时使用种植钉支抗配合。

附：

隐适美矫治系统治疗安氏Ⅰ类拥挤典型病例六：拔除前磨牙

【治疗前资料】

患者，女，23岁。

主诉　牙齿不齐。

既往史　否认系统性疾病史，否认过敏史。

颜貌检查 治疗前面相显示直面型，面下 1/3 略短，稍显开唇露齿（图 7-3-19）。

口内检查 牙列式 7—7；12、22 反𬌗；牙釉质矿化不全，4 颗第一磨牙最为严重；右侧磨牙基本中性关系，左侧磨牙近中关系；双侧尖牙基本中性关系；覆𬌗覆盖正常；上颌牙列重度拥挤，下颌牙列重度拥挤（图 7-3-20）。

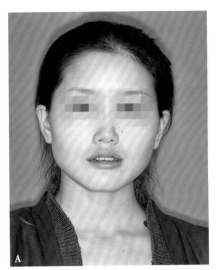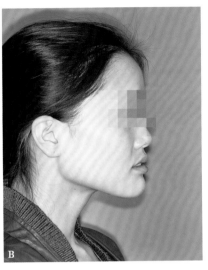

图 7-3-19 治疗前面像，直面型，面下 1/3 略短，稍显开唇露齿
A. 正面像 B. 侧面像

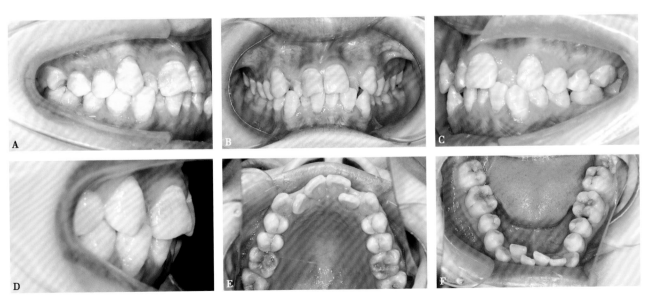

图 7-3-20 治疗前口内照，牙列式 7—7

A. 右侧磨牙基本中性关系，尖牙中性关系 B. 12、22 反𬌗，牙釉质发育不全，4 颗第一磨牙最为严重 C. 左侧尖牙中性关系，磨牙近中关系 D. 覆𬌗覆盖正常 E. 上颌牙列重度拥挤，16、26 牙釉质矿化不全 F. 下颌牙列重度拥挤，36、46 牙釉质矿化不全

模型分析 拥挤度：上颌牙弓 9mm，下颌牙弓 9mm；Bolton 指数：前牙比 79.27%，全牙比 91.44%；Spee 曲线曲度：右侧 1mm，左侧 1mm。

X 线检查 治疗前全景片示 28、38 有牙胚，关节和牙周情况没有明显异常（图 7-3-21）。X 线头颅侧位片显示骨性 I 类，平均生长型，低角；上下颌前牙唇倾度基本正常；覆𬌗覆盖正常；上下唇位于 E 线上（图 7-3-22）。

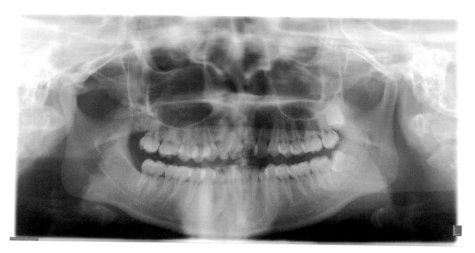

图 7-3-21　治疗前全景片示 28、38 有牙胚，关节和牙周情况没有明显异常

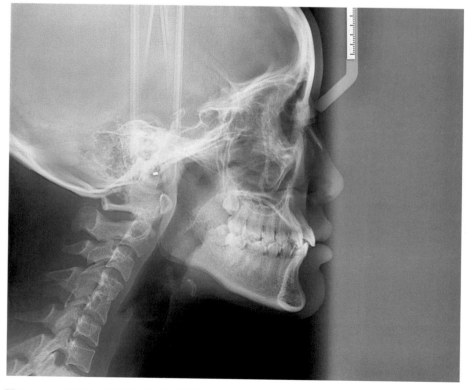

图 7-3-22　X 线头颅侧位片显示颌骨及面高：骨性 I 类；平均生长型，低角；牙及牙槽：上下颌前牙唇倾度基本正常；覆𬌗覆盖正常；软组织：上下唇位于 E 线上

【诊断和治疗计划】

综上资料，这个患者的诊断是安氏Ⅲ类亚类错𬌗，骨性Ⅲ类错𬌗，牙列重度拥挤，12、22反𬌗。因此，治疗目标是解除拥挤，排齐牙列，双侧磨牙、尖牙关系达到中性关系，稍内收前牙，改善侧貌。

治疗方案包括：

（1）口腔卫生宣教，建议择期拔除28、38。

（2）上颌设计拔除14、24，解除拥挤，改正12、22反𬌗。后牙强支抗，排齐后前牙内收关闭间隙。

（3）下颌设计拔牙34、44，解除拥挤。

（4）结束时力争双侧磨牙中性关系，达到尖牙中性关系，中线齐。

（5）矫治结束，用保持器保持。

【ClinCheck设计】

上颌拔除14、24解除拥挤，改正12、22反𬌗。下颌拔除34、44解除拥挤。第二前磨牙和所有磨牙不动。其他设计细节参见图7-3-23～图7-3-29。

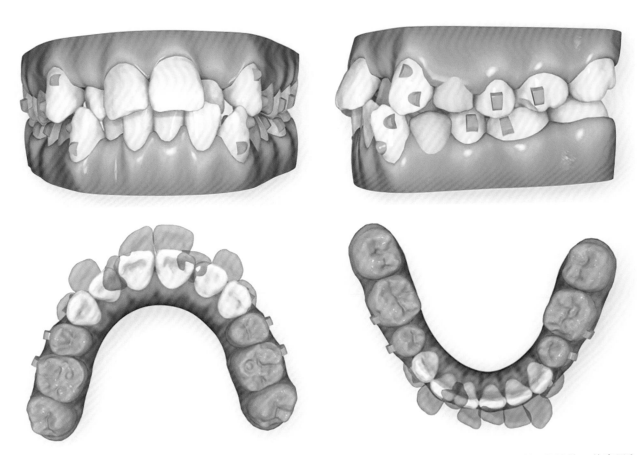

图7-3-23　ClinCheck设计：上颌拔除14、24解除拥挤，改正12、22反𬌗；下颌拔除34、44解除拥挤；维持第二前磨牙和磨牙不动

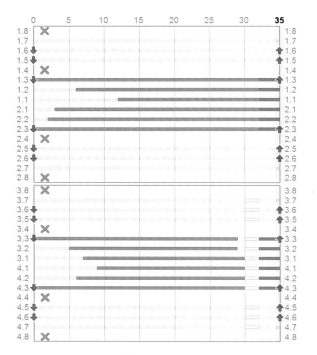

图 7-3-24　ClinCheck 分步图，基本采用尖牙远移 1/3 以后，6 颗前牙一起内收的模式关闭拔牙间隙，后牙设计强支抗，后牙不动

图 7-3-25　ClinCheck Bolton 指数

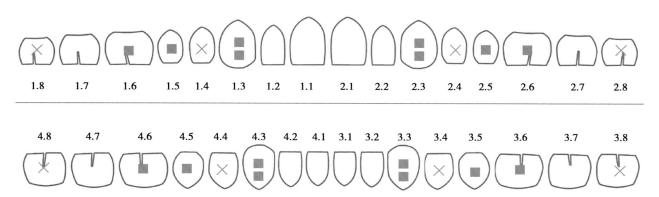

图 7-3-26　附件设计：13、23、33、43 设计优化控根附件，15、16、25、26、35、36、45、46 均设计垂直矩形附件，未设计牵引

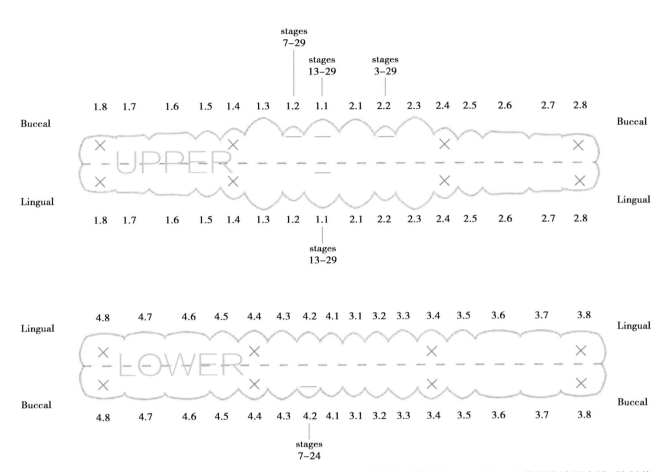

图 7-3-27 压力嵴设计：由于上颌前牙比较直立，在 11 唇舌侧均设计压力嵴控根；12、22 和 42 唇侧设计压力嵴，控制前牙轴向

Upper	Lower		1.8	1.7	1.6	1.5	P	1.3	1.2	1.1	2.1	2.2	2.3	P	2.5	2.6	2.7	2.8	Final Stage
																			Align
Extrusion/Intrusion, mm			0	0	0			0.9 I	1.4 I	2.2 I	2.2 I	1.6 I	0.5 I		0	0	0		Doctor
Translation Buccal/Lingual, mm			0	0	0			1.5 L	0.7 B	3.2 L	4.8 L	0.1 B	2.1 L		0	0	0		Difference
Translation Mesial/Distal, mm			0	0	0			6.9 D	2.8 D	1.3 D	1.2 D	4.4 D	6.9 D		0	0	0		Tooth Basis
Rotation Mesial/Distal			0°	0°	0°			16.0°D	28.2°M	31.3°M	1.8°D	13.5°D	4.7°D		0°	0°	0°		Crown
Angulation Mesial/Distal			0°	0°	0°			9.1°D	0.3°M	0.3°D	0.7°D	0.2°M	1.0°D		0°	0°	0°		Root
Inclination Buccal/Lingual			0°	0°	0°			5.9°L	9.3°B	3.8°B	0.3°L	14.0°B	6.0°L		0°	0°	0°		

Upper	Lower		4.8	4.7	4.6	4.5	P	4.3	4.2	4.1	3.1	3.2	3.3	P	3.5	3.6	3.7	3.8	Final Stage
																			Align
Extrusion/Intrusion, mm			0	0	0			1.2 I	1.0 I	1.7 I	2.5 I	1.8 I	1.2 I		0	0	0		Doctor
Translation Buccal/Lingual, mm			0	0	0			3.2 L	0.5 B	3.3 L	2.1 L	4.1 L	4.4 L		0	0	0		Difference
Translation Mesial/Distal, mm			0	0	0			6.1 D	3.0 D	1.2 D	0.4 D	2.1 D	5.3 D		0	0	0		Tooth Basis
Rotation Mesial/Distal			0°	0°	0°			4.4°M	15.6°D	18.5°M	29.1°D	12.8°D	8.7°M		0°	0°	0°		Crown
Angulation Mesial/Distal			0°	0°	0°			1.4°D	0°	1.8°D	6.4°D	2.0°D	3.9°D		0°	0°	0°		Root
Inclination Buccal/Lingual			0°	0°	0°			9.5°L	7.1°B	6.7°L	3.7°L	11.6°L	19.5°L		0°	0°	0°		

图 7-3-28 上下颌牙移动数值，第二前磨牙和磨牙各向移动为 0

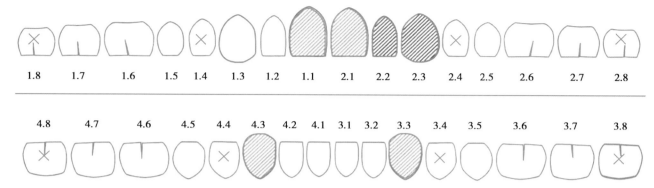

图 7-3-29 牙移动难度评估：22、23 移动最难，为黑色；11、21、33、43 移动难度中等，为蓝色；其余牙移动比较容易实现，为白色

【治疗过程和结果】

矫治器总数为 45[35（32＋3）＋16（13＋3）]副，每幅矫治器使用 2 周，每 2 个月复诊一次，总疗程为 24 个月（图 7-3-30～图 7-3-38）。

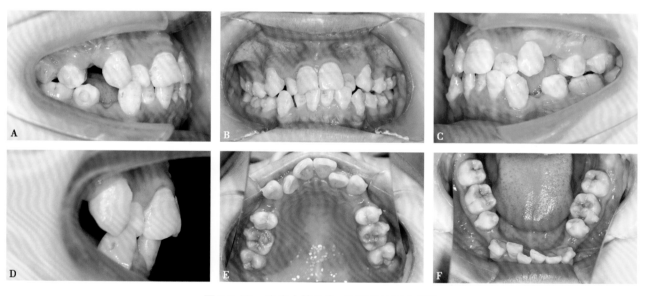

图 7-3-30 治疗中第 8 步，尖牙开始远中移动

A. 右侧咬合像　B. 正面咬合像　C. 左侧咬合像　D. 覆𬌗覆盖像　E. 上颌𬌗面像　F. 下颌𬌗面像

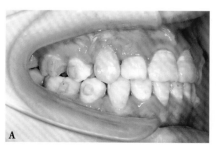
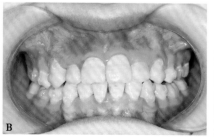
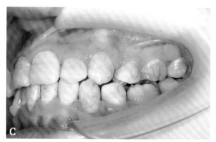

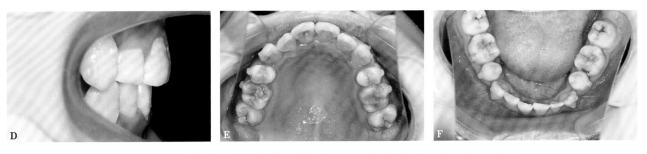

图 7-3-31　治疗中第 25 步，拔牙间隙大部分已缩小，12、22 反𬌗已基本改正
A. 右侧咬合像　B. 正面咬合像　C. 左侧咬合像　D. 覆𬌗覆盖像　E. 上颌𬌗面像　F. 下颌𬌗面像

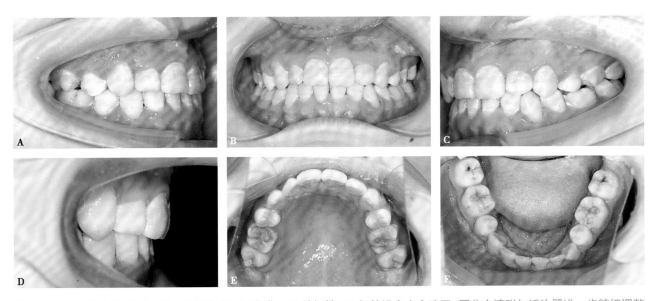

图 7-3-32　治疗中第 33 步，第一阶段治疗已经完成。12 稍扭转，33 扭转没有完全改正，因此申请附加矫治器进一步精细调整
A. 右侧咬合像　B. 正面咬合像　C. 左侧咬合像　D. 覆𬌗覆盖像　E. 上颌𬌗面像　F. 下颌𬌗面像

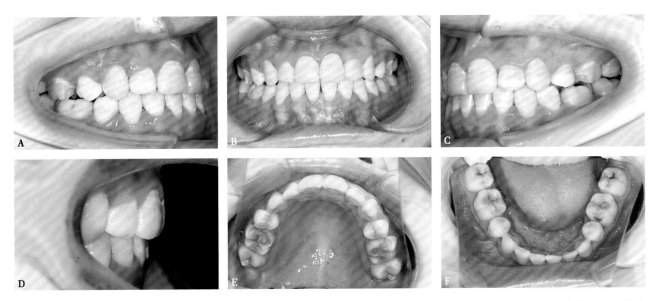

图 7-3-33　治疗后口内照，经过 24 个月的隐适美治疗，拥挤纠正，尖牙、磨牙为中性关系，弓形协调对称，尖窝关系和覆𬌗覆盖关系良好。由于患者第一磨牙牙釉质发育不全，导致视觉效果咬合稍显不实
A. 右侧咬合像　B. 正面咬合像　C. 左侧咬合像　D. 覆𬌗覆盖像　E. 上颌𬌗面像　F. 下颌𬌗面像

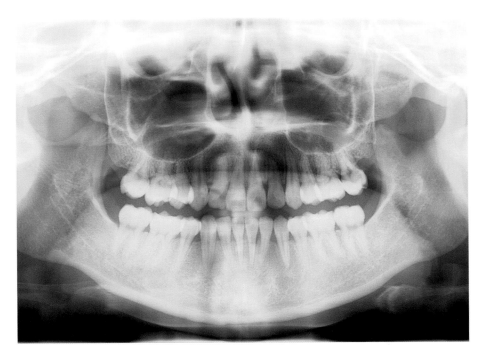

图 7-3-34 治疗后全景片示牙根平行度良好

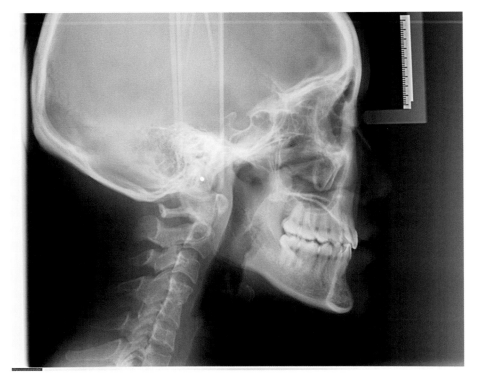

图 7-3-35 治疗后X线头颅侧片显示上下颌切牙较为直立,侧貌基本维持

Measurements	Normal	Pre	Post
SNA°	83.13±3.6	80.5	79.7
SNB°	79.65±3.2	79.7	78.3
ANB°	3.48±1.69	0.7	1.3
SN-MP°	32.85±4.21	32.4	35.4
S-Go/N-Me	65.85±3.83	68.5	64.9
ANS-Me/N-Me	53.32±1.84	54.7	56.9
U1-L1°	126.96±8.54	128.4	150.2
U1-SN°	105.23±6.02	109.9	96.5
UI-NA (mm)	4.05±2.32	5.4	2.2
UI-NA°	21.49±5.92	29.4	16.8
LI-NB (mm)	5.69±2.05	3.4	1.0
LI-NB°	28.07±5.58	21.5	11.7
FMIA°	57.0±6.79	68.6	74.7
UL-EP (mm)	1.75±1.87	-1.9	-2.3
LL-EP (mm)	2.74±2.21	0.5	-1.3
Nasolabial angle	78.0±8.0	101.5	104.1

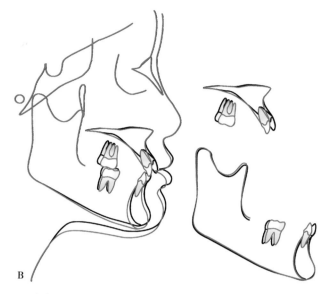

图 7-3-36　治疗前后头影测量分析显示治疗后 ANB 角变大,下颌稍有后旋,本例低角患者可以接受。上下颌前牙都较为直立,由于患者没有进一步调整的意愿,故维持现状

A. 治疗前后 X 线头影测量分析　B. X 线头影描迹重叠图(黑色线条示治疗前,红色线条示治疗后)

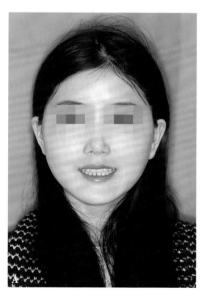 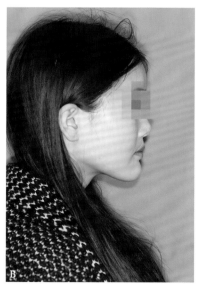

图 7-3-37　治疗后侧貌较为美观,拥挤改正

A. 正面像　B. 侧面像

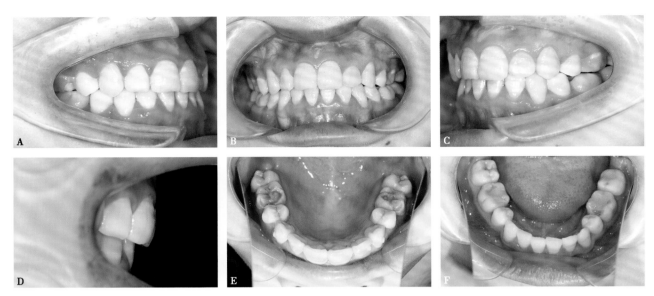

图7-3-38 治疗结束后2年复查,咬合关系稳定,未见明显复发

A. 右侧咬合像 B. 正面咬合像 C. 左侧咬合像 D. 覆𬌗覆盖像 E. 上颌𬌗面像 F. 下颌𬌗面像

【治疗体会】

这是一个安氏Ⅲ类亚类重度拥挤的病例,这是我们接诊的第一个隐适美拔牙病例。考虑到患者牙列拥挤度比较大,再加上牙釉质发育不全,故设计后牙不动,牙移动为0。后牙设计固位力比较强的垂直矩形附件,尖牙设计优化控根附件,拔牙间隙全部用于解除拥挤,所以治疗不是很难。由于当时对于隐形矫治的认识不足,终末状态时上下颌前牙的交角过大,导致治疗结束时上下颌前牙都显得比较直立。这是由于隐形矫治在拔牙内收过程中有一些转矩丢失。但隐适美矫治的优势在于如果患者愿意,可以再申请一次附加矫治器,调整上下颌前牙的轴向,5年免费。不过由于患者对治疗结果满意,临床检查其下颌运动也没有问题,因此,在此状态下结束治疗,进入保持阶段。保持阶段一直持续到治疗后2年,口内咬合一直十分稳定。因此,我们认为重度拥挤的病例使用拔牙模式进行隐适美治疗也能够取得良好的治疗效果。

(本病例由薛俊杰、赖文莉提供)

隐适美矫治系统治疗安氏Ⅰ类拥挤典型病例七:拔除前磨牙

【治疗前资料】

患者,女,20岁。

主诉 牙齿不齐,不要求中线。

既往史 否认系统性疾病史,否认过敏史。

颜貌检查 直面型,面下1/3略长(图7-3-39)。

口内检查 牙列式7—7;36残根;13低位唇向;12反𬌗;16、13、11、21、23、26牙釉质发育不全;右侧磨牙基本中性关系,左侧尖牙基本中性关系,右侧尖牙近中关系;覆盖正常;上颌中线右偏1.5mm。上颌牙列重度拥挤,下颌牙列中度拥挤(图7-3-40)。

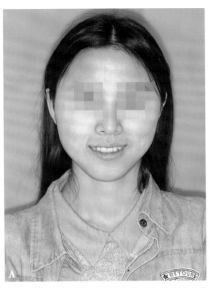
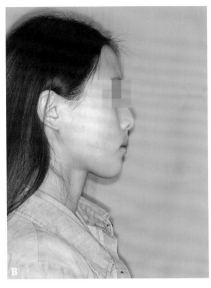

图 7-3-39　治疗前面像，直面型，面下 1/3 略长
A. 正面像　B. 侧面像

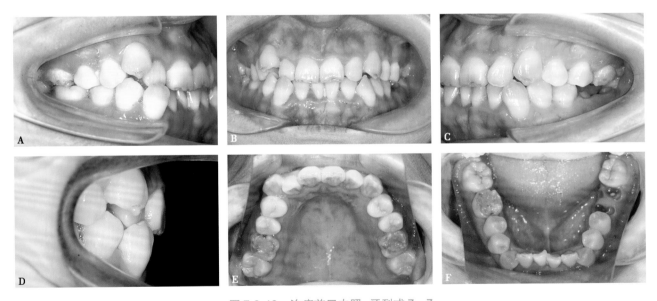

图 7-3-40　治疗前口内照，牙列式 7—7

A. 右侧磨牙基本中性关系，右侧尖牙近中关系，13 低位唇向　B. 上颌中线右偏，12 反𬌗　C. 33 近中倾斜，左侧尖牙基本中性关系　D. 12 反𬌗，覆盖正常　E. 上颌牙列重度拥挤，16、13、11、21、23、26 牙釉质发育不全　F. 下颌牙列中度拥挤，36 残根

模型分析　拥挤度：上颌牙弓 8mm，下颌牙弓 7mm；Bolton 指数：前牙比 78.5%，全牙比 91.23%；Spee 曲线曲度：右侧 1.5mm，左侧 1.5mm。

X 线检查　治疗前全景片示 18、28 有牙胚，36 残根，关节和牙周情况没有明显异常（图 7-3-41）。X 线头颅侧位片显示骨性 I 类，平均生长型，高角；上下颌前牙唇倾度基本正常；覆𬌗覆盖 I 度；上下唇位于 E 线上（图 7-3-42）。

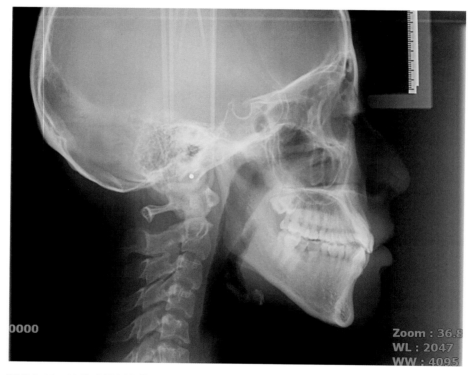

图7-3-41 治疗前全景片示 18、28 有牙胚，36 残根，关节和牙周情况没有明显异常

图7-3-42 X线头颅侧位片显示颌骨及面高：骨性Ⅰ类；平均生长型，高角；牙及牙槽：上下颌前牙唇倾度基本正常；覆𬌗覆盖Ⅰ度；软组织：上下唇位于E线上

【诊断和治疗计划】

综上资料，这个患者的诊断是安氏Ⅰ类错𬌗，骨性Ⅰ类错𬌗，牙列拥挤，13 低位唇向，12 反𬌗，上颌中线右偏，36 残根。因此，治疗目标是解除拥挤，使 13 纳入牙弓，力争改正上颌中线右偏，使磨牙、尖牙关系达到中性关系，维持直面型，治疗后修复 36。

治疗方案包括：

（1）口腔卫生宣教，建议择期拔除 18、28。

（2）上颌拔除 14 解除拥挤，纳入 13，左侧设计 IPR，上颌中线左移改正偏斜，用牵引臂关闭间隙。

（3）下颌拔除 44 解除拥挤，36 残根拔除后保留间隙，后期种植修复，用牵引臂关闭间隙。

（4）维持磨牙中性关系，达到尖牙中性关系，调整上下颌中线至协调。

（5）矫治结束，用保持器保持。

【ClinCheck 设计】

　　上颌拔除 14 解除拥挤，使 13 有空间纳入牙弓，改正 12 反𬌗，上颌中线利用左侧上颌的 IPR 左移 2mm，对齐面中线。下颌拔除 44 解除拥挤，保留 36 间隙，后期种植修复。维持磨牙中性关系不动，达到尖牙中性关系。考虑右侧牙移动范围较大，设计牵引臂。其他设计细节参见图 7-3-43～图 7-3-49。

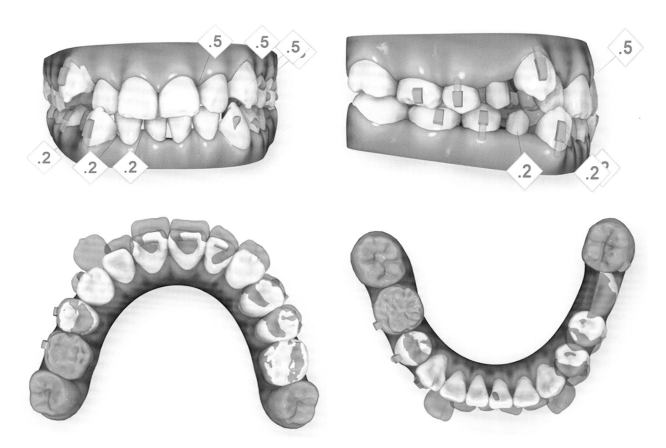

图 7-3-43　ClinCheck 设计：上颌拔除 14 解除拥挤，上颌中线利用左侧上颌的 IPR 左移 2mm，对齐面中线；下颌设计拔除 44 解除拥挤，保留 36 间隙，后期种植修复；16、17、46、47 不动，维持磨牙中性关系，达到尖牙中性关系

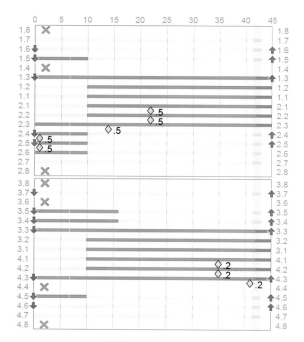

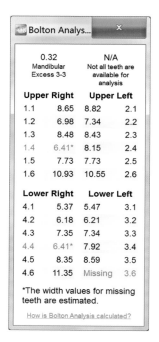

图 7-3-44 ClinCheck 分步图，采用尖牙远中移动 1/3 以后，6 颗前牙一起内收的模式关闭拔牙间隙，右侧后牙不动，设计强支抗

图 7-3-45 ClinCheck Bolton 指数

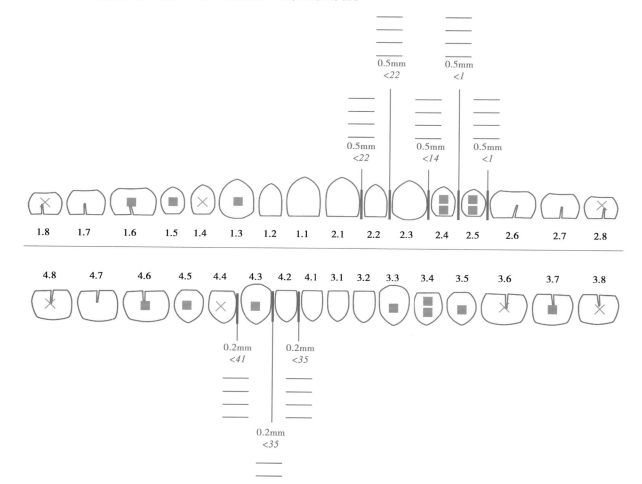

图 7-3-46 附件设计：13、15、43、45 设计牵引臂，16、37、46 设计垂直矩形附件，43 设计优化旋转附件，23、24、34、35 设计优化控根附件

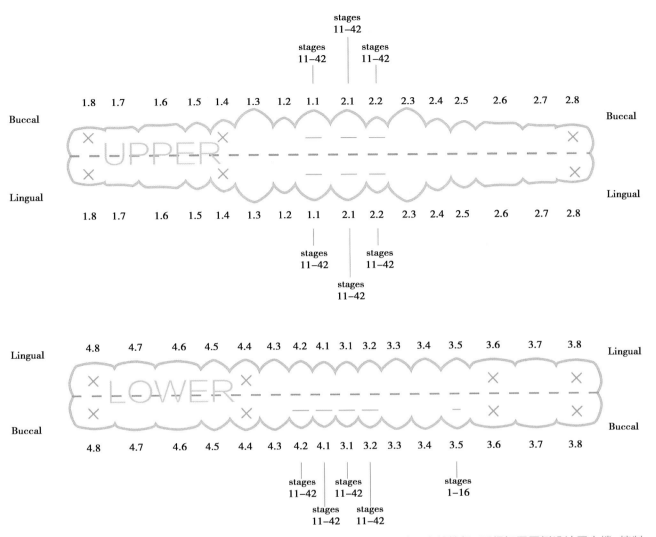

图 7-3-47 压力嵴设计：由于上颌前牙比较直立，在 11、21、22 唇舌侧均设计压力嵴控根；下颌切牙唇侧设计压力嵴，控制前牙轴向

Upper	Lower		1.8	1.7	1.6	1.5	P	1.3	1.2	1.1	2.1	2.2	2.3	2.4	2.5	2.6	2.7	2.8	Final Stage
Extrusion/Intrusion, mm			0	0	0.1 I		0.7 E	2.2 I	3.3 I	2.6 I	2.0 I	0	0.1 E	0.1 I	0.1 E	0		Align
Translation Buccal/Lingual, mm			0	0	0.3 L		5.5 L	0.6 L	0.9 L	1.1 L	2.6 L	0.7 L	0.7 L	0.3 B	0		Doctor
Translation Mesial/Distal, mm			0	0	0		6.2 D	1.9 D	1.2 D	0.4 M	0	0.7 D	0.6 D	0.4 D	0		Difference
Rotation Mesial/Distal			0°	0°	1.8°D		7.1°D	6.5°D	5.9°D	2.8°D	20.9°M	4.0°M	3.2°D	1.6°D	1.5°D	0°	Tooth Basis
Angulation Mesial/Distal			0°	0°	0.7°M		0.5°M	4.7°M	0.3°M	2.7°M	0.6°D	2.0°D	0.6°D	1.3°M	1.8°D	0°	Crown
Inclination Buccal/Lingual			0°	0°	1.7°L		9.9°L	10.6°B	10.7°B	7.1°B	3.5°B	1.0°L	0.6°L	0.5°L	1.7°B	0°	Root

Upper	Lower		4.8	4.7	4.6	4.5	P	4.3	4.2	4.1	3.1	3.2	3.3	3.4	3.5	P	3.7	3.8	Final Stage
Extrusion/Intrusion, mm			0	0	0.1 B		0.4 I	0.7 E	0.5 E	0.6 E	0.5 E	0.4 I	0.7 I	0		0	Align
Translation Buccal/Lingual, mm			0	0	0.1 B		3.3 L	1.8 L	1.3 L	2.0 L	1.2 L	3.6 L	0.9 L	0.2 B		0	Doctor
Translation Mesial/Distal, mm			0	0	0		7.0 D	3.1 D	2.9 D	2.3 M	2.0 M	0.1 D	1.8 D	1.8 D		0	Difference
Rotation Mesial/Distal			0°	0°	0.4°D		7.9°D	17.0°D	29.7°D	17.1°D	6.3°M	23.3°M	4.7°M	29.2°D		0°	Tooth Basis
Angulation Mesial/Distal			0°	0°	0.4°M		1.2°D	1.6°M	1.4°D	6.6°D	0.5°D	6.4°D	0.2°D	2.3°M		0°	Crown
Inclination Buccal/Lingual			0°	0°	0.4°B		1.2°L	13.4°B	16.7°B	8.2°B	9.1°B	0.5°B	0.5°B	2.0°B		0°	Root

图 7-3-48 上下颌牙移动数值，16、17、27、37、46、47 各向移动为 0

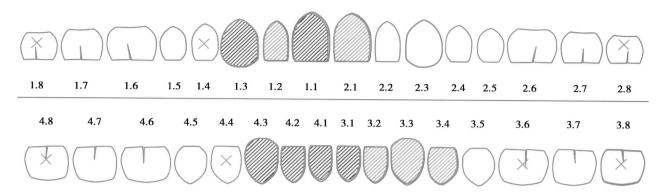

图 7-3-49　牙移动难度评估:11、13、31、41、42、43 移动最难,为黑色;12、21、32、33、34 移动难度中等,为蓝色;其余牙移动比较容易实现,为白色

【治疗过程和结果】

矫治器总数为 45(42 + 3)副,一次完成,未重启治疗。每 2～3 个月复诊一次,总疗程为 16 个月(图 7-3-50～图 7-3-58)。

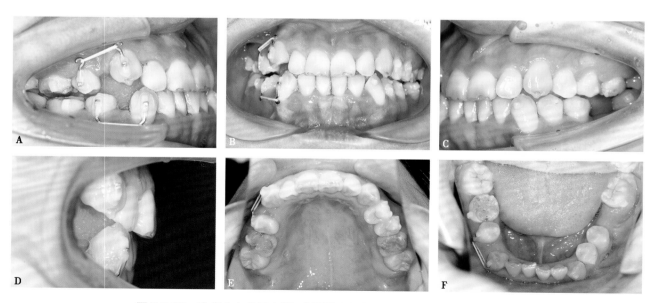

图 7-3-50　治疗 8 个月口内照,牵引臂之间使用橡皮圈帮助尖牙远移下降

A. 右侧咬合像　B. 正面咬合像　C. 左侧咬合像　D. 覆𬌗覆盖像　E. 上颌𬌗面像　F. 下颌𬌗面像

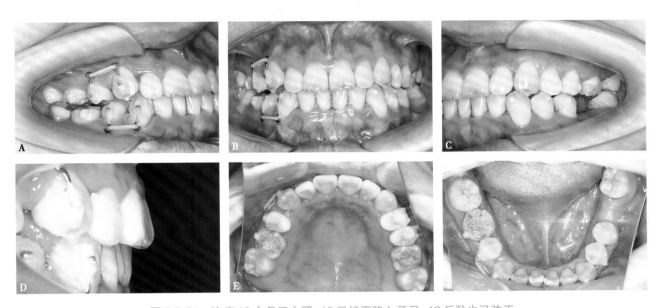

图 7-3-51　治疗 12 个月口内照，13 已经下降入牙弓，12 反𬌗也已改正

A. 右侧咬合像　B. 正面咬合像　C. 左侧咬合像　D. 覆𬌗覆盖像　E. 上颌𬌗面像　F. 下颌𬌗面像

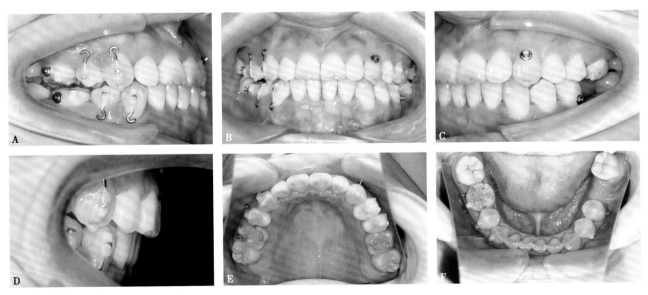

图 7-3-52　治疗 15 个月口内照，由于右侧后牙稍有开𬌗，在 16、46 处粘接舌钮，右侧挂四边形牵引，帮助后牙咬实，左侧 23—35 挂小 Ⅱ 类牵引对抗

A. 右侧咬合像　B. 正面咬合像　C. 左侧咬合像　D. 覆𬌗覆盖像　E. 上颌𬌗面像　F. 下颌𬌗面像

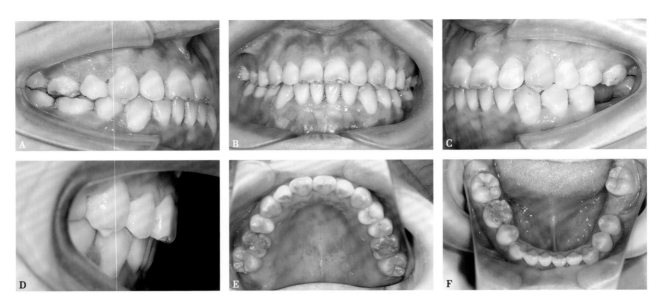

图 7-3-53　治疗后口内照，经过 16 个月的隐适美治疗，拥挤纠正，尖牙、磨牙中性关系，弓形协调对称，尖窝关系和覆𬌗覆盖关系良好。美中不足的是上颌中线稍右偏，但是患者不介意，也不愿意再次取模做精细调整，因此在此位置结束主动矫治，进入保持阶段

A. 右侧咬合像　B. 正面咬合像　C. 左侧咬合像　D. 覆𬌗覆盖像　E. 上颌𬌗面像　F. 下颌𬌗面像

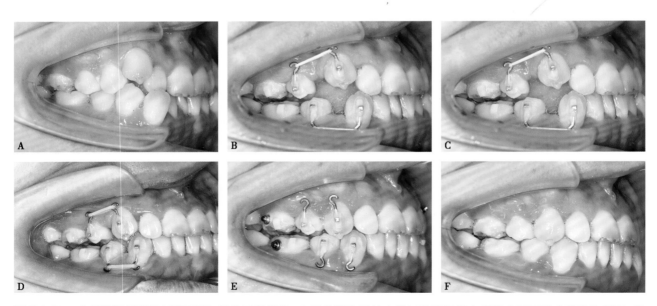

图 7-3-54　右侧拔牙侧矫治过程回顾，随着时间推移，在矫治器变形的力量以及牵引臂之间橡皮圈牵引力量的作用下，低位唇向的 13 逐渐进入牙弓，拥挤改善，最后拔牙间隙顺利关闭

A. 治疗前右侧咬合像　B~E. 治疗中右侧咬合像　F. 治疗后右侧咬合像

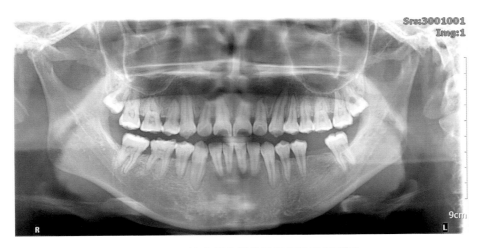

图 7-3-55　治疗后全景片示牙根平行度尚可

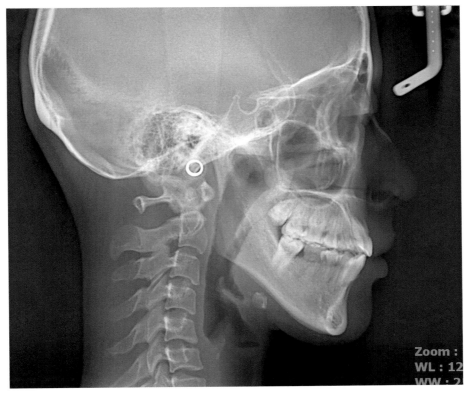

图 7-3-56　治疗后 X 线头颅侧片显示正常覆𬌗覆盖，侧貌基本维持

Measurements	Normal	Pre	Post
SNA°	83.13±3.6	85.4	81.0
SNB°	79.65±3.2	81.3	77.5
ANB°	3.48±1.69	4.1	3.5
SN-MP°	32.85±4.21	42.4	45.0
S-Go/N-Me	65.85±3.83	66.6	64.3
ANS-Me/N-Me	53.32±1.84	55.4	54.6
U1-L1°	126.96±8.54	137.0	126.5
U1-SN°	105.23±6.02	101.4	105.8
Ul-NA (mm)	4.05±2.32	2.0	3.3
Ul-NA°	21.49±5.92	16.0	24.8
Ll-NB (mm)	5.69±2.05	5.3	5.5
Ll-NB°	28.07±5.58	22.8	25.2
FMIA°	57.0±6.79	66.6	64.0
UL-EP (mm)	1.75±1.87	-0.9	-1.8
LL-EP (mm)	2.74±2.21	2.9	0.5
Nasolabial angle	78.0±8.0	119.2	114.2

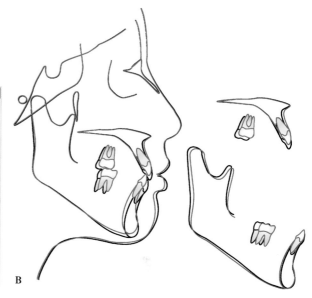

图 7-3-57　治疗前后 X 线头影测量分析显示虽然设计磨牙不动,实际情况中仍会发生后牙近中移动,少量支抗丧失的情况,所以要考虑到临床实际与 ClinCheck 设计的差异

A. 治疗前后 X 线头影测量值　B. X 线头影描迹重叠图(黑色线条示治疗前,红色线条示治疗后)

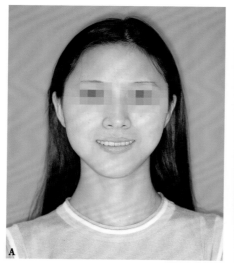
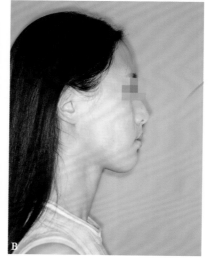

图 7-3-58　治疗后面像,侧貌维持,正面观上颌中线右偏的问题有所改善,但仍然右偏,考虑到患者没有进一步治疗的意愿,尊重患者选择,未进一步精细调整

A. 正面微笑像　B. 侧面像

【治疗体会】

这是一个安氏 I 类重度拥挤、上颌中线右偏的病例。由于患者要求不高,希望尽可能少拔牙,因此采用单侧拔牙的模式改正拥挤,利用 IPR 控制中线。治疗中,使用牵引臂和橡皮圈,力争使尖牙远移整体移动,并采用尖牙远移 1/3 以后,6 颗前牙一起内收的关闭间隙模式,类似直丝弓矫治技术的一步法。治疗结果总体满意,低位唇向的 13 顺利下降,疗程较短。不足的是上颌中线的控制问题。反思这个病例,

如果当初设计上颌左侧推磨牙远中移动，也许结果会更加理想。因为上颌左侧设计的 IPR 量总共只有 2.5mm，这一侧其实也有少量扭转等占用了 IPR 间隙，因此上颌中线左移的空间有些欠缺，导致最终结果不够理想。牵引臂虽然有点影响美观，但是在橡皮圈牵引力的帮助下，可以有效实现尖牙远中整体移动，疗程较短，不失为一种关闭拔牙间隙的选择，可以灵活使用，更好地控制牙移动，获得良好的治疗效果。

（本病例由陈虹羽、王铭蔚、赖文莉提供）

隐适美矫治系统治疗安氏 I 类拥挤典型病例八：拔除前磨牙，使用 G6

【治疗前资料】

患者，女，21 岁。

主诉　牙齿不齐，不要使上唇丰满度增加，维持目前侧貌。

既往史　否认系统性疾病史，否认过敏史。

颜貌检查　侧貌可，上颌中线右偏，上下唇在 E 线后方（图 7-3-59）。

口内检查　牙列式 7—7；13 低位唇向，位于牙弓外；双侧磨牙基本中性关系，左侧尖牙基本中性关系；右侧尖牙近中关系；覆𬌗覆盖浅；12 反𬌗；上颌中线右偏 2.5mm。上颌牙列重度拥挤，下颌牙列轻度拥挤（图 7-3-60）。

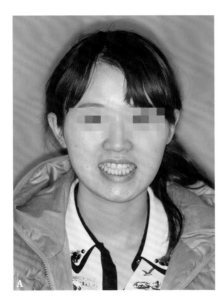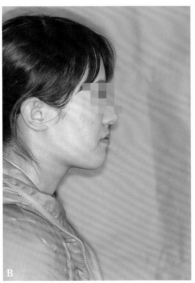

图 7-3-59　治疗前面像，侧貌可，上颌中线右偏，上下唇在 E 线后方
A．正面像　B．侧面像

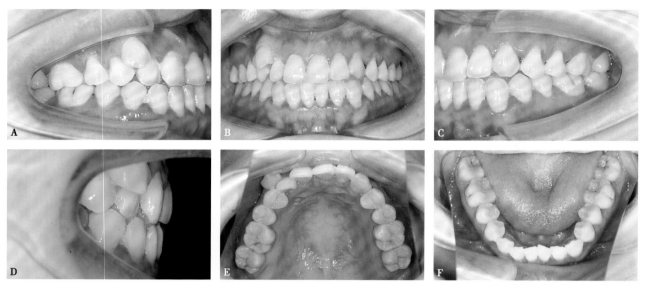

图 7-3-60 治疗前口内照，牙列式 7—7

A. 右侧尖牙近中关系，磨牙基本中性关系，13 低位唇向，12 反𬌗 B. 上颌中线严重右偏 C. 左侧尖牙、磨牙基本中性关系 D. 覆𬌗覆盖浅 E. 上颌牙列重度拥挤，13 完全在牙弓外 F. 下颌牙列轻度拥挤

模型分析 拥挤度：上颌牙弓 11mm，下颌牙弓 4mm；Bolton 指数：前牙比 77.27%，全牙比 89.44%；Spee 曲线曲度：右侧 1.5mm，左侧 1.5mm。

X 线检查 治疗前全景片示 18、28、38、48 无牙胚。关节和牙周情况没有异常（图 7-3-61）。X 线头颅侧位片显示骨性 I 类；平均生长型，均角；上下颌前牙唇倾度基本正常；上下唇位于 E 线后（图 7-3-62）。

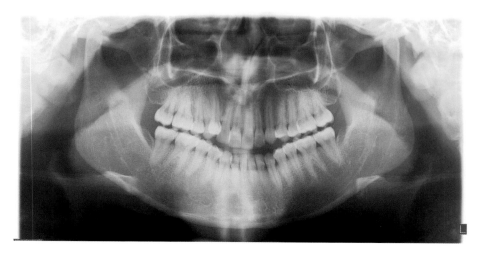

图 7-3-61 治疗前全景片示无第三磨牙牙胚，关节和牙周情况没有异常

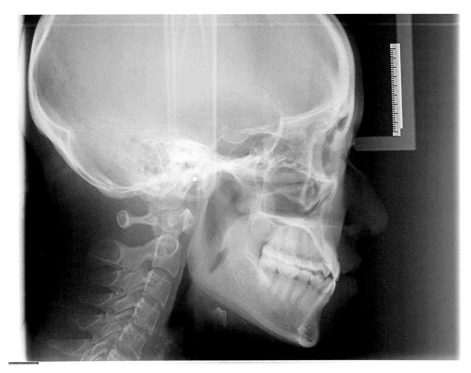

图 7-3-62　X 线头颅侧位片显示颌骨及面高：骨性 I 类；平均生长型，均角；牙及牙槽：上下颌前牙唇倾度基本正常；软组织：上下唇位于 E 线后

【诊断和治疗计划】

综上资料，这个患者的诊断是安氏 I 类错𬌗，骨性 I 类错𬌗，牙列拥挤，13 低位唇向，12 反𬌗，上颌中线右偏。患者要求上唇凸度不要增加。因此，治疗目标是解除拥挤，使 13 纳入牙弓，改正上颌中线右偏，磨牙、尖牙关系达到中性关系，维持直面型。

治疗方案包括：

（1）口腔卫生宣教。

（2）上颌拔除 14、24 解除拥挤，纳入 13。上颌中线左移，改正上颌中线右偏问题。

（3）下颌拔除 34、44 解除拥挤。

（4）维持磨牙中性关系，达到尖牙中性关系，中线齐。

（5）矫治结束，用保持器保持。

【ClinCheck 设计】

使用 G6。上颌拔除 14、24 解除拥挤，使 13 有空间纳入牙弓，改正 12 反𬌗，上颌中线左移 2.5mm，对齐面中线。下颌拔除 34、44 解除拥挤，维持磨牙中性关系。其他设计细节参见图 7-3-63～图 7-3-69。

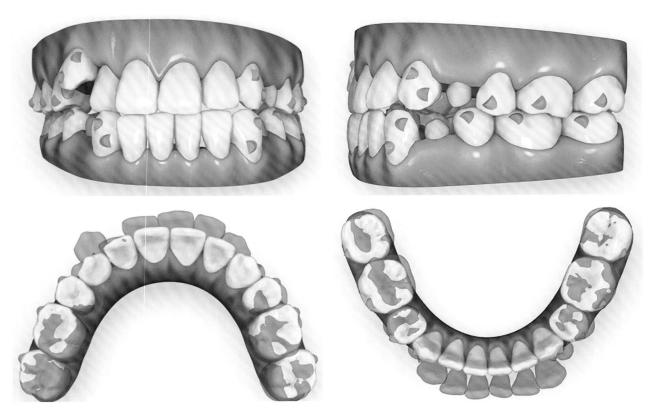

图 7-3-63 ClinCheck 设计：上颌设计拔除 14、24 解除拥挤，使 13 有空间纳入牙弓，改正 12 反𬌗，上颌中线左移 2.5mm，对齐面中线；下颌设计拔除 34、44 解除拥挤，维持磨牙中性关系；使用 G6

Bolton Analy...			
0.03		**N/A**	
Mandibular Excess 3-3		Not all teeth are available for analysis	
Upper Right		**Upper Left**	
1.1	8.01	7.94	2.1
1.2	6.81	7.21	2.2
1.3	7.93	7.64	2.3
1.4	Missing	Missing	2.4
1.5	7.07	7.09	2.5
1.6	11.48	11.16	2.6
Lower Right		**Lower Left**	
4.1	5.27	5.10	3.1
4.2	5.61	5.87	3.2
4.3	6.63	6.71	3.3
4.4	Missing	Missing	3.4
4.5	7.57	7.34	3.5
4.6	11.73	11.82	3.6
<u>How is Bolton Analysis calculated?</u>			

图 7-3-64 ClinCheck Bolton 指数

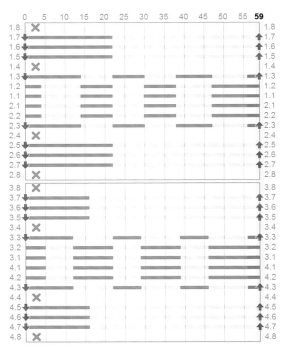

图 7-3-65 ClinCheck 分步图，采用蛙跳模式关闭拔牙间隙，保护后牙支抗，疗程较长

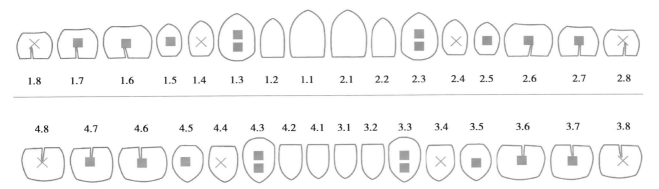

图 7-3-66 附件设计：13、23、33、43 设计 G6 优化内收附件，15、16、17、25、26、27、35、36、37、45、46、47 设计 G6 优化支抗附件

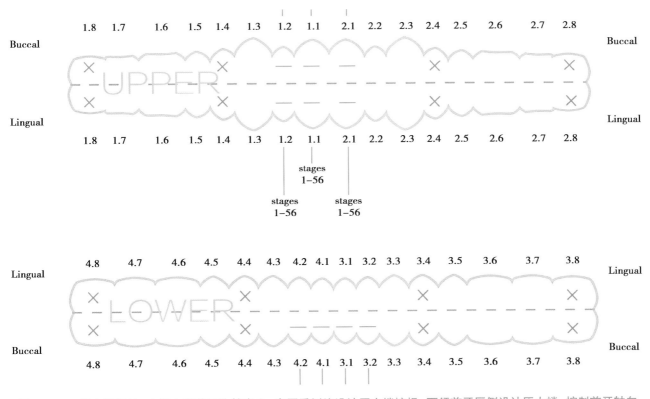

图 7-3-67 压力嵴设计：由于上颌前牙比较直立，在唇舌侧均设计压力嵴控根；下颌前牙唇侧设计压力嵴，控制前牙轴向

Upper / Lower	1.8	1.7	1.6	1.5	P	1.3	1.2	1.1	2.1	2.2	2.3	P	2.5	2.6	2.7	2.8	Final Stage
Extrusion/Intrusion, mm		0.3 I	0.1 E	0.7 E		2.6 E	0.1 E	0.9 I	1.2 I	1.0 I	0.1 I		0.2 E	0	0		Align
Translation Buccal/Lingual, mm		0.3 B	1.0 B	0.3 B		4.4 L	0.6 L	2.4 L	3.0 L	3.3 L	1.4 L		0.7 L	0.2 B	1.0 B		Doctor
Translation Mesial/Distal, mm		0.4 M	0.5 M	0.6 M		3.5 D	0.8 M	2.0 M	2.8 D	3.7 D	4.9 D		1.2 M	0.8 M	0.8 M		Difference
Rotation Mesial/Distal		0°	0.1°D	3.9°D		6.1°D	11.9°D	0.8°D	6.6°D	2.8°D	2.3°D		3.2°M	9.5°M	10.2°M		Tooth Basis
Angulation Mesial/Distal		0°	2.7°D	4.7°D		9.4°D	0.5°M	2.3°M	7.9°D	0.1°D	0.3°M		4.2°D	0.1°D	0°		Crown
Inclination Buccal/Lingual		7.4°L	3.8°L	5.4°L		14.2°L	10.6°B	6.3°B	5.4°B	3.4°L	0.3°B		4.6°L	4.5°L	3.7°L		Root

Upper / Lower	4.8	4.7	4.6	4.5	P	4.3	4.2	4.1	3.1	3.2	3.3	P	3.5	3.6	3.7	3.8	Final Stage
Extrusion/Intrusion, mm		0.4 E	0	0		0.5 E	0.1 E	0.2 I	0.1 I	0.6 I	0.3 I		0.1 I	0.1 E	0.2 E		Align
Translation Buccal/Lingual, mm		1.1 B	1.0 B	0.3 L		2.8 L	5.0 L	2.4 L	4.8 L	4.2 L	4.6 L		1.0 L	0.4 L	0.4 B		Doctor
Translation Mesial/Distal, mm		1.0 M	0.9 M	0.9 M		4.0 D	2.4 D	0.6 D	0.6 D	1.8 D	3.5 D		0.8 M	0.7 M	0.6 M		Difference
Rotation Mesial/Distal		1.2°M	1.9°M	4.9°M		19.7°D	17.4°D	12.9°D	16.8°D	19.4°D	8.2°D		3.3°M	4.7°M	4.9°M		Tooth Basis
Angulation Mesial/Distal		2.1°M	1.8°M	0.1°M		2.7°D	2.7°M	1.3°M	1.2°D	3.6°D	0.8°M		0.2°M	1.1°M	1.1°M		Crown
Inclination Buccal/Lingual		4.4°B	2.5°B	1.3°B		0.6°L	3.3°B	8.9°B	8.7°B	5.2°D	0.5°L		0.2°L	0.1°L	2.7°L		Root

图 7-3-68 上下颌牙移动数值

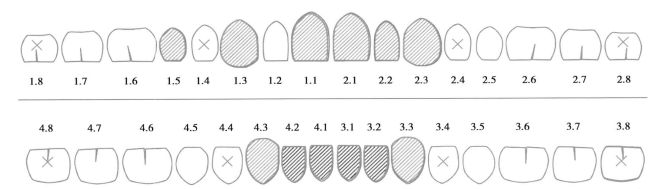

图 7-3-69 牙移动难度评估：41、42、31、32 移动最难，为黑色；11、13、15、21、22、23、33、43 移动难度中等，为蓝色；其余牙移动比较容易实现，为白色

【治疗过程和结果】

矫治器总数 89（59+30）副，每幅矫治器戴用 2 周，每 2～3 个月复诊一次，总疗程为 27 个月（图 7-3-70～图 7-3-78）。

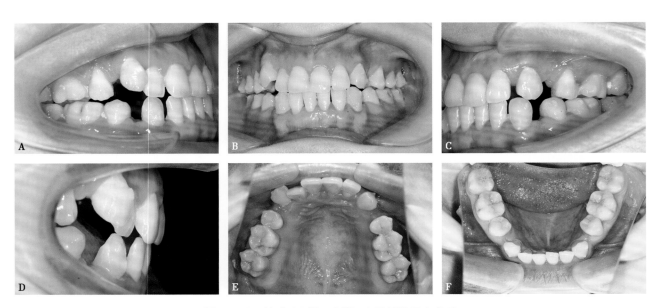

图 7-3-70 治疗 25 周口内照，尖牙开始远中移动
A. 右侧咬合像 B. 正面咬合像 C. 左侧咬合像 D. 覆𬌗覆盖像 E. 上颌𬌗面像 F. 下颌𬌗面像

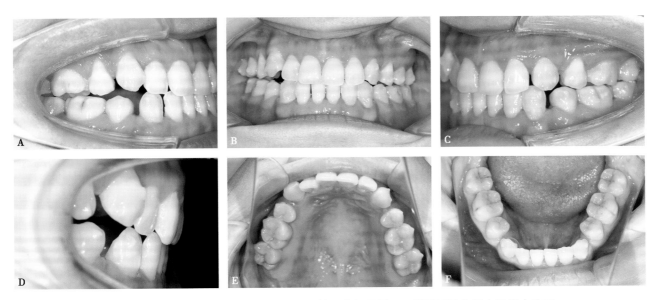

图 7-3-71　治疗 48 周口内照，13 已经开始下降入牙弓，12 反𬌗以及上颌中线尚未改正

A. 右侧咬合像　B. 正面咬合像　C. 左侧咬合像　D. 覆𬌗覆盖像　E. 上颌𬌗面像　F. 下颌𬌗面像

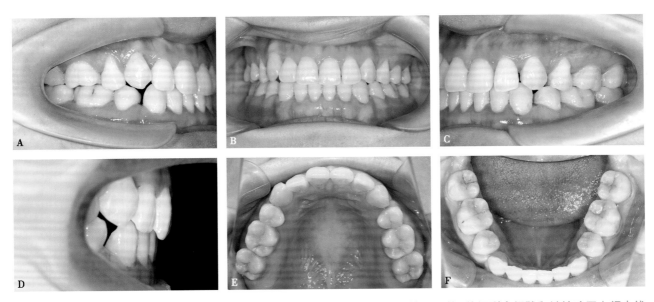

图 7-3-72　治疗 60 周口内照，第一阶段完成，进入附加矫治器阶段，进一步精细调整，关闭剩余间隙和继续改正上颌中线右偏问题

A. 右侧咬合像　B. 正面咬合像　C. 左侧咬合像　D. 覆𬌗覆盖像　E. 上颌𬌗面像　F. 下颌𬌗面像

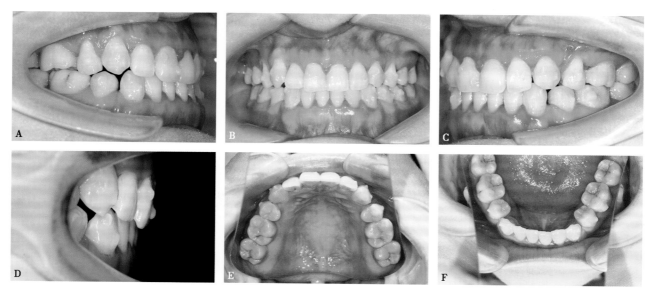

图 7-3-73 治疗 80 周口内照,牙弓尚有少许间隙,上颌中线仍偏右 0.5mm,继续调整
A. 右侧咬合像 B. 正面咬合像 C. 左侧咬合像 D. 覆𬌗覆盖像 E. 上颌𬌗面像 F. 下颌𬌗面像

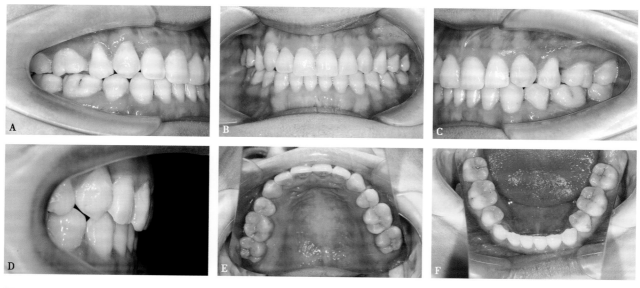

图 7-3-74 治疗后口内照,经过 27 个月的隐适美治疗,拥挤纠正,尖牙、磨牙关系中性,中线对齐,弓形协调对称,覆𬌗覆盖正常,达到治疗目标,进入保持阶段
A. 右侧咬合像 B. 正面咬合像 C. 左侧咬合像 D. 覆𬌗覆盖像 E. 上颌𬌗面像 F. 下颌𬌗面像

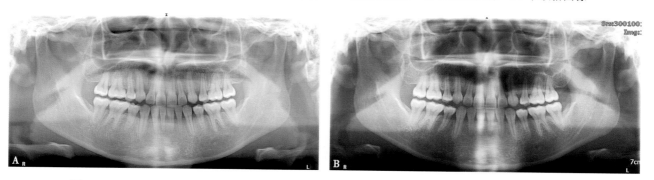

图 7-3-75 附加矫治器、治疗后两个时段全景片对此,可见治疗后拔牙间隙两侧的牙根平行度良好
A. 附加矫治器前 B. 治疗后

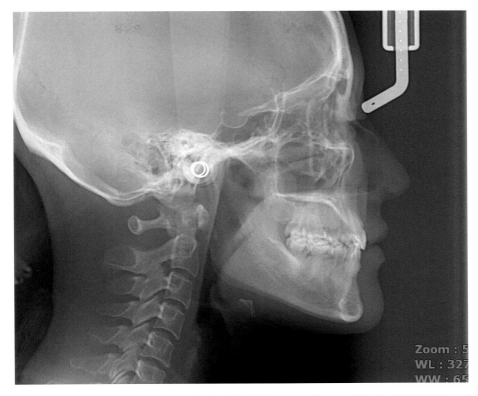

图 7-3-76 治疗后 X 线头颅侧位片显示治疗后覆𬌗覆盖关系正常，患者要求的维持面型的目标达到

Measurements	Normal	Pre	Post
SNA°	83.13±3.6	86.2	85.4
SNB°	79.65±3.2	84.0	83.0
ANB°	3.48±1.69	2.2	2.4
SN-MP°	32.85±4.21	32.3	32.0
S-Go/N-Me	65.85±3.83	68.3	68.7
ANS-Me/N-Me	53.32±1.84	57.4	57.7
U1-L1°	126.96±8.54	137.8	152.8
U1-SN°	105.23±6.02	107.1	103.3
UI-NA (mm)	4.05±2.32	2.4	1.0
UI-NA°	21.49±5.92	20.8	13.0
LI-NB (mm)	5.69±2.05	3.3	1.4
LI-NB°	28.07±5.58	19.2	11.9
FMIA°	57.0±6.79	71.4	76.5
UL-EP (mm)	1.75±1.87	-5.3	-5.7
LL-EP (mm)	2.74±2.21	0.5	-4.6
Nasolabial angle	78.0±8.0	103.9	99.1

图 7-3-77 治疗前后 X 线头影测量分析

A. 治疗前后 X 线头影测量值 B. X 线头影描迹重叠图（黑色线条示治疗前，红色线条示治疗后）

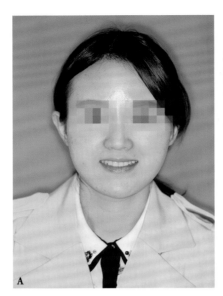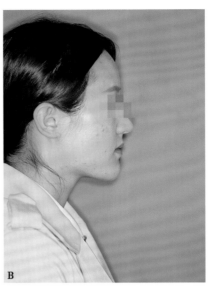

图 7-3-78   治疗后面像示侧貌维持，正面观上颌中线右偏的问题已经得到改善，治疗后上颌中线与面中线对齐

A．正面像　B．侧面像

【治疗体会】

这是一个安氏Ⅰ类重度拥挤、上颌中线右偏的病例。从临床检查分析来看，可以考虑上下颌前牙唇倾获得空间，解除拥挤。考虑到患者要求维持面型的诉求，上颌前牙必须唇倾较多，才有足够的空间排齐13，而过多唇倾必将导致唇部的丰满度增加，与其主诉不符。因此考虑上颌拔牙矫治，而由于磨牙是中性关系，下颌如果不拔牙，磨牙中性关系将不可能维持。所以，综合患者的具体情况，最终采用拔除14、24、34、44的方案，利用拔牙间隙改正13拥挤以及上颌中线右偏。这个患者的治疗难度在于上下颌前牙都比较直立，又需要内收前牙关闭间隙，如何控制前牙的轴向避免发生转矩失控是关键。这个病例在上颌前牙唇舌侧和下颌前牙唇侧均设计了压力嵴，采用G6的尖牙优化内收附件和后牙优化支抗附件，配合G6的矫治器预支抗设计，矫治结果表明，G6在控制拔牙病例内收过程中前牙轴向的效果非常令人满意。这个患者拔牙间隙的关闭是采用蛙跳模式，尖牙和切牙交替移动内收，对支抗消耗比较少，类似方丝弓矫治技术的两步法关闭间隙，疗程相对较长。目前已少用这类关间隙模式，常采用尖牙远移1/3以后，即6颗前牙一起内收的模式，类似直丝弓矫治技术的一步法。临床中可以按照医师的理解和患者的具体情况，灵活选择关闭拔牙间隙的方法。该病例也以病例报告模式发表在 *Journal of Clinical Orthodontics*。

（本病例由朱亚芬、赖文莉提供）

（赖文莉　王　璟）

参 考 文 献

1.　赖文莉．无托槽隐形矫治技术推磨牙向后的临床应用策略．国际口腔医学杂志专家笔谈，2019，46（4）：373-382.

2.　赖文莉．安氏Ⅱ类拔牙病例的隐形矫治策略．口腔医学专家述评，2019，39（11）：967-973.

3.　赖文莉．浅谈无托槽隐形矫治技术减数矫治的临床体会．中华口腔医学杂志，2017，52（9）：534-537.

4.　ZHU Y，LI X，LAI W. Treatment of Severe Anterior Crowding with the Invisalign G6 First Premolar Extraction Solution and Invisalign Aligners. Journal of Clinical Orthodontics，2019，53（8）：459-469.

8

第八章　双牙弓前突的隐适美矫治系统治疗策略

第一节　双牙弓前突的隐适美矫治概述

双牙弓前突（bimaxillary dentoalveolar protrusion）是临床常见的一类错𬌗畸形，在黄种人当中居多。双牙弓前突是指上下颌前牙向前突出，而上下颌位置形态正常的一类错𬌗畸形。临床表现多为安氏Ⅰ类错𬌗，上下颌前牙前突，磨牙中性关系，前牙覆𬌗覆盖基本正常。临床上患者多主诉"龅牙"，上下唇在自然位时不能闭合，开唇露齿，紧闭时出现颏肌紧张。

双牙弓前突多由于遗传、口腔不良习惯、替牙障碍等原因，导致上下颌前牙明显唇倾，上下唇过突且闭合不全。口内检查上下牙弓矢状关系正常，磨牙中性关系，前牙覆𬌗覆盖基本正常，可以伴少量拥挤。

一、临床表现

1. 上下颌骨基本正常　代表上下颌骨位置的 SNA、SNB 角基本正常，或均偏大，而代表上下颌矢状关系的 ANB 角基本位于正常范围 1°～4° 之间。但值得注意的是，下颌平面角（FMA 或 SN-MP）较大的患者 ANB 角可以增大，骨性Ⅱ类或Ⅱ类倾向。

2. 上下颌前牙唇倾度增加　代表上下颌前牙倾斜度的 U1-SN 角、U1-NA 线距和角度，L1-MP 角，L1-NB 线距和角度均大于正常，上下切牙角 U1-L1 较小。如上下颌骨前突，上下颌前牙较为直立，则提示患者为双颌前突患者，矫治难度增加，必要时需借助正颌手术改善面形。

3. 开唇露齿，上下唇短缩　上下唇凸度 UL-E 线距、LL-E 线距都大于正常。由于上下颌前牙唇倾，往往导致不能闭唇，用力闭上时唇肌和颏肌过于紧张，部分患者可伴有口呼吸习惯。

诊断分析需要考虑生长发育的影响。在确立双牙弓前突的诊断与矫治设计时应当考虑颅颌面的生长发育。由于下颌的生长较上颌持续时间长，从恒牙早期到恒牙后期下颌会继续生长，颏部会继续前移，上下颌切牙会稍稍直立。

二、矫治设计

1. 双牙弓前突的矫治目标是减少上下颌前牙和上下唇的凸度，最大程度改善面形和口唇闭合功能，同时维持磨牙中性关系。

2. 临床上往往需要减数拔牙，多选择拔除 4 颗第一前磨牙，支抗设计都是强支抗，必要时可以辅助种植支抗。尤其对于下颌平面角增大的患者，可以同时以种植钉对上颌第一磨牙施加压低力，维持甚至减小下颌平面角，使下颌发生少量逆时针旋转，进一步改善面形。

3. 减少上下颌前牙和上下唇的凸度常需要利用上下颌前牙的倾斜移动，在这个过程中要注意对上下颌前牙转矩的控制，必要时可以设计额外正转矩。

第二节   双牙弓前突的隐适美矫治要点

隐形矫治的矫治目标和支抗设计同固定矫治，但有以下几点需要注意：

1. 矫治目标的预设   一般可以要求保持Ⅰ类的磨牙咬合关系，最大支抗的前牙内收，矫治后磨牙为重咬合接触（heavy contact），前牙覆𬌗为0mm（笔者的经验体会：考虑到前牙内收过程中覆𬌗加深，可以预设计），覆盖约为1mm。

2. 附件设计   隐形矫治优先推荐采用G6附件，一般用于最大支抗的设计，即不设计磨牙近中移动。G6附件多为第二前磨牙、第一磨牙、第二磨牙上的小型优化附件，位置如图8-2-1所示，工作斜面朝向近中上方，当矫治器戴入后，该作用面会产生类似于后倾弯备抗的作用，对抗磨牙倾斜近中移动的力量。在尖牙，G6是一对特殊的作用方向相反的小型优化内收附件，作用方向如图8-2-1所示，能在尖牙远中移动时起到正轴作用，保持尖牙直立移动。G6附件可利用差动力原理，其作用力轻、反作用力小，可在后牙施加比前牙更大的力矩来最大化支抗（图8-2-2）。G6附件同时可以施加对抗关闭拔牙间隙导致的支抗磨牙前倾伸长、覆𬌗加深，这个作用称为矫治器的预支抗（pre-activation）（图8-2-3）。上述的后牙优化支抗附件，尖牙优化内收附件以及矫治器的预支抗，统一称为多颗牙单位（multi-tooth unit）。

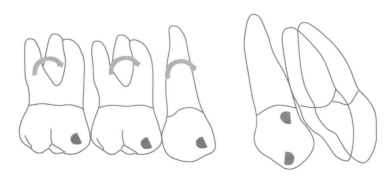

图 8-2-1   G6 附件示意图（蓝色示后牙优化支抗附件，绿色示尖牙优化内收附件）

除了 G6 附件，也可以选择牵引臂，类似于固定矫治中用的长牵引钩，由于其作用力点更靠近阻力中心，尖牙和磨牙更接近于整体移动，对尖牙和磨牙的控制更好，但缺点是有金属钩在口内，隐形效果差。

在一些特殊情况下，或者不同医师存在不同的偏好，在矫治过程中也可以采用传统附件如矩形附件进行磨牙和尖牙的控制。

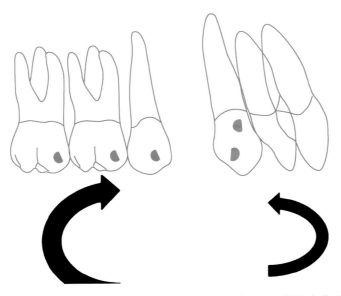

图 8-2-2　G6 附件（蓝色示后牙优化支抗附件，绿色示尖牙优化内收附件）的差动力原理，其作用力轻、反作用力小，可在后牙上施加比前牙更大的力矩（箭头示）来最大化支抗

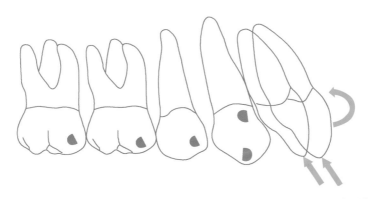

图 8-2-3　G6 附件（蓝色示后牙优化支抗附件，绿色示尖牙优化内收附件）同时可以施加对抗关闭拔牙间隙导致的支抗磨牙前倾伸长、覆𬌗加深（箭头示 G6 提供的矫治器预支抗，对抗前牙内收过程中的伸长和舌倾）

3. 矫治步骤设计　一般可以设计蛙跳式前牙内收，即先移动尖牙、内收前牙，再移动尖牙、内收前牙的步骤。但是蛙跳设计一般步骤多，疗程较长。目前更建议尖牙远移 1/3 的同时后牙远中备抗，之后 6 个前牙一起内收的模式，相对来说，步骤少一些，疗程较短。在前牙内收的过程中，由于过山车效应的存在，前牙覆𬌗会进一步加深，因此在矫治器的设计过程中应考虑牙弓整平，高角患者以压低前牙为主，低角或均角患者可以辅助后牙升高。

4. 前牙转矩的预设　矫治前上下颌前牙的唇倾度是很好的参考。相比于固定矫治，隐形矫治器更容易使前突的上下颌前牙发生较大程度的倾斜移动。对于上颌前牙唇倾度较大（U1-SN＞110°）的病例，可以利用隐形矫治器的这一特点在矫治早期实现前牙大量内收，在矫治后期要求增加转矩。此类病例可使用隐适美 G6 的加强版。但对于上颌前牙比较直立（U1-SN＜105°）的病例，则需提前要求预设转矩以避免前牙发生舌倾，根据矫治前牙的角度预设 10°～20° 的前牙正转矩。在附加矫治器时要重新拍摄 X 线头颅侧位片，如前牙转矩不足，内收后出现前牙舌倾，需要在微调的时候进一步加大前牙根舌向转矩纠正前牙轴向。

5. 矫治期间监控　每次复诊要观察矫治器的贴合度，尤其是作用牙和支抗牙的变化。由于双牙弓前突的患者前牙需要大范围内收，其反作用力最容易导致磨牙前倾。通常情况下，成年人如牙冠倒凹大、咬胶使用良好，磨牙出现前倾的概率低。青少年如牙冠倒凹小，咬胶使用不佳，磨牙出现前倾的概率较高，其原因是矫治器所包裹的树脂和附件不能足以抵抗尖牙远移和前牙内收的反作用力，临床表现多为磨牙前倾和开𬌗。

6. 当出现磨牙前倾时，不要着急，可以减缓矫治器更换的速度，并对矫治器进行开窗处理，粘接舌侧扣进行牵引，必要时可以行片段弓进行竖直。如果矫治器无法继续戴用，可以竖直磨牙后再重新制作新的矫治器。

附：

隐适美矫治系统治疗安氏Ⅱ类双牙弓前突典型病例一

【治疗前资料】

患者，女，19 岁。

主诉　牙齿前突。

既往史　否认系统性疾病史，否认过敏史。

颜貌检查　颜面部基本对称，凸面型，颏肌紧张，闭唇困难（图 8-2-4）。

口内检查　恒牙列，牙列式 7—7；双侧尖牙、磨牙中性关系；覆𬌗覆盖正常；上下颌中线居中；上下颌牙列轻度拥挤（图 8-2-5）。

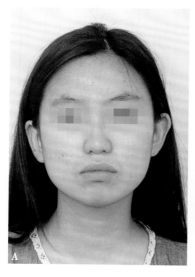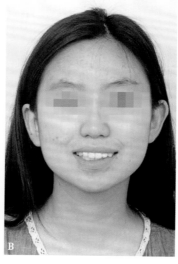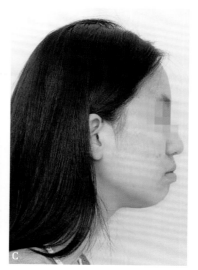

图 8-2-4　治疗前面像，颜面部基本对称，凸面型，颏肌紧张，闭唇困难
A. 正面像　B. 正面微笑像　C. 侧面像

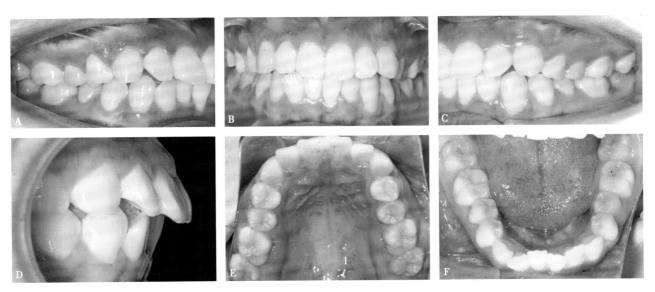

图 8-2-5　治疗前口内照，恒牙列，牙列式 7—7

A. 右侧尖牙、磨牙中性关系　B. 上下颌中线居中　C. 左侧尖牙、磨牙中性关系　D. 覆𬌗覆盖正常　E. 上颌牙列轻度拥挤　F. 下颌牙列轻度拥挤

模型分析　拥挤度：上颌牙弓 1.5mm，下颌牙弓 2mm；Bolton 指数：前牙比 81.32%，全牙比 93.96%。

X 线检查　治疗前全景片显示 18、28、38、48 牙胚存在，关节和牙周情况没有异常（图 8-2-6）。治疗前 X 线头颅侧位片显示 I 类骨面型，均角，上下颌前牙唇倾，下唇位于 E 线之前（图 8-2-7）。

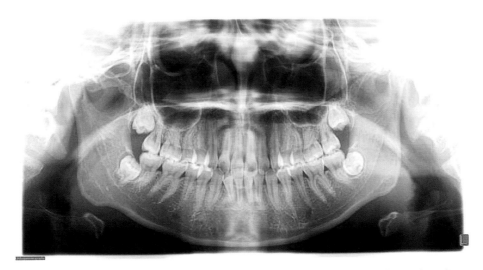

图 8-2-6　治疗前全景片显示 18、28、38、48 牙胚存在，关节和牙周情况没有异常

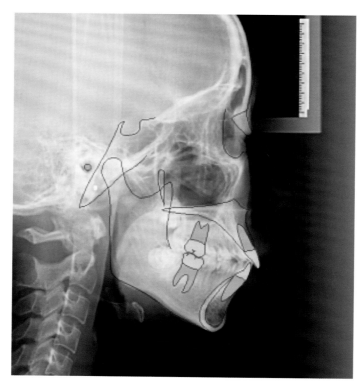

图 8-2-7　治疗前 X 线头颅侧位片显示颌骨及面高：Ⅰ类骨面型，均角；
牙及牙槽：上下颌前牙唇倾；下唇位于 E 线之前

【诊断和治疗计划】

综上资料，这个患者的诊断是安氏Ⅰ类错𬌗，骨性Ⅰ类错𬌗，双牙弓前突。治疗目标是维持尖牙和磨牙的中性关系，解除拥挤，内收前牙，改善侧貌凸度。

治疗方案包括：

（1）口腔卫生宣教。

（2）拔除 14、24、34、44。

（3）上下颌 G6，最大支抗内收上下颌前牙，改善上下颌前牙凸度。

（4）关闭拔牙间隙。

（5）维持尖牙和磨牙的中性关系。

（6）矫治结束，用保持器保持。

【ClinCheck 设计】

上下颌拔除 14、24、34、44，利用拔牙间隙解除上下颌牙列拥挤，内收上下颌前牙以改善侧貌凸面型。为了提高牙移动效率，采用 G6 SmartForce 系统，包括优化附件的使用、前牙根舌向转矩、后牙牙冠远中倾斜备抗。附件设计采用 G6 尖牙优化控根附件及后牙成组优化支抗附件。移动步骤方面采用 G6 前磨牙拔除 SmartStage，即先远移尖牙，待尖牙移动达到拔牙间隙 1/3 时再同时内收前牙（图 8-2-8～图 8-2-13）。

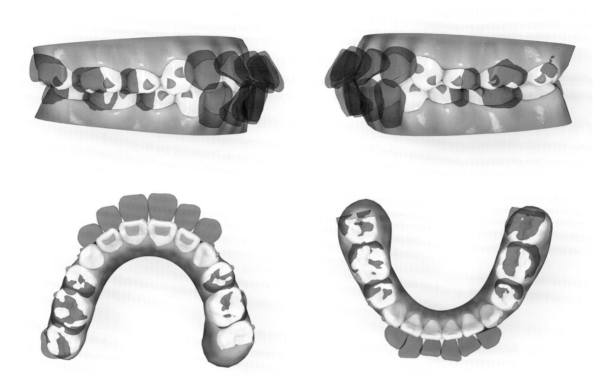

图 8-2-8　ClinCheck 设计：上下颌拔除 14、24、34、44，利用拔牙间隙解除上下颌牙列拥挤，内收上下颌前牙以改善侧貌凸面型

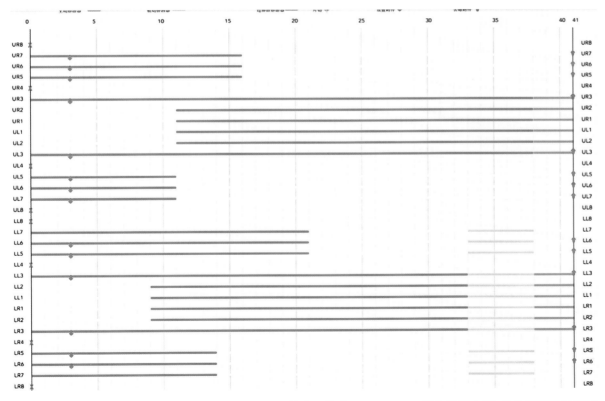

图 8-2-9　ClinCheck 分步图，移动步骤方面采用 G6 前磨牙拔除 SmartStage，即先远移尖牙，待尖牙移动达到拔牙间隙 1/3 时再同时内收前牙

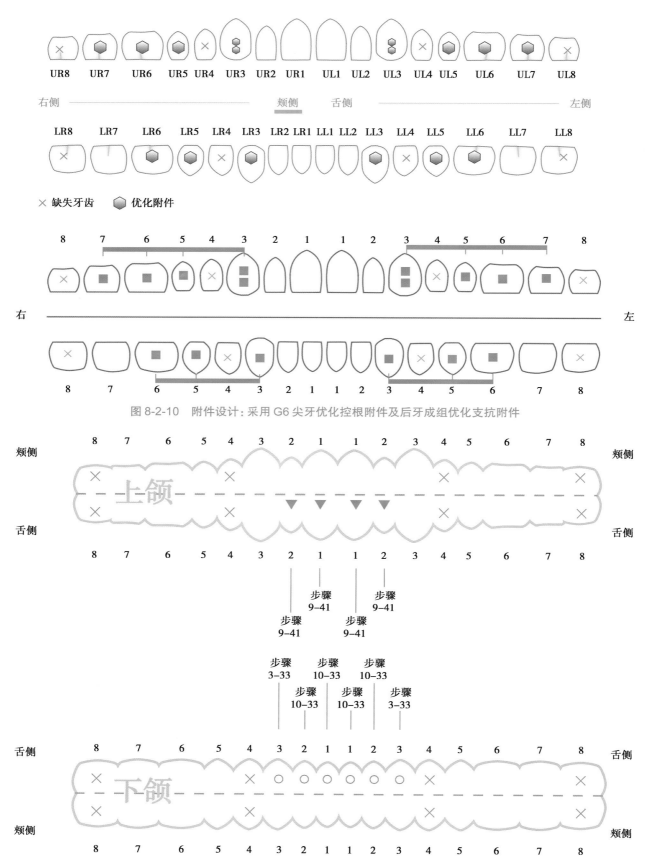

图 8-2-10 附件设计：采用 G6 尖牙优化控根附件及后牙成组优化支抗附件

图 8-2-11 压力区设计：上颌前牙舌侧设计咬合平面导板，下颌前牙舌侧设计压力区，压低下颌前牙，防止前牙内收过程中覆𬌗加深

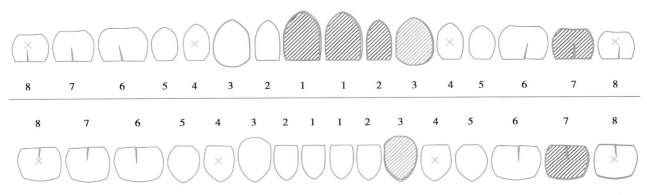

上颌

	UR8	UR7	UR6	UR5	UR4	UR3	UR2	UR1	UL1	UL2	UL3	UL4	UL5	UL6	UL7	UL8
伸长(E)/压低(I), mm	0	0.1 I	0.3 E			1.3 I	2.5 I	3.6 I	3.7 I	3.4 I	2.4 I			0.1 E	0.4 E	1.4 E
整体移动(B)/舌侧(L), mm	1.9 L	0.3 L	0			2.6 L	5.0 L	5.2 L	5.6 L	**5.2 L**	4.1 L			0	0.8 L	0.3 L
整体移动 近中(M)/远中(D), mm	1.0 M	1.9 M	1.9 M			5.3 D	3.6 D	1.2 D	1.1 D	3.6 D	**5.7 D**			1.1 M	0.9 M	0.5 M
扭转(M)/远中(D)	0.8°D	2.7°M	6.8°M			18.1°C	27.3°C	2.8°D	5.0°D	**31.9°C**	**27.3°C**			10.2°N	6.3°M	3.1°M
轴倾度(M)/远中(D)	2.4°M	3.7°M	4.5°D			6.1°D	4.6°D	2.6°D	3.4°D	**3.4°D**	**5.0°D**			1.8°D	6.2°M	5.4°M
倾斜度 唇侧(B)/舌侧(L)	4.3°L	1.8°L	0.4°B			12.9°L	23.9°L	20.3°L	18.3°L	**21.2°L**	**22.5°L**			0.7°L	1.7°L	3.2°B

下颌

	LR8	LR7	LR6	LR5	LR4	LR3	LR2	LR1	LL1	LL2	LL3	LL4	LL5	LL6	LL7	LL8
伸长(E)/压低(I), mm	0.2 E	0.4 E	0.4 E			1.5 I	1.6 I	1.7 I	1.6 I	1.2 I	1.2 I			0.3 E	0.2 I	1.3 I
整体移动(B)/舌侧(L), mm	0.9 L	0.3 L	0.2 L			2.6 L	5.4 L	3.7 L	4.8 L	4.0 L	3.1 L			0.1 B	1.1 L	1.2 B
整体移动 近中(M)/远中(D), mm	1.6 M	1.7 M	1.7 M			5.0 D	2.2 D	0.1 D	1.2 D	2.4 D	4.3 D			2.0 M	1.8 M	1.4 M
扭转(M)/远中(D)	6.7°D	2.7°M	6.4°M			3.9°M	30.0°C	0.7°M	20.3°C	9.5°M	1.3°D			9.3°M	0.8°D	0.3°D
轴倾度(M)/远中(D)	1.5°D	2.9°D	3.5°D			8.7°D	4.4°M	1.6°M	1.1°M	1.7°M	0.3°D			5.3°D	2.7°D	6.2°D
倾斜度 唇侧(B)/舌侧(L)	0.9°L	2.0°L	0.3°B			8.3°L	16.7°L	0.3°L	10.7°L	4.0°L	17.8°L			8.2°L	9.1°L	10.3°E

图 8-2-12　上下颌牙移动数值

图 8-2-13　牙移动难度评估：11、21、22、27、37 移动难度最高，为黑色；23、33 移动难度中等，为蓝色；其余牙移动比较容易实现，为白色

【治疗过程和结果】

总疗程为 20 个月，每 2 个月左右复诊一次，共 41 副矫治器（图 8-2-14～图 8-2-33）。

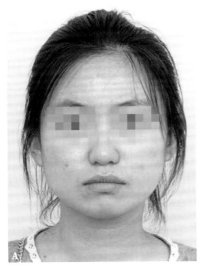
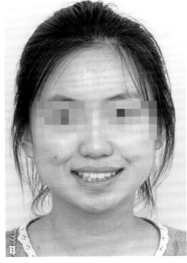
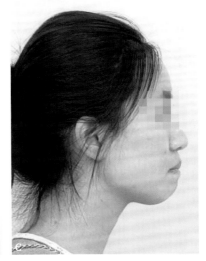

图 8-2-14　治疗中面像（第 20 副矫治器）

A. 正面像　B. 正面微笑像　C. 侧面像

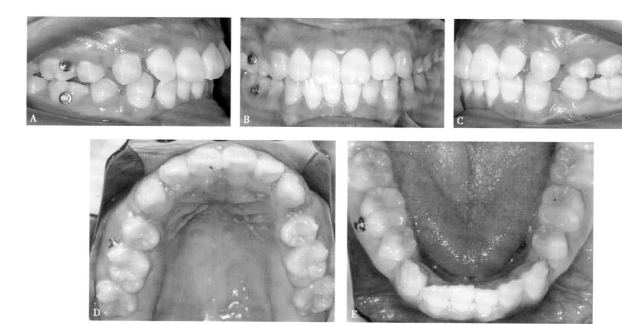

图 8-2-15 治疗中口内照(第 20 副矫治器),右侧磨牙出现一定程度的前倾,粘接舌侧扣垂直牵引,纠正磨牙前倾
A. 右侧咬合像 B. 正面咬合像 C. 左侧咬合像 D. 上颌𬌗面像 E. 下颌𬌗面像

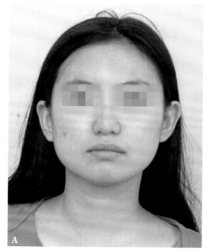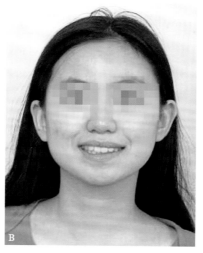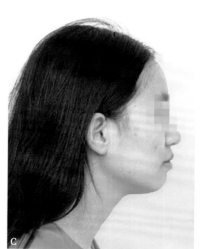

图 8-2-16 治疗中面像(第 26 副矫治器)
A. 正面像 B. 正面微笑像 C. 侧面像

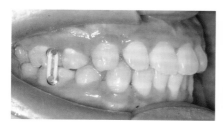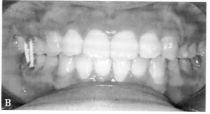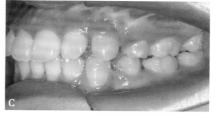

图 8-2-17 治疗中口内照(第 26 副矫治器),右侧磨牙前倾经垂直牵引后好转
A. 右侧咬合像 B. 正面咬合像 C. 左侧咬合像

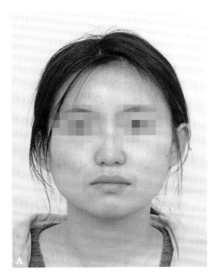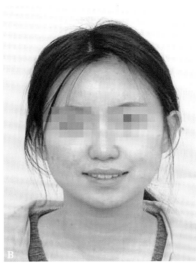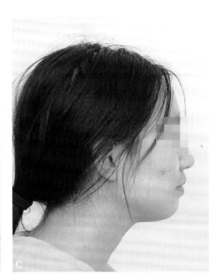

图 8-2-18　治疗中面像（第 32 副矫治器）
A. 正面像　B. 正面微笑像　C. 侧面像

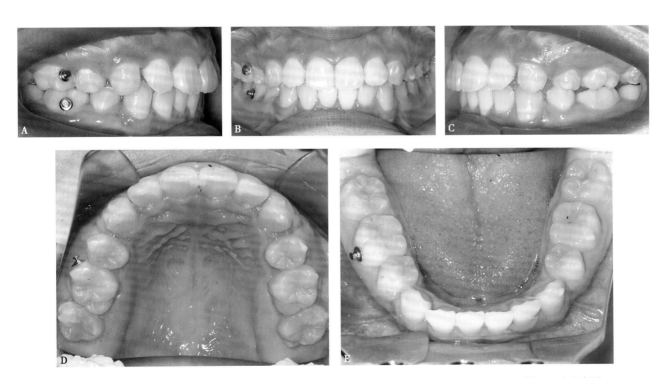

图 8-2-19　治疗中口内照（第 32 副矫治器），拔牙间隙基本关闭，左侧磨牙偏远中关系，增加不对称牵引
A. 右侧咬合像　B. 正面咬合像　C. 左侧咬合像　D. 上颌𬌗面像　E. 下颌𬌗面像

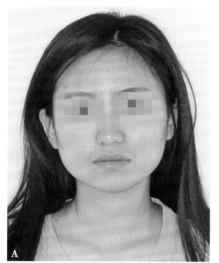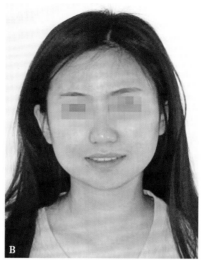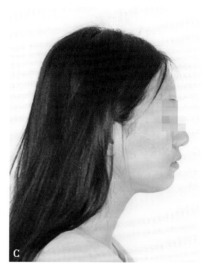

图 8-2-20　治疗中面像（第 36 副矫治器）

A. 正面像　B. 正面微笑像　C. 侧面像

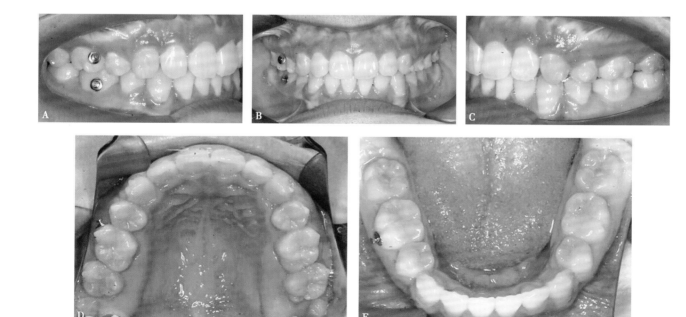

图 8-2-21　治疗中口内照（第 36 副矫治器），拔牙间隙基本关闭，两侧磨牙接近中性关系

A. 右侧咬合像　B. 正面咬合像　C. 左侧咬合像　D. 上颌𬌗面像　E. 下颌𬌗面像

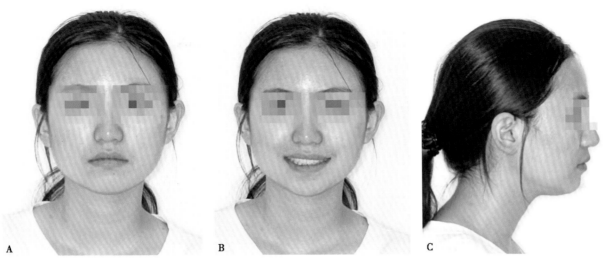

图 8-2-22　矫治结束面像（第 41 副矫治器），侧貌突度明显改善
A. 正面像　B. 正面微笑像　C. 侧面像

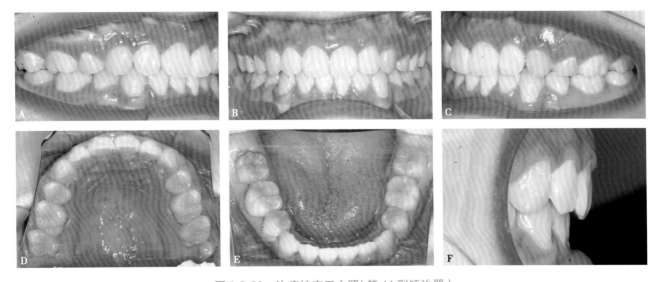

图 8-2-23　治疗结束口内照（第 41 副矫治器）
A. 右侧咬合像　B. 正面咬合像　C. 左侧咬合像　D. 上颌𬌗面像　E. 下颌𬌗面像　F. 覆𬌗覆盖像

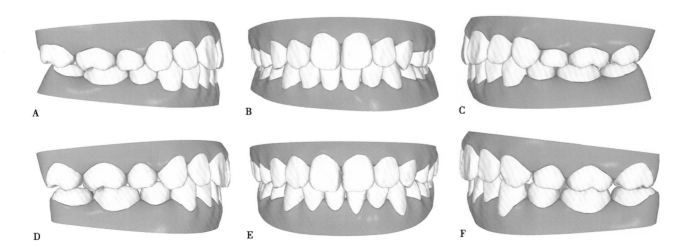

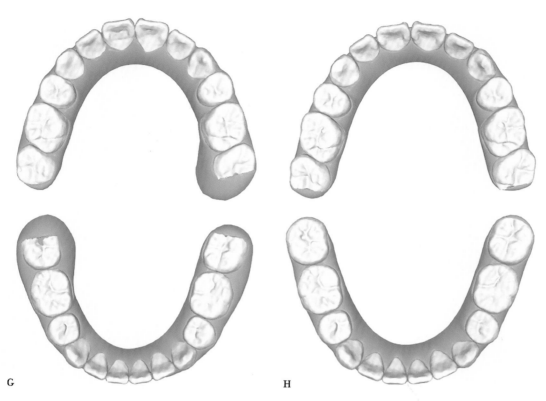

G   H

图 8-2-24　ClinCheck 方案设计最终效果和实际效果对比（A ~ C、G 为 ClinCheck 设计，D ~ F、H 为治疗后口内扫描）
A. 右侧咬合像　B. 正面咬合像　C. 左侧咬合像　D. 右侧咬合像　E. 正面咬合像　F. 左侧咬合像　G. 𬌗面像
H. 𬌗面像

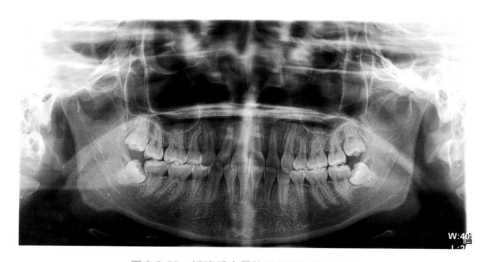

图 8-2-25　矫治后全景片显示牙根基本平行

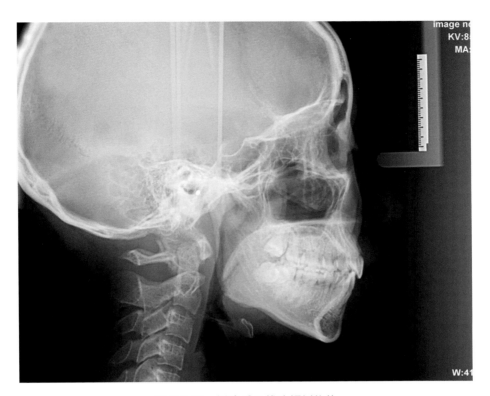

图 8-2-26　矫治后 X 线头颅侧位片

Measurements	Normal	Pre	Post
SNA	83.13±3.6	80.5	79.6
SNB	79.65±3.2	75.6	75.7
ANB	3.48±1.69	3.9	3.7
SN-MP	32.85±4.21	35.3	36.5
S-Go/N-Me	65.85±3.83	66	67.5
ANS-Me/N-Me	53.32±1.84	55.25	54.3
U1-L1	126.96±8.54	117.8	128
U1-SN	105.23±6.02	74.5	89.6
UI-NA (mm)	4.05±2.32	6.8	3.4
UI-NA	21.49±5.92	28.5	19.0
LI-NB (mm)	5.69±2.05	9.2	4.4
LI-NB	28.07±5.58	32.8	22
FMIA	57.0±6.79	50.1	60.4
UL-EP (mm)	1.75±1.87	1.9	-3.3
LL-EP (mm)	2.74±2.21	6.2	1.0
Nasolabial angle	78.0±8.0	61	68.5

图 8-2-27　矫治前后 X 线头影测量分析

A. 矫治前后 X 线头影测量值　B. X 线头影描迹重叠图（黑色线条为治疗前，红色线条为治疗后）

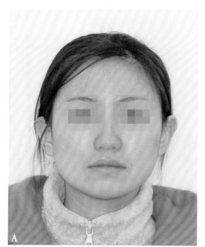
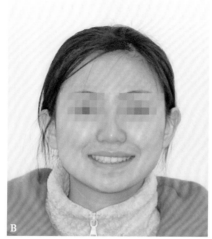
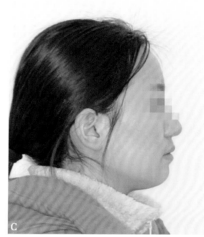

图 8-2-28　矫治后保持半年面像
A. 正面像　B. 正面微笑像　C. 侧面像

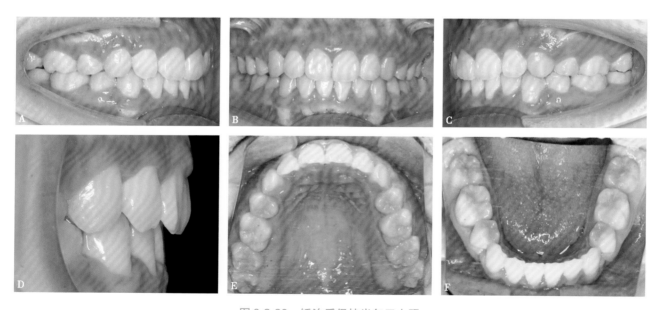

图 8-2-29　矫治后保持半年口内照
A. 右侧咬合像　B. 正面咬合像　C. 左侧咬合像　D. 覆𬌗覆盖像　E. 上颌𬌗面像　F. 下颌𬌗面像

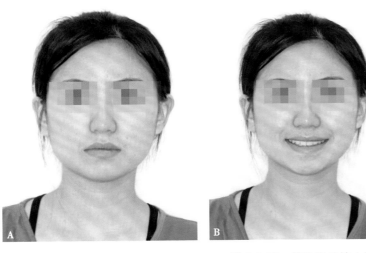
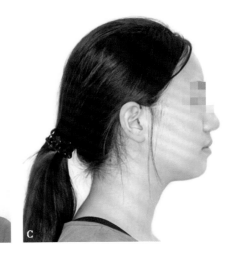

图 8-2-30　矫治后保持 1 年面像

A . 正面像　B . 正面微笑像　C . 侧面像

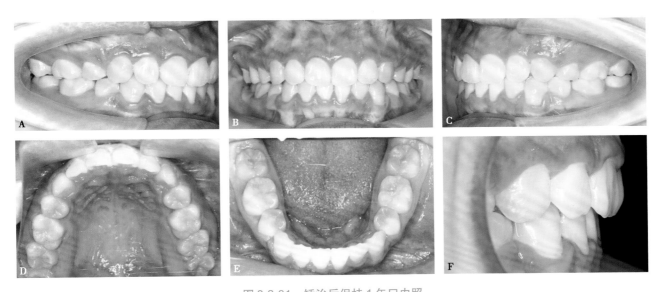

图 8-2-31　矫治后保持 1 年口内照

A . 右侧咬合像　B . 正面咬合像　C . 左侧咬合像　D . 上颌𬌗面像　E . 下颌𬌗面像　F . 覆𬌗覆盖像

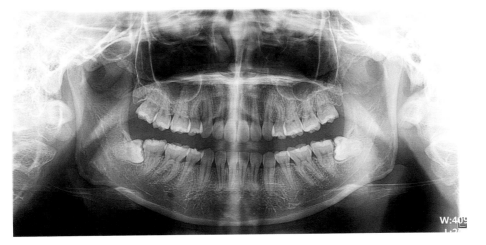

图 8-2-32　矫治后保持 1 年全景片

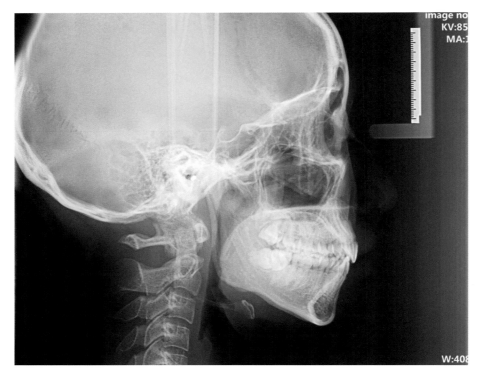

图 8-2-33　矫治后保持 1 年 X 线头颅侧位片

【治疗体会】

目前，隐形矫治的适应证在逐步扩大，但对于拔除第一前磨牙用于纠正双牙弓前突的病例仍存在争议。在内收上下颌前牙的过程中，容易造成磨牙前倾、前牙转矩丢失的问题。本例患者为典型的双牙弓前突病例，上下颌前牙唇倾，磨牙为中性关系。如何内收上下颌前牙，保持前牙的转矩角度，避免磨牙前倾，这都给正畸医师提出了很大的挑战，也属于隐形矫治中难度较大的病例。

隐形矫治器常导致前牙倾斜移动的特点对正畸医师来说是一把"双刃剑"。本例患者颏肌紧张、闭唇困难起因于过于前凸的上下颌切牙。在矫治设计上，利用这一特点在大量内收前牙的同时减少上下颌前牙和上下唇的凸度。但过度倾斜移动会导致前牙舌倾的不利结果，因此本病例预设了前牙 10° 的正转矩，这对于保持前牙的直立有较好的作用。同时，该例患者在矫治初期出现了一定程度的磨牙前倾，经过粘接上下舌侧扣垂直牵引，较好地解决了磨牙前倾的问题。

本例患者双牙弓前突，上下颌前牙唇倾，磨牙为中性关系。根据以往研究报道，针对拔除第一前磨牙的隐形矫治病例，磨牙可以设计为最大支抗，拔牙间隙主要用于上下颌前牙内收，恰当地使用 G6 附件就能够实现矫治目的。本例患者初期咬胶使用不够良好，远移上颌尖牙的反作用力使上颌磨牙发生了前倾。G6 的设计虽然提供了一定的优化力矩设计，但对于不同的病例仍然需要仔细观察，并对症处理。本例患者我们尝试用 G6 附件内收上下颌前牙，解决双牙弓前突，患者在矫治过程中配合良好，矫治结果理想。

隐适美矫治系统治疗安氏Ⅱ类双牙弓前突典型病例二

【治疗前资料】

患者，女，37岁。

主诉 牙齿前突。

既往史 否认系统性疾病史，否认过敏史。

颜貌检查 颜面部基本对称，凸面型，开唇露齿明显（图8-2-34）。

口内检查 恒牙列，牙列式7—7；双侧尖牙、磨牙中性关系；上下颌中线居中；覆𬌗覆盖正常；上下颌牙列轻度拥挤（图8-2-35）。

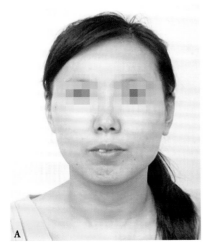
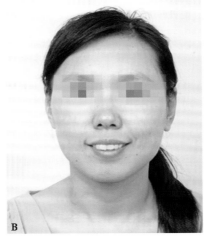
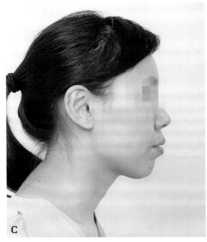

图8-2-34 治疗前面像，颜面部基本对称，凸面型，开唇露齿明显
A.正面像 B.正面微笑像 C.侧面像

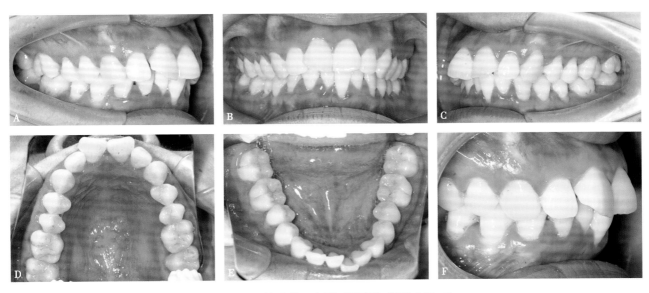

图8-2-35 治疗前口内照，恒牙列，牙列式7—7

A.右侧磨牙、尖牙中性关系 B.上下颌中线居中 C.左侧磨牙、尖牙中性关系 D.上颌牙列轻度拥挤 E.下颌牙列轻度拥挤 F.覆𬌗覆盖正常

模型分析 拥挤度：上颌牙弓 2.5mm，下颌牙弓 3mm；Bolton 指数：前牙比 77.74%，全牙比：91.75%。

X 线检查 治疗前全景片显示 18、28、38、48 无牙胚，下颌牙槽骨轻度吸收，关节没有明显异常（图 8-2-36）。治疗前 X 线头颅侧位片显示Ⅱ类骨面型，高角；上下颌前牙唇倾；上下唇位于 E 线前（图 8-2-37）。

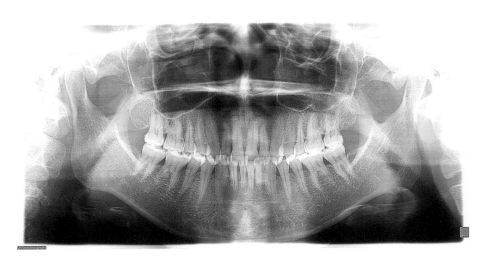

图 8-2-36　治疗前全景片显示 18、28、38、48 无牙胚，下颌牙槽骨轻度吸收，关节没有明显异常

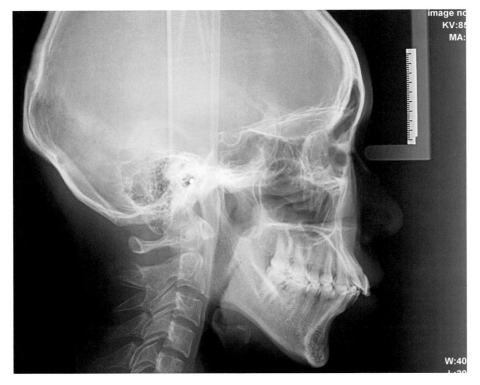

图 8-2-37　X 线头颅侧位片显示颌骨及面高：骨型Ⅱ类，高角；牙及牙槽：上下颌前牙唇倾；上下唇位于 E 线前

【诊断和治疗计划】

综上资料，这个患者的诊断是安氏Ⅰ类错𬌗，骨性Ⅱ类错𬌗，高角，牙列拥挤，双牙弓前突。治疗目标是维持尖牙和磨牙的中性关系，解除拥挤，内收前牙，改善侧貌突度。

治疗方案包括：

（1）口腔卫生宣教。

（2）拔除 14、24、34、44。

（3）上下颌 G6，最大支抗内收上下颌前牙，改善上下颌前牙凸度。

（4）关闭拔牙间隙。

（5）维持尖牙和磨牙的中性关系。

（6）矫治结束，用保持器保持。

【ClinCheck 设计】

拔除 14、24、34、44，利用拔牙间隙解除上下颌牙列拥挤，内收上下颌前牙以改善侧貌凸面型。采用 G6 SmartForce 系统，包括优化附件的使用、前牙根舌向转矩、后牙牙冠远中倾斜备抗设计等。附件设计采用 G6 尖牙优化控根附件及后牙成组优化支抗附件，右侧下颌后牙设计了垂直矩形附件。移动步骤方面采用 G6 前磨牙拔除 SmartStage，即先远移尖牙，待尖牙移动达到拔牙间隙 1/3 时再同时内收前牙（图 8-2-38～图 8-2-43）。

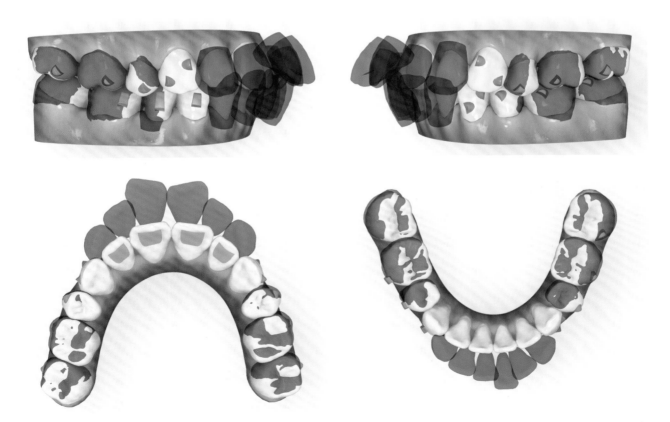

图 8-2-38　ClinCheck 设计：G6，拔除 14、24、34、44，利用拔牙间隙解除上下颌牙列拥挤，内收上下颌前牙以改善侧貌突

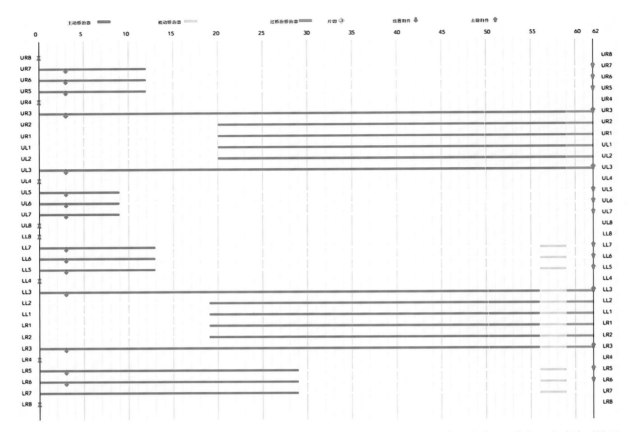

图 8-2-39 ClinCheck 分步图,移动步骤方面采用 G6 前磨牙拔除 SmartStage,即先远移尖牙,待尖牙移动达到拔牙间隙 1/3 时再同时内收前牙

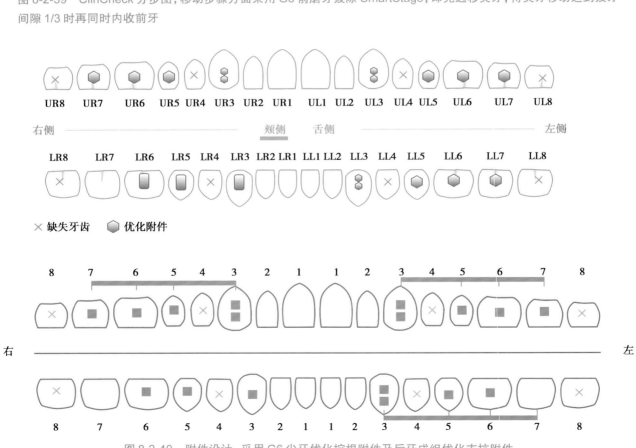

图 8-2-40 附件设计:采用 G6 尖牙优化控根附件及后牙成组优化支抗附件

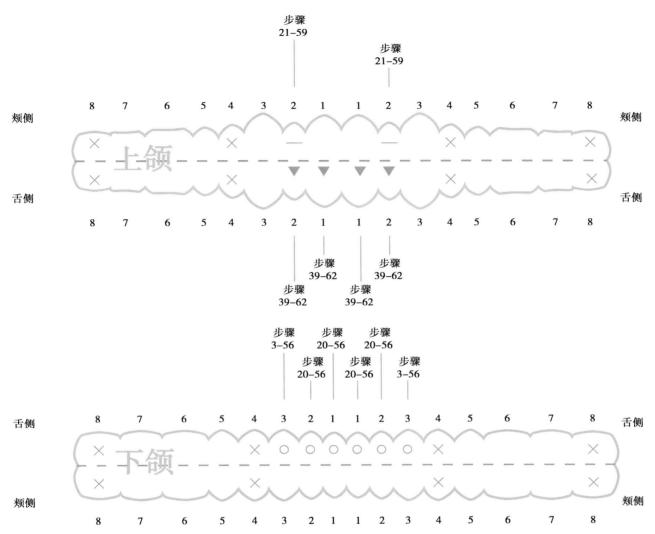

图 8-2-41　压力区设计：在较为直立的上颌双侧侧切牙唇侧设计压力嵴，在牙颈部施加压力来更好地控制牙根的移动；上颌前牙舌侧设计咬合平面导板，下颌前牙舌侧设计压力区，压低下颌前牙，防止前牙内收过程中覆𬌗加深

上颌　　　下颌		UR8	UR7	UR6	UR5	UR4	UR3	UR2	UR1	UL1	UL2	UL3	UL4	UL5	UL6	UL7	UL8
伸长(**E**)/压低(**I**)，mm		0	0	0.5 E		1.7 I	3.2 I	4.2 I	3.5 I	2.8 I	1.9 I		0.3 E	0.1 I	0.1 I	
整体移动(**B**)/舌侧(**L**)，mm		0.2 L	0.5 L	0.1 L		1.5 L	4.8 L	8.5 L	7.7 L	4.8 L	1.1 L		0.3 L	0.4 L	0.2 L	
整体移动 近中(**M**)/远中(**D**)，mm		0.3 D	0.3 D	0		7.0 D	5.6 D	1.6 D	2.9 D	6.4 D	7.7 D		0.6 D	0.7 D	0.8 D	
扭转(**M**)/远中(**D**)		0.8°M	2.0°M	7.9°D		6.1°M	0.6°D	22.8°L	18.9°L	0.6°M	**16.2°M**		3.9°D	2.1°M	0.7°M	
轴倾度(**M**)/远中(**D**)		0.8°D	0.3°D	0.8°D		4.8°M	6.8°D	2.6°D	7.7°D	4.6°D	**5.5°M**		1.7°D	2.5°D	3.2°D	
倾斜度 唇侧(**B**)/舌侧(**L**)		1.3°L	1.0°L	5.2°B		**11.6°E**	4.4°B	12.7°L	9.2°L	3.6°B	8.9°B		1.1°B	0.4°B	0.7°L	

上颌　　　下颌		LR8	LR7	LR6	LR5	LR4	LR3	LR2	LR1	LL1	LL2	LL3	LL4	LL5	LL6	LL7	LL8
伸长(**E**)/压低(**I**)，mm		0.2 E	0.1 I	0		1.8 I	3.7 I	4.2 I	3.7 I	3.0 I	1.0 I		0.4 I	0.1 I	0.2 E	
整体移动(**B**)/舌侧(**L**)，mm		0.6 L	0.5 L	0.4 L		2.2 L	4.0 L	4.8 L	7.2 L	4.8 L	2.6 L		0.6 B	0.6 L	0.7 L	
整体移动 近中(**M**)/远中(**D**)，mm		0.6 M	0.6 M	0.8 M		5.4 D	3.8 D	1.7 D	1.2 D	4.1 D	6.2 D		0.5 M	0.5 M	0.4 M	
扭转(**M**)/远中(**D**)		0.1°M	0.5°D	8.9°M		7.0°M	7.2°D	6.6°D	7.4°D	6.1°M	4.0°M		1.6°M	1.2°D	2.4°D	
轴倾度(**M**)/远中(**D**)		0.6°D	1.4°D	5.2°D		6.7°M	0.5°D	3.8°D	0.2°D	2.9°M	9.4°M		3.6°D	1.0°D	1.6°D	
倾斜度 唇侧(**B**)/舌侧(**L**)		2.1°L	0.1°L	16.3°E		3.9°L	0.9°B	0.7°B	10.6°L	0.6°L	4.1°L		0.9°B	0.8°L	0.4°L	

图 8-2-42　上下颌牙移动数值

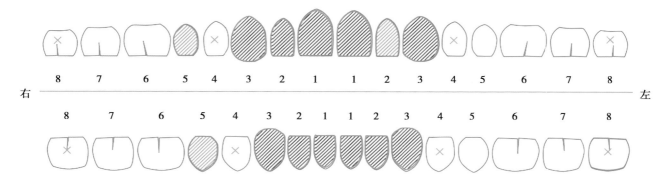

图 8-2-43　牙移动难度评估：11、12、13、21、23、31、32、33、41、42、43 移动难度最高，为黑色；15、22、45 移动难度中等，为蓝色；其余牙移动比较容易实现，为白色

【治疗过程和结果】

　　总疗程为 28 个月，每 2 个月左右复诊一次。矫治器数量：上颌 73 副 [52＋21（附加矫治器）]，下颌 73 副 [52＋21（附加矫治器）]（图 8-2-44～图 8-2-65）。

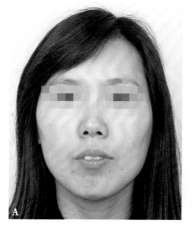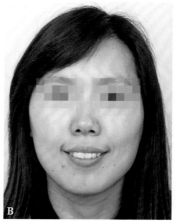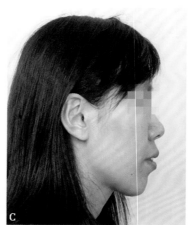

图 8-2-44　治疗中面像（第 8 副矫治器）
A. 正面像　B. 正面微笑像　C. 侧面像

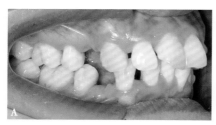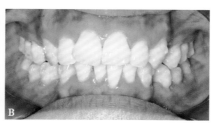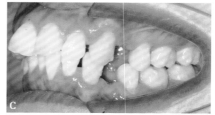

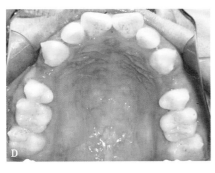
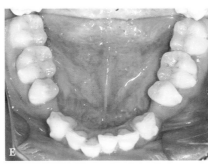
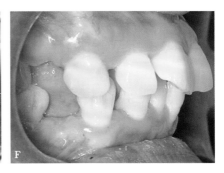

图 8-2-45 治疗中口内照（第 8 副矫治器），尖牙远中移动，13、23 近中可见间隙出现
A. 右侧咬合像 B. 正面咬合像 C. 左侧咬合像 D. 上颌𬌗面像 E. 下颌𬌗面像 F. 覆𬌗覆盖像

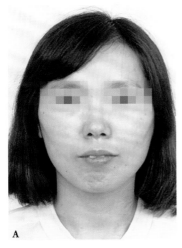
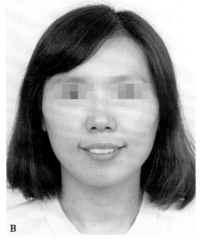
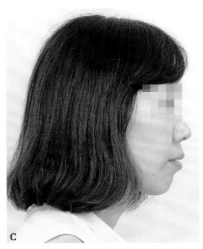

图 8-2-46 治疗中面像（第 20 副矫治器）
A. 正面像 B. 正面微笑像 C. 侧面像

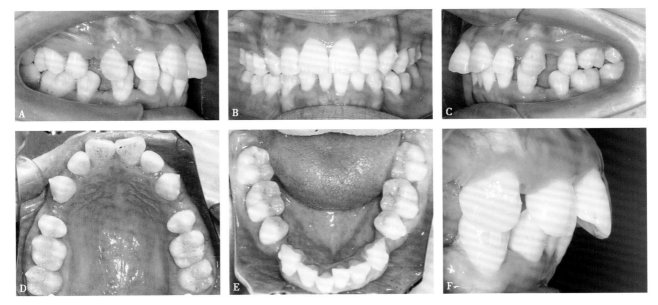

图 8-2-47 治疗中口内照（第 20 副矫治器），下颌拔牙间隙明显缩小，拥挤改善
A. 右侧咬合像 B. 正面咬合像 C. 左侧咬合像 D. 上颌𬌗面像 E. 下颌𬌗面像 F. 覆𬌗覆盖像

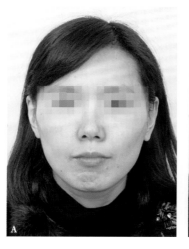
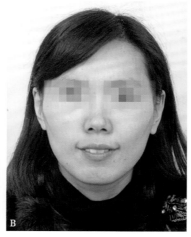
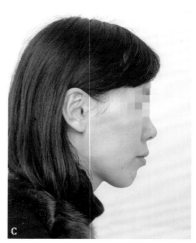

图 8-2-48 治疗中面像（第 28 副矫治器），闭唇紧张度有所减轻
A. 正面像 B. 正面微笑像 C. 侧面像

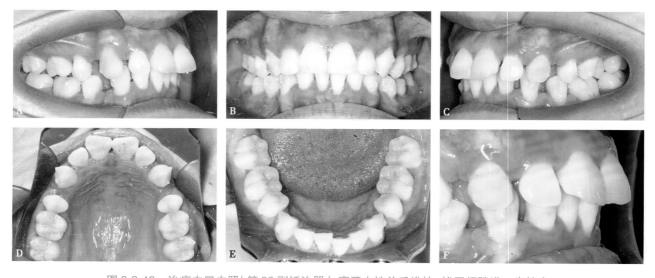

图 8-2-49 治疗中口内照（第 28 副矫治器），磨牙中性关系维持，拔牙间隙进一步缩小
A. 右侧咬合像 B. 正面咬合像 C. 左侧咬合像 D. 上颌𬌗面像 E. 下颌𬌗面像 F. 覆𬌗覆盖像

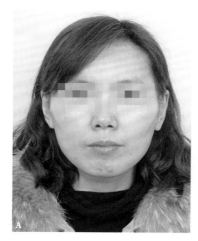
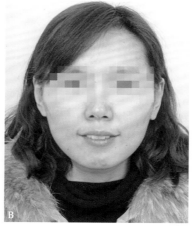
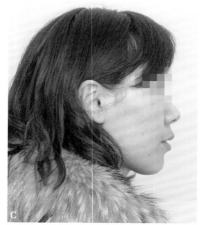

图 8-2-50 治疗中面像（第 36 副矫治器），侧貌凸度改善
A. 正面像 B. 正面微笑像 C. 侧面像

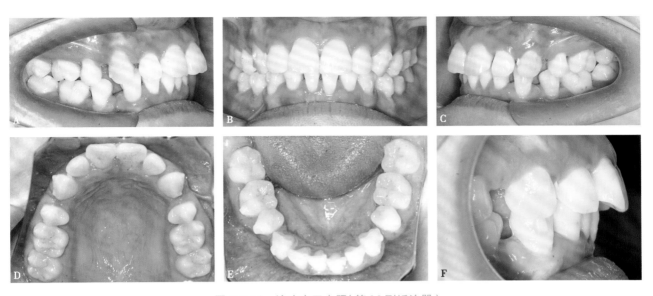

图 8-2-51 治疗中口内照（第 36 副矫治器）

A. 右侧咬合像 B. 正面咬合像 C. 左侧咬合像 D. 上颌𬌗面像 E. 下颌𬌗面像 F. 覆𬌗覆盖像

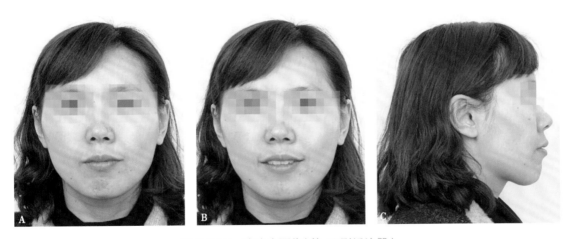

图 8-2-52 治疗中面像（第 42 副矫治器）

A. 正面像 B. 正面微笑像 C. 侧面像

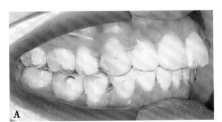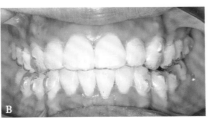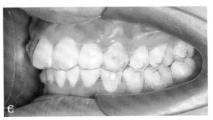

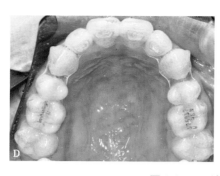
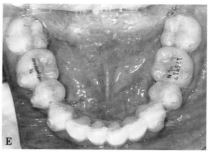
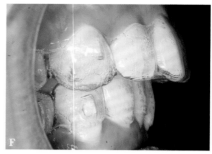

图 8-2-53 治疗中口内照(第 42 副矫治器),下颌拔牙间隙基本关闭

A. 右侧咬合像 B. 正面咬合像 C. 左侧咬合像 D. 上颌𬌗面像 E. 下颌𬌗面像 F. 覆𬌗覆盖像

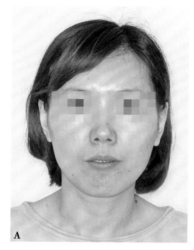
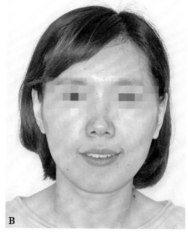
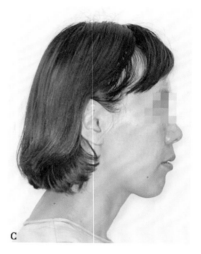

图 8-2-54 治疗中面像(第 48 副矫治器)

A. 正面像 B. 正面微笑像 C. 侧面像

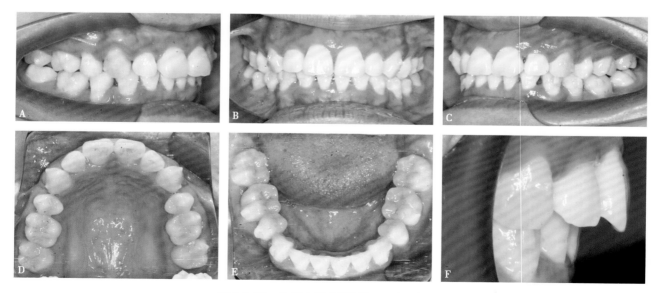

图 8-2-55 治疗中口内照(第 48 副矫治器)

A. 右侧咬合像 B. 正面咬合像 C. 左侧咬合像 D. 上颌𬌗面像 E. 下颌𬌗面像 F. 覆𬌗覆盖像

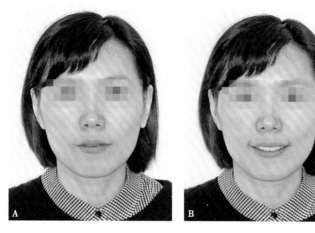
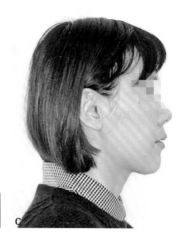

图 8-2-56　矫治中面像（第 52 副矫治器）

A. 正面像　B. 正面微笑像　C. 侧面像

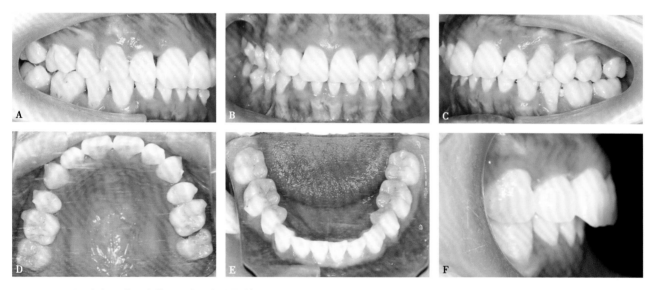

图 8-2-57　矫治中口内照（第 52 副矫治器），第一阶段矫治器戴用完成，磨牙尖牙中性关系，拥挤改善，凸度改善，但是 13、15 间拔牙间隙未完全关闭，覆𬌗稍深，右侧磨牙关系尚有提升空间，申请附加矫治器进一步精细调整

A. 右侧咬合像　B. 正面咬合像　C. 左侧咬合像　D. 上颌𬌗面像　E. 下颌𬌗面像　F. 覆𬌗覆盖像

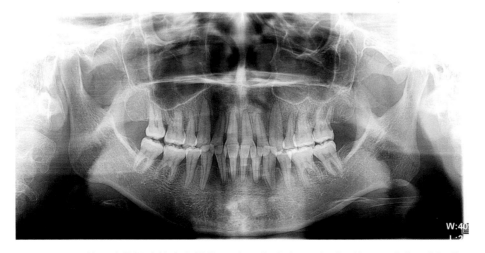

图 8-2-58　第一阶段矫治结束全景片，牙根平行度尚可，个别牙位还可以进一步调整

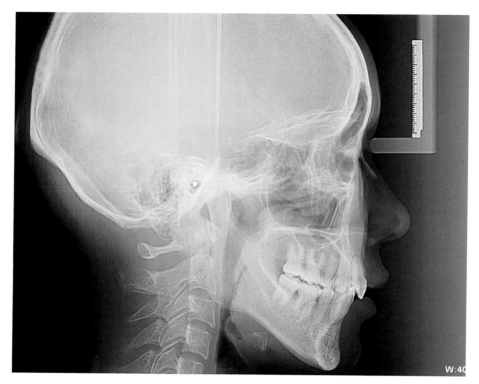

图 8-2-59　第一阶段矫治结束 X 线头颅侧位片

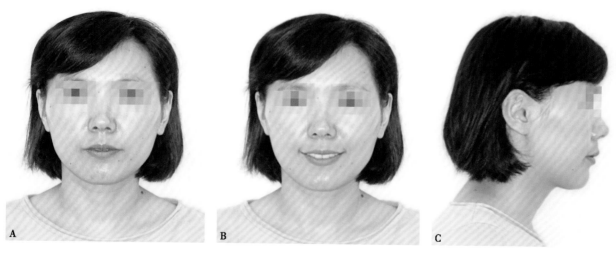

图 8-2-60　矫治结束面像（微调第 21 副矫治器）

A. 正面像　B. 正面微笑像　C. 侧面像

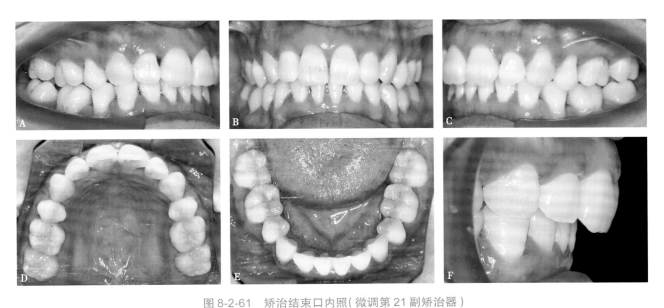

图 8-2-61 矫治结束口内照（微调第 21 副矫治器）

A. 右侧咬合像 B. 正面咬合像 C. 左侧咬合像 D. 上颌𬌗面像 E. 下颌𬌗面像 F. 覆𬌗覆盖像

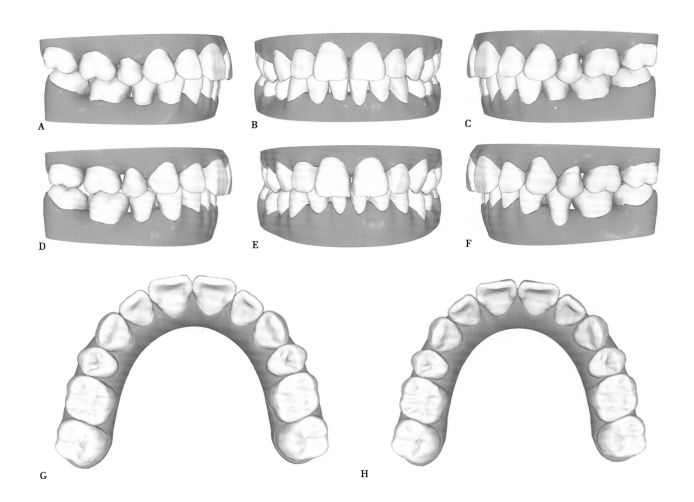

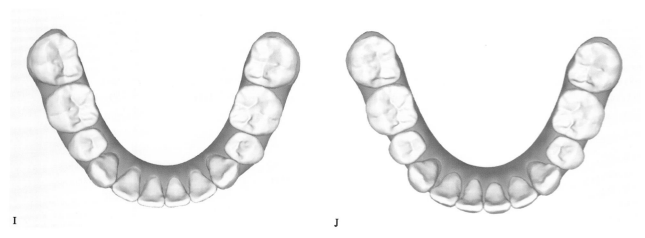

I   J

图 8-2-62 虚拟矫治结果和实际矫治结果对比（A ~ C、G、I 为 ClinCheck 设计，D ~ F、H、J 为治疗后口内扫描）

A. 右侧咬合像　**B.** 正面咬合像　**C.** 左侧咬合像　**D.** 右侧咬合像　**E.** 正面咬合像　**F.** 左侧咬合像　**G.** 上颌𬌗面像
H. 上颌𬌗面像　**I.** 下颌𬌗面像　**J.** 下颌𬌗面像

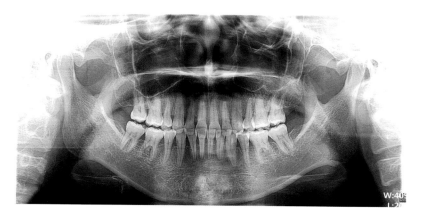

图 8-2-63 矫治结束全景片显示牙根平行度良好

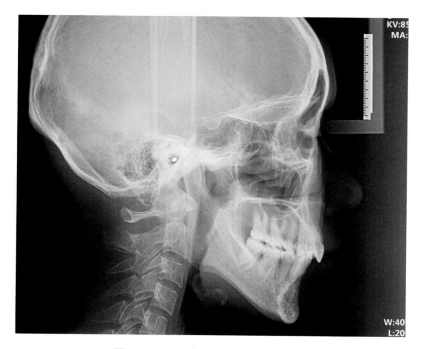

图 8-2-64 矫治结束 X 线头颅侧位片

Measurements	Normal	Pre	Post
SNA	83.13±3.6	85.0	84.2
SNB	79.65±3.2	79.2	79.1
ANB	3.48±1.69	5.80	5.10
SN-MP	32.85±4.21	38.5	38.5
S-Go/N-Me	65.85±3.83	65.9	66.0
ANS-Me/N-Me	53.32±1.84	57.4	57.1
U1-L1	126.96±8.54	109.6	129.8
U1-SN	105.23±6.02	110.7	90.3
UI-NA (mm)	4.05±2.32	7.8	2.0
UI-NA	21.49±5.92	25.7	16.1
LI-NB (mm)	5.69±2.05	11.7	4.2
LI-NB	28.07±5.58	38.9	19.0
FMIA	57.0±6.79	45.1	67.0
UL-EP (mm)	1.75±1.87	1.2	-0.7
LL-EP (mm)	2.74±2.21	5.6	0.3
Nasolabial angle	78.0±8.0	65.1	94.0

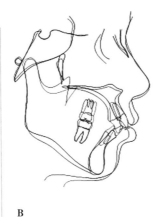
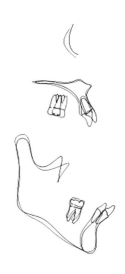

图 8-2-65　矫治前后 X 线头影测量分析

A. 治疗前后 X 线头影测量值　B. X 线头影描迹重叠图（黑色线条为治疗前，红色线条为治疗后）

【治疗体会】

该病例为典型的双牙弓前突病例，患者为高角，因此磨牙表现为中性关系，但 ANB 偏骨性Ⅱ类。患者的主诉为上下唇前突，上下颌前牙前突，因此需要拔除第一前磨牙用于纠正双牙弓前突。由于 ANB 偏骨性Ⅱ类，患者矫治前上颌前牙较为直立，因此上颌前牙转矩的控制较为重要。在前牙内收的过程中，要注意垂直向控制，避免下颌后下旋转，这对面形改善不利。与上一例病例相比，该病例难度增加，对面形改善的意愿也更加强烈。

与上一例患者相比，本例患者年龄更大，牙齿倒凹明显大于上一例患者，而且患者的咬胶使用良好。因此，在整体矫治过程中患者的矫治器和牙齿的贴合度较好，没有出现磨牙前倾的情况。因此，对于隐形矫治，牙齿的倒凹也是保证矫治效果的充分前提。

在矫治设计上，依然采用了 G6，但在右侧下颌区采用的是传统附件，矫治采用阶段性蛙跳内收，从矫治结果来看，均实现了前牙内收的目的。为了更好地控制前牙的转矩，依然预设了前牙 20° 的正转矩，这对于保持前牙的直立有较好的作用。但从矫治结果来看，该例患者的前牙依然出现了一定程度的舌倾，上下颌前牙的覆𬌗也较深，提示隐形矫治前牙转矩和牙弓整平的作用依然需要进一步加强与改善。

本例患者我们尝试用隐形矫治来内收唇倾的上下颌前牙，解决双牙弓前突，患者在矫治过程中配合良好，对矫治结果较为满意。

（李　煌）

参 考 文 献

1. GAO M，YAN X，ZHAO R，et al. Comparison of pain perception，anxiety，and impacts on oral health-related quality of life between patients receiving clear aligners and fixed appliances during the initial stage of orthodontic treatment. Eur J Orthod，2021，43（3）：353-359.

2. BORDA A F，GARFINKLE J S，COVELL D A，et al. Outcome assessment of orthodontic clear aligner vs fixed appliance treatment in a teenage population with mild malocclusions. Angle Orthod，2020，90（4）：485-490.

3. DAI F F, XU T M, SHU G. Comparison of achieved and predicted crown movement in adults after 4 first premolar extraction treatment with Invisalign. Am J Orthod Dentofacial Orthop, 2021, 160（6）: 805-813.

4. GUAN X, CHANG D T, YAN Y, et al. Clinical efficacy of clear aligners in treating bimaxillary protrusion. Zhonghua Kou Qiang Yi Xue Za Zhi, 2017, 52（9）: 549-553.

5. GOMEZ J P, PEÑA F M, MARTÍNEZ V, et al. Initial force systems during bodily tooth movement with plastic aligners and composite attachments: A three-dimensional finite element analysis. Angle Orthod, 2015, 85（3）: 454-460.

6. LIANG W, RONG Q, LIN J, et al. Torque control of the maxillary incisors in lingual and labial orthodontics: a 3-dimensional finite element analysis. Am J Orthod Dentofacial Orthop, 2009, 135（3）: 316-322.

7. JIANG T, WU R Y, WANG J K, et al. Clear aligners for maxillary anterior en masse retraction: a 3D finite element study. Sci Rep, 2020, 10（1）: 10156.

8. CORTONA A, ROSSINI G, PARRINI S, et al. Clear aligner orthodontic therapy of rotated mandibular round-shaped teeth: A finite element study. Angle Orthod, 2020, 90（2）: 247-254.

9. KIM W H, HONG K, LIM D, et al. Optimal Position of Attachment for Removable Thermoplastic Aligner on the Lower Canine Using Finite Element Analysis. Materials（Basel）, 2020, 13（15）.

10. COMBA B, PARRINI S, ROSSINI G, et al. A Three-Dimensional Finite Element Analysis of Upper-Canine Distalization with Clear Aligners, Composite Attachments, and Class II Elastics. J Clin Orthod, 2017, 51（1）: 24-28.

11. HAHN W, ZAPF A, DATHE H, et al. Torquing an upper central incisor with aligners–acting forces and biomechanical principles. Eur J Orthod, 2010, 32（6）: 607-613.

12. LIU L, SONG Q, ZHOU J, et al. The effects of aligner overtreatment on torque control and intrusion of incisors for anterior retraction with clear aligners: A finite-element study. Am J Orthod Dentofacial Orthop, 2022, 162（1）: 33-41.

13. LIN S, HUANG L, LI J, et al. Assessment of preparation time and 1-year Invisalign aligner attachment survival using flowable and packable composites. Angle Orthod, 2021, 91（5）: 583-589.

安氏Ⅲ类错船畸形的隐适美矫治系统治疗策略

第一节　安氏Ⅲ类错船畸形概述

安氏Ⅲ类错船（class Ⅲ malocclusion）在西方人中发病率较低，只有 5% 左右，但是东方人常见的错船畸形，占错船畸形发病率的 10% 左右。2000 年中华口腔医学会的调查表明，中国人群安氏Ⅲ类错船发病率在乳牙列期为 28.82%，在混合牙列期为 13.56%，在恒牙列初期为 20.55%。2018 年发表的一篇关于 2～7 岁中国儿童错船畸形的研究指出，乳牙列Ⅲ类错船的发生率是 12.6%，而Ⅱ类错船畸形的发生率为 7.97%。

安氏Ⅲ类错船多由于遗传，替牙障碍，口腔不良习惯如低位舌、吐舌、婴儿式吞咽等原因，导致下颌前牙较直立或有明显的舌倾，造成反船。上颌侧切牙先天缺失时，上颌牙弓长度缩短，出现前牙反船。乳牙早失可导致牙槽骨区缺乏功能性刺激，引起发育不良。另外，多数乳磨牙早失时后牙区失去咀嚼功能，为获得比较良好舒适的功能性咬合作用，患儿常常前伸下颌用切牙咀嚼，逐渐形成功能性下颌前突，造成前牙反船。乳牙滞留时，继承恒牙不能正常萌出，常常错位萌出，与对颌牙形成反船。例如，乳前牙迟脱可以导致恒牙从腭侧萌出，造成前牙反船。有伸舌习惯的患者常常导致下颌同时前伸，引起下颌前突、前牙反船。舔下颌前牙时可以导致下颌前突、前牙反船。长期前伸下颌会导致翼外肌张力增强，使下颌处于前伸的位置上，形成前牙反船以及下颌前突。前牙反船形成以后，上下颌前牙的锁结关系又使下颌不能后缩，导致上下颌的生长发育形成恶性循环，使畸形越来越严重。扁桃体肥大可以导致舌低位，表现为下颌前突、前牙反船。但是当手术摘除肥大的扁桃体后，舌的位置恢复正常，前牙反船或许就会减轻成对刃船或者恢复正常。另外，先天性疾病，如唇腭裂患者常常表现出前牙或全牙弓反船，这是由于上颌因为有裂隙存在，影响了上颌的生长发育。遗传因素也是一个重要的病因，反船患者常有家族史。

一、临床表现

安氏Ⅲ类错船可以分为牙性、骨性、功能性三大类。

牙性Ⅲ类错船主要是牙和牙列的形态和位置异常，指由于替牙异常、个别牙早失或位置异常而致牙齿移位，磨牙为近中关系或中性关系，前牙可以为反船或者对刃船。侧貌畸形一般不明显。

骨性Ⅲ类错船是由于下颌发育过度、下颌位置偏前，或上颌发育不足、上颌位置靠后，或二者结合导致前牙反船，磨牙Ⅲ类咬合关系。骨性畸形是骨骼的异常，常常伴随牙的代偿，上颌前牙唇侧倾斜，而下颌前牙舌侧倾斜。常有上颌牙列拥挤，下颌牙弓往往宽大，排列整齐，甚至有间隙。磨牙关系多为近中关系或者超近中关系。可伴有开𬌗或反深覆𬌗。侧面观患者为凹面型，面中份凹陷，鼻旁发育不良，下唇外翻，上唇往往在 E 线后方，畸形可能会比较明显。

　　功能性Ⅲ类错𬌗是由于个别牙𬌗干扰，迫使下颌向前发生功能性移位，从而导致前牙反𬌗，磨牙在牙尖交错位（ICP）为近中关系，但是上下颌骨的大小往往是正常的。功能性Ⅲ类错𬌗的特点是下颌可以后退至基本切对切。在下颌姿势位时前牙关系基本正常，而在牙尖交错位时前牙表现为反𬌗。功能性因素常常与牙性或骨性错𬌗合并存在。

　　Ⅲ类错𬌗可能有三维方向的不调，矢状向不调表现为前牙反𬌗，水平向不调表现为后牙反𬌗，可能合并有垂直向不调，表现为反覆𬌗深，或者开𬌗。这类患者通常以"地包天"、下颌过长或者面形凹为主诉，侧貌大多表现为凹面型，下颌发育过度，颏部发育过度，有些病例有开唇露齿，紧闭时出现颏肌紧张。还有一些患者因反𬌗或合并上颌发育不足，导致微笑时上颌前牙暴露量不足，影响美观。

　　Ⅲ类错𬌗 X 线头影测量多有如下表现：

　　1. 上颌发育正常或不足，下颌发育过度。代表上颌骨位置的 SNA 角偏小，代表下颌骨位置的 SNB 角偏大，而代表上下颌矢状关系的 ANB 角较小，一般小于正常值，甚至是负角。

　　2. 通常 ANB 角偏差越大，牙代偿越多，表现为上颌前牙唇倾度较大，下颌前牙舌倾明显。代表上颌前牙倾斜度的 U1-SN 角、U1-NA 线距和角度均大于正常，而 L1-MP 角、L1-NB 线距和角度均小于正常，上下切牙角 U1-L1 一般较大。这说明骨性畸形有牙和牙槽的代偿。

　　3. Ⅲ类错𬌗的上唇长度变化较多，可能过短、正常或是过长，而下唇一般是过长。上唇凸度 UL-E 线距小于正常。上颌前牙角度正常或代偿性唇倾，下颌前牙代偿性舌倾，在短面型患者常见颏唇沟过深，而长面型患者则没有颏唇沟，面下 1/3 偏长，往往导致口唇不能闭合，用力闭唇时颏肌过于紧张，部分患者可伴有口呼吸习惯。

二、诊断和鉴别诊断

　　Ⅲ类错𬌗的诊断至关重要，关系到治疗方法、治疗时机的选择和治疗效果的预后。对于错𬌗畸形的诊断需要综合各方面的信息，通过全面检查和细致的病例分析，才能得出诊断结果。鉴别诊断最主要是区别骨性和非骨性畸形。

　　1. 家族史　骨性错𬌗畸形一般都有家族史，但是不是所有的骨性错𬌗畸形都有家族史。

　　2. 下颌功能性移位　功能性错𬌗畸形常有下颌的功能性移位，也就是说牙尖交错位时前牙为反𬌗关系，而在下颌姿势位时下颌可以后退至前牙切对切。下颌功能性移位越大，治疗相对也就越容易，预后也就越好。骨性Ⅲ类错𬌗往往没有下颌的功能性移位，下颌不能后退至切对切的关系。不过，也有一些骨性患者下颌可以少许后退，有功能性因素的混合。

　　3. 面形检查　功能性错𬌗畸形在牙尖交错位时为凹面型，而在下颌姿势位时面形明显改善，变为Ⅰ类面型，也就是直面型。骨性错𬌗畸形的面形则没有变化。

　　4. 下颌平面角　功能性错𬌗畸形的下颌平面角一般较为平坦、正常或稍低。骨性错𬌗畸形者下颌平面角较为陡峭，常常为高角病例。

5. ANB 角　0°～-2° 为轻度畸形；-2°～-4° 为中度畸形；超过 -4° 表明畸形为重度。

6. Wit 值　这是上下颌牙槽点 A 和 B 与𬌗平面垂线的垂足的距离，中国人的正常值为 1±1.5。其与 ANB 角一样，是判断上下颌骨前后向位置关系的一个重要指标。对于功能性下颌后缩的患者，需要参考下颌姿势位时的 Wit 值。Wit 值小于 -1 或更小时，往往表现为Ⅲ类面型，值越负则Ⅲ类面型越明显。

7. 骨性错𬌗畸形的前牙一般有代偿，上颌前牙代偿性唇倾，下颌前牙代偿性舌倾。也就是说，如果我们在头侧位片上已经发现上颌前牙明显唇倾，下颌前牙明显舌倾，我们可以认为这个畸形是骨性的。

8. 要特别注意对生长发育的影响　在确立Ⅲ类错𬌗的诊断与矫治设计时应当考虑颅颌面的生长发育。由于下颌的生长较上颌持续时间长，从恒牙早期到恒牙后期下颌会继续生长，尤其是男性，颏部会继续前移。所以，可以预见的是，Ⅲ类错𬌗畸形青少年患者随着年龄的增长，错𬌗畸形的表现会越来越严重，尤其是有家族史，且目前错𬌗畸形就比较严重的病例，要充分考虑生长发育对矫治的不利影响。

三、矫治策略

Ⅲ类错𬌗患者的矫治计划在确定之前，需要考虑的因素很多，包括患者的主诉、骨性畸形的严重程度、患者的年龄和发育即未来的生长潜力、反覆𬌗的状态、下颌可否退至切对切、牙和牙槽有无代偿、拥挤度、患者对治疗方案的接受程度、治疗的难点和时间等。在个性化的治疗过程中，还会根据患者在不同维度的偏差，包括对面形、笑容、牙列、咬合的改善，以及关节、气道、肌功能、配合其他口腔科治疗的影响，综合评估患者以上具体情况后，才能制订出符合患者具体情况的个性化矫治方案。

治疗目标一般是改正反𬌗和上颌前牙显露不足，改善凹面型和不对称，扩大上颌牙弓解决拥挤和后牙反𬌗，垂直向控制改善开𬌗或反深覆𬌗，改善因代偿带来的上颌前牙过度唇倾和下颌前牙过度舌倾。

安氏Ⅲ类错𬌗需要评估错𬌗畸形的机制，分清是牙性还是骨性，治疗策略会有所不同。一般来说，如果是牙性Ⅲ类错𬌗，治疗相对比较简单，可以唇倾上颌前牙，舌向移动下颌前牙，从而建立正常的覆𬌗覆盖关系，改正反𬌗。如果病例评估为骨性，青少年时期病例，优先考虑下颌磨牙远中移动、扩弓和下颌向后跳跃的方式，以改善骨性Ⅲ类错𬌗和近中磨牙关系。年龄和发育阶段，也就是未来的生长潜力是青少年Ⅲ类错𬌗病例矫治的主要考虑因素。合并功能性因素的Ⅲ类错𬌗病例，可以考虑配合下颌向后跳跃等进行代偿治疗。轻中度骨性Ⅲ类错𬌗成年患者优先考虑用下颌磨牙远中移动和其他非拔牙方法，这是隐形矫治的优势，也是患者容易接受的方案。解剖结构对磨牙远中移动的限制、治疗时间、支抗管理、前牙区牙周情况是这类病例的主要考虑因素。如果对面形改变有比较高的期望，结构上和健康上有限制或风险，ClinCheck 排牙结果可能达不到理想的转矩控制但又不考虑动手术的患者，可以选择下颌拔牙获得间隙，舌向移动下颌前牙，上颌扩弓排齐，从而改正反𬌗，建立正常的覆𬌗覆盖关系。只拔下颌前磨牙的病例，矫治结束时维持近中关系，下颌第三磨牙需要保留，才能与上颌第二磨牙建立咬合。严重的成人骨性Ⅲ类错𬌗病例需要配合正颌手术才能解决根本的问题，以及减少治疗上因牙齿在转矩上大量代偿而带来的风险。以下将分别讨论这几种情况的Ⅲ类错𬌗病例矫治策略。

第二节 非拔牙矫治

　　牙性反𬌗通常的表现是容貌畸形不明显，前牙或后牙反𬌗，磨牙中性关系或者近中关系。前牙反𬌗往往是由于上颌前牙舌倾导致的，矫治策略是唇倾上颌前牙或者配合扩弓获得间隙，排齐上颌牙列，改正反𬌗。对于下颌的拥挤，早期在对隐形矫治技术的推下颌磨牙远中移动理解不深时，常常会采用大量 IPR 获得间隙，内收下颌前牙，从而建立前牙正常覆𬌗覆盖关系，改正反𬌗。这种非拔牙矫治策略除了用于牙性Ⅲ类错𬌗，也可以用于某些骨性Ⅲ类的特殊患者，仅排齐牙列，改善咬合，不改变容貌。

　　附：

隐适美矫治系统治疗安氏Ⅲ类反𬌗典型病例一：上颌前牙唇倾

【治疗前资料】

患者，男，31 岁。

主诉　地包天，曾试图使用烤瓷冠改正，但未能实现。现要求改正反𬌗后重新修复上颌前牙。

既往史　否认系统性疾病史，否认过敏史。

颜貌检查　正面观面形尚可，侧貌上唇位置靠后，下唇稍显外翻，下颌可以稍后缩至基本切对切（图 9-2-1）。

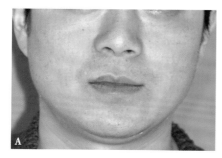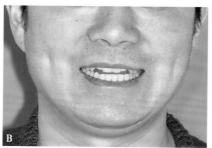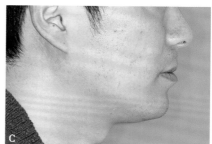

图 9-2-1　治疗前面像，正面观面形尚可，侧貌上唇位置靠后，下唇稍显外翻，下颌可以稍后退至基本切对切
A. 正面像　B. 正面微笑像　C. 侧面像

　　口内检查　左侧磨牙近中关系，左侧尖牙基本中性关系；右侧尖牙中性关系，右侧磨牙中性关系；12—22 反𬌗，有联冠；反覆𬌗Ⅰ度，反覆盖 3mm（图 9-2-1，图 9-2-2）。

　　模型分析　拥挤度：上颌牙弓 4.5mm，下颌牙弓 1mm；Bolton 指数：前牙比 82.37%，全牙比 93.1%，偏大；Spee 曲线曲度：右侧 1.5mm，左侧 1.5mm。

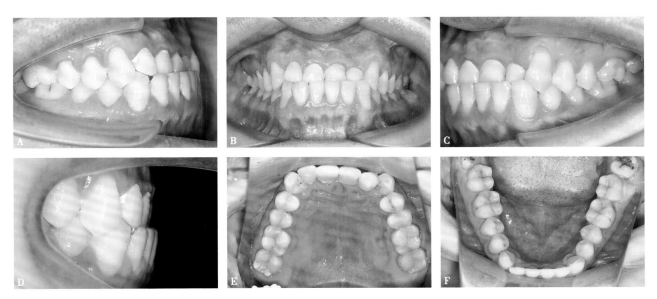

图 9-2-2　治疗前口内照

A. 右侧尖牙、磨牙中性关系　B. 前牙反𬌗，有联冠　C. 左侧尖牙基本中性关系，磨牙近中关系　D. 反覆𬌗反覆盖
E. 上颌中度拥挤，12—22 烤瓷冠　F. 下颌轻度拥挤

X 线检查　治疗前全景片显示 12—22 均做过根管治疗，根尖周均有暗影，尤其是 22。18、28 牙胚存在，关节和牙周情况没有明显异常（图 9-2-3）。X 线头颅侧位片显示骨性Ⅰ类；平均生长型，均角；上颌前牙稍舌倾，下颌前牙位置基本正常；上唇位于 E 线后，下唇位于 E 线前（图 9-2-4）。

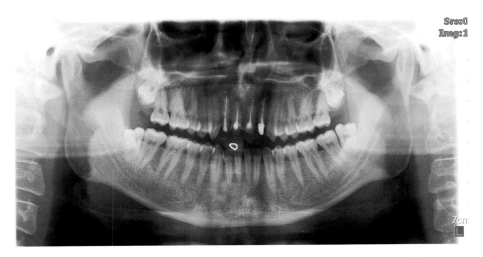

图 9-2-3　治疗前全景片显示 12—22 均做过根管治疗，根尖周均有暗影，尤其是 22，18、28 牙胚存在，关节和牙周情况没有明显异常

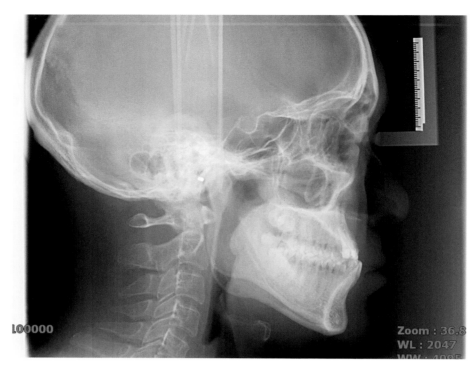

图 9-2-4 X 线头颅侧位片显示颌骨及面高：骨性Ⅰ类，平均生长型，均角；牙及牙槽：上颌前牙稍舌倾，下颌前牙位置基本正常；软组织：上唇位于 E 线后，下唇位于 E 线前

【诊断和治疗计划】

综上资料，这个患者的诊断是安氏Ⅲ类亚类错𬌗，骨性Ⅰ类错𬌗（有功能性因素），前牙反𬌗，牙列拥挤。因此，治疗目标是解除反𬌗，改善拥挤，维持磨牙关系，达到正常的覆𬌗覆盖关系。上颌前牙预留间隙后期重新修复。

治疗方案包括：

（1）口腔卫生宣教。

（2）建议拔除 38、48 龋坏牙；牙体牙髓科会诊上颌前牙后，建议暂不处理，持续观察；将上颌前牙的修复体分开，成为单冠，便于牙移动。

（3）唇倾上颌前牙，改正反𬌗，后期利用获得的间隙重做牙冠。

（4）下颌设计 IPR，控根舌向移动下颌前牙，排齐牙列。

（5）配合Ⅲ类牵引，使下颌稍后退，建立正常的覆𬌗覆盖关系，维持尖牙磨牙关系，覆𬌗覆盖 1mm。

（6）修复上颌前牙后矫治结束，用保持器保持。

【ClinCheck 设计】

设计磨牙不动，也就是 16、17、26、27、36、37、46、47 这 8 颗牙不移动。上颌设计唇倾前牙，解除反𬌗和拥挤；下颌设计 IPR 解除拥挤，前磨牙区允许适当扩弓排齐。配合Ⅲ类牵引。其他设计细节参见图 9-2-5～图 9-2-11。

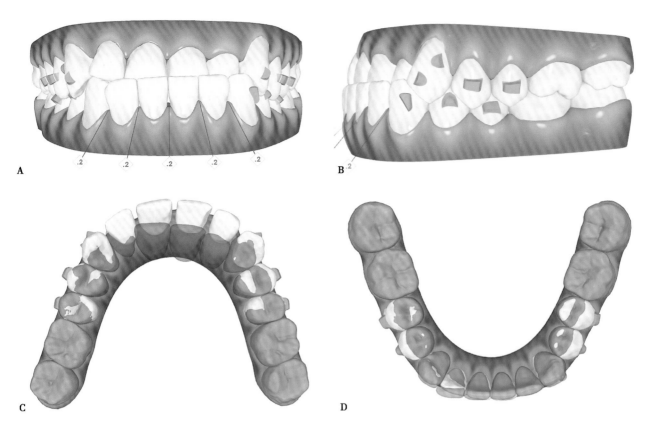

图 9-2-5　ClinCheck 设计：磨牙不动；上颌设计唇倾前牙，解除反𬌗和拥挤；下颌设计 IPR 解除拥挤；前磨牙区允许适当扩弓排齐

A. 正面咬合像　B. 左侧咬合像　C. 上颌𬌗面像　D. 下颌𬌗面像

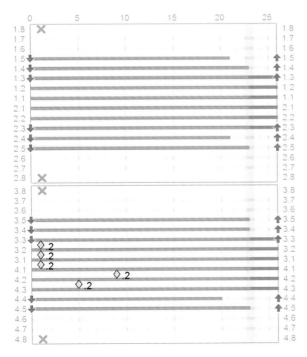

图 9-2-6　ClinCheck 分步图，上下颌同步移动

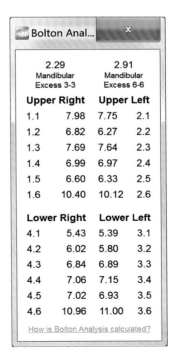

图 9-2-7　ClinCheck Bolton 指数，设计下颌 IPR 的依据

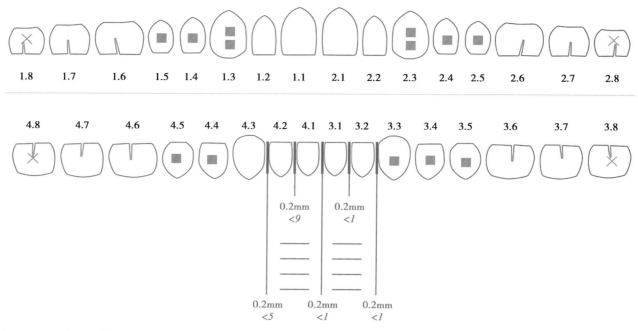

图 9-2-8 附件设计：14、15、24、25、35、45 设计 3mm 水平矩形附件，34、44 设计优化深覆𬌗附件，13、23 设计优化控根附件，33 设计优化旋转附件。下颌设计了 5 处共计 1mm 的 IPR，设计下颌 IPR 的依据是 Bolton 指数不调且下颌前牙拥挤，需要间隙

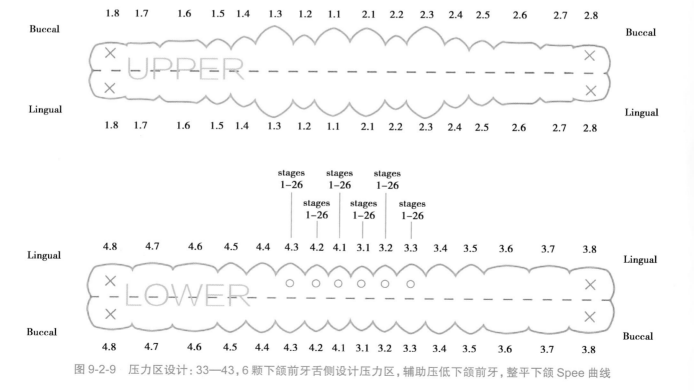

图 9-2-9 压力区设计：33—43，6 颗下颌前牙舌侧设计压力区，辅助压低下颌前牙，整平下颌 Spee 曲线

Upper	Lower		1.8	1.7	1.6	1.5	1.4	1.3	1.2	1.1	2.1	2.2	2.3	2.4	2.5	2.6	2.7	2.8	Final Stage
Extrusion/Intrusion, mm			0	0		0.1 I	0.2 I	0.6 E	2.6 E	2.4 E	2.9 E	3.3 E	1.0 E	0.1 E	0.2 I	0	0		Align
Translation Buccal/Lingual, mm			0	0		0.2 L	0.3 B	0.2 B	1.1 B	4.1 B	**4.6 B**	**4.5 B**	1.4 B	0.8 B	0.1 B	0	0		Doctor
Translation Mesial/Distal, mm			0	0		0.1 M	0	0.1 M	1.0 M	1.0 M	0.9 M	0.1 D	0.3 M	0.2 M	0.3 M	0	0		Difference
Rotation Mesial/Distal			0°	0°		4.6°D	6.2°D	17.7°M	22.7°D	9.3°D	0.9°D	**4.9°D**	7.0°M	2.3°D	9.2°D	0°	0°		Tooth Basis
Angulation Mesial/Distal			0°	0°		4.4°D	5.3°D	4.5°D	0.8°M	1.0°D	0.1°M	**3.0°D**	6.3°D	1.3°D	2.7°M	0°	0°		Crown
Inclination Buccal/Lingual			0°	0°		2.4°B	2.7°L	3.7°L	1.1°L	2.7°B	**2.1°B**	0.3°L	2.5°B	0.1°L	6.2°B	0°	0°		Root

Upper	Lower		4.8	4.7	4.6	4.5	4.4	4.3	4.2	4.1	3.1	3.2	3.3	3.4	3.5	3.6	3.7	3.8	Final Stage
Extrusion/Intrusion, mm			0	0		0.2 I	0.4 I	1.4 I	1.2 I	1.5 I	1.6 I	1.7 I	1.9 I	0.1 I	0.1 E	0	0		Align
Translation Buccal/Lingual, mm			0	0		0.3 B	0.9 B	0	0.5 L	0.4 B	0.7 B	0.5 B	0.1 L	0.6 B	0.5 B	0	0		Doctor
Translation Mesial/Distal, mm			0	0		0	0	0.1 D	0.2 M	0.4 M	0.3 D	0.1 D	0.1 M	0	0	0	0		Difference
Rotation Mesial/Distal			0°	0°		3.0°M	3.2°D	3.7°M	15.1°D	5.7°D	0.4°D	3.0°D	5.6°D	1.3°M	0.8°D	0°	0°		Tooth Basis
Angulation Mesial/Distal			0°	0°		2.5°D	0	1.5°D	6.1°M	2.2°M	1.1°D	0.3°M	2.7°D	0.9°M	1.1°M	0°	0°		Crown
Inclination Buccal/Lingual			0°	0°		0.7°B	10.3°B	4.0°L	4.7°L	0	2.8°B	1.9°B	2.8°L	6.9°B	7.7°B	0°	0°		Root

图 9-2-10　上下颌牙移动数值，设定磨牙不动，故所有磨牙的移动量均为 0

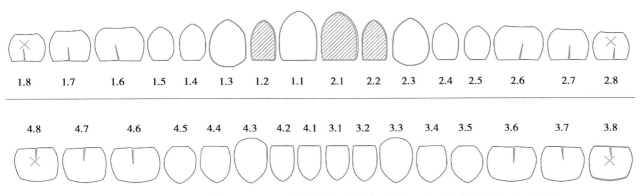

图 9-2-11　牙移动难度评估：12、21、22 难度中等，为蓝色；其余牙移动比较容易实现，为白色

【治疗过程和结果】

矫治器总数 26（23＋3）副，一次完成，未重启治疗或精细调整。每 2～3 个月复诊一次，总疗程为 18 个月（图 9-2-12～图 9-2-20）。

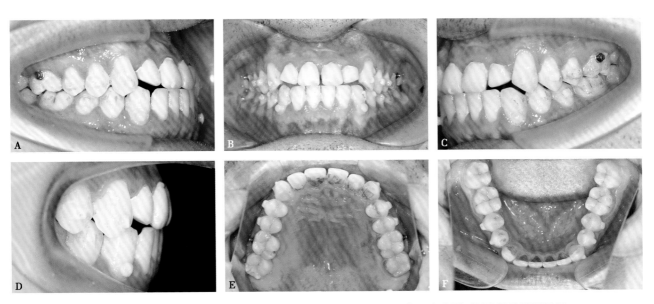

图 9-2-12　治疗 6 个月口内照，上颌前牙唇倾排齐过程中，配合Ⅲ类牵引，使下颌稍后退跳跃
A. 右侧咬合像　B. 正面咬合像　C. 左侧咬合像　D. 覆殆覆盖像　E. 上颌殆面像　F. 下颌殆面像

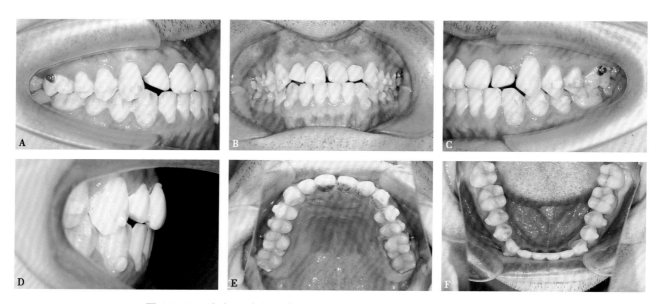

图 9-2-13 治疗 11 个月口内照,上颌前牙反𬌗有所改善,出现散在间隙

A．右侧咬合像 B．正面咬合像 C．左侧咬合像 D．覆𬌗覆盖像 E．上颌𬌗面像 F．下颌𬌗面像

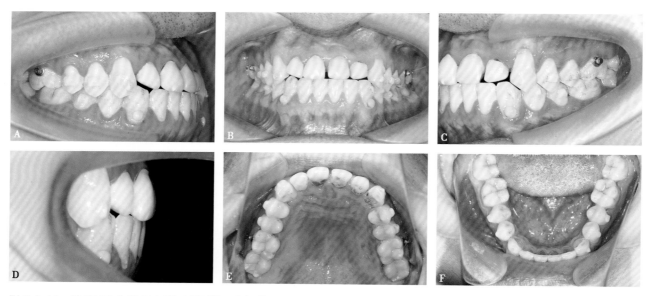

图 9-2-14 治疗 17 个月口内照,矫治器已全部戴完,前牙覆𬌗覆盖,牙弓拥挤已解除。之后转诊至修复科,行上颌前牙烤瓷冠修复

A．右侧咬合像 B．正面咬合像 C．左侧咬合像 D．覆𬌗覆盖像 E．上颌𬌗面像 F．下颌𬌗面像

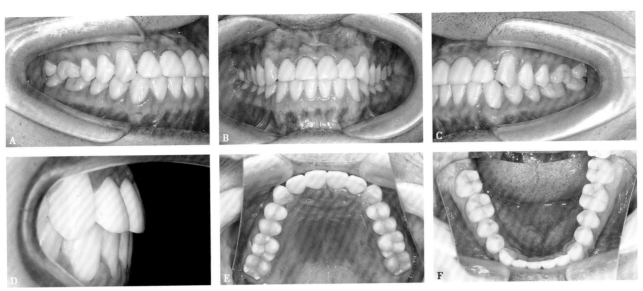

图 9-2-15 治疗后口内照，经过 18 个月的隐适美治疗，反殆纠正，拥挤改善，双侧尖牙、磨牙关系维持中性关系，中线对齐，弓形协调对称，覆殆覆盖正常。12—22 烤瓷冠已就位，治疗目标达到，进入保持阶段

A. 右侧咬合像 B. 正面咬合像 C. 左侧咬合像 D. 覆殆覆盖像 E. 上颌殆面像 F. 下颌殆面像

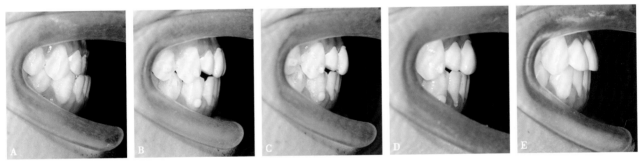

图 9-2-16 治疗前后覆殆覆盖变化对比，随着时间推移，上颌前牙逐渐唇倾，反殆改正，建立正常覆殆覆盖，直至烤瓷冠就位

A. 治疗前 B～D. 治疗中 E. 治疗后

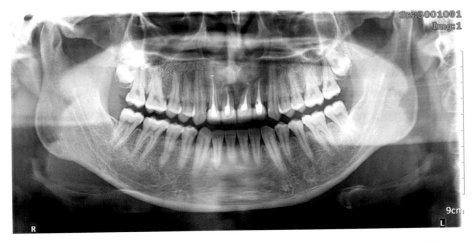

图 9-2-17 治疗后全景片显示牙根平行度良好，上颌前牙根尖周需要持续观察

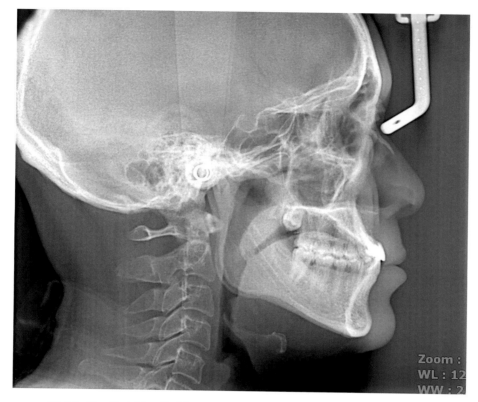

图 9-2-18 治疗后 X 线头颅侧位片显示上颌前牙轴向正常,覆𬌗覆盖正常

Measurements	Normal	Pre	Post
SNA°	83.13±3.6	79.3	80.7
SNB°	79.65±3.2	79.6	79.7
ANB°	3.48±1.69	-0.2	1.1
SN-MP°	32.85±4.21	29.2	29.9
S-Go/N-Me	65.85±3.83	71	71.1
ANS-Me/N-Me	53.32±1.84	53	52.9
U1-L1°	126.96±8.54	130.9	120.9
U1-SN°	105.23±6.02	108.3	117.7
UI-NA (mm)	4.05±2.32	2.9	5.9
UI-NA°	21.49±5.92	28.9	37
LI-NB (mm)	5.69±2.05	5.0	5.2
LI-NB°	28.07±5.58	20.4	21.1
FMIA°	57.0±6.79	61.9	62.8
UL-EP (mm)	1.75±1.87	-2.0	-1.4
LL-EP (mm)	2.74±2.21	2.3	0.2
Nasolabial angle	78.0±8.0	76.5	70.8

A

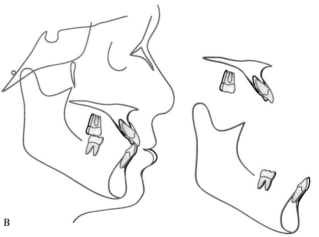

B

图 9-2-19 治疗前后 X 线头影测量分析,上颌前牙唇倾,下颌前牙压低,治疗后覆𬌗覆盖正常

A. 治疗前后 X 线头影测量值　B. X 线头影描迹重叠图(黑色线条示治疗前,红色线条示治疗后)

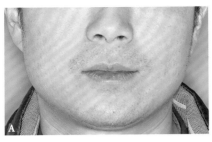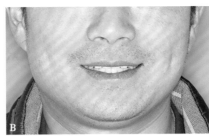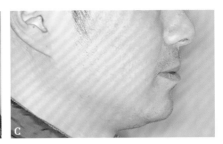

图9-2-20　治疗后面像，侧貌可见上唇丰满度有所增加，下唇外翻情况有所减轻，整体侧貌美观程度有所提升

A. 治疗后正面像　B. 治疗后微笑面像　C. 治疗后侧面像

【治疗体会】

这是一个安氏Ⅲ类拥挤反𬌗的病例。初期在其他医院行上颌前牙根管治疗，试图通过修复体改善前牙反𬌗状态，但未成功，现要求改正反𬌗后重新修复。分析资料后，我们认为这个病例并不难，主要问题是牙性错𬌗，也就是上颌前牙舌倾导致的反𬌗，改正上颌前牙的轴向即可解决反𬌗问题。首先，将原有的联冠分成单冠，形态虽然有些不美观，但影响不大，为节省费用，未要求患者重新做冠即进入隐适美治疗过程。本病例覆𬌗不深，且下颌可以后退，并没有刻意打开咬合，利用矫治器的厚度、息止𬌗间隙以及Ⅲ类牵引，即可使下颌向后跳跃，建立正常的覆𬌗覆盖关系，顺利完成治疗。但患者上颌前牙还需长期观察，如有根尖周不适需要及时处理。

（本病例由高美雅、赖文莉提供）

隐适美矫治系统治疗安氏Ⅲ类反𬌗典型病例二：上颌前牙唇倾

【治疗前资料】

患者，女，31岁。

主诉　改善前牙拥挤以及笑容。

既往史　否认系统性疾病史，否认过敏史。

颜貌检查　凹面型，鼻唇角偏大，上唇靠后，颏部前突。前牙反𬌗，下颌中线居中，上颌中线左偏（图9-2-21）。

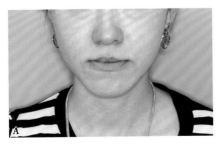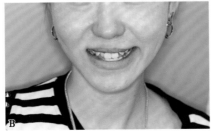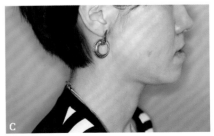

图9-2-21　治疗前面像，凹面型，鼻唇角偏大，上唇靠后，颏部前突，前牙反𬌗，下颌中线居中，上颌中线左偏

A. 正面像　B. 正面微笑像　C. 侧面像

　　口内检查　牙列式 7—7。上下颌牙弓狭窄，牙列拥挤，22 舌向错位。双侧尖牙、磨牙近中关系，全牙列反𬌗，后牙开𬌗。上下颌切牙直立，上下颌前磨牙区牙龈萎缩（图 9-2-22）。

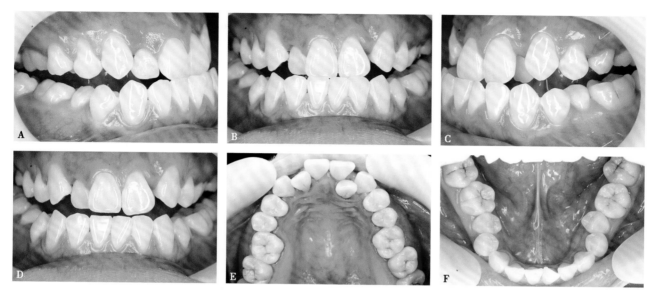

图 9-2-22　治疗前口内照，牙列式 7—7

A. 右侧尖牙、磨牙近中关系　B. 全牙列反𬌗，后牙开𬌗，前磨牙区牙龈萎缩　C. 左侧尖牙、磨牙近中关系　D. 上下颌切牙直立　E. 上颌牙弓狭窄，牙列重度拥挤，22 舌向错位　F. 下颌牙弓狭窄，牙列中度拥挤

　　X 线检查　治疗前全景片显示 18、28、38、48 萌出，整体牙周没有异常（图 9-2-23）。治疗前 X 线头颅侧位片显示骨性Ⅲ类，上颌发育不足，颏部前突；上颌前牙直立，上颌切牙切缘暴露略不足，下颌前牙直立；上下唇均位于 E 线后（图 9-2-24）。

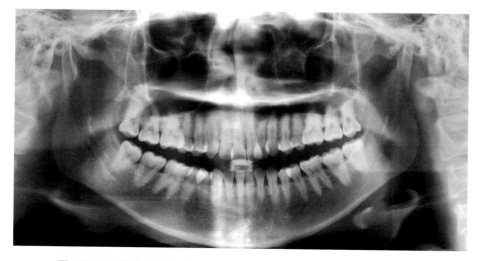

图 9-2-23　治疗前全景片显示 18、28、38、48 萌出，整体牙周没有异常

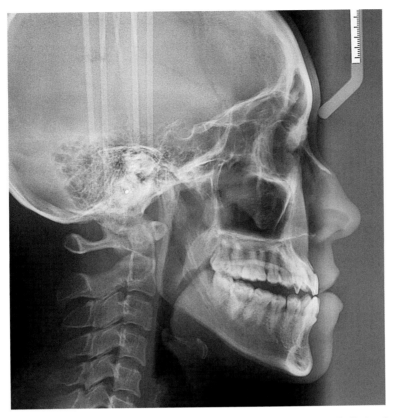

图 9-2-24　治疗前 X 线头颅侧位片示骨性Ⅲ类，上颌发育不足，颏部前突；上颌前牙直立，上颌切牙切缘暴露略不足，下颌前牙直立；上下唇均位于 E 线后

【诊断和治疗计划】

综上资料，这个患者的诊断是安氏Ⅲ类，骨性Ⅲ类，牙列拥挤，上下颌牙弓狭窄，全牙列反𬌗，中线不调。治疗目标是解除拥挤，改正前牙及后牙反𬌗、后牙开𬌗以及牙弓狭窄，改善患者侧貌和笑容。

治疗计划：

（1）患者不愿意拔除智齿，因此无法做下颌磨牙远中移动。上下颌前磨牙区治疗前已有牙龈退缩的问题，但仍须扩弓以改善咬合，治疗前给予知情同意书告知其有萎缩风险。

（2）前后向：上颌前牙唇倾以改善上唇后缩，下颌牙弓片切内收以改善反𬌗。

（3）垂直向：下颌前牙压低，上颌前后牙均伸长以改善上颌前牙显露不足及侧方开𬌗。

（4）水平向：上颌扩弓以改善侧方咬合。

（5）配合Ⅲ类牵引。

（6）治疗完成后，用 vivera 保持器，下颌前牙加舌侧丝固定保持器。

【ClinCheck 设计】

（1）治疗目标：改善拥挤、前牙及后牙反𬌗、后牙开𬌗以及牙弓狭窄。

（2）前牙排牙终末位置：保持下颌中线，并移动上颌中线使上下颌中线一致。11、21 唇倾 1mm 及伸长 2mm，下颌前牙压低 1.5mm，覆𬌗 0.5mm。下颌切牙加正转矩以避免内收过程舌倾。不移动 4 颗第三磨牙。

（3）间隙来源及咬合终末位置：通过扩弓、前倾和 IPR 提供间隙排齐上颌牙列。上颌扩弓配合正转矩成代偿角度，减少牙根颊向移动和牙龈萎缩的可能。通过扩弓、大量 IRP 以排齐下颌牙列。终末咬合位置保持双侧尖牙、磨牙依然近中关系。覆𬌗 0.5mm，覆盖 0.5mm。

（4）附件设计：使用水平矩形附件，牙龈侧保留空间以利需要时粘接舌钮。

（5）步骤：上颌采用同步移动，下颌前牙采取分步压低整平曲线。其他设计细节参见图 9-2-25～图 9-2-31。

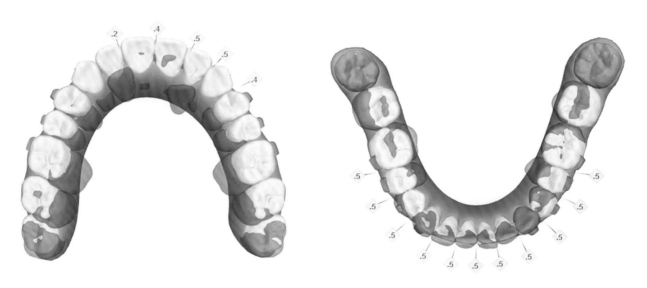

图 9-2-25　ClinCheck 效果重叠图显示运用扩弓、唇倾和 IPR 提供间隙排齐上颌牙列，采用扩弓、大量 IPR 以内收下颌前牙，纠正前牙反𬌗

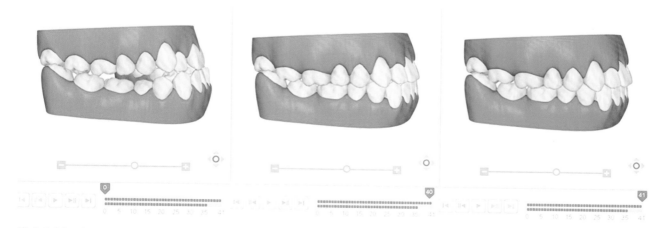

图 9-2-26　ClinCheck 设计：在第 40 步牙齿移动完成未加上跳跃时，前牙覆盖偏小，有𬌗干扰。在第 41 步时，前牙反𬌗因Ⅲ类跳跃使下颌牙列整体后退使前牙达到正常覆盖。此设计的咬合跳跃临床实现率存疑，因为下颌前牙已设计最大量片切，所以期望通过Ⅲ类牵引带来颌间咬合的有利改变。如第一次治疗后下颌前牙内收不足导致仍有前牙𬌗干扰，可在附加矫治器期间增加适量片切

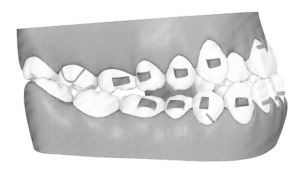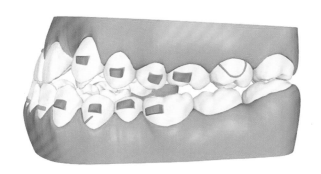

图 9-2-27 ClinCheck 附件设计：因为上下颌牙都有伸长及大量扩弓等较难的移动，因此全部使用传统矩形附件

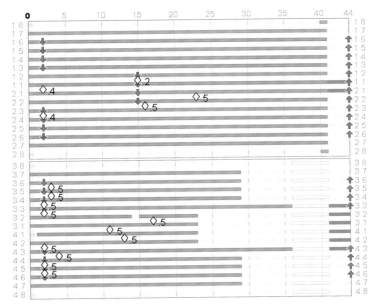

1.42 Mandibular Excess 3-3		0.42 Mandibular Excess 6-6	
Upper Right		**Upper Left**	
1.1	8.42	8.38	2.1
1.2	7.06	7.32	2.2
1.3	7.75	7.90	2.3
1.4	7.33	7.31	2.4
1.5	6.91	6.95	2.5
1.6	11.55	11.58	2.6
Lower Right		**Lower Left**	
4.1	5.72	5.74	3.1
4.2	6.13	6.10	3.2
4.3	6.97	6.91	3.3
4.4	7.40	7.47	3.4
4.5	7.26	7.42	3.5
4.6	11.55	11.64	3.6

图 9-2-28 ClinCheck 分步图，上颌牙列同步移动，下颌前牙分步压低。下颌第 36 步完成后，改戴被动矫治器，直至和上颌一起在第 40 步完成移动

图 9-2-29 ClinCheck Bolton 指数，前牙比和全牙比都是下颌偏大，因此设计下颌牙大量片切是必要的和有依据的

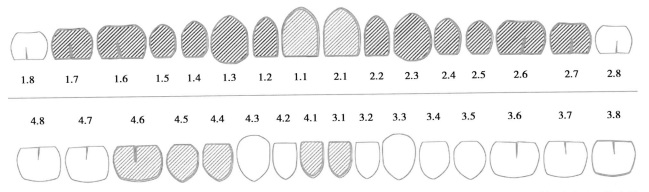

图 9-2-30 牙移动难度评估：12—17、22—27 移动最难，为黑色；11、12、31、41、44—46 移动难度中等，为蓝色；其余牙移动比较容易实现，为白色

Upper	Lower		1.8	1.7	1.6	1.5	1.4	1.3	1.2	1.1	2.1	2.2	2.3	2.4	2.5	2.6	2.7	2.8	Final Stage
Extrusion/Intrusion, mm			0	0.7 E	1.5 E	1.8 E	2.0 E	3.8 E	4.0 E	2.6 E	2.9 E	4.6 E	4.3 E	2.8 E	1.9 E	1.9 E	1.4 E	0	Align
Translation Buccal/Lingual, mm			0	2.4 B	4.4 B	1.4 B	3.0 B	1.1 B	3.2 B	0.2 L	0.3 L	5.7 B	0.3 B	2.0 B	2.8 B	4.0 B	1.7 B	0	Doctor
Translation Mesial/Distal, mm			0	0.7 M	1.5 M	0.9 M	0.8 M	0.3 D	0.8 D	1.1 D	1.0 M	1.0 D	1.7 D	0.7 D	0.1 M	1.3 M	0.4 M	0	Difference
Rotation Mesial/Distal			0°	0.7°D	2.7°M	12.0°M	6.6°D	13.5°D	2.7°M	8.4°D	12.2°D	25.0°D	3.6°D	0.4°M	20.8°M	4.4°D	3.4°D	0°	Tooth Basis
Angulation Mesial/Distal			0°	0.1°M	7.7°D	13.2°D	2.3°M	0.3°D	1.7°M	0.9°D	13.3°M	3.9°D	0.4°M	3.3°M	20.0°D	4.5°D	7.7°D	0°	Crown
Inclination Buccal/Lingual			0°	15.5°L	0.4°L	1.6°L	1.5°L	2.2°B	5.0°B	7.1°B	9.5°B	17.9°B	0.8°B	2.0°L	10.0°B	6.4°B	9.2°L	0°	Root

Upper	Lower		4.8	4.7	4.6	4.5	4.4	4.3	4.2	4.1	3.1	3.2	3.3	3.4	3.5	3.6	3.7	3.8	Final Stage
Extrusion/Intrusion, mm			0	0.4 E	0.8 E	0.8 E	0.6 E	1.5 I	2.0 I	1.7 I	1.8 I	1.7 I	1.4 I	0.1 I	0.4 I	0.4 E	0	0	Align
Translation Buccal/Lingual, mm			0	1.2 L	1.9 B	2.9 B	0.7 L	0.5 L	0.6 L	0.3 L	0.2 L	0	0.2 B	0.6 B	3.6 B	0.4 B	0	0	Doctor
Translation Mesial/Distal, mm			0	0.3 D	1.1 M	0.3 M	0.3 M	0.4 M	0.2 M	0.1 D	0.2 D	0.2 D	0.4 M	0.9 M	1.0 M	1.1 M	0.4 M	0	Difference
Rotation Mesial/Distal			0°	7.2°D	6.2°M	11.7°M	20.6°M	0.7°M	8.2°D	13.2°D	35.7°D	2.6°M	8.3°D	1.5°D	14.5°D	12.8°D	18.0°D	0°	Tooth Basis
Angulation Mesial/Distal			0°	0.5°M	8.1°D	8.9°D	5.4°D	6.7°M	1.1°D	1.9°D	0°	1.3°D	7.2°M	5.1°M	4.0°M	7.2°D	3.2°D	0°	Crown
Inclination Buccal/Lingual			0°	3.8°B	17.3°B	18.5°B	2.1°L	1.4°B	8.3°B	14.6°B	12.3°B	11.2°B	0.5°B	0.5°B	15.6°B	2.2°L	15.8°B	0°	Root

图 9-2-31　上下颌牙移动数值，上颌多颗牙伸长 1.4～4.6mm，扩弓的同时大部分牙齿移动都加了正转矩以减少牙根颊向移动和牙龈萎缩的可能。下颌切牙正转矩 1.4°～14.6°，以避免下颌切牙内收过程中过度舌倾

【治疗过程和结果】

　　总矫治器数目：上颌 103（41＋11＋12＋13＋9＋4＋13）副，下颌 71（36＋12＋13＋6＋4）副。每 6～8 周复诊一次。后期附加矫治器开始单周更换。总疗程为 45 个月，治疗时间偏长是因为期间出现了两次严重的脱套（图 9-2-32～图 9-2-42）。

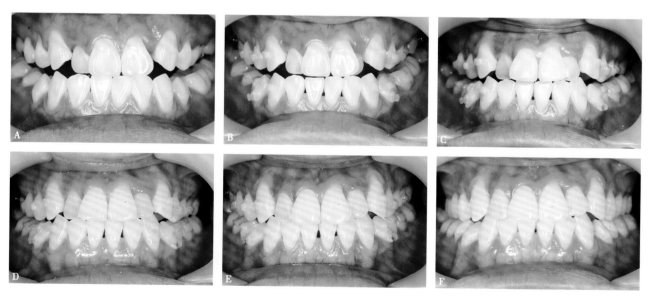

图 9-2-32　治疗中正面咬合像，戴首批矫治器时，通过上颌后牙扩弓、上颌前牙唇倾、下颌牙内收，以及上颌前牙与下颌后牙伸长改善前牙反𬌗，也为患者在约 19 个月时带来正面微笑与和咬合功能改善

A. 治疗前　B～E. 治疗中　F. 治疗后

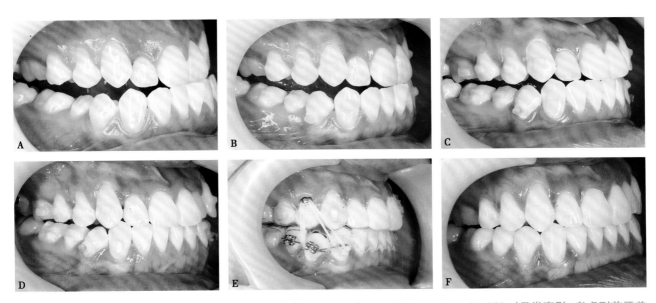

图 9-2-33　治疗中右侧咬合像，戴首批矫治器时，双侧 1/4 "、6oz（1 "=2.54cm，1oz=28.350g）Ⅲ类牵引，考虑到前牙美观问题，Ⅲ类牵引位点设计为 17、27 至 44、34。在治疗中后期发生了第一次严重脱轨，患者在 34 和 44 脱套情况下没有停止牵引，牵引力量把牙根拉向远中，造成更严重的脱套。经过约 4 个月的片段弓和垂直牵引，竖直 34、44

A. 治疗前　B～D.治疗中　E. 治疗中，脱套时使用节段弓　F. 治疗后

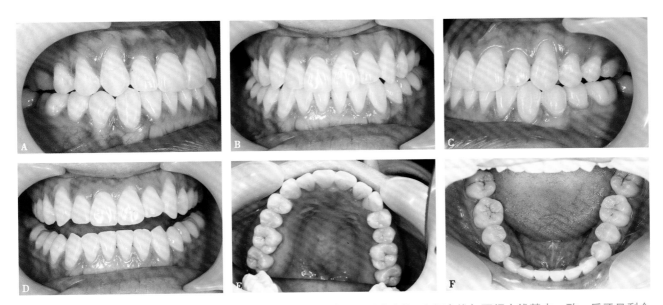

图 9-2-34　第一套矫治器完成后，上下牙弓拥挤基本解除，前后牙反𬌗改善，上颌中线与下颌中线基本一致。后牙只剩个别磨牙咬合不够紧密。13、23 牙龈退缩，治疗前告知患者相关风险。设计附加矫治器进一步精细调整咬合

A. 右侧咬合像　B. 正面咬合像　C. 左侧咬合像　D. 𬌗曲线　E. 上颌𬌗面像　F. 下颌𬌗面像

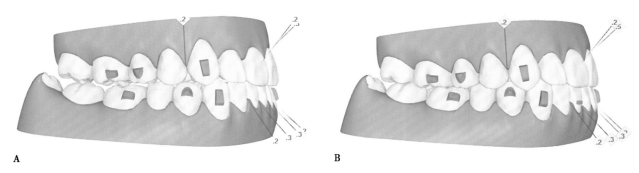

图 9-2-35　附加矫治器 ClinCheck 的治疗目标主要是伸长后牙使后牙咬合紧密,前牙区增加 IPR 增加邻触点面积改善下颌前牙黑三角,增加下颌前牙转矩,减少下颌前牙舌倾,排齐整平其他牙

A. 初始位　B. 终末位

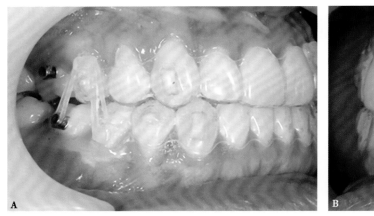
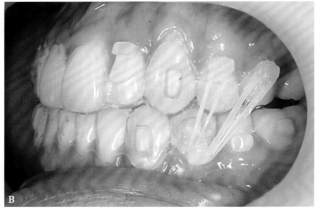

图 9-2-36　附加矫治器治疗中,因 ClinCheck 设计同时伸长所有后牙,故必须加垂直牵引来提供支抗和力量

A. 右侧咬合像　B. 左侧咬合像

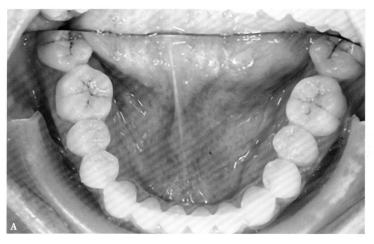
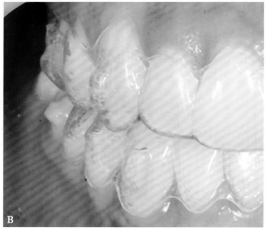

图 9-2-37　附加矫治器期间,发生第二次严重脱轨。为了使后牙咬合紧密,剪去包裹 46、47 的矫治器,结果造成 46 扭转及后牙扩弓复发。虽然不难用附加矫治器解决,但却浪费了治疗时间

A. 下颌𬌗面像　B. 右侧咬合像

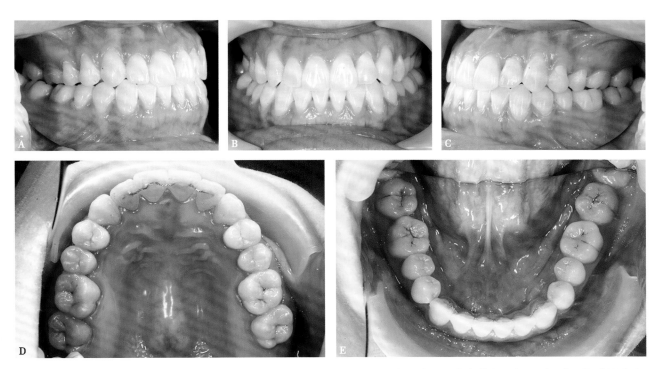

图 9-2-38　治疗后口内照，矫治完成后上下颌牙列拥挤改善，牙弓弧形良好、对称。治疗前上下颌牙列不齐、前后牙反𬌗、牙弓狭窄、后牙开𬌗、中线不调等都得到纠正

A. 右侧咬合像　B. 正面咬合像　C. 左侧咬合像　D. 上颌𬌗面像　E. 下颌𬌗面像

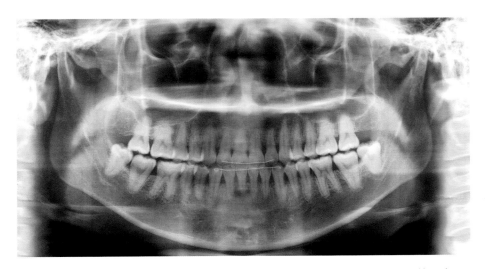

图 9-2-39　治疗后全景片可见上下颌牙列牙根平行理想，建议择期拔除下颌第三磨牙

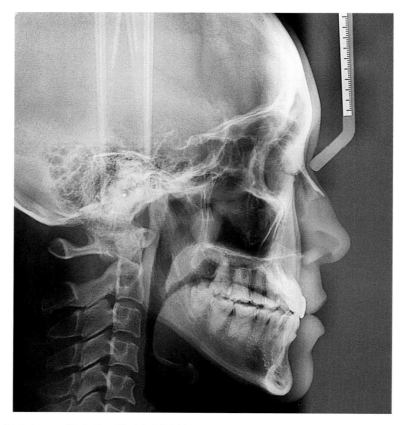

图 9-2-40 治疗后 X 线头颅侧位片可见患者侧貌和前牙反𬌗得到改善,上下颌切牙转矩控制和垂直向控制均达到预期目标

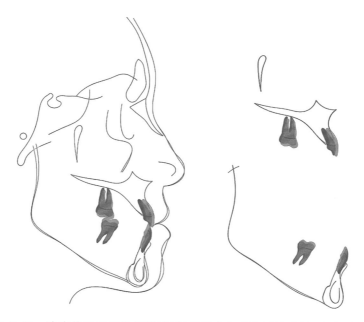

图 9-2-41 治疗前后 X 线头影描迹重叠图(蓝色线条示治疗前,红色线条示治疗后)可见开𬌗的改正主要来自矫治后下颌平面角旋转,上下颌前牙及磨牙伸长,上颌前牙近中移动以及下颌前牙内收。由于下颌第三磨牙没有拔除,下颌磨牙近远中位置与治疗前差异不大

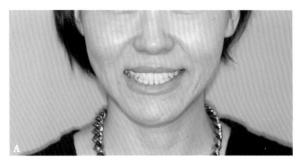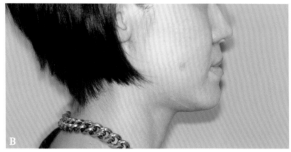

图 9-2-42　治疗后患者侧貌和笑容得到很大改善
A. 正面微笑像　B. 侧面像

【治疗体会】

这是一个上颌骨发育不足的骨性Ⅲ类病例，存在横向、垂直向和矢状向不调，是一个很困难的病例。这样的病例使用传统固定矫治技术，甚至配合正颌手术也不容易达到良好的矫治效果。但隐形矫治可以做到这样的效果，令人惊讶，可以看到隐形矫治在扩弓、牙齿转矩控制和垂直向控制方面在生物力学及表达精准度的优势。

面对骨性不调和颌骨解剖结构上的限制，在咬合关系的改善和转矩的控制方面存在一定的治疗风险和矫治效果的局限性。即使从临床实践中证实隐形矫治能有效移动牙齿，也为牙齿移动设定了精准的限制，在临床中面对解剖结构的限制，医师也需做好临床监控工作。因为即使有 CBCT 的量度，牙齿移动分析仍存在盲点，例如骨重建的效与量，以及 X 线检查的准确性等。良好的医患关系、适时的预先告知可减少风险发生。

在上述骨性不调的限制下，前牙转矩控制放在牙代偿的角度内比较安全。设计方案时亦需留意治疗前的牙周状况。建议在牙周风险较大的情况下，先以代偿的切牙角度解决患者主诉问题，例如拥挤或微笑曲线不美观，以保证治疗过程中牙根始终在颌骨内。在附加矫治器进行微调的阶段，再行适量转矩调整。

这名患者在治疗过程中经历了两次严重脱轨。第一次是 34、44 在脱套的情况下依然行Ⅲ类牵引，矫治器由于脱套失去对牙齿的控制，同时在牵引力作用下 34、44 发生脱轨，最后以片段弓的方法来纠正。脱套，即牙齿和矫治器不贴合，是脱轨的起因。临床上即使椅旁口内检查未观察到明显脱套，实际口内牙与矫治器不贴合已经默默使生物力学发生改变，而通常临床检查发觉牙齿移动不如预期时已经太迟。因此，保持矫治器贴合，避免脱套是解决问题最好的方法。指导患者每次戴用矫治器时正确使用咬胶，确保附件及矫治器就位良好，可以减少脱套发生。所以为患者提供个性化的方法正确摘戴矫治器，并教育患者密切配合非常重要。临床实践中，这一工作也可选择交由助理完成。第二次严重脱轨是在配戴附加矫治器期间剪去 46、47 矫治器，希望后牙自动萌出使咬合紧密时。但剪去矫治器会失去矫治器导航牙齿移动的效果，牙齿亦可能出现复发方向的移动，故需小心运用这个方法。现在，笔者在精细调整阶段尽量不剪矫治器，会更多应用分步伸长，垂直牵引，减少戴矫治器的时间和逐步减少戴保持器的时间等方法使后牙紧密咬合。

（本病例由邱易光医师提供）

第三节　下颌向后跳跃

有功能性因素的骨性Ⅲ类错𬌗，其特征性的表现就是下颌可以后退至切对切。这类患者在ICP时为凹面型，牙齿为反𬌗状态，但是在下颌姿势位下颌后退后，容貌畸形就变得不明显，前牙为切对切，后牙呈开𬌗状态。这一类Ⅲ类错𬌗的矫治策略是利用下颌向后跳跃，首先解除锁结（固定矫治技术中一般会配合𬌗垫或者磨牙𬌗面垫材料），配合Ⅲ类牵引，让下颌向后跳跃，同时压低前牙，升高后牙，从而改正反𬌗，改善后牙开𬌗，建立前牙正常覆𬌗覆盖。使用隐适美系统治疗这类患者，当反覆𬌗不深时，可以直接利用上下颌矫治器的厚度解除锁结；当反覆𬌗深时，可以在磨牙𬌗面上设计附件或者直接垫蓝胶解除锁结。这类患者往往有上颌前牙暴露不足伴反深覆𬌗的问题，需要采取适当伸长上颌前牙，压低下颌前牙，适当升高后牙，整平𬌗曲线的治疗策略。压低前牙时前磨牙区要设计固位力好的水平矩形附件，龈方楔形附件或者G5优化深覆𬌗附件。下颌前牙的压低量大时可以采取分步压低，先压低切牙，再压低尖牙或者先压低尖牙，再压低切牙，蛙跳式压低也是一种方案。这类患者往往需要竖直下颌前牙，竖直过程中需要注意牙轴的控制，通常会在下颌前牙唇侧设计压力嵴控根，而附件与压力嵴并不能共存，所以压力嵴和附件的选择取决于医师的矫治理念。

附：

隐适美矫治系统治疗安氏Ⅲ类反𬌗典型病例三：下颌跳跃

【治疗前资料】

患者，女，23岁。

主诉　地包天，希望非手术治疗。

既往史　否认系统性疾病史，否认过敏史。

颜貌检查　正面观面形尚可，鼻旁稍显发育不足，侧貌上唇位置靠后，下唇稍显外翻，下颌可以稍后缩至基本切对切（图9-3-1）。

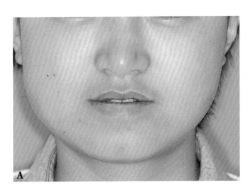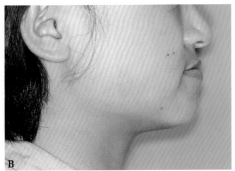

图9-3-1　治疗前面像，正面观面形尚可，鼻旁稍显发育不足，侧貌上唇位置靠后，下唇稍显外翻，下颌可以稍后退至基本切对切

A. 正面像　B. 侧面像

口内检查 双侧磨牙、尖牙近中关系；15—22为反牙合，反覆牙合深；上颌牙弓左右不对称，右侧稍显塌陷，牙列轻度拥挤；下颌牙列轻度拥挤；下颌牙合曲线陡，下颌前牙区有黑三角（图9-3-2）。

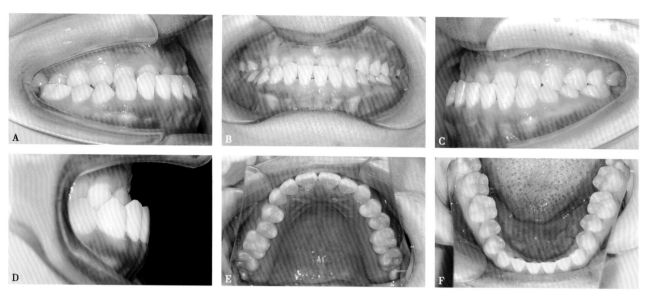

图9-3-2 治疗前口内照

A. 右侧尖牙、磨牙近中关系，下颌牙合曲线陡 B. 前牙反牙合，下颌前牙区有黑三角 C. 左侧尖牙、磨牙近中关系 D. 反覆牙合深，反覆盖大 E. 上颌牙列轻度拥挤，上颌牙弓左右不对称，右侧稍显塌陷 F. 下颌牙列轻度拥挤

模型分析 拥挤度：上颌牙弓2mm，下颌牙弓1mm；Bolton指数：前牙比80.09%，全牙比92.56%；Spee曲线曲度：右侧4mm，左侧4mm。

X线检查 治疗前全景片显示4颗第三磨牙牙胚均存在，牙周情况不良，前牙区牙槽骨水平型吸收，关节未见明显异常（图9-3-3）。X线头颅侧位片显示骨性Ⅲ类，水平生长型，低角；上颌前牙明显唇倾代偿，下颌前牙位置基本正常；上唇位于E线后，下唇位于E线前（图9-3-4）。

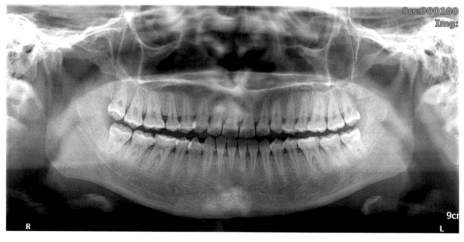

图9-3-3 治疗前全景片显示4颗第三磨牙牙胚均存在，牙周情况不良，前牙区牙槽骨水平型吸收，关节未见明显异常

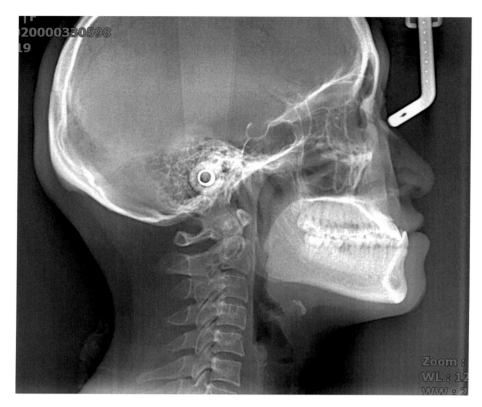

图 9-3-4 X线头颅侧位片显示颌骨及面高：骨性Ⅲ类，水平生长型，低角；牙及牙槽：上颌前牙明显唇倾代偿，下颌前牙位置基本正常；软组织：上唇位于 E 线后，下唇位于 E 线前

【诊断和治疗计划】

综上资料，这个患者的诊断是安氏Ⅲ类错𬌗，骨性Ⅲ类错𬌗（有功能性因素），前牙反𬌗，牙列拥挤。因此，治疗目标是解除反𬌗，改善拥挤，改尖牙、磨牙关系到中性，达到正常的覆𬌗覆盖关系，改善侧貌。

治疗方案包括：

（1）口腔卫生宣教。

（2）牙周科会诊，定期监控。

（3）上颌设计扩弓，主要是右侧，改正反𬌗。

（4）下颌设计控根，唇向竖直下颌前牙并内收，排齐牙列。

（5）利用Ⅲ类牵引使下颌向后跳跃，建立正常的覆𬌗覆盖关系，建立尖牙、磨牙中性关系，覆𬌗覆盖 1mm。

（6）矫治结束，保持器保持。

【ClinCheck 设计】

上颌主要设计扩弓，解除反𬌗和拥挤；下颌利用Ⅲ类牵引向后跳跃，解除反𬌗和拥挤（图 9-3-5）。其他设计细节参见图 9-3-6～图 9-3-11。

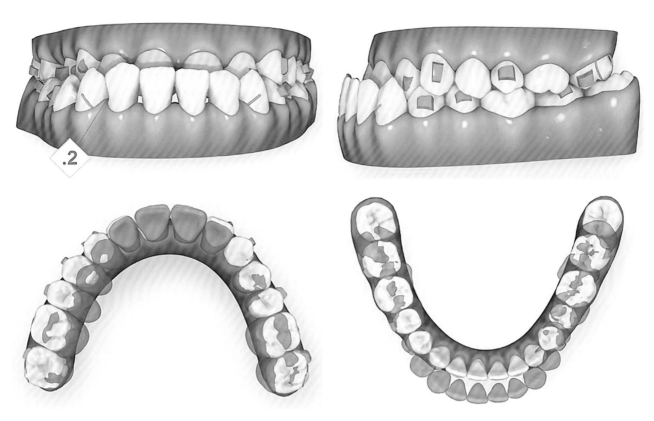

图 9-3-5 ClinCheck 设计：上颌主要设计扩弓，解除反𬌗和拥挤；下颌利用跳跃解除反𬌗和拥挤，配合Ⅲ类牵引

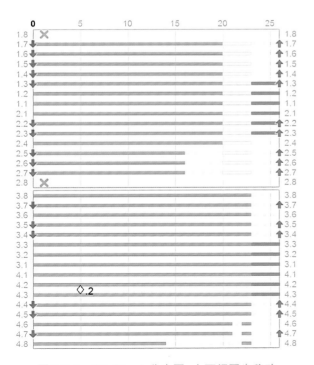

图 9-3-6 ClinCheck 分步图，上下颌同步移动

Bolton Anal...			
1.24		1.11	
Mandibular Excess 3-3		Mandibular Excess 6-6	
Upper Right		**Upper Left**	
1.1	7.90	8.06	2.1
1.2	6.60	6.71	2.2
1.3	6.82	6.77	2.3
1.4	7.08	7.03	2.4
1.5	6.44	6.18	2.5
1.6	10.31	9.68	2.6
Lower Right		**Lower Left**	
4.1	5.44	5.37	3.1
4.2	5.64	5.52	3.2
4.3	6.21	6.15	3.3
4.4	7.00	7.05	3.4
4.5	6.70	6.89	3.5
4.6	10.44	10.51	3.6
How is Bolton Analysis calculated?			

图 9-3-7 ClinCheck Bolton 指数

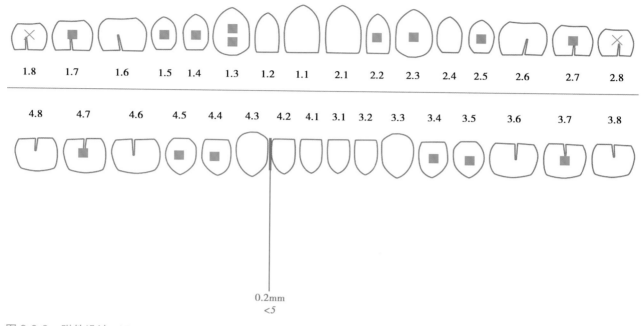

图 9-3-8 附件设计：15、16、25、27、35、37、47 设计 3mm 水平矩形附件，14、23 设计垂直矩形附件，34、44 设计水平龈方楔形附件，13、22 设计优化控根附件，43 设计优化旋转附件，下颌设计了一处 0.2mm 的 IPR

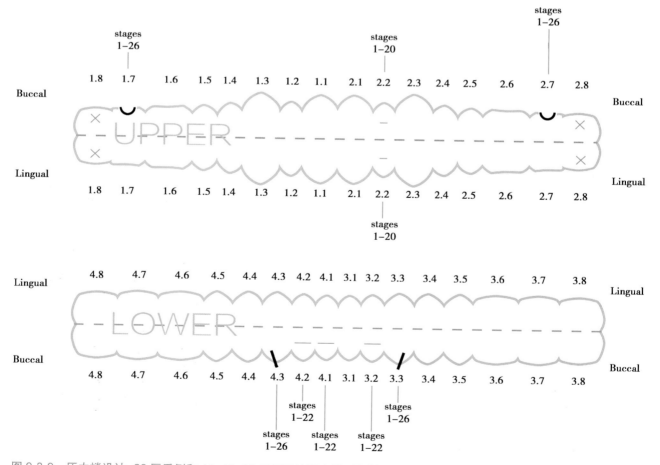

图 9-3-9 压力嵴设计：22 唇舌侧和 41、42、32 唇侧设计压力嵴，帮助控根移动，竖直切牙；17、27 设计 cut out，33、43 设计精密切割，以方便Ⅲ类牵引应用

Upper / Lower	1.8	1.7	1.6	1.5	1.4	1.3	1.2	1.1	2.1	2.2	2.3	2.4	2.5	2.6	2.7	2.8	Final Stage
Extrusion/Intrusion, mm		0.7 E	0.5 E	1.0 E	0.4 E	1.6 E	0.2 I	1.2 I	1.0 I	0.3 E	1.0 E	0.3 E	0.6 E	0.1 E	0.5 E		Align
Translation Buccal/Lingual, mm		0.2 B	2.9 B	4.9 B	3.8 B	1.2 B	1.0 B	0.6 B	0.8 B	1.3 B	0.4 B	0.1 L	1.7 B	1.5 B			Doctor
Translation Mesial/Distal, mm		0.4 M	0.7 M	0.8 M	0.3 D	0.1 D	0.2 D	0.2 D	0.2 M	0.1 M	0.4 M	0.1 D	0.6 M	0.2 D			Difference
Rotation Mesial/Distal		10.9 D	8.6 D	13.2 D	2.6 D	6.4 M	0.7 M	0.3 M	4.3 M	1.5 D	14.5 M	4.9 M	9.2 M	1.7 M	0.7 D		Tooth Basis
Angulation Mesial/Distal		0.8 M	0.5 M	0.7 M	3.3 D	8.6 M	1.9 M	5.7 M	3.3 M	8.4 M	6.8 M	4.3 M	0.6 D	3.8 M			Crown
Inclination Buccal/Lingual		11.7 L	6.3 L	5.6 B	13.5 B	4.1 B	7.5 L	9.4 L	8.0 L	5.9 L	1.3 L	2.0 L	7.6 L	1.0 L	2.2 L		Root

Upper / Lower	4.8	4.7	4.6	4.5	4.4	4.3	4.2	4.1	3.1	3.2	3.3	3.4	3.5	3.6	3.7	3.8	Final Stage
Extrusion/Intrusion, mm	0.2 E	0.7 I	0.6 I	0.1 I	0.1 I	2.0 I	2.9 I	2.2 I	1.8 I	1.6 I	1.3 I	0.2 I	1.5 I	0.6 I	1.2 I	0.7 I	Align
Translation Buccal/Lingual, mm	0.5 B	2.8 B	2.7 B	2.2 B	0.6 B	0.2 L	0.7 B	0.7 B	0.9 B	0.9 B	0.7 B	1.7 B	2.4 B	2.2 B	3.4 B	2.3 B	Doctor
Translation Mesial/Distal, mm	0.5 D	0.6 D	0.6 D	0.4 D	1.1 D	0.3 D	0.2 D	0.3 D	0.3 M	0.5 M	0.6 M	0.4 M	1.1 M	0.3 M	0.8 M	0.5 M	Difference
Rotation Mesial/Distal	**10.2 D**	7.2 M	3.0 M	5.2 D	42.7 M	2.7 M	3.5 D	2.6 D	3.4 D	6.0 M	1.3 D	14.9 M	5.8 M	8.6 M	10.8 D	2.7 M	Tooth Basis
Angulation Mesial/Distal	**9.1 M**	5.0 M	2.1 D	2.4 D	0.4 M	3.6 M	0.8 M	0.2 M	0.5 D	4.4 M	**4.8 M**	0.1 D	5.2 D	1.8 D	0.2 D	0.5 M	Crown
Inclination Buccal/Lingual	3.8 B	12.5 B	0.1 B	3.1 L	5.2 B	0.7 L	4.0 B	**6.4 B**	3.7 B	**7.9 B**	3.5 B	12.5 B	8.6 B	1.5 L	3.6 B	0.6 B	Root

图 9-3-10 上下颌牙移动数值

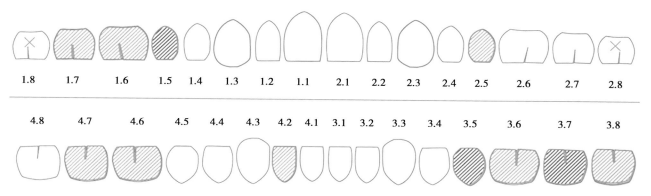

图 9-3-11 牙移动难度评估：15、35、37 移动最难，为黑色；16、17、23、36、38、42、46、47 移动难度中等，为蓝色；其余牙移动比较容易实现，为白色。总体说来，这是一个难度较大的病例

【治疗过程和结果】

矫治器总数为 26（23＋3）＋24（21＋3）＝50 副，其中主动矫治器 44（23＋21）副，每 2～3 个月复诊一次，总疗程为 26 个月（图 9-3-12～图 9-3-18）。

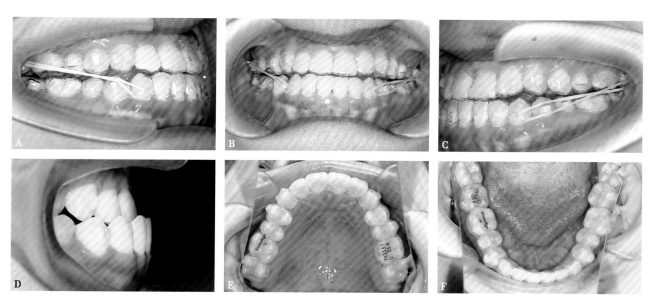

图 9-3-12 治疗 4 个月口内照，排齐过程中，配合Ⅲ类牵引，让下颌向后跳跃
A. 右侧咬合像 B. 正面咬合像 C. 左侧咬合像 D. 覆𬌗覆盖像 E. 上颌𬌗面像 F. 下颌𬌗面像

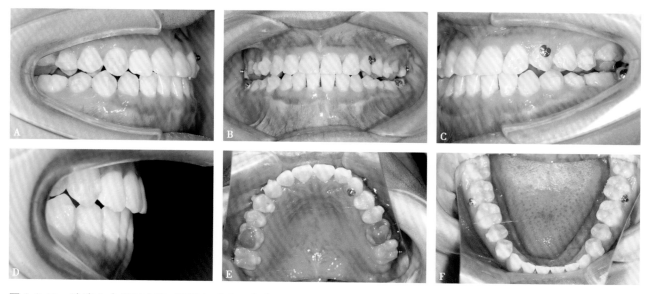

图 9-3-13　治疗 9 个月口内照，下颌向后跳跃成功，前牙已有正常覆𬌗覆盖。由于后牙开𬌗，导致前牙𬌗创伤明显，在 16、26 𬌗面垫蓝胶，相应的矫治器𬌗面需要挖开。此时 23 有脱轨迹象，把颊侧和舌侧均挖开，粘接舌钮，橡皮圈牵引，将 23 "抱入"矫治器。同时在 37、47 颊侧设置舌钮，与上颌 17、27 的舌钮行垂直牵引，使后牙伸长，改善后牙开𬌗，减少前牙𬌗创伤

　　A. 右侧咬合像　B. 正面咬合像　C. 左侧咬合像　D. 覆𬌗覆盖像　E. 上颌𬌗面像　F. 下颌𬌗面像

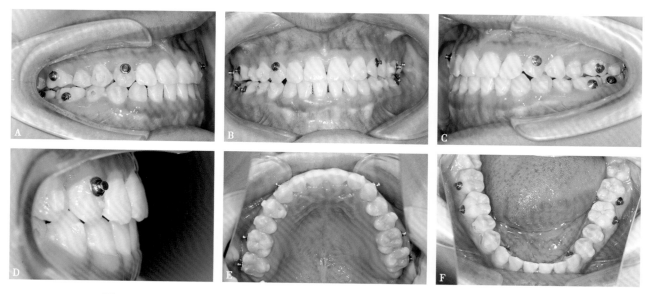

图 9-3-14　治疗 14 个月口内照，上颌磨牙的蓝胶逐渐被磨除，后牙逐渐建立咬合关系

　　A. 右侧咬合像　B. 正面咬合像　C. 左侧咬合像　D. 覆𬌗覆盖像　E. 上颌𬌗面像　F. 下颌𬌗面像

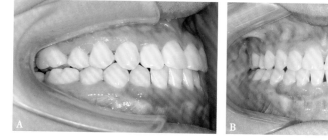
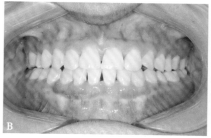
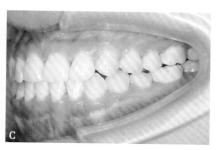

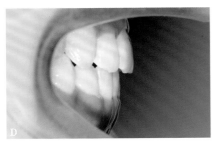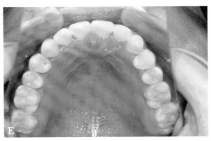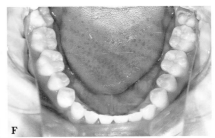

图 9-3-15 第一阶段矫治器治疗完成，基本达到矫治目标，但是后牙咬合尚不紧密，申请精细调整

A. 右侧咬合像 B. 正面咬合像 C. 左侧咬合像 D. 覆𬌗覆盖像 E. 上颌𬌗面像 F. 下颌𬌗面像

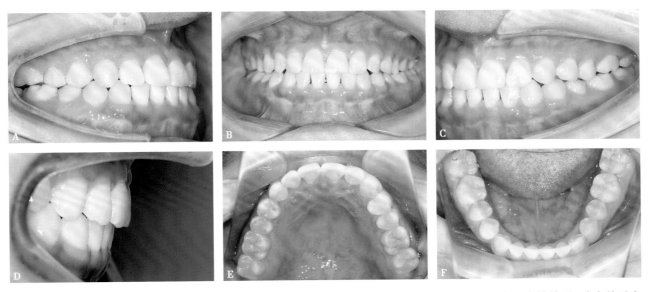

图 9-3-16 治疗后口内照，经过 26 个月的隐适美治疗，反𬌗纠正，拥挤改善，达到双侧尖牙、磨牙中性关系，咬合关系良好，中线对齐，弓形协调对称，治疗前的反深覆𬌗、反覆盖已变成正常的覆𬌗覆盖，牙弓也得到了很好的改善，达到治疗目标，进入保持阶段

A. 右侧咬合像 B. 正面咬合像 C. 左侧咬合像 D. 覆𬌗覆盖像 E. 上颌𬌗面像 F. 下颌𬌗面像

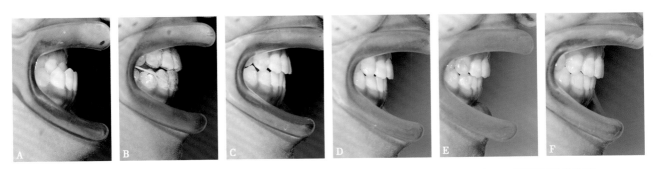

图 9-3-17 治疗前后覆𬌗覆盖的变化，随着时间推移，下颌逐渐后退，反𬌗改正，建立正常覆𬌗覆盖关系

A. 治疗前 B～E. 治疗中 F. 治疗后

由于患者怀孕,治疗后未能做 X 线检查,无法提供治疗前后的 X 线头颅侧位片和全景片对比分析。

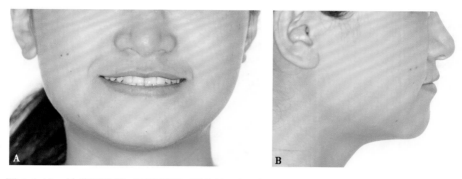

图 9-3-18   治疗后面像,下颌后退,原有的凹面型已经改善。上下唇与 E 线的关系更为协调美观
A. 治疗后正面像   B. 治疗后侧面像

【治疗体会】

这是一个安氏Ⅲ类、骨性Ⅲ类拥挤反𬌗的病例,患者下颌可以后退到切对切,说明有功能性的因素。患者本人的意愿是不考虑手术。因此治疗方案是利用矫治器的厚度以及Ⅲ类牵引,使下颌后退跳跃,改正反𬌗。在这一类病例中,有三个注意点:

1. 最大的难点在于前牙开始有覆𬌗覆盖时,后牙尚处于开𬌗状态,很容易发生前牙早接触撞击导致前牙松动。此时采取上颌磨牙𬌗面垫蓝胶的做法,避免早接触对下颌前牙的不良影响。之后的治疗需要在相应矫治器的𬌗面挖开,工作量会稍多。临床应用中,对于这类反覆𬌗深的患者,也可以在磨牙𬌗面设计 2 个 5×3×2 的矩形附件,并排放置,尽可能高,可以作为𬌗垫使用,解除锁结。

2. 这一类患者反覆𬌗很深,需要下颌前牙设计比较多的压低才能整平下颌 Spee 曲线。本例下颌前牙压低量最多的是 42,压低量为 2.9mm,需要在前磨牙区设计固位力强的附件,如水平矩形附件、龈方楔形水平附件或者 G5 的优化深覆𬌗附件来固定矫治器。当下颌前牙压低时的变形不至于引起后牙部分矫治器脱位,才能很好地实现压低前牙,发挥整平曲线的作用。

3. 骨性Ⅲ类患者的下颌骨唇舌侧骨壁一般都比较薄,为避免下颌前牙舌向移动时出现骨开窗、骨开裂,需要注意控根竖直内收,不能倾斜移动。因此这类反𬌗用隐适美矫治时,往往会设计下颌前牙唇侧的压力嵴。

总之,凡是有功能性因素,下颌可以后退到切对切的所有Ⅲ类患者,都可以采用类似的矫治措施进行治疗,会获得良好的治疗效果。

(本病例由赵芮、赖文莉提供)

第四节   下颌磨牙远中移动

骨性Ⅲ类错𬌗畸形的其中一个表现是磨牙近中关系。隐适美系统推上颌磨牙远中移动是治疗Ⅱ类错𬌗畸形的一个利器,同样地,推下颌磨牙远中移动是治疗Ⅲ类错𬌗的一个治疗策略,而且是首选治疗选

项。无论是上颌磨牙远中移动还是下颌磨牙远中移动，磨牙远中移动的实现率是隐适美系统各类牙移动中实现率最高的移动方式。据文献报告，ClinCheck 设计的磨牙远中移动量的 88% 都可以在临床实践中实现。从这个角度来说，设计隐形矫治的牙移动时我们要趋利避害，尽可能多地设计容易实现的磨牙远中移动，建立隐形矫治的思维。推下颌磨牙时要提前拔除下颌第三磨牙，腾出牙齿远中移动的生理空间。通常会采用 V 型推下颌磨牙远中移动，也就是下颌第二磨牙先远中移动，其他牙基本不动作为支抗牙，当远中移动距离达到一半时，开始远中移动下颌第一磨牙，之后是第二前磨牙，第一前磨牙，如此类推，获得的间隙用于下颌前牙的舌向移动内收，改正反牙合。通常推磨牙向后要设计Ⅲ类牵引来对抗推下颌磨牙向后导致的前牙唇倾的副作用，临床使用时可以用 3.5oz（1oz＝28.350g），或者 4.5oz 甚至 6oz 的橡皮圈，大小取决于患者的具体情况和医师的习惯，以关节区没有异常感觉为度。一般来说，推下颌磨牙远中移动的量在 4mm 以内应该是可以实现的。超过这个量，可能需要配合种植支抗。治疗初期，需要远中移动的磨牙一般不放附件，或者设计优化多平面附件。当远中移动到位时，可以加放一个附件，维持远中移动磨牙的位置，同时提供有效的固位力。当然，如果需要远中移动磨牙的临床牙冠萌出不足时，也可以设计附件，帮助矫治器固位，使远中移动导致矫治器变形时的包裹更好。推磨牙远中移动的过程中需不需要设计磨牙压低，根据患者的具体情况和垂直骨面型，正畸医师在设计方案时需仔细斟酌。

附：

隐适美矫治系统治疗安氏Ⅲ类反牙合典型病例四：推磨牙远中移动

【治疗前资料】

患者，女，15 岁。

主诉 下颌中线右偏，地包天。

既往史 否认系统性疾病史，否认过敏史。

颜貌检查 治疗前面像示正面观面部对称性欠佳，颏部稍显右偏，侧貌直面型（图 9-4-1）。

口内检查 右侧磨牙、尖牙近中关系，左侧磨牙、尖牙超近中关系；12 反牙合，前牙切对切；上下颌牙列轻度拥挤；下颌中线右偏 3mm（图 9-4-2）。

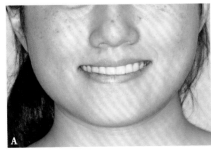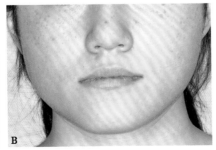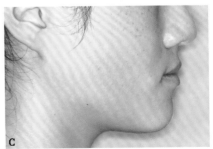

图 9-4-1 治疗前面像，正面观面部对称性欠佳，颏部稍显右偏，侧貌直面型

A. 正面微笑像 B. 正面像 C. 侧面像

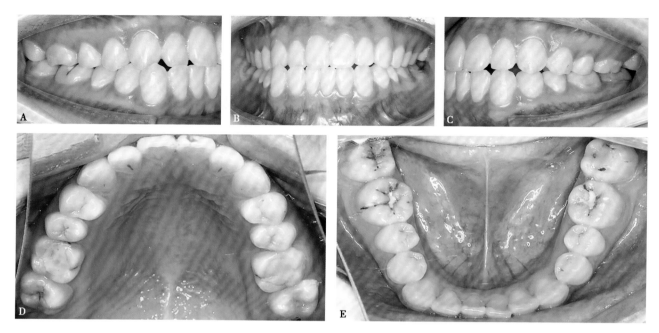

图 9-4-2　治疗前口内照

A. 右侧尖牙、磨牙近中关系　B. 12 反𬌗，前牙切对切，下颌中线右偏　C. 左侧尖牙、磨牙超近中关系　D. 上颌牙列轻度拥挤　E. 下颌牙列轻度拥挤

模型分析　拥挤度：上颌牙弓 1 mm，下颌牙弓 1.5mm；Bolton 指数：前牙比 78.03%，全牙比 90.98%；Spee 曲线曲度：右侧 1.5mm，左侧 1.5mm。

X 线检查　治疗前全景片显示 4 颗第三磨牙牙胚均存在，关节和牙周未见明显异常（图 9-4-3）。X 线头颅侧位片显示骨性Ⅲ类，平均生长型，均角；上颌前牙稍显唇倾代偿，下颌前牙位置基本正常；上唇位于 E 线后，下唇位于 E 线后（图 9-4-4）。

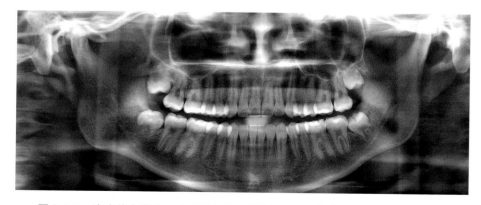

图 9-4-3　治疗前全景片示 4 颗第三磨牙牙胚均存在，关节和牙周未见明显异常

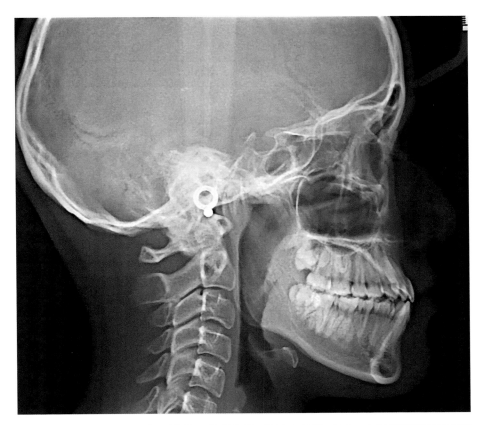

图 9-4-4　治疗前 X 线头颅侧位片示骨性Ⅲ类,平均生长型,均角;上颌前牙稍显唇倾代偿,下颌前牙位置基本正常;上唇位于 E 线后,下唇位于 E 线后

【诊断和治疗计划】

综上资料,这个患者的诊断是安氏Ⅲ类错殆,骨性Ⅲ类错殆;下颌右偏,牙列拥挤。因此,治疗目标是解除拥挤,下颌中线左移对齐上颌中线,改左侧尖牙、磨牙为中性关系,达到正常覆殆覆盖。

治疗方案包括:

(1)口腔卫生宣教。

(2)建议拔除 38、48,择期拔除 18、28。

(3)上颌设计扩弓,排齐牙列。

(4)下颌设计左侧下颌磨牙远中移动,下颌中线左移与上颌中线对齐,舌向控根竖直下颌前牙,稍内收下颌前牙,排齐牙列。

(5)利用Ⅲ类牵引,建立正常的前牙覆殆覆盖关系,建立尖牙、磨牙中性关系,覆殆覆盖 1mm。

(6)矫治结束,用保持器保持。

【ClinCheck 设计】

上颌主要设计扩弓加 IPR,解除反殆和拥挤。下颌利用左侧磨牙远中移动的间隙以及 IPR,内收下颌前牙,左移下颌中线,建立正常的覆殆覆盖关系。配合Ⅲ类牵引。其他设计细节参见图 9-4-5～图 9-4-11。

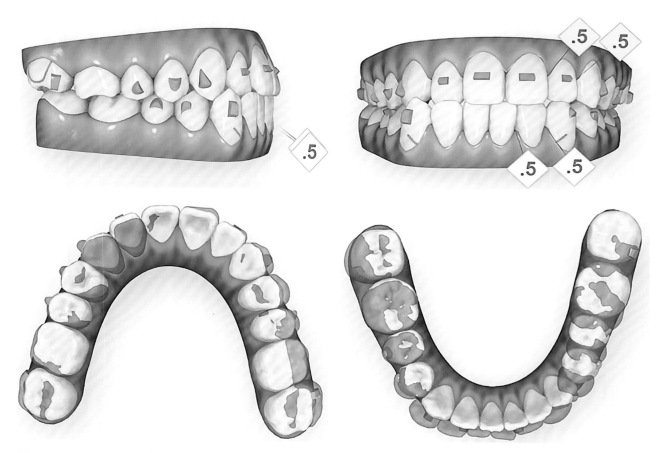

图 9-4-5   ClinCheck 设计：上颌主要设计扩弓，解除反𬌗和拥挤；下颌利用左侧磨牙远中移动的间隙，内收下颌前牙，左移下颌中线，建立正常的覆𬌗覆盖关系

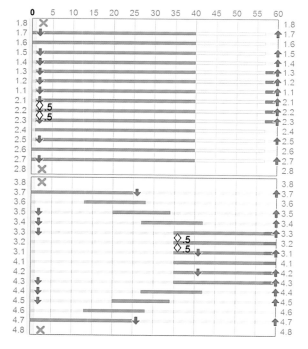

图 9-4-6   ClinCheck 分步图，下颌 V 型远中移动磨牙

图 9-4-7   ClinCheck Bolton 指数

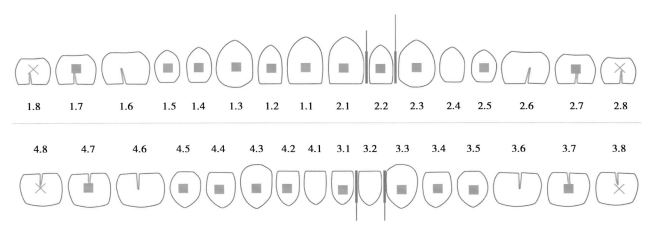

图 9-4-8 附件设计：17、27、31、37、42、43、47 设计 3mm 垂直矩形附件，14、45 设计优化深覆𬌗附件，15、25、35 设计优化控根附件，13、23、34、44 设计优化旋转附件，12—22 设计优化伸长附件。上颌设计 2 处 0.5mm 共计 1.0mm 的 IPR，下颌设计 2 处 0.5mm 共计 1.0mm 的 IPR

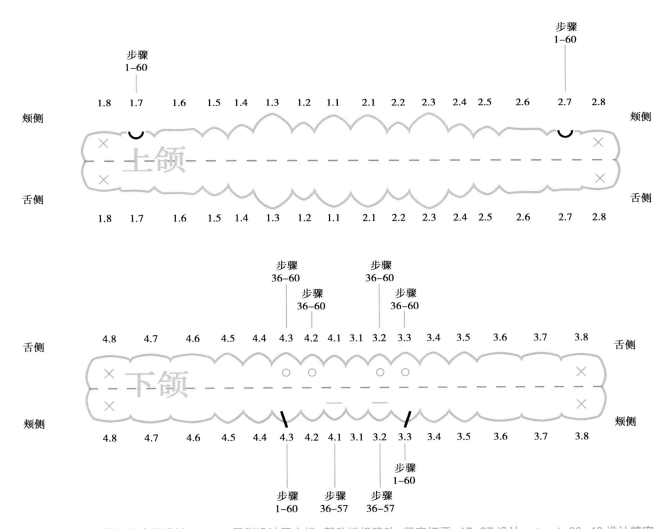

图 9-4-9 压力嵴和压力区设计：32、41 唇侧设计压力嵴，帮助控根移动，竖直切牙；17、27 设计 cut out；33、43 设计精密切割，以方便Ⅲ类牵引的应用

Upper / Lower		1.8	1.7	1.6	1.5	1.4	1.3	1.2	1.1	2.1	2.2	2.3	2.4	2.5	2.6	2.7	2.8	Final Stage
Extrusion/Intrusion, mm			0.4 E	0.3 E	0.5 E	0.6 E	0.1 I	0.6 E	0.5 E	0.2 E	0.4 E	0.5 I	0	0	0.2 E	0.3 E		Align
Translation Buccal/Lingual, mm			1.3 L	0.5 L	0.2 L	0.4 B	0.7 B	1.2 B	0	0.7 L	0.5 L	0.9 L	1.2 L	0.5 L	0.1 L	1.7 L		Doctor / Difference
Translation Mesial/Distal, mm			0.3 M	0.5 M	0.5 M	0.5 M	0.2 M	0.3 D	0.2 D	0	0.1 M	0.4 M	0	0.1 D	0	0.5 D		Tooth Basis
Rotation Mesial/Distal			1.5°D	0.7°M	4.5°D	10.1°D	7.8°D	9.0°D	10.1°D	11.7°D	12.0°D	4.3°M	9.8°M	0.1°M	1.5°D			Crown
Angulation Mesial/Distal			6.6°M	4.5°D	5.3°D	0.9°D	3.4°M	1.4°D	2.2°M	4.9°D	0.4°M	5.3°D	7.7°D	0.4°M	8.6°M			Root
Inclination Buccal/Lingual			4.2°L	2.5°B	2.3°L	0.6°L	5.3°L	3.0°L	2.0°L	2.3°L	0.7°L	4.4°L	4.6°B	9.7°B	11.4°B	1.0°L		

Upper / Lower		4.8	4.7	4.6	4.5	4.4	4.3	4.2	4.1	3.1	3.2	3.3	3.4	3.5	3.6	3.7	3.8	Final Stage
Extrusion/Intrusion, mm			0.1 E	0.2 I	0.3 I	0.2 E	0.9 I	0.9 I	0.5 I	0.4 I	0.7 I	1.0 I	0.6 I	0.2 I	0.1 I	0.6 I		Align
Translation Buccal/Lingual, mm			1.3 L	0.3 L	0.4 L	0.5 L	2.6 L	1.8 L	1.0 L	1.5 L	1.2 L	0.9 L	0.1 B	0.4 L	0.1 L	0.2 B		Doctor / Difference
Translation Mesial/Distal, mm			0.5 D	0.3 D	0.2 D	0.2 D	1.0 M	2.2 D	2.6 M	2.6 D	3.1 D	3.0 D	3.2 D	3.4 D	3.6 D	3.5 D		Tooth Basis
Rotation Mesial/Distal			7.3°D	5.4°M	1.9°D	9.7°D	2.4°M	1.2°M	3.3°M	22.3°D	6.9°D	12.4°D	26.8°D	7.9°D	5.4°M	5.9°D		Crown
Angulation Mesial/Distal			2.5°D	4.1°D	3.1°D	0.9°M	0.1°M	3.1°M	0.9°D	0.8°M	4.7°M	2.7°M	4.8°D	1.3°D	0.5°M	5.4°M		Root
Inclination Buccal/Lingual			6.0°B	1.4°L	3.0°B	10.4°B	1.5°B	2.8°B	6.1°B	1.4°B	5.8°B	2.1°B	2.2°B	1.5°B	1.0°B	12.7°B		

图 9-4-10　上颌牙和下颌牙移动数值，左侧下颌磨牙远中移动 3.5mm，利用这个空间左移下颌中线，与上颌中线对齐

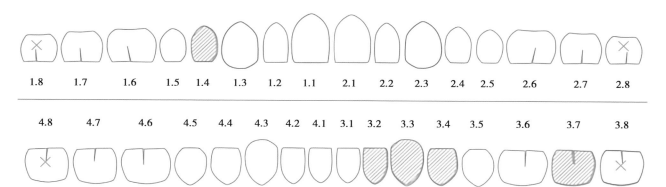

图 9-4-11　牙移动难度评估：14、32、33、34、37 移动难度中等，为蓝色。其余牙移动为白色。总体说来，这是一个有一定难度的病例，治疗能否成功取决于远中移动磨牙能否实现

【治疗过程和结果】

矫治器总数 60（57 + 3）副，一次完成，未重启治疗或精细调整。每 2～3 个月复诊一次，总疗程为 15 个月（图 9-4-12～图 9-4-20）。

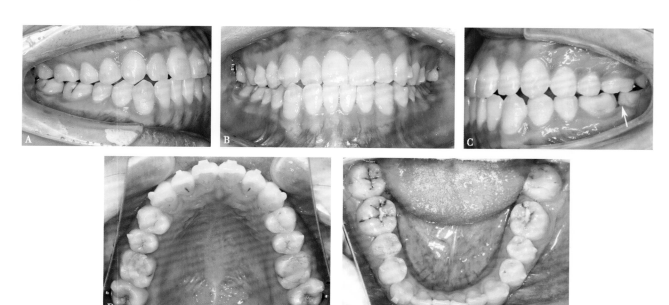

图 9-4-12　治疗中第 9 步口内照，37 近中出现间隙（箭头示），说明远中移动下颌磨牙有效
A. 右侧咬合像　B. 正面咬合像　C. 左侧咬合像　D. 上颌𬌗面像　E. 下颌𬌗面像

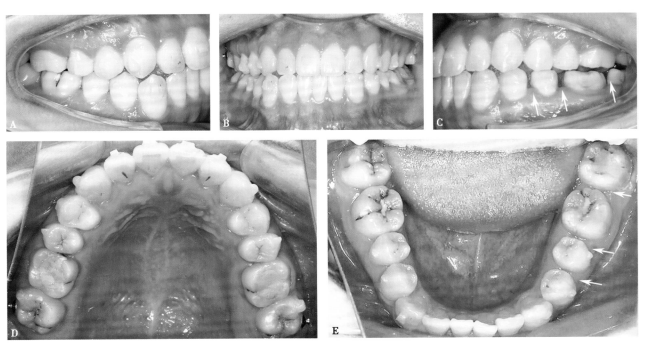

图 9-4-13　治疗中第 25 步口内照，远中移动磨牙有效，下颌左侧后牙出现间隙（箭头示）
A. 右侧咬合像　B. 正面咬合像　C. 左侧咬合像　D. 上颌𬌗面像　E. 下颌𬌗面像

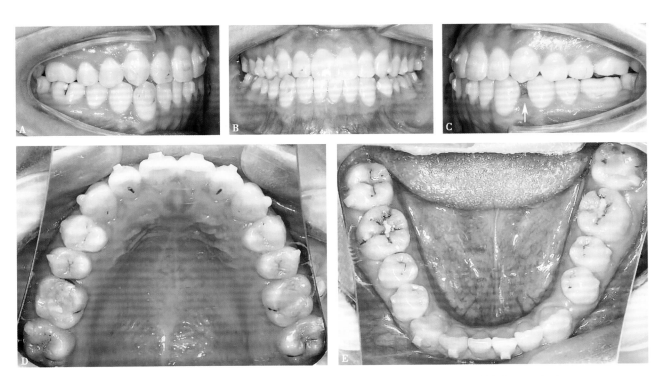

图 9-4-14　治疗中第 45 步口内照，左侧磨牙已经改为基本中性关系，间隙前移至 23 远中
A. 右侧咬合像　B. 正面咬合像　C. 左侧咬合像　D. 上颌𬌗面像　E. 下颌𬌗面像

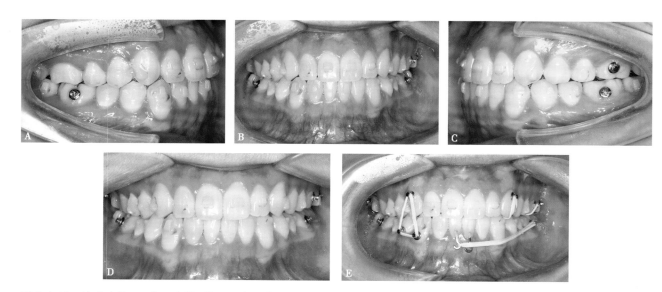

图 9-4-15 治疗中第 56 步口内照，前牙已有正常覆𬌗覆盖，下颌中线与上颌中线基本对齐。考虑到 31、41 牙轴稍有不正，采用牵引臂竖直牙根，同时使用三角形和交互牵引，使后牙咬实

A. 右侧咬合像　B. 正面咬合像　C. 左侧咬合像　D. 下颌前牙轴向不正　E. 使用垂直牵引臂改正下颌前牙轴向

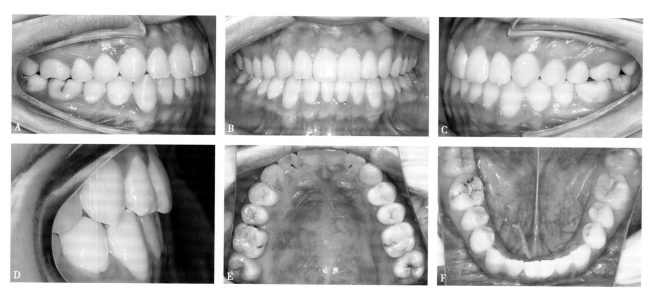

图 9-4-16 治疗后口内照，经过 15 个月的隐适美治疗，反𬌗纠正，拥挤改善，达到双侧尖牙、磨牙中性关系，上下颌中线对齐，弓形协调对称，覆𬌗覆盖正常，达到治疗目标，进入保持阶段

A. 右侧咬合像　B. 正面咬合像　C. 左侧咬合像　D. 覆𬌗覆盖像　E. 上颌𬌗面像　F. 下颌𬌗面像

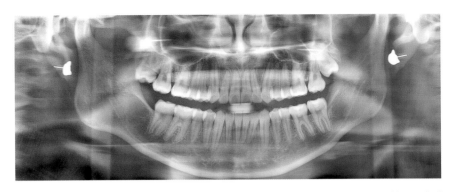

图 9-4-17　治疗后全景片示 22、32 牙根平行度稍欠，可以进一步精细调整，患者满意目前效果，未继续治疗，建议择期拔除 18、28

图 9-4-18　治疗后 X 线头颅侧位片显示前牙覆𬌗覆盖正常

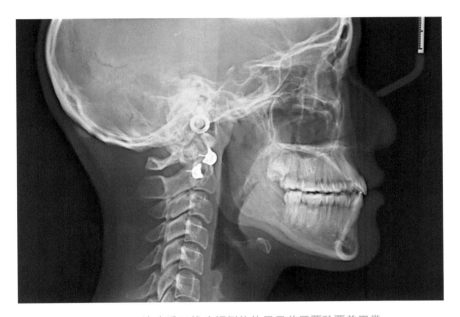

Measurement	Normal	Pre	Post
SNA°	83±4	82.9	83.3
SNB°	80±4	84.5	84.8
ANB°	3±2	-1.6	-1.5
SN-MP°	30±6	33.3	32.8
S-Go/N-Me	64±2	68.2	68.7
ANS-Me/Na-Me	55±3	56.1	56.1
U1-L1°	124±8	128.9	134.1
U1-SN°	106±6	113.7	111.4
U1-NA°	23±5	30.8	28.1
U1-NA (mm)	5±2	7.3	7.0
L1-NB°	30±6	21.9	19.2
L1-NB (mm)	7±2	3.6	3.3
FMIA°	55±2	69.5	71.8
UL-EP (mm)	-1±1	-3.8	-3.1
LL-EP (mm)	1±2	-0.8	-0.7
Nasolabial angle	78±8	87.7	90.3

A　　　　　　　　　　　　　　　　　　　　　　　B

图 9-4-19　治疗前后头影测量分析，下颌磨牙远中移动和上颌前牙唇倾，改正反𬌗
A．X 线头影测量值　B．X 线头影描迹重叠图（黑色线条示治疗前，红色线条示治疗后）

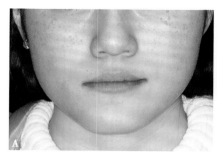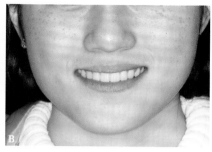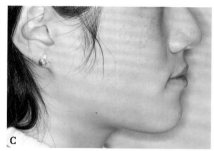

图 9-4-20　治疗后面像，下颌颏部右偏的问题有所改善
A. 正面像　B. 正面微笑像　C. 侧面像

【治疗体会】

　　这是一个安氏Ⅲ类，骨性Ⅲ类，下颌右偏的青少年病例，考虑到患者的容貌尚可，因此决定采用代偿治疗。用推下颌磨牙向后，改善左侧磨牙近中关系的同时获得间隙，使下颌中线能逐渐左侧移动。在这个过程中，下颌前牙同期舌向控根移动，建立前牙正常覆𬌗覆盖。治疗最后使用前牙牵引臂改正下颌前牙轴向，治疗结果基本令人满意。如果患者愿意，可以精细调整，将牙根平行度更好。隐适美系统推磨牙远中移动是一种很好的矫治措施，提供了矫治Ⅲ类错𬌗的新思路，值得推广应用。

（本病例由陈杰、赖文莉提供）

隐适美矫治系统治疗安氏Ⅲ类反𬌗典型病例五：推磨牙远中移动及咬合跳跃

【治疗前资料】

　　患者，男，15 岁。

主诉　牙列不齐。

既往史　否认系统性疾病史，否认过敏史。

颜貌检查　治疗前面形微凸，左右基本对称。正面微笑像显示下颌前牙拥挤，尖牙反𬌗，上颌中线轻微左偏，下颌中线左偏（图 9-4-21）。

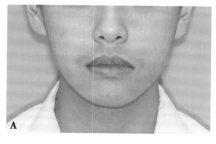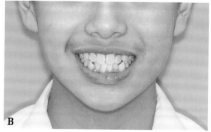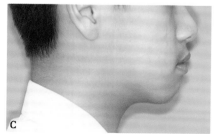

图 9-4-21　治疗前面像，面形微凸，左右基本对称，下颌前牙拥挤，尖牙反𬌗，上颌中线轻微左偏，下颌中线左偏
A. 正面像　B. 正面微笑像　C. 侧面像

口内检查　双侧尖牙、磨牙近中关系，12、22 反殆，上颌牙列中度拥挤，下颌牙列重度拥挤，上下颌牙弓轻微狭窄，下颌中线左偏（图 9-4-22）。

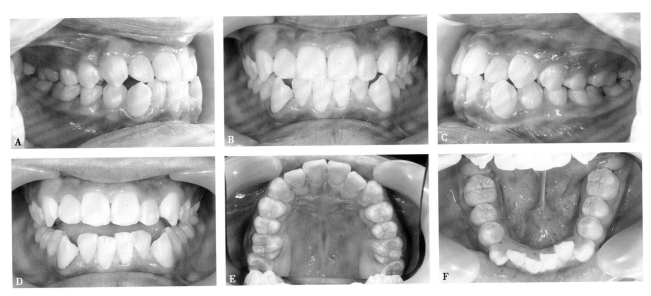

图 9-4-22　治疗前口内照

A. 右侧尖牙、磨牙近中关系　B. 下颌中线左偏，12、22 反殆　C. 左侧尖牙、磨牙近中关系　D. 正面殆曲线　E. 上颌牙弓轻微狭窄，牙列中度拥挤　F. 下颌牙弓轻微狭窄，牙列重度拥挤

X 线检查　治疗前全景片显示 28 先天缺失，18、38、48 牙胚存在，牙周无异常（图 9-4-23）。治疗前 X 线头颅侧位片显示轻度骨性Ⅲ类，上颌切牙轻微唇倾，下颌切牙直立，切缘位置正常显露，上下唇均位于 E 线前（图 9-4-24）。

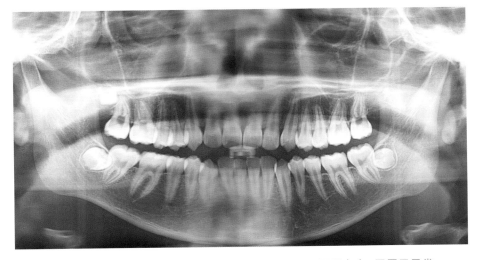

图 9-4-23　治疗前全景片，28 先天缺失，18、38、48 牙胚存在，牙周无异常

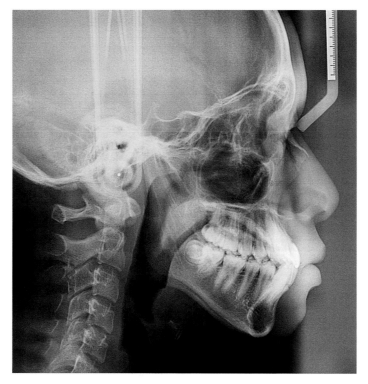

图 9-4-24　治疗前 X 线头颅侧位片，轻度骨性Ⅲ类，上颌切牙轻微唇倾，
下颌切牙直立，上下唇均位于 E 线前

【诊断和治疗计划】

综上资料，这个患者的诊断是安氏Ⅲ类，骨性Ⅲ类，牙列轻度拥挤，下颌中线左偏。治疗目标是解除拥挤和反殆，对齐中线，改善患者笑容。

治疗计划：

（1）患者不接受拔除前磨牙的方案，接受微凸的侧貌。

（2）患者选择下颌磨牙远中移动及片切的方案，并同意如下颌磨牙远中移动量加上Ⅲ类跳跃不足以解决前牙拥挤及反殆时，拔除下颌第三磨牙。

（3）治疗完成后，用 vivera 保持器，下颌前牙加舌侧丝固定保持器。

【ClinCheck 设计】

（1）治疗目标为改善拥挤，纠正 12、22 反殆，摆正中线。

（2）前牙排齐终末位置：上颌中线右移 1mm，下颌中线右移对齐。内收 11、21 约 1mm，保持切缘的垂直位置。下颌切牙加正转矩，以避免内收过程中舌倾。

（3）间隙来源及终末咬合关系：上颌牙弓扩弓和片切，下颌牙弓扩弓加下颌磨牙远中移动不超过 2mm，配合片切，完成牙齿移动后，加Ⅲ类牵引，下颌向后咬合跳跃，以达至磨牙中性关系，覆殆 0.5mm，覆盖 0.5mm。

（4）附件设计：使用优化附件，33、43 使用垂直矩形附件，为前牙压力嵴及Ⅲ类牵引作固位，尝试在舌侧及其他需要固位的牙齿放置椭圆形附件，加强扩弓量，设计Ⅲ类牵引。

（5）步骤：上颌牙采用同步移动，下颌牙采用分步移动，改良 V 型以增加前牙早期改善，提高患者信心。其他设计细节参见图 9-4-25～图 9-4-33。

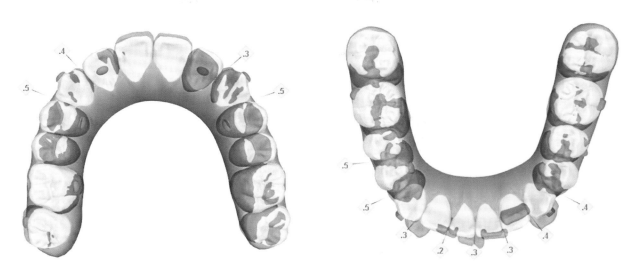

图 9-4-25　ClinCheck 效果重叠图显示上颌牙弓运用扩弓和片切，排齐拥挤及适量内收前牙减少唇倾。下颌牙弓则用扩弓、片切、下颌磨牙远中移动以及咬合跳跃，改善拥挤及个别牙反𬌗，稍内收下颌前牙，配合Ⅲ类牵引

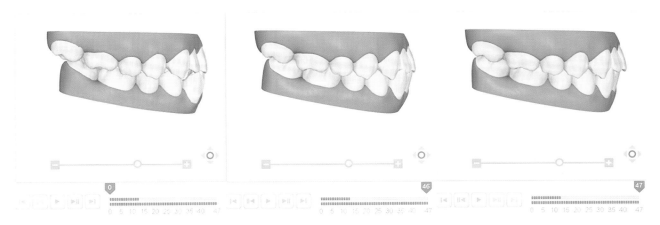

图 9-4-26　ClinCheck 咬合跳跃设计：在第 46 步牙齿移动完成未加上咬合跳跃时，前牙仍是对刃𬌗。在第 47 步时前牙反𬌗因Ⅲ类跳跃下颌牙列后移而达到正常覆盖。发育期青少年安氏Ⅲ类患者，可通过Ⅲ类牵引的力量带来咬合跳跃以实现矢状向咬合改善

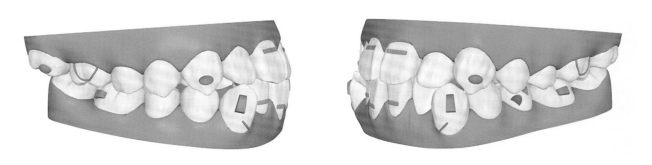

图 9-4-27　ClinCheck 附件设计：除优化附件做 35 控根外，主要用水平椭圆形附件和矩形附件做固位

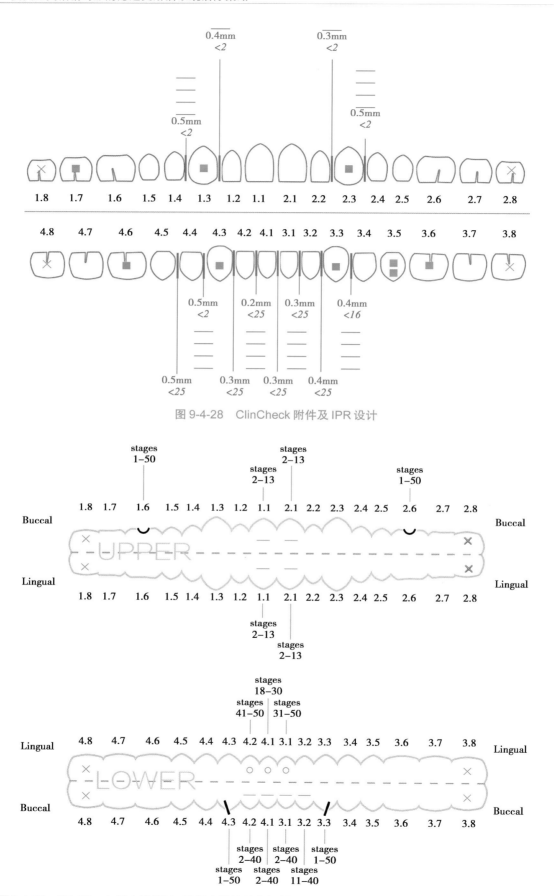

图 9-4-28 ClinCheck 附件及 IPR 设计

图 9-4-29 ClinCheck 压力区设计：Ⅲ类牵引的精密切割，11、21、32—42 设计压力嵴，31—42 设计压力区

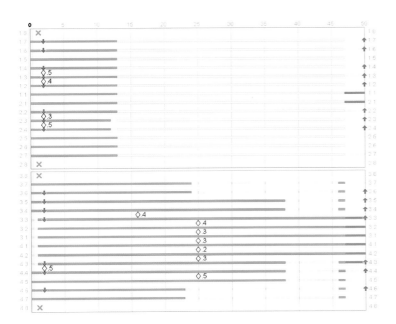

1.68		1.51	
Mandibular Excess 3-3		Mandibular Excess 6-6	
Upper Right		**Upper Left**	
1.1	9.37	9.23	2.1
1.2	8.30	8.13	2.2
1.3	8.98	9.35	2.3
1.4	8.05	8.28	2.4
1.5	7.44	7.51	2.5
1.6	11.64	11.88	2.6
Lower Right		**Lower Left**	
4.1	6.24	6.20	3.1
4.2	7.14	7.15	3.2
4.3	7.93	8.22	3.3
4.4	8.63	8.42	3.4
4.5	7.85	8.21	3.5
4.6	12.14	12.15	3.6

图 9-4-30 ClinCheck 分步图,上颌牙同步移动,上颌第 13 步完成后改戴被动矫治器,直至和下颌一起在第 47 步完成牙移动

图 9-4-31 ClinCheck Bolton 指数显示前牙比和全牙比均为下颌偏大,下颌牙列大量片切解决拥挤和反𬌗的依据在此

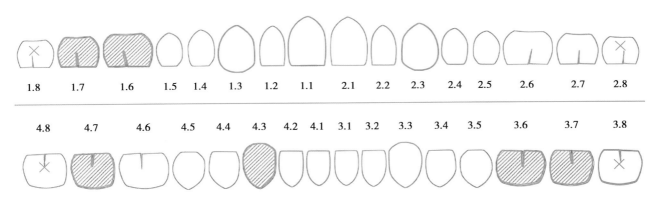

图 9-4-32 ClinCheck 牙齿移动难度评估:没有最难的黑色部分,牙移动应该可以实现

Upper Lower		1.8	1.7	1.6	1.5	1.4	1.3	1.2	1.1	2.1	2.2	2.3	2.4	2.5	2.6	2.7	2.8	Final Stage
																		Align
Extrusion/Intrusion, mm			0.8 E	0.6 E	0	0.2 E	0.6 E	0.1 E	0.7 I	0.4 I	0.3 I	0.1 E	0	0.1 I	0.1 E	0.2 E		Doctor
Translation Buccal/Lingual, mm			1.3 L	0.4 B	0.7 B	0.7 B	0	0.1 L	1.0 L	0.7 L	1.3 B	0.1 B	0.9 B	0.8 B	0.5 B	0.7 B		Difference
Translation Mesial/Distal, mm			0.2 D	0.2 M	0.1 M	0.1 M	0.6 D	0.9 D	0.4 D	0.1 D	0.6 D	0.5 D	0.2 D	0	0.1 D	0.1 D		Tooth Basis
Rotation Mesial/Distal			1.5°D	4.1°M	4.0°M	2.7°D	1.7°D	4.7°M	11.1°D	2.3°M	0.1°M	9.7°M	2.9°M	3.1°D	2.6°M	0.3°D		Crown
Angulation Mesial/Distal			1.1°M	0.3°M	2.7°D	1.7°D	0.5°D	4.4°D	0.8°D	0.1°D	1.1°M	3.6°M	1.9°D	0°	1.2°D	0.5°D		Root
Inclination Buccal/Lingual			0.3°L	1.8°L	1.8°L	1.4°B	0.5°B	4.8°B	4.5°B	2.5°B	7.8°B	0.3°B	4.0°B	0.2°L	2.5°L	0°		

Upper Lower		4.8	4.7	4.6	4.5	4.4	4.3	4.2	4.1	3.1	3.2	3.3	3.4	3.5	3.6	3.7	3.8	Final Stage
																		Align
Extrusion/Intrusion, mm			0.5 E	0.4 E	0.4 E	0	0	0.1 I	0.5 I	0.3 E	0.6 E	0.2 I	0.4 E	0.8 E	0.7 E		Doctor
Translation Buccal/Lingual, mm			1.0 B	1.4 B	1.6 B	1.8 B	1.0 L	0.3 B	1.7 L	0.1 L	1.7 B	1.8 L	1.6 B	1.7 B	1.2 B	1.1 B		Difference
Translation Mesial/Distal, mm			2.1 D	1.9 D	2.2 D	2.9 D	3.1 D	2.2 D	1.8 D	1.1 M	0.8 M	0.5 D	1.7°M	3.4°M	2.7°D	2.5°D	2.2°D		Tooth Basis
Rotation Mesial/Distal			13.4°D	6.7°D	2.2°D	14.4°M	3.1°M	11.7°M	0°	3.5°D	1.7°M	3.4°M	2.7°D	2.5°D	2.2°D		Crown
Angulation Mesial/Distal			2.7°D	3.7°D	0.9°M	0.2°D	6.2°M	4.0°M	4.6°D	1.6°M	11.5°M	5.7°M	0.7°D	4.8°M	0.3°D	1.7°D		Root
Inclination Buccal/Lingual			22.2°B	0.2°L	2.9°L	0.6°L	1.9°B	14.1°B	14.0°B	18.2°B	25.6°B	2.0°L	2.7°B	9.6°B	3.3°B	4.2°B		

图 9-4-33 上下颌牙移动数值:下颌磨牙远中移动的量只有 2.1mm 和 0.7mm,改善磨牙关系主要靠Ⅲ类牵引实现咬合跳跃,从而更有效改善侧貌突

【治疗过程和结果】

　　患者矫治器数目为47＋10＝57，每6～8周复诊一次，矫治器单周更换，总疗程约为15个月（图9-4-34～图9-4-42）。

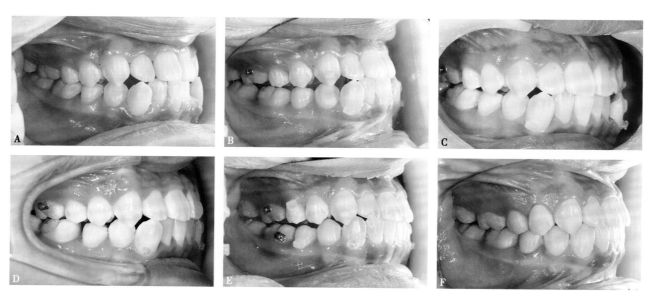

图9-4-34　右侧咬合治疗进展，戴首批矫治器同时加上两侧的1/4″、6oz（1″＝2.54cm，1oz＝28.350g）Ⅲ类牵引，拉在下颌双侧尖牙粘接舌钮上，磨牙关系经过下颌磨牙远中移动和咬合跳跃纠正至中性关系。尖牙关系、覆𬌗覆盖的纠正如预期实现良好。而治疗中出现的后牙开𬌗通过个别牙反𬌗改善及咬合干扰的解除，同时配合后牙垂直牵引的使用而得到解决。治疗后上下颌牙列拥挤、个别牙反𬌗、下颌中线左偏均得到改善

A. 治疗前　B～E. 治疗中　F. 治疗后

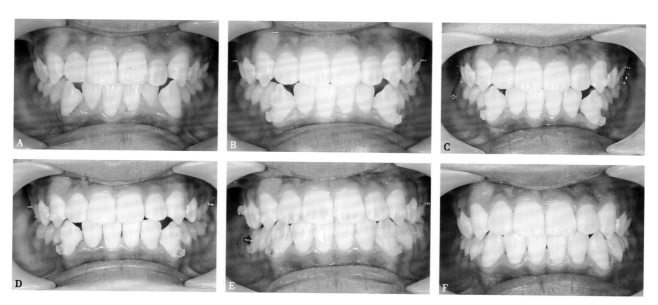

图9-4-35　治疗进展正面像

A. 治疗前　B～E. 治疗中　F. 治疗后

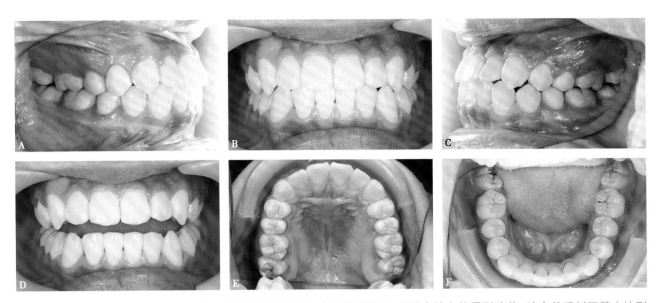

图 9-4-36　首次治疗结果显示上下颌牙弓拥挤基本解决，尖牙反殆解决，下颌中线左偏得到改善，咬合关系纠正基本达到大部预期目标，上下颌中线纠正和后牙咬合紧密仍可进一步改善

A. 右侧咬合像　B. 正面咬合像　C. 左侧咬合像　D. 殆曲线　E. 上颌殆面像　F. 下颌殆面像

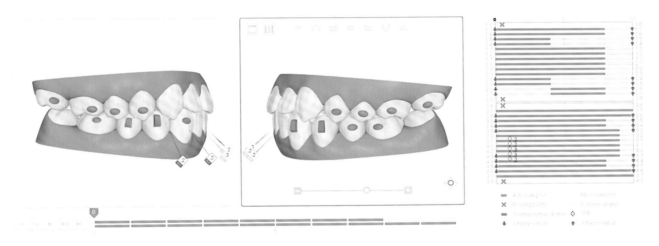

图 9-4-37　附加矫治器分步伸长，辅助附件和垂直牵引改善后牙咬合，下颌前牙亦增加片切以改善中线、Bolton 指数以及尖牙关系

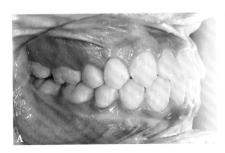
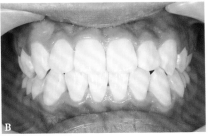
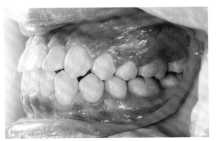

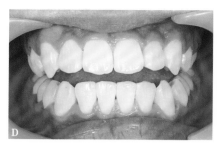
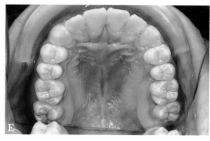
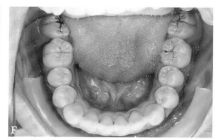

图 9-4-38 治疗后口内照，上下颌牙列拥挤全部解除，牙弓弧形良好、对称，后牙咬合紧密，33 处尖牙关系在 Bolton 指数修正后纠正至中性关系，下颌前牙粘接舌侧丝固定保持器

A. 右侧咬合像 B. 正面咬合像 C. 左侧咬合像 D. 正面咬合像 E. 上颌𬌗面像 F. 下颌𬌗面像

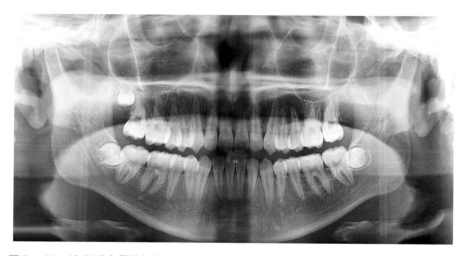

图 9-4-39 治疗后全景片可见牙齿排列及牙根平行理想，建议患者择期拔除 18、38、48

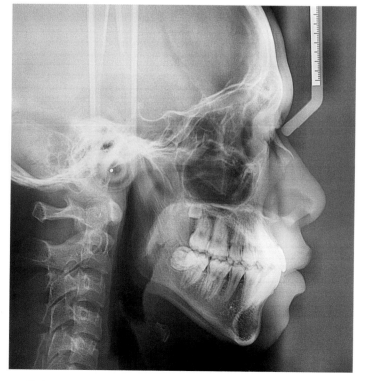

图 9-4-40 治疗后 X 线头颅侧位片示上下颌切牙转矩和垂直向控制均达到预期目标

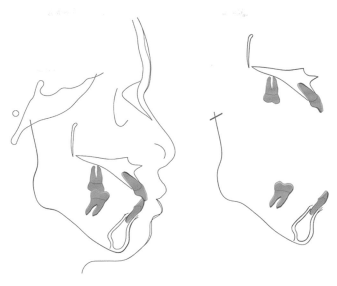

图 9-4-41　治疗前后 X 线头影描迹重叠图（蓝色线条示治疗前，红色线条示治疗后）显示下颌前牙拥挤及磨牙近中关系改善主要来自下颌磨牙远中移动及下颌前牙区片切，下颌切牙位置略内收，上颌切牙略唇倾，磨牙垂直向位置基本维持不变

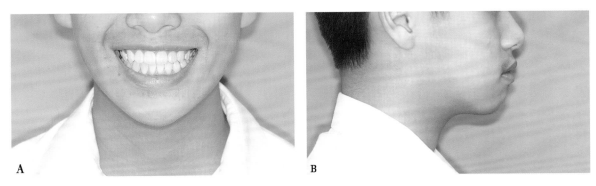

图 9-4-42　治疗后面像，侧貌改善
A. 正面像　B. 侧面像

【治疗体会】

　　磨牙远中移动的难点在于支抗的控制，下颌磨牙远中移动尤甚，因为下颌前牙提供的支抗比较弱。提高支抗控制可以依靠分步移动，患者依从性好可使用Ⅲ类牵引，加大橡皮圈力量，引导下颌向后跳跃，以及使用适当的附件设计以加强前牙固位。安氏Ⅲ类病例下颌磨牙远中移动分步移动的步骤设计建议：把第二磨牙和第一磨牙远中移动分开，完成后才开始移动前磨牙，最后内收 33—43。磨牙远中移动完成前不移动其他牙齿。临床监控支抗管理要注意磨牙远中移动期间前牙转矩及牙周变化，前牙内收期间注意磨牙关系的变化。出现前牙唇倾、矫治器脱套，甚至牙龈吸收时，要马上停止更换矫治器，寻找丢失支抗的原因并对症下药。必要时中途重启治疗，改善分步等支抗管理设计，甚至考虑使用种植支抗协助牙移动。青少年颌间牵引咬合跳跃是否可以实现取决于患者余下的生长潜力，这需要依靠医师的经验或 X 线检查。如善加运用可以帮助患者解决骨性不调的影响，改善面形和侧貌。患者必须严格遵医嘱配戴矫

治器及颌间牵引。对后牙开𬌗或垂直向的控制不一定只在附加矫治器阶段使用分步伸长及垂直牵引，也可以在第一次治疗的最后 3 个月加入垂直牵引，伸长后牙以改善后牙咬合。

（本病例由邱易光提供）

隐适美矫治系统治疗安氏Ⅲ类反𬌗典型病例六：推磨牙远中移动及咬合跳跃

【治疗前资料】

患儿，女，10.5 岁。

主诉　前牙反𬌗及拥挤，凹面型，希望改善面形及笑容。

既往史　否认系统性疾病史，否认过敏史。

颜貌检查　治疗前患者凹面型，颏部前突，颏部略右偏，前牙反𬌗，上下颌中线居中，上颌前牙切缘暴露不足（图 9-4-43）。

口内检查　上下颌牙弓略狭窄，上颌牙列轻度拥挤，下颌牙列散在间隙。下颌前磨牙舌倾，第二磨牙未萌出。两侧磨牙近中关系，全牙列反𬌗，下颌前牙无法后退到切对切，下颌无功能性偏斜（图 9-4-44）。

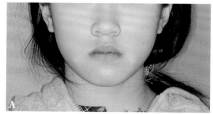
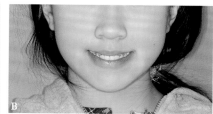
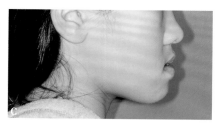

图 9-4-43　治疗前面像，凹面型，颏部前突，颏部略右偏，前牙反𬌗，上下颌中线居中，微笑时上颌前牙暴露不足
A. 正面像　B. 正面微笑像　C. 侧面像

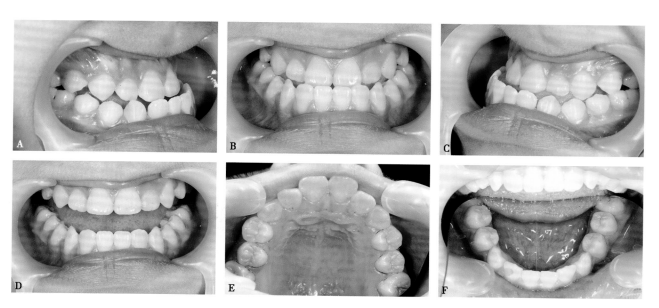

图 9-4-44　治疗前口内照
A. 右侧尖牙、磨牙近中关系　B. 全牙列反𬌗　C. 左侧尖牙、磨牙近中关系　D. 下颌前牙无法后退到切对切，下颌无功能性偏斜　E. 上颌牙弓略狭窄，牙列轻度拥挤　F. 下颌牙弓略狭窄，牙列散在间隙

X 线检查　治疗前全景片显示 17、27、47 未萌出，37 部分萌出，牙周无异常（图 9-4-45）。治疗前 X 线头颅侧位片显示骨性Ⅲ类，上颌发育不足，下颌发育过度，上下颌前牙直立，上颌前牙切缘位置显露不足，上唇位于 E 线后，下唇位于 E 线前（图 9-4-46）。

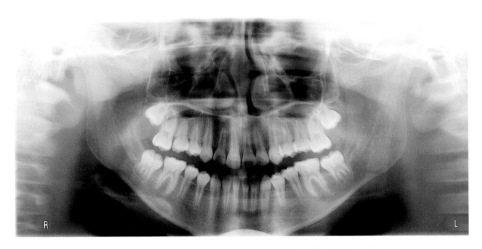

图 9-4-45　治疗前全景片显示 17、27、47 未萌出，37 部分萌出

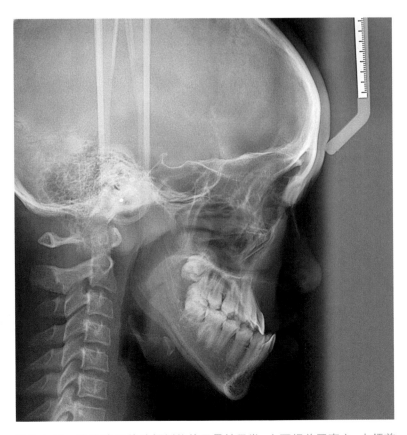

图 9-4-46　治疗前 X 线头颅侧位片示骨性Ⅲ类，上下颌前牙直立，上颌前牙切缘位置显露不足，上唇位于 E 线后，下唇位于 E 线前

【诊断和治疗计划】

综上资料，这个患者的诊断是安氏Ⅲ类，骨性Ⅲ类，牙列拥挤，全牙列反𬌗，上颌垂直向及矢状向生长不足，下颌发育过度。治疗目标是纠正骨性Ⅲ类不调，改善侧貌和笑容。

治疗计划：

（1）考虑到患者的年龄，治疗前以知情同意书告知家长，日后仍有因生长而复发的可能，本阶段治疗目标是初步改善反𬌗，增强患者自信。

（2）治疗目标主要是改善反𬌗，改善上颌前牙切缘暴露不足及下颌切牙舌倾的问题。完成牙齿移动后，配合Ⅲ类颌间牵引咬合跳跃以实现前牙反𬌗解除。

（3）矫治后采用 vivera 保持器保持。

【ClinCheck 设计】

ClinCheck 治疗方案：下颌磨牙远中移动及咬合跳跃。

（1）治疗目标：改善拥挤及前牙反𬌗，通过咬合跳跃改善Ⅲ类咬合和侧貌。

（2）前牙排牙终末位置：保持上下颌中线。11、21 内收约 1mm，保持切缘垂直位置，下颌切牙加正转矩，避免内收过程中舌倾。

（3）间隙来源及咬合终末位置：上颌牙弓扩弓和片切，下颌牙弓磨牙远中移动。排齐整平上下颌牙列后，通过Ⅲ类牵引咬合跳跃纠正前牙反𬌗。终末位置两侧磨牙及尖牙依然为近中关系，前牙覆𬌗 0.5mm，覆盖 0.5mm。

（4）附件设计及精密切割：14、24、25、34 使用优化附件，13、23、33、43 使用垂直矩形附件，为前牙压力嵴及Ⅲ类牵引做固位。Ⅲ类牵引精密切割与开窗。

（5）步骤：采用同步移动。其他设计细节参见图 9-4-47～图 9-4-55。

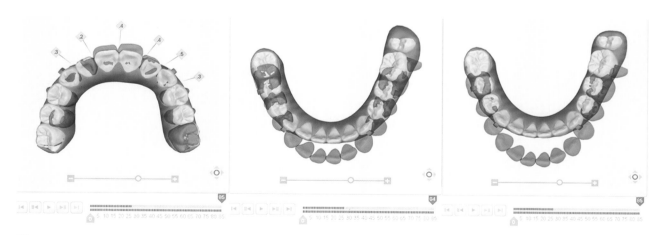

图 9-4-47　ClinCheck 效果重叠图显示上颌牙弓通过扩弓和片切排齐上颌牙列，第 27 步完成移动之后，配戴被动矫治器直至与下颌同时结束；下颌则通过磨牙远中移动获得间隙内收下颌前牙改善反𬌗及磨牙近中关系，并使用Ⅲ类牵引力争实现下颌向后咬合跳跃纠正前牙反𬌗

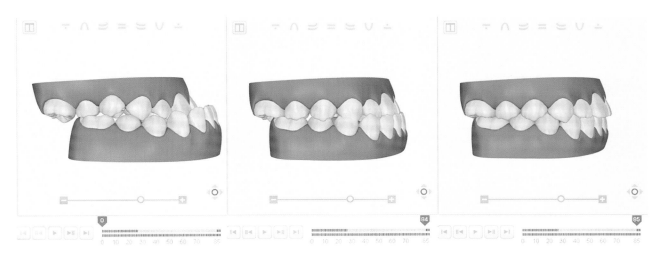

图 9-4-48　ClinCheck 咬合跳跃设计：在第 84 步牙齿移动完成未加上跳跃时，前牙仍是反殆。在第 85 步时，前牙反殆因Ⅲ类跳跃下颌牙列后退到正常覆盖

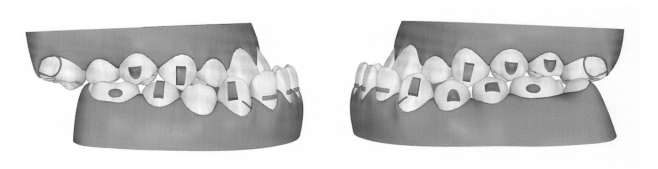

图 9-4-49　ClinCheck 附件设计：14、24、25、34 采用优化伸长附件，13、23、33、34、24、34 使用传统矩形附件，36、46 使用传统椭圆形附件以提供磨牙远中移动的固位

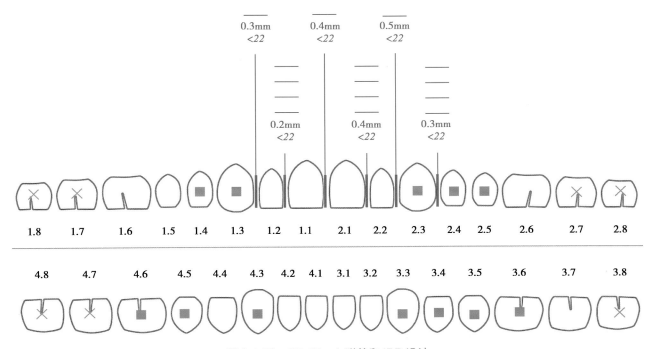

图 9-4-50　ClinCheck 附件和 IPR 设计

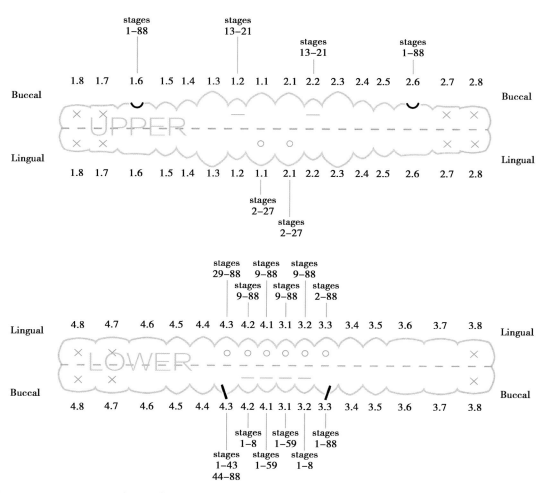

图 9-4-51　ClinCheck 压力区设计：31—42、12、22 设计压力嵴，11、21、33—43 设计压力点(pressure point)

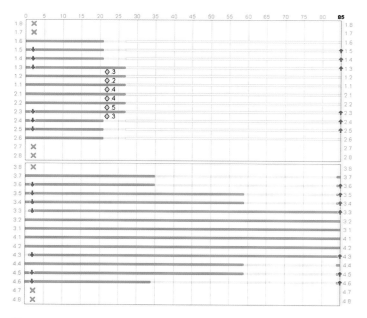

图 9-4-52　ClinCheck 分步图，同步移动，上颌第 27 步完成后改戴被动矫治器(passive aligner)，下颌磨牙远中移动在第 84 步完成，第 85 步Ⅲ类咬合跳跃改正反𬌗

0.01 Maxillary Excess 3-3		N/A Not all teeth are available for analysis	
Upper Right		**Upper Left**	
1.1	8.98	8.94	2.1
1.2	7.38	7.47	2.2
1.3	8.20	8.14	2.3
1.4	8.23	8.23	2.4
1.5	7.74	7.63	2.5
1.6	Missing	Missing	2.6
Lower Right		**Lower Left**	
4.1	5.53	5.56	3.1
4.2	6.36	6.28	3.2
4.3	7.03	7.15	3.3
4.4	7.73	7.70	3.4
4.5	7.87	7.65	3.5
4.6	Missing	11.60	3.6

图 9-4-53　ClinCheck Bolton 指数

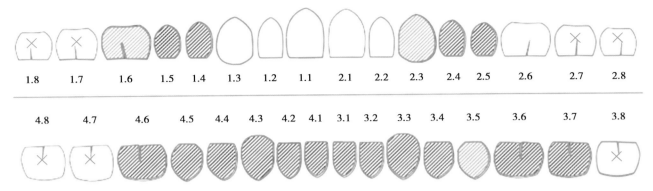

图 9-4-54　ClinCheck 牙齿移动难度评估：14、15、24、25、46—34、36、37 移动最难，为黑色；16、23/35 移动难度中等，蓝色；其余牙移动比较容易实现，为白色。这是一个很难的病例

Upper	Lower		1.8	1.7	1.6	1.5	1.4	1.3	1.2	1.1	2.1	2.2	2.3	2.4	2.5	2.6	2.7	2.8	Final Stage
																		Align
Extrusion/Intrusion, mm					0.6 E	1.7 E	1.6 E	1.3 E	0.1 I	1.1 I	1.6 I	0.5 I	0.6 E	1.1 E	1.0 E	0.4 I			Doctor
Translation Buccal/Lingual, mm					0.1 B	3.0 B	1.0 B	0.7 B	0.3 B	1.1 L	1.8 L	0.4 L	0	0	0.8 B	0.5 B			Difference
Translation Mesial/Distal, mm					0.4 M	0.3 M	0.3 M	0	0.5 D	0.1 M	0.5 D	1.0 D	0.5 D	0.4 D	0.3 D	0.2 D			Tooth Basis
Rotation Mesial/Distal					0°	4.0°M	5.4°M	2.5°D	14.1°D	0.5°D	7.4°D	0.4°D	5.2°M	0.1°D	0°	5.1°D			Crown
Angulation Mesial/Distal					0°	4.2°D	1.9°M	3.1°M	1.1°D	4.3°M	3.6°D	4.6°D	8.6°M	0.1°M	6.9°D	2.3°M			Root
Inclination Buccal/Lingual					0°	6.6°B	3.4°L	3.7°B	3.4°B	1.5°L	2.9°L	3.4°B	2.8°L	5.5°L	3.1°L	0°			

Upper	Lower		4.8	4.7	4.6	4.5	4.4	4.3	4.2	4.1	3.1	3.2	3.3	3.4	3.5	3.6	3.7	3.8	Final Stage
																		Align
																		Doctor
																		Difference
Extrusion/Intrusion, mm					0.5 I	0.5 I	0.2 E	1.3 I	2.7 I	3.3 I	3.4 I	3.0 I	1.4 I	0.5 E	0.5 E	0.4 E	0.6 E		Tooth Basis
Translation Buccal/Lingual, mm					0.3 L	0.4 B	0.2 L	3.4 L	5.0 L	6.2 L	6.2 L	5.2 L	3.7 L	2.4 L	1.5 L	1.8 L	2.4 L		Crown
Translation Mesial/Distal, mm					5.0 D	5.0 D	5.2 D	3.5 D	3.3 D	1.0 D	0.5 D	2.4 D	3.5 D	5.1 D	5.3 D	5.2 D	6.3 D		Root
Rotation Mesial/Distal					6.0°D	4.5°D	0°	28.2°M	4.9°M	4.2°D	10.5°D	3.9°M	9.2°M	5.1°M	0.4°D	2.9°M	15.2°D		
Angulation Mesial/Distal					4.0°M	5.3°M	3.3°M	18.6°M	9.2°M	1.2°M	1.5°M	8.2°M	19.8°M	6.1°M	2.6°D	3.6°M	0.1°M		
Inclination Buccal/Lingual					0.4°L	2.8°B	3.0°B	8.0°B	5.8°B	10.1°B	9.9°B	8.8°B	10.4°B	1.3°L	4.5°B	8.3°L	10.7°B		

图 9-4-55　上下颌牙移动数值：15 伸长 1.7mm，下颌切牙正转矩为 5.8°～10.4°，下颌磨牙远中移动 46 为 5.0mm，36 为 5.2mm，挑战很大

【治疗过程和结果】

矫治器数目为 8＋43＋25＋21＋23＋20＝140，每 6～8 周复诊一次。第一及第二阶段治疗矫治器每 2 周一换，后期改为单周更换。第一阶段治疗只进行了 8 个月，即因咬合跳跃超乎预期，加上 47 过度萌出，需要中途重启治疗，此时侧貌已明显改善。第二阶段治疗是改善前牙反𬌗和侧貌。后期治疗主要是压低 47、微调牙列及后牙咬合，适时使用Ⅲ类牵引，以防下颌继续向前生长。总疗程为 48 个月（图 9-4-56～图 9-4-64）。

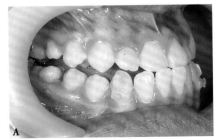
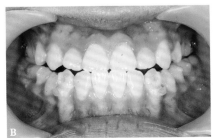
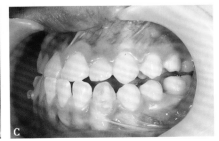

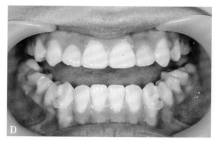
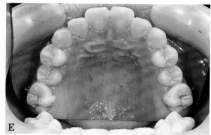
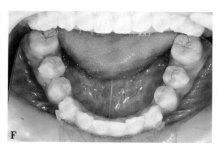

图 9-4-56 配戴首批第 8 步矫治器时的口内照
A. 右侧咬合像 B. 正面咬合像 C. 左侧咬合像 D. 正面咬合像 E. 上颌𬌗面像 F. 下颌𬌗面像

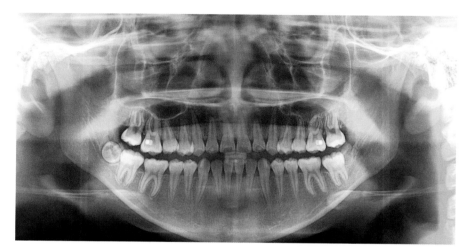

图 9-4-57 第一阶段治疗后全景片示下颌磨牙已在远中移动过程产生近中间隙,而 47 亦因没有矫治器包围,已过度萌出

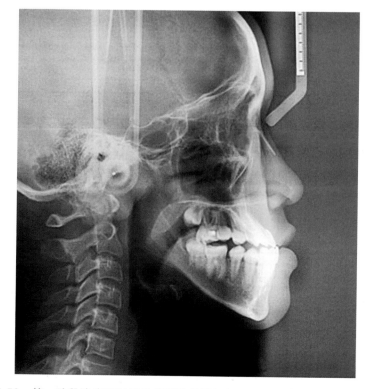

图 9-4-58 第一阶段治疗后 X 线头颅侧位片示下颌牙列间隙,末端磨牙高出𬌗平面

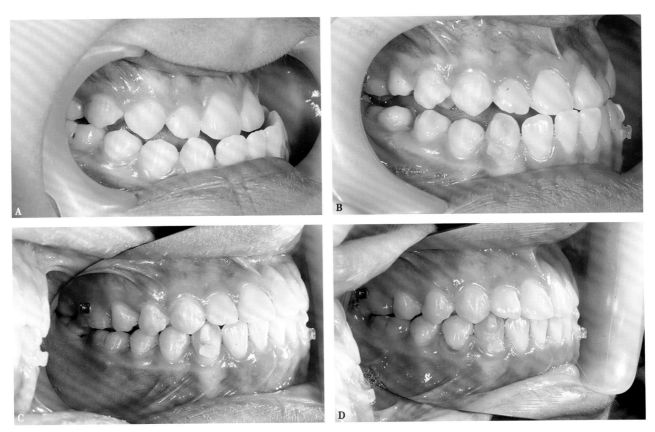

图 9-4-59 第一阶段治疗完成后右侧咬合像对比，第一阶段治疗只进行了 5 个月，磨牙远中移动才开始，前牙内收尚未开始，Ⅲ类牵引已带来咬合跳跃使前牙反𬌗减轻，因此下颌磨牙远中移动量可以较初始设计减少。由于治疗计划改变及 47 过度萌出中途重启治疗。附加矫治器的治疗重点在于先纠正前牙反𬌗，再压低过度萌出的 47 和伸长后牙以达到良好咬合。临床监控用Ⅲ类牵引、后牙垂直牵引和竖直 15 的片段弓以达到矫治目标

A. 治疗前　B、C. 治疗中　D. 治疗后

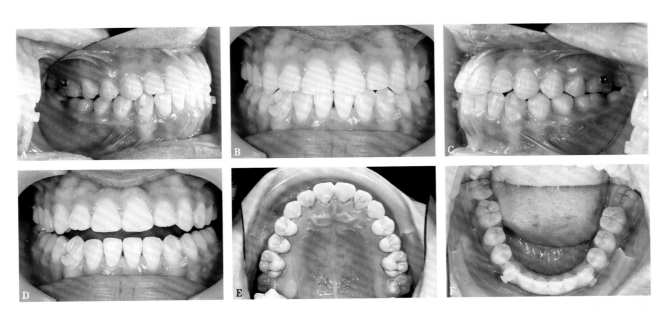

图 9-4-60 第一次精细调整矫治器配戴完成口内照，前牙反𬌗及磨牙近中关系得到改善，尖牙及磨牙已经是中性关系。但刚刚萌出的 27、37 呈现错𬌗，后牙咬合不紧密

A. 右侧咬合像　B. 正面咬合像　C. 左侧咬合像　D. 𬌗曲线　E. 上颌𬌗面像　F. 下颌𬌗面像

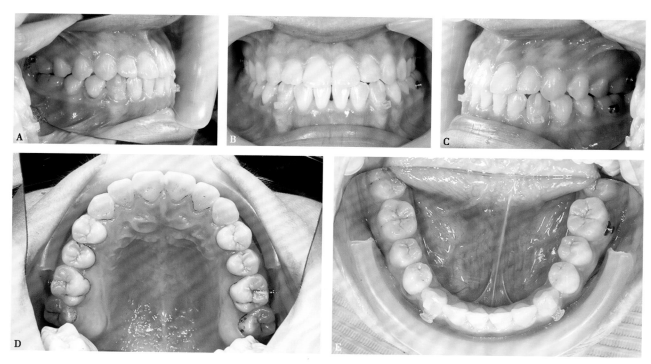

图 9-4-61 治疗后口内照，上下颌牙列拥挤和弓形改善，牙弓较为对称，前牙反𬌗及磨牙近中关系获得改善，咬合良好。保持期间可以适时配合Ⅲ类牵引，避免复发

A. 右侧咬合像　B. 正面咬合像　C. 左侧咬合像　D. 上颌𬌗面像　E. 下颌𬌗面像

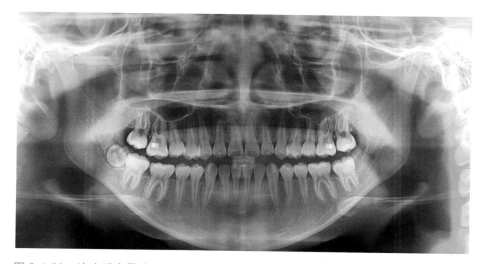

图 9-4-62 治疗后全景片可见牙齿排列及牙根平行理想，没有牙根吸收，曾经过度萌出的 47 已压低及整平，建议择期拔除 48

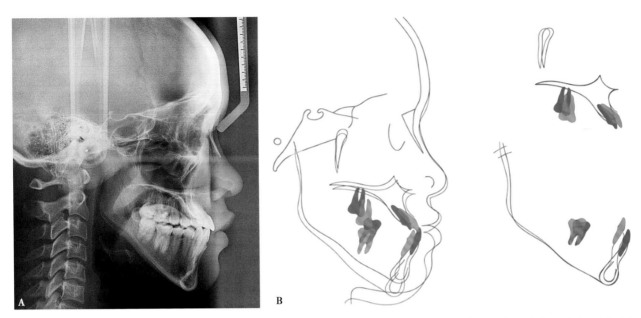

图 9-4-63　治疗后 X 线头颅侧位片及 X 线头影描迹重叠图,通过下颌磨牙远中移动及咬合跳跃来改善前牙反拾,侧貌也得到改善。前牙反拾的改正主要来自整个上颌骨前移,往前下方的Ⅲ类牵引也导致下颌向后下方旋转。上颌前牙唇向移动,但垂直位置几乎维持不变,上颌磨牙也有大量近中移动及伸长。下颌前牙有大量内收及伸长,磨牙则有远中移动及后倾,这与患者为青少年,使用重力牵引实现下颌向后跳跃密切相关

A. 治疗后 X 线头颅侧位片　B. X 线头影描迹重叠图(蓝色线条为治疗前,红色线条为治疗后)

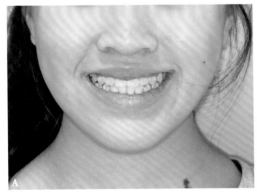
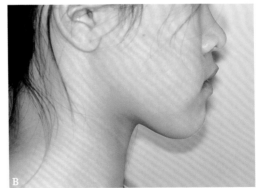

图 9-4-64　治疗后面像,凹面型变成线条柔和的直面型,正面笑容也随弓形宽度和拥挤改善、反拾解决,牙齿显露增加等,变得好看

A. 正面像　B. 侧面像

【治疗体会】

生长发育中的安氏Ⅲ类患者，虽然可有治疗后复发的疑虑，但若因为咬合影响患者面形导致影响其学习和自信心，可以考虑早期开始治疗，应以知情同意书告知家长后续可能的发展，如颏部过度生长，再治疗及正颌手术的可能。隐形矫治器有类似𬌗垫的功能，故在处理改善反𬌗或锁𬌗的病例中，搭配下颌磨牙远中移动的设计以及Ⅲ类牵引可以早日达到矫治效果。以此病例为例，第一阶段治疗 5 个月之后就因为咬合改善超出 ClinCheck 预期而可以中途重启治疗，加快治疗进度。下颌磨牙远中移动应考虑磨牙近中关系的差异、下颌第二磨牙至下颌支的空间，以及是否有下颌第三磨牙。以此病例为例，因开始治疗时 37、47 尚未萌出，应小心监测是否会因为磨牙远中移动而导致 37、47 的牙周问题。另外，第三磨牙若未萌出，如果高度低于第二磨牙的釉牙骨质界，则对磨牙远中移动的影响不大，可以考虑不拔除。这一点跟传统固定托槽矫治的考虑不太一样，尤其是开𬌗病例，隐适美的垂直向控制表现较佳。本病例第一阶段治疗的 ClinCheck 设计并不周全。对前牙不太拥挤但下颌前突影响面形的患者，46 远中移动量设计了 5.0mm，36 则为 5.2mm。过大的磨牙远中移动量使前牙内收量也超过结构限制导致该治疗方案很难在临床中实现。因此，这类病例的设计应该减少磨牙远中移动的量，把更多的矢状向改变交给咬合跳跃（Class Ⅲ elastic jump）解决。

（本病例由邱易光提供）

第五节　下颌牙拔除

骨性Ⅲ类错𬌗且不能下颌后退的病例，常常需要较大范围内收下颌前牙，才能改正反𬌗，建立前牙正常的覆𬌗覆盖。如果推磨牙远中移动、IPR、扩弓等措施不足以提供内收下颌前牙的空间，而且患者又不接受手术治疗时，拔除下颌牙就成为必需的选择。拔除的下颌牙可以是一颗前牙、一颗前磨牙或双侧前磨牙。需要注意的是，如果仅仅是拔除下颌牙，结束时磨牙关系往往为完全近中关系，一般认为，完全近中关系不如完全远中关系稳定，所以，骨性Ⅲ类错𬌗的拔牙病例是很困难的代偿治疗。这类治疗需要医师有丰富的正畸临床经验，建议有一定正畸经验的医师慎重尝试，初学隐形矫治的医师不要轻易尝试，以免出现难以挽回的问题。

拔牙病例在治疗过程中如果控制不好有可能出现后牙前倾、前牙舌倾、覆𬌗加深。治疗过程中也可能发生脱轨、后牙开𬌗，达不到预期的终末目标，或者因牙根位置不良、平行度不好等问题，需要多次重启治疗。当然，如果 ClinCheck 方案设计得当，患者依从性又非常好，大多可以避开上述问题及由此带来的不良影响。正畸治疗具有复杂性、多变性和个性化的特点，脱轨是目前的技术不可能完全避免的。一旦发生脱轨、脱套，医师需要具备处理这些问题的能力，不要在脱轨后没有相应的治疗措施或辅助工具应用时，盲目让患者继续使用不贴合的矫治器，否则会导致更加严重的后果。

临床实践中，做好临床监控很重要的。首先是要了解每一个病例所需的牙齿移动量及其难度，预判每一种牙移动需要特别留心的监控环节和脱轨的可能性，在设计 ClinCheck 方案中加以控制。同时，每次复诊时要细心观察牙移动的进展，适时辅助移动或者修正脱轨。一旦发生脱轨，要有相应的治疗措施。

一般临床监控的方法包括：

1. 颌间牵引 颌间牵引的主要目的是加强支抗。

2. 其他牵引 其他牵引包括垂直牵引、三角形牵引、四边形牵引等，可帮助牙齿移动，减少磨牙前倾，协助竖直前倾的磨牙，协助伸长后牙达到良好咬合。

3. 一旦发生脱轨，需要立即去除不贴合的附件，否则情况会越来越糟。

4. 使用牵引钩或者牵引臂，保持轴倾度平衡。

5. 严重脱轨时需要使用片段弓。

6. 以上方法均不能解决问题时需要重启治疗，申请附加矫治器。中途重启治疗常用于前牙转矩开始失控时及时止损。

7. 种植支抗 由于种植支抗是有创操作，一般的观点是不要滥用，非必需使用时不用。

ClinCheck 方案设计和临床监控的方法将在以下拔牙病例的展示中详细说明。

附：

隐适美矫治系统治疗安氏Ⅲ类反牙合典型病例七：拔除下颌切牙及咬合跳跃

【治疗前资料】

患者，女，32 岁。

主诉 前牙反牙合及拥挤，凹面型，要求尽快改善及完成治疗。

既往史 否认系统性疾病史，否认过敏史。

颜貌检查 凹面型，颏部前突，前牙反牙合，上颌中线居中，下颌中线左偏（图 9-5-1）。

口内检查 上下颌牙弓狭窄，上颌牙列轻度拥挤，，下颌牙列中度拥挤。32 近中扭转 90°，13、63 烤瓷冠修复，23 缺失。双侧尖牙、磨牙均为近中关系。前牙反牙合，下颌切牙舌倾，下颌可以后退到切对切（图 9-5-2）。

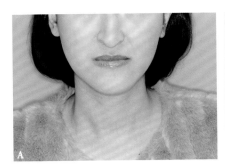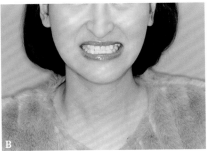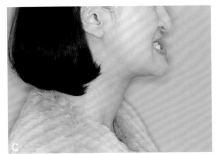

图 9-5-1 治疗前面像，凹面型，颏部前突，前牙反牙合，上颌中线居中，下颌中线左偏
A. 正面像 B. 正面微笑像 C. 侧面像

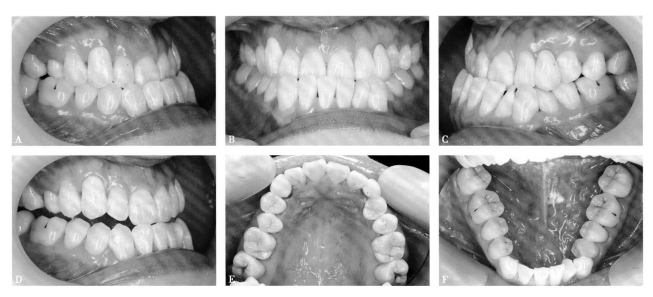

图 9-5-2 治疗前口内照

A. 右侧尖牙、磨牙近中关系　B. 前牙反𬌗　C. 左侧尖牙、磨牙近中关系　D. 下颌可以后退到切对切,下颌切牙舌倾
E. 上颌牙弓狭窄,牙列轻度拥挤,23 缺失,13、63 烤瓷冠　F. 下颌牙弓狭窄,牙列中度拥挤,32 近中扭转 90°

X 线检查　治疗前全景片显示 23、38、48 缺失,63 牙根几乎完全吸收,18、28 萌出。13、63 烤瓷冠修复,牙周没有异常(图 9-5-3)。治疗前 X 线头颅侧位片显示骨性Ⅲ类,上颌发育不足,颏部发育过多;上颌前牙直立,切缘位置正常显露,下颌前牙舌倾;上下唇均位于 E 线后(图 9-5-4)。

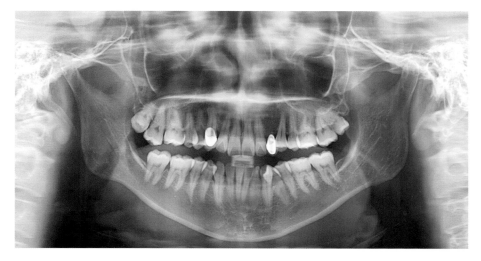

图 9-5-3 治疗前全景片

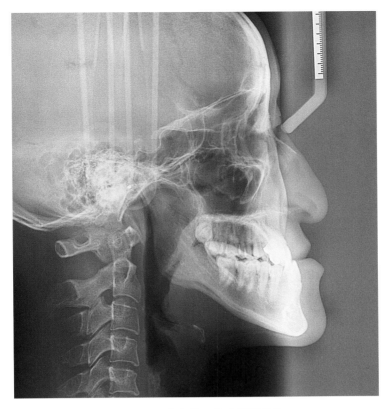

图 9-5-4　治疗前 X 线头颅侧位片

【诊断和治疗计划】

综上资料，这个患者的诊断是安氏Ⅲ类，骨性Ⅲ类，牙列拥挤，前牙反殆，前牙殆干扰，有功能性下颌移位。治疗目标是解除拥挤和反殆，改善患者侧貌和笑容。

治疗计划：患者不接受拔除 63 及任何修复的建议，拒绝下颌磨牙远中移动及拔下颌前磨牙的方案，希望尽快完成治疗，故选择拔除 32 和大量片切下颌牙并配合Ⅲ类牵引，通过咬合跳跃改善尖牙、磨牙近中关系的方案。治疗完成后，用 vivera 保持器，下颌前牙加舌侧丝固定保持器。

【ClinCheck 设计】

ClinCheck 治疗方案：拔除 32，咬合跳跃。

（1）治疗目标：改善拥挤、前牙反殆和牙弓狭窄。

（2）前牙排牙终末位置：保持上下颌中线位置。保持 11、21 矢状向位置和切缘的垂直位置。下颌切牙加正转矩，以避免内收过程中舌倾。

（3）间隙来源及咬合终末位置：上颌牙弓扩弓和片切，下颌牙弓扩弓，拔除 32 和片切。完成牙齿移动后，加Ⅲ类咬合跳跃以纠正前牙反殆。磨牙及尖牙仍为近中关系，覆殆 0.5mm，覆盖 0.5mm。

（4）附件设计：使用优化附件，33、43 使用垂直矩形附件为前牙压力嵴及Ⅲ类牵引做固位。Ⅲ类精密切割牵引钩及开窗。

（5）步骤：采用同步移动。其他设计细节参见图 9-5-5～图 9-5-12。

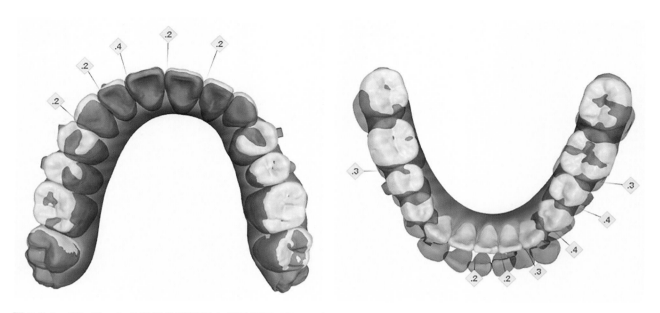

图 9-5-5 ClinCheck 效果重叠图可见上颌牙弓通过扩弓、少量唇倾和片切排齐上颌牙列，下颌则通过扩弓、拔除 32 和大量片切提供间隙以内收下颌前牙，改善前牙反𬌗

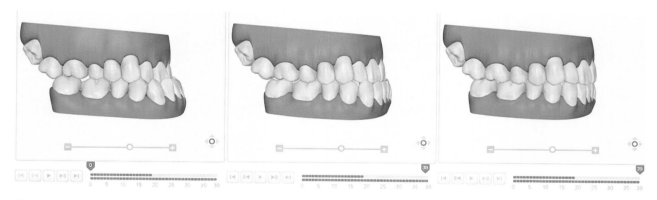

图 9-5-6 ClinCheck 咬合跳跃设计：在第 38 步牙齿移动完成未加上跳跃时，前牙仍反𬌗。在第 39 步时，前牙反𬌗因下颌向后跳跃达到正常覆盖。咬合跳跃模拟了咬合在矫治中前牙干扰和功能性下颌前伸消除后下颌后退到至正常咬合的过程

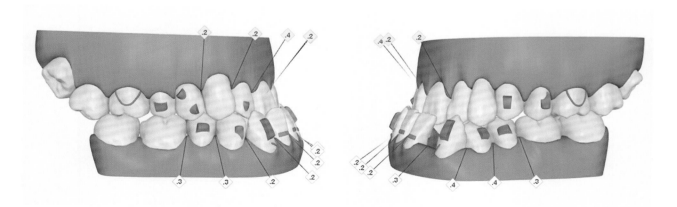

图 9-5-7 ClinCheck 附件设计：25、44 设计优化旋转附件，14 设计优化控根附件，12 设计优化多平面控制附件，其他较难的移动或需要提供固位的牙齿，则使用传统矩形附件

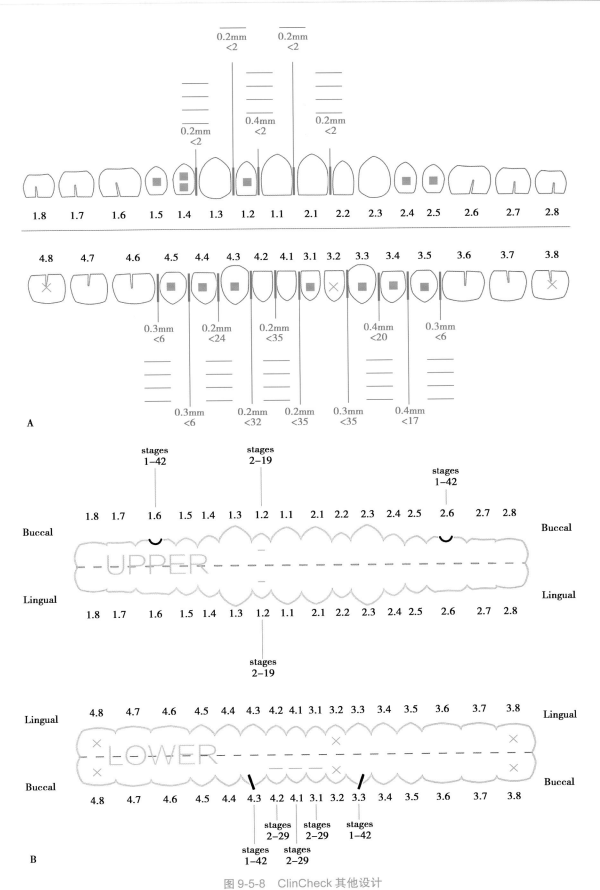

图 9-5-8　ClinCheck 其他设计

A. 附件设计　B. 压力区设计：Ⅲ类牵引的精密切割牵引钩与开窗，31—42 设计唇面压力嵴，12 舌侧设计压力区

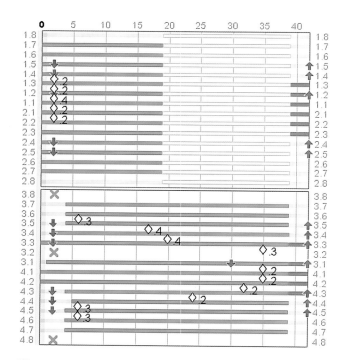

	2.60	1.64	
	Mandibular Excess 3-3 (Estimated)	Mandibular Excess 6-6 (Estimated)	
Upper Right		**Upper Left**	
1.1	7.81	7.59	2.1
1.2	6.60	6.12	2.2
1.3	7.00	6.72	2.3
1.4	6.86	7.12	2.4
1.5	6.65	6.65	2.5
1.6	11.22	10.51	2.6
Lower Right		**Lower Left**	
4.1	5.18	5.16	3.1
4.2	5.74	5.74*	3.2
4.3	6.51	6.58	3.3
4.4	7.01	7.07	3.4
4.5	6.82	6.61	3.5
4.6	11.07	11.13	3.6

图 9-5-9　ClinCheck 分步图，同步移动，上颌牙列第 19 步完成后改戴被动矫治器，直至和下颌牙列一起在第 39 步完成移动

图 9-5-10　ClinCheck Bolton 指数显示前牙比、全牙比不调均来自下颌牙列牙量过大，配合下颌牙列大量片切以解决拥挤和反𬌗

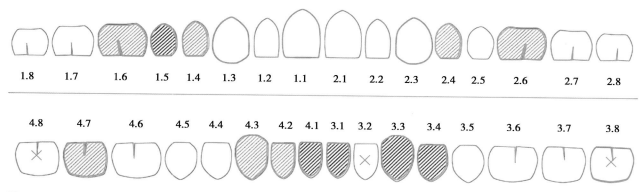

图 9-5-11　牙移动难度评估：15、31、34、41 移动最难，为黑色；16、24、26、42、43、47 移动难度中等，为蓝色；其余牙移动较容易实现，为白色

Upper	Lower		1.8	1.7	1.6	1.5	1.4	1.3	1.2	1.1	2.1	2.2	2.3	2.4	2.5	2.6	2.7	2.8	Final Stage
Extrusion/Intrusion, mm			0	0.3 I	0.8 E	1.5 E	0.7 E	0.2 E	0.3 I	1.5 I	1.4 I	1.3 I	0.8 I	0.9 E	0.5 E	0.6 E	0.1 E	0	Align
Translation Buccal/Lingual, mm			0	0.1 B	1.4 B	3.5 B	1.3 B	0.9 B	0.9 B	0.9 B	1.4 B	1.7 B	0.7 B	1.7 B	0.3 B	0.6 B	0.4 B	0	Doctor
Translation Mesial/Distal, mm			0	0.3 M	1.0 M	1.0 M	1.0 M	0.4 M	0.1 M	0.1 M	0.2 M	0.4 M	0.7 M	0.8 M	0.1 M	0.1 M	0.2 M	0	Difference
Rotation Mesial/Distal			0°	0.5°D	0.1°M	4.6°D	1.7°M	3.5°M	17.9°D	5.9°M	1.4°M	1.4°M	7.3°M	28.8°D	6.0°D	0.6°D	2.6°D	0°	Tooth Basis
Angulation Mesial/Distal			0°	2.0°M	0.2°M	1.8°M	0.8°D	0.3°M	5.5°M	0.1°D	0.4°M	5.8°M	4.3°M	1.5°M	0.4°M	1.5°M	0.4°D	0°	Crown
Inclination Buccal/Lingual			0°	0.1°B	1.3°B	11.2°B	2.4°B	0.1°B	3.6°L	0.1°L	1.0°L	0.3°L	0.7°B	2.8°B	0.5°B	2.4°L	0.3°B	0°	Root

Upper	Lower		4.8	4.7	4.6	4.5	4.4	4.3	4.2	4.1	3.1	P	3.3	3.4	3.5	3.6	3.7	3.8	Final Stage
Extrusion/Intrusion, mm				0.3 I	0.8 I	0.1 E	0.2 E	0	0.8 I	0.6 I	0.2 I		0.3 E	0.9 E	0.3 E	0.5 I	0.1 I		Align
Translation Buccal/Lingual, mm				1.0 L	1.3 B	1.5 B	0.8 B	1.0 L	1.4 L	1.6 L	1.1 L		1.8 L	1.5 B	1.2 B	1.1 B	0.1 L		Doctor
Translation Mesial/Distal, mm				0	0.2 M	0.2 D	0.6 D	0.3 M	0.9 M	1.1 M	1.5 D		1.9 M	1.1 D	0	0.5 M	0.3 M		Difference
Rotation Mesial/Distal				24.0°D	6.1°D	1.2°D	13.9°M	15.4°D	18.2°M	0°	2.4°D		32.8°D	57.4°M	0.9°M	4.8°D	15.9°D		Tooth Basis
Angulation Mesial/Distal				0.6°M	0°	1.3°D	1.2°D	13.6°M	3.7°M	1.0°D	9.9°M		8.7°M	16.2°D	5.4°D	0.4°D	1.8°M		Crown
Inclination Buccal/Lingual				3.6°B	3.3°B	5.0°B	8.2°B	3.0°B	12.3°B	20.9°B	26.9°B		14.7°B	19.3°B	14.5°B	6.7°B	11.4°B		Root

图 9-5-12　上下颌牙移动数值，15 伸长 1.5mm，下颌切牙的正转矩为 12°～26°

【治疗过程和结果】

矫治器数目为 38＋37＋17＝92，每 6～8 周复诊一次。初期每 2 周换新的矫治器，从附加矫治器开始改为单周更换新矫治器，总疗程为 31 个月（图 9-5-13～图 9-5-20）。

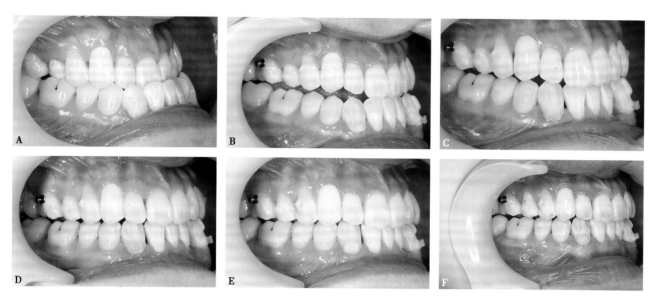

图 9-5-13　第一阶段右侧咬合治疗进展，戴首批矫治器时，要求加上两侧的 1/4″、3.5oz（ 1″＝2.54cm，1oz＝28.350g ）Ⅲ类牵引，33、43 设计开窗并粘接舌钮，牵引挂在舌钮上。第一阶段治疗完成时前牙反殆得到解决，但后牙因前牙咬合干扰形成均匀开殆

A. 治疗前　B～E. 治疗中　F. 第一阶段治疗完成

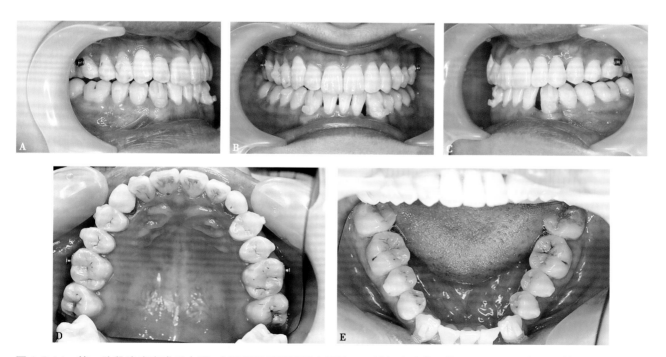

图 9-5-14　第一阶段治疗完成口内照，上下颌牙弓拥挤基本解决，31 轴倾度改善不佳，31、33 间颈部有牙槽骨吸收与牙龈退缩导致的"黑三角"

A. 右侧咬合像　B. 正面咬合像　C. 左侧咬合像　D. 上颌殆面像　E. 下颌殆面像

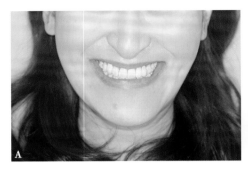
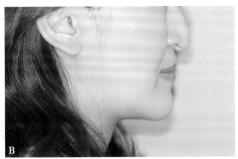

图 9-5-15　第一阶段治疗完成面像,患者侧貌和正面笑容随下颌前牙内收、咬合跳跃的实现和前牙反𬌗的解除而得到很大改善

A．正面微笑像　B．侧面像

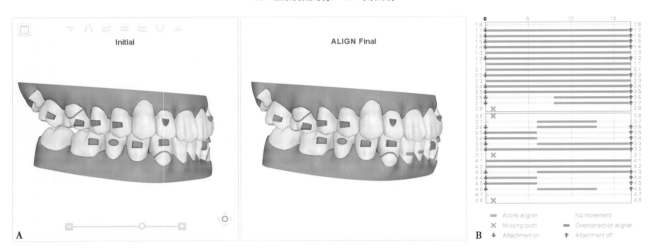

图 9-5-16　附加矫治器 ClinCheck 设计:主要治疗目标为伸长后牙完成良好咬合,改善下颌前牙转矩、31 牙根平行度及其他精细调整。ClinCheck 分步图显示下颌后牙分步伸长

A．治疗目标　B．ClinCheck 分步图

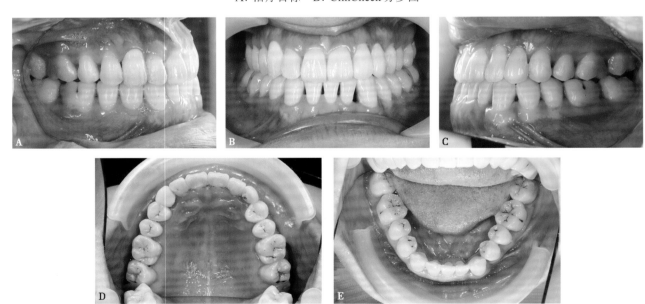

图 9-5-17　治疗后口内照,上下颌牙列拥挤全部解除,32 拔牙间隙完全关闭,牙弓弧形良好,左右对称。前牙反𬌗解除,磨牙咬合稳定紧密,偏近中关系。31 牙根平行及"黑三角"大小控制仍有改善空间

A．右侧咬合像　B．正面咬合像　C．左侧咬合像　D．上颌𬌗面像　E．下颌𬌗面像

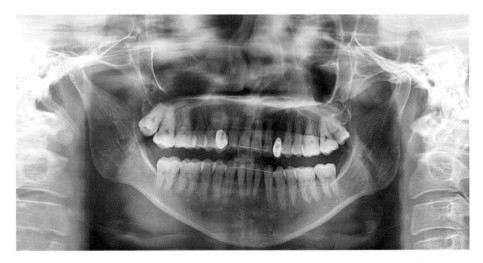

图 9-5-18　治疗后全景片示牙根平行理想，31 牙根平行仍有改善空间

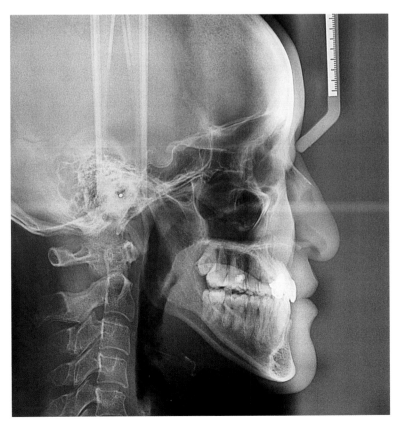

图 9-5-19　治疗后 X 线头颅侧位片显示患者侧貌和前牙反𬌗得到改善，上下颌切牙转矩控制和垂直向控制均达到预期目标

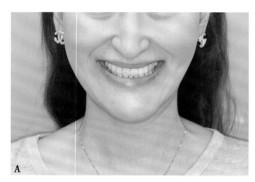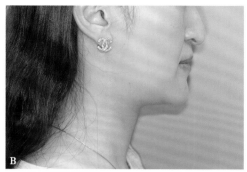

图 9-5-20   治疗后面像，侧貌和笑容得到很大改善

A. 正面像   B. 侧面像

【治疗体会】

隐形矫治在扩弓和弓形控制方面的矫治效果很好。隐形矫治器有类似𬌗垫的功能，故在处理改善反𬌗或锁𬌗的病例中，多不用另做𬌗垫避免𬌗创伤，减少了患者的不方便和不舒适。在 ClinCheck 设计上，可以用咬合跳跃来模拟前牙干扰和下颌功能性偏斜解决后下颌后退至正中位置的变化。用压力嵴（power ridge）加正转矩在切牙上时，可以在尖牙加固位的附件，从而帮助矫治器就位和配戴更贴合，充分发挥力学效应。解决后牙开𬌗时后牙宜设计分步伸长，此时应增加适当的固位附件，也可用垂直牵引加强力量或支抗。在矫治后期减少戴矫治器时间亦有帮助。虽然这类患者对治疗效果满意，但拔除下颌切牙从中线控制或从整体咬合矫治效果来看，一般不是最好的选择。下颌磨牙远中移动或拔除前磨牙会有更好的矫治结果。但选择恰当病例并充分告知治疗局限性的情况下，对于不对称的安氏Ⅲ类患者设计单颗下颌切牙拔除也可带来中线对齐及咬合改善等不错的效果。

（本病例由邱易光提供）

隐适美矫治系统治疗安氏Ⅲ类反𬌗典型病例八：拔除下颌单侧第一前磨牙

【治疗前资料】

患者，女，23 岁。

主诉   前牙反𬌗、拥挤，中线不调，凹面型，希望改善笑容。

既往史   33 缺失，否认系统性疾病史，否认过敏史。

颜貌检查   凹面型，颏部前突，上唇支持较弱，下颌略左偏（9-5-21）。

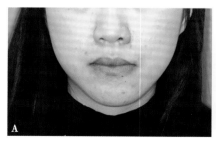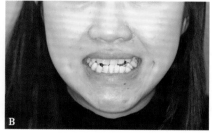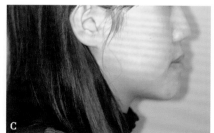

图 9-5-21   治疗前面像，凹面型，颏部前突，上唇支持较弱，下颌略左偏

A. 正面像   B. 正面微笑像   C. 侧面像

口内检查　前牙反𬌗、开𬌗，上颌中线右偏，下颌中线左偏，上颌切牙显露不足；上颌牙列重度拥挤，牙弓狭窄，23 颊侧异位；下颌牙弓方圆形，牙列中度拥挤，33 缺失，43 轻微牙龈退缩；双侧磨牙完全近中关系；下颌无法后退到切对切，下颌无功能性偏斜；上颌切牙直立，下颌切牙明显舌倾（图 9-5-22）。

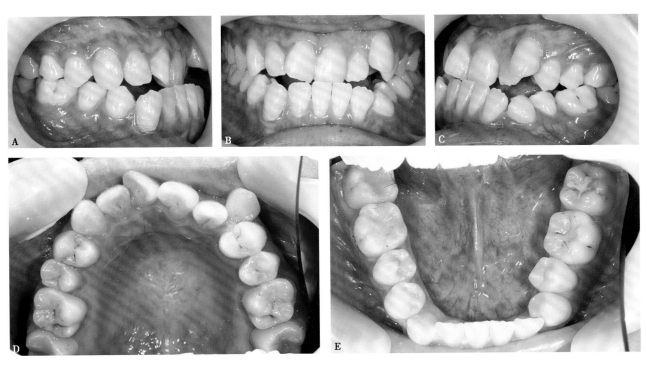

图 9-5-22　治疗前口内照

A. 右侧磨牙完全近中关系　B. 前牙反𬌗、开𬌗，上颌中线右偏，下颌中线左偏，上颌切牙显露不足，下颌无法后退到切对切，下颌无功能性偏斜　C. 左侧磨牙完全近中关系　D. 上颌牙列重度拥挤，牙弓狭窄，23 颊侧异位，上颌切牙直立　E. 下颌牙弓方圆形，牙列中度拥挤，33 缺失，43 轻微牙龈退缩，下颌切牙明显舌倾

X 线检查　治疗前全景片显示 33 缺失，18、28、38、48 阻生。32 牙根近中倾斜，34 牙根远中倾斜，两颗牙齿牙根极不平行（图 9-5-23）。治疗前 X 线头颅侧位片显示骨性Ⅲ类，颏部发育过度。上颌前牙直立，下颌前牙舌倾，切缘位置正常显露。上唇位于 E 线后，下唇位于 E 线前（图 9-5-24）。

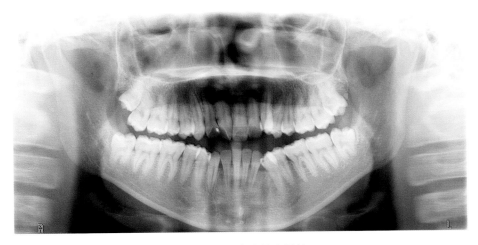

图 9-5-23　治疗前全景片

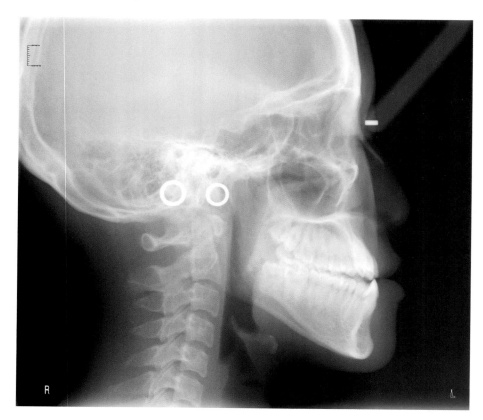

图 9-5-24　治疗前 X 线头颅侧位片

【诊断和治疗计划】

综上资料,这个患者的诊断是安氏Ⅲ类,骨性Ⅲ类,下颌发育过度,牙列拥挤,前牙反𬌗和开𬌗,中线不调,无功能性偏斜。治疗目标是解除拥挤、纠正前牙反𬌗和开𬌗、对齐上下颌中线以及改善患者侧貌和笑容。

治疗计划:患者不接受正颌手术的建议。考虑到下颌前牙拥挤及反𬌗,33 缺失及两侧磨牙完全近中关系,以及下颌中线偏左,决定拔除 44,利用拔牙间隙排齐并内收下颌前牙,改善反𬌗并对齐上下颌中线。上颌前牙唇倾及片切以改善前牙拥挤及反𬌗。伸长上下颌切牙以纠正前牙开𬌗和增加上颌切牙暴露量。治疗完成后,用 vivera 保持器,下颌前牙加舌侧丝固定保持器。

【ClinCheck 设计】

ClinCheck 治疗方案:拔除 44。

(1)治疗目标:改善拥挤,前牙反𬌗、开𬌗和上牙弓狭窄,解决中线不调和增加上唇支持。

(2)前牙排牙结果:上颌中线右移 1mm,使下颌中线与上颌中线对齐。保持 11 矢状向位置,21、22 唇倾排齐并使切缘的垂直位置略伸长。下颌切牙加正转矩,以避免内收时舌倾,38、48 不移动。

(3)间隙来源及咬合终末位置:上颌扩弓及片切,下颌拔除 44。双侧磨牙维持完全近中关系,右侧尖牙纠正至中性关系,覆𬌗 0.5mm,覆盖 0.5mm。

(4)附件设计:使用优化附件改善 13、23 扭转和伸长上颌前牙。其他牙使用传统垂直矩形附件,为前牙压力嵴做固位,同时也为关闭拔牙间隙提供控根移动所需的固位与支抗。

（5）步骤：采用同步移动。其他设计细节参见图9-5-25～图9-5-30。

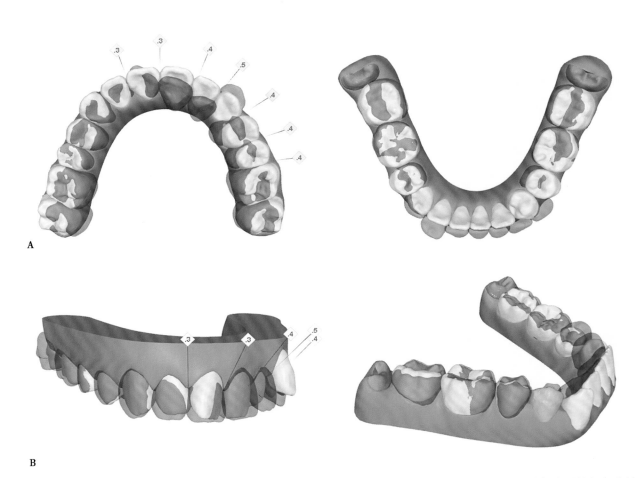

图 9-5-25　ClinCheck 效果重叠图可见上颌牙弓运用前牙唇倾、扩弓和片切以排齐上颌牙拥挤同时增加上唇软组织支持；下颌牙则用运用拔牙间隙解除下颌前牙拥挤，纠正中线偏斜与前牙反𬌗；下颌前牙增加正转矩避免下颌前牙内收时舌倾，在修改 ClinCheck 方案的时候增加约 17° 下颌前牙正转矩平均分配在矫治全程；伸长上下颌切牙以改善前牙开𬌗同时增加上颌切牙的暴露量

A. 𬌗面观　B. 侧面观

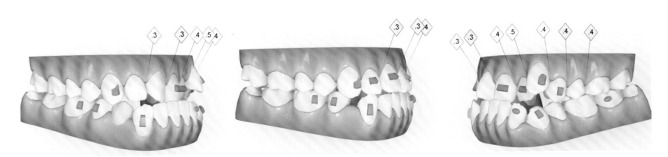

图 9-5-26　ClinCheck 附件设计：13、23 使用优化旋转附件，12—22 使用优化伸长附件，其余传统附件设计是为了控根移动和固位

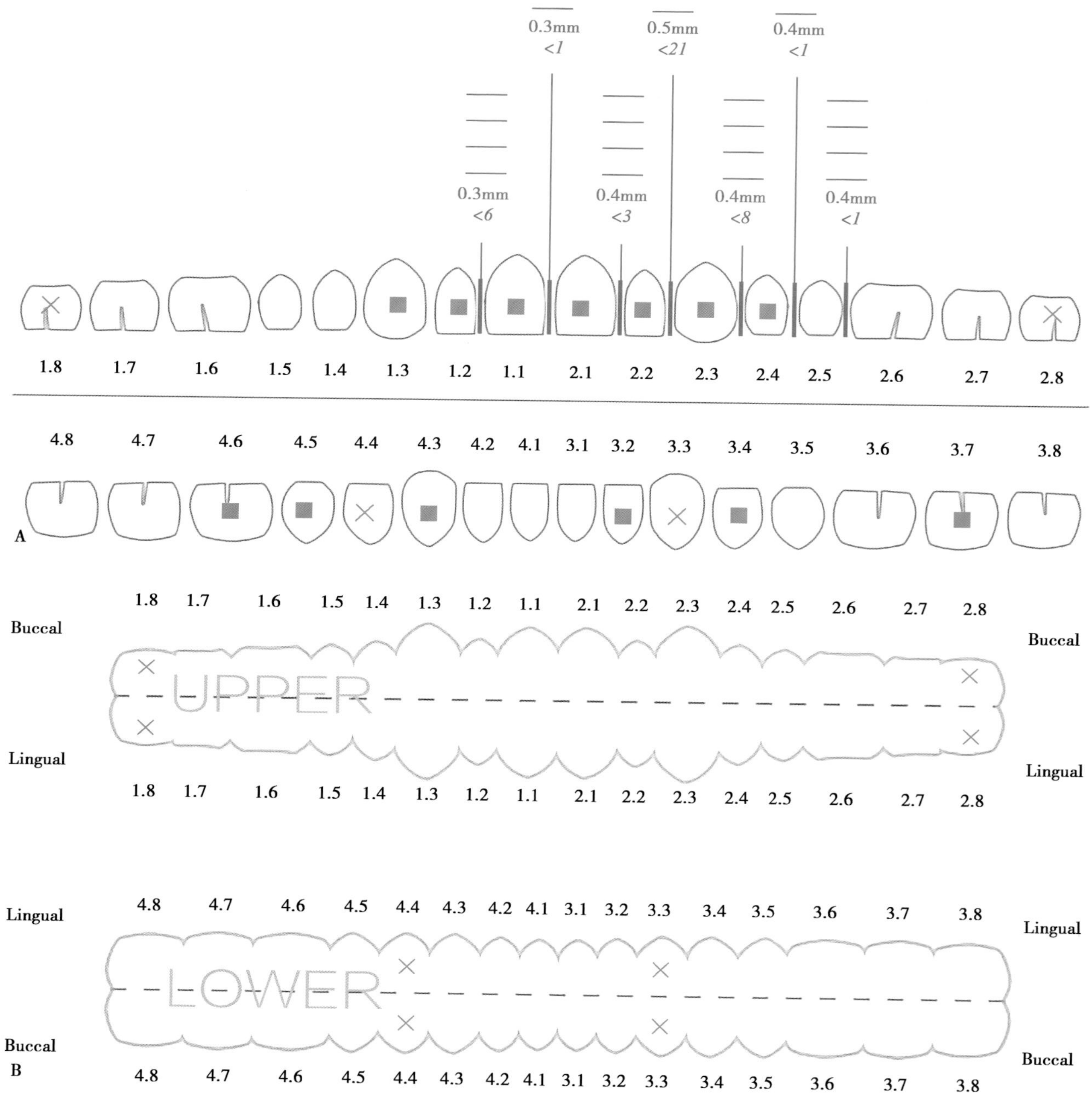

图 9-5-27　ClinCheck 其他设计

A. 附件及 IPR　B. 压力区，早期压力嵴未显示在治疗概览上，由于当时选择在临床椅旁修剪矫治器作为牵引位点的开窗，故未要求设计精密切割

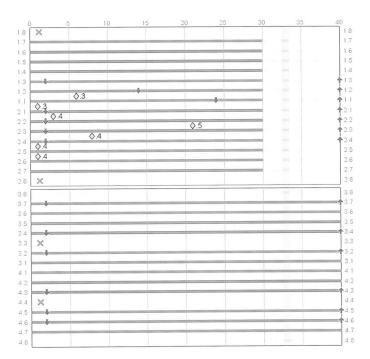

图 9-5-28　ClinCheck 分步图，同步移动，上颌牙列第 30 步完成移动后改戴被动矫治器直至下颌牙列在第 40 步完成移动

0.49		1.09	
Mandibular Excess 3-3 (Estimated)		Mandibular Excess 6-6 (Estimated)	
Upper Right		**Upper Left**	
1.1	8.66	8.58	2.1
1.2	7.54	7.56	2.2
1.3	7.73	7.65	2.3
1.4	7.62	7.67	2.4
1.5	6.93	6.92	2.5
1.6	11.45	11.65	2.6
Lower Right		**Lower Left**	
4.1	5.43	5.48	3.1
4.2	6.24	6.41	3.2
4.3	6.89	6.89⁺	3.3
4.4	7.53⁺	7.49	3.4
4.5	7.87	7.89	3.5
4.6	12.18	12.06	3.6

图 9-5-29　ClinCheck Bolton 指数，前牙比、全牙比均失调，下颌牙列偏大，以 43 大小估计已缺失的 33，数据仅供参考

Upper	Lower		1.8	1.7	1.6	1.5	1.4	1.3	1.2	1.1	2.1	2.2	2.3	2.4	2.5	2.6	2.7	2.8	Final Stage
																			Align
Extrusion/Intrusion, mm				0	0.2 I	0.1 E		0.6 E	1.3 E	0.7 E	0.7 E	2.2 E	2.4 E	0.9 E	0.9 E	0.1 I	0.1 I		Doctor
Translation Buccal/Lingual, mm				2.5 B	1.6 B	0.2 B	0.7 B	0.6 B	0.4 B	0.1 L	2.2 B	3.2 B	1.8 L	1.9 B	2.0 B	1.4 B	1.3 B		Difference
Translation Mesial/Distal, mm				0.2 D	0.4 D	0.2 D	0.3 D	0.3 D	0.8 D	0.9 M	1.2 D	1.8 D	1.0 D	0.4 D	0.3 D	0.3 D		Tooth Basis
Rotation Mesial/Distal				2.8°M	7.7°M	1.6°D	0°	16.2°M	7.9°M	44.6°D	11.6°M	15.4°D	10.0°D	10.8°M	3.8°D	2.0°M	8.0°M		Crown
Angulation Mesial/Distal				7.2°M	0°	0°	0°	2.2°D	6.5°D	3.1°D	2.0°D	4.4°M	1.5°D	13.4°D	0.5°M	7.4°D	0.3°D		Root
Inclination Buccal/Lingual				0.9°L	8.3°L	0°	1.7°L	0°	11.5°B	4.6°B	11.3°B	18.6°B	13.5°L	12.9°B	7.4°B	4.1°L	2.3°B		

Upper	Lower		4.8	4.7	4.6	4.5	P	4.3	4.2	4.1	3.1	3.2	3.3	3.4	3.5	3.6	3.7	3.8	Final Stage
																			Align
Extrusion/Intrusion, mm			0	0.1 I	0	0.3 E		0.1 I	0.2 E	0.3 I	0.4 I	0.9 E		3.8 E	1.7 E	0.2 E	0	0	Doctor
Translation Buccal/Lingual, mm			0	0.9 B	0.1 L	0.6 B		2.5 L	1.5 L	1.3 L	1.7 L	2.8 L		2.6 L	1.3 B	0.1 B	0.8 B	0	Difference
Translation Mesial/Distal, mm			0	0.3 M	0.4 M	0.4 M		7.0 L	5.5 D	5.0 D	4.6 M	3.4 M		1.5 M	0.6 M	0.3 M	0.1 M	0	Tooth Basis
Rotation Mesial/Distal			0°	0°	3.8°D	0°		3.5°D	13.8°D	9.5°D	0.5°D	7.9°D		36.1°M	0.8°M	0.5°M	0°	0°	Crown
Angulation Mesial/Distal			0°	0°	0°	0°		0.4°D	1.5°M	0.6°D	5.8°M	16.7°M		20.7°D	8.4°D	0°	0°	0°	Root
Inclination Buccal/Lingual			0°	14.8°B	0°	4.0°B		3.7°L	9.6°B	16.5°B	16.9°B	8.1°B		0.6°B	16.8°B	10.3°B	4.9°B	0°	

图 9-5-30　上下颌牙移动数值，23 伸长 2.4mm，下颌切牙正转矩 8.1° ~ 16.9°，34 牙根需要向近中移动 20.7°，32 则需要向远中移动 16.7°。这些都是比较难实现的牙移动，需要在临床监控中多加关注。这是早期病例，故没有牙齿移动难度评估表

【治疗过程和结果】

矫治器数目为 40 + 15 + 3 + 6 = 64，每 6~8 周复诊一次。由第 1 步加上附件开始，每 2 周更换新的矫治器。总疗程为 30 个月（图 9-5-31 ~ 图 9-5-39）。

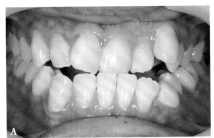
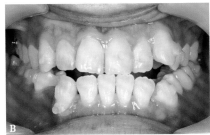
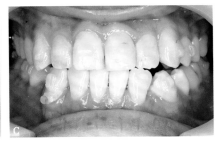

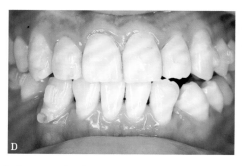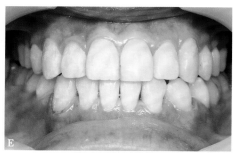

图 9-5-31　治疗进展正面像，右侧单侧使用Ⅲ类牵引增加支抗，利用拔牙间隙解决前牙拥挤、反𬌗和开𬌗，使上下颌中线对齐。治疗后期加入片段弓竖直 32、34 使其牙根平行

A. 治疗前　B～D. 治疗中　E. 治疗后

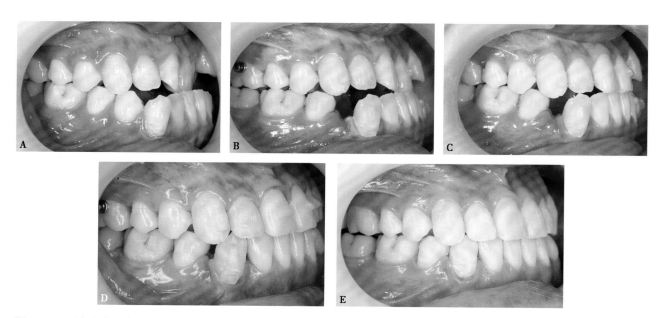

图 9-5-32　治疗进展右侧咬合像，可见 1/4″、6oz（1″ = 2.54cm，1oz = 28.350g）Ⅲ类牵引由 16 舌钮到 43 舌钮，提供有效支抗控制，解决前牙反𬌗和开𬌗，同时保持原来磨牙的近中关系，矫治达到近乎理想的覆𬌗覆盖。43、33 使用垂直矩形附件帮助固位及控根。矫治后期轻微的后牙开𬌗计划用附加矫治器改善

A. 治疗前　B～D. 治疗中　E. 治疗后

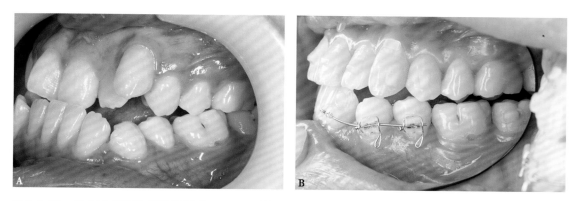

图 9-5-33　治疗中后期临床监控发现 32、34 牙轴差异太大，治疗中配合节段弓使牙根尽可能平行，搭配上下颌 V 型垂直牵引改善咬合

A. 治疗前左侧咬合像　B. 治疗中左侧咬合像

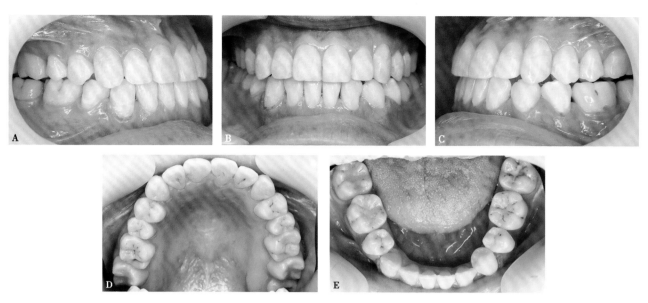

图 9-5-34　第一阶段治疗完成口内照，前牙反殆、开殆及中线不调完全解决，拥挤和弓形也得到改善。但前牙区仍有干扰，加上 33 先天缺失，导致后牙开殆及左侧尖窝关系不佳。此时患者在笑容、侧貌和功能皆有很大改善

A. 右侧咬合像　B. 正面咬合像　C. 左侧咬合像　D. 上颌殆面像　E. 下颌殆面像

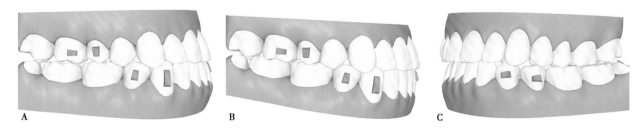

图 9-5-35　三次精细调整 ClinCheck 设计

A. 第一次 ClinCheck 设计终末位置　B. 第二次 ClinCheck 设计终末位置　C. 第三次 ClinCheck 设计终末位置

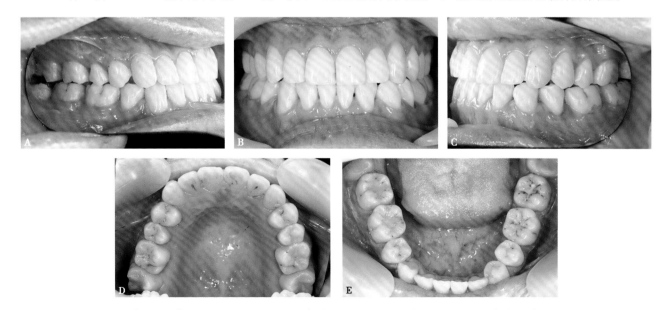

图 9-5-36　治疗后口内照，结束时牙弓形状为 U 形，左右对称。上下牙列拥挤解除，上下颌中线一致，前牙反殆及开殆得到纠正，下颌切牙舌倾得到改善，两侧后牙咬合紧密良好

A. 右侧咬合像　B. 正面咬合像　C. 左侧咬合像　D. 上颌殆面像　E. 下颌殆面像

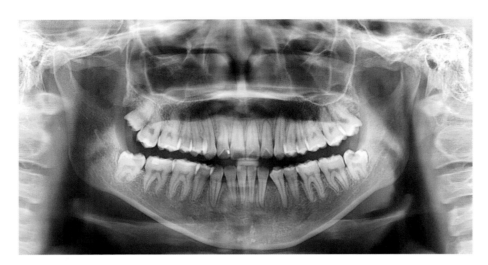

图 9-5-37 治疗后全景片显示牙根平行度大致良好，无明显牙根吸收

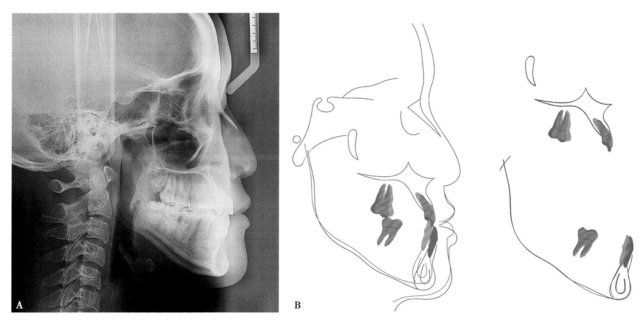

图 9-5-38 治疗后X线头颅侧位片及X线头影描迹重叠图可看出上颌前牙唇倾改善拥挤，下颌前牙内收并通过增加正转矩改善了下颌前牙舌倾问题。前牙反𬌗的纠正主要来自上颌前牙唇倾，同时垂直向有压低，使下颌平面角减小，下颌骨顺时针旋转从而改善了面形，侧貌较矫治前更为协调。下颌则由于拔除右侧下颌第一前磨牙及扩弓而获得间隙使前牙内收，前牙及磨牙垂直位置则几乎维持不变

A. 治疗后X线头颅侧位片 B. 治疗前后X线头影描迹重叠图（蓝色线条为治疗前，红色线条为治疗后）

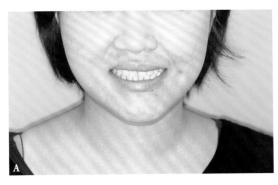
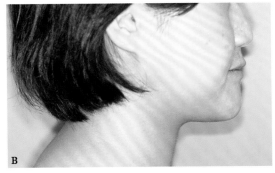

图 9-5-39　治疗后侧貌与笑容显示下唇前突得到改善,侧貌变得较为协调,牙列整齐,上颌牙伸长,反𬌗及开𬌗得到解决,微笑曲线也获得改善

A. 治疗后正面微笑像　B. 治疗后侧貌

【治疗体会】

ClinCheck 可以作为提供治疗前预判的工具,因其数字化模拟作用能便捷直观地展示相对保守的治疗计划是否可行,因而可以用 ClinCheck 的排牙结果作为诊断与方案设计的依据,尽可能选择保守的治疗方法,即拔除最少的牙齿并控制片切量。在前牙排牙的终末位置及转矩控制方面,矫治器在定性定量控制方面都比传统托槽更佳,故很少出现前牙反𬌗解除,上颌切牙却太唇倾的情况。隐形矫治器在单侧拔牙的控根移动、避免治疗中咬合平面的倾斜及牙弓的不对称方面较传统托槽更具优势。矫治器包围全牙弓,在固位足够的情况下矫治器除了限制并引导计划中的牙齿移动,亦限制了不良的副作用移动,特别是在控制磨牙非必要伸长方面具有很大的优势。大量牙根近远中移动如本病例的 32、34,无论运用传统托槽或是隐形矫治都相当困难。目前可使用优化控根附件或牵引臂有效控制,或者在治疗前告知患者有短暂使用托槽的可能性,以达到预期的治疗效果。不管是隐适美的 G4 优化伸长附件的控制能力,还是隐形矫治器在压低后牙或限制后牙伸长的能力,都使隐形矫治在开𬌗的矫治上具有天然的优势。运用压力嵴加正转矩时两侧的尖牙应设计固位附件,可以使压力嵴的力学特殊表达更完全。

(本病例由邱易光提供)

隐适美矫治系统治疗安氏Ⅲ类反𬌗典型病例九:拔除下颌双侧前磨牙

【治疗前资料】

患者,女,32 岁。

主诉　牙列拥挤,主要希望排齐牙列,改善笑容,接受现在的面形不考虑手术。

既往史　否认系统性疾病史,否认过敏史。

颜貌检查　患者治疗前凹面型,颏部前突,下颌略右偏,前牙反𬌗,下颌中线右偏(图 9-5-40)。

口内检查　上颌牙弓略狭窄,牙列轻度拥挤;下颌牙弓狭窄,牙列中度拥挤,伴轻微牙龈退缩;右侧磨牙完全近中关系,左侧磨牙超过完全近中关系,前牙反𬌗,下颌无法后退到切对切,无功能性偏斜。上颌切牙唇倾,下颌切牙舌倾代偿(图 9-5-41)。

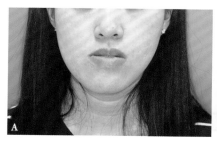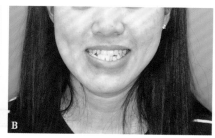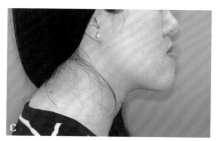

图 9-5-40　治疗前面像，凹面型，颏部前突，下颌右偏，前牙反𬌗，下颌中线右偏

A. 正面像　B. 正面微笑像　C. 侧面像

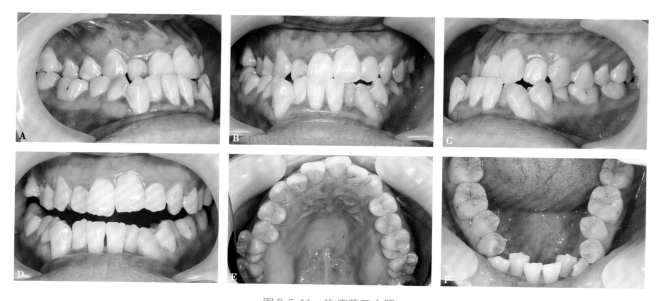

图 9-5-41　治疗前口内照

A. 右侧磨牙完全近中关系　B. 前牙反𬌗，下颌无法后退到切对切，无功能性偏斜　C. 左侧磨牙超过完全近中关系　D. 下颌牙龈轻微退缩　E. 上颌牙弓略狭窄，牙列轻度拥挤，上颌切牙唇倾　F. 下颌牙弓狭窄，牙列中度拥挤，下颌切牙舌倾代偿

X 线检查　治疗前全景片示 18、28、38、48 萌出，下颌前牙区有轻微牙槽骨吸收（图 9-5-42）。治疗前 X 线头颅侧位片显示骨性Ⅲ类，颏部发育过多，上颌前牙唇倾，下颌前牙舌倾代偿，切缘位置正常显露，上唇位于 E 线后，下唇位于 E 线前（图 9-5-43）。

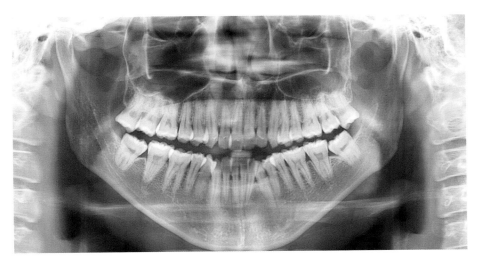

图 9-5-42　治疗前全景片

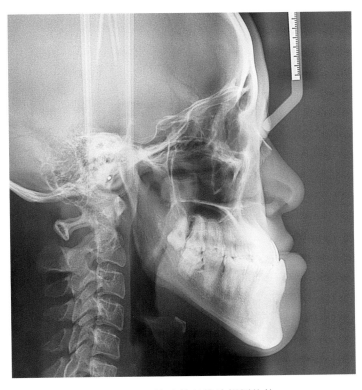

图 9-5-43　治疗前 X 线头颅侧位片

【诊断和治疗计划】

综上资料，这个患者的诊断是安氏Ⅲ类，骨性Ⅲ类，下颌发育过度，下颌右偏，牙列拥挤，前牙反𬌗，中线不调，前牙𬌗干扰，无功能性偏移。

治疗计划：患者不接受正颌手术的建议。考虑到下颌前牙拥挤情况及磨牙关系已经是超过完全近中关系，下颌磨牙远中移动治疗时间过长且面临支抗不足的问题，因此决定拔除 34、44 并配合大量下颌牙片切，以改善前牙反𬌗与拥挤。下颌中线右偏决定不予矫治。但因治疗前下颌前牙已有轻微牙龈萎缩，给予患者术前知情同意书告知其可能的风险。矫治后采用 vivera 保持器。

【ClinCheck 设计】

ClinCheck 治疗方案：拔除 34、44，下颌牙大量片切。

（1）治疗目标：改善拥挤及前牙反𬌗。

（2）前牙排牙结果：保持上颌中线，下颌中线可以不予修正。保持 11、21 矢状向位置和切缘的垂直位置不变。下颌切牙增加正转矩，以免内收时过度舌倾。

（3）间隙来源与咬合终末位置：上颌牙弓要扩弓，尤其是右侧。下颌牙弓拔除 34、44 并配合大量片切。双侧磨牙维持近中关系，右侧尖牙中性关系，左侧尖牙力争中性关系或者稍偏近中关系，覆𬌗 0.5mm，覆盖 0.5mm。

（4）附件设计：22 使用优化附件，其余牙位设计垂直矩形附件以增强矫治器固位，为前牙压力嵴、上颌扩弓、下颌前牙内收以及后牙和尖牙控根移动增加固位力。设计Ⅲ类牵引的精密切割和 cut out。

（5）步骤：采用同步移动。其他设计细节参见图 9-5-44～图 9-5-51。

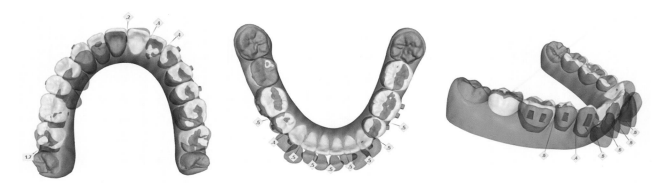

图 9-5-44 ClinCheck 效果重叠图，上颌牙弓运用扩弓及少量片切排齐上颌牙列；下颌则利用 34、44 拔牙间隙和片切，解除拥挤并内收下颌前牙，改善前牙反𬌗，配合Ⅲ类牵引，最右的重叠图可见下颌切牙在内收的同时增加的正转矩

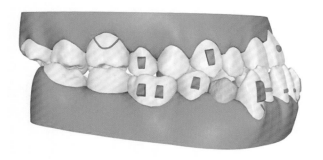
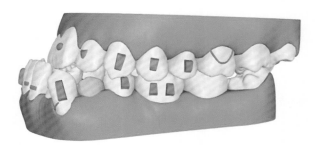

图 9-5-45 ClinCheck 附件设计：22 扭转及控根移动激活了优化附件，其他牙位主要采用传统垂直矩形附件帮助增加固位，21 设计水平椭圆形附件增加固位，下颌尖牙、前磨牙及磨牙使用传统矩形附件，以提供下颌切牙移动的固位和控根移动所需支抗，36、46 参考 Dr Robert Boyd 的经验设计双垂直矩形附件

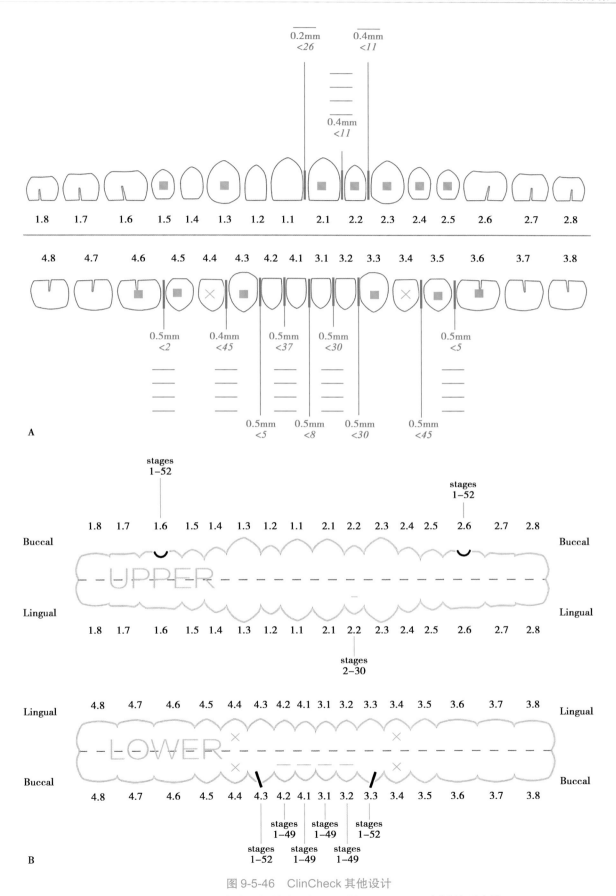

图 9-5-46 ClinCheck 其他设计

A．附件设计　B．Ⅲ类牵引的精密切割，22 舌侧和 32—42 唇侧设计压力嵴

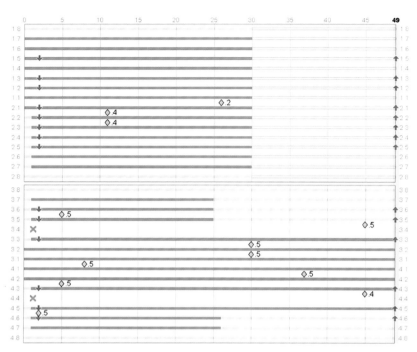

	1.02	0.55	
	Mandibular Excess 3-3	Mandibular Excess 6-6 (Estimated)	
Upper Right		**Upper Left**	
1.1	8.43	8.79	2.1
1.2	7.23	7.26	2.2
1.3	8.10	7.88	2.3
1.4	8.06	8.04	2.4
1.5	7.79	7.62	2.5
1.6	11.41	11.30	2.6
Lower Right		**Lower Left**	
4.1	5.73	5.83	3.1
4.2	6.24	6.36	3.2
4.3	6.83	6.85	3.3
4.4	7.69*	7.84*	3.4
4.5	8.06	7.89	3.5
4.6	12.04	12.22	3.6

图 9-5-47 ClinCheck 分步图，上下颌均使用同步移动，上颌第 30 步完成后改戴被动矫治器，直至下颌第 49 步完成

图 9-5-48 ClinCheck Bolton 指数，分析前牙比、全牙比均失调，下颌牙列过大，因此也配合设计了上下颌牙列大量 IPR 片切

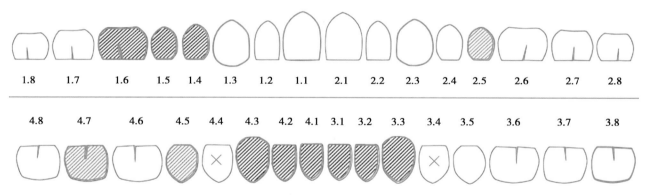

图 9-5-49 ClinCheck 牙齿移动难度评估

Upper / Lower	1.8	1.7	1.6	1.5	1.4	1.3	1.2	1.1	2.1	2.2	2.3	2.4	2.5	2.6	2.7	2.8	Final Stage
Extrusion/Intrusion, mm	0	0.1 E	1.1 E	2.2 E	1.1 E	1.7 E	1.6 E	0.3 E	0.5 E	0.9 E	1.1 E	0.3 E	0.5 E	0.2 E	0.1 E	0	Align
Translation Buccal/Lingual, mm	0	0.5 L	0	4.1 B	4.4 B	2.4 B	3.1 B	1.3 B	0.8 L	0.4 B	0.8 B	0.6 B	1.4 B	1.3 B	0.3 L	0	Doctor
Translation Mesial/Distal, mm	0	1.9 M	2.2 M	3.4 M	1.8 M	1.0 M	0	0.1 M	0.3 D	0.3 D	0.5 M	0.9 M	0.9 M	0.3 M	0	Difference
Rotation Mesial/Distal	0°	9.2°M	14.8°D	14.3°D	4.4°D	7.1°D	17.3°D	7.2°D	15.1°D	0.2°M	17.1°M	0.9°D	3.5°D	1.1°M	9.8°M	0°	Tooth Basis
Angulation Mesial/Distal	0°	3.6°M	2.3°D	7.7°D	5.0°D	1.0°M	2.8°D	5.7°M	0.2°D	3.7°D	8.0°M	5.3°D	5.2°D	0.3°M	0°	Crown
Inclination Buccal/Lingual	0°	0.2°B	9.6°L	10.3°B	3.0°L	0.2°L	7.3°B	2.2°B	4.5°L	0.1°L	1.0°B	4.8°L	5.5°L	3.1°L	1.8°L	0°	Root

Upper / Lower	4.8	4.7	4.6	4.5	P	4.3	4.2	4.1	3.1	3.2	3.3	P	3.5	3.6	3.7	3.8	Final Stage
Extrusion/Intrusion, mm	0	0.6 I	0.4 E	0.3 E		1.8 I	1.5 I	2.1 I	1.8 I	0.1 E	1.5 I		0	0.1 E	0.1 E	0	Align
Translation Buccal/Lingual, mm	0	0.3 B	1.4 L	1.1 L		5.9 L	3.4 L	5.0 L	5.0 L	2.5 L	4.6 L		0.8 B	0.7 B	0.6 B	0	Doctor
Translation Mesial/Distal, mm	0	0.1 M	0.6 M	0.4 M		4.6 D	1.6 D	0	0.3 D	1.9 D	6.5 D		0.4 D	0	0.1 M	0	Difference
Rotation Mesial/Distal	0°	0.3°D	0.6°D	11.9°D		33.0°D	3.6°D	6.7°D	11.4°M	16.7°D	20.9°M		11.5°D	3.0°D	6.1°D	0°	Tooth Basis
Angulation Mesial/Distal	0°	3.6°M	0.6°M	4.9°D		5.3°M	2.6°D	0.6°M	3.8°M	13.9°M	10.1°D		6.2°D	1.1°M	1.0°M	0°	Crown
Inclination Buccal/Lingual	0°	3.9°B	4.3°L	12.3°B		9.7°B	25.8°B	19.8°B	19.7°B	21.9°B	12.5°B		12.9°B	4.4°B	7.5°B	0°	Root

图 9-5-50 上下颌牙移动数值，15 伸长 2.2mm，下颌切牙正转矩 19.7°～25.8°，改善了下颌前牙舌倾及反𬌗

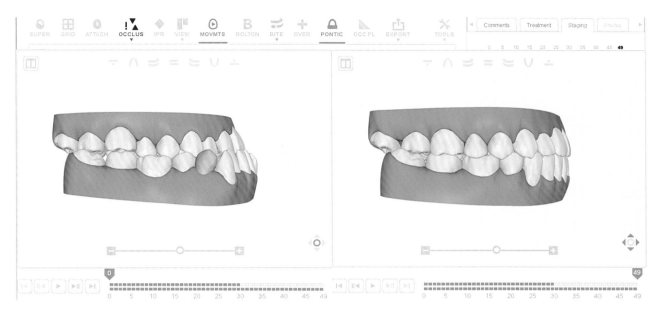

图 9-5-51　ClinCheck 牙齿移动治疗前后,下颌切牙终末位置的转矩是过矫治的排牙结果,而不是临床上预期的代偿角度

【治疗过程和结果】

矫治器数目为上颌 30＋25＋19＋15＋12＝101 副,下颌 49＋54＋21＋17＋10＝151 副。每 6～8 周复诊一次。第一批矫治器 25 副后中途重启治疗,每 2 周更换一次。第二批矫治器 54 副戴完,每 2 周更换一次,患者主诉已得到改善,为时已近 3 年。余下 3 批矫治器为牙列和咬合精细微调,每 7 天更换一次,后期进行片段弓竖直38。总疗程为 50 个月(图 9-5-52～图 9-5-62)。

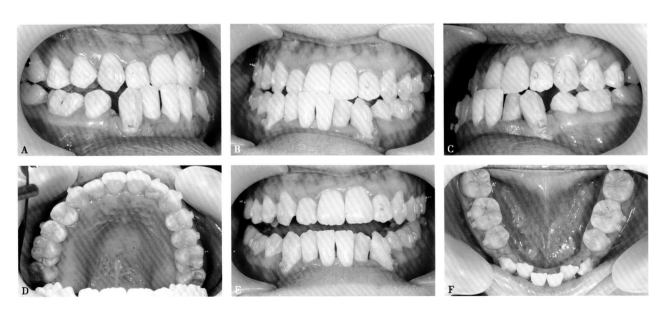

图 9-5-52　第一批矫治器一直用Ⅲ类牵引,到第 25 副矫治器因下颌前牙开始脱套,为避免出现下颌前牙转矩失控,故停止更换矫治器,准备重启治疗

　　A. 右侧咬合像　B. 正面咬合像　C. 左侧咬合像　D. 上颌𬌗面像　E. 𬌗曲线　F. 下颌𬌗面像

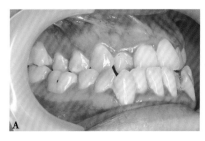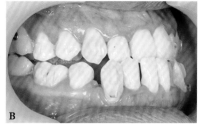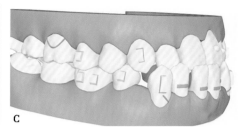

图 9-5-53 下颌前牙转距在 25 副矫治器每副 1° 正转矩的速度下，已经减少了舌倾，但临床实际牙齿的位置与 ClinCheck 第 25 步的转矩有较大差别。过矫治使矫治器变得更不贴合，容易变成更严重脱轨、脱套，所以决定重启治疗

A. 治疗前右侧咬合像　B. 治疗中（第 25 副矫治器）右侧咬合像　C. 第 25 步 ClinCheck 设计

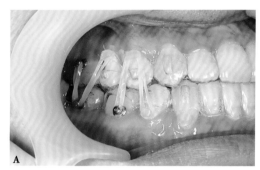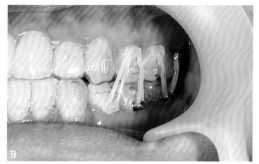

图 9-5-54 第二批矫治器治疗接近尾声时，用 V 型橡皮圈牵引以改善后牙咬合

A. 右侧咬合像　B. 左侧咬合像

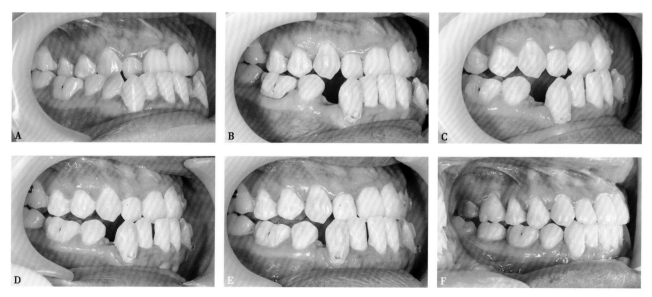

图 9-5-55 右侧咬合治疗进展，拥挤和前牙反𬌗改善很大，下颌前牙舌倾改善，转矩得到控制。注意临床监控的重点除了矫治器贴合度和转矩外，还要注意牙周和𬌗创伤的可能症状，如牙齿松动，必要时加拍 CBCT 参考

A. 治疗前　B～E. 治疗中　F. 戴完第一、二批矫治器后

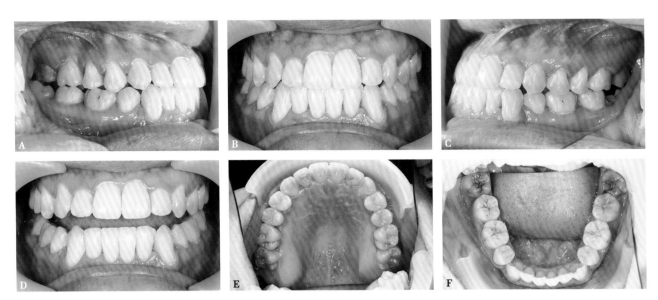

图 9-5-56　第一、二批矫治器治疗完成后口内照，上下颌牙弓拥挤和弓形均得到改善，前牙反殆基本纠正，后牙咬合大致紧密，17、48 错殆与下颌中线偏斜未在原定计划中纠正。下颌前牙在两批矫治器的作用下仍拥挤的原因是重启治疗阶段下颌前牙仍加了大量过矫治的正转矩，影响了矫治器的贴合度和微调的表现

A. 右侧咬合像　B. 正面咬合像　C. 左侧咬合像　D. 正面咬合像　E. 上颌殆面像　F. 下颌殆面像

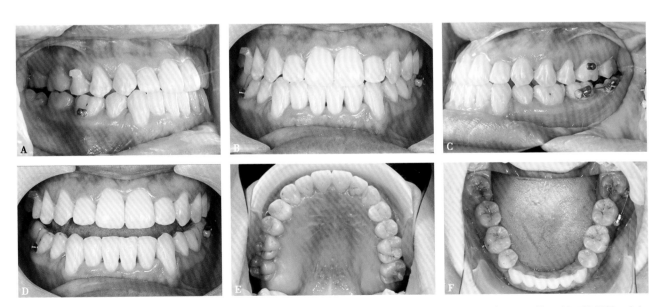

图 9-5-57　第四批矫治器配戴完成后口内照，通过第三、四批矫治器进一步排齐下颌牙列，纠正下颌前牙剩下的拥挤，也加了负转矩将前牙牙根推向舌侧牙槽骨，使前牙角度接近合理的代偿角度，下颌前牙亦先加上固定保持器。另外，亦加入片段弓竖直 38，为 27 提供可咀嚼的对颌牙

A. 右侧咬合像　B. 正面咬合像　C. 左侧咬合像　D. 殆曲线　E. 上颌殆面像　F. 下颌殆面像

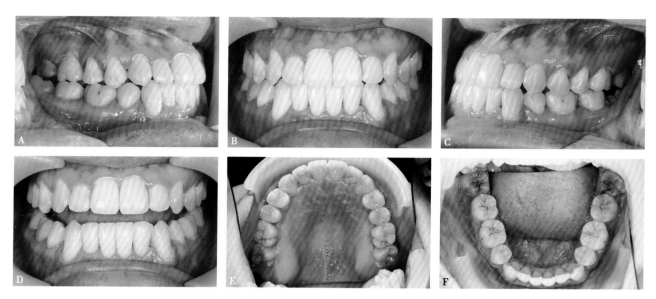

图 9-5-58　治疗后口内照，矫治完成后牙列整齐，反𬌗纠正，下颌切牙完成在代偿的角度且健康无异常，后牙咬合紧密
A. 右侧咬合像　B. 正面咬合像　C. 左侧咬合像　D. 𬌗曲线　E. 上颌𬌗面像　F. 下颌𬌗面像

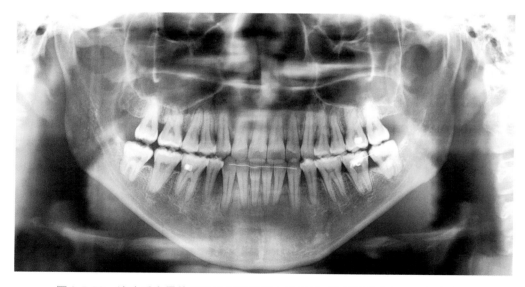

图 9-5-59　治疗后全景片显示牙根平行度大致良好，牙周情况良好，38 竖直良好

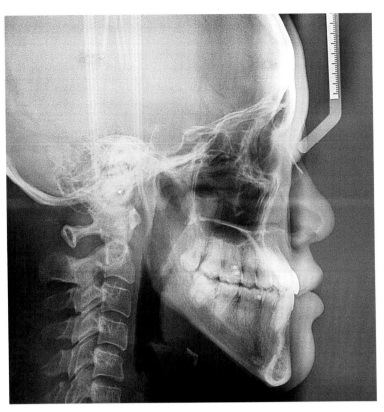

图 9-5-60 治疗后 X 线头颅侧位片，矫治中通过下颌前牙内收并增加正转矩以改善下颌前牙舌倾问题。下颌前牙内收之后，颏唇沟形态改善，下唇外突也获得改善，侧貌变得较为协调

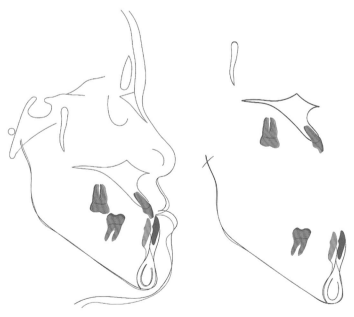

图 9-5-61 治疗前后 X 线头影描迹重叠图（蓝色线条为治疗前，红色线条为治疗后）显示前牙反𬌗改正，主要来自拔除 34、44 带来的前牙内收，合并少许下颌前牙压低，下颌磨牙几乎维持最初的近中位置，说明隐适美矫治合并Ⅲ类橡皮筋牵引有相当不错的支抗控制。上颌前牙有些伸长，磨牙位置略向近中移动。下颌平面角几乎维持不变，说明隐适美矫治有相当不错的垂直控制

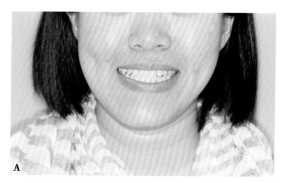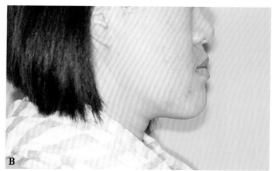

图 9-5-62 治疗后侧貌与笑容，治疗后侧貌变得较为协调，微笑也获得改善
A. 正面像 B. 侧面像

【治疗体会】

患者虽然满意治疗结果，但严重骨性不调的病例用掩饰治疗还是无法完全改善患者的面形，比如这个患者的颜面不对称就无法改正。由于骨性Ⅲ类患者颏联合非常薄，而颏部发育过度需要大量下颌前牙内收来改善。因此控制下颌前牙牙根转矩和留心牙周的变化就变得相当重要，需要小心监测以免发生牙龈退缩或牙根外露。由这名患者的前牙转矩变化可见到隐形矫治对改变转矩的控根移动有一定的能力。要注意过矫治的设计量，如果在隐形矫治器的矫治力下，过矫治表达成实际矫治的牙移动，有可能将牙根推到超过舌侧骨密质的范围。因此临床监控非常重要，有需要时可以参考 CBCT。单颌前磨牙拔除改善反验时，须注意下颌智齿是否萌出。因为单颌拔牙可能导致上颌第二磨牙没有对颌牙，需在下颌智齿阻生或缺牙时避免。一旦脱套，应注意移除附件以避免脱轨更加严重，并在早期利用如橡皮圈牵引或牵引臂等辅助工具，以得到不错的修正。一旦脱轨、脱套已达到影响前牙转矩表达，为避免将来治疗时间过长，甚至发生牙龈退缩、骨开窗开裂、牙髓坏死的情况，建议早点放弃继续更换矫治器，尽早中途重启治疗。患者第一批矫治器脱套、脱轨可能是因为用最快的速度，下颌切牙加了大量的正转矩过矫治，降低了矫治器的贴合度，亦影响其他移动的表达，最后形成脱轨、脱套的恶性循环。因此，建议避免过度使用过矫治，并把较大量的过矫治移动放在更长的分步中执行，以减少矫治早期矫治器就位困难导致不贴合引发的不良影响。

（本病例由邱易光提供）

第六节 正 颌 手 术

严重骨性Ⅲ类错验需要正颌外科手术配合才能解决根本问题，使牙齿直立于牙槽骨内，建立正常覆验覆盖，面形也明显改观。正颌手术一般需要三个阶段：术前正畸治疗去代偿、正颌手术、术后精细调整。

术前正畸治疗的目标是去除代偿，协调上下牙弓的宽度。与前述的正畸代偿治疗不一样，牙移动方向是去代偿，也就是说通常需要上颌前牙去除唇倾代偿，舌向移动，回到牙槽骨内正常的位置。下颌牙齿也需要去除舌倾代偿，唇倾竖直。因此，经过术前正畸治疗以后，患者的畸形会充分表现，反验、开验会更加明显，这个暂时性容貌恶化的过程是正颌手术病例术前正畸必须要经历的阶段，需要和患者充分沟通，取得其理解和配合。上颌去除代偿需要空间，常需设计拔牙矫治，利用前磨牙拔牙间隙内收上颌前牙、改正唇倾，下颌前牙往往是舌倾代偿，因此治疗常可以唇倾竖直下颌前牙，获得间隙排齐牙列。这类骨性Ⅲ类患者手术后磨牙关系为完全远中关系，尖牙关系为中性关系，不一定要追求磨牙中性关系。

正颌手术可以是双颌，也可以是单颌，视患者的具体情况而定。双颌手术一般用于上颌发育不足伴下颌发育过度的反𬌗、开𬌗患者，单颌手术用于仅上颌发育不足或仅下颌发育过度的病例。骨性Ⅲ类患者常常需要配合颏成形手术，才能解决患者容貌美观的问题。正颌手术中，由于没有固定矫治器的托槽，术后需要的颌间牵引通常有三种处理方案：第一种是设计铸造的连续粗弓丝，类似松牙固定的铝丝弓杠，进行牵引；第二种是上下颌分别植入 4 颗种植钉，进行颌间牵引固定；第三种是利用数字化手术导板，把上下颌切牙的切端充分包裹，利用导板的就位固定来实现颌间牵引。这三种处理方式可以依据正畸医师和正颌医师的工作习惯自由选择，总之能提供无托槽隐形矫治术后所需的颌间牵引即可。

术后正畸治疗一般在正颌术后 1 个月开始。按照患者口内咬合的具体情况，设计治疗方案，达到最终的治疗目标。隐适美系统治疗由于数字化的精确程度较高，如果术前正畸治疗效率高，患者配合度良好，有些病例在正颌术后并不需要再次扫描或者取 PVS 印模，利用局部牵引局部调整，就能达到良好的治疗效果。

附：

隐适美矫治系统治疗安氏Ⅲ类反𬌗典型病例十：正畸正颌联合治疗

【治疗前资料】

患者，女，21 岁。

主诉　前牙开𬌗，面部歪斜，下颌前突。

既往史　否认系统性疾病史，否认过敏史。

颜貌检查　颏部前突，下颌左偏，左右侧不对称，鼻唇角正常，前牙反𬌗，上颌中线正常（图 9-6-1）。

口内检查　上下颌弓形略窄，牙列轻度拥挤，双侧磨牙近中关系。前牙到部分前磨牙区反𬌗，前牙开𬌗，下颌中线左偏，下颌无法后缩到切对切，无功能性后退。上颌切牙直立，下颌切牙舌倾（图 9-6-2）。

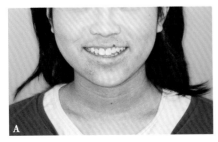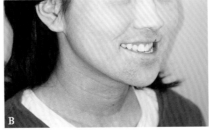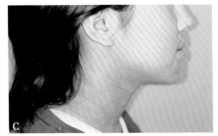

图 9-6-1　治疗前面像，颏部前突，下颌左偏，左右侧不对称，鼻唇角正常，前牙反𬌗，上颌中线正常
A．正面微笑像　B．45°侧面像　C．侧面像

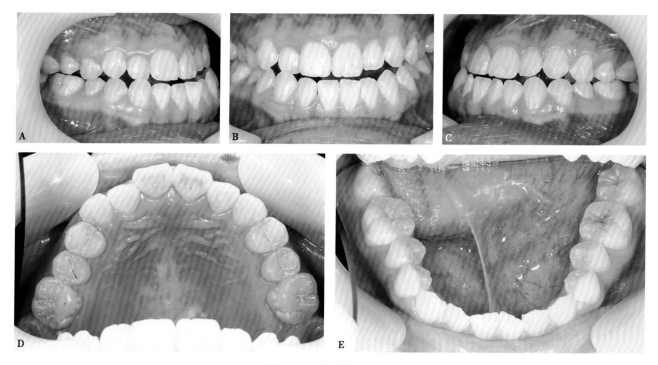

图 9-6-2 治疗前口内照

A. 右侧磨牙近中关系　B. 前牙到部分前磨牙区反殆，前牙开殆，下颌中线左偏，下颌无法后退到切对切　C. 左侧磨牙近中关系　D. 上颌弓形略窄，牙列轻度拥挤，上颌切牙直立　E. 下颌弓形略窄，牙列轻度拥挤，下颌切牙舌倾

X线检查　治疗前全景片示牙周无异常，18 萌出，28、38 未萌出，48 先天缺失（图 9-6-3）。治疗前 X 线头颅侧位片示骨性Ⅲ类，下颌发育过度，前牙反殆、开殆，上颌切牙切缘显露正常而直立，下颌切牙轻微舌倾（图 9-6-4）。

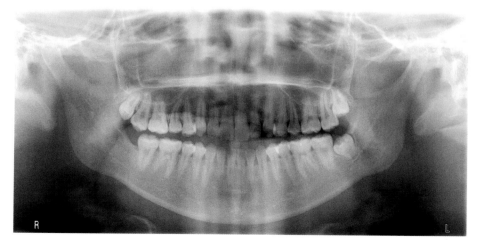

图 9-6-3 治疗前全景片

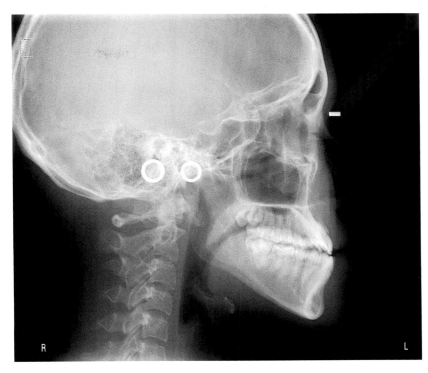

图 9-6-4 治疗前 X 线头颅侧位片

【诊断和治疗计划】

综上资料，这个患者的诊断是安氏Ⅲ类，骨性Ⅲ类，上颌发育不足，垂直向发育不足，颏部发育过多合并下颌向左偏移。牙列轻度拥挤，前牙反殆和开殆，下颌中线不调，没有功能性偏移。治疗目标是用隐形矫治解除拥挤，再用正颌手术解决骨性不调和面部歪斜，改善反殆和开殆，并对齐中线，改善侧貌和笑容。

治疗计划：

（1）患者接受正颌手术的建议，先接受口腔外科医师检查及制订正颌手术术式。

（2）计划以单下颌手术双侧下颌升支矢状劈开后退术（bilateral sagittal split ramus osteotomy，BSSRO）进行，18、38 会在手术时拔除。

（3）术前正畸以隐形矫治改善拥挤，去除咬合干扰，以利于手术进行。告知患者术前去代偿可能使畸形充分表达，容貌有暂时恶化的过程。术后再用隐形矫治微调牙列及咬合。在手术前会使用固定保持器，保持上下颌前牙稳定。

（4）治疗完成后，用 vivera 保持器，上下颌前牙加舌侧丝固定保持器。

【ClinCheck 设计】

ClinCheck 治疗方案：正颌手术 + 咬合跳跃（surgical jump）。

（1）治疗目标：改善拥挤和弓形，前牙反殆、开殆，中线不调和颏部前突及不对称。

（2）前牙排牙结果：保持上颌中线，排齐上下牙列，下颌中线偏斜通过正颌手术纠正。保持 11、21 矢状向位置及切缘的垂直位置。

（3）间隙来源及咬合终末位置：上颌牙弓扩弓，配合片切。下颌牙弓扩弓及片切，以改善 Bolton 指数和协助对齐中线。完成牙齿移动后加咬合跳跃，达到双侧磨牙及尖牙中性关系，覆殆 0.5mm，覆盖 0.5mm。

（4）附件设计：主要使用优化附件。

（5）步骤：采用同步移动。其他ClinCheck设计细节参见图9-6-5～图9-6-12。

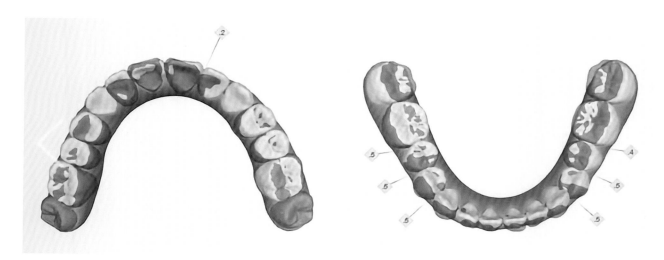

图9-6-5 ClinCheck效果重叠图显示上颌牙弓运用轻微扩弓，排齐上颌牙列，解除拥挤，下颌牙弓则用IPR，改善上下牙弓宽度不协调和解除拥挤

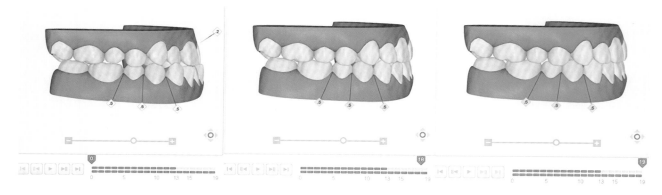

图9-6-6 ClinCheck咬合跳跃设计：在第18步牙齿移动完成未加上跳跃时前牙仍是切对切。在第19步时，因手术跳跃下颌后退，前牙反𬌗变成正常覆盖并对齐中线，咬合跳跃由治疗步数较多的下牙弓模拟

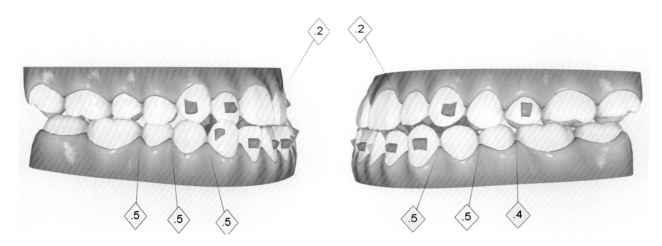

图9-6-7 ClinCheck附件设计：选择优化附件伸长12、33—42，扭转13、23、43、25垂直矩形附件做控根和固位

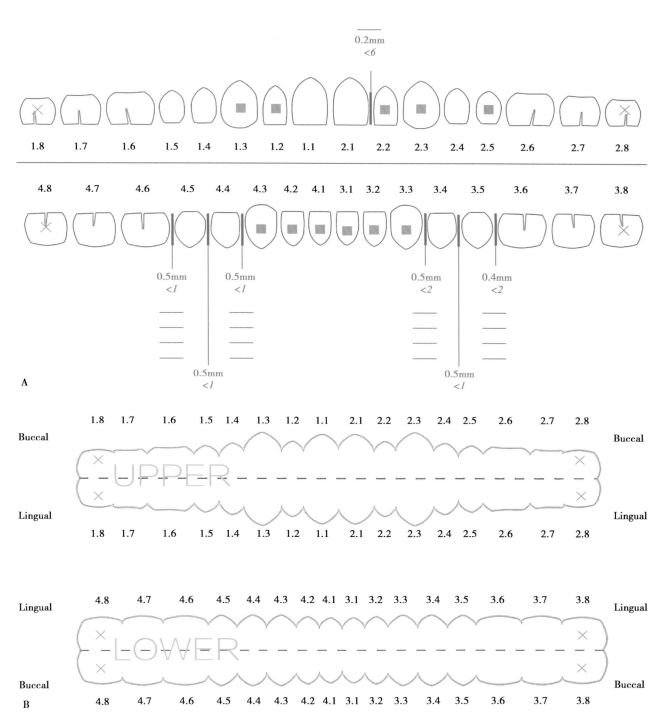

图 9-6-8 ClinCheck 其他设计：因为能以手术解决骨性不调带来的矢状向及横向问题，所以不需使用牵引，故未设计Ⅲ类牵引精密切割

A. 附件及 IPR 设计 B. 压力区与精密切割设计

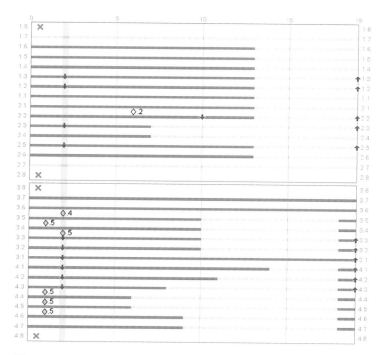

	1.67 Mandibular Excess 3-3		0.72 Mandibular Excess 6-6
Upper Right		**Upper Left**	
1.1	8.50	8.44	2.1
1.2	6.68	6.79	2.2
1.3	7.31	7.23	2.3
1.4	7.27	7.11	2.4
1.5	6.90	7.08	2.5
1.6	11.33	11.37	2.6
Lower Right		**Lower Left**	
4.1	5.79	5.74	3.1
4.2	5.99	5.73	3.2
4.3	6.63	6.49	3.3
4.4	7.15	7.11	3.4
4.5	7.32	7.39	3.5
4.6	11.67	11.37	3.6

图 9-6-9 ClinCheck 分步图，因支抗的控制容易，故适宜同步移动，以减少步数及治疗时间，所有牙齿同步开始，但在不同时间完成移动

图 9-6-10 ClinCheck Bolton 指数，下颌牙列偏大，故加入大量下颌片切

1.8	1.7	1.6	1.5	1.4	1.3	1.2	1.1	2.1	2.2	2.3	2.4	2.5	2.6	2.7	2.8

4.8	4.7	4.6	4.5	4.4	4.3	4.2	4.1	3.1	3.2	3.3	3.4	3.5	3.6	3.7	3.8

图 9-6-11 牙移动难度评估：简单，实现率应该较高，均为白色

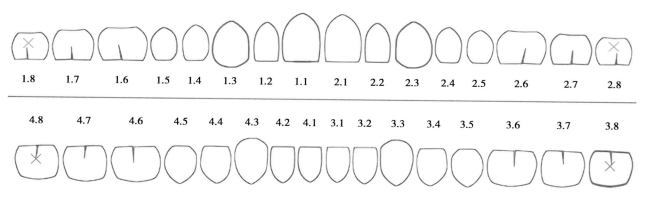

Upper / Lower	1.8	1.7	1.6	1.5	1.4	1.3	1.2	1.1	2.1	2.2	2.3	2.4	2.5	2.6	2.7	2.8	Final Stage
Extrusion/Intrusion, mm		0	0.2 E	0.3 E	0.2 E	0.7 E	0.7 E	0.4 I	0.5 I	0.9 E	0.7 E	0.4 E	0.6 E	0	0		Align
Translation Buccal/Lingual, mm		0	0.8 B	1.1 B	0.8 B	0.3 L	1.4 B	0.1 L	0.5 B	0.5 B	0.2 L	0.3 B	0.8 B	0.2 L	0		Doctor
Translation Mesial/Distal, mm		0	0.3 M	0	0.1 M	0.2 M	0.2 M	0.5 M	0.5 D	0.3 D	0.3 D	0.2 D	0.1 D	0			Difference
Rotation Mesial/Distal		0°	0.2°M	3.0°M	1.4°D	15.6°D	15.4°D	2.9°M	7.3°M	16.3°D	11.3°D	3.7°M	11.3°D	0.7°D	0°		Tooth Basis
Angulation Mesial/Distal		0°	0.4°D	3.5°D	6.1°D	0.4°D	1.9°D	6.5°M	1.7°M	2.0°D	0.1°D	3.7°D	0.7°D	0°			Crown
Inclination Buccal/Lingual		0°	0.7°L	5.1°L	0°	0.1°L	5.6°B	3.5°L	3.2°L	3.4°B	0.8°B	0.4°B	5.2°L	1.0°L	0°		Root

Upper / Lower	4.8	4.7	4.6	4.5	4.4	4.3	4.2	4.1	3.1	3.2	3.3	3.4	3.5	3.6	3.7	3.8	Final Stage
Extrusion/Intrusion, mm		0.3 I	0.1 E	0	0	0.1 I	0.5 E	0.9 E	1.0 E	1.1 E	0.6 E	0.1 E	0.2 I	0.2 I	0.6 I		Align
Translation Buccal/Lingual, mm		0.9 B	0.3 L	0.1 L	0.8 L	0.9 L	0.5 L	0.5 L	1.0 L	1.0 L	0.8 L	0.7 L	0.1 L	0.9 B	1.3 B		Doctor
Translation Mesial/Distal, mm		0	0	0.4 D	0.8 D	1.0 D	0.3 D	0.3 D	0.3 D	0.9 D	1.3 D	0.8 D	0.4 D	0	0.2 M		Difference
Rotation Mesial/Distal		0.5°M	0°	5.6°D	7.1°M	14.3°D	21.7°M	12.2°D	34.1°D	0°	0.5°D	3.5°D	0.8°M	0°	2.6°M		Tooth Basis
Angulation Mesial/Distal		0.3°M	0°	1.7°M	1.1°D	0.7°D	1.0°D	0.5°D	0.2°D	1.4°D	4.7°D	7.3°D	2.0°D	0°	0.9°D		Crown
Inclination Buccal/Lingual		2.8°B	0°	2.5°B	1.1°L	0.2°B	0.6°B	0.6°B	1.2°L	1.2°B	0.4°L	1.4°B	3.6°B	0°	0.5°B		Root

图 9-6-12 上下颌牙移动数值显示各向移动量较小

【治疗过程和结果】

矫治器数目为18副，由于术后咬合良好，并不需要术后微调。每6周复诊一次。由第二步加上附件开始，每2周更换新的矫治器。总疗程为9个月，手术后颌间固定6周（图9-6-13～图9-6-19）。

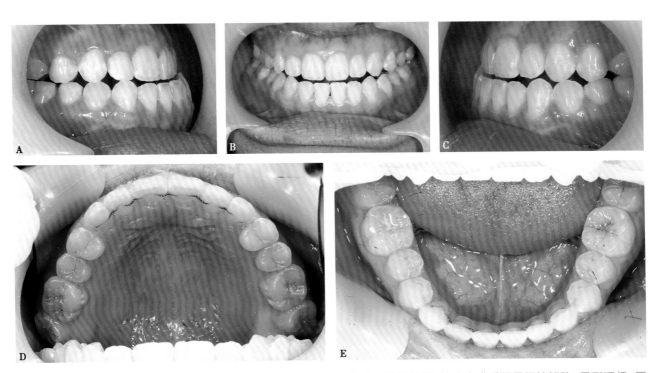

图9-6-13 术前去除代偿完成后，第一阶段矫治器的主要治疗目的为去除牙代偿，治疗完成后可见拥挤解除，弓形理想，因跳跃设计使上下颌牙弓协调。上下颌前牙粘接固定保持器，以避免排齐的前牙在上下颌骨固定的6周内出现回弹。患者转诊至口腔外科医师处做正颌手术前准备

A. 右侧咬合像 B. 正面咬合像 C. 左侧咬合像 D. 上颌𬌗面像 E. 下颌𬌗面像

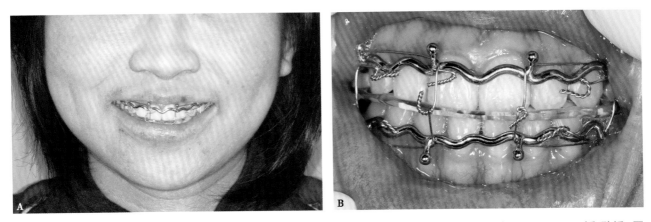

图9-6-14 正颌手术术后情况，BSSO手术后无需用钛板固定颌骨，只需以个性化定做的钢架（chromium bar）和𬌗板，固定上下颌6周

A. 手术后面像 B. 手术后口内像

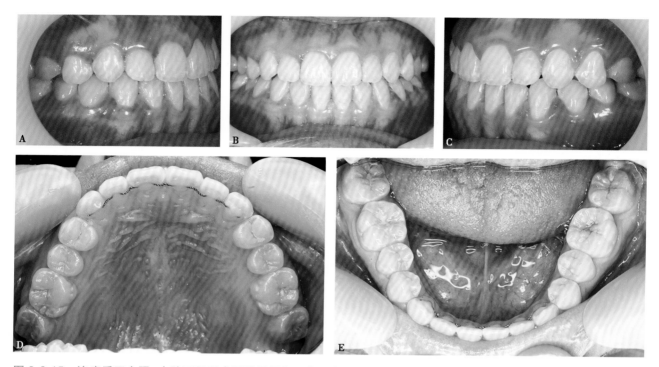

图 9-6-15　治疗后口内照,去除正颌手术后的颌骨坚固内固定,可见前牙反𬌗与开𬌗改正,下颌中线右移对齐上颌中线。牙列咬合皆良好,因此可以直接完成治疗,无需微调。治疗后以固定舌侧丝保持

A. 右侧咬合像　B. 正面咬合像　C. 左侧咬合像　D. 上颌𬌗面像　E. 下颌𬌗面像

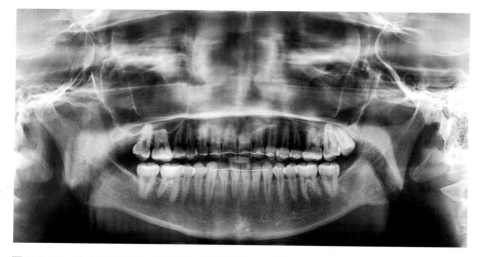

图 9-6-16　治疗后全景片示矫治完成后牙根平行度良好,没有牙根吸收,18、38 已在手术中一并拔除,建议择期拔除 28

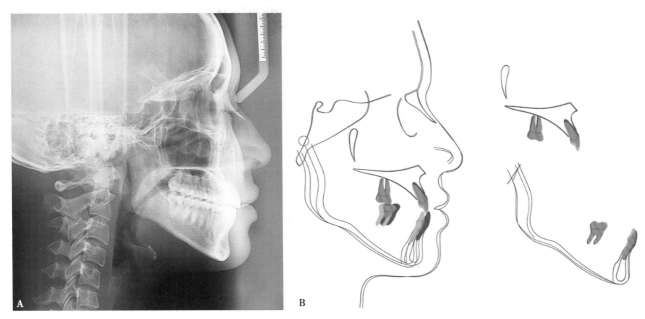

图 9-6-17　治疗后 X 线头颅侧位片与 X 线头影描迹重叠图可见通过单下颌手术 BSSRO 不对称后退，改善侧貌、面形偏斜、前牙反𬌗和开𬌗，为患者带来较柔和的侧貌，获得正常的覆𬌗覆盖。上颌骨位置维持不变，上颌切牙略伸长

A. 治疗后 X 线头颅侧位片　B. 治疗前后 X 线头影描迹重叠图（蓝色线条为治疗前，红色线条为治疗后）

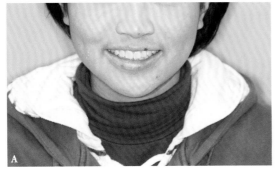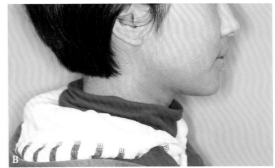

图 9-6-18　治疗后侧貌与笑容，更加柔和自然

A. 正面微笑像　B. 侧面像

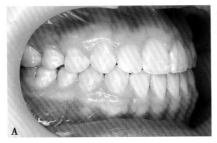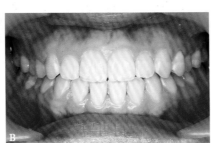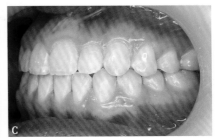

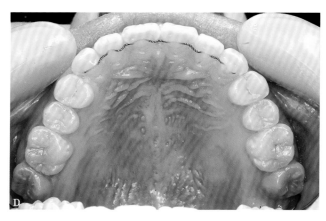
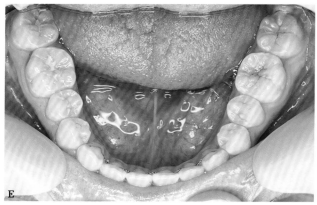

图 9-6-19　保持 18 个月口内照，牙列和咬合稳定

A. 右侧咬合像　B. 正面咬合像　C. 左侧咬合像　D. 上颌𬌗面像　E. 下颌𬌗面像

【治疗体会】

　　隐形矫治对轻度拥挤、扩弓前倾、切牙扭转及弓形控制等牙移动的实现率一直很高。患者在 9 个月内已完成正颌手术前的正畸治疗。采用 ClinCheck 模拟正颌手术的跳跃，比传统模型外科（model surgery）更方便模拟手术后的咬合结果，亦方便修改排牙以协调未来上下颌牙弓的大小和咬合。本病例只需较短治疗时间和只需术前正畸就完成全部治疗，这种情况只是个别，一般病例都需要术后精细调整。如果没有传统矫治器来控制牙齿在术后固定上下颌骨期间不会回弹，建议先放前牙的固定保持丝，可以在需要的时候再去除保持丝进行前牙微调。这名患者下颌切牙去代偿尚有不足，故在排牙设计上还有改善的空间。

（本病例由邱易光提供）

隐适美矫治系统治疗安氏Ⅲ类反𬌗典型病例十一：正畸 - 正颌联合治疗

【治疗前资料】

患者，男，29 岁。

主诉　前牙反𬌗及拥挤，凹面型，由整形外科医师转诊，希望尽快行正颌手术改善面形。

既往史　否认系统性疾病史，否认过敏史。

颜貌检查　凹面型，颏部前突，下颌略右偏，前牙反𬌗，上颌中线居中，下颌中线右偏（图 9-6-20）。

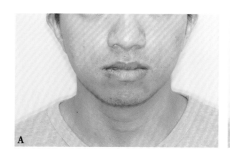
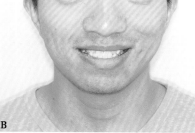
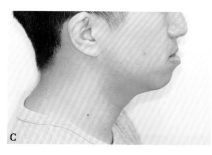

图 9-6-20　治疗前面像，凹面型，颏部前突，下颌略右偏，前牙反𬌗，上颌中线居中，下颌中线右偏

A. 正面像　B. 正面微笑像　C. 侧面像

口内检查　上下颌牙弓略窄，上下颌牙列轻度拥挤，下颌前磨牙区舌倾。两侧磨牙完全近中关系，前牙反𬌗，下颌前牙无法后退到切对切，无功能性偏斜。覆𬌗偏深（图9-6-21）。

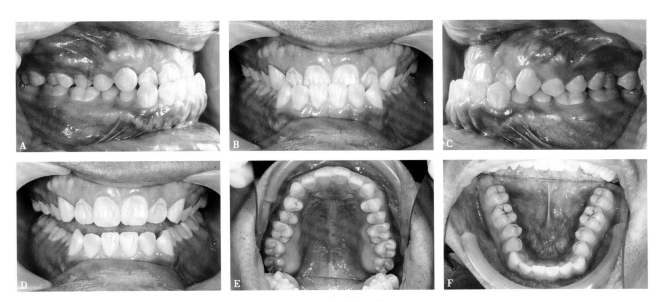

图 9-6-21　治疗前口内照

A. 右侧磨牙完全近中关系　B. 前牙反𬌗，覆𬌗偏深　C. 左侧磨牙完全近中关系　D. 下颌前牙无法后退到切对切，无功能性偏斜　E. 上颌牙弓略窄，牙列轻度拥挤　F. 下颌牙弓略窄，牙列轻度拥挤

X线检查　治疗前全景片示牙周无异常，18、28、38、48萌出（图9-6-22）。治疗前X线头颅侧位片显示骨性Ⅲ类，上颌发育不足，颏部发育过度，上下颌前牙舌倾，切缘位置显露不足，上唇位于E线后，下唇位于E线前（图9-6-23）。

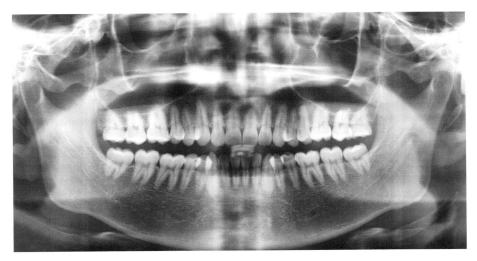

图 9-6-22　治疗前全景片

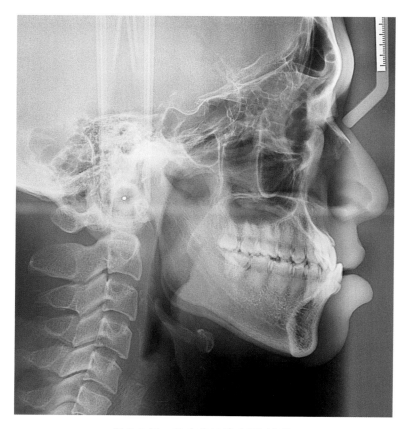

图 9-6-23 治疗前 X 线头颅侧位片

【诊断和治疗计划】

综上资料，这个患者的诊断是安氏Ⅲ类，骨性Ⅲ类，牙弓狭窄，牙列拥挤，前牙反𬌗，下颌中线偏斜。上颌垂直向和矢状向发育不足，颏部发育过度合并下颌向右偏移。治疗目标是用隐形矫治改善拥挤和弓形，配合正颌手术改正患者骨性Ⅲ类不调、反𬌗及中线偏斜，改善侧貌和正面微笑。

治疗计划：

（1）术前矫治的目标主要是在改善下颌切牙舌倾，去代偿之后增加前牙反𬌗以利于手术进行。

（2）双颌手术：上颌 LeFort Ⅰ骨切开术（LeFort Ⅰ osteotomy）前徙上颌，下颌双侧下颌升支垂直劈开术（bilateral intraoral vertical ramus osteotomy，BIVRO）后退下颌，合并颏成型术避免下颌后退之后颏部略显不足的状况。

（3）术后精细调整。

（4）矫治后采用 vivera 保持器。

【ClinCheck 设计】

ClinCheck 治疗方案：正畸去除牙代偿，正颌手术咬合跳跃。

（1）治疗目标：改善侧貌、牙列拥挤、弓形、前牙反𬌗及中线偏斜。

（2）前牙排牙结果：保持上颌中线，通过手术跳跃来改正下颌中线偏斜。保持 11、21 矢状向位置和切缘的垂直位置。下颌切牙加正转矩以提供手术后退的空间。

（3）间隙来源及咬合终末位置：上颌牙弓要扩弓，下颌牙弓要扩弓和少量片切。完成牙齿移动后，加使下颌后退的手术，实现下颌跳跃，以达至前牙反𬌗解除，终末咬合关系纠正至双侧磨牙及尖牙中性关系，覆𬌗 0.5mm，覆盖 0.5mm。

（4）附件设计：使用优化附件，13、23、33、43 及下颌前磨牙使用垂直矩形附件，为前牙压力嵴及扩弓增加固位。Ⅱ类精密切割。

（5）步骤：采用同步移动，其中下颌前牙分步压低。其他 ClinCheck 设计细节参见图 9-6-24～图 9-6-31。

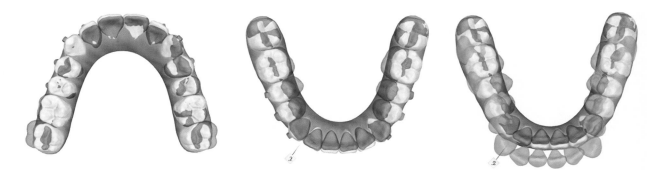

图 9-6-24　ClinCheck 效果重叠图可见上颌牙弓运用扩弓、少量唇倾以排齐上颌牙列。下颌则用扩弓改善上下牙弓宽度不协调的问题，同时配合下颌前牙唇倾增加前牙反覆盖以利于手术进行。通过Ⅲ类手术跳跃，完成反𬌗改善

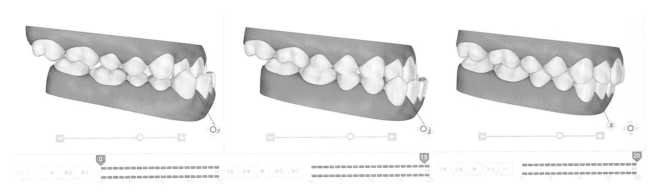

图 9-6-25　ClinCheck 咬合跳跃设计：在第 19 步牙齿移动完成未加上跳跃时前牙仍反𬌗。在第 20 步时，前牙反𬌗因Ⅲ类跳跃下颌后退到正常覆盖，跳跃是模拟咬合在手术中上颌前移和下颌后退

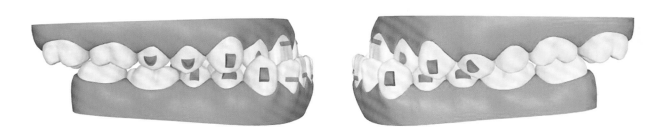

图 9-6-26　ClinCheck 附件设计：采用优化附件辅助纠正 24 扭转和伸长 14、15，在 12、22 设计多平面优化附件。下颌尖牙和前磨牙则使用传统矩形附件，以提供控根和固位实现下颌前牙分步压低

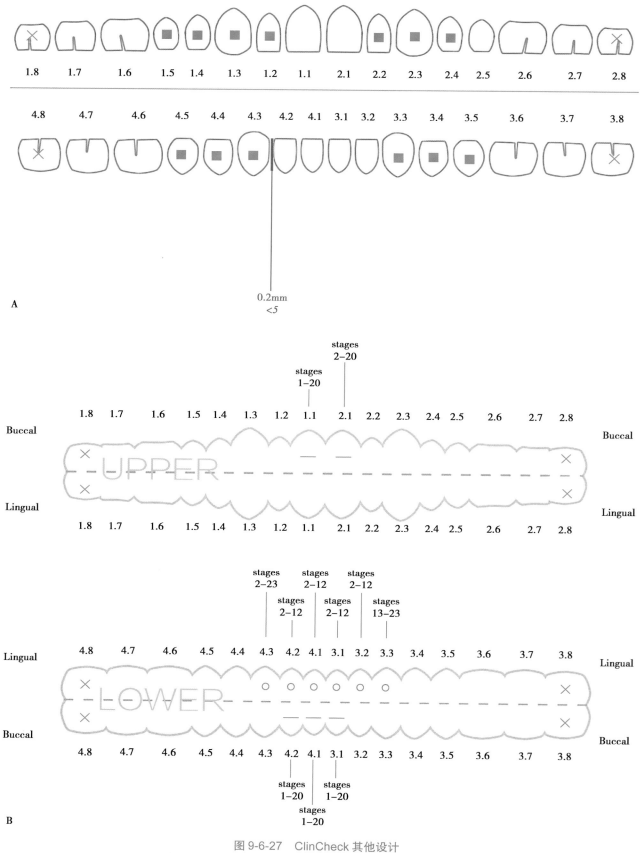

图 9-6-27 ClinCheck 其他设计

A. 附件设计 B. 压力区设计

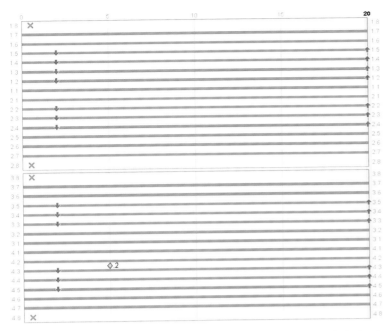

图 9-6-28　ClinCheck 牙移动分步图显示上下颌牙列使用同步移动，上下颌在第 19 步完成牙移动后，在第 20 步有一个Ⅲ类手术跳跃以改正反𬌗和下颌偏斜

1.39 Mandibular Excess 3-3		0.82 Maxillary Excess 6-6	
Upper Right		**Upper Left**	
1.1	8.74	8.83	2.1
1.2	7.11	7.26	2.2
1.3	7.98	7.80	2.3
1.4	7.67	7.41	2.4
1.5	6.97	6.93	2.5
1.6	10.80	10.79	2.6
Lower Right		**Lower Left**	
4.1	5.79	5.86	3.1
4.2	6.12	6.16	3.2
4.3	7.25	7.05	3.3
4.4	7.07	7.00	3.4
4.5	7.02	7.12	3.5
4.6	11.12	11.44	3.6

图 9-6-29　ClinCheck Bolton 指数

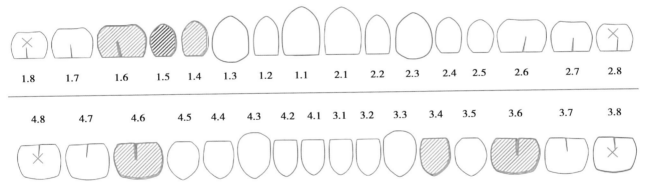

1.8　1.7　1.6　1.5　1.4　1.3　1.2　1.1　2.1　2.2　2.3　2.4　2.5　2.6　2.7　2.8

4.8　4.7　4.6　4.5　4.4　4.3　4.2　4.1　3.1　3.2　3.3　3.4　3.5　3.6　3.7　3.8

图 9-6-30　ClinCheck 牙移动难度评估：15 移动最难，为黑色；14、16、34、36、46 移动难度中等，为蓝色；其余牙移动较容易实现，为白色

Upper

	1.8	1.7	1.6	1.5	1.4	1.3	1.2	1.1	2.1	2.2	2.3	2.4	2.5	2.6	2.7	2.8
Extrusion/Intrusion, mm		0.3 I	0.7 E	1.2 E	0.6 E	1.1 E	0.5 E	0	0	0.2 E	0.2 I	0.5 I	0	0.1 E	0.4 I	
Translation Buccal/Lingual, mm		2.4 L	0.8 L	0.4 B	0.6 B	0	1.0 B	0.4 B	0.1 B	1.3 B	0		0.5 L	1.1 L	1.8 L	
Translation Mesial/Distal, mm		0.5 D	0.2 M	0.6 M	0.2 M	0.2 M	0.1 D	0.2 D	0.2 M	0.1 M	0.6 M	0.3 M	0.3 M	0.1 M	0.4 D	
Rotation Mesial/Distal		5.2°D	6.5°D	13.7°D			11.2°D	0.3°D	1.4°M	7.0°M	15.1°M	1.3°D	4.1°D	4.5°D	1.1°D	
Angulation Mesial/Distal		0.3°M	2.2°M	6.0°M	2.1°M	2.4°M	0.7°D	1.0°M	0.8°D	1.0°D	7.0°M	5.1°M	7.6°M	0.4°D	0.1°D	
Inclination Buccal/Lingual		4.1°L	4.7°B	11.3°B	13.9°B	2.7°B	2.4°B	4.0°B	5.2°B	7.7°B	8.6°B	13.3°B	2.5°L	2.1°L	6.2°L	

Lower

	4.8	4.7	4.6	4.5	4.4	4.3	4.2	4.1	3.1	3.2	3.3	3.4	3.5	3.6	3.7	3.8
Extrusion/Intrusion, mm		0	0.8 E	0.1 E	0.4 E	1.5 I	1.5 I	1.8 I	1.7 I	1.4 I	0.9 I	0.6 E		0.7 E	0	
Translation Buccal/Lingual, mm		0	1.4 B	3.8 B	2.9 B	1.3 B	0.5 B	1.7 B	1.4 B	1.4 B	0.5 B	2.8 B	3.1 B	2.4 B	0.6 B	
Translation Mesial/Distal, mm		0.2 M	0.4 M	0.6 M	0.1 M	0.4 M	0.1 D	0.1 D	0.2 M	0.5 M	7.4 M	7.6 D	7.1 D	15.1 D	12.6 D	
Rotation Mesial/Distal		7.6°D	15.7°D	10.7°D	0.6°M	4.6°M	0.2°D	0.1°D	2.4°M	4.5°M	7.2°M	1.2°M	4.0°M	0.1°D	0.4°M	
Angulation Mesial/Distal		0°	2.4°M	2.8°M	2.7°D	5.7°M	0.2°D	0.1°D	2.4°M	4.5°M	7.2°M	1.2°M	4.0°M	0.1°D	0.4°M	
Inclination Buccal/Lingual		0°	7.9°B	21.9°B	21.1°B	12.4°B	5.8°B	13.5°B	15.0°B	6.2°B	9.2°B	16.1°B	14.2°B	10.4°B	7.9°B	

（Final Stage: Align / Doctor / Difference；Tooth Basis: Crown / Root）

图 9-6-31　上下颌牙移动数值

【治疗过程和结果】

　　矫治器数目为 19＋22＋17＋15＋3＝76。每个月复诊一次。搭配加速器，矫治器大部分时间每 3 天一换。首次治疗时间为 2.5 个月，第 1 副矫治器戴 14 天，第 2、3 副矫治器戴 7 天，然后转 3 天一副。患者转

回口腔外科医师做 1 个月的术前准备及正颌手术。术后 2 个多月重新扫描做附加矫治器。第二批矫治器主要是下颌磨牙远中移动，磨牙远中移动完成前每副矫治器戴 7 天，然后改 3 天一换。戴矫治器时间 3 个多月。第三、四批矫治器主要是分步伸长后牙，使咬合紧密，时间各约 2 个月。最后一批矫治器只有 3 副，微调和使邻接面接触密合。总疗程 19 个月。但是患者从开始戴矫治器到完成正颌手术面貌改善只用了约 4 个月，可谓高效。从术前准备到术后能张口扫描用了 3 个多月，等待附加矫治器的时间加起来也有 3 个月，所以实际戴用矫治器的时间并不长（图 9-6-32～图 9-6-40）。

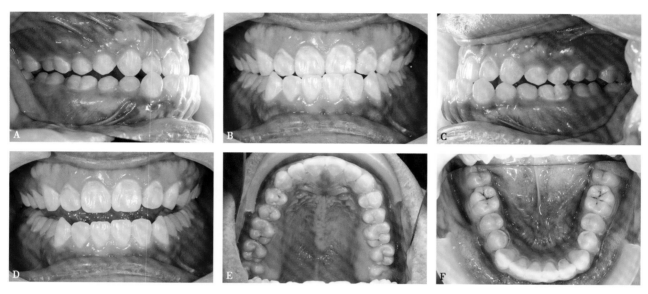

图 9-6-32   第一阶段治疗完成去除牙代偿后口内照，上下颌牙列拥挤及狭窄的弓形已经改善，下颌 Spee 曲线整平，下颌前牙转矩去代偿完成。转诊至口腔外科医师处做正颌手术准备。戴完首批矫治器时，前牙深覆𬌗及上下颌牙弓宽度改善。由于此个案在尝试加速治疗，大部分时间矫治器仅戴 3 天，所以首次治疗的 19 副矫治器于 2 个半月完成，而且完成度相当高
    A. 右侧咬合像   B. 正面咬合像   C. 左侧咬合像   D. 𬌗曲线   E. 上颌𬌗面像   F. 下颌𬌗面像

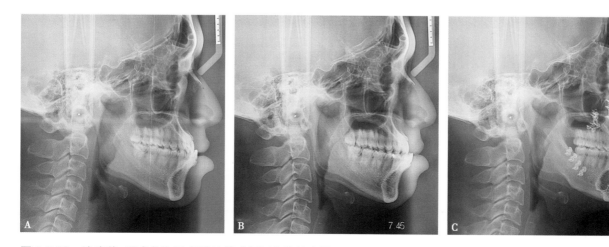

图 9-6-33   治疗前、手术前和手术后 X 线头颅侧位片的比较可见正颌手术前去代偿治疗使反覆盖增加，下唇前突会暂时恶化，下颌切牙舌倾改善，术后正常覆𬌗覆盖
    A. 治疗前 X 线头颅侧位片   B. 手术前 X 线头颅侧位片   C. 手术后 X 线头颅侧位片

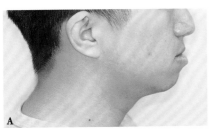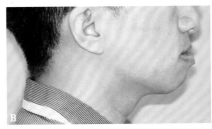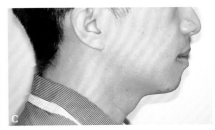

图 9-6-34　治疗前、手术前和手术刚完成后侧貌照片比较，手术后下颌骨后退，侧貌得到明显改善。术前去代偿完成时下唇更加前突，手术后侧貌改善明显

A. 治疗前侧面像　B. 手术前侧面像　C. 手术后侧面像

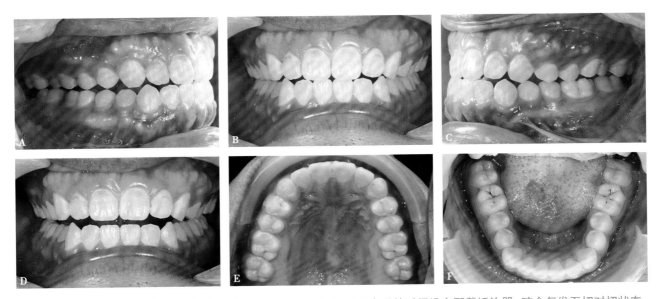

图 9-6-35　治疗进展，手术后 6 周，患者术后因为张口困难，将近 1 个月的时间没有配戴矫治器，咬合复发至切对切状态。18、28、38、48 已于手术中拔除

A. 右侧咬合像　B. 正面咬合像　C. 左侧咬合像　D. 𬌗曲线　E. 上颌𬌗面像　F. 下颌𬌗面像

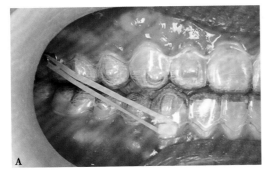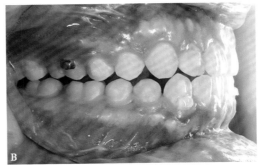

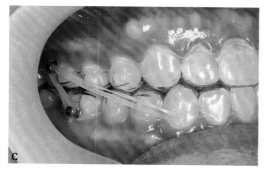
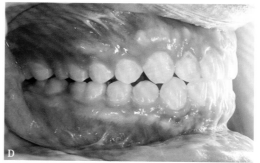

图 9-6-36 附加矫治器治疗进展，首先以下颌磨牙远中移动及Ⅲ类牵引解决前牙切对切问题，再辅以后牙分步伸长和牵引完善咬合

A. 右侧咬合像1　B. 右侧咬合像2　C. 右侧咬合像3　D. 右侧咬合像4

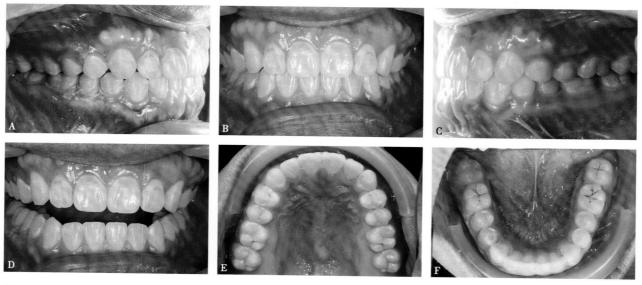

图 9-6-37 治疗完成口内照，通过第一次附加矫治器下颌磨牙远中移动改善术后复发状况，以及三次附加矫治器精细调整咬合，最后关闭所有间隙，矫治结束时两侧尖牙、磨牙中性关系，覆𬌗 0.5mm，覆盖 0.5mm，上下颌弓形态为 U 形，对称性良好

A. 右侧咬合像　B. 正面咬合像　C. 左侧咬合像　D. 𬌗曲线　E. 上颌𬌗面像　F. 下颌𬌗面像

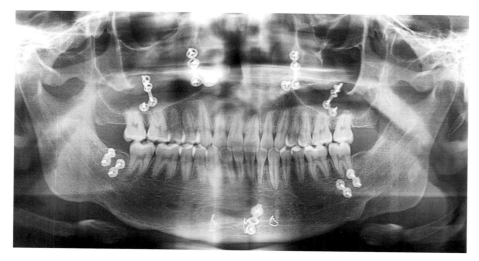

图 9-6-38 治疗后全景片见牙根平行理想，没有牙根吸收

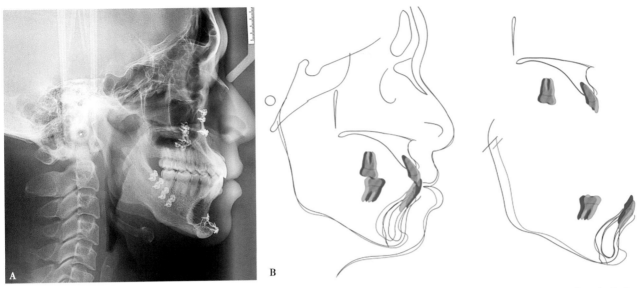

图 9-6-39 治疗后 X 线头颅侧位片及 X 线头影描迹重叠图显示前牙反𬌗改正主要来自正颌手术之后上颌向前下方移动，下颌往后退，颏成形术帮助改善颏唇沟形态。上颌切牙伸长以改变术前切缘暴露不足的问题，下颌切牙压低以改善反𬌗及整平 Spee 曲线

A. 治疗后 X 线头颅侧位片　B. 治疗前后 X 线头影描迹重叠图（蓝色线条为治疗前，红色线条为治疗后）

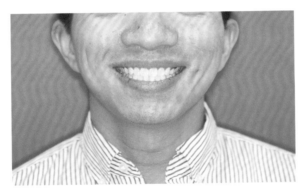

图 9-6-40 治疗后正面微笑像，上颌前牙在手术中伸长以及下颌前牙压低，配合前牙反𬌗解决，带来笑容改善

【治疗体会】

　　隐形矫治在扩弓和弓形控制方面效果很好。隐形矫治搭配加速器和仔细的临床监测较传统固定矫治能让患者更快进行正颌手术，缩短患者因术前矫治而导致面形变差的时间。在 ClinCheck 设计上，可以用手术跳跃来模拟当前牙干扰和下颌偏斜，通过正颌手术使下颌后退到正中位置的咬合变化。正颌手术前应考虑患者术后恢复期间可能因为张口困难无法配戴矫治器，因此可考虑术前换成传统固定矫治装置或事先制作固定舌侧保持丝，并修剪矫治器长度以利于术后仍能使用Ⅲ类牵引维持咬合，或者使用数字化手术咬合板保持咬合。当然，能用较舒适和卫生的方法完成所有的矫治是隐形矫治发展的方向，避免使用托槽和加快治疗速度也是大部分患者的期望。

（本病例由邱易光提供）

（邱易光　简　繁　赖文莉）

参 考 文 献

1. 赖文莉. 无托槽隐形矫治技术推磨牙向后的临床应用策略. 国际口腔医学杂志, 2019, 46（4）: 373-382.

2. 赖文莉. 安氏Ⅱ类拔牙病例的隐形矫治策略. 口腔医学, 2019, 39（11）: 967-973.

3. 赖文莉. 浅谈无托槽隐形矫治技术减数矫治的临床体会. 中华口腔医学杂志, 2017, 52（9）: 534-537.

4. GAO M, YAN X, ZHAO R, et al. Comparison of pain perception, anxiety, and impacts on oral health-related quality of life between patients receiving clear aligners and fixed appliances during the initial stage of orthodontic treatment. Eur J Orthod, 2021, 43（3）: 353-359.

5. LONG H, WU Z, YAN X, et al. An objective system for appraising clear aligner treatment difficulty: clear aligner treatment complexity assessment tool. BMC Oral Health, 2020, 20（1）: 312.

6. ZHAO R, HUANG R, LONG H, et al. The dynamics of the oral microbiome and oral health among patients receiving clear aligner orthodontic treatment. Oral Dis, 2020, 26（2）: 473-483.

7. LIU L, ZHAN Q, ZHOU J, et al. Effectiveness of an anterior mini-screw in achieving incisor intrusion and palatal root torque for anterior retraction with clear aligners. Angle Orthod, 2021, 91（6）: 794-803.

8. LYU J, GAO M, ZHANG S Z, et al. Clear aligner treatment for a re-treated adult patient with a unilateral full-cusp Class II malocclusion and severe dental midline discrepancy. Journal of Aligner Orthodontics, 2021, 5（4）: 1-12.

9. LU LIU, QINXUAN SONG, JIN　ZHOU, et al. The effects of aligner overtreatment on torque control and intrusion of incisors for anterior retraction with clear aligners: A finite-element study. Am J Orthod Dentofacial Orthop, 2022, 162（1）: 33-41.

10. ZHENG M, LIU R, NI Z, YU Z, et al. Efficiency, effectiveness and treatment stability of clear aligners: A systematic review and meta-analysis. Orthod Craniofac Res, 2017, 20（3）: 127-133.

11. KE Y, ZHU Y, ZHU M. A comparison of treatment effectiveness between clear aligner and fixed appliance therapies. BMC Oral Health. 2019, 19（1）: 24.

12. LOU T, CAMINITI M. Orthognathic Surgery Combined with Clear Aligner Therapy. J Clin Orthod, 2021, 55（1）: 44-58.

13. 陈扬熙. 口腔正畸学——基础、技术与临床. 北京: 人民卫生出版社, 2012.

14. PROFFIT W R, FIELDS H W, SARVER D M. Contemporary orthodontics. 4th ed. St.Louis: Elsevier, 2007.

15. COBOURNE M, DIBIASE A. Handbook of Orthodontics, 2nd ed. New York: Elsevier, 2016.

16. SCHUPP W, HAUBRICH J. Aligner Orthodontics: Diagnostics, Biomechanics, Planning and Treatment. SURREY: Quintessence publishing, 2016.

10
第十章
安氏Ⅱ类错殆畸形的隐适美矫治系统治疗策略

第一节 安氏Ⅱ类错殆畸形概述

安氏Ⅱ类错殆（class Ⅱ malocclusion）是临床常见的错殆畸形，在黄种人当中居多。其临床表现是上颌发育过度和/或下颌发育不足，导致磨牙为远中关系，深覆殆深覆盖，上颌前牙唇倾。这类患者为安氏Ⅱ类1分类，通常以牙突为主诉，侧貌大多表现为颏部发育不良，没有颏唇沟。有些病例开唇露齿，紧闭口唇时颏肌紧张。也有一部分患者上颌前牙舌倾，此为安氏Ⅱ类2分类。这类患者一般侧貌良好，多以拥挤不齐为主诉。本章主要讲述安氏Ⅱ类1分类。安氏Ⅱ类2分类的内容请参见第七章第二节"三、唇倾前牙"。

安氏Ⅱ类错殆畸形多由于遗传、口腔不良习惯、替牙障碍等原因导致上颌前牙明显唇倾、上唇前突或闭合不全。口内检查上颌发育过度，下颌发育不足，上颌牙弓位置偏前，下颌牙弓位置偏后，磨牙远中关系，前牙深覆殆深覆盖，常伴拥挤。

一、临床表现

1. 上颌发育过度或下颌发育不良 代表上颌骨位置的 SNA 偏大，代表下颌骨位置的 SNB 角偏小，代表上下颌矢状关系的 ANB 角较大，一般大于 4°。

2. 上下颌前牙唇倾度增加 代表上下颌前牙倾斜度的 U1-SN 角、U1-NA 线距和角度、L1-MP 角、L1-NB 线距和角度均大于正常，上下颌切牙角 U1-L1 较小。

3. 开唇露齿，下唇短缩 上唇凸度 UL-E 线距大于正常。由于上颌前牙唇倾，下颌前牙代偿性唇倾，往往导致口唇不能闭合，用力闭上时唇肌过于紧张，部分患者可伴有口呼吸习惯。

4. 生长发育的影响 在确立安氏Ⅱ类1分类的诊断与矫治设计时应当考虑颅颌面的生长发育。由于下颌的生长较上颌持续时间长，从恒牙早期到恒牙后期下颌会继续生长，对于有生长发育潜力的青少年，尤其是男性青少年，颏部会继续前移。所以，一般的观点是安氏Ⅱ类错殆需要做好垂直向控制，使位置偏后或者发育不足的下颌有机会发生逆时针旋转，这样颏部会向前，更有利于侧貌改善。这对于成年患者垂直向控制也同样重要，措施得当也同样有效。

二、矫治策略

安氏Ⅱ类1分类的矫治目标一般是改正上颌前牙唇倾，改善深覆殆和深覆盖，从而改善患者侧貌凸。

安氏Ⅱ类错𬌗需要评估错𬌗的机制，分清错𬌗是牙性还是骨性，两者治疗策略有所不同。一般来说，如果是牙性，治疗相对比较简单。安氏Ⅱ类1分类病例可以推磨牙远中移动/拔牙，获得间隙后内收上颌前牙，改正前牙唇倾。安氏Ⅱ类2分类的病例，一般需要唇倾上颌前牙，视下颌能否自动前徙，再决定拔牙与否。如果病例评估为骨性，一般建议在青少年时期矫治，抑制上颌发育，促进下颌发育，可采用隐适美MA（具体可参见第十三章）。轻中度成人骨性Ⅱ类错𬌗一般采用推磨牙远中移动、拔牙矫治、下颌跳跃等代偿治疗进行矫治，严重的成人骨性Ⅱ类病例需要配合正颌手术才能完成。特殊病例也可以只解决患者主诉（往往是上颌前牙唇倾前突的问题），不改变磨牙关系，维持现状。以下将分别讨论这几种情况的安氏Ⅱ类病例矫治策略。

第二节   推磨牙远中移动

磨牙远中移动是隐适美矫治技术最强大的措施，其实现率是所有牙移动中最高的。文献报道，隐适美推磨牙远中移动可以实现约88%的ClinCheck设计。大量的临床实践和经验告诉我们，隐适美推磨牙远中移动大多是磨牙整体远中移动，效率很高，比起传统的矫治装置来说，隐适美推磨牙远中移动更舒适美观，更容易获得患者的认可和配合。因此，在可能的情况下应该尽可能设计推磨牙远中移动，这是一种有效、可控、可实现的牙移动。推磨牙远中移动获得的间隙可以用于改正磨牙远中关系，改善拥挤，内收前牙改正前牙唇倾和凸度，进而改善患者容貌，一举多得。

1. 适应证　推磨牙远中移动用于磨牙关系远中的轻中度牙性或骨性Ⅱ类畸形、轻中度拥挤或前突病例，X线头颅侧位片分析上颌磨牙近中移位（U6-Ptm距离变大，提示上颌磨牙前移），且上颌结节发育良好的病例。如果设计推磨牙远中移动，要求提前拔除第三磨牙，去除阻力，以利于磨牙远中移动的实现。如果患者本身已有后段牙弓拥挤，比如已经出现了上颌第二磨牙锁𬌗，这种情况说明上颌后段发育不良、上颌结节发育欠佳，此时就不适合设计磨牙的远中移动，否则将加重牙弓后段的拥挤。

2. ClinCheck设计　推磨牙远中移动一般建议V型或紧密V型的形式进行。V型远中移动是首先移动第二磨牙，再移动第一磨牙，之后是第二前磨牙、第一前磨牙，以此类推。其特点是，每次移动2颗牙齿，其他所有牙齿作为支抗牙不移动，可以很好地控制支抗。患者如果不想使用Ⅱ类牵引橡皮圈的话，问题也不会太大。不过，一般来说，这样的远中移动步数较多，疗程会很长。紧密V型远中移动是指第二磨牙远中移动到一半时，开始远中移动第一磨牙；待第一磨牙远中移动到一半时，再开始移动第二前磨牙，以此类推（图10-2-1）。其特点是每次移动4颗牙，对前牙的支抗要求高，一般要求配合使用Ⅱ类牵引对抗4颗牙远中移动产生的反作用力，避免出现前牙唇倾，导致后期前牙往返移动。现在一般都是用紧密V型形式远中移动磨牙，疗程相对较短，因此，Ⅱ类牵引就成为标配，必须使用。

推磨牙的过程中是否允许磨牙伸长，取决于病例的垂直生长型和患者的侧貌。一般来说，如果患者侧貌良好，水平或平均生长型，推磨牙远中移动的主要目的是获得间隙改正上颌前牙唇倾，这类病例是可以允许推磨牙远中移动的过程中磨牙少许伸长，有利于打开咬合。但是，大多数安氏Ⅱ类患者很可能明显下颌后缩、颏部发育不良，一定要避免推磨牙远中移动的过程中磨牙伸长，因为会发生我们不希望的下颌顺时针旋转,破坏患者侧貌。这类患者建议在推磨牙远中移动的过程中,视情况设计少量磨牙压低,有利于下颌逆时针旋转,使颏部前旋突出,从而改善患者侧貌。

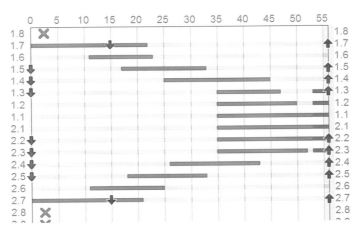

图 10-2-1　典型的推上颌磨牙远中移动分步设计,紧密 V 型形式

3. 附件的使用

(1)磨牙附件:一般推磨牙远中移动的牙齿可以不放附件,同样可以获得良好的远中移动效果。如果牙冠很短,透明矫治器无法很好地包裹牙齿,牙移动实现可能会有一些问题。此时可以放附件,一般推荐使用系统给出的多平面优化附件(multiplane optimized attachment)。笔者本人的习惯是,当第二磨牙远中移动到位时,设计一个附件,可以是椭圆形附件,很舒服,也可以是矩形附件,帮助固位,帮助牙齿稳定到已经远中移动到位的位置上。

(2)尖牙附件:笔者大多使用 3mm 垂直矩形附件,我们认为尖牙处要使用牵引橡皮圈,脱位力量比较大,使用矩形附件固位力比较强,可以很好地控制牙齿的位置。

4. 精密切割　这是系统设计的可以挂牵引橡皮圈的部分,它的存在可能会使矫治器的包裹稍不足,所以要考虑这个问题,只在确实需要牵引时才设计。对于紧密 V 型远中移动磨牙的病例,Ⅱ类牵引是必须的,一般会放在上颌尖牙上,与垂直矩形附件或者系统给出的优化附件共存。对于下颌磨牙处橡皮圈的设计,有医师在下颌磨牙处设计精密切割的拉钩,但大多数医师认为下颌矫治器的脱位力比较大,尤其是青少年牙冠萌出不足、倒凹不够,容易发生矫治器脱出的问题。因此,目前大多会在下颌磨牙处设计 cut out,此处矫治器挖开,粘接舌钮,与上颌尖牙处的精密切割形成Ⅱ类牵引。橡皮圈使用的规格与 cut out 放在第一磨牙还是第二磨牙,以及上颌尖牙到下颌 cut out 的距离有关,一般建议使用橡皮圈拉长至直径的 2 倍即可。

5. 下颌牙弓　由于推磨牙远中移动需要配合Ⅱ类牵引,对下颌牙弓有一个向近中的分力。因此 ClinCheck 设计时要特别注意避免下颌前牙过多唇向移位,尤其是下颌前牙的牙根唇向移动,以免发生牙周风险或者骨开窗、骨开裂的风险。

附：

隐适美矫治系统治疗安氏Ⅱ类错𬌗典型病例一：推磨牙远中移动

【治疗前资料】

患儿，女，12岁。

主诉　牙齿不齐，要求不要破坏容貌。

既往史　否认系统性疾病史，否认过敏史。

颜貌检查　鼻唇颏关系良好，面部对称协调，上下唇在E线上（图10-2-2）。

口内检查　牙列式上颌6—6，下颌7—7；13、23唇向低位错位；左侧磨牙远中偏中性关系，左侧尖牙基本中性关系；右侧尖牙、磨牙均为远中关系；上颌前牙直立，下颌前牙舌倾；上颌牙列中度拥挤，下颌牙列轻度拥挤（图10-2-3）。

模型分析　拥挤度：上颌牙弓5mm，下颌牙弓2mm；Bolton指数：前牙比75.44%，全牙比90.37%；Spee曲线曲度：右侧1.5mm，左侧1.5mm。

X线检查　治疗前全景片显示17、27未萌，关节和牙周情况没有异常（图10-2-4）。X线头颅侧位片显示骨性Ⅰ类；水平生长型，低角；上下颌前牙直立；上下唇位于E线上（图10-2-5）。

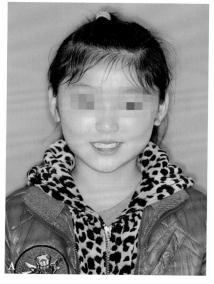
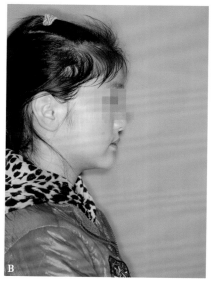

图10-2-2　治疗前面像，鼻唇颏关系良好，面部对称协调，上下唇在E线上

A. 正面微笑像　B. 侧面像

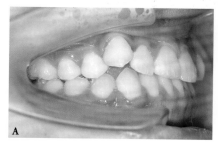
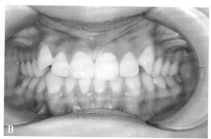
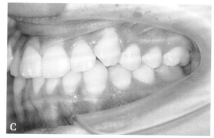

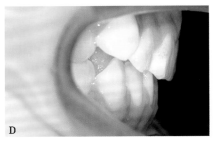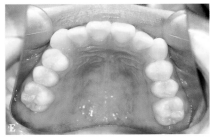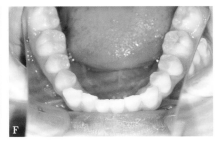

图 10-2-3 治疗前口内照，牙列式上颌 6—6，下颌 7—7

A. 右侧尖牙、磨牙均为远中关系　B. 13、23 唇向低位错位　C. 左侧磨牙远中偏中性关系，左侧尖牙基本中性关系

D. 上颌前牙直立，下颌前牙舌倾　E. 上颌牙列中度拥挤　F. 下颌牙列轻度拥挤

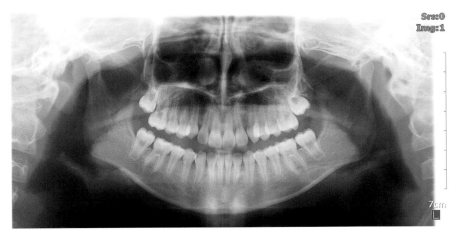

图 10-2-4 治疗前全景片显示 17、27 未萌，关节和牙周情况没有异常

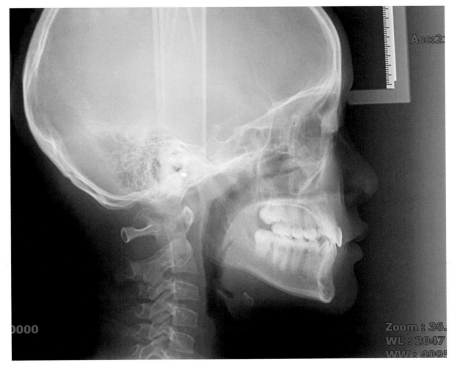

图 10-2-5 X线头颅侧位片显示颌骨及面高：骨性Ⅰ类；水平生长型，低角；牙及牙槽：
上下颌前牙直立；软组织：上下唇位于E线上

【诊断和治疗计划】

综上资料，这个患儿的诊断是安氏Ⅱ类 1 分类错殆，骨性Ⅰ类错殆，牙列拥挤。因此，治疗目标是解除拥挤，使磨牙、尖牙关系达到中性关系，维持较好的侧貌。

治疗方案包括：

（1）口腔卫生宣教。

（2）上颌设计推磨牙远中移动解除拥挤并排齐 13、23。

（3）下颌设计唇倾前牙解除拥挤。

（4）配合Ⅱ类牵引对抗推磨牙的反作用力。

（5）矫治结束，用保持器保持。

【ClinCheck 设计】

上颌设计推磨牙远中移动，获得空间来解除 13、23 拥挤。下颌设计适量唇倾解除拥挤，配合Ⅱ类牵引对抗磨牙远中移动的力量。其他设计细节参见图 10-2-6～图 10-2-12。

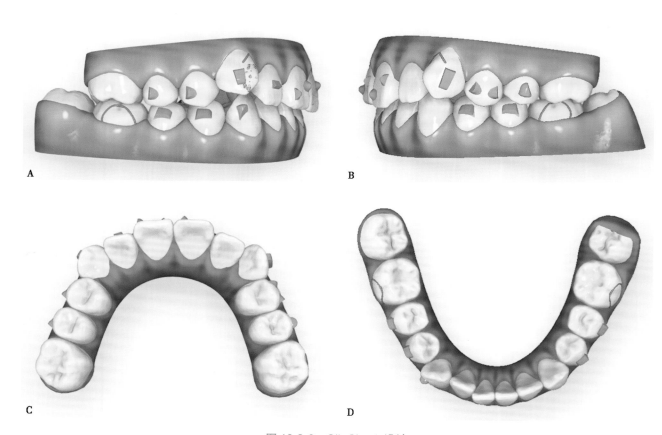

图 10-2-6　ClinCheck 设计

A. 右侧咬合像　B. 左侧咬合像　C. 上颌殆面像　D. 下颌殆面像

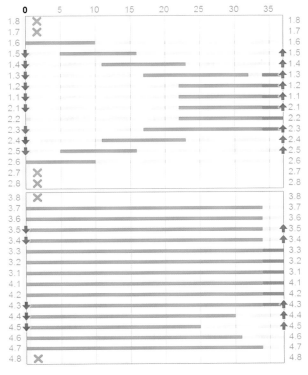

图 10-2-7　ClinCheck 分步图（Ⅴ型）

	1.08	3.67
	Maxillary Excess 3-3	Maxillary Excess 6-6

Upper Right		Upper Left	
1.1	8.60	8.48	2.1
1.2	6.88	7.14	2.2
1.3	8.27	8.03	2.3
1.4	7.53	7.44	2.4
1.5	6.75	6.90	2.5
1.6	10.80	10.63	2.6

Lower Right		Lower Left	
4.1	5.05	5.06	3.1
4.2	5.88	5.87	3.2
4.3	7.00	6.90	3.3
4.4	7.29	7.08	3.4
4.5	7.26	7.16	3.5
4.6	10.47	10.61	3.6

How is Bolton Analysis calculated?

图 10-2-8　ClinCheck Bolton 指数，尽管上颌牙量偏大，考虑到青少年新生恒牙，未设计 IPR

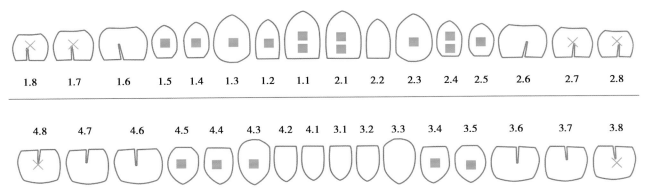

图 10-2-9　附件设计：25、34 设计优化深覆𬌗附件，13、14、24、44 设计优化控根附件，33、43 设计优化旋转附件，15、23、35、45 设计矩形附件

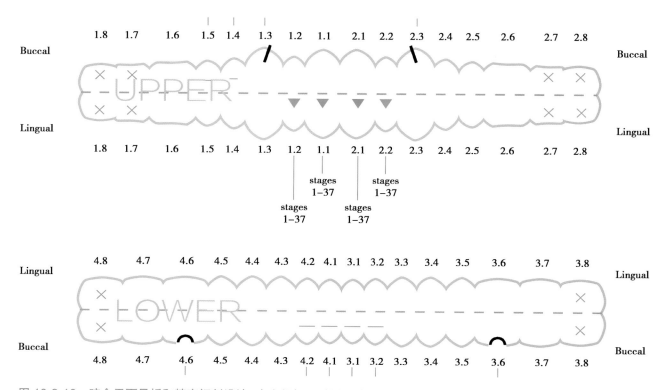

图 10-2-10 咬合平面导板和精密切割设计：在上颌切牙舌侧设计了咬合平面导板，目的是压低下颌前牙，整平 Spee 曲线，同时，让后牙稍分开，有利于磨牙远中移动的实现。14、15、31、32、41、42 唇面设计压力嵴控根。13、23 设计精密切割，以便Ⅱ类牵引橡皮圈的使用。下颌对应在 36、46 颊侧设计 cut out

Upper / Lower	1.8	1.7	1.6	1.5	1.4	1.3	1.2	1.1	2.1	2.2	2.3	2.4	2.5	2.6	2.7	2.8	Final Stage
Extrusion/Intrusion, mm			0.3 I	0.1 I	0.3 E	1.4 E	0.7 E	0	0.7 I	0.3 E	0.6 E	0.2 E	0	0.1 I			Align
Translation Buccal/Lingual, mm			0.4 B	0.3 B	1.0 B	2.6 L	0.1 B	0	0.2 L	0.2 L	2.0 L	0.5 B	0.3 B	0.6 B			Doctor
Translation Mesial/Distal, mm			2.4 D	2.6 D	2.4 D	1.9 D	0.8 D	0.7 D	0.5 M	0.3 M	1.1 D	1.9 D	1.9 D	1.6 D			Difference
Rotation Mesial/Distal			6.3°D	0.4°D	7.8°D	9.5°M	17.9°D	3.8°D	3.4°D	9.0°D	27.8°M	11.7°M	12.2°M	1.3°M			Tooth Basis
Angulation Mesial/Distal			2.4°D	7.8°D	5.0°D	2.1°D	2.1°D	1.3°M	4.6°D	3.6°M	3.4°D	2.8°D	7.2°D	1.3°D			Crown
Inclination Buccal/Lingual			1.8°L	4.4°B	0.9°L	10.3°L	0.7°L	0.2°B	0.4°B	5.4°L	6.0°L	5.8°B	0.8°L	0.9°L			Root

Upper / Lower	4.8	4.7	4.6	4.5	4.4	4.3	4.2	4.1	3.1	3.2	3.3	3.4	3.5	3.6	3.7	3.8	Final Stage
Extrusion/Intrusion, mm			0.2 I	0.1 I	0.1 I	0	1.1 I	1.3 I	1.3 I	1.2 I	1.3 I	1.4 I	0.1 E	0.2 I	0	0.1 E	Align
Translation Buccal/Lingual, mm			0.5 B	0.3 B	0.4 B	1.1 B	1.6 B	0.7 B	0.9 B	1.4 B	0.8 B	0.9 B	0	0.3 B	0.5 B		Doctor
Translation Mesial/Distal, mm			0	0.1 D	0.1 D	0.4 D	0.2 M	0.1 M	0.2 M	0.3 D	0.1 D	0.1 D	0.2 M	0.5 M	0.5 M		Difference
Rotation Mesial/Distal			8.2°D	0.8°D	5.0°D	7.1°M	35.3°D	0.3°M	10.2°D	3.2°D	1.9°D	1.8°D	14.8°D	6.8°D	9.0°D	9.1°D	Tooth Basis
Angulation Mesial/Distal			0.9°M	0°	3.5°D	8.7°M	11.5°M	7.6°M	0.7°D	3.3°M	8.2°M	4.5°M	4.0°M	1.2°M	0.1°M	1.0°M	Crown
Inclination Buccal/Lingual			7.8°B	0.5°B	8.2°B	11.9°B	7.5°B	20.6°B	20.0°B	**24.8°B**	15.2°B	10.8°B	8.4°B	3.7°B	0.3°B	8.8°B	Root

图 10-2-11 上下颌牙移动数值，左右侧上颌磨牙远中移动量分别为 1.6mm 和 2.4mm

TOOTH MOVEMENT ASSESSMENT

Tooth	Assessment	Movement	Value	Range
3.2	Blue	Root Movement	4.4 mm	4.0 mm-6.0 mm
3.1	Black	Root Movement	6.9 mm	> 6.0 mm
4.1	Blue	Root Movement	5.7 mm	4.0 mm-6.0 mm
4.2	Blue	Root Movement	5.5 mm	4.0 mm-6.0 mm
4.3	Blue	Root Movement	5.1 mm	4.0 mm-6.0 mm
4.4	Blue	Root Movement	4.0 mm	4.0 mm-6.0 mm
Upper Right Quadrant	Blue	A-P Correction	2.2 mm	2.0 mm-4.0 mm

图 10-2-12 牙移动难度评估：31 移动最难，为黑色；32、41、42、43 移动难度中等，为蓝色

【治疗过程和结果】

矫治器总数 37（34＋3）副。最后 3 副为过矫正矫治器，临床中观察，视牙弓具体情况决定是否戴用。矫治器替换时间为 2 周一换，每 2～3 个月复诊一次，总疗程为 14 个月（图 10-2-13～图 10-2-20）。

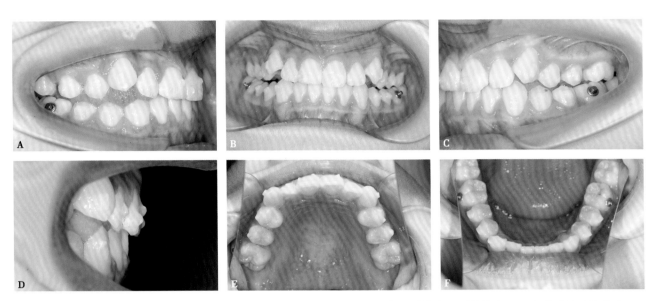

图 10-2-13　第 8 步，矫治 4 个月时口内照，36、46 颊侧有舌钮，挂Ⅱ类牵引橡皮圈对抗推磨牙远中移动的反作用力
A. 右侧咬合像　B. 正面咬合像　C. 左侧咬合像　D. 覆𬌗覆盖像　E. 上颌𬌗面像　F. 下颌𬌗面像

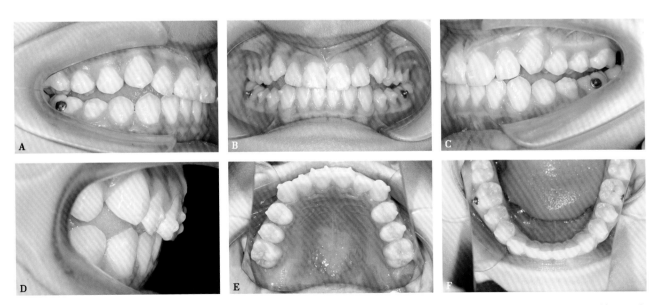

图 10-2-14　第 18 步口内照，推上颌磨牙向远中移动的过程中，可见上颌牙弓中有一些散在间隙，特别是 14、24 的近远中有少许间隙存在，13、23 已有空间下降排入牙弓，27 开始萌出
A. 右侧咬合像　B. 正面咬合像　C. 左侧咬合像　D. 覆𬌗覆盖像　E. 上颌𬌗面像　F. 下颌𬌗面像

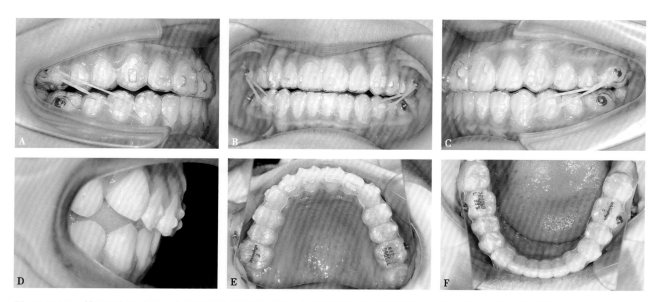

图 10-2-15　第 30 步口内照，由于长期Ⅱ类牵引，再加上生长的作用，磨牙关系偏近中关系，前牙覆𬌗覆盖较浅，停止Ⅱ类牵引，把 16、26 颊侧挖开，粘接舌钮，剪开 33、43 处矫治器，挂Ⅲ类牵引，17、27 已经萌出

A．右侧咬合像　B．正面咬合像　C．左侧咬合像　D．覆𬌗覆盖像　E．上颌𬌗面像　F．下颌𬌗面像

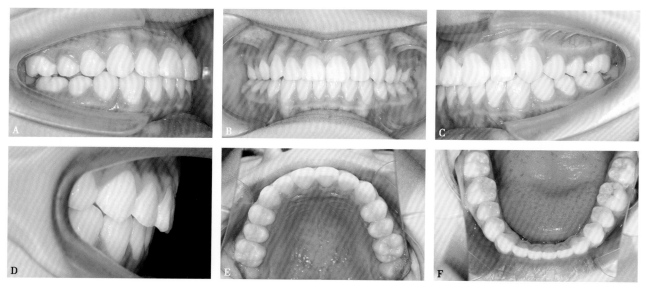

图 10-2-16　治疗后口内照，经过 14 个月的隐适美治疗，治疗前右侧尖牙、磨牙远中关系已经改成标准中性关系，治疗前左侧尖牙的轴向也有所改善，拥挤纠正，上下颌中线对齐，尖牙、磨牙中性关系，关系良好，覆𬌗覆盖正常。治疗前没有萌出的 17、27 已经萌出，牙弓弧形良好、对称。仅 15、45 处稍有咬合不紧密，家长和患儿都没有进一步治疗的意愿，考虑到治疗目标已达到，遂进入保持阶段

A．右侧咬合像　B．正面咬合像　C．左侧咬合像　D．覆𬌗覆盖像　E．上颌𬌗面像　F．下颌𬌗面像

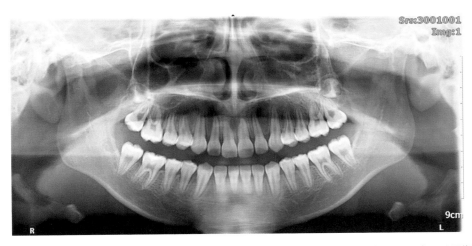

图 10-2-17　治疗后全景片显示牙根平行度良好，需要密切注意 18、28 的发育，必要时可以早期拔除

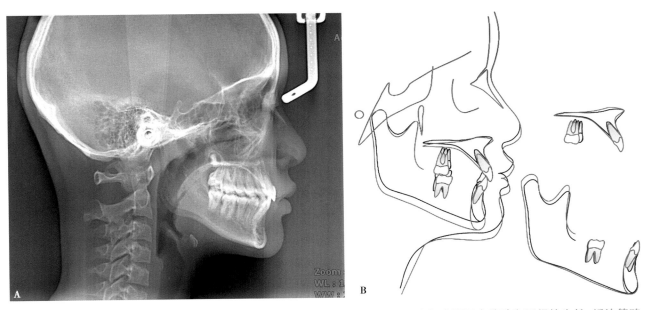

图 10-2-18　治疗后 X 线头颅侧位片显示侧貌维持，X 线头影描迹重叠图可见上颌磨牙远中移动和下颌的生长，矫治策略有效，下颌有一定的向前生长

A. 治疗后 X 线头颅侧位片　B. 治疗前后 X 线头影描迹重叠图（黑色线条示治疗前，红色线条示治疗后）

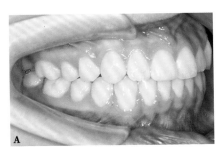
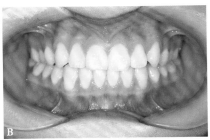
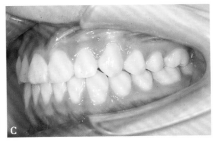

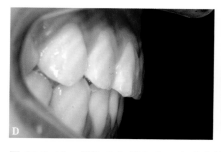
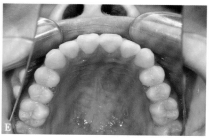
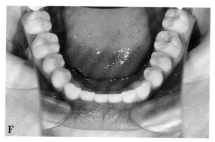

图 10-2-19 保持 2 年后复查口内咬合情况,右侧前磨牙区已经完全咬实,尖牙、磨牙关系维持中性关系,覆骀覆盖正常,矫治效果稳定

A. 右侧咬合像 B. 正面咬合像 C. 左侧咬合像 D. 覆骀覆盖像 E. 上颌骀面像 F. 下颌骀面像

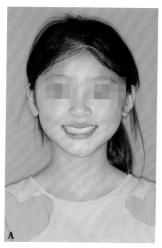
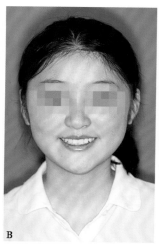
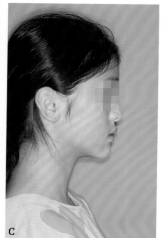
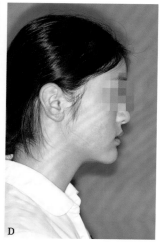

图 10-2-20 治疗后以及保持器 2 年后面像,侧貌鼻唇颏的关系协调,矫治效果稳定

A. 治疗后正面微笑像 B. 保持 2 年后正面微笑像 C. 治疗后侧面像 D. 保持 2 年后侧面像

【治疗体会】

这是一个生长发育高峰期的青少年女性患儿,考虑到家长的诉求和患儿的具体情况,我们认为这是一个非拔牙病例。利用上颌磨牙远中移动可以获得间隙,使低位唇向的上颌尖牙有空间降回牙弓中。治疗中由于牵引以及下颌的生长,覆骀覆盖变浅,我们调整牵引方向,使用Ⅲ类牵引,最后完成时病例的覆骀覆盖正常,尖牙、磨牙关系均为中性关系。保持 2 年后的咬合照片显示矫治效果稳定。

(本病例由徐瑞、赖文莉提供)

隐适美矫治系统治疗安氏Ⅱ类错骀典型病例二:推磨牙远中移动

【治疗前资料】

患者,女,28 岁。

主诉 牙齿前突。

既往史 否认系统性疾病史,否认过敏史。

颜貌检查　闭唇略显困难，侧貌稍突，颏唇沟较浅（图10-2-21）。

口内检查　牙列式7—7；11、21唇向错位，近中扭转；双侧磨牙、尖牙远中关系；深覆殆Ⅰ度，深覆盖Ⅱ度；上下颌牙弓狭窄，尖圆形，牙列中度拥挤（图10-2-22）。

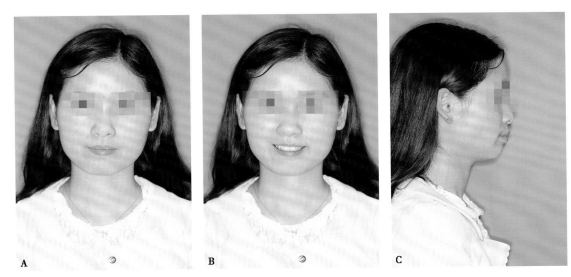

图 10-2-21　治疗前面像，颏唇沟较浅，侧貌稍突，闭唇略显困难
A. 正面像　B. 正面微笑像　C. 侧面像

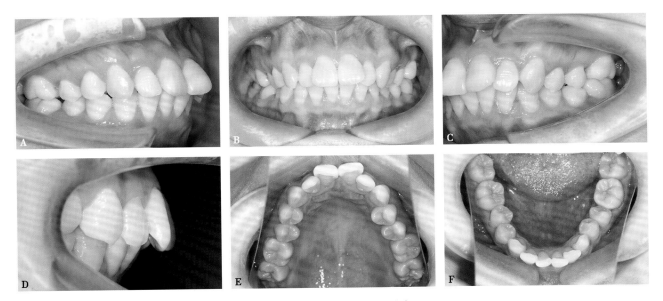

图 10-2-22　治疗前口内照，牙列式7—7
A. 右侧尖牙、磨牙远中关系　B. 正面咬合像　C. 左侧尖牙、磨牙远中关系　D. 深覆殆Ⅰ度，深覆盖Ⅱ度　E. 上颌牙弓狭窄，尖圆形，牙列中度拥挤，11、21唇向错位，近中扭转　F. 下颌牙弓狭窄，尖圆形，牙列中度拥挤

模型分析　拥挤度：上颌牙弓5mm，下颌牙弓4.5mm；Bolton指数：前牙比81.26%，全牙比94.21%；Spee曲线曲度：右侧1.5mm，左侧1.5mm。

X 线检查　治疗前全景片显示 4 颗第三磨牙牙胚存在，38、48 近中倾斜阻生，关节没有异常，下颌牙列牙周情况不良，舌侧有水平型吸收（图 10-2-23）。X 线头颅侧位片显示骨性Ⅰ类；平均生长型，均角；上下颌前牙唇倾；上下唇位于 E 线前（图 10-2-24）。

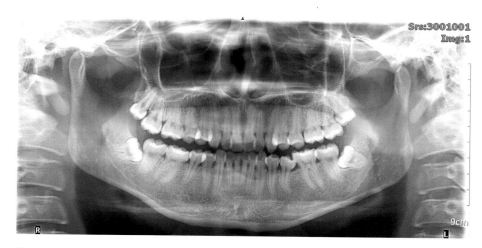

图 10-2-23　治疗前全景片显示 4 颗第三磨牙牙胚存在，38、48 近中倾斜阻生，关节没有异常，下颌牙列牙周情况不良，舌侧有水平型吸收

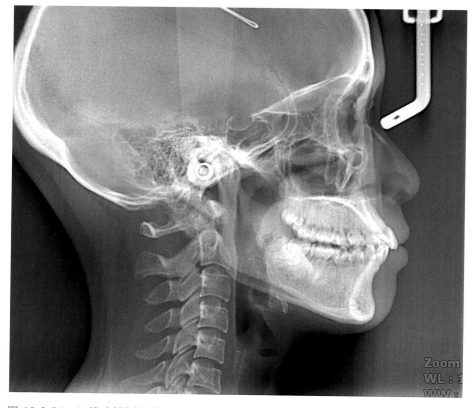

图 10-2-24　X 线头颅侧位片显示颌骨及面高：骨性Ⅰ类；平均生长型，均角；牙及牙槽：上下颌前牙唇倾；软组织：上下唇位于 E 线前

【诊断和治疗计划】

综上资料，这个患者的诊断是安氏Ⅱ类1分类错𬌗，骨性Ⅰ类错𬌗，牙列拥挤。因此，治疗目标是解除拥挤，使磨牙、尖牙关系达到中性关系。

治疗方案包括：

（1）口腔卫生宣教。

（2）拔除18、28、38、48。

（3）上颌设计扩弓和推磨牙远中移动解除拥挤并内收前牙。

（4）下颌设计扩弓和适量片切解除拥挤。

（5）配合Ⅱ类牵引对抗远中移动磨牙的反作用力。

（6）矫治结束，保持器保持。

【ClinCheck 设计】

上颌设计扩弓和推磨牙远中移动解除拥挤并内收前牙，下颌设计扩弓及适量片切解除拥挤，配合Ⅱ类牵引（图 10-2-25）。其他设计细节参见图 10-2-26～图 10-2-32。

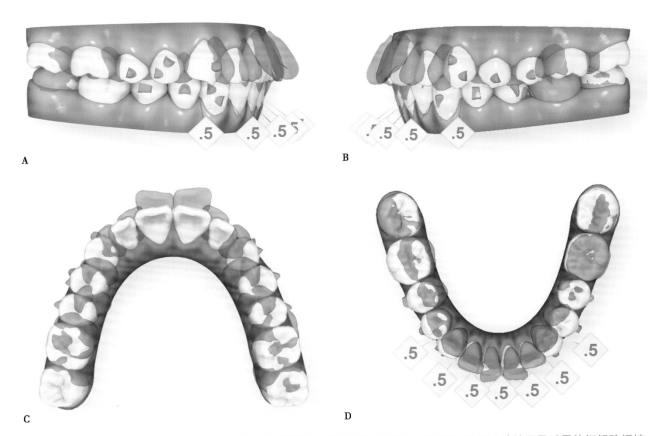

图 10-2-25　ClinCheck 设计：上颌设计扩弓和推磨牙远中移动解除拥挤并内收前牙，下颌设计扩弓及适量片切解除拥挤，配合Ⅱ类牵引

A. 右侧咬合像　B. 左侧咬合像　C. 上颌𬌗面像　D. 下颌𬌗面像

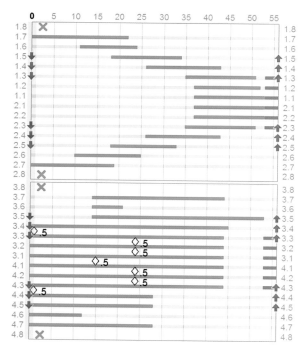

图 10-2-26 ClinCheck 分步图,上颌为典型的紧密 V 型推磨牙远中移动

图 10-2-27 ClinCheck Bolton 指数显示下颌牙量较大,因此设计了较多的下颌 IPR

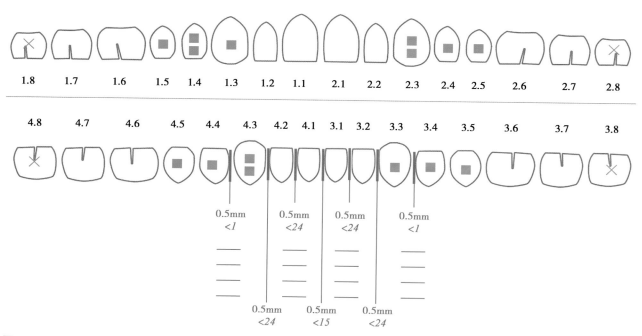

图 10-2-28 附件设计:25、34 设计优化深覆𬌗附件;13、14、24、44 设计优化控根附件;33、43 设计优化旋转附件;15、23、35、45 设计矩形附件,在下颌设计了 7 处 0.5mm 共计 3.5mm 的 IPR

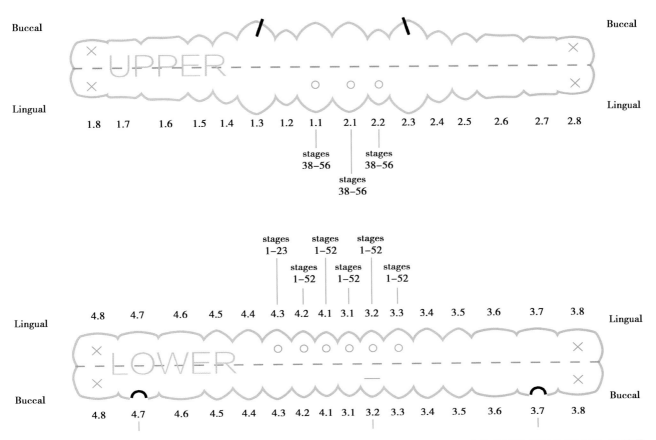

图 10-2-29 压力嵴和精密切割设计：在 32 唇侧设计了压力嵴控根；11、21、22、33—43 的舌侧均设计了压力区，目的是压低前牙，整平 Spee 曲线同时打开咬合；13、23 设计了精密切割，以方便Ⅱ类牵引橡皮圈的使用；下颌对应在 37、47 颊侧设计 cut out

	Teeth	Initial	Align Final	Stage 53
Upper	1.3 - 2.3	31.8	37.0	37.0
	1.4 - 2.4	33.2	39.4	39.4
	1.5 - 2.5	38.2	44.4	44.4
	1.6 - 2.6	47.3	49.3	49.3
Lower	4.3 - 3.3	23.5	26.4	26.4
	4.4 - 3.4	30.0	32.4	32.4
	4.5 - 3.5	35.0	37.3	37.3
	4.6 - 3.6	42.7	44.0	44.0

图 10-2-30 ClinCheck 牙弓宽度的变化：由于牙弓狭窄，设计尖牙、前磨牙区扩宽较多，磨牙区也有少许扩大

Upper	Lower		1.8	1.7	1.6	1.5	1.4	1.3	1.2	1.1	2.1	2.2	2.3	2.4	2.5	2.6	2.7	2.8	Final Stage
Extrusion/Intrusion, mm				0.8 E	0.2 I	0.1 E	0.2 E	0.1 I	0.3 I	1.5 I	1.7 I	0.7 I	0.9 I	0.3 I	0.5 I		0.3 E		Align
Translation Buccal/Lingual, mm				0.4 B	1.0 B	2.8 B	1.3 B	0.1 B	0.8 L	3.0 L	3.6 L	1.1 L	0.5 B	2.5 B	1.9 B	0.6 L	1.1 B		Doctor
Translation Mesial/Distal, mm				2.9 D	3.0 D	2.9 D	3.0 D	2.9 D	1.1 D	1.0 D	3.2 D	3.4 D	3.5 D	3.2 D	3.6 D	3.5 D		Difference
Rotation Mesial/Distal				11.6°D	4.8°D	0.8°D	3.7°D	17.6°M	2.1°D	18.6°D	22.6°D	0.4°D	9.8°M	2.1°M	3.2°D	0.7°D	0.2°M		Tooth Basis
Angulation Mesial/Distal				8.0°M	0.1°M	4.0°M	3.9°D	7.9°D	5.7°D		6.1°D	1.9°M	0.9°M	2.4°D	0.3°D				Crown
Inclination Buccal/Lingual				4.2°L	2.3°B	13.8°B	3.6°B	9.5°B	3.4°L	8.4°L	15.2°L	6.0°L	4.8°B	7.2°B	3.8°B	3.8°L	6.8°L		Root

Upper	Lower		4.8	4.7	4.6	4.5	4.4	4.3	4.2	4.1	3.1	3.2	3.3	3.4	3.5	3.6	3.7	3.8	Final Stage
Extrusion/Intrusion, mm				0.1 I	0	0.2 I	0.1 E	1.2 I	2.0 I	2.3 I	3.0 I	2.0 I	1.5 I	0.2 E	0.8 E	0.4 I	0		Align
Translation Buccal/Lingual, mm				0.1 L	1.5 B	2.3 B	0.8 B	1.5 B	0.7 B	0.2 B	0.2 B	0.9 B	0.2 E	0.1 A	0.4 B				Doctor
Translation Mesial/Distal, mm				0.1 M	0.2 D	0.5 M	0.3 M	0.4 D	0.8 D	0.8 D	0.6 M	0	0.5 M	1.6 M	1.7 M	0	0.1 D		Difference
Rotation Mesial/Distal				0.3°D	11.3°M	22.1°D	2.2°M	7.5°D	9.5°D	19.3°D	14.4°D	16.4°D	5.4°M	18.4°D	32.2°D	0.5°D	0.5°M		Tooth Basis
Angulation Mesial/Distal				5.9°M	4.3°D	0.4°M	1.5°D	2.3°M	0.2°D	3.0°D	7.7°M	3.5°M	5.1°M	9.8°M	8.4°M	0.2°M	4.8°M		Crown
Inclination Buccal/Lingual				8.3°B	8.7°B	12.6°B	3.4°B	5.2°B	1.9°B	7.2°L	1.2°L	8.2°B	11.5°B	7.1°B	2.5°L	0.9°L	10.9°B		Root

图 10-2-31　上下颌牙移动数值，左右侧上颌磨牙的远中移动量分别是 3.5mm 和 2.9mm

TOOTH MOVEMENT ASSESSMENT

Tooth	Assessment	Movement	Value	Range
1.7	Blue	Extrusion	0.8 mm	0.5 mm-1.0 mm
1.7	Blue	Root Movement	5.2 mm	4.0 mm-6.0 mm
1.4	Blue	Root Movement	4.2 mm	4.0 mm-6.0 mm
2.4	Blue	Root Movement	4.1 mm	4.0 mm-6.0 mm
3.5	Black	Extrusion	1.0 mm	> 1.0 mm
3.1	Blue	Intrusion	3.0 mm	2.5 mm-3.0 mm
Upper Right Quadrant	Blue	A-P Correction	2.8 mm	2.0 mm-4.0 mm
Upper Left Quadrant	Blue	A-P Correction	3.3 mm	2.0 mm-4.0 mm

图 10-2-32　牙移动难度评估：35 伸长移动最难，为黑色；14、17、24、31 移动难度中等，为蓝色；其余牙移动比较容易实现，为白色。同时，左右侧上颌的矢状向改变分别达到 2.8mm 和 3.3mm，视为中等难度

【治疗过程和结果】

矫治器总数为 55（52＋3）副。矫治器最初 2 周一换，第 3 副开始尝试 10 天一换，Ⅱ类牵引橡皮圈要求全天使用，强调咬胶使用。患者配合良好，一次完成矫治，未重启治疗。总疗程为 19 个月，每 2～3 个月复诊一次（图 10-2-33～图 10-2-40）。

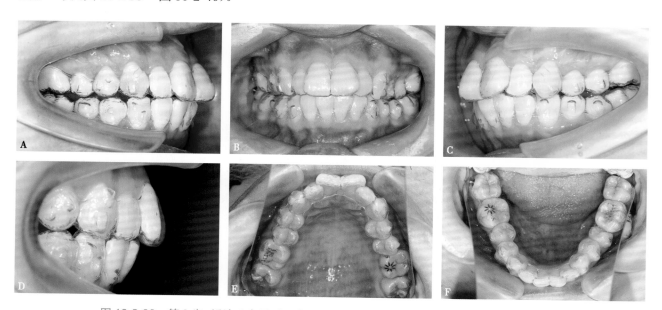

图 10-2-33　第 8 步，矫治 4 个月时口内照，37、47 颊侧有舌钮，挂Ⅱ类牵引橡皮圈时使用
A. 右侧咬合像　B. 正面咬合像　C. 左侧咬合像　D. 覆𬌗覆盖像　E. 上颌𬌗面像　F. 下颌𬌗面像

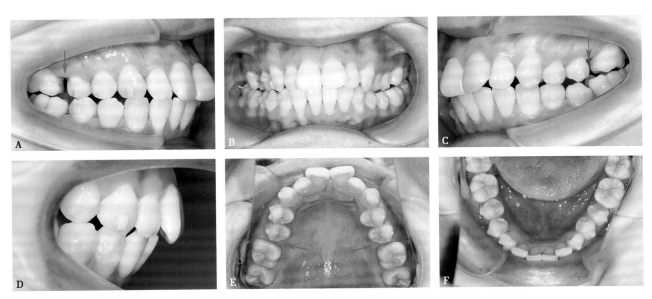

图 10-2-34　第 16 步,矫治 8 个月时口内照,继续扩大牙弓并推磨牙远中移动,箭头示牙弓中出现的间隙
　　A. 右侧咬合像　B. 正面咬合像　C. 左侧咬合像　D. 覆𬌗覆盖像　E. 上颌𬌗面像　F. 下颌𬌗面像

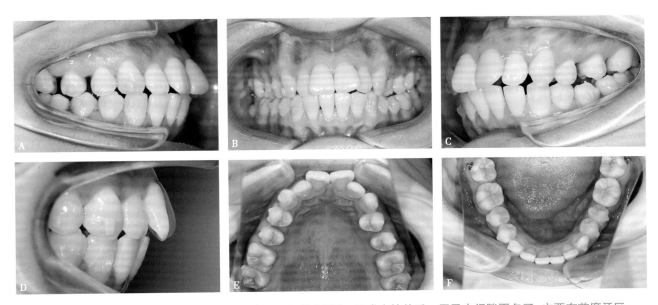

图 10-2-35　矫治 11 个月时口内照,双侧磨牙已经基本到位,已成中性关系。牙弓中间隙更多了,主要在前磨牙区
　　A. 右侧咬合像　B. 正面咬合像　C. 左侧咬合像　D. 覆𬌗覆盖像　E. 上颌𬌗面像　F. 下颌𬌗面像

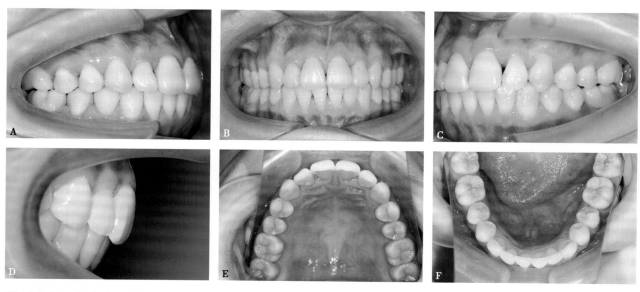

图 10-2-36　治疗后口内照，经过 19 个月的隐适美治疗，治疗前的双侧尖牙、磨牙远中关系已经改成了标准中性关系，拥挤纠正，中线对齐，覆𬌗覆盖正常，牙弓弧形良好对称。治疗目标达到，进入保持阶段

A. 右侧咬合像　B. 正面咬合像　C. 左侧咬合像　D. 覆𬌗覆盖像　E. 上颌𬌗面像　F. 下颌𬌗面像

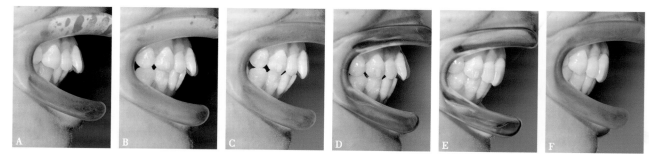

图 10-2-37　治疗前中后覆𬌗覆盖的变化，随着时间推移，深覆𬌗深覆盖逐渐变小，治疗后覆𬌗覆盖正常

A. 治疗前　B~E. 治疗中　F. 治疗后

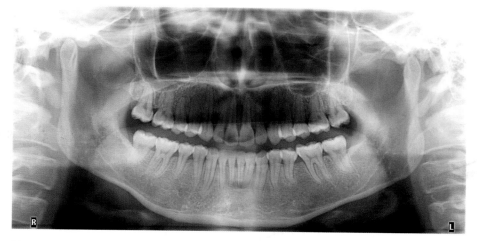

图 10-2-38　治疗后全景片显示 4 颗第三磨牙拔除后，推磨牙远中移动实现良好，除 35 外，其他牙根平行度理想

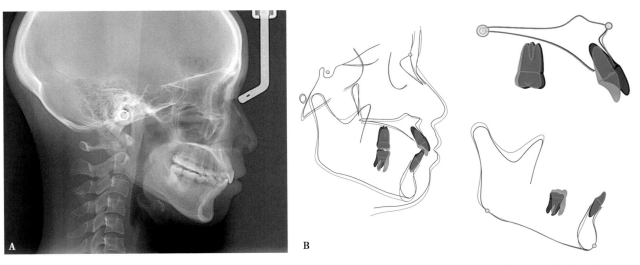

图 10-2-39 治疗后 X 线头颅侧位片显示覆盖减少，X 线头影描迹重叠图显示上颌磨牙远中移动，上颌前牙内收
A. 治疗后 X 线头颅侧位片 B. 治疗前后 X 线头影描迹重叠图（黑色线条示治疗前，红色线条示治疗后）

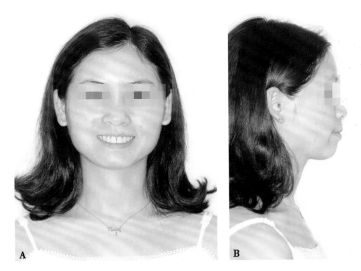

图 10-2-40 治疗后面像
A. 治疗后正面微笑像 B. 治疗后侧面像

【治疗体会】

本例患者为成年女性，中度拥挤，上颌前牙稍显唇倾，下颌相对后缩。患者本人对于拔牙比较抗拒，所以通过隐适美推磨牙远中移动和扩大牙弓获得间隙，排齐牙列。从治疗结果来看，牙列，尖牙、磨牙的尖窝关系，以及覆胎覆盖关系等都非常不错。不过从严格意义上讲，患者治疗后微笑时负性间隙不够，侧貌改善并不明显。究其原因，设计推磨牙远中移动时上颌第二磨牙伸长，牙移动数值显示 17、27 伸长分别为 0.8mm 和 0.3mm，这是我们的疏忽，没有进行修改。磨牙伸长对于安氏Ⅱ类患者的垂直向控制是不利的。因此，这个病例从反面证实，安氏Ⅱ类患者的垂直向控制至关重要，不能设计磨牙伸长，否则可能导致下颌向后下旋转，面下 1/3 变大，对侧貌改善不利。

（本病例由赵芮、赖文莉提供）

隐适美矫治系统治疗安氏Ⅱ类错殆典型病例三：推磨牙远中移动

【治疗前资料】

患者，女，25 岁。

主诉　牙齿不齐，对容貌没有要求。

既往史　否认系统性疾病史，否认过敏史。

颜貌检查　侧貌稍凸，颏唇沟浅（图 10-2-41）。

口内检查　牙列式 7—7；12、22 锥形小牙；先天缺失 1 颗下颌前牙；双侧磨牙、尖牙远中关系；上下颌牙列轻度拥挤（图 10-2-42）。

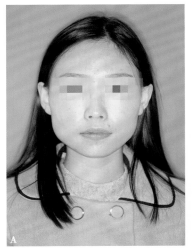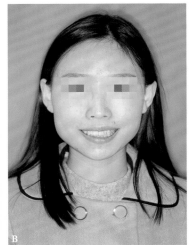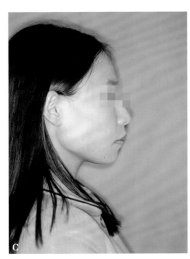

图 10-2-41　治疗前面像，侧貌稍凸，颏唇沟浅

A. 正面像　B. 正面微笑像　C. 侧面像

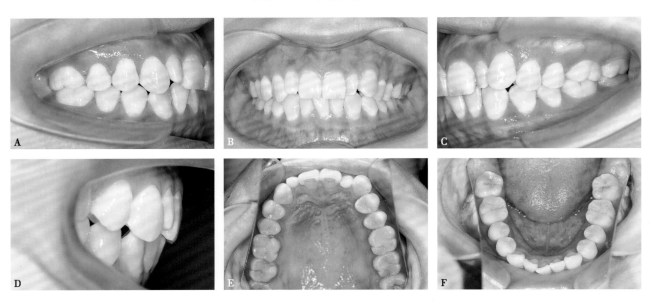

图 10-2-42　治疗前口内照，牙列式 7—7

A. 右侧尖牙、磨牙远中关系　B. 正面咬合像　C. 左侧尖牙、磨牙远中关系　D. 覆殆覆盖正常　E. 上颌牙列轻度拥挤，12、22 锥形小牙　F. 下颌牙列轻度拥挤，先天缺失 1 颗下颌切牙

模型分析　拥挤度：上颌牙弓 1mm，下颌牙弓 2mm；Bolton 指数：前牙比 72.5%（按照下颌 5 颗前牙与上颌 6 颗前牙计算前牙比），全牙比 88.85%；Spee 曲线曲度：右侧 1.5mm，左侧 1.5mm。

X 线检查　治疗前全景片显示 38、48 水平阻生，18、28 已萌，关节和牙周情况未见异常（图 10-2-43）。X 线头颅侧位片显示骨性Ⅱ类；平均生长型，均角；上颌前牙唇倾度基本正常，下颌前牙唇倾；上下唇位于 E 线前（图 10-2-44）。

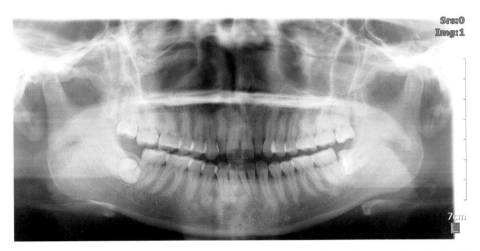

图 10-2-43　治疗前全景片显示 38、48 水平阻生，18、28 已萌，关节和牙周情况未见异常

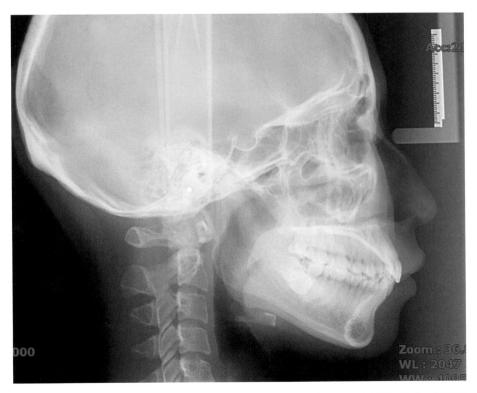

图 10-2-44　治疗前 X 线头颅侧位片示颌骨及面高：骨性Ⅱ类；平均生长型，均角；牙及牙槽：上颌前牙唇倾度基本正常，下颌前牙唇倾；软组织：上下唇位于 E 线前

【诊断和治疗计划】

综上资料,这个患者的诊断是安氏Ⅱ类1分类错𬌗,骨性Ⅱ类错𬌗,牙列拥挤。因此,治疗目标是解除拥挤,磨牙尖牙关系达到中性关系。

治疗方案包括:

(1)口腔卫生宣教。

(2)建议拔除18、28、38、48。

(3)上颌设计推磨牙远中移动解除拥挤并内收前牙。

(4)下颌设计适量扩弓,排齐牙列,解除拥挤。

(5)Ⅱ类牵引对抗。

(6)矫治结束,保持器保持。

【ClinCheck 设计】

上颌设计推磨牙远中移动解除拥挤并内收前牙,下颌设计适量扩弓解除拥挤,配合Ⅱ类牵引对抗反作用力(图 10-2-45)。下颌少一颗切牙,而上颌 12、22 为锥形小牙,所以上颌前牙既没有设计 12、22 的变大修复,下颌也没有设计拓展间隙修复先天缺失的切牙。其他设计细节参见图 10-2-46～图 10-2-51。

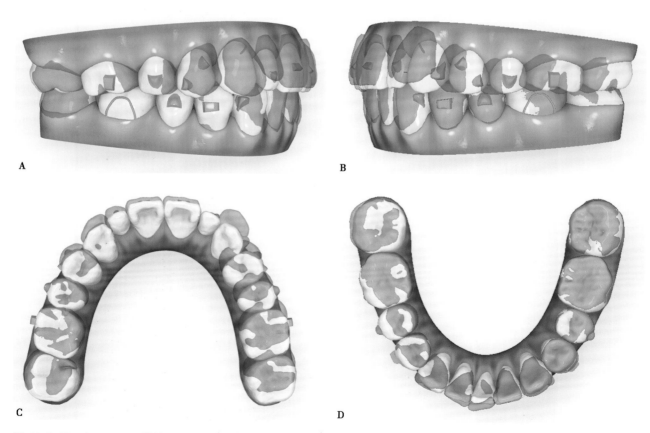

A   B

C   D

图 10-2-45　ClinCheck 设计:上颌设计推磨牙远中移动解除拥挤并内收前牙,下颌设计适量扩弓解除拥挤,配合Ⅱ类牵引对抗反作用力

A. 右侧咬合像　B. 左侧咬合像　C. 上颌𬌗面像　D. 下颌𬌗面像

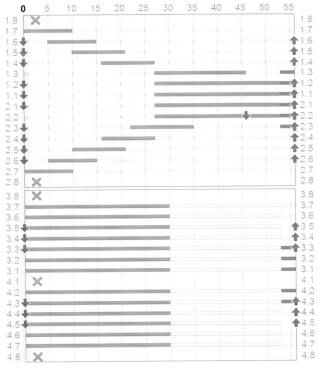

图 10-2-46 ClinCheck 分步图（紧密 V 型）

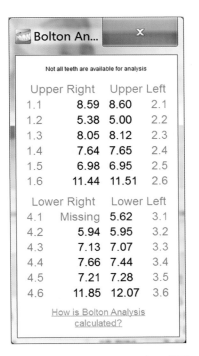

图 10-2-47 ClinCheck Bolton 指数

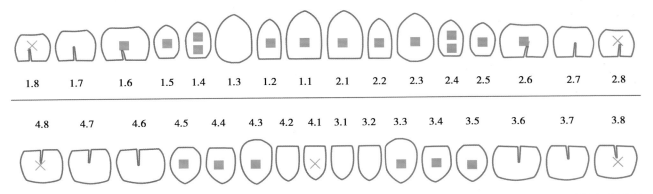

图 10-2-48 附件设计：15、25、35、45 设计优化深覆𬌗附件，12、14、24 设计优化控根附件，23、33、43 设计优化旋转附件，16、26、34、44 设计矩形附件，11、21 设计优化伸长附件；在第 45 步时 22 加放优化多平面附件

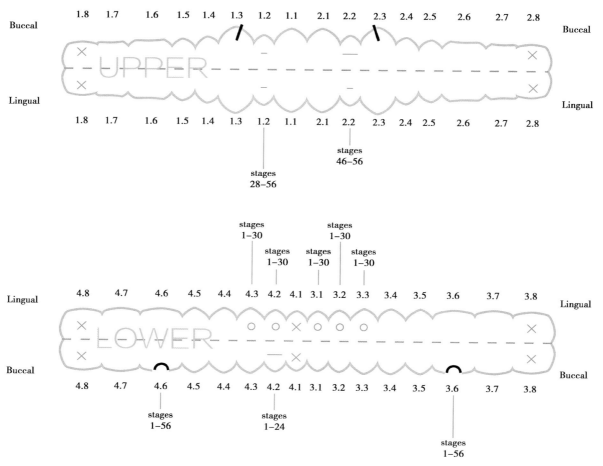

图 10-2-49　压力嵴和精密切割设计：在 12、22 颊侧和舌侧、42 唇侧均设计压力嵴，31、32、33、42、43 舌侧均设计压力区，目的是压低下颌前牙，整平 Spee 曲线，同时让后牙稍分开，有利于磨牙远中移动的实现。13、23 设计精密切割，以便Ⅱ类牵引橡皮圈的使用。下颌对应在 36、46 颊侧设计 cut out

Upper Lower		1.8	1.7	1.6	1.5	1.4	1.3	1.2 E	1.1 E	2.1 E	2.2	2.3	2.4	2.5	2.6	2.7	2.8	Final Stage
Extrusion/Intrusion, mm			0.1 I	0	0.2 I	0.1 E	0.8 I	1.4 E	0.7 E	0.6 E	1.7 E	0.1 E	0.2 I	1.0 I	0.4 I	0.4 I		Align
Translation Buccal/Lingual, mm			0.7 L	0.2 B	0.2 B	1.0 L	0.8 L	1.5 L	0.9 L	0.9 L	0.1 L	2.7 L	0.7 L	0.1	0.2 L	0.1 B		Doctor
Translation Mesial/Distal, mm			0.7 D	0.7 D	0.9 D	1.0 D	1.0 D	0.2 M	0.5 D	0.7 D	2.0 D	2.7 D	2.5 D	2.3 D	2.3 D			Difference
Rotation Mesial/Distal			4.1°D	3.5°D	0.8°M	4.9°D	2.7°M	23.1°D	0.2°M	0.1°M	39.6°D	11.2°D	5.6°M	2.5 D	2.3 D			Tooth Basis
Angulation Mesial/Distal			0.6°D	0.9°D	2.1°D	2.4°M	8.5°D	8.9°D	0.5°M	0.9°M	9.9°D	10.4°D	7.3°D	9.9°D	2.5°D	1.1°D		Crown
Inclination Buccal/Lingual			4.9°L	3.4°L	5.4°L	6.2°L	1.6°L	5.6°L	1.1°B	1.8°B	10.5°B	10.5 L	3.1°L	7.2°L	1.0°L	2.0°L		Root

Upper Lower		4.8	4.7	4.6	4.5	4.4	4.3	4.2	4.1	3.1	3.2	3.3	3.4	3.5	3.6	3.7	3.8	Final Stage
Extrusion/Intrusion, mm			0.1 I	0.2 I	0.1 E	0	0.6 I	1.4 I		1.1 I	1.5 I	1.6 I	0.5 I	0	0.2 I	0.2 I		Align
Translation Buccal/Lingual, mm			0.5 L	0.4 B	0.7 B	0.3 B	0.6 B	0.6 B		0.1 L	0.9 B	0.7 B	0.1 L	0	0.1 B	0		Doctor
Translation Mesial/Distal, mm			0.2 M	0.3 M	0.1 M	0.3 M	0			0.1 D	0.7 D	0.3 D	0.1 M	0	0.1 M	0.1 M		Difference
Rotation Mesial/Distal			6.0°D	6.3°D	2.7°D	18.9°D	31.5°D	13.9°M		18.8°M	2.4°D	14.6°D	7.7°D	3.5°D	1.7°D	3.5°M		Tooth Basis
Angulation Mesial/Distal			1.9°M	0.4°M	0.7°D	1.0°D	7.1°M	2.2°M		7.5°D	2.9°D	4.4°D	3.5°D	0.2°D	1.7°D			Crown
Inclination Buccal/Lingual			0.3°B	0.6°B	5.7°B	5.3°B	1.5°B	7.1°B		1.0°L	4.7°B	6.0°B	8.2°B	7.8°B	0°	1.8°L		Root

图 10-2-50　上下颌牙移动数值，左右侧上颌磨牙远中移动的量分别是 2.3mm 和 0.7mm

TOOTH MOVEMENT ASSESSMENT

Tooth	Assessment	Movement	Value	Range
2.2	Blue	Rotation	40°	30°-40°
2.5	Black	Intrusion	1.0 mm	> 1.0 mm
3.4	Blue	Intrusion	0.5 mm	0.5 mm-1.0 mm
Upper Left Quadrant	Blue	A-P Correction	2.6 mm	2.0 mm-4.0 mm

图 10-2-51　牙移动难度评估：25 压入移动最难，为黑色；22、34 移动难度中等，为蓝色

【治疗过程和结果】

该患者设计 56（53＋3）副矫治器，未重启治疗，一次完成。前期第 1～2 步要求矫治器 2 周一换，目的是让患者形成良好的使用习惯，包括取戴、清洁、使用橡皮圈等。第一次复诊检查发现矫治器十分贴合且患者很适应，从第 3 步开始一直按照每 10 天一换的频率进行，直到矫治结束。总疗程为 22 个月，每 2～3 个月复诊一次（图 10-2-52～图 10-2-58）。

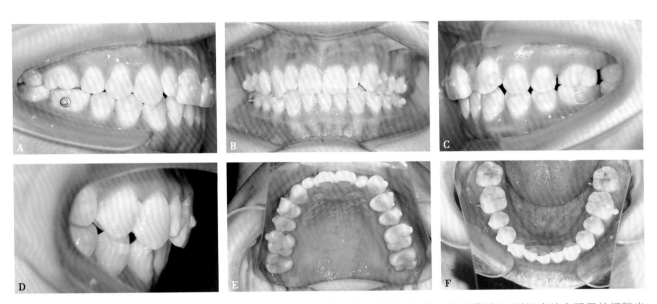

图 10-2-52　治疗 3 个月时口内照，36、46 颊侧有舌钮，挂Ⅱ类牵引橡皮圈时使用。可以看到 26 近远中均有明显的间隙出现，推磨牙有效

A. 右侧咬合像　B. 正面咬合像　C. 左侧咬合像　D. 覆拾覆盖像　E. 上颌拾面像　F. 下颌拾面像

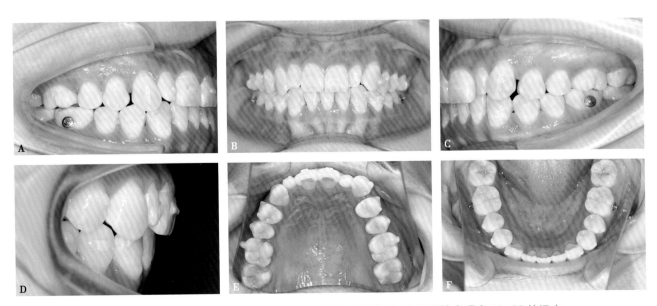

图 10-2-53　治疗中 11 个月口内照，磨牙已基本中性关系，上颌间隙出现在 13、23 的远中

A. 右侧咬合像　B. 正面咬合像　C. 左侧咬合像　D. 覆拾覆盖像　E. 上颌拾面像　F. 下颌拾面像

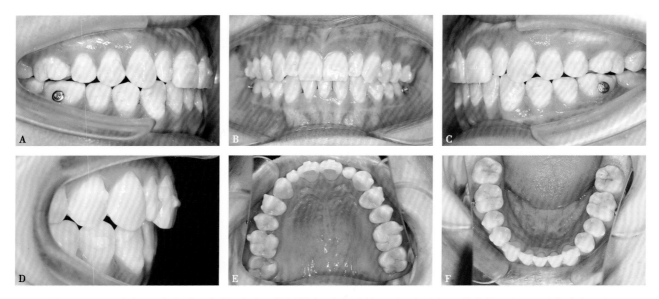

图 10-2-54 治疗 18 个月时口内照，治疗已接近尾声，上颌中线正对下颌中切牙的中份，后牙区稍有咬合不实

A. 右侧咬合像　B. 正面咬合像　C. 左侧咬合像　D. 覆𬌗覆盖像　E. 上颌𬌗面像　F. 下颌𬌗面像

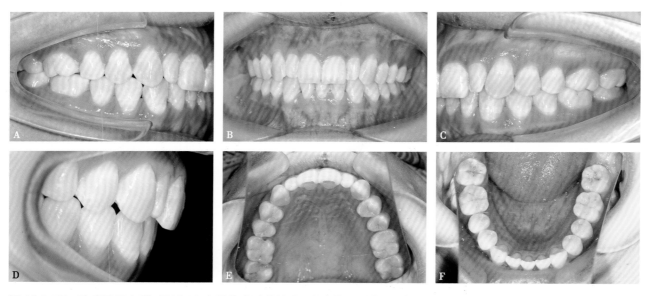

图 10-2-55 治疗后口内照，经过 22 个月的隐适美治疗，治疗前双侧尖牙、磨牙远中关系已经改成了标准中性，治疗前右侧下颌尖牙的轴向和转矩明显改善，后牙尖窝相对，拥挤纠正，上颌中线对齐下颌中切牙的中份，覆𬌗覆盖基本正常，牙弓形态良好对称。治疗目标达到，进入保持阶段

A. 右侧咬合像　B. 正面咬合像　C. 左侧咬合像　D. 覆𬌗覆盖像　E. 上颌𬌗面像　F. 下颌𬌗面像

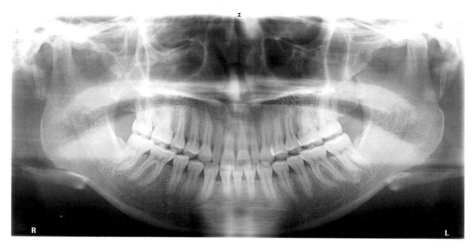

图 10-2-56　治疗后全景片显示 4 颗第三磨牙已经全部拔除，治疗后牙根平行度良好

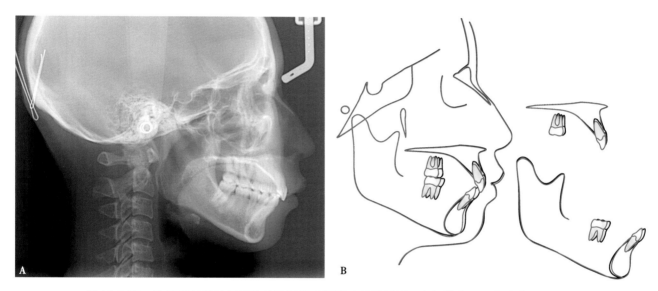

图 10-2-57　治疗后 X 线头颅侧位片及 X 线头影描迹重叠图显示上颌推磨牙远中移动实现良好

A. 治疗后 X 线头颅侧位片　B. 治疗前后 X 线头影描迹重叠图（黑色线条示治疗前，红色线条示治疗后）

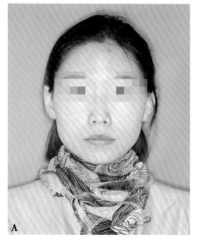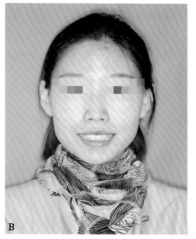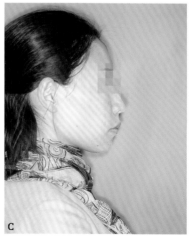

图 10-2-58　治疗后面像，变化不明显

A. 治疗后正面像　B. 治疗后正面微笑像　C. 治疗后侧面像

【治疗体会】

这是一位青年女性,下颌先天缺牙,同时伴有上颌侧切牙过小,拥挤度不大的安氏Ⅱ类1分类病例。虽然侧貌稍突,但由于患者对容貌的要求不高,拥挤度和凸度均不支持拔牙矫治,故设计推上颌磨牙远中移动的治疗方案,上颌侧切牙维持大小,下颌也没有设计片磨,矫治结果达到后牙尖窝相对,目标达到。该病例治疗相对比较简单,容易实现。

(本病例由高美雅、赖文莉提供)

隐适美矫治系统治疗安氏Ⅱ类错殆典型病例四:推磨牙远中移动

【治疗前资料】

患者,女,28岁。

主诉   牙齿前突。

既往史   否认系统性疾病史,否认过敏史。

颜貌检查   闭唇紧张,下颌稍显后缩,颏唇沟不显(图10-2-59)。

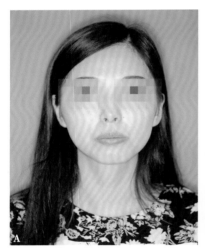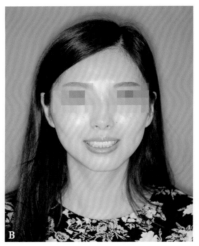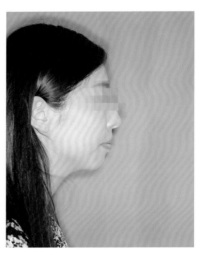

图 10-2-59   治疗前面像,闭唇紧张,下颌稍显后缩,颏唇沟不显
A. 正面像   B. 正面微笑像   C. 侧面像

口内检查   牙列式上颌8—8,下颌7—7;11、21近中扭转;双侧磨牙、尖牙远中关系;覆殆正常,深覆盖Ⅱ度;上颌中线右偏1.5mm;上下颌牙列轻度拥挤(图10-2-60)。

模型分析   拥挤度:上颌牙弓2.5mm,下颌牙弓1.5mm;Bolton指数:前牙比77.38%,全牙比89.79%;Spee曲线曲度:右侧1.5mm,左侧1.5mm。

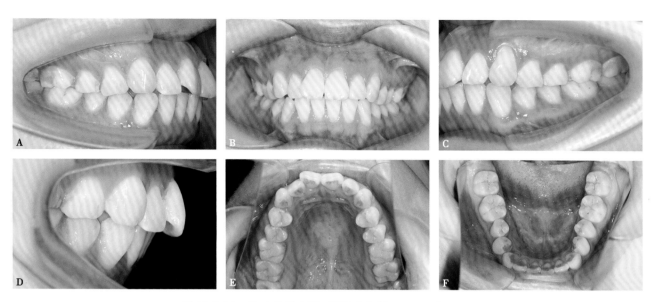

图 10-2-60　治疗前口内照，牙列式上颌 8—8，下颌 7—7

A. 右侧尖牙、磨牙远中关系　B. 上颌中线右偏　C. 左侧尖牙、磨牙远中关系　D. 覆𬌗正常，深覆盖Ⅱ度　E. 上颌牙列轻度拥挤，11、21 近中扭转　F. 下颌牙列轻度拥挤

X 线检查　治疗前全景片显示 18 存在，48 近中水平阻生，双侧关节对称性欠佳，左侧髁突稍小，高度也与右侧有所差异，但是患者没有症状，牙周情况未发现明显异常（图 10-2-61）。X 线头颅侧位片显示骨性Ⅱ类；垂直生长型，偏高角；上下颌前牙稍唇倾；上下唇位于 E 线前（图 10-2-62）。

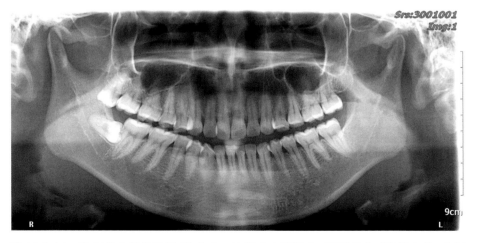

图 10-2-61　治疗前全景片显示 18 存在，48 近中水平阻生，双侧关节对称性欠佳，左侧髁突稍小，高度也与右侧有所差异，但是患者没有症状，牙周情况未发现明显异常

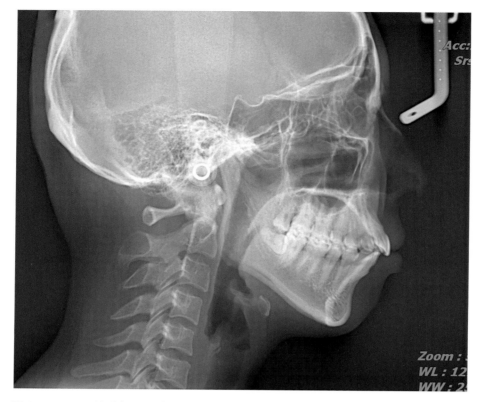

图 10-2-62 X 线头颅侧位片显示颌骨及面高：骨性Ⅱ类；垂直生长型，偏高角；牙及牙槽：上下颌前牙稍唇倾；软组织：上下唇位于 E 线前

【诊断和治疗计划】

综上资料，这个患者的诊断是安氏Ⅱ类 1 分类错𬌗，骨性Ⅱ类错𬌗，牙列拥挤。因此，治疗目标是解除拥挤，内收上颌前牙，使磨牙、尖牙关系达到中性关系。

治疗方案包括：

（1）口腔卫生宣教。

（2）拔除 18、48。

（3）上颌设计推磨牙远中移动、扩弓，以解除拥挤并内收前牙，磨牙少量压低。

（4）下颌设计扩弓解除拥挤。

（5）配合Ⅱ类牵引对抗磨牙远中移动的反作用力。

（6）矫治结束，保持器保持。

【ClinCheck 设计】

上颌设计推磨牙远中移动以及扩弓获得间隙，解除拥挤并稍内收上颌前牙。上颌左侧设计 IPR，帮助实现上颌中线左移，改正中线右移。考虑到病例为高角，设计少量上颌磨牙压低，希望做好垂直向控制，有利于治疗后侧貌的改善。下颌设计扩弓解除拥挤，配合 13—47、23—37 的Ⅱ类牵引对抗磨牙远中移动的力量（图 10-2-63）。其他设计细节参见（图 10-2-64～图 10-2-69）。

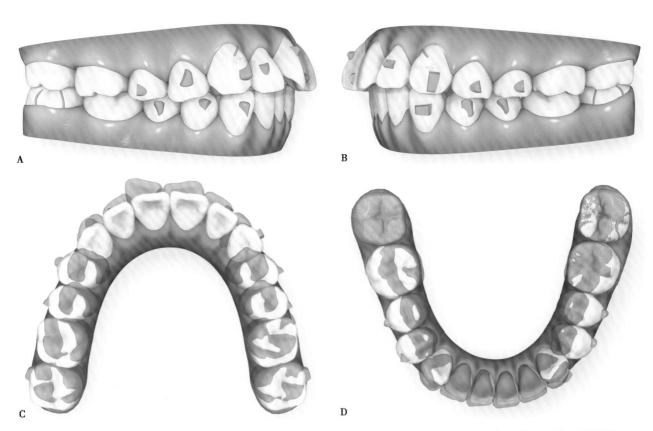

A　B　C　D

图 10-2-63　ClinCheck 设计：上颌设计推磨牙远中移动以及扩弓，获得间隙解除拥挤并稍内收上前牙；上颌左侧设计 IPR，帮助实现上颌中线左移，改正偏斜；下颌设计扩弓解除拥挤；配合 13—47，23—37 的Ⅱ类牵引对抗磨牙远中移动的力量

A. 右侧咬合像　B. 左侧咬合像　C. 上颌𬌗面像　D. 下颌𬌗面像

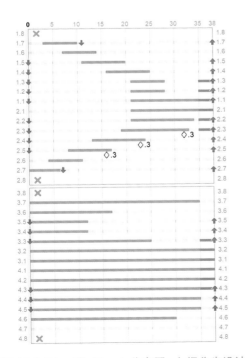

图 10-2-64　ClinCheck 分布图，上颌分步设计是紧密 V 型，17、27 远中移动到位时加放附件固位，以保持远中移动效果

Bolton Analysis (mm)		✕
0.09 mm Mandibular Excess 3-3		**2.39 mm** Maxillary Excess 6-6
Upper Right		**Upper Left**
1.1	8.41 mm	8.80 mm	2.1
1.2	7.21 mm	7.14 mm	2.2
1.3	8.22 mm	8.03 mm	2.3
1.4	7.93 mm	7.84 mm	2.4
1.5	7.68 mm	7.48 mm	2.5
1.6	10.81 mm	11.17 mm	2.6
Lower Right		**Lower Left**
4.1	5.64 mm	5.62 mm	3.1
4.2	6.03 mm	6.18 mm	3.2
4.3	6.77 mm	6.76 mm	3.3
4.4	7.17 mm	7.41 mm	3.4
4.5	7.75 mm	7.45 mm	3.5
4.6	11.56 mm	11.45 mm	3.6
How is Bolton Analysis calculated?		

图 10-2-65　ClinCheck Bolton 指数显示上颌牙齿大 2.39mm，实际应用中设计了 3 处 0.3mm 共 0.9mm 的 IPR

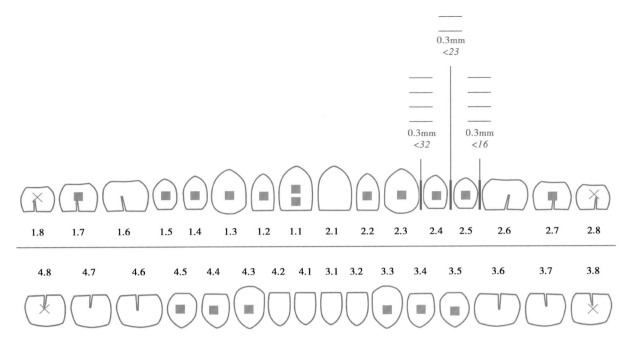

图 10-2-66　附件设计：12 设计多平面优化附件，22 设计优化伸长附件，11、15、24、25、44 设计优化控根附件，23、24、34、35、43、45 设计优化旋转附件，23、33 设计矩形附件。17、27 远中移动到位时，为了防止复发并加强固位，设计了水平矩形附件。在上颌左侧设计了 3 处 0.3mm 共计 0.9mm 的 IPR，目的是提供间隙改正上颌中线右偏。设计 IPR 的依据是 Bolton 指数不调

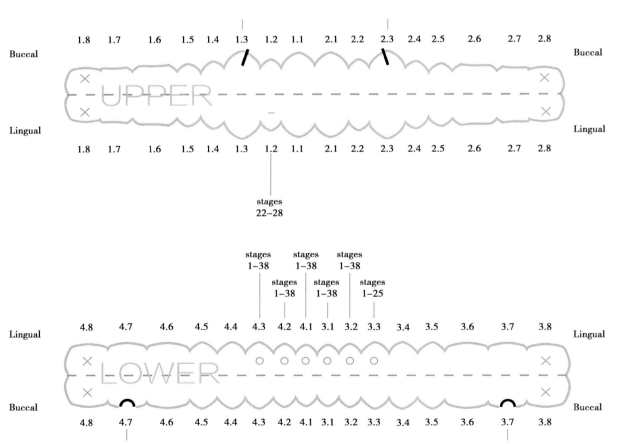

图 10-2-67　压力嵴和压力区设计：12 舌侧设计压力嵴控根，下颌前牙舌侧均设计压力区帮助整平下颌曲线，压低下颌前牙，设计Ⅱ类牵引的精密切割

Upper	Lower		1.8	1.7	1.6	1.5	1.4	1.3	1.2	1.1	2.1	2.2	2.3	2.4	2.5	2.6	2.7	2.8	Final Stage
Extrusion/Intrusion, mm				0.1 I	0.2 I	0.3 I	0.2 I	0.4 E	0.5 E	0.1 I	0.3 E	0.9 E	1.0 E	0.5 I	0	0.2 I	0		Align / Doctor
Translation Buccal/Lingual, mm				0.8 B	0.9 B	1.7 B	1.2 B	1.2 L	1.0 L	2.6 L	1.7 L	1.3 L	0.3 L	1.7 B	1.5 B	0.2 B	0.6 B		Difference
Translation Mesial/Distal, mm				1.4 D	1.5 D	1.4 D	1.6 D	0.9 D	0.9 M	1.5 D	2.3 D	2.5 D	2.0 D	1.5 D	1.6 D	0.3 D			Tooth Basis
Rotation Mesial/Distal				0.5°M	2.5°M	2.6°D	5.9°M	10.3°M	10.1°M	24.2°D	17.0°D	0.8°D	17.1°M	9.9°D	13.5°D	0.8°M	0.3°M		Crown
Angulation Mesial/Distal				0.7°D	1.7°D	1.5°D	5.5°D	3.5°D	3.1°D	2.1°D	3.7°D	4.8°D	0.8°M	1.1°D	1.2°D	2.9°D	0.2°D		Root
Inclination Buccal/Lingual				0.8°B	1.8°B	8.9°B	3.0°B	4.9°L	6.6°L	10.6°L	8.9°L	9.2°L	2.9°B	3.6°B	3.6°B	0.5°B	1.0°B		

Upper	Lower		4.8	4.7	4.6	4.5	4.4	4.3	4.2	4.1	3.1	3.2	3.3	3.4	3.5	3.6	3.7	3.8	Final Stage
Extrusion/Intrusion, mm				0	0	0.5 I	0.2 E	0.6 I	1.6 I	1.8 I	1.6 I	2.0 I	1.1 I	0.2 I	0.5 I	0.5 I	0	Align / Doctor
Translation Buccal/Lingual, mm					0.9 B	1.9 B	1.0 B	0.1 L	0.8 B	1.4 B	1.1 B	1.0 B	0	1.7 B	1.6 B	0.5 B	0	Difference
Translation Mesial/Distal, mm				0	0	0.1 M	0.4 M	0.5 M	0.5 M	0.5 D	0.4 D	0.3 D	0					Tooth Basis
Rotation Mesial/Distal				0°	6.6°D	9.5°M	7.2°M	**30.4°M**	10.4°D	14.2°D	0.5°M	4.8°D	4.1°M	16.7°D	16.4°D	8.8°D	0.3°D	Crown
Angulation Mesial/Distal				0°	0.8°D	3.7°D	0.6°M	2.4°M	0.1°M	4.2°D	1.0°D	2.8°M	0.7°D	3.0°D	0.1°D			Root
Inclination Buccal/Lingual				0°	2.5°B	1.0°B	1.8°B	4.1°L	5.1°L	1.7°L	2.7°L	4.6°L	6.8°L	3.0°B	4.6°B	2.0°L	0.6°B	

图 10-2-68　上下颌牙移动数值显示上颌磨牙有 1.5mm 左右的远中移动，同时设计了 0.1～0.2mm 的压入移动

TOOTH MOVEMENT ASSESSMENT

Tooth	Assessment	Movement	Value	Range
4.5	Blue	Intrusion	0.5 mm	0.5 mm-1.0 mm

图 10-2-69　牙移动难度评估：仅 45 移动中等难度，为蓝色

【治疗过程和结果】

矫治器总数 38（35＋3）副，没有重启治疗，一次完成。前期推磨牙远中移动时矫治器替换时间为 2 周一换，后期一般 10 天一换，Ⅱ类牵引要求全天戴用，咬胶要求按时使用，每 2～3 个月复诊一次，总疗程为 12 个月（图 10-2-70～图 10-2-76）。

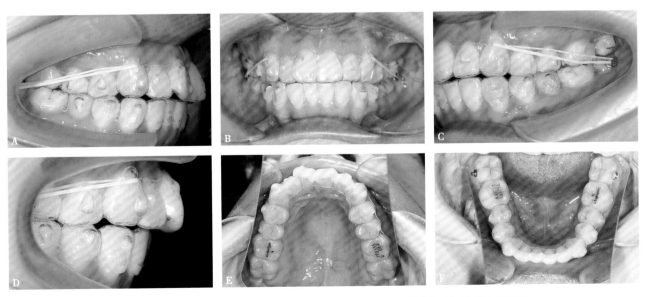

图 10-2-70　第 8 步口内照，37、47 颊侧有舌钮，13、23 精密切割，使用Ⅱ类牵引
A．右侧咬合像　B．正面咬合像　C．左侧咬合像　D．覆𬌗覆盖像　E．上颌𬌗面像　F．下颌𬌗面像

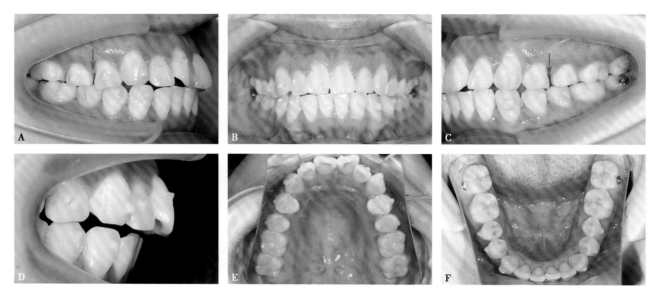

图 10-2-71 第 16 步口内照，15、25 近中可见推磨牙远中移动获得的间隙（箭头示），上颌前牙在继续排齐内收过程中

A. 右侧咬合像 B. 正面咬合像 C. 左侧咬合像 D. 覆𬌗覆盖像 E. 上颌𬌗面像 F. 下颌𬌗面像

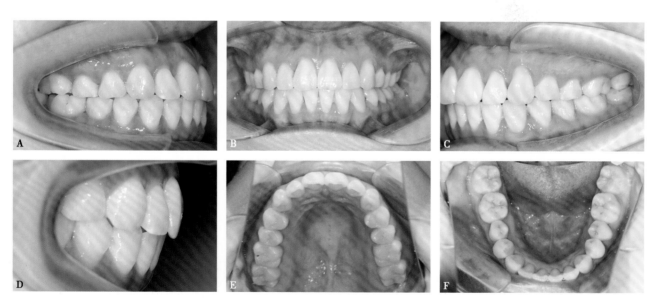

图 10-2-72 治疗后口内照，经过 12 个月的隐适美治疗，治疗前双侧尖牙、磨牙远中关系已经改成了标准中性，拥挤纠正，中线对齐，覆𬌗覆盖正常，牙弓弧形良好、对称。治疗目标达到，进入保持阶段

A. 右侧咬合像 B. 正面咬合像 C. 左侧咬合像 D. 覆𬌗覆盖像 E. 上颌𬌗面像 F. 下颌𬌗面像

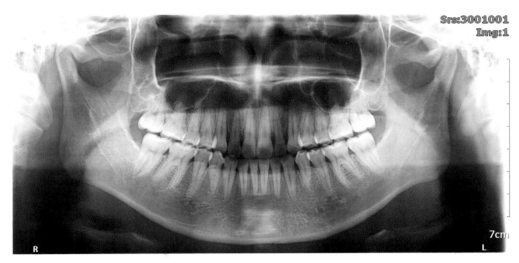

图 10-2-73　治疗后全景片显示 18、48 已经拔除，牙根平行度良好，未见明显的关节和牙周改变

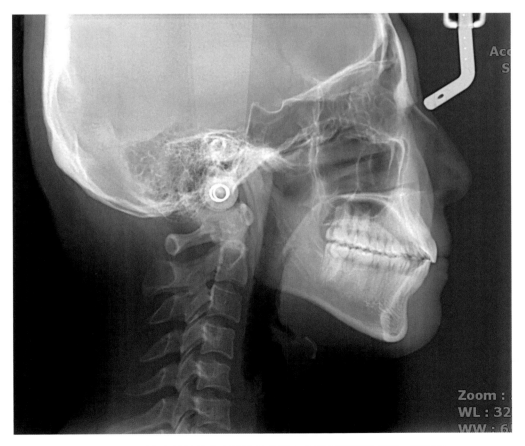

图 10-2-74　治疗后 X 线头颅侧位片显示上颌前牙唇倾已得到一定改善

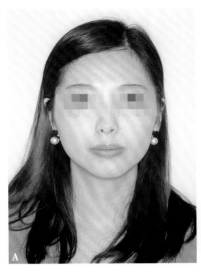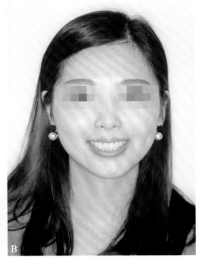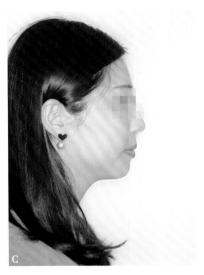

图 10-2-75 治疗后面像,侧貌鼻唇颏的关系更加协调,闭唇紧张感有所减轻

A. 正面像 B. 正面微笑像 C. 侧面像

ITEM	Pre-t	Pot-t
SNA	81.9	82
SNB	76.8	76.9
ANB	5.1	5.1
ANS-Me(mm)	68.3	67.5
N-ANS(mm)	51.6	51
S-Go/N-Me(%)	64.8	65
FMA(MP-FH)	34.2	33.4
MP-SN	40	38.6
U1-L1	108	122
U1-SN	116.6	102.6
U1-NA	26.2	19.4
U1-NA(mm)	5.5	3.7
L1-NB	30	33.1
L1-NB(mm)	8.2	8.4
L1-MP	91.6	94.3
UL-EP(mm)	-0.6	-2.6
LL-EP(mm)	3.2	-0.9
Nasolabial Angle	101.7	108

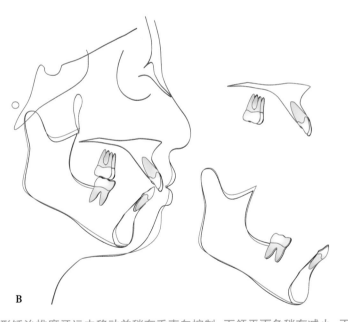

图 10-2-76 X 线头影测量分析显示隐形矫治推磨牙远中移动并稍有垂直向控制,下颌平面角稍有减小,下颌有少许逆时针前旋,颏部更明显,侧貌改善很多

A. 治疗前后 X 线头影测量数据 B. 治疗前后 X 线头影描迹重叠图(黑色线条示治疗前,红色线条示治疗后)

【治疗体会】

这是一个成年女性患者,拥挤度和凸度都不大,因此采用非拔牙推磨牙远中移动的治疗措施,同时做好垂直向控制,使下颌逆时针旋转,改善患者容貌。事实证明,这个治疗策略非常有效,仅用 12 个月的时间就完成了隐适美系统的主动矫治,进入保持阶段。我们的观点是,安氏Ⅱ类非拔牙矫治患者也一定要做好垂直向控制,避免发生下颌顺时针旋转,若能实现少量逆时针旋转,将有利于矫治效果的呈现,达到牙列整齐和容貌美观的矫治目标。

（本病例由谭宇、韩世智、赖文莉提供）

隐适美矫治系统治疗安氏Ⅱ类错𬌗典型病例五：推磨牙远中移动

【治疗前资料】

患者，男，19岁。

主诉 牙齿前突。

既往史 否认系统性疾病史，否认过敏史。

颜貌检查 看不到下颌前牙，覆𬌗较深，下颌稍显后缩，颏肌紧张，面下1/3较短，偏低角（图10-2-77）。

口内检查 牙列式上颌8—8，下颌7—7；12锥形小牙；右侧磨牙、尖牙远中关系，左侧磨牙远中关系，左侧尖牙基本中性关系；深覆𬌗Ⅲ度，深覆盖Ⅲ度；上颌中线右偏0.5mm；上颌牙列轻度拥挤，下颌牙列中度拥挤（图10-2-78）。

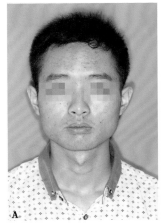
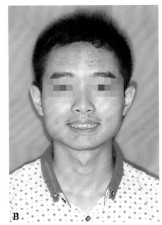
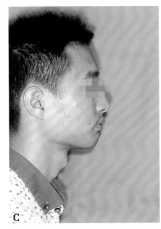

图10-2-77 治疗前面像，看不到下颌前牙，覆𬌗较深，下颌稍显后缩，有颏唇沟，颏肌紧张，面下1/3较短，偏低角
A. 正面像 B. 正面微笑像 C. 侧面像

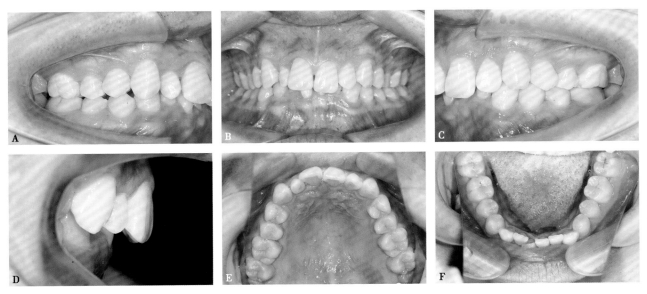

图10-2-78 治疗前口内照，牙列式上颌8—8，下颌7—7

A. 右侧尖牙、磨牙远中关系 B. 上颌中线右偏 C. 左侧尖牙基本中性关系，磨牙远中关系 D. 深覆𬌗Ⅲ度，深覆盖Ⅱ度
E. 上颌牙列轻度拥挤，12锥形小牙 F. 下颌牙列中度拥挤

模型分析　拥挤度：上颌牙弓 1mm，下颌牙弓 4 mm；Bolton 指数：前牙比 80.25%，全牙比 92.1%；Spee 曲线曲度：右侧 4.5mm，左侧 4.5mm。

X 线检查　治疗前全景片显示 18、28、38、48 存在，38、48 近中倾斜阻生，下颌𬌗曲线陡，下颌前牙牙槽骨水平型吸收，关节未见明显异常（图 10-2-79）。X 线头颅侧位片显示骨性Ⅱ类；水平生长型，低角；上颌前牙唇倾，下颌前牙较直立；上下唇位于 E 线前（图 10-2-80）。

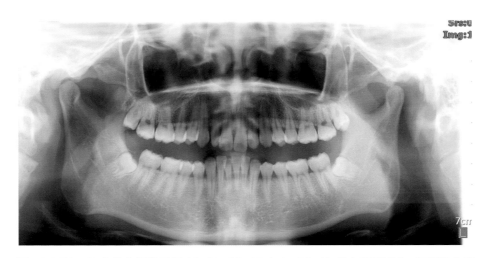

图 10-2-79　治疗前全景片显示 18、28、38、48 存在，38、48 近中倾斜阻生，下颌𬌗曲线陡，下颌前牙牙槽骨水平型吸收，关节未见明显异常

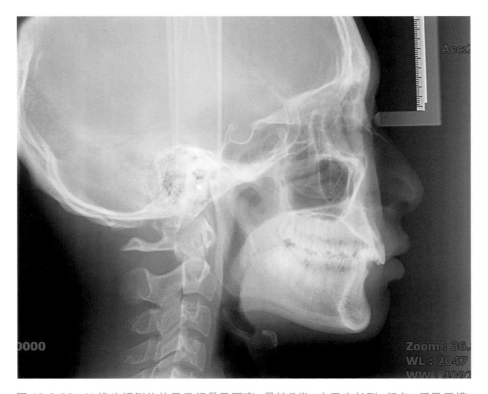

图 10-2-80　X 线头颅侧位片显示颌骨及面高：骨性Ⅱ类；水平生长型，低角；牙及牙槽：上颌前牙唇倾，下颌前牙较直立；软组织：上下唇位于 E 线前

【诊断和治疗计划】

综上资料，这个患者的诊断是安氏Ⅱ类1分类错𬌗，骨性Ⅱ类错𬌗，牙列拥挤，深覆𬌗深覆盖。因此，治疗目标是解除拥挤，改正深覆𬌗深覆盖，使磨牙、尖牙关系达到中性关系。

治疗方案包括：

（1）口腔卫生宣教。

（2）拔除18、28、38、48。

（3）上颌设计推磨牙远中移动解除拥挤并内收前牙，12处预留间隙修复变大。

（4）下颌设计适量唇倾解除拥挤，分步压低下颌前牙，整平𬌗曲线。

（5）配合Ⅱ类牵引尝试引导下颌向前，右侧牵引力量大于左侧。

（6）矫治结束，用保持器保持。

【ClinCheck设计】

上颌设计推磨牙远中移动解除拥挤，内收压低前牙。下颌设计扩弓和唇倾解除拥挤，分步压低下颌前牙，先压低尖牙，再交换附件压低下颌切牙，以整平比较深的Spee曲线。考虑到患者19岁，为年轻成人，配合Ⅱ类牵引尝试下颌跳跃，要求右侧牵引力量大于左侧（图10-2-81）。其他设计细节参见图10-2-82～图10-2-87。

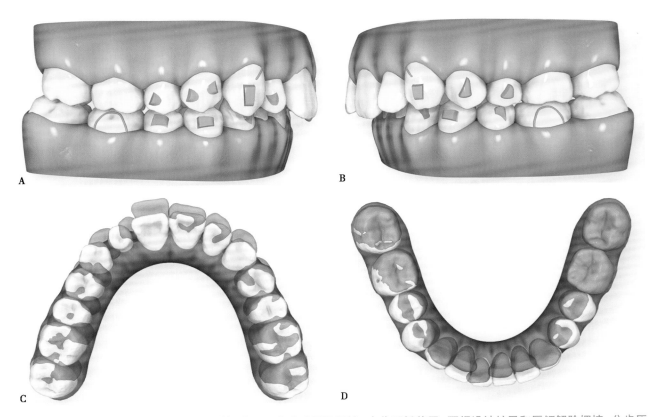

图 10-2-81　Clicncheck 设计：上颌设计推磨牙远中移动解除拥挤，内收压低前牙；下颌设计扩弓和唇倾解除拥挤，分步压低下颌前牙；配合Ⅱ类牵引尝试引导下颌向前，右侧牵引力量大于左侧

A. 右侧咬合像　B. 左侧咬合像　C. 上颌𬌗面像　D. 下颌𬌗面像

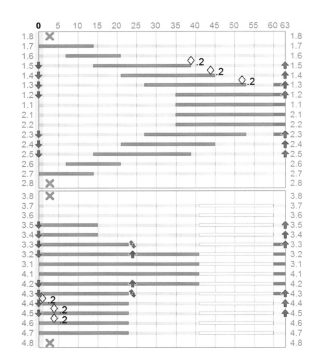

图 10-2-82　ClinCheck 分步图，使用紧密 V 型形式推上颌磨牙远中移动，设计少量 IPR 帮助拥挤改善，前牙内收。注意第 24 步时下颌有附件交换，压低下颌切牙

图 10-2-83　ClinCheck Bolton 指数显示下颌牙量偏大，这是下颌设计 IPR 的原因

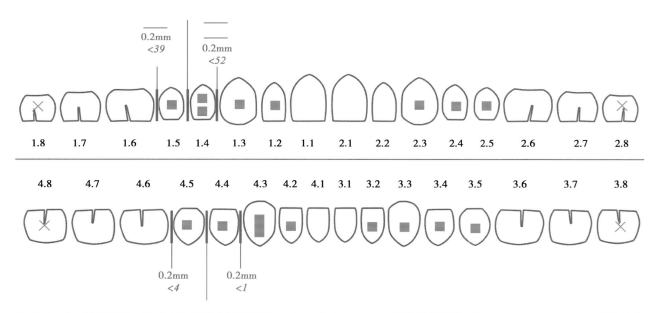

图 10-2-84　附件设计：25、34 设计优化深覆殆附件，11、15、24、25、44 设计优化控根附件，14、34、35、43、45 设计优化旋转附件，23、33 设计矩形附件，12 设计优化多平面附件，22 设计优化伸长附件。在上颌设计了 3 处 0.2mm 共计 0.6mm 的 IPR，下颌也设计了 3 处共计 0.6mm 的 IPR

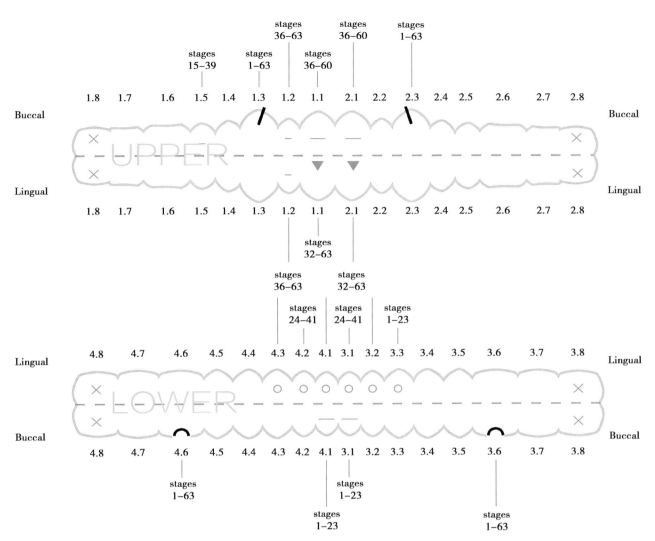

图 10-2-85 咬合平面导板、压力嵴、压力区设计：在第 32～63 步上颌中切牙舌侧设计了咬合平面导板，目的是帮助压低下颌前牙，整平 Spee 曲线，同时使后牙稍分开，有利于磨牙远中移动和下颌向前跳跃的实现。在 12 唇舌侧，11、21 唇侧以及 31、41 唇侧设计压力嵴，帮助控根移动实现。33—43 舌侧设计压力区，帮助压低下颌前牙，整平过陡的下颌 Spee 曲线。13、23 设计精密切割，方便Ⅱ类牵引橡皮圈的使用。下颌对应在 36、46 颊侧设计 cut out

Upper	Lower		1.8	1.7	1.6	1.5	1.4	1.3	1.2	1.1	2.1	2.2	2.3	2.4	2.5	2.6	2.7	2.8
Extrusion/Intrusion, mm				0.2 I	0.1 E	0.4 E	0.8 E	0.2 I	0.7 I	2.6 I	2.6 I	1.7 I	0.5 I	0.6 E	0.4 E	0.3 I	0.7 I	
Translation Buccal/Lingual, mm				0	0.5 B	0.8 B	0.3 B	0.5 L	0	2.6 L	0.6 L	0.8 L	1.5 L	0.4 L	0.4 B	0.2 B	0.3 L	
Translation Mesial/Distal, mm				3.5 D	3.4 D	3.3 D	3.2 I	3.7 D	2.4 D	1.1 D	0.2 D	0.5 D	1.8 D	1.5 D	1.8 D	2.0 D	2.3 D	
Rotation Mesial/Distal				4.9°D	2.7°D	**8.5°D**	**14.8°D**	1.6°M	**27.1°M**	4.4°D	6.0°M	16.6°M	4.4°D	6.1°M	0.2°M	0°	3.2°M	
Angulation Mesial/Distal				2.6°D	3.5°D	**7.7°M**	**8.9°M**	4.4°M	4.2°M	2.1°M	1.8°D	8.4°M	**8.4°M**	6.1°M	0.2°M	0°	0.2°M	
Inclination Buccal/Lingual				6.7°L	3.0°L	4.8°L	2.9°L	**6.1°B**	**13.3°B**	6.2°B	**14.7°B**	8.7°B	6.5°B	9.5°L	1.1°B	5.8°L	7.4°L	

Final Stage ☒ — Align / Doctor / Difference / Tooth Basis / Crown / Root

Upper	Lower		4.8	4.7	4.6	4.5	4.4	4.3	4.2	4.1	3.1	3.2	3.3	3.4	3.5	3.6	3.7	3.8
Extrusion/Intrusion, mm				0.3 I	0.3 I	0.1 E	0.1 E	2.3 I	3.4 I	3.3 I	2.9 I	1.8 I	0.1 I	0.4 I	0	0		
Translation Buccal/Lingual, mm				0.1 B	0.4 B	1.0 B	0.8 B	2.1 B	3.9 B	1.8 B	3.7 B	3.9 B	1.2 B	0.7 B	0.4 B	0	0	
Translation Mesial/Distal, mm				0.4 M	0.3 M	0	0.1 D	0	0.5 D	0.5 D	0.6 D	0.2 D	0.2 D	0	0.1 M	0	0	
Rotation Mesial/Distal				0.7°M	0.8°D	1.2°D	11.6°M	9.3°D	0.5°D	11.3°D	2.8°D	10.7°D	18.2°D	19.4°D	10.2°D	0°	0°	
Angulation Mesial/Distal				2.4°D	0.7°D	6.6°M	7.6°M	8.7°M	2.0°D	6.5°M	1.1°D	3.2°M	8.5°M	8.6°M	2.9°D	0°	0°	
Inclination Buccal/Lingual				1.2°L	0.5°L	6.4°B	6.4°L	3.1°B	16.7°B	15.6°B	23.1°B	14.0°B	4.4°B	1.3°B	0.8°B	0°	0°	

Final Stage ☒ — Align / Doctor / Difference / Tooth Basis / Crown / Root

图 10-2-86 上下颌牙移动数值，左右侧上颌磨牙的远中移动量分别是 2.3mm 和 3.5mm

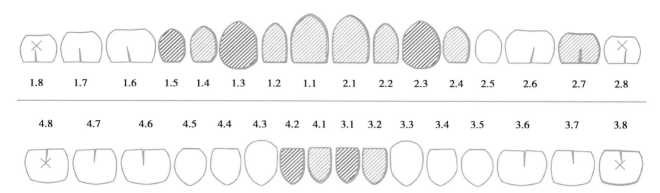

图 10-2-87　牙移动难度评估：13、15、23、31、42 移动最难，为黑色；11、12、14、21、22、24、26、32、42 移动难度中等，为蓝色。由此可见，这是一个相对比较困难的病例

【治疗过程和结果】

矫治器总数 63（60＋3）副，没有重启治疗，一次完成。矫治器每 2 周一换，橡皮圈要求全天戴用，每 2～3 个月复诊一次，总疗程为 35 个月（图 10-2-88～图 10-2-95）。

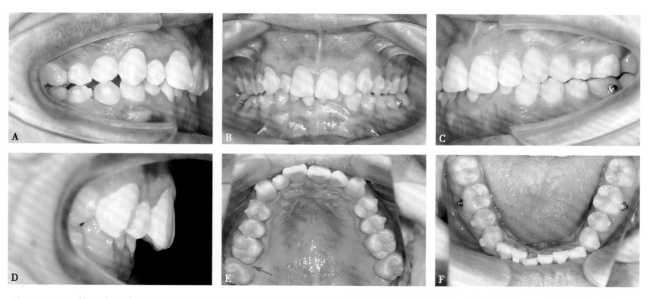

图 10-2-88　第 7 步口内照，36、46 颊侧有舌钮，挂Ⅱ类牵引橡皮圈时使用，箭头所示为 17 近中推磨牙远中移动出现的间隙
A．右侧咬合像　B．正面咬合像　C．左侧咬合像　D．覆殆覆盖像　E．上颌殆面像　F．下颌殆面像

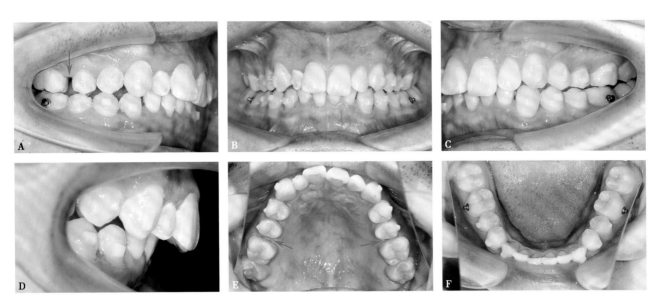

图 10-2-89 第 23 步口内照,Ⅱ类橡皮圈牵引改为 1/4″、3.5oz(1″ = 2.54cm,1oz = 28.350g)橡皮圈,要求右侧 12 小时一换,左侧 24 小时一换,目的是利用不对称牵引力量,使右侧的远中关系改得更好一些。此时可见 16、26 也已经明显远中移动,其近中有箭头所示的间隙。正面观,深覆𬌗也有所改善

A. 右侧咬合像 B. 正面咬合像 C. 左侧咬合像 D. 覆𬌗覆盖像 E. 上颌𬌗面像 F. 下颌𬌗面像

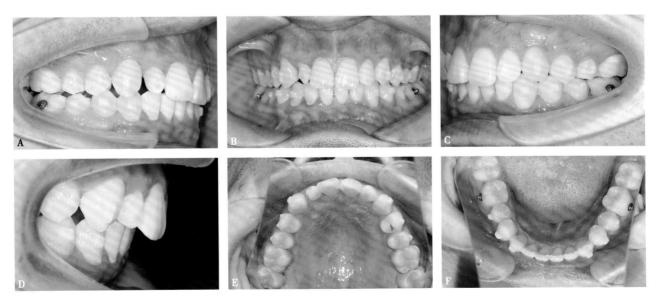

图 10-2-90 第 47 步口内照,左侧尖牙、磨牙已为基本中性关系,右侧远中关系尚未完全改正。要求患者继续使用 1/4″、4.5oz(1″ = 2.54cm,1oz = 28.350g)橡皮圈,右侧每 8 小时一换,左侧维持 24 小时一换。下颌前牙露出了更多的牙面,咬合打开有效

A. 右侧咬合像 B. 正面咬合像 C. 左侧咬合像 D. 覆𬌗覆盖像 E. 上颌𬌗面像 F. 下颌𬌗面像

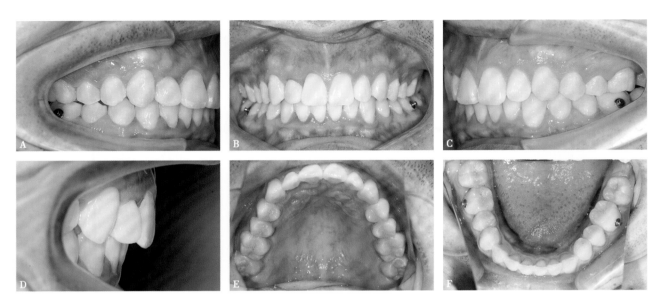

图 10-2-91 治疗后口内照，经过 35 个月的隐适美治疗，治疗前右侧尖牙、磨牙远中关系已经改成了中性关系，治疗前左侧尖牙轴向也有所改善，尖牙、磨牙中性关系，拥挤纠正，中线对齐，深覆𬌗改善，覆𬌗覆盖正常，12 锥形小牙已经修复变大，牙弓弧形良好、对称。治疗目标达到，进入保持阶段。保留 36、46 处舌钮，要求患者在保持阶段夜间继续Ⅱ类牵引，以维持矫治效果

A. 右侧咬合像 B. 正面咬合像 C. 左侧咬合像 D. 覆𬌗覆盖像 E. 上颌𬌗面像 F. 下颌𬌗面像

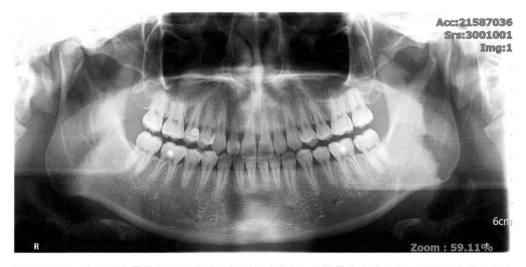

图 10-2-92 治疗后全景片显示治疗后牙根平行度良好，尤其是治疗前下颌很陡的𬌗曲线已经完全整平，这也为上颌前牙内收，改善深覆盖创造了条件

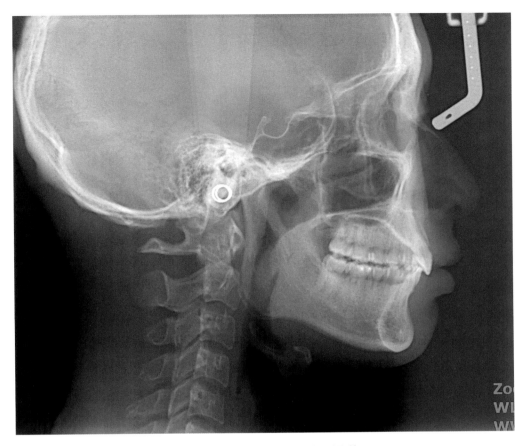

图 10-2-93　治疗后 X 线头颅侧位片

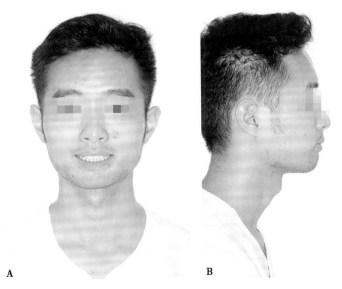

A　　　　　　　　　　　　　　　**B**

图 10-2-94　治疗后面像，正面微笑时下颌前牙暴露正常，表明深覆𬌗改善有效，侧貌鼻唇颏的关系更加协调

A. 治疗后正面微笑像　B. 治疗后侧面像

Measurements	Normal	Pre	Post
SNA°	83.13±3.6	80.5	80.8
SNB°	79.65±3.2	74.3	76.1
ANB°	3.48±1.69	6.2	4.7
SN-MP°	32.85±4.21	34.8	32.4
S-Go/N-Me	65.85±3.83	68.6	70.1
ANS-Me/N-Me	53.32±1.84	53.0	53.9
U1-L1°	126.96±8.54	130.6	130.5
U1-SN°	105.23±6.02	101.9	95.2
UI-NA (mm)	4.05±2.32	1.1	0.3
UI-NA°	21.49±5.92	22.3	17.4
LI-NB (mm)	5.69±2.05	3.3	4.6
LI-NB°	28.07±5.58	20.9	26.4
FMIA°	57.0±6.79	63.6	56.5
UL-EP (mm)	1.75±1.87	1.4	-0.4
LL-EP (mm)	2.74±2.21	2.6	1.3
Nasolabial angle	78.0±8	103.3	107.9

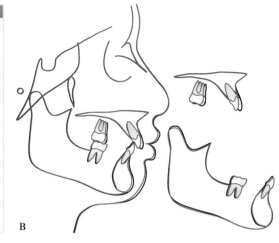

图 10-2-95 X线头影测量分析显示上颌磨牙远中移动,上颌前牙适当内收,下颌前牙有一定的唇倾和压低

A. 治疗前后 X 线头影测量数据　B. 治疗前后 X 线头影描迹重叠图(黑色线条示治疗前,红色线条示治疗后)

【治疗体会】

这是一个安氏Ⅱ类1分类年轻成人患者,从拥挤度、前牙唇倾度以及侧貌凸度看,均不支持拔牙矫治。因此,采用紧密 V 型形式推上颌磨牙远中移动和唇倾下颌前牙并分步压低的矫治策略,有效利用隐适美推磨牙远中移动实现率高的特点获得空间,内收并压低上颌前牙。至于下颌𬌗曲线整平,采用分步压低,先压低下颌尖牙,再压低下颌切牙的做法,实际临床结果表明非常奏效,治疗后咬合打开的效果非常好。为了保持后牙中性尖窝交错的关系,嘱患者在保持期间夜间继续使用Ⅱ类牵引维持,考虑到夜间入睡时下颌可能受到后坠的力量,会不利于咬合关系的稳定。综上所述,我们认为,类似的安氏Ⅱ类1分类非拔牙病例均可采取这样的矫治策略,相信能获得良好的治疗效果。

(本病例由林建昌、赖文莉提供)

第三节　拔 牙 矫 治

安氏Ⅱ类错𬌗患者,如果侧貌凸度较大,内收前牙需要的空间较大,或者拥挤度比较大,这类病例单靠推磨牙远中移动可能难以获得足够的间隙,就需要拔牙矫治。还有的患者希望尽早结束治疗,不能接受推磨牙远中移动,因治疗时间比较长,就可以尝试拔牙矫治。

拔牙矫治的患者主要需要注意的就是拔牙牙位的选择、拔牙间隙的分配、支抗的控制及转矩的控制等几个方面。一般来说,拔牙牙位的选择原则同固定矫治技术一样,原则是尽量不拔牙,尽量拔坏牙,尽量拔前磨牙,不影响美观也不影响功能。至于拔牙间隙的分配,要考虑拥挤程度、前牙唇倾度、侧貌凸度、中线位置、磨牙关系是否需要改善等,并结合治疗目标进行分配。这就涉及支抗的问题。隐适美矫治技术的支抗多通过分步实现。可以按照患者的主诉、问题列表来决定需要改正问题的轻重缓急,比如哪些牙先移动,哪些牙后移动或者根本不动,利用组牙支抗来实现需要的牙移动。前牙内收的转矩控制同拥挤和双颌前突病例。如果上颌前牙唇倾,一般不需要特殊转矩控制。如果上颌前牙相对直立,由于深覆盖需要内收的前牙量又比较多时，可能要提前在设计中考虑转矩问题，可以预设 10°～20° 的冠唇向转矩（视患者具体情况而定），避免前牙内收的过程中出现前牙伸长、舌倾、覆𬌗加深以及转矩丧失的情况。下面分别讨论隐适美矫治技术在安氏Ⅱ类拔牙病例的具体应用。

一、单颌单侧拔牙

安氏Ⅱ类病例的特殊情况，磨牙关系一侧为中性关系，另一侧为远中关系，为简化治疗可以考虑单颌单侧拔牙。我们会考虑拔除远中侧的第一前磨牙，目的是利用拔牙间隙改正前牙扭转、中线不齐或者内收前牙改善覆盖过大。拔牙侧结束时为完全远中关系。非拔牙侧利用 IPR 或者推磨牙远中移动获得间隙，排齐牙列，达到或维持中性关系。这种病例需要注意的是非拔牙侧的支抗，避免中线发生偏移。如果需要，可以在非拔牙侧设计少量 IPR 来控制内收前牙过程中的中线偏移。同时，这一类患者一般建议拔牙侧尖牙移动到位以后，再设计磨牙近中移动关闭剩余拔牙间隙，不能设计前牙后牙一起相向移动，避免矫治器急剧缩短出现脱轨，矫治结束时的目标为双侧尖牙关系为中性关系，拔牙侧磨牙关系为完全远中关系。

附：

隐适美矫治系统治疗安氏Ⅱ类错𬌗典型病例六：单颌单侧拔牙

【治疗前资料】

患者，女，28 岁。

主诉　牙齿不齐。

既往史　否认系统性疾病史，否认过敏史。

颜貌检查　上颌中线左偏，侧貌颏唇沟浅、颏肌紧张（图 10-3-1）。

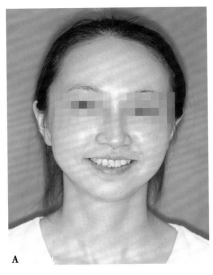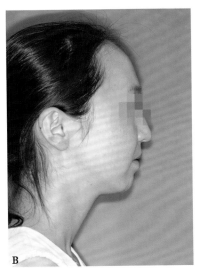

图 10-3-1　治疗前面像，上颌中线左偏，侧貌颏唇沟浅、颏肌紧张
A. 正面微笑像　B. 侧面像

口内检查　牙列式 7—7；23 未见；左侧磨牙完全远中关系，反𬌗；右侧尖牙、磨牙均为远中关系；深覆盖Ⅱ度，深覆𬌗正常；上颌中线左偏 1mm。上颌牙列中度拥挤，下颌牙列中度拥挤；16、26、36、46 牙釉质发育不全（图 10-3-2）。

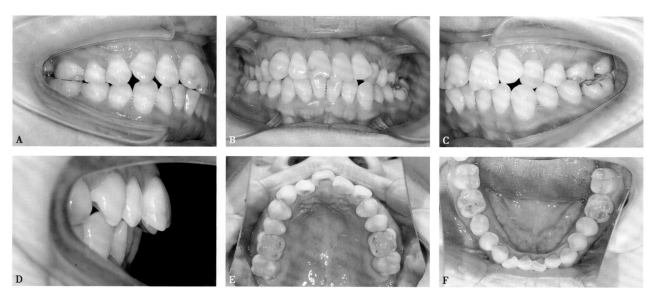

图 10-3-2　治疗前口内照，牙列式 7—7

A. 右侧尖牙、磨牙远中关系　B. 上颌中线左偏　C. 23 未见，左侧磨牙完全远中关系，反𬌗　D. 覆𬌗正常，深覆盖Ⅱ度
E. 上颌牙列中度拥挤，16、26 牙釉质发育不全　F. 下颌牙列中度拥挤，36、46 牙釉质发育不全

模型分析　拥挤度：上颌牙弓 4mm，下颌牙弓 5mm；Spee 曲线曲度：右侧 2mm，左侧 2mm。

X 线检查　治疗前全景片显示 38 牙胚存在，近中阻生。22、24 牙根分离，双侧髁突短小，有吸收影像。下颌角前切迹明显，但患者无关节症状。牙槽骨可见水平型吸收，未见明显角形吸收（图 10-3-3）。X 线头颅侧位片示骨性Ⅱ类；垂直生长型，高角；上颌前牙唇倾；上下唇均位于 E 线前（图 10-3-4）。

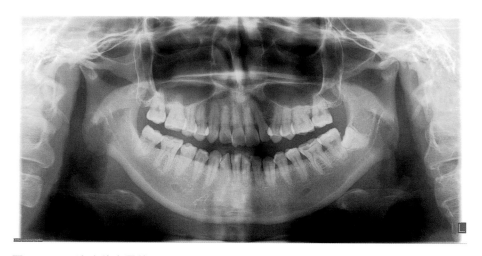

图 10-3-3　治疗前全景片显示 38 牙胚存在，近中阻生。22、24 牙根分离，双侧髁突短小，有吸收影像，下颌角前切迹明显，但患者无关节症状。牙槽骨可见水平型吸收，未见明显角形吸收

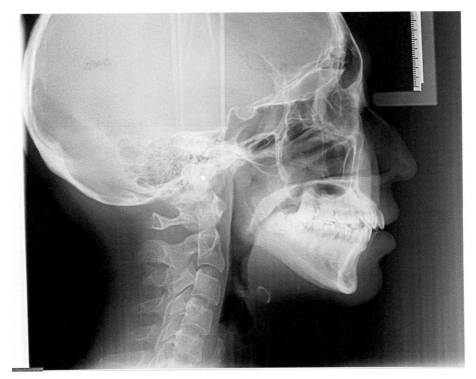

图 10-3-4　X 线头颅侧位片示颌骨及面高：骨性Ⅱ类；垂直生长型，高角；牙及牙槽：上颌前牙唇倾；软组织：上下唇均位于 E 线前

【诊断和治疗计划】

综上资料，这个患者的诊断是颞下颌关节紊乱病，安氏Ⅱ类 1 分类错殆，骨性Ⅱ类错殆，23 缺失，牙列拥挤，上颌中线左偏，后牙反殆。考虑到患者牙周情况不良，又见关节髁突有吸收迹象，决定左侧磨牙反殆和完全远中关系维持现状，不调整。因此，治疗目标是解除拥挤，改正上颌中线左偏，达到尖牙中性关系、磨牙完全远中关系。

治疗方案包括：

（1）口腔卫生宣教。

（2）定期颞下颌关节科会诊观察颞下颌关节状况，择期拔除 38。

（3）上颌设计拔除 14，利用拔牙间隙排齐上颌牙列，改正 13 扭转，使上颌中线右移对齐面中线，剩余间隙由上颌右侧后牙近中移动关闭。

（4）下颌设计适量片切解除拥挤。

（5）左侧磨牙关系、反殆维持现状。

（6）矫治结束，用保持器保持。

【ClinCheck 设计】

上颌设计 14 拔除，解除拥挤并内收前牙，上颌中线右移与下颌中线对齐；下颌设计适量片切解除拥挤；设计 26、27、36、37、46、47 不动（图 10-3-5）。其他设计细节参见图 10-3-6～图 10-3-11。

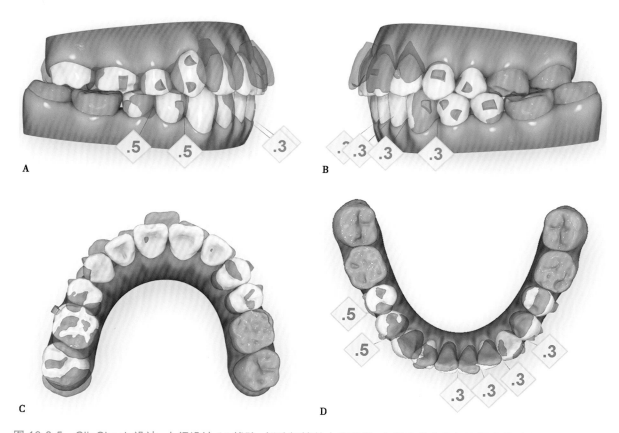

图 10-3-5　ClinCheck 设计：上颌设计 14 拔除，解除拥挤并内收前牙，上颌中线右移与下颌中线对齐；下颌设计适量片切解除拥挤；左侧磨牙及右侧下颌磨牙不动

A. 右侧咬合像　B. 左侧咬合像　C. 上颌𬌗面像　D. 下颌𬌗面像

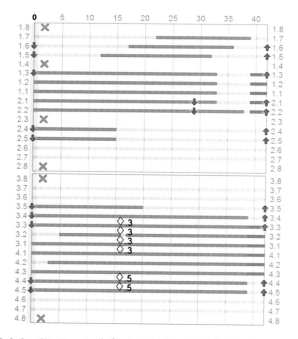

图 10-3-6　ClinCheck 分步图，设计左侧后牙完全不动。下颌稍唇倾，有空间后再设计 IPR，6 处共 2.2mm。初期右侧上颌后牙不移动，待 13 基本到位后，再设计后牙近中移动，关闭剩余拔牙间隙

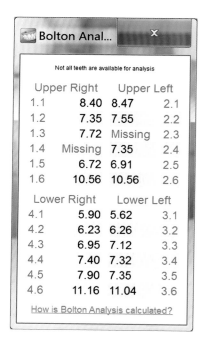

图 10-3-7　ClinCheck Bolton 指数

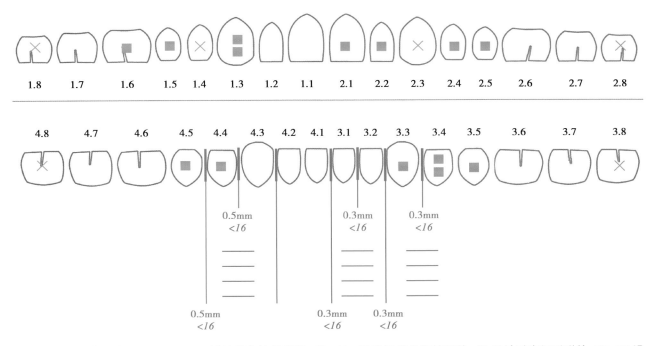

图 10-3-8　附件设计：13、15、25、34 设计优化控根附件，33、44、45 设计优化旋转附件，16 设计垂直矩形附件，23、35 设计水平矩形附件。在下颌设计了 6 处共计 2.2mm 的 IPR

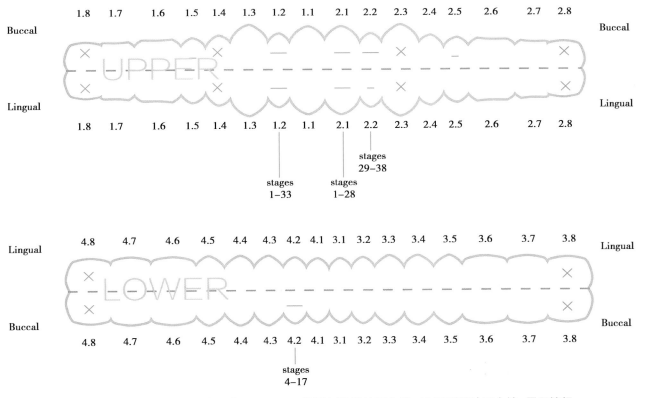

图 10-3-9　ClinCheck 其他设计：12、21、22 唇舌侧均设计压力嵴，42 唇侧设计压力嵴，用于控根

Upper	Lower		1.8	1.7	1.6	1.5	P	1.3	1.2	1.1	2.1	2.2	2.3	2.4	2.5	2.6	2.7	2.8	Final Stage
Extrusion/Intrusion, mm				0.3 E	0	0.5 E		0.2 I	0.5 E	0.2 E	0.6 E	2.2 E		1.4 E	0.4 E	0	0		Align
Translation Buccal/Lingual, mm				0.7 B	0.9 B	0.6 B		0	0.7 L	3.4 L	1.1 L	1.1 L		0.5 B	0.4 B	0	0		Doctor
Translation Mesial/Distal, mm				2.4 M	2.3 M	2.3 M		4.5 D	3.5 D	2.6 D	1.3 M	0.4 M		0.3 D	0.1 D	0	0		Difference
Rotation Mesial/Distal				0°	0°	1.1°D		45.6°D	23.8°D	5.4°M	14.4°M	23.0°D		1.1°M	0°	0°	0°		Tooth Basis
Angulation Mesial/Distal				0°	0°	0°		0.2°D	15.4°D	8.7°D	9.9°M	9.3°M		5.7°D	7.2°D	0°	0°		Crown
Inclination Buccal/Lingual				8.1°L	0°	0.7°B		0.5°B	7.2°B	0.8°L	5.0°B	3.8°B		13.9°B	2.8°B	0°	0°		Root

Upper	Lower		4.8	4.7	4.6	4.5	4.4	4.3	4.2	4.1	3.1	3.2	3.3	3.4	3.5	3.6	3.7	3.8	Final Stage
Extrusion/Intrusion, mm			0	0	0.2 E	0.1 E	1.4 I	1.1 I	1.5 I	0.9 I	0.7 I		0.3 I	0	0	0	0		Align
Translation Buccal/Lingual, mm			0	0	0.2 L	0.5 B	1.5 B	0.4 B	1.2 B	0.7 B	0.9 B		0.1 L	1.1 B	0.3 B	0	0		Doctor
Translation Mesial/Distal, mm			0	0	0.7 D	1.1 D	1.2 D	0.7 D	0.2 D	0.1 D	0.1 M		0.1 M	0.1 M	0	0	0		Difference
Rotation Mesial/Distal			0°	0°	51.1°D	12.3°M	3.5°D	14.4°D	23.4°D	22.2°D	12.0°D		12.4°M	1.4°M	0°	0°	0°		Tooth Basis
Angulation Mesial/Distal			0°	0°	1.0°D	2.0°D	0°	3.1°M	1.2°M	0.3°M	3.1°D		2.8°D	0°	0°	0°	0°		Crown
Inclination Buccal/Lingual			0°	0°	0.5°L	4.1°B	1.2°B	6.6°B	0.3°B	0.6°B	4.8°B		2.7°B	7.3°B	0°	0°	0°		Root

图 10-3-10　上下颌牙移动数值，右侧上颌后牙近中移动量为 2.3～2.4mm

TOOTH MOVEMENT ASSESSMENT

Tooth	Assessment	Movement	Value	Range
1.5	Blue	Extrusion	0.5 mm	0.5 mm-1.0 mm
1.3	Blue	Rotation	46°	45°-55°
1.3	Blue	Root Movement	4.4 mm	4.0 mm-6.0 mm
2.4	Black	Extrusion	1.4 mm	> 1.0 mm
4.5	Blue	Rotation	51°	45°-55°

图 10-3-11　牙移动难度评估：24 伸长移动最难，为黑色；13、15、45 移动难度中等，为蓝色，其中 13 有 46° 的旋转要改，还需要做 4.4mm 的远中移动；45 需要改 51° 的旋转；其余牙移动比较容易实现，为白色

【治疗过程和结果】

　　矫治器一共 42（39＋3）副，没有重启治疗，一次完成。每幅矫治器使用 2 周，每 2～3 个月复诊一次，总疗程为 22 个月（图 10-3-12～图 10-3-19）。

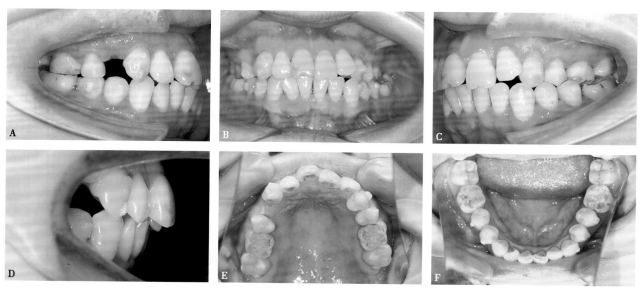

图 10-3-12　治疗 8 个月口内照，13 已向远中移动，下颌前牙拥挤稍有改善
A. 右侧咬合像　B. 正面咬合像　C. 左侧咬合像　D. 覆𬌗覆盖像　E. 上颌𬌗面像　F. 下颌𬌗面像

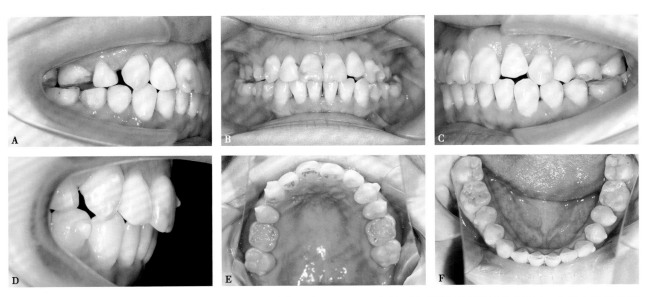

图 10-3-13　治疗 13 个月口内照，22 处开𬌗，伸长尚未完成。16 明显近中倾斜，原因是牙釉质发育不全，此牙上的附件反复脱落，导致矫治器在此处脱轨失控。由于患者在外地工作，复诊粘接附件不便，遂决定暂时不管 16 脱轨，继续治疗

　　　　A. 右侧咬合像　B. 正面咬合像　C. 左侧咬合像　D. 覆𬌗覆盖像　E. 上颌𬌗面像　F. 下颌𬌗面像

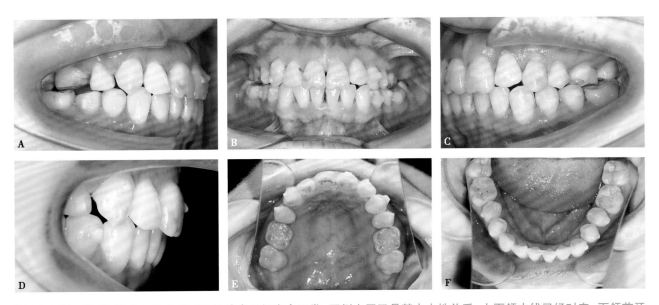

图 10-3-14　治疗 17 个月口内照，22 处咬合已经完全正常，双侧尖牙已是基本中性关系，上下颌中线已经对齐，下颌前牙尚有少量拥挤，16 近中倾斜更为明显

　　　　A. 右侧咬合像　B. 正面咬合像　C. 左侧咬合像　D. 覆𬌗覆盖像　E. 上颌𬌗面像　F. 下颌𬌗面像

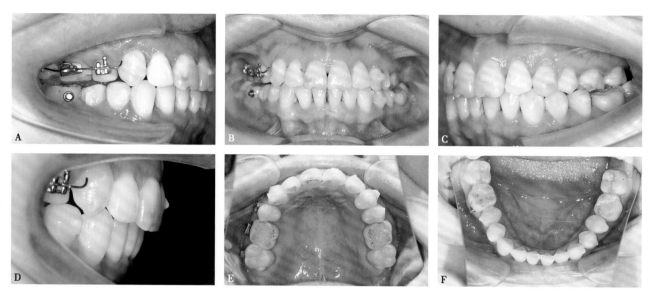

图 10-3-15 治疗 19 个月口内照，从第 37 步开始，去掉上颌右侧后牙矫治器的颊侧部分，粘接托槽和颊面管，使用片段弓竖直 16，同时 46 粘接舌钮，在 15、16 和 46 之间做 1/8″、3.5oz(1″=2.54cm，1oz=28.350g)三角形橡皮圈牵引

　　A. 右侧咬合像　B. 正面咬合像　C. 左侧咬合像　D. 覆𬌗覆盖像　E. 上颌𬌗面像　F. 下颌𬌗面像

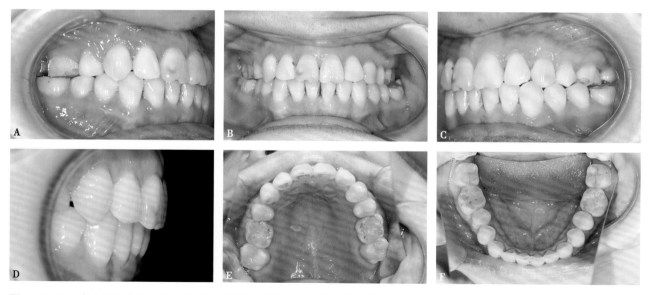

图 10-3-16 治疗后口内照，经过 22 个月的隐适美治疗，14 拔牙矫治后，原来的上颌中线左偏以及 13、45 扭转等问题都得到了很好的改善。上下颌牙列拥挤全部解除，右侧磨牙达到完全远中关系，双侧尖牙达到中性关系，中线对齐，覆𬌗覆盖正常，弓形良好、对称

　　A. 右侧咬合像　B. 正面咬合像　C. 左侧咬合像　D. 覆𬌗覆盖像　E. 上颌𬌗面像　F. 下颌𬌗面像

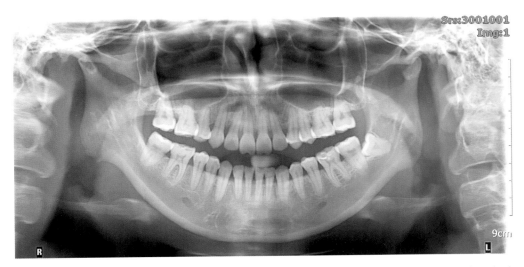

图 10-3-17　治疗后全景片显示拔牙侧 13、15 的牙根平行度良好，非拔牙侧 22、24 间牙根平行度欠理想。经过 22 个月的治疗，牙周和关节问题未见明显加重

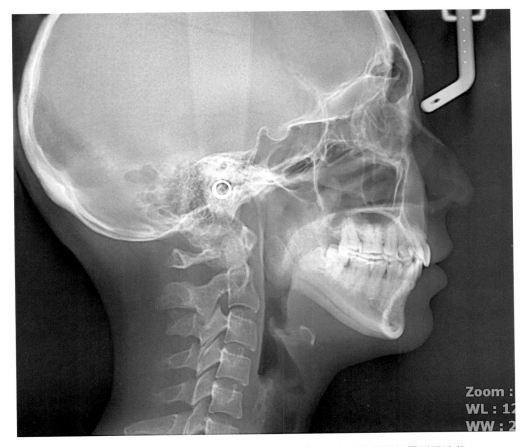

图 10-3-18　治疗后 X 线头颅侧位片显示覆盖变小，上颌前牙唇倾得到了改善

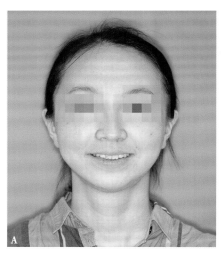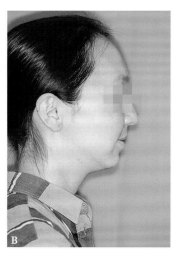

图 10-3-19　治疗后面像,正面微笑时中线左偏的问题已经改善,侧貌鼻唇颏的关系更加协调

A. 治疗后正面微笑像　B. 治疗后侧面像

【治疗体会】

本例患者为成年女性,23 早期拔除导致上颌中线左偏,伴左侧后牙反𬌗。考虑到患者关节状态不良,又有牙槽骨水平型吸收,不宜大范围移动牙齿,所以调整治疗目标为维持左侧后牙关系、反𬌗,不做改动,以尽可能少地改变患者的咬合关系,减轻对颞下颌关节和牙周的不良影响。单颌单侧拔牙的重点是控制中线,同时要分步移动,待上颌尖牙基本到位,与下颌尖牙呈中性关系以后,再开始移动上颌右侧后牙,这样可以较好地控制支抗。本例患者因为 16 牙釉质发育不全,导致附件粘接困难,出现 16 近中倾斜脱轨,说明磨牙近中移动一定要设计附件,附件可以使矫治器和牙齿之间紧密贴合,使矫治器变形的近中移动力量可以充分发挥出来。节段弓可以和透明矫治器结合使用,竖直近中倾斜的磨牙十分有效,遇到类似近中倾斜脱轨的磨牙,可以与隐适美结合使用。本例患者治疗周期 22 个月,与常规固定矫治的周期类似,治疗效果也可以和固定矫治效果媲美。

（本病例由周杨、赖文莉提供）

隐适美矫治系统治疗安氏Ⅱ类错𬌗典型病例七:单颌单侧拔牙矫治

【治疗前资料】

患者,女,20 岁。

主诉　上颌中线右偏,上颌前牙前凸。

既往史　否认系统性疾病史,否认过敏史,11 岁时做过正畸治疗。

颜貌检查　上颌中线稍显右偏,侧貌好(图 10-3-20)。

口内检查　牙列式 7—7;左侧尖牙、磨牙均为远中关系;右侧磨牙基本中性关系,右侧尖牙中性关系;深覆𬌗Ⅱ度,深覆盖Ⅱ度;上颌中线右偏 1.5mm;上下颌牙列拥挤轻度(图 10-3-21)。

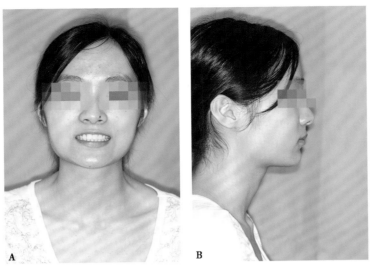

图 10-3-20　治疗前面像，侧貌好，上颌中线稍右偏
A．正面微笑像　B．侧面像

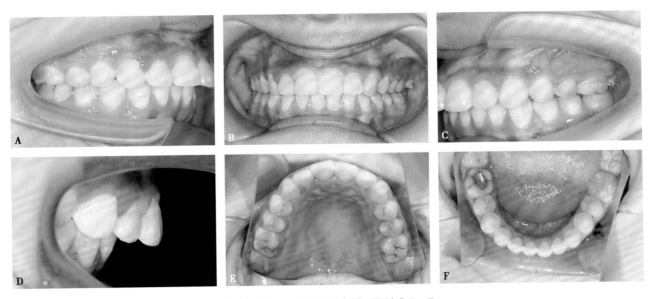

图 10-3-21　治疗前口内照，牙列式 7—7

A．右侧尖牙、磨牙基本中性关系　B．上颌中线右偏　C．左侧尖牙、磨牙远中关系　D．深覆𬌗Ⅱ度，深覆盖Ⅱ度　E．上颌牙列轻度拥挤　F．下颌牙列轻度拥挤

模型分析　拥挤度：上颌牙弓 2mm，下颌牙弓 1mm；Bolton 指数：前牙比 77.36%；Spee 曲线曲度：右侧 1.5mm，左侧 1.5mm。

X 线检查　治疗前全景片显示 18、28、48 牙胚存在，关节和牙周情况无异常（图 10-3-22）。X 线头颅侧位片显示骨性Ⅰ类；平均生长型，均角；上颌前牙唇倾，覆盖稍大；上下唇位于 E 线上（图 10-3-23）。

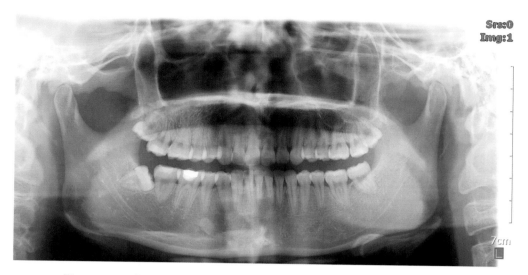

图 10-3-22　治疗前全景片显示 18、28、48 牙胚存在，关节和牙周情况无异常

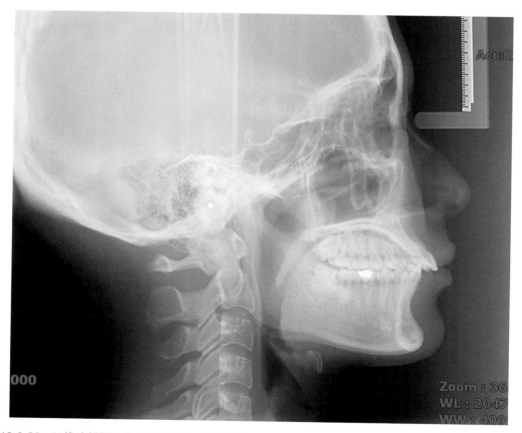

图 10-3-23　X 线头颅侧位片示骨性Ⅰ类；平均生长型，均角；上颌前牙唇倾，覆盖稍大；上下唇位于 E 线上

【诊断和治疗计划】

综上资料，这个患者的诊断是安氏Ⅱ类 1 分类错𬌗，骨性Ⅰ类错𬌗，轻度牙列拥挤，上颌中线右偏，深覆𬌗Ⅱ度，深覆盖Ⅱ度。因此，治疗目标是改正中线偏移，解除拥挤，改正深覆𬌗深覆盖。

治疗方案包括:

（1）口腔卫生宣教。

（2）定期观察,择期拔除18、28、48。

（3）上颌设计拔除24,利用左侧拔牙间隙改正上颌中线偏移,剩余间隙关闭通过左侧上颌后牙近中移动实现;右侧稍推磨牙向远中,达到磨牙标准中性关系,内收前牙。结束时双侧尖牙中性关系,右侧磨牙中性关系,左侧磨牙完全远中关系。

（4）下颌设计适量唇倾解除拥挤。

（5）矫治结束,用保持器保持。

【ClinCheck 设计】

上颌右侧设计推磨牙远中移动,左侧设计24拔除,左移上颌中线并内收前牙,改善深覆𬌗深覆盖。待23远中移动到位与33成中性关系后,再开始左侧磨牙近中移动。下颌设计唇倾前牙解除拥挤。由于拥挤度不大,且前牙Bolton指数不调量不大,没有设计IPR(图10-3-24)。其他设计细节参见图10-3-25～图10-3-29。

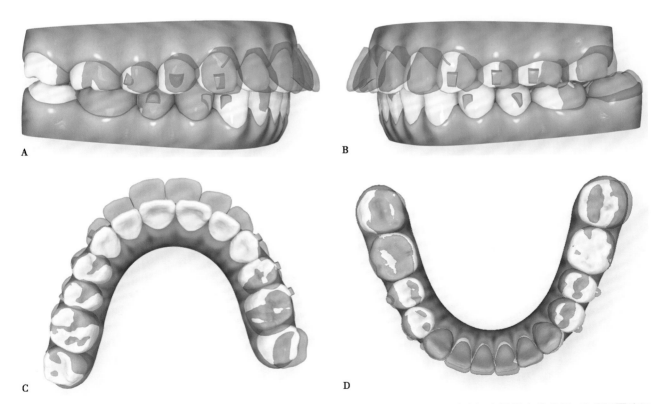

图 10-3-24　ClinCheck 设计:上颌右侧设计推磨牙远中移动,左侧设计24拔除,左移上颌中线并内收前牙,改善深覆𬌗深覆盖;下颌设计唇倾前牙解除拥挤。由于拥挤度不大,且前牙Bolton指数不调量不大,没有设计IPR

A. 右侧咬合像　B. 左侧咬合像　C. 上颌𬌗面像　D. 下颌𬌗面像

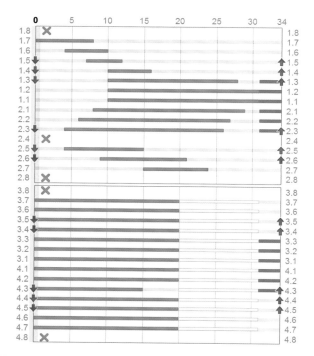

图 10-3-25　ClinCheck 分步图，上颌右侧推磨牙远中移动，上颌左侧拔牙矫治，下颌提前完成矫治，之后配戴被动矫治器直至与上颌同步完成

图 10-3-26　ClinCheck Bolton 指数

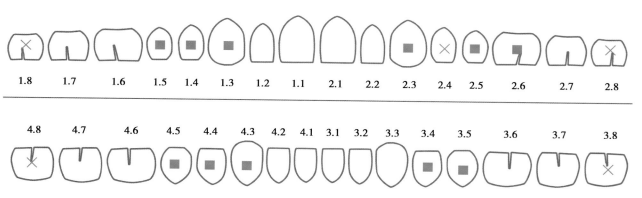

图 10-3-27　附件设计：14、45 设计优化深覆𬌗附件，15 设计优化控根附件，34、35、43、44 设计优化旋转附件，23、25、26、13 设计垂直矩形附件

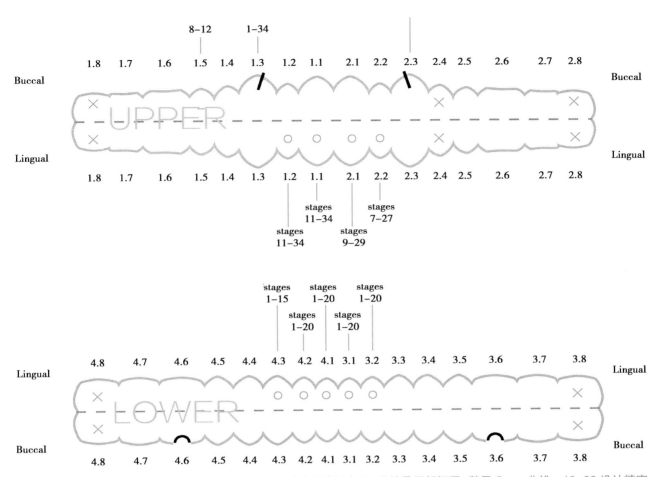

图 10-3-28　压力嵴和精密切割设计：上下颌切牙舌侧均设计压力区，目的是压低切牙，整平 Spee 曲线。13、23 设计精密切割，以方便Ⅱ类牵引橡皮圈的使用。下颌对应在 36、46 颊侧设计 cut out

图 10-3-29　上下颌牙移动数值

【治疗过程和结果】

矫治器总数 34（31＋3）副，未重启治疗，一次完成。每幅矫治器使用 10 天～2 周不等，每 2～3 个月复诊一次，总疗程为 14 个月（图 10-3-30～图 10-3-37）。

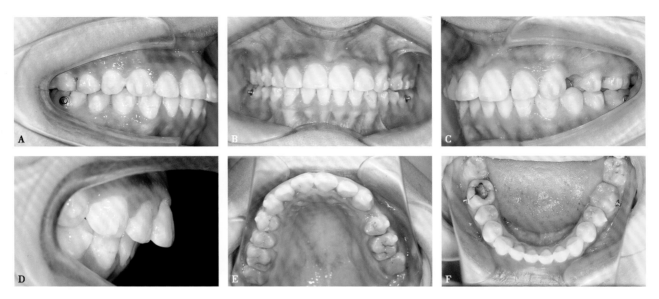

图 10-3-30 治疗 6 个月时口内照，36、46 颊侧有舌钮，挂Ⅱ类牵引橡皮圈时使用，24 拔牙间隙已经缩小

A. 右侧咬合像 B. 正面咬合像 C. 左侧咬合像 D. 覆𬌗覆盖像 E. 上颌𬌗面像 F. 下颌𬌗面像

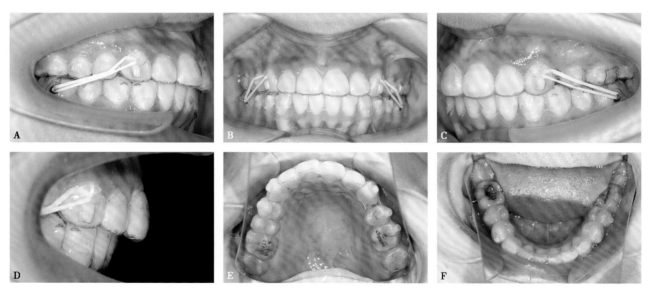

图 10-3-31 治疗 9 个月时口内照，使用 1/4″、3.5oz（1″＝2.54cm，1oz＝28.350g）橡皮圈牵引，双侧均为 24 小时一换，目的是对抗右侧磨牙远中移动的反作用力，同时内收前牙，改正上颌中线偏移。此时 24 拔牙间隙已有所缩小

A. 右侧咬合像 B. 正面咬合像 C. 左侧咬合像 D. 覆𬌗覆盖像 E. 上颌𬌗面像 F. 下颌𬌗面像

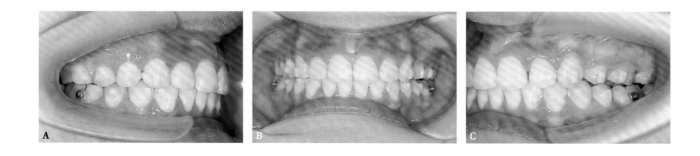

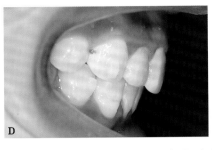
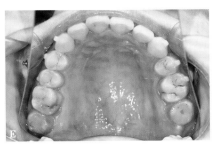
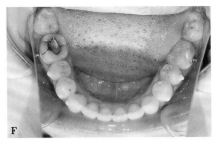

图 10-3-32　治疗 12 个月时口内照,上颌中线已对齐下颌中线,24 拔牙间隙已经关闭,双侧尖牙已为中性关系,25、26 处咬合尚不紧密

　　　　A.右侧咬合像　B.正面咬合像　C.左侧咬合像　D.覆𬌗覆盖像　E.上颌𬌗面像　F.下颌𬌗面像

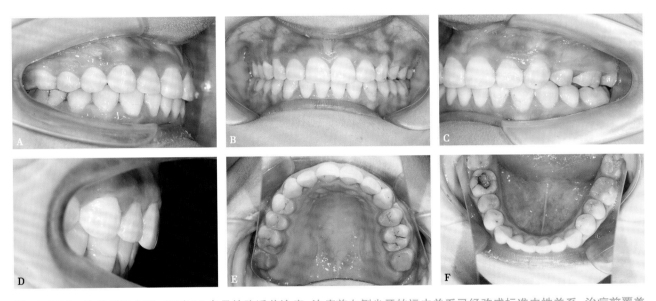

图 10-3-33　治疗后口内照,经过 14 个月的隐适美治疗,治疗前左侧尖牙的远中关系已经改成标准中性关系,治疗前覆盖过大的主诉有所改善。上下颌中线对齐,双侧尖牙中性关系,右侧磨牙中性关系,左侧磨牙完全远中关系,牙弓弧形良好,对称。达到治疗目标,进入保持阶段

　　　　A.右侧咬合像　B.正面咬合像　C.左侧咬合像　D.覆𬌗覆盖像　E.上颌𬌗面像　F.下颌𬌗面像

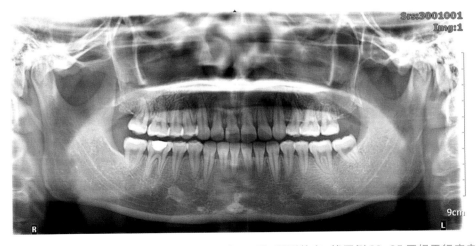

图 10-3-34　治疗后全景片示拔除 18、24、28 和 48 后,牙列整齐,拔牙侧 23、25 牙根平行度良好

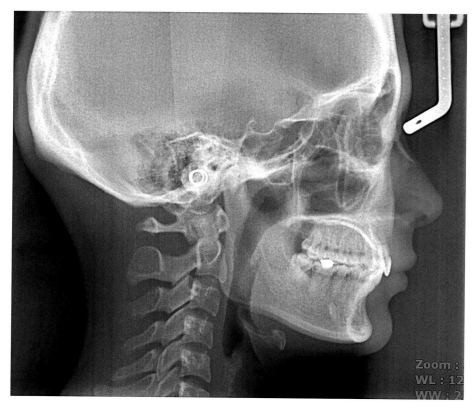

图 10-3-35　治疗后 X 线头颅侧位片显示覆盖过大问题已经得到改善

Measurements	Normal	Pre	Post
SNA°	83.13±3.6	83.9	83.5
SNB°	79.65±3.2	79.7	78.3
ANB°	3.48±1.69	4.2	5.2
SN-MP°	32.85±4.21	22.7	22.3
S-Go/N-Me	65.85±3.83	77.5	78.3
ANS-Me/N-Me	53.32±1.84	55.7	56.5
U1-L1°	126.96±8.54	120.6	129.0
U1-SN°	105.23±6.02	118.2	105.1
UI-NA (mm)	4.05±2.32	6.5	1.4
UI-NA°	21.49±5.92	34.2	21.6
LI-NB (mm)	5.69±2.05	4.5	5.5
LI-NB°	28.07±5.58	21.0	24.2
FMIA°	57.0±6.79	65.4	56.9
UL-EP (mm)	1.75±1.87	-1.5	-2.5
LL-EP (mm)	2.74±2.21	-0.7	-1.4
Nasolabial angle	78.0±8	107.5	113.3

A

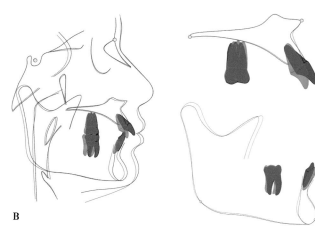

B

图 10-3-36　X 线头影测量分析显示上颌前牙内收，下颌前牙唇倾

A. X 线头影测量数据　B. X 线头影描迹重叠图（黑色线条示治疗前，红色线条示治疗后）

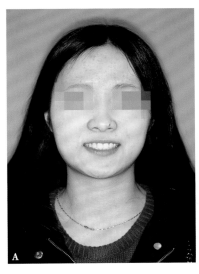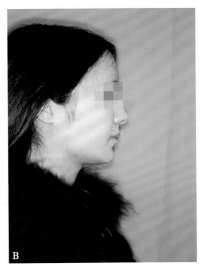

图 10-3-37 治疗后面像，侧貌维持，中线齐，微笑灿烂
A．治疗后正面微笑像 B．治疗后侧面像

【治疗体会】

这是一个再治疗年轻女性患者，要求较高，拥挤度小，主要诉求是上颌中线右偏和覆盖过大，考虑到左侧磨牙关系已经接近完全远中关系，如果采用推磨牙远中移动，估计疗程较长，和患者希望尽快结束治疗的需求有一定冲突。因此，和患者商议后，采用单颌单侧拔牙模式。事实证明，这个决定还是很明智的，14 个月完成治疗，时间比较短，患者的两个主诉都得到了满足，后牙关系尖窝相对，稳定性相信是会很好的。

（本病例由朱敬一、赖文莉提供）

隐适美矫治系统治疗安氏Ⅱ类错殆典型病例八：单颌单侧拔牙

【治疗前资料】

患者，女，30 岁。

主诉 牙齿不齐。

既往史 否认系统性疾病史，否认过敏史。

颜貌检查 正面观上颌中线右偏，侧貌尚可（图 10-3-38）。

口内检查 牙列式 7—7；11 近中严重扭转；左侧尖牙、磨牙远中关系；右侧尖牙、磨牙基本中性关系；覆殆正常，深覆盖Ⅰ度；上颌中线右偏 1mm；上下颌牙列中度拥挤（图 10-3-39）。

模型分析 拥挤度：上颌牙弓 7mm，下颌牙弓 4.5mm；Bolton 指数：前牙比 78.72%；Spee 曲线曲度：右侧 1.5mm，左侧 1.5mm。

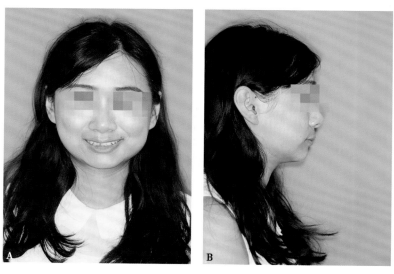

图 10-3-38 治疗前面像，上颌中线右偏，侧貌可

A. 正面微笑像 B. 侧面像

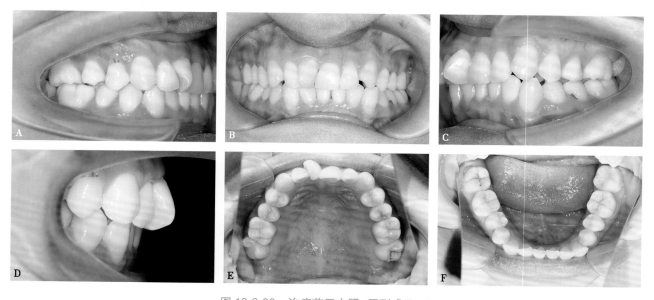

图 10-3-39 治疗前口内照，牙列式 7—7

A. 右侧尖牙、磨牙基本中性关系 B. 11 近中扭转，上颌中线右偏 C. 左侧尖牙、磨牙远中关系 D. 覆𬌗正常，深覆盖Ⅰ度 E. 11 近中严重扭转，上颌牙列中度拥挤 F. 下颌牙列中度拥挤

X 线检查 治疗前全景片显示 38、48 有牙胚，近中倾斜阻生，关节和牙周情况没有明显异常（图 10-3-40）。X 线头颅侧位片显示骨性Ⅰ类；平均生长型；上下颌前牙唇倾度基本正常；上下唇位于 E 线上（图 10-3-41）。

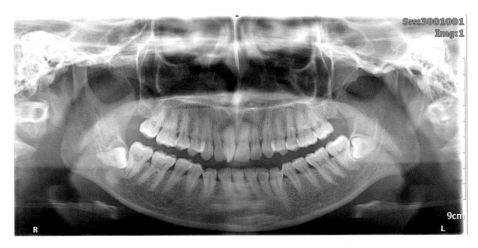

图 10-3-40　治疗前全景片显示 38、48 有牙胚，近中倾斜阻生。关节和牙周情况没有明显异常

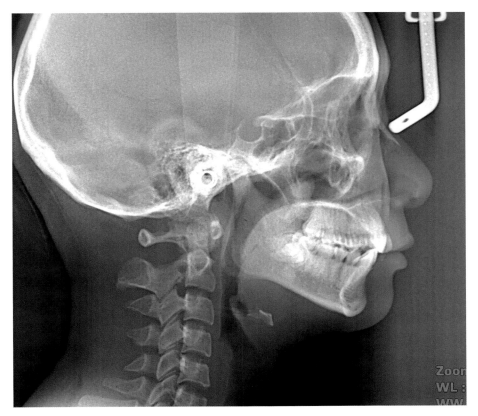

图 10-3-41　X 线头颅侧位片显示骨性Ⅰ类；平均生长型；牙及牙槽：上下颌前牙唇倾度基本正常；软组织：上下唇位于 E 线上

【诊断和治疗计划】

综上资料，这个患者的诊断是安氏Ⅱ类 1 分类错𬌗，骨性Ⅰ类错𬌗，牙列拥挤，11 近中扭转。因此，治疗目标是解除拥挤，排齐 11，双侧尖牙关系达到中性关系。

治疗方案包括：

（1）口腔卫生宣教。

（2）定期观察，择期拔除 38、48。

（3）上颌设计拔除 25，利用拔牙间隙改正 11 近中扭转，上颌中线右偏，剩余间隙关闭通过上颌左侧后牙近中移动实现，结束时左侧磨牙为完全远中关系，双侧尖牙均为中性关系。

（4）下颌设计适量片切解除拥挤。

（5）配合上颌左侧颌内牵引，帮助左侧上颌后牙近中移动。

（6）矫治结束，保持器保持。

【ClinCheck 设计】

上颌设计拔除 25 解除拥挤，改正 11 扭转，再利用左侧上颌颌内牵引，改正上颌中线右偏，使上颌左侧后牙近中移动，关闭剩余拔牙间隙。下颌设计适量片切解除拥挤。结束时右侧尖牙、磨牙中性关系，左侧尖牙中性关系，左侧磨牙完全远中关系（图 10-3-42）。其他设计细节参见图 10-3-43～图 10-3-48。

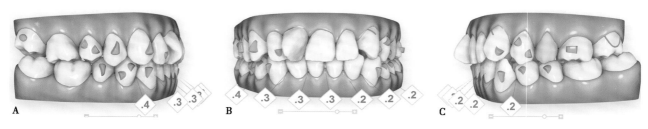

图 10-3-42　ClinCheck 设计：上颌设计拔除 25 解除拥挤，改正 11 近中扭转，再利用左侧上颌颌内牵引改正中线，使上颌左侧后牙近中移动，关闭剩余拔牙间隙。下颌设计适量片切解除拥挤。结束时右侧尖牙、磨牙中性关系，左侧尖牙中性关系，左侧磨牙完全远中关系

A. 右侧咬合像　B. 正面咬合像　C. 左侧咬合像

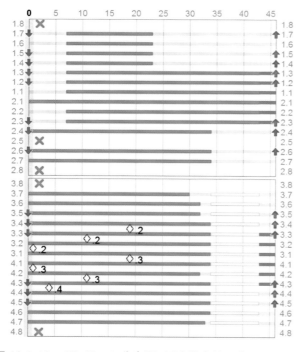

图 10-3-43　ClinCheck 分步图，矫治器步数一共 45（42 + 3）步，由于拥挤改正的需要，下颌设计了 7 处共 1.9mm 的 IPR

图 10-3-44　ClinCheck Bolton 指数

Bolton Ana...			
0.67		**N/A**	
Mandibular Excess 3-3		Not all teeth are available for analysis	
Upper Right		Upper Left	
1.1	8.10	8.37	2.1
1.2	6.83	6.46	2.2
1.3	7.57	7.69	2.3
1.4	6.85	7.04	2.4
1.5	6.72	Missing	2.5
1.6	10.92	10.66	2.6
Lower Right		Lower Left	
4.1	5.29	5.25	3.1
4.2	5.98	5.84	3.2
4.3	6.45	6.63	3.3
4.4	6.75	6.90	3.4
4.5	6.94	6.86	3.5
4.6	11.06	11.28	3.6
How is Bolton Analysis calculated?			

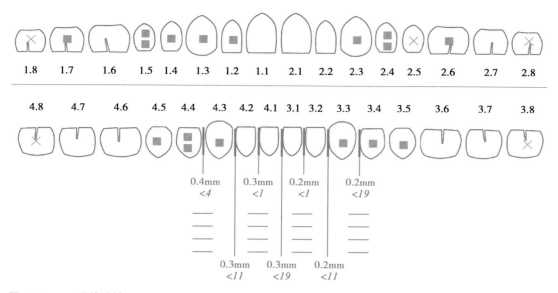

图 10-3-45 附件设计：12、15、23、24、34、35、44 设计优化控根附件，13、14、33、43、45 设计优化旋转附件。26 设计矩形附件，17 设计椭圆形附件。在下颌设计了 7 处共计 1.9mm 的 IPR。设计 IPR 的依据是 Bolton 指数不调，且下颌拥挤需要空间

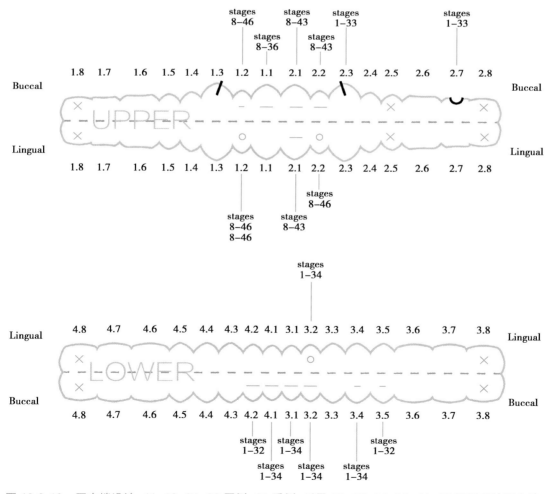

图 10-3-46 压力嵴设计：11、12、21、22 唇侧，21 舌侧，以及 31、32、34、35、41、42 唇侧设计压力嵴，目的是控制前牙转矩。12、22、32 舌侧设计压力区，目的是压低前牙，打开咬合，整平𬌗曲线。23 设计精密切割，26 颊侧设计 cut out，以便左侧上颌颌内牵引橡皮圈的使用

Upper		1.8	1.7	1.6	1.5	1.4	1.3	1.2	1.1	2.1	2.2	2.3	2.4	P	2.6	2.7	2.8	Final Stage
Lower																		Align
Extrusion/Intrusion, mm			0.9 E	0	0.3 E	0	0.5 I	0.7 I	0.4 I	0.3 I	0.6 I	0.1 E	0.1 E		0.2 I	0.3 E		Doctor
Translation Buccal/Lingual, mm			0.1 B	0.3 L	0.3 L	0.1 L	1.3 L	0.6 L	0.4 I	1.3 B	0.5 B	0.6 L	0.2 B		0.8 L	0		Difference
Translation Mesial/Distal, mm			0.1 D	0.1 D	0.1 D	0.1 D	0.3 M	0.6 M	3.6 M	4.3 D	4.4 D	5.2 D	5.2 D		0.9 M	0.8 M		Tooth Basis
Rotation Mesial/Distal			0.2°D	1.6°M	0.1°M	5.3°M	11.4°M	3.1°M	70.4°D	11.6°D	29.8°D	0.3°M	1.9°D		4.4°M	6.0°M		Crown
Angulation Mesial/Distal			0.6°D	1.3°D	4.6°D	3.9°M	1.0°M	13.8°D	1.9°M	12.6°D	6.3°D	5.5°D	0.4°M		1.2°D	5.4°M		Root
Inclination Buccal/Lingual			13.5°L	4.6°L	6.9°L	0.7°L	1.9°L	12.9°B	8.7°B	12.6°B	8.9°B	0.6°B	1.2°L		4.8°L	6.8°L		

Upper		4.8	4.7	4.6	4.5	4.4	4.3	4.2	4.1	3.1	3.2	3.3	3.4	3.5	3.6	3.7	3.8	Final Stage
Lower																		Align
Extrusion/Intrusion, mm			0.1 I	0.2 I		0.4 E	0.1 E	0.8 E	0.6 E	0.7 E	0.4 I	0	0.7 E	0	0.3 I	0.6 I		Doctor
Translation Buccal/Lingual, mm			0	0.3 B	1.4 B	0.3 B	0.4 L	1.0 B	1.3 B	0.8 B	0.1 L	1.7 L	1.0 L	0.5 L				Difference
Translation Mesial/Distal, mm			0.1 D	0	0.3 D	0	0.1 M	0.1 D	0.6 D	1.3 M	1.1 M	0.6 M	0.2 D	0.1 D	0.4 D	0.4 D		Tooth Basis
Rotation Mesial/Distal			0.4°D	5.9°D	14.3°M	9.4°M	17.7°D	31.1°D	6.5°M	9.2°D	21.8°D	30.6°D	8.2°M	7.9°M	1.3°M	3.6°M		Crown
Angulation Mesial/Distal			0.5°D	1.7°D	6.3°D	3.9°D	4.1°M	4.4°M	1.3°M	4.5°D	2.5°D	5.3°M	13.2°D	14.4°D	2.3°D	3.7°M		Root
Inclination Buccal/Lingual			0.5°B	0.2°L	9.7°B	2.1°B	0.9°B	11.0°B	11.8°B	17.5°B	6.4°B	9.2°L	1.2°L	3.9°L	5.1°L	1.8°L		

图 10-3-47　上下颌牙移动数值

TOOTH MOVEMENT ASSESSMENT

Tooth	Assessment	Movement	Value	Range
1.7	Blue	Extrusion	0.9 mm	0.5 mm-1.0 mm
1.7	Blue	Root Movement	4.0 mm	4.0 mm-6.0 mm
1.2	Blue	Root Movement	4.8 mm	4.0 mm-6.0 mm
1.1	Black	Rotation	70°	> 50°
2.4	Blue	Root Movement	5.3 mm	4.0 mm-6.0 mm
3.7	Blue	Intrusion	0.7 mm	0.5 mm-1.0 mm
3.5	Blue	Root Movement	4.5 mm	4.0 mm-6.0 mm
3.4	Blue	Extrusion	0.7 mm	0.5 mm-1.0 mm

图 10-3-48　牙移动难度评估：11 移动最难，为黑色，需要改正 70° 的扭转；17、12、24、34、45、37 移动难度中等，为蓝色

【治疗过程和结果】

矫治器总数为 62［46（43＋3）＋16（13＋3）］，其中 56 副主动矫治器，要求矫治器每 2 周一换，每 2～3 个月复诊一次，总疗程为 31 个月（图 10-3-49～图 10-3-57）。

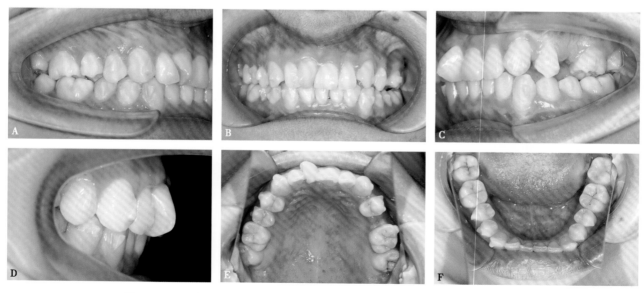

图 10-3-49　治疗 6 个月时口内照，23、24 远中移动，为 11 扭转改正提供空间
A. 右侧咬合像　B. 正面咬合像　C. 左侧咬合像　D. 覆殆覆盖像　E. 上颌殆面像　F. 下颌殆面像

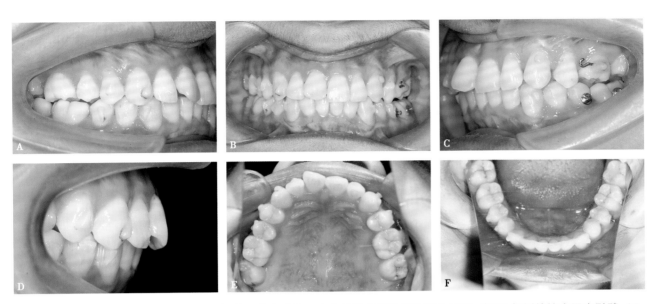

图 10-3-50　治疗 17 个月时口内照，11 扭转已大有改善，26 由于近中移动导致近中倾斜，在 26 颊侧粘接水平牵引臂，35、36 粘接舌钮，做 1/8″、3.5oz(1″ = 2.54cm，1oz = 28.350g)的三角形牵引
　　　A. 右侧咬合像　B. 正面咬合像　C. 左侧咬合像　D. 覆𬌗覆盖像　E. 上颌𬌗面像　F. 下颌𬌗面像

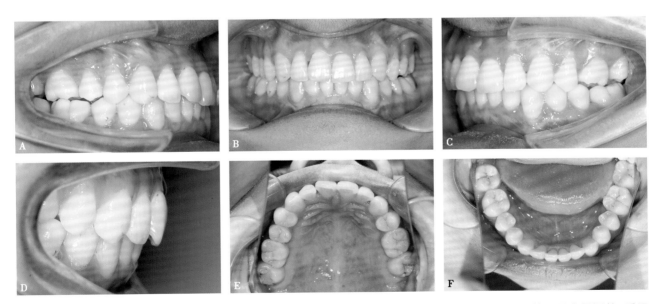

图 10-3-51　治疗 22 个月时口内照，第一阶段 42 副隐形矫治器全部戴完，申请附加矫治器。11 扭转还需少量调整，后牙咬合还不够紧密。第二阶段设计了 13 + 3 副矫治器
　　　A. 右侧咬合像　B. 正面咬合像　C. 左侧咬合像　D. 覆𬌗覆盖像　E. 上颌𬌗面像　F. 下颌𬌗面像

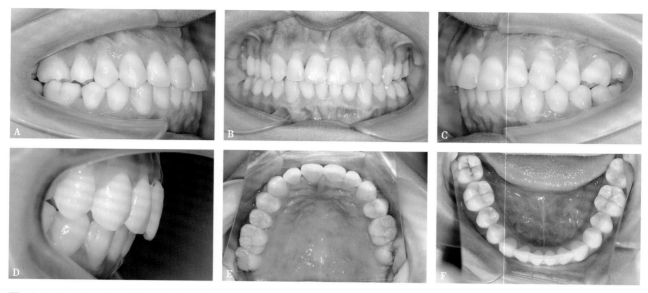

图 10-3-52 治疗后口内照,经过31个月的隐适美治疗,治疗前左侧尖牙、磨牙远中尖对尖关系已经变成了尖牙中性关系,磨牙完全远中关系,11近中扭转基本改完。右侧尖牙、磨牙维持中性关系,后牙尖窝相对,关系良好,弓形良好对称。但是15、26、27处咬合稍欠紧密,考虑到尖牙关系良好,可以自行调整。患者本人也没有再进行精细调整的意愿,两阶段矫治器戴完后即结束矫治,进入保持阶段

A. 右侧咬合像 B. 正面咬合像 C. 左侧咬合像 D. 覆殆覆盖像 E. 上颌殆面像 F. 下颌殆面像

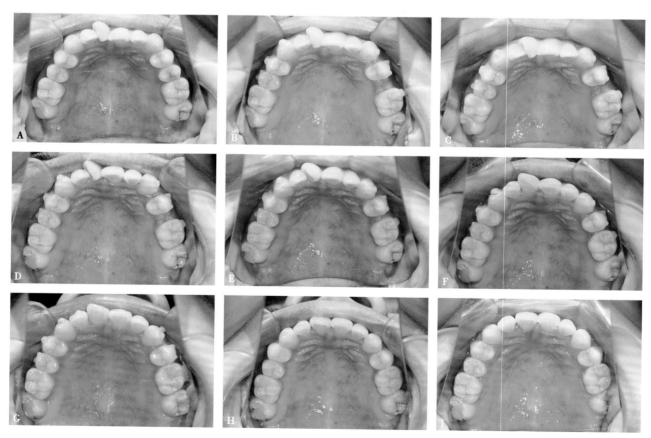

图 10-3-53 治疗过程中上颌殆面像的变化
A. 治疗前 B~H. 治疗中 I. 治疗后

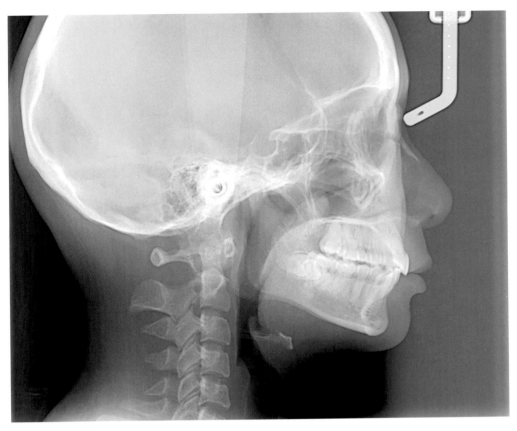

图 10-3-54　治疗后 X 线头颅侧位片

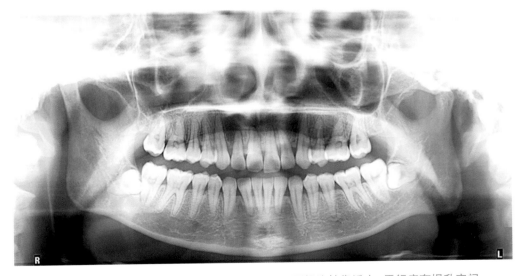

图 10-3-55　治疗后全景片显示 12、22、32、42 牙根比较靠近中，平行度有提升空间

Measurements	Normal	Pre	Post
SNA°	83.13±3.6	84.0	83.8
SNB°	79.65±3.2	79.0	78.9
ANB°	3.48±1.69	5.0	4.9
SN-MP°	32.85±4.21	43.9	41.1
S-Go/N-Me	65.85±3.83	59.7	60.5
ANS-Me/N-Me	53.32±1.84	52.7	50.6
U1-L1°	126.96±8.54	133.1	129.1
U1-SN°	105.23±6.02	86.2	92.2
UI-NA (mm)	4.05±2.32	-0.2	1.9
UI-NA°	21.49±5.92	12.1	18.4
LI-NB (mm)	5.69±2.05	4.4	4.7
LI-NB°	28.07±5.58	29.7	27.6
FMIA°	57.0±6.79	51.6	53.9
UL-EP (mm)	1.75±1.87	0.0	0.5
LL-EP (mm)	2.74±2.21	-0.3	1.8
Nasolabial angle	78.0±8	102.5	110.9

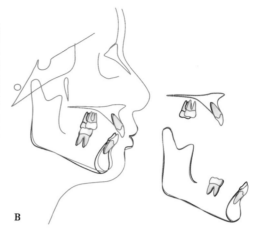

图 10-3-56　X 线头影测量分析显示上颌磨牙近中移动，上颌前牙内收

A. X 线头影测量数据　B. X 线头影描迹重叠图（黑色线条示治疗前，红色线条示治疗后）

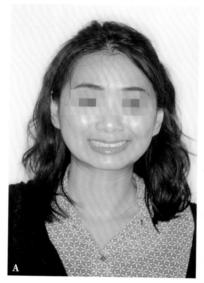
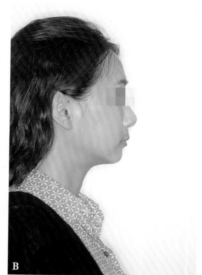

图 10-3-57　治疗后面像，11 扭转改正，侧貌鼻唇颏曲线更加柔美

A. 治疗后正面微笑像　B. 治疗后侧面像

【治疗体会】

　　本例患者为青年女性，改正 11 扭转为主要诉求。矫治方案可以为推磨牙远中移动获得空间，排齐 11，但是考虑到推磨牙远中移动的量比较大，同时疗程可能比较长，和患者商议后决定采用单侧上颌拔除 25 的方式提供间隙，相对较早时间能有空间，改正 11 近中扭转，有利于早期解决患者的主要诉求。治疗过程中拥挤和 11 扭转改正都比较顺利。出现 26 近中倾斜脱轨可能与其近中移动矫治器包裹不良有关，后使用水平牵引臂以及三角形牵引有所改善。矫治结果基本令人满意，但是 15、26、27 处的咬合欠紧密，有点遗憾。通过本病例的回顾反思，我们的建议是后牙近中移动需要设计长水平矩形附件。本病例 27 没有设计附件，26 为 3mm 水平矩形，也许使用长一点，比如 4mm 甚至 5mm 水平矩形附件也许控制起来更加有效。

（本病例由王铭蔚、杨清清、赖文莉提供）

二、拔除上颌前磨牙或双颌前磨牙

有些安氏Ⅱ类 1 分类患者的主要问题是上颌拥挤或上颌前牙前突,下颌拥挤度不大,Bolton 指数正常。这类患者可以设计上颌第一前磨牙拔除,利用拔牙间隙解决拥挤或者利用拔牙空间内收上颌前牙,解决凸度。下颌利用扩弓、唇倾或者 IPR 排齐牙列。矫治结束时双侧磨牙为完全远中关系,但是尖牙保持中性关系。这样的矫治相对双颌双侧拔牙来说会比较简单,控制也相对容易一些。

上颌前牙唇倾的安氏Ⅱ类 1 分类患者伴有 Bolton 指数前牙比偏大时,拔牙模式可以设计为上颌第一前磨牙拔除 + 下颌 1 颗切牙拔除。矫治结束时磨牙完全远中关系,上颌中线正对下颌中切牙的中份,尖牙一定要做成中性关系,稳定性会很好。之所以这么考虑,是因为安氏Ⅱ类错𬌗患者常常下颌发育不足,应允许有一定的下颌前牙唇倾代偿,不一定每个病例都对称性拔除上下颌第一前磨牙。

有些安氏Ⅱ类 1 分类患者由于拥挤度较大或者凸度较大,需要双颌拔除前磨牙时,隐适美治疗的难度就很大,尽量避免设计拔除上下颌前磨牙。有时为了完成矫治,可能需要配合片段弓等。

安氏Ⅱ类拔牙病例的 ClinCheck 设计注意点包括:

1. 只拔上颌第一前磨牙的病例　一般建议分步移动牙齿,先设计尖牙与同侧第二前磨牙相向移动,有了间隙以后前牙排齐内收,待尖牙为中性关系后,再开始设计磨牙近中移动,最后达到磨牙完全远中关系。磨牙近中移动一般建议设计长水平矩形附件,可以配合颌内牵引帮助后牙近中移动实现。

2. 合并前牙 Bolton 指数不调的病例　可以考虑加拔一颗下颌前牙,改善 Bloton 指数,同时利用下颌拔牙间隙排齐牙列,整平下颌 Spee 曲线。矫治结束时,上颌中线正对下颌中切牙的中份,磨牙仍然为完全远中关系。

3. 对称性拔除第一前磨牙的病例　要注意下颌拔牙间隙的分配,需要下颌后牙近中移动改善磨牙远中,而近中移动是隐形矫治的弱项,尤其是骨质致密的下颌,牙移动难度较大,可设计水平矩形附件,配合Ⅱ类牵引实现。结束时尖牙、磨牙均应达到中性关系。为避免近中移动过程中出现近中倾斜,ClinCheck 设计时应做一定的远中备抗,必要时可以使用水平牵引臂或节段弓。

附:

隐适美矫治系统治疗安氏Ⅱ类错𬌗典型病例九:拔除上颌第一前磨牙和下颌中切牙

【治疗前资料】

患者,女,28 岁。

主诉　牙齿前突拥挤。

既往史　否认系统性疾病史,否认过敏史。

颜貌检查　面部对称性欠佳,面下 1/3 稍长,颏部发育不良,凸面型,颏肌紧张(图 10-3-58)。

口内检查　恒牙列期 7—7;左侧磨牙远中关系,右侧磨牙偏完全远中关系,双侧尖牙远中关系;中线齐;深覆盖Ⅱ度,前牙水平型开𬌗;上颌牙列中度拥挤,下颌牙列重度拥挤(图 10-3-59)。

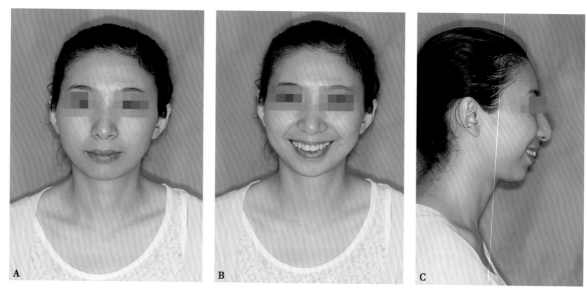

图 10-3-58 治疗前面像,面下 1/3 稍长,颏部发育不良,侧貌稍突,面部对称性欠佳,颏肌紧张

A. 正面像 B. 正面微笑像 C. 侧面像

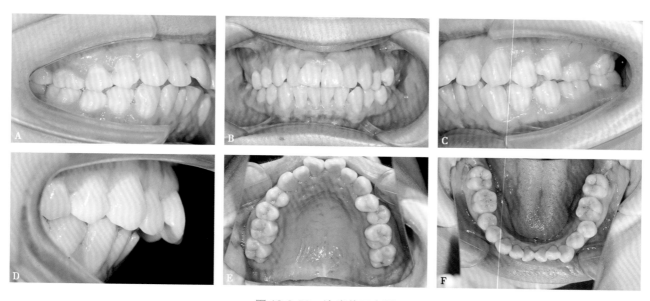

图 10-3-59 治疗前口内照

A. 右侧尖牙、磨牙偏完全远中关系 B. 中线齐 C. 左侧尖牙、磨牙远中关系 D. 开殆,深覆盖Ⅱ度 E. 上颌牙列中度拥挤 F. 下颌牙列重度拥挤

模型分析 拥挤度:上颌牙弓 7.0mm,下颌牙弓 9 mm;Bolton 指数:前牙比 82.5%,全牙比 92.1%;Spee 曲线曲度:右侧 3mm,左侧 3mm。

X 线检查 治疗前全景片显示 18、28 已萌,38、48 萌出中;双侧髁突形态不对称,上下颌牙槽骨存在轻度吸收(图 10-3-60)。治疗前 X 线头颅侧位片显示骨性Ⅱ类;垂直生长型,高角;上下颌前牙唇倾;上下唇位于 E 线前,颏部发育不良(图 10-3-61)。

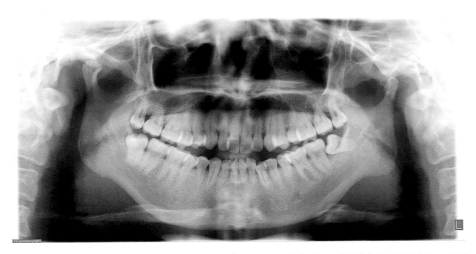

图 10-3-60　治疗前全景片显示 18、28 已萌，38、48 萌出中，双侧髁突形态不对称，上下颌牙槽骨存在轻度吸收

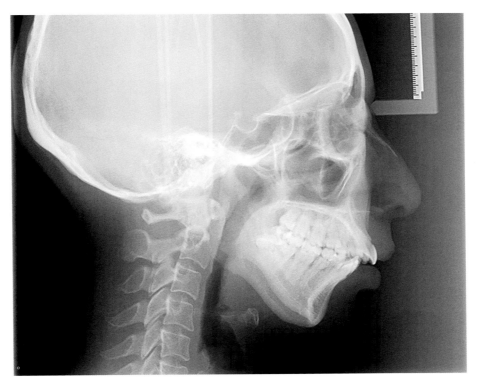

图 10-3-61　治疗前 X 线头颅侧位片显示颌骨及面高：骨性Ⅱ类；垂直生长型，高角；牙及牙槽：上下颌前牙唇倾；软组织：上下唇位于 E 线前，颏部发育不良

【诊断和治疗计划】

根据以上资料，综合评估后，该病例诊断为安氏Ⅱ类 1 分类错𬌗，骨性Ⅱ类错𬌗，牙列拥挤，前牙水平型开𬌗。矫治目标是排齐牙列，内收上颌前牙，改正水平型开𬌗，改善侧貌凸度。

治疗方案：

（1）口腔卫生宣教。

（2）拔除 18、28、38、48。

（3）上颌设计拔除 14、24，解除拥挤并内收前牙。

（4）下颌设计拔除 41 解除拥挤，整平下颌 Spee 曲线。

（5）后期配合上颌颌内牵引，让上颌后牙近中移动关闭剩余拔牙间隙。

（6）以双侧磨牙完全远中关系、尖牙中性关系结束治疗。

（7）用保持器保持。

【ClinCheck 设计】

上颌拔除 14、24，利用拔牙间隙解除拥挤，内收上颌前牙。利用前牙内收的钟摆效应改正前牙水平型开𬌗。配合上颌 IPR 使 Bolton 指数尽量协调。下颌拔除 41，利用拔牙间隙以及下颌前牙唇倾排齐下颌牙列，整平 Spee 曲线。其他设计细节参见图 10-3-62～图 10-3-65。

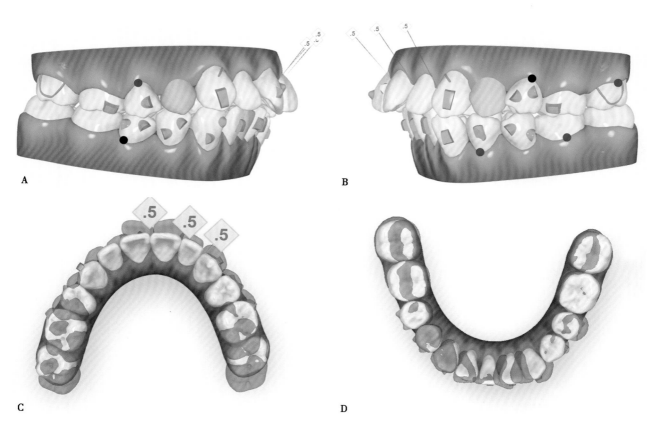

图 10-3-62　ClinCheck 设计：拔除 14、24 及 41。上颌利用拔牙间隙解除拥挤，内收上颌前牙。利用前牙内收的钟摆效应改正前牙水平性开𬌗。配合上颌 IPR 使 Bolton 指数尽量协调。下颌利用拔牙间隙以及下颌前牙唇倾排齐下颌牙列，整平 Spee 曲线。附件设计：15、11、25、35、43、44、45 设计优化控根附件，33 设计优化旋转附件，13、16、23、26、31、32、33、42 均设计矩形附件

A. 右侧咬合像　B. 左侧咬合像　C. 上颌𬌗面像　D. 下颌𬌗面像

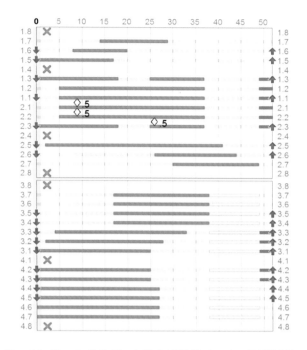

图 10-3-63 ClinCheck 分步图，由于上颌拔除 14、24，下颌拔除 41，Bolton 指数前牙比不调，因此上颌设计了 3 处 0.5mm 共计 1.5mm 的 IPR

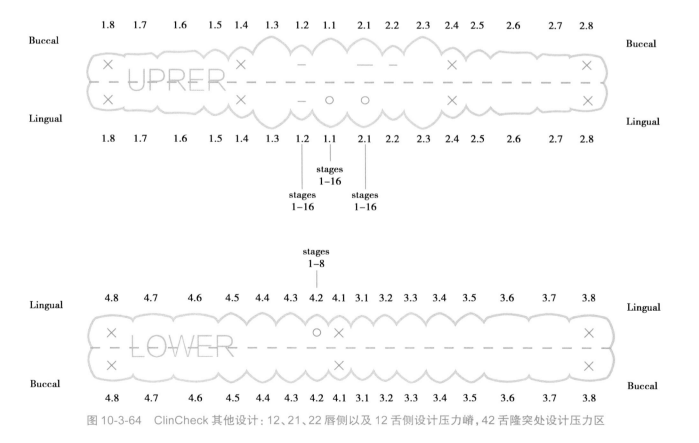

图 10-3-64 ClinCheck 其他设计：12、21、22 唇侧以及 12 舌侧设计压力嵴，42 舌隆突处设计压力区

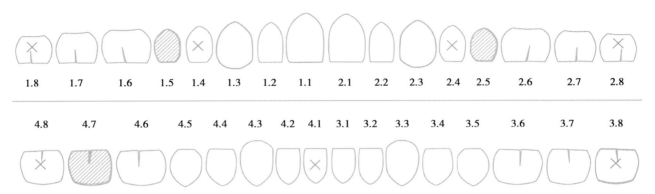

图 10-3-65 牙移动难度评估:15、25、47 移动难度中等,为蓝色;其余牙移动比较容易实现,为白色

【治疗过程和结果】

矫治器总数为 68[52(49+3)+16(13+3)]副,其中 62 副主动矫治,每 2 周更换一次矫治器,每 2~3 个月复诊一次,总疗程为 30 个月(图 10-3-66~图 10-3-74)。

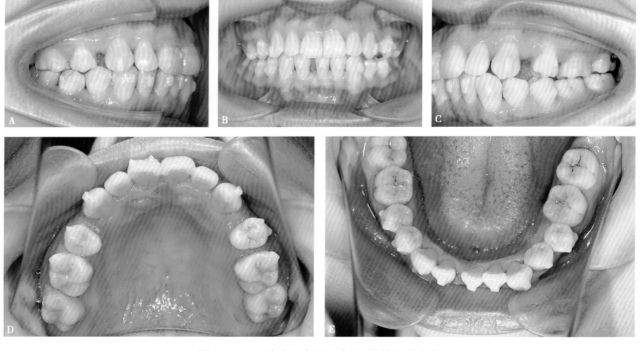

图 10-3-66 治疗 5 个月口内照,拥挤有所改善
A. 右侧咬合像 B. 正面咬合像 C. 左侧咬合像 D. 上颌𬌗面像 E. 下颌𬌗面像

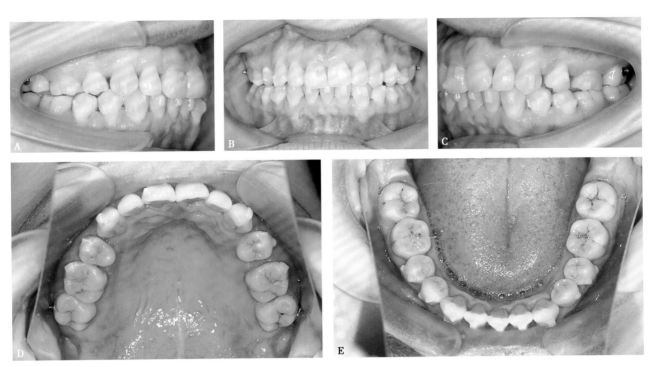

图 10-3-67　治疗 12 个月口内照，下颌拔牙间隙基本关闭，上颌尖牙基本到位，使用上颌颌内牵引，继续使上颌后牙近中移动

A. 右侧咬合像　B. 正面咬合像　C. 左侧咬合像　D. 上颌𬌗面像　E. 下颌𬌗面像

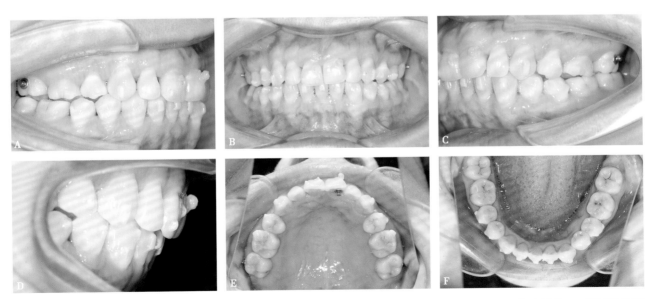

图 10-3-68　治疗 16 个月口内照，21 发生脱套，于是在 21 唇舌侧均进行挖开，粘接舌钮，试图用橡皮圈将 21 带回矫治器里，但效果不佳，遂申请了附加矫治器

A. 右侧咬合像　B. 正面咬合像　C. 左侧咬合像　D. 覆𬌗覆盖像　E. 上颌𬌗面像　F. 下颌𬌗面像

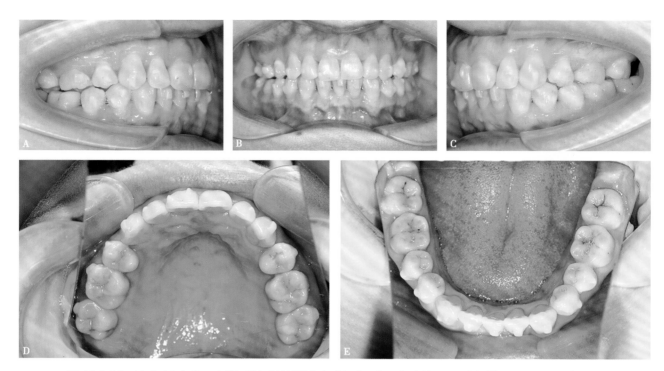

图 10-3-69 治疗 20 个月口内照，附加矫治器治疗过程中，进一步改善 21 近中扭转，使后牙进一步咬实

A. 右侧咬合像 B. 正面咬合像 C. 左侧咬合像 D. 上颌𬌗面像 E. 下颌𬌗面像

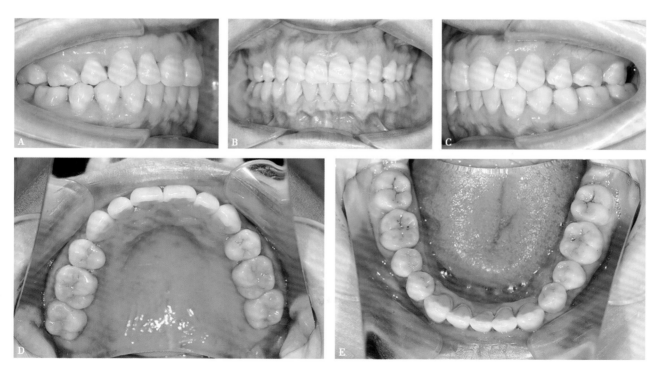

图 10-3-70 治疗后口内照，拔牙矫治后尖牙标准中性关系，磨牙完全远中关系，拔牙间隙完全关闭。上颌中线正对下颌中切牙的中份，弓形对称、协调，达到治疗目标

A. 右侧咬合像 B. 正面咬合像 C. 左侧咬合像 D. 上颌𬌗面像 E. 下颌𬌗面像

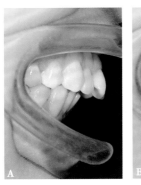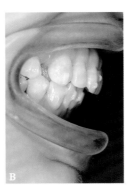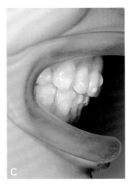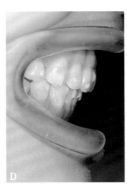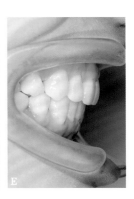

图 10-3-71　治疗过程中覆𬌗覆盖的变化：随着时间推移，治疗前深覆盖和水平型开𬌗逐渐得到改正，治疗后覆𬌗覆盖正常
A. 治疗前　B～D. 治疗中　E. 治疗后

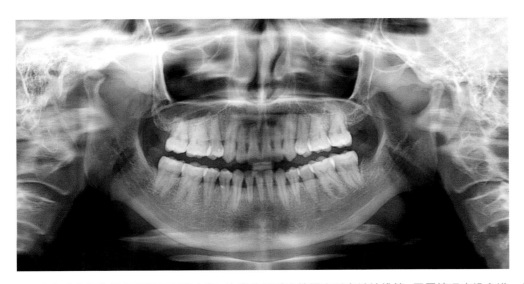

图 10-3-72　治疗后全景片显示牙根平行度良好，治疗前不对称的髁突形态继续维持，牙周情况也没有进一步恶化

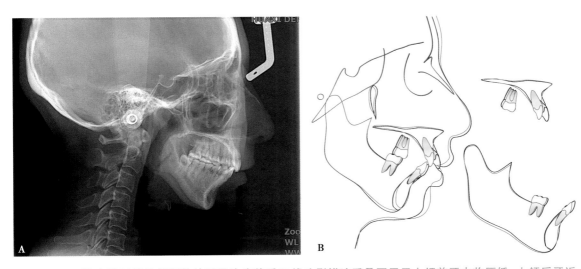

图 10-3-73　治疗后 X 线头颅侧位片以及治疗前后 X 线头影描迹重叠图显示上颌前牙内收压低，上颌后牙近中移动，下颌前牙有所压低，整个下颌有一定的逆时针旋转，导致治疗后颏部位置略有前移，侧貌大有改观。X 线头影测量结果表明，SN-MP 交角从治疗前 48.1° 减小到治疗后 46.7°
A. 治疗后 X 线头颅侧位片　B. 治疗前后 X 线头影描迹重叠图（黑色线条示治疗前，红色线条示治疗后）

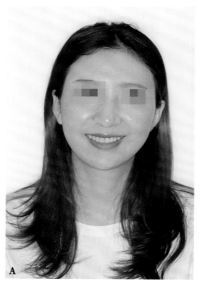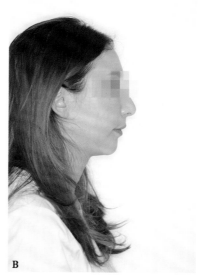

图 10-3-74   治疗后面像,鼻唇颏曲线更加协调

A. 治疗后正面微笑像   B. 治疗后侧面像

【治疗体会】

本例患者是一位年轻女性,主要诉求是改善凸度。综合评估后,决定拔除上颌左右侧第一前磨牙,利用拔牙间隙排齐牙列,同时内收上颌前牙,改正凸度。剩余间隙由后牙近中移动关闭。由于 Bolton 指数偏大,拔除一颗下颌前牙,利用拔牙间隙排齐下颌牙列,整平 Spee 曲线。矫治结束时磨牙完全远中关系,尖牙中性关系。ClinCheck 方案分步移动前牙和后牙可以有效控制支抗。在这个过程中,做好垂直向控制,体现在上颌磨牙近中移动过程中不允许伸长。治疗后下颌稍逆时针旋转,表明矫治策略是正确的,实现得也很好。

（本病例由韩菡、朱亚芬、赖文莉提供）

隐适美矫治系统治疗安氏Ⅱ类错𬌗典型病例十:拔除上颌第一前磨牙

【治疗前资料】

患者,男,36 岁。

主诉   牙齿前突、拥挤。

既往史   否认系统性疾病史,否认过敏史。

颜貌检查   面下 1/3 稍长,颏部发育不良,侧貌稍突,面部对称性欠佳(图 10-3-75)。

口内检查   恒牙列期,34、46 缺失,35、36 是烤瓷桥,双侧磨牙远中关系,双侧尖牙完全远中关系;中线齐;12、22 唇向错位;14、25 反𬌗。上颌牙列重度拥挤,下颌牙列中度拥挤(图 10-3-76)。

模型分析   拥挤度:上颌牙弓 13 mm,下颌牙弓 7 mm;Bolton 指数:前牙比 82.5%,全牙比 91.5%;Spee 曲线曲度:右侧 2mm,左侧 2mm。

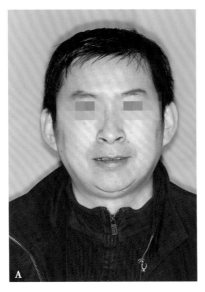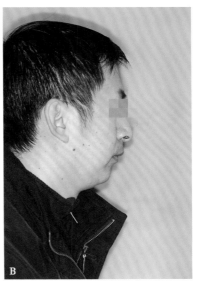

图 10-3-75　治疗前面像，面下 1/3 稍长，颏部发育不良，侧貌稍突，面部对称性欠佳

A．正面像　B．侧面像

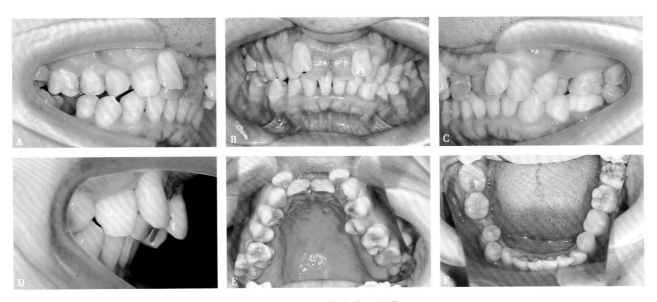

图 10-3-76　治疗前口内照

A．右侧尖牙完全远中关系，磨牙远中关系，14 反𬌗　B．12、22 唇向错位，中线齐　C．左侧尖牙完全远中关系，磨牙远中关系，25 反𬌗　D．覆𬌗正常，深覆盖Ⅱ度　E．上颌牙列重度拥挤　F．下颌牙列中度拥挤，34、46 缺失，35、36 是烤瓷桥

X 线检查　治疗前全景片示 11、21 曾行根管治疗，34、46 缺失，35、36 烤瓷桥，双侧髁突形态基本对称，上下颌牙槽骨存在轻度吸收（图 10-3-77）。治疗前 X 线头颅侧位片示骨性Ⅱ类；垂直生长型，高角；上下颌前牙唇倾；上下唇位于 E 线前，颏部发育尚可（图 10-3-78）。

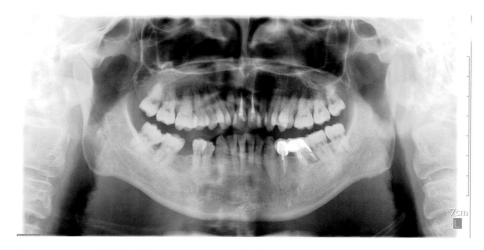

图 10-3-77 治疗前全景片示 11、21 曾行根管治疗，34、46 缺失，35、36 烤瓷桥，双侧髁突形态基本对称，上下颌牙槽骨存在轻度吸收

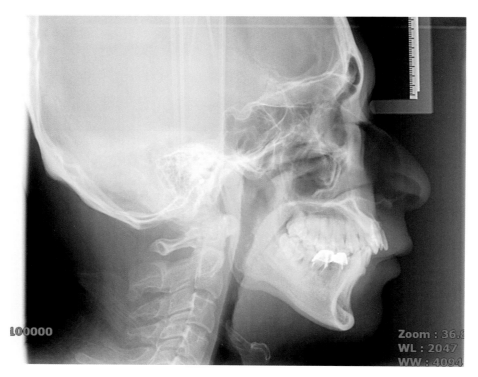

图 10-3-78 治疗前 X 线头颅侧位片示颌骨及面高：骨性Ⅱ类；垂直生长型，高角；牙及牙槽：上下颌前牙唇倾；软组织：上下唇位于 E 线前，颏部发育尚可

【诊断和治疗计划】

根据以上的资料综合评估后，该病例诊断为安氏Ⅱ类 1 分类错𬌗，骨性Ⅱ类错𬌗，牙列拥挤。矫治目标是解除拥挤，改善覆盖，力争关闭 46 间隙。

治疗方案：

（1）口腔卫生宣教。

（2）上颌设计拔除 14、24，解除拥挤并内收前牙，强支抗。

（3）下颌设计 IPR，利用 46 间隙解除拥挤，整平下颌 Spee 曲线，剩余间隙由 47、48 近中移动关闭。

（4）力争以双侧尖牙中性关系结束治疗。

（5）用保持器保持。

【ClinCheck 设计】

上颌拔除 14、24，排齐牙列，改善 12、22 唇向错位，改正个别牙反𬌗。下颌利用 46 间隙，配合 IPR 排齐牙列。47、48 近中移动关闭 46 失牙间隙。35、36、37 设计不动。其他设计细节参见图 10-3-79～图 10-3-83。

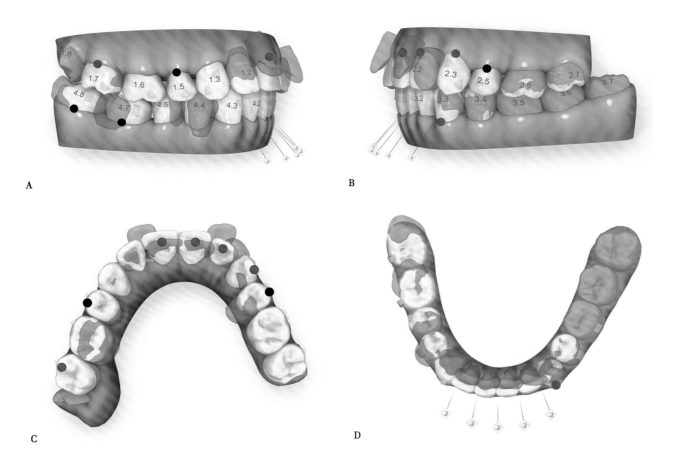

图 10-3-79　ClinCheck 设计：上颌拔除 14、24，排齐牙列，改善 12、22 唇向错位，改正个别牙反𬌗；下颌利用 46 间隙，配合 IPR 排齐牙列，47、48 近中移动关闭 46 失牙间隙。附件设计：上颌左侧和上颌右侧均设计 G6，33、35、36、43、47、48 设计矩形附件，43、45 设计优化旋转附件

A. 右侧咬合像　B. 左侧咬合像　C. 上颌𬌗面像　D. 下颌𬌗面像

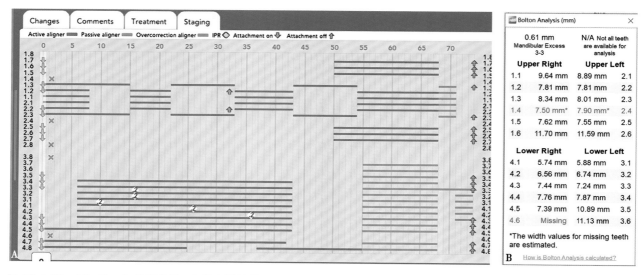

图 10-3-80　ClinCheck 分步设计：由于上颌拔除 14、24，上颌拔牙间隙内收使用蛙跳模式。Bolton 指数前牙比不调，因此在 ClinCheck 方案中设计了下颌 5 处 0.2mm 共计 1mm 的 IPR

A．ClinCheck 分步图　B．ClinCheck Bolton 指数

图 10-3-81　上下颌牙移动数值，47 近中移动量 3mm

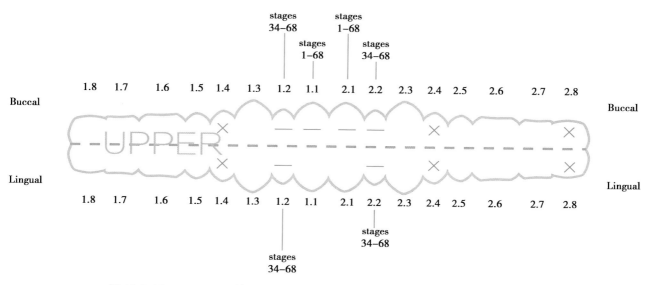

图 10-3-82　ClinCheck 其他设计：11、12、21、22 唇侧以及 12、22 舌侧设计压力嵴

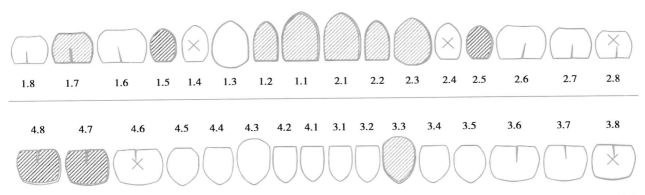

| 1.8 | 1.7 | 1.6 | 1.5 | 1.4 | 1.3 | 1.2 | 1.1 | 2.1 | 2.2 | 2.3 | 2.4 | 2.5 | 2.6 | 2.7 | 2.8 |

| 4.8 | 4.7 | 4.6 | 4.5 | 4.4 | 4.3 | 4.2 | 4.1 | 3.1 | 3.2 | 3.3 | 3.4 | 3.5 | 3.6 | 3.7 | 3.8 |

图 10-3-83　牙移动难度评估：15、25、47、48 移动最难，为黑色；11、12、17、21、22、23、33 移动难度中等，为蓝色；其余牙移动比较容易实现，为白色

【治疗过程和结果】

矫治器总数为 74（71＋3）副，要求患者每 2 周一换，每 2～3 个月复诊一次。治疗过程中患者因为工作关系常驻国外，通过远程进行监控，复诊时间不固定，最终一套矫治器完成，没有重启治疗，总疗程 30 个月（图 10-3-84～图 10-3-93）。

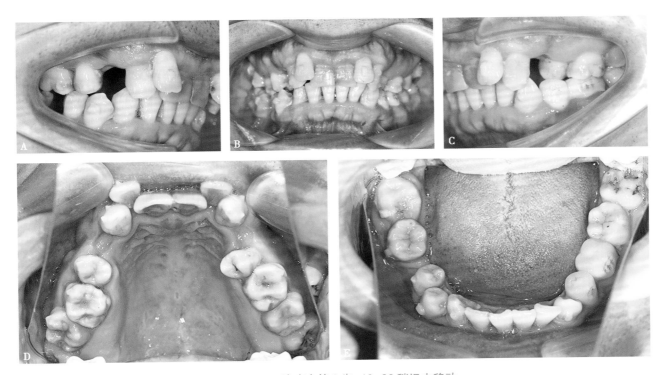

图 10-3-84　治疗中第 6 步，13、23 稍远中移动
A. 右侧咬合像　B. 正面咬合像　C. 左侧咬合像　D. 上颌𬌗面像　E. 下颌𬌗面像

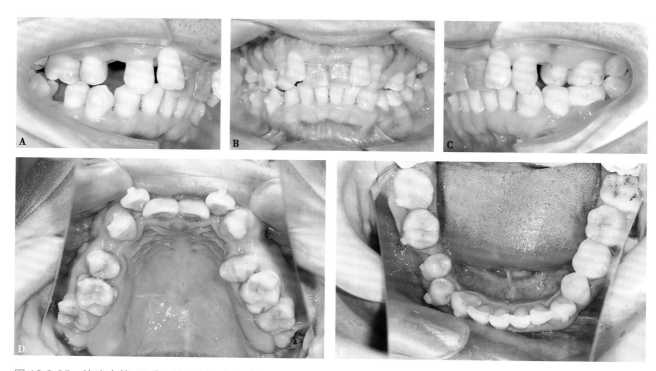

图 10-3-85 治疗中第 17 步,13、23 远中移动很明显,12、22 已经开始舌向移动归位。此时患者因工作外派出国,遂将全部矫治器交付患者,详细交代注意事项,定期联络

A. 右侧咬合像 B. 正面咬合像 C. 左侧咬合像 D. 上颌𬌗面像 E. 下颌𬌗面像

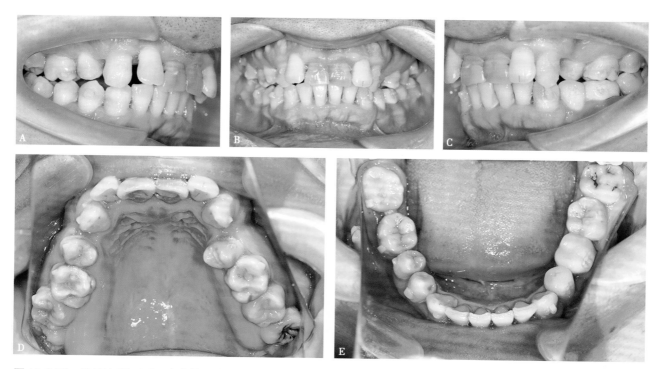

图 10-3-86 治疗中第 42 步,患者从国外回来复诊,发现上下颌拥挤改善良好,但并没有发现右侧上颌磨牙已经有支抗丧失

A. 右侧咬合像 B. 正面咬合像 C. 左侧咬合像 D. 上颌𬌗面像 E. 下颌𬌗面像

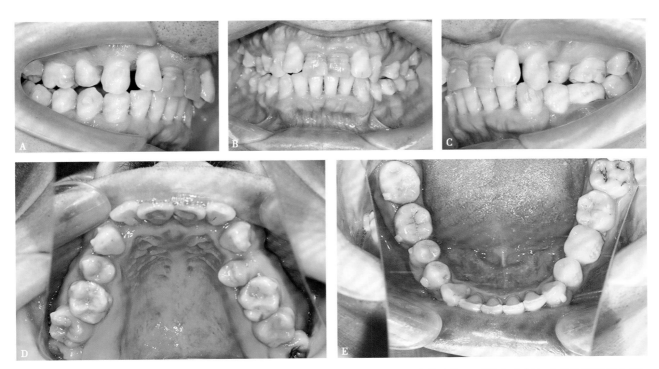

图 10-3-87　治疗中第 52 步，16 和 47 的关系已经是超完全远中关系，下颌中线右偏。开始在右侧加上Ⅱ类牵引橡皮圈，试图利用上颌剩余拔牙间隙继续远中移动尖牙，改正下颌中线右偏

A. 右侧咬合像　B. 正面咬合像　C. 左侧咬合像　D. 上颌殆面像　E. 下颌殆面像

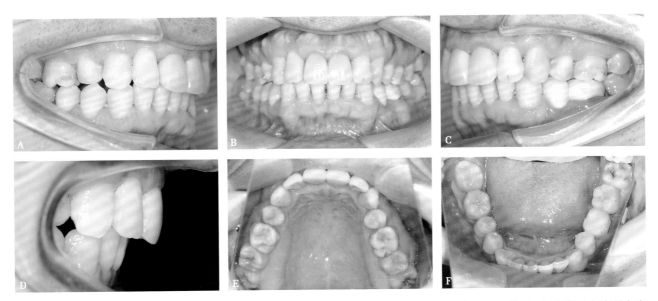

图 10-3-88　治疗后口内照，左侧尖牙已改为标准中性关系，磨牙基本中性关系。右侧尖牙远中关系，右侧磨牙未达到方案预计的尖窝交错关系。下颌中线稍偏右，治疗目标基本达成

A. 右侧咬合像　B. 正面咬合像　C. 左侧咬合像　D. 覆殆覆盖像　E. 上颌殆面像　F. 下颌殆面像

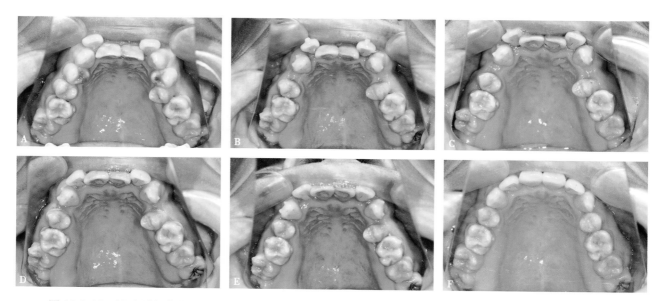

图 10-3-89 治疗过程中上颌牙弓殆面像对比，14、24 拔除后弓形对称、协调，拥挤改善，拔牙间隙也全部关闭

A. 治疗前 B～E.治疗中 F. 治疗后

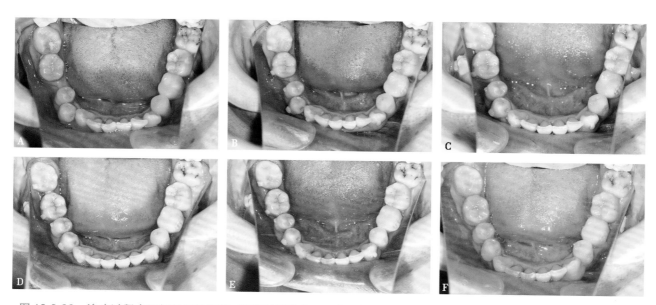

图 10-3-90 治疗过程中下颌牙弓的变化：随着时间推移，46 失牙间隙已经完全关闭，下颌拥挤完全改善，牙弓弧形对称

A. 治疗前 B～E.治疗中 F. 治疗后

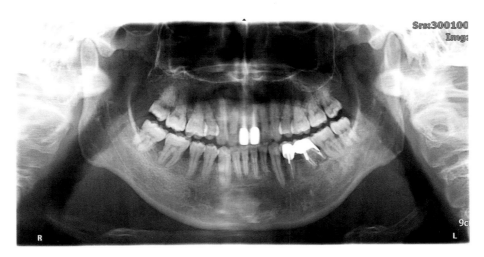

图 10-3-91　治疗后全景片显示治疗后牙根平行度良好，尤其是 47 与 45 的牙根平行度，牙周情况也没有进一步恶化。11、21 已经重做根管治疗，全瓷冠修复

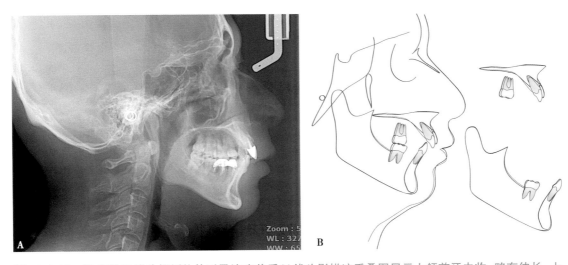

图 10-3-92　治疗后 X 线头颅侧位片以及治疗前后 X 线头影描迹重叠图显示上颌前牙内收，略有伸长，上颌后牙少许近中移动，下颌前牙有所压低，侧貌基本维持

A. 治疗后 X 线头颅侧位片　B. 治疗前后 X 线头影描迹重叠图（黑色线头示治疗前，红色线条示治疗后）

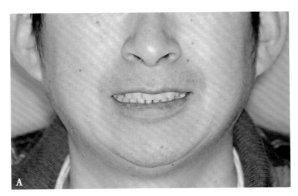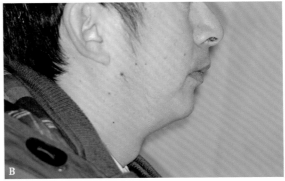

图 10-3-93　治疗后面像，侧貌变化不大

A. 治疗后正面微笑像　B. 治疗后侧面像

【治疗体会】

本例患者的主要诉求是改善拥挤。综合评估后，决定上颌拔除左右侧第一前磨牙，利用拔牙间隙远中移动尖牙，使排在牙弓唇侧的侧切牙逐渐排入牙列，同时内收上颌前牙，关闭拔牙间隙。待上颌前牙基本排齐后，再开始移动后牙，改正前磨牙反𬌗。由于 Bolton 指数偏大，在下颌设计了 5 处 IPR，利用 46 早期失牙间隙排齐下颌牙列，整平 Spee 曲线。矫治结束时左侧磨牙中性关系，尖牙中性关系，右侧尖牙远中关系。

但是，从严格意义上讲，这个患者的右侧咬合关系结束时并不理想，没有达到预期的尖窝交错关系，这与 46 早期失牙间隙以及远程管理相对薄弱有关。通过这个病例得到如下启示：隐适美患者的管理至关重要，因此，定期复查是必不可少的治疗先决条件，尤其是复杂病例更要密切观察，适时调整治疗手段和措施，力争治疗结果完美。虽然磨牙近中移动是隐适美的弱点，不过，此患者 46 早期失牙间隙关闭却给了我们惊喜。这说明，磨牙近中移动如果设计好，患者配合好，有可能获得良好治疗效果的牙移动方式。矫治结束时覆盖稍偏大，患者侧貌良好，颏部发育良好，说明 ClinCheck 设计时其实可以稍唇倾下颌前牙，获得的空间有利于下颌中线调整和正常覆盖建立。

（本病例由李晓龙、赖文莉提供）

隐适美矫治系统治疗安氏Ⅱ类错𬌗典型病例十一：拔除四颗前磨牙矫治

【矫治前资料】

患者，女，25 岁。

主诉　牙齿拥挤。

既往史　否认系统性疾病史，否认过敏史。

颜貌检查　自然闭唇时上颌右侧中切牙露出，前牙开𬌗，凸面型（图 10-3-94）。

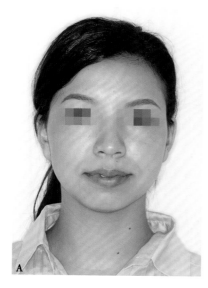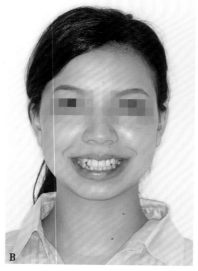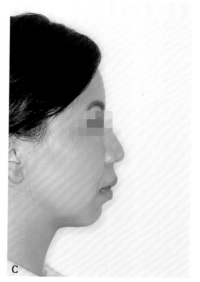

图 10-3-94　治疗前面像，自然闭唇时上颌右侧中切牙露出，前牙开𬌗，凸面型
A. 正面像　B. 正面微笑像　C. 侧面像

口内检查　牙列式 7—7，磨牙远中关系，覆盖为 4mm，覆𬌗为 −2mm，上下颌中线均较面中线右偏 1mm，上下颌牙列中度拥挤（图 10-3-95）。

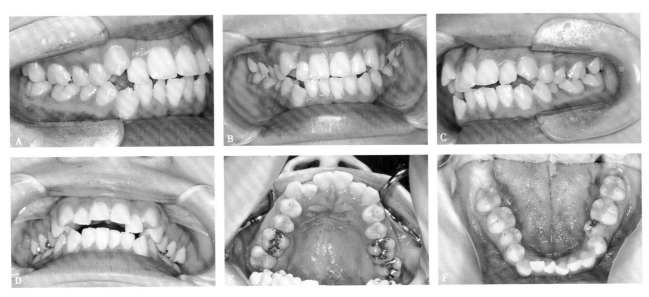

图 10-3-95　治疗前口内照，牙列式 7—7

A. 右侧磨牙、尖牙远中关系　B. 上下颌中线均较面中线右偏　C. 左侧磨牙、尖牙远中关系　D. 前牙开𬌗　E. 上颌牙列中度拥挤　F. 下颌牙列中度拥挤

模型分析　拥挤度：上颌牙弓 6mm，其中右侧 4mm，左侧 2mm，下颌牙弓 8mm，其中右侧 4mm，左侧 4mm；Bolton 指数：前牙比 77.90%，全牙比 91.90%。

X 线检查　治疗前全景片显示 18、28、38、48 存在，关节和牙周状况无异常（图 10-3-96）。治疗前 X 线头颅侧位片显示骨性Ⅱ类，垂直生长型，高角；上下颌前牙唇倾；上下唇软组织位于 E 线前（图 10-3-97）。

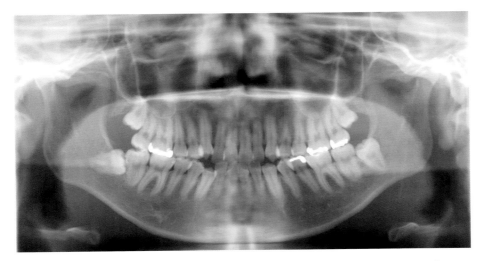

图 10-3-96　治疗前全景片显示 18、28、38、48 存在，关节和牙周状况无异常

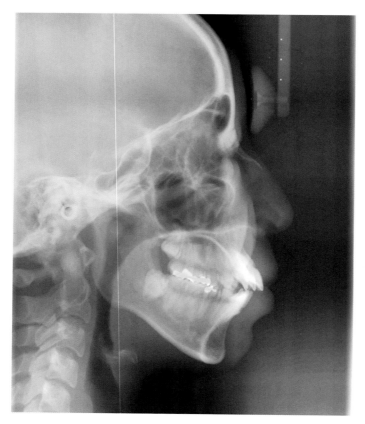

图 10-3-97　治疗前 X 线头颅侧位片显示骨性Ⅱ类，垂直生长型，高角；上下颌前牙唇倾；上下唇软组织位于 E 线前

【诊断和治疗计划】

综上资料，该患者的诊断为安氏Ⅱ类、骨性Ⅱ类错𬌗畸形，牙列拥挤，深覆盖，开𬌗。因此，治疗目标是内收前牙，改变侧貌前突，解除拥挤，关闭开𬌗，改正深覆盖，使尖牙、磨牙达到中性关系。

治疗方案包括：

（1）口腔卫生宣教。

（2）患者上下颌牙列中度拥挤，侧貌上下唇凸出，所以选择拔除 14、24、34、44，利用拔牙间隙改善拥挤和侧貌。

（3）由于患者磨牙远中关系，虽然考虑了进行下颌磨牙前移以达到中性关系，但为了避免下颌磨牙近中倾斜的风险，综合考虑后选择了上颌适当推磨牙远中移动，下颌强支抗以改正磨牙关系。

（4）矫治结束，保持器保持。

【ClinCheck 设计】

上颌拔除 14、24 并设计稍许推磨牙远中移动，下颌拔除 34、44 并设计后牙不动，强支抗，全部拔牙间隙用于前牙内收，改正凸度（图 10-3-98）。其他设计细节参见图 10-3-99～图 10-3-102。

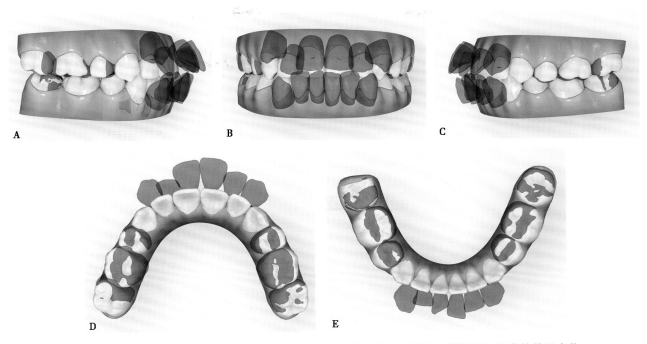

图 10-3-98 ClinCheck 设计：上颌设计稍许推磨牙远中移动，下颌设计后牙不动，强支抗前牙内收

A. 右侧咬合像 B. 正面咬合像 C. 左侧咬合像 D. 上颌𬌗面像 E. 下颌𬌗面像

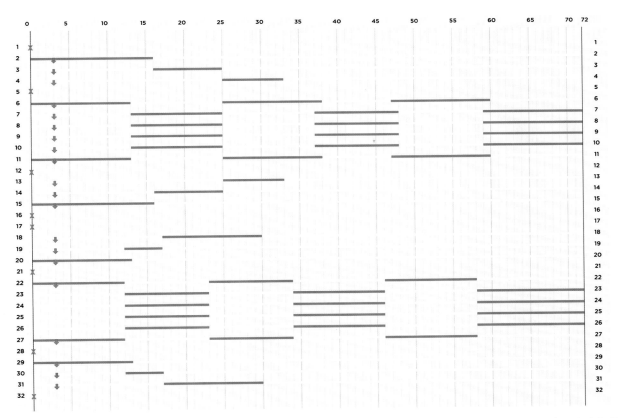

图 10-3-99 ClinCheck 分步图，治疗前半部分设计上颌双侧第二磨牙和尖牙同时远中移动，上颌双侧第一磨牙和中切牙、侧切牙同时远中移动。为了节省支抗，分成三次关闭拔牙间隙。首先将尖牙移动到拔牙间隙的 1/3，进行 4 颗前牙的移动；再将尖牙移动到拔牙间隙的 2/3，进行 4 颗前牙的移动；接下来将尖牙移动到完全关闭拔牙间隙，最后移动 4 颗前牙关闭拔牙间隙。上颌双侧磨牙远中移动方式是一颗一颗移动，此为蛙跳模式关闭拔牙间隙

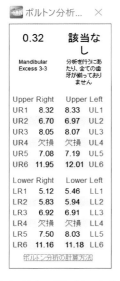

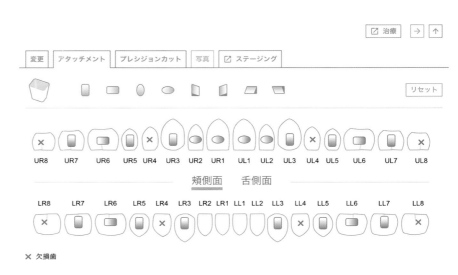

図 10-3-100　ClinCheck Bolton 指数正常，未设计 IPR

図 10-3-101　附件设计：从第 3 步开始上下颌第二磨牙、上颌第二前磨牙、上下颌尖牙、下颌第二前磨牙分别粘接 4mm、4mm、5mm、3mm 的垂直矩形附件，上下颌第一磨牙粘接 5mm 的水平矩形附件，上颌中切牙、侧切牙粘接椭圆形附件

図 10-3-102　上下颌牙移动数值

【治疗过程和结果】

　　总治疗时间为 28 个月。上颌共使用 86（72＋14）副矫治器，下颌共使用 96（72＋24）副矫治器。患者第一阶段的矫治器数量为上颌 72 副，下颌 72 副。第 1 步和第 2 步矫治器配戴时间为 2 周，第 3 步以后矫治器配戴时间均为 1 周（图 10-3-103～图 10-3-116）。

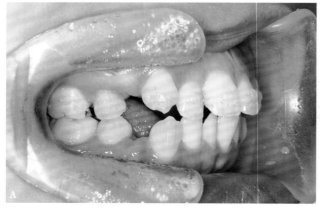

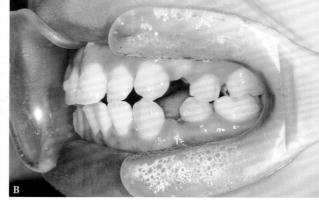

図 10-3-103　第 20 步，矫治 5 个月口内照，从此时开始配合使用Ⅱ类牵引，直到矫治 14 个月（第 55 步）
A. 右侧咬合像　B. 左侧咬合像

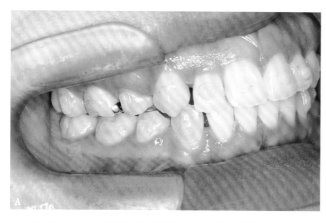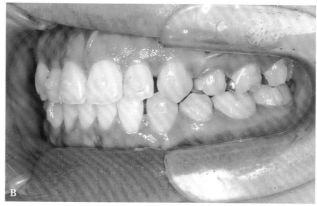

图 10-3-104　第 55 步，矫治 14 个月口内照，从此时开始停止使用Ⅱ类牵引，且矫治器配戴时间由 1 周增加为 10 天

A. 右侧咬合像　B. 左侧咬合像

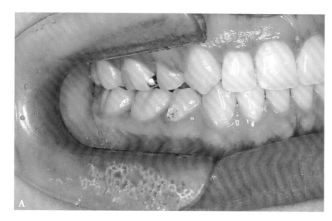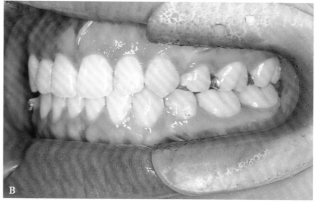

图 10-3-105　第 72 步，矫治 22 个月口内照，配戴最后一副矫治器时去掉了所有的附件。下颌双侧第二前磨牙伸长不足导致脱套，所以在其矫治器龈方部分打孔，在牙面相应位置粘接舌侧扣，同时在上颌矫治器边缘做切口，使用垂直牵引升高下颌第二前磨牙。垂直牵引的使用时间为每天 20 小时

A. 右侧咬合像　B. 左侧咬合像

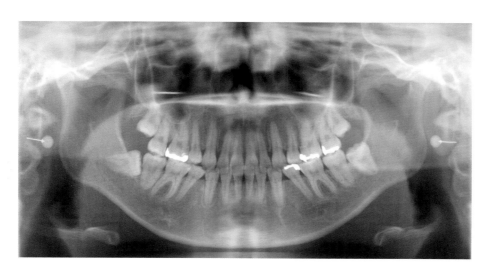

图 10-3-106　治疗 23 个月全景片，下颌双侧第二前磨牙近中倾斜。虽然治疗前就有一定的倾斜，但由于长时间使用Ⅱ类牵引配合上颌磨牙远中移动，倾斜量有所增加。为了对其进行改善，设计附加矫治器

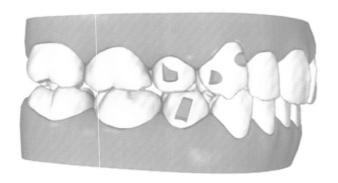

图 10-3-107 附加矫治器设计，目的是下颌双侧第二前磨牙牙根近中移动和上颌双侧尖牙牙根远中移动。附加矫治器数量为上颌 14 副，下颌 24 副。在下颌双侧第二前磨牙设计 5mm 垂直矩形附件，上颌双侧尖牙和第二前磨牙设计优化控根附件。附加矫治器配戴时间为 10 天，每日使用咬胶 20 分钟

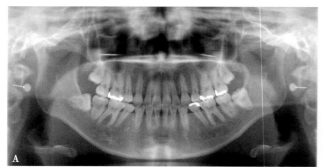
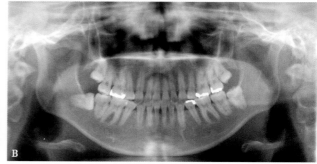

图 10-3-108 附加矫治器治疗前后全景片，上颌双侧尖牙、下颌双侧第二前磨牙的倾斜角发生了有利的变化，可见优化控根附件和垂直矩形附件具有良好的控根效果

A. 附加矫治器治疗前全景片　B. 附加矫治器治疗后全景片

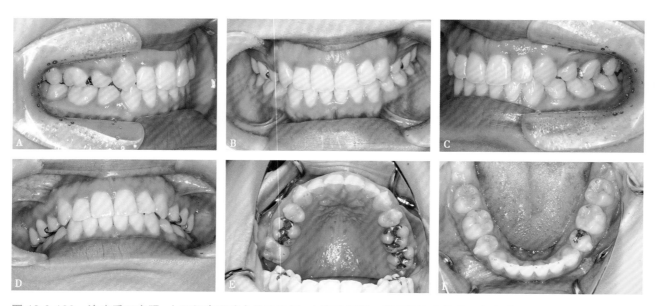

图 10-3-109 治疗后口内照，上下颌磨牙咬合关系良好，上颌双侧第一磨牙较治疗前稍远中移动。牙列拥挤得到解除，上下颌牙列中线与面中线对齐，覆𬌗覆盖正常，弓形良好、对称

A. 右侧咬合像　B. 正面咬合像　C. 左侧咬合像　D. 覆𬌗覆盖像　E. 上颌𬌗面像　F. 下颌𬌗面像

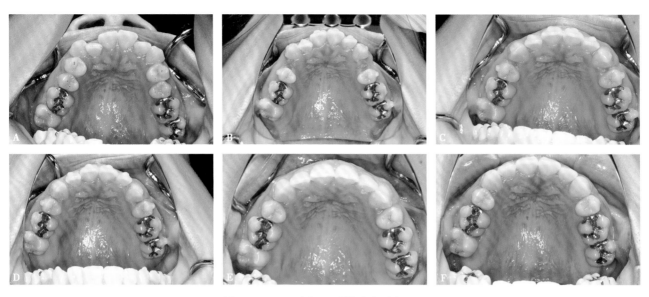

图 10-3-110 上颌牙列的治疗过程回顾
A. 治疗前 B～E. 治疗中 F. 治疗后

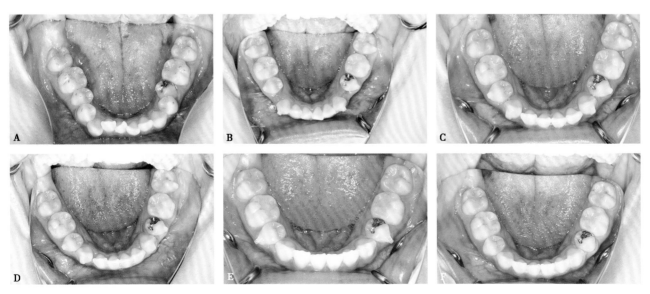

图 10-3-111 下颌牙列的治疗过程回顾
A. 治疗前 B～E. 治疗中 F. 治疗后

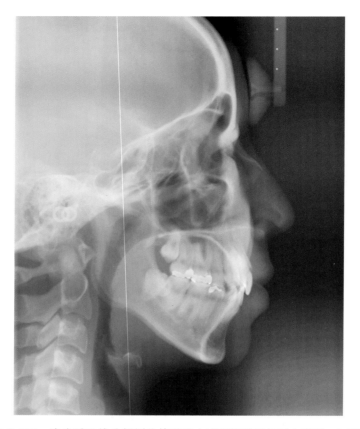

图 10-3-112 治疗后 X 线头颅侧位片可见上下颌切牙明显舌向移动,凸度改善

Analysis	Pre.	Post.
Steiner & Tweed		
SNA	80.0	81.7
SNB	71.8	71.9
ANB	8.1	9.8
Inter incisal Angle	103.5	127.2
F.M.A	38.1	38.1
I.M.P.A	97.8	85.6
F.M.I.A	44.1	56.4
Ricketts		
Facial axis	79.3	77.7
Facial depth	83.8	83.5
Convexity	8.7	10.4
L-1 to APO	6.6	2.3
L-1 to APO Angle	30.9	16.7

A

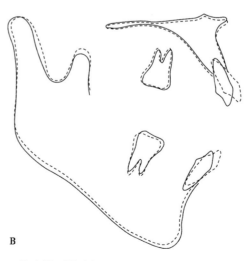

B

图 10-3-113 X 线头影测量分析

A. X 线头影测量数据 B. X 线头影描迹重叠图(虚线示治疗前,实线示治疗后)

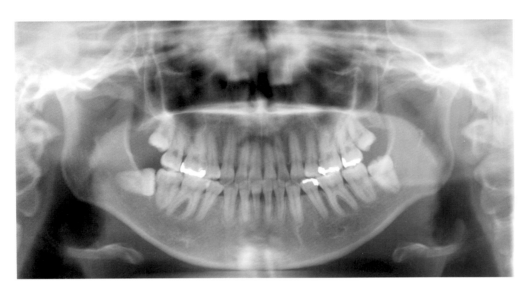

图 10-3-114　治疗后全景片

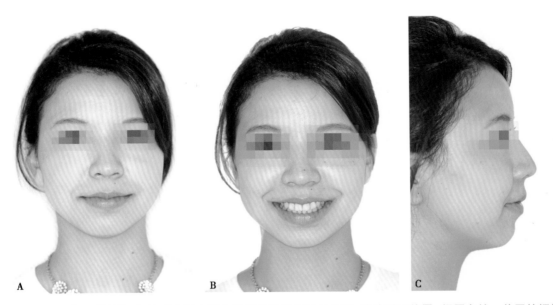

图 10-3-115　治疗后面像，初诊时上颌右侧中切牙在自然闭唇时外露，治疗后不外露，闭唇自然。前牙的拥挤和开𬌗得到改善，侧貌也得到明显改善

A. 治疗后正面像　B. 治疗后正面微笑像　C. 治疗后侧面像

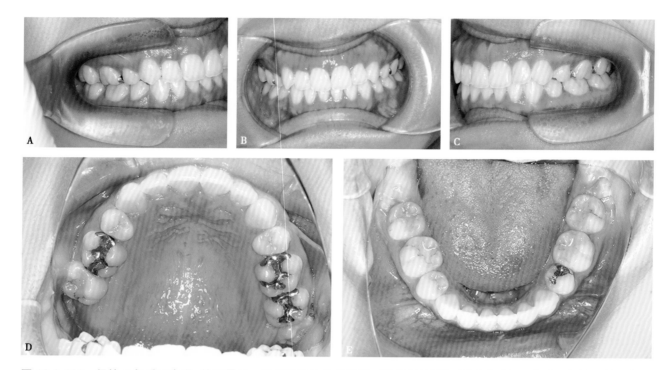

图 10-3-116 保持 2 年后口内照，使用最后一副矫治器作为保持器，最开始的配戴时间为每日 16 小时。保持开始 3 个月后，配戴时间减为每日 12 小时。保持开始 9 个月后，配戴时间减为每日 8 小时，并开始使用 vivera 保持器

A. 右侧咬合像　B. 正面咬合像　C. 左侧咬合像　D. 上颌殆面像　E. 下颌殆面像

【治疗体会】

使用隐适美治疗拔除 4 颗前磨牙病例的关键点在于治疗前预判发生过山车效应的可能性。过山车效应的原因之一是前牙舌向移动时，后牙不能耐受其反作用力，从而发生近中倾斜。和固定矫治器不同，隐适美矫治器提供的是间断的矫治力，牙轴的保持更为困难。故在拔除 4 颗前磨牙的病例选择上，宜选择重度拥挤病例，因为其拔牙间隙主要用于解除拥挤而非前牙内收，不会给予磨牙太多近中倾斜的力量。上下颌尖牙牙轴近中倾斜的病例难度相对较小。前牙开殆的病例由于允许前牙发生倾斜移动，比较容易获得理想的牙轴和覆殆。本病例满足上述所有条件，故属于相对简单的拔除 4 颗前磨牙病例。尖牙和前牙移动分步进行有助于节省支抗，也是本病例获得成功的关键原因之一。患者配戴矫治器的配合度非常好，所以尽管拔牙病例难度较高，仍然能够顺利完成治疗。本病例的不足之处在于远中移动上颌磨牙时的 II 类牵引使用时间过长。

本病例获得了 2014 年隐适美国际病例库的第一名，其相关论文发表在 2014 年的 *Jounal of Clinical Orthodontics* 上，其治疗思路是现在 G6 拔牙解决方案的基础。

(本病例由日本佐本博医师提供，廖文博士翻译整理)

隐适美矫治系统治疗安氏 II 类错殆典型病例十二：拔除 4 颗前磨牙

【矫治前资料】

患者，女，23 岁。

主诉 双颌前突。

既往史　否认系统性疾病史，否认过敏史。

颜貌检查　凸面型，上下颌牙列前突，上下唇在E线前，颏唇沟浅（图10-3-117）。

口内检查　牙列式7—7，双侧磨牙关系Ⅱ类倾向，双侧尖牙远中关系，覆盖为3mm，覆𬌗为1mm，上下颌中线均较面中线右偏1mm，上颌牙列轻度拥挤，下颌牙列中度拥挤（图10-3-118）。

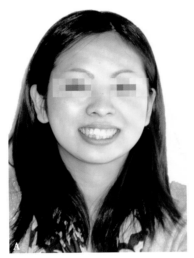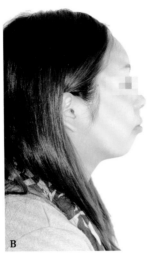

图10-3-117　治疗前面像，上下颌牙列前突，上下唇在E线前，颏唇沟浅

A. 正面微笑像　B. 侧面像

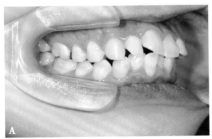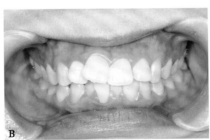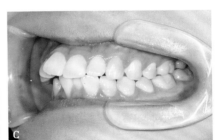

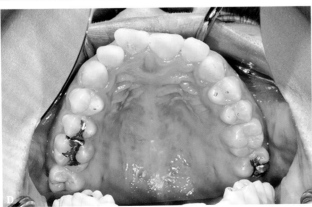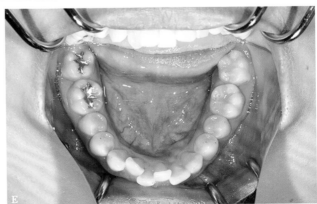

图10-3-118　治疗前口内照，牙列式7—7

A. 右侧磨牙关系Ⅱ类倾向，尖牙远中关系　B. 上下颌中线均较面中线右偏　C. 左侧尖牙远中关系，磨牙关系Ⅱ类倾向

D. 上颌牙列轻度拥挤　E. 下颌牙列中度拥挤

模型分析　拥挤度：上颌牙弓 3mm，其中右侧 3mm，左侧 0mm，下颌牙弓 5mm，其中右侧 4mm，左侧 1mm；Bolton 指数：前牙比 78.13%，全牙比 90.71%。

X 线检查　治疗前全景片示 38、48 存在，关节和牙周状况无异常（图 10-3-119）。治疗前 X 线头颅侧位片示骨性Ⅱ类，平均生长型，均角；上下颌前牙唇倾，侧貌前凸，上下唇在 E 线前方（图 10-3-120）。

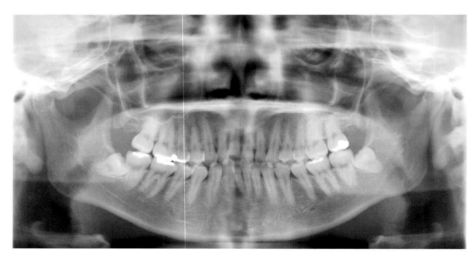

图 10-3-119　治疗前全景片示 38、48 存在，关节和牙周状况无异常

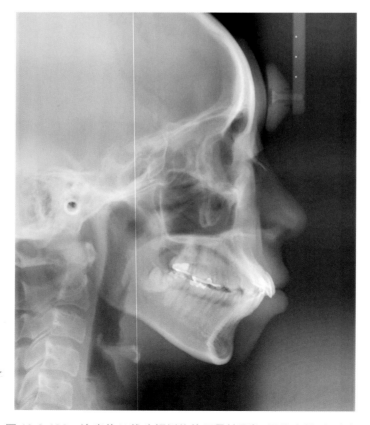

图 10-3-120　治疗前 X 线头颅侧位片示骨性Ⅱ类，平均生长型，均角；
上下颌前牙唇倾，侧貌前凸，上下唇在 E 线前方

【诊断和治疗计划】

综上资料，该患者的诊断为安氏Ⅱ类，骨性Ⅱ类错殆畸形，凸面型，平均生长型。主要问题包括牙列拥挤，侧貌前凸，双侧磨牙Ⅱ类倾向，下颌 Spee 曲线过深。因此，治疗目标是通过拔除上下颌第一前磨牙，解除拥挤，内收前牙改善侧貌，上颌强支抗，下颌磨牙近中移动改善远中关系，压低下颌前牙，整平 Spee 曲线。

治疗方案包括：

（1）口腔卫生宣教。

（2）拔除 14、24、34、44，利用拔牙间隙改善拥挤和侧貌。

（3）由于患者磨牙为远中倾向，需要进行下颌磨牙近中移动以达到中性关系。该患者初诊时已经有过深的 Spee 曲线，磨牙近中移动可能导致其更大量的近中倾斜。为了提高其可预测性，下颌磨牙近中移动方案为每颗牙单独移动。

（4）矫治结束，用保持器保持。

【ClinCheck 设计】

上颌拔除 14、24，设计磨牙基本不动，强支抗，尖牙远中移动与切牙内收分开进行，拔牙间隙关闭采用蛙跳模式。下颌拔除 34、44，改善拥挤，前牙内收，设计磨牙一颗一颗少量近中移动，最终达到磨牙中性关系（图 10-3-121）。其他设计细节参见图 10-3-122～图 10-3-126。

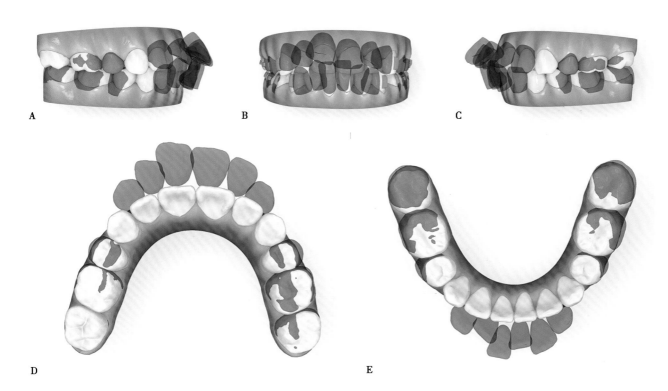

图 10-3-121　ClinCheck 设计：上颌设计磨牙基本不动，下颌设计磨牙少量近中移动，大范围内收前牙，改正凸度，达到磨牙中性关系

A．右侧咬合像　B．正面咬合像　C．左侧咬合像　D．上颌殆面像　E．下颌殆面像

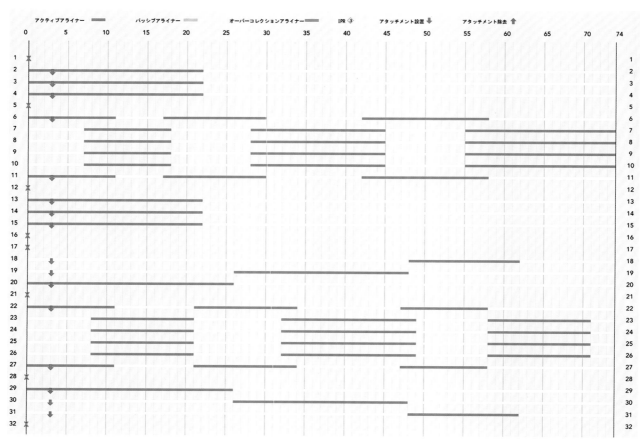

图 10-3-122　ClinCheck 分步图,上下颌切牙和尖牙远中移动都分为 3 次,交互进行。其间,下颌双侧磨牙和第二前磨牙一颗一颗近中移动

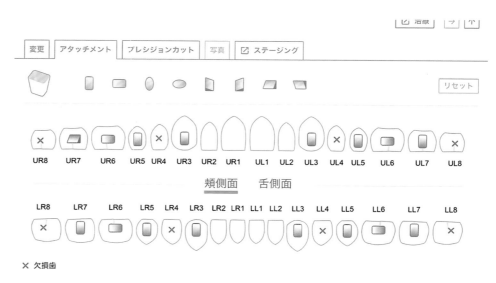

图 10-3-123　ClinCheck Bolton 指数正常,未设计 IPR

图 10-3-124　附件设计:上下颌尖牙、第二前磨牙、左侧上下颌第二磨牙、右侧下颌第二磨牙分别粘接 5mm、4mm、3mm、3mm 垂直矩形附件,上下颌第一磨牙粘接 5mm 水平矩形附件,上颌右侧第二磨牙粘接 4mm 楔形龈方附件

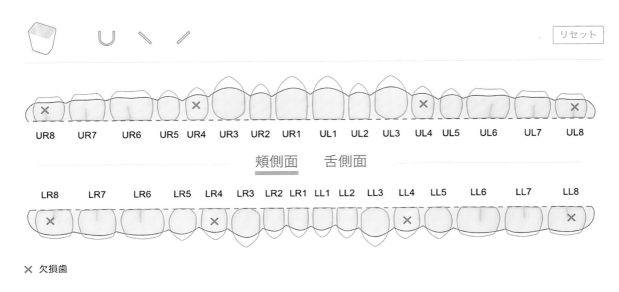

UR8　UR7　UR6　UR5　UR4　UR3　UR2　UR1　UL1　UL2　UL3　UL4　UL5　UL6　UL7　UL8

頬側面　　舌側面

LR8　LR7　LR6　LR5　LR4　LR3　LR2　LR1　LL1　LL2　LL3　LL4　LL5　LL6　LL7　LL8

✕ 欠損歯

图 10-3-125　未设计精密切割

上顎 / 下顎	UR8	UR7	UR6	UR5	P	UR3	UR2	UR1	UL1	UL2	UL3	P	UL5	UL6	UL7	UL8	最終ステージ
挺出(E)/压下(I), mm		1.8 E	0.5 E	0.2 I		0.9 I	2.0 I	2.7 I	3.9 I	2.5 I	1.8 I		0.2 I	0	0.5 E		先生
移動 頬側(B)/舌側(L), mm		0.2 B	0.2 L	0.9 L		2.6 L	7.6 L	10.6 L	8.5 L	7.3 L	3.4 L		1.3 L	0.4 L	0.1 L		量
移動 近心(M)/遠心(D), mm		0.1 D	0.3 D	0.2 D		8.4 D	5.5 D	0.5 D	2.7 D	5.7 D	7.2 D		0.4 D	0.5 D	0.4 D		基準
回転 近心(M)/遠心(D)		5.4°D	1.8°D	1.0°M		18.2°D	38.9°D	20.6°D	0.7°D	3.1°M	8.6°M		5.4°M	2.5°D	1.9°D		同様
アンギュレーション 近心(M)/遠心(D)		13.1°M	4.0°M	1.3°D		12.3°D	9.6°D	4.5°M	4.7°D	11.4°D	5.9°D		3.4°D	0.7°D	1.6°D		
傾斜 頬側(B)/舌側(L)		11.9°L	5.0°L	3.4°L		1.8°L	16.9°L	21.7°L	15.4°L	16.2°L	0.6°L		1.0°L	10.9°L	10.1°L		

上顎 / 下顎	LR8	LR7	LR6	LR5	LR4	LR3	LR2	LR1	LL1	LL2	LL3	LL4	LL5	LL6	LL7	LL8	最終ステージ
挺出(E)/压下(I), mm		0.6 I	0.2 E	1.3 E		2.8 I	4.5 I	5.8 I	5.7 I	3.9 I	2.3 I		1.3 E	0.4 E	0.3 I		先生
移動 頬側(B)/舌側(L), mm		0.3 L	0.8 L	0.8 L		3.0 L	2.1 L	6.8 L	4.0 L	6.6 L	3.5 L		0.6 L	1.1 L	0.7 L		量
移動 近心(M)/遠心(D), mm		1.2 M	1.3 M	1.5 M		5.3 D	3.1 D	0.8 M	1.6 D	3.5 D	5.5 D		1.4 M	1.5 M	1.1 M		基準
回転 近心(M)/遠心(D)		8.5°M	2.5°M	15.3°M		12.8°M	25.5°M	5.0°M	6.1°M	11.1°M	14.2°M		11.5°M	2.3°D	6.1°M		同様
アンギュレーション 近心(M)/遠心(D)		1.5°M	10.1°D	15.3°D		3.0°D	3.4°M	5.8°M	0.4°D	1.2°D	2.3°D		12.9°D	12.9°D	6.5°D		
傾斜 頬側(B)/舌側(L)		1.0°L	1.4°L	2.6°D		4.2°L	13.0°B	5.4°L	5.7°B	8.7°L	1.9°L		1.2°L	0°	0.6°L		

图 10-3-126　上下颌牙移动数值，下颌磨牙近中移动量 1.1～1.5mm

【治疗过程和结果】

矫治器数量为上颌 74 副，下颌 71 副，没有设计附加矫治器，一次完成，总治疗时间为 29 个月（图 10-3-127～图 10-3-143）。

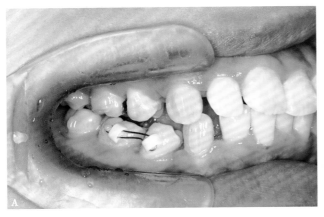
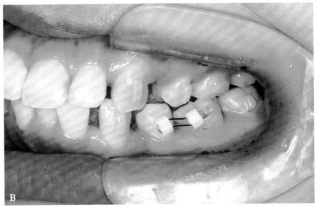

图 10-3-127　第 35 步，矫治 9 个月口内照，下颌第二前磨牙、第一磨牙出现近中倾斜。在下颌第二前磨牙、第一磨牙上粘接具有 3 个槽沟的托槽，将 0.012″(1″= 2.54cm)NiTi 丝弯制成 U 形并置入槽沟内。将第 35～38 步的矫治器相应位置挖开，嘱患者继续配戴

A. 右侧咬合像　B. 左侧咬合像

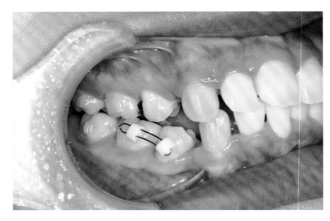
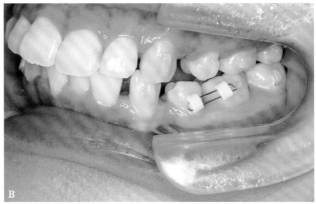

图 10-3-128　第 38 步，托槽粘接 1 个月后，下颌第二前磨牙被反作用力压低，下颌第二前磨牙、第一磨牙近中倾斜未见好转

A. 右侧咬合像　B. 左侧咬合像

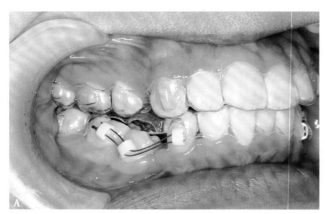
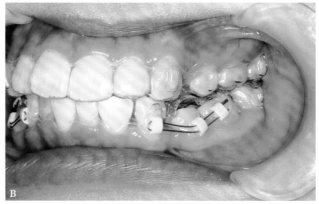

图 10-3-129　从第 42 步开始，去掉下颌双侧尖牙的附件，粘接托槽，在下颌尖牙区矫治器唇侧面相应挖开

A. 右侧咬合像　B. 左侧咬合像

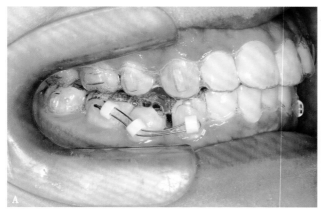
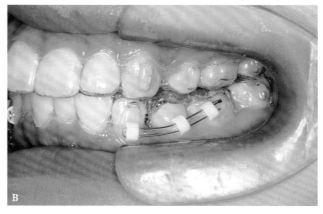

图 10-3-130　第 46 步，下颌尖牙也被压低，尖牙切缘与矫治器之间出现脱套，此时停止更换下颌矫治器，并置入 0.014″（1″＝2.54cm）NiTi 丝

A. 右侧咬合像　B. 左侧咬合像

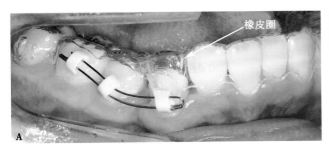
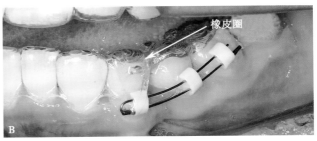

图 10-3-131　上颌第 51 步、下颌第 46 步，矫治 13.5 个月口内照，虽然下颌尖牙切端和第一磨牙边缘嵴高度已基本一致，但是下颌尖牙也被反作用力压低了非常多。此时将从尖牙近中穿出的 U 形曲用作牵引钩，在矫治器的下颌尖牙舌侧剪开 2 个开口，从舌侧到颊侧挂橡皮圈以伸长尖牙

A. 右侧咬合像　B. 左侧咬合像

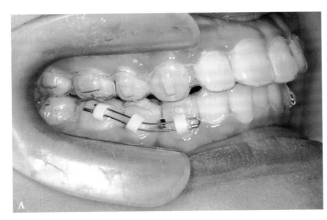
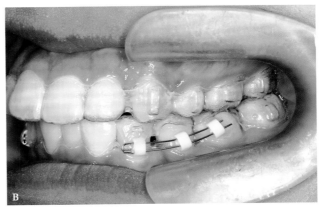

图 10-3-132　上颌第 55 步，下颌第 46 步，矫治 16 个月口内照，伸长牵引使得下颌尖牙、第二前磨牙脱套得到改善。此后下颌矫治器重新开始更换，直到下颌第 55 步为止，为了防止脱套复发，矫治器上继续做同样的切割，伸长牵引。上下颌每副矫治器均配戴 10 天

A. 右侧咬合像　B. 左侧咬合像

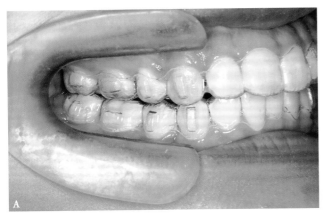
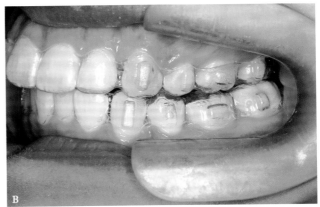

图 10-3-133　上颌第 64 步，下颌第 58 步，矫治 19 个月，此时去掉了托槽，矫治器也不再相应剪开和切割。由于上下颌矫治器步数不一致，从此时起上颌每一副矫治器配戴 20 天，下颌每一副矫治器配戴 1 周

A. 右侧咬合像　B. 左侧咬合像

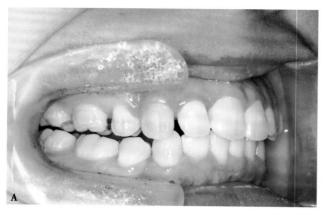
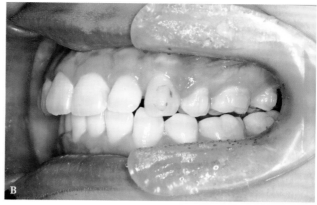

图 10-3-134 上下颌第 68 步，矫治 22 个月，右侧尖牙关系为Ⅱ类，左侧磨牙关系为Ⅰ类，后牙为开𬌗。为了改善右侧尖牙关系和后牙开𬌗，在右侧下颌第二前磨牙、第一磨牙上粘接舌侧扣，在右侧上颌尖牙处的矫治器上做开口，开始挂三角形Ⅱ类牵引，每一副矫治器配戴时间改为 14 天

A. 右侧咬合像 B. 左侧咬合像

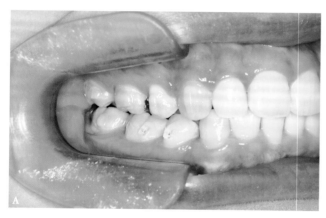
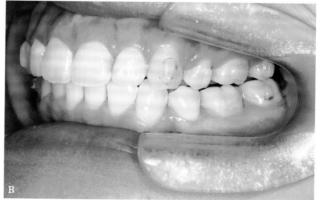

图 10-3-135 上颌第 73 步，下颌第 71 步，矫治 25 个月口内照，右侧尖牙关系和后牙开𬌗得到改善。去除所有的附件和舌侧扣，上颌换用第 74 步矫治器。停止Ⅱ类牵引

A. 右侧咬合像 B. 左侧咬合像

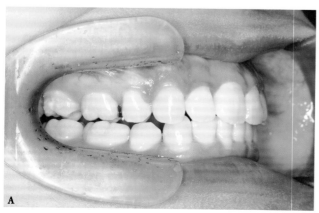
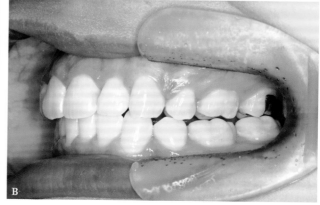

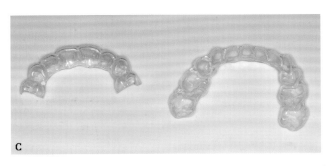

图 10-3-136　上颌第 74 步，下颌第 71 步，矫治 26 个月，右侧尖牙再次呈现远中关系，且后牙开𬌗复发。为了后牙段咬合的紧密，将上颌矫治器的磨牙部分剪掉，继续使用Ⅱ类牵引以建立Ⅰ类尖牙关系

A. 右侧咬合像　B. 左侧咬合像　C. 矫治器剪断照

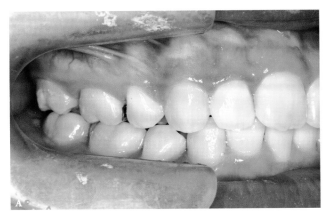
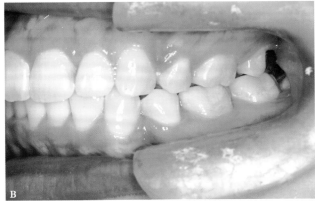

图 10-3-137　经过 29 个月的治疗，后牙开𬌗和尖牙关系好转，进入保持阶段，每天配戴保持器 16 小时

A. 右侧咬合像　B. 左侧咬合像

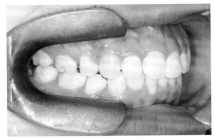
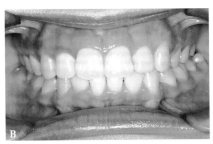
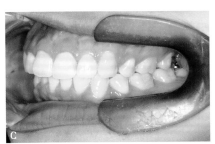
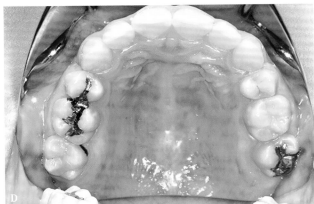
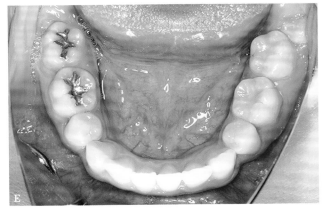

图 10-3-138　治疗后口内照，拔牙间隙完全关闭，双侧磨牙、尖牙均为中性关系，覆𬌗覆盖基本正常，弓形良好、对称

A. 右侧咬合像　B. 正面咬合像　C. 左侧咬合像　D. 上颌𬌗面像　E. 下颌𬌗面像

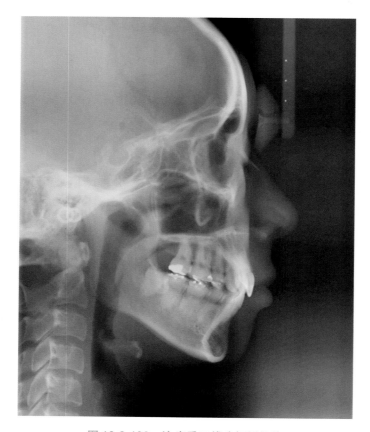

图 10-3-139 治疗后 X 线头颅侧位片

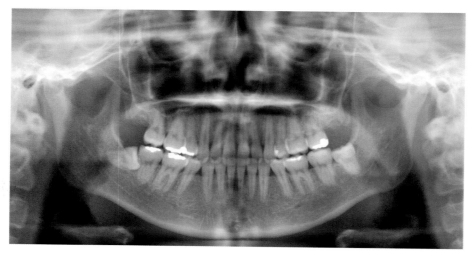

图 10-3-140 治疗后全景片显示 Spee 曲线整平效果较好,但是左右侧下颌尖牙牙根平行度尚有改善余地

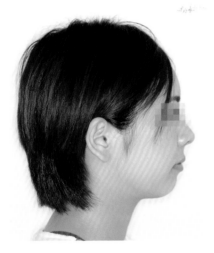

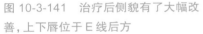

Analysis	Pre.	Post.
Steiner & Tweed		
SNA	78.5	76.3
SNB	74.1	71.8
ANB	4.5	4.5
Inter incisal Angle	100.2	132.9
F.M.A	33.5	33.0
I.M.P.A	104.9	94.0
F.M.I.A	41.6	53.0
Ricketts		
Convexity	6.1	5.2
L-1 to APO	9.9	4.3
L-1 to APO Angle	34.8	25.2
Upper Molar	18.1	19.2

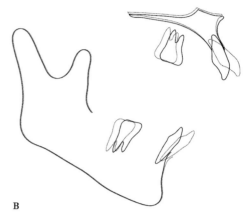

图 10-3-141　治疗后侧貌有了大幅改善，上下唇位于 E 线后方

图 10-3-142　X 线头影测量分析示下颌磨牙发生了近中移动，上下颌前牙发生了舌向倾斜移动

A. X 线头影测量数据　B. X 线头影描迹重叠图（虚线示治疗前，实线示治疗后）

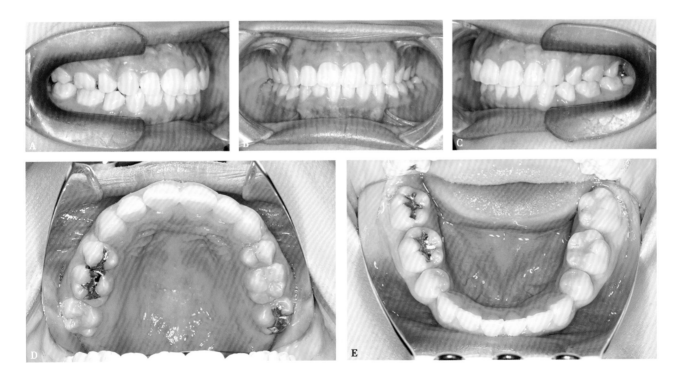

图 10-3-143　保持 3 年后口内照，采用透明保持器。最开始的配戴时间为每天 16 小时。保持 3 个月后，配戴时间减为上颌每天 12 小时，下颌每天 8 小时。保持 9 个月后，上下颌配戴时间统一为每天 8 小时。保持开始 3 年后，右侧上下颌切牙见稍许复发。现在仍然在夜间睡眠时配戴透明保持器

A. 右侧咬合像　B. 正面咬合像　C. 左侧咬合像　D. 上颌殆面像　E. 下颌殆面像

【治疗体会】

本病例是隐适美拔牙病例中相对难度较高的病例。由于当时尚未完全掌握改善过山车效应的片段弓处理技术，导致诸如治疗时间延长、过山车效应加大等副作用的出现，幸而最后找到了正确的处理方式，问题得以解决。在拔除 4 颗前磨牙病例的治疗中，即使治疗计划正确，也有可能在治疗过程中因为各种原因导致脱轨。为了避免重启治疗带来的治疗时间延长，有必要在治疗过程中判断是否可以只以矫治器来处理脱轨。如果只以矫治器处理脱轨的难度较大，则有必要尽早换用片段弓。该患者配合度非常好，在使用多种方式处理脱轨后，没有设计附加矫治器就顺利结束了治疗。本病例处置脱轨的方式应该有很好的借鉴作用。

（本病例由日本佐本博医师提供，廖文博士翻译整理）

第四节　下 颌 前 导

安氏Ⅱ类患者如果侧貌尚可，X 线头影测量分析结果提示下颌发育不足，可以尝试前伸下颌，如果原有的较深的颏唇沟变浅，下颌颏部向前定位，侧貌明显改善，就可以做功能矫形治疗。隐适美矫治技术可以选用 MA 或者下颌向前跳跃（适应证是青少年患者、处于青春发育高峰期或高峰前期，主要是引导下颌向前），或者使用下颌向前跳跃来改善磨牙远中关系以及前牙深覆𬌗深覆盖。填写处方表时，矢状向关系改正的选项中要选择下颌跳跃（图 10-4-1）。这里不是做Ⅱ类或者Ⅲ类牵引，而是以Ⅱ类向前跳跃或Ⅲ类向后跳跃来改矢状向关系。

ANTERIOR-POSTERIOR (A-P) RELATIONSHIP

RIGHT: Correction to Class I (canine & molar)
LEFT: Correction to Class I (canine & molar)
Tooth movement options:
- Class II/III Correction Simulation with precision cuts
- Distalization with precision cuts

图 10-4-1　处方单里的下颌跳跃（红框示）

附：

隐适美矫治系统治疗安氏Ⅱ类错𬌗典型病例十三：下颌跳跃

【治疗前资料】

患儿，男，12 岁。

主诉　牙齿前突。

既往史　否认系统性疾病史，否认过敏史。

颜貌检查　下颌稍显后缩，颏唇沟略深（图 10-4-2）。

口内检查　牙列式 6—6；21 唇向错位；左侧磨牙远中偏中性关系，左侧尖牙基本中性关系；右侧尖牙、磨牙均为远中关系；深覆𬌗Ⅱ度，深覆盖Ⅱ度；上颌中线左偏 0.5mm，下颌中线右偏 1mm；上颌牙列轻度拥挤，下颌牙列中度拥挤（图 10-4-3）。

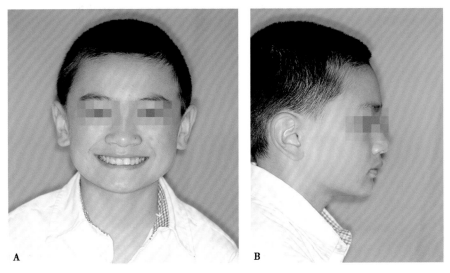

图 10-4-2　治疗前面像，下颌稍显后缩，颏唇沟略深
A. 正面微笑像　B. 侧面像

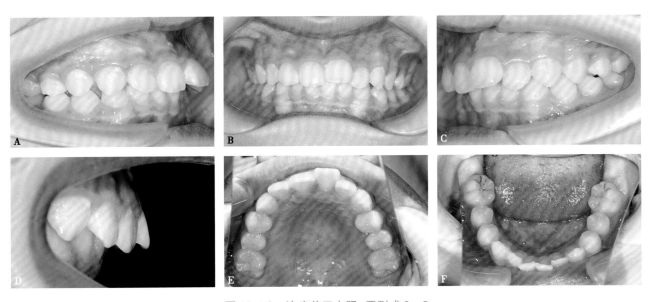

图 10-4-3　治疗前口内照，牙列式 6—6

A. 右侧尖牙、磨牙远中关系　B. 上颌中线左偏，下颌中线右偏　C. 左侧磨牙远中偏中性关系，左侧尖牙基本中性关系
D. 深覆𬌗Ⅱ度，深覆盖Ⅱ度　E. 21 唇向错位，上颌牙列轻度拥挤　F. 下颌牙列中度拥挤

模型分析　拥挤度：上颌牙弓 2.3mm，下颌牙弓 4.8mm；Bolton 指数：前牙比 77.71%，全牙比 91.72%；Spee 曲线曲度：右侧 2.5mm，左侧 2.5mm。

X 线检查　治疗前全景片显示 37、47 萌出中，17、27 及 4 颗第三磨牙牙胚存在，关节和牙周情况没有异常（图 10-4-4）。治疗前 X 线头颅侧位片示骨性Ⅰ类；水平生长型，低角；上颌前牙唇倾；上下唇位于 E 线前（图 10-4-5）。

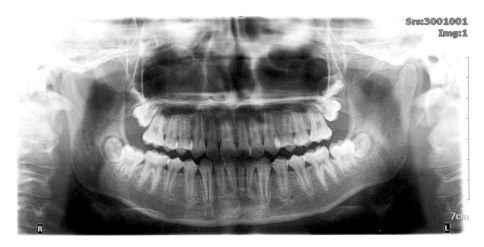

图 10-4-4　治疗前全景片显示 37、47 萌出中，17、27 及 4 颗第三磨牙牙胚存在，关节和
牙周情况没有异常

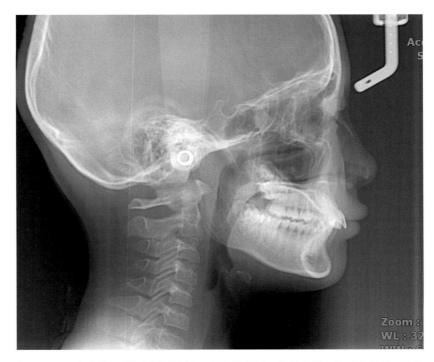

图 10-4-5　治疗前 X 线头颅侧位片示颌骨及面高：骨性Ⅰ类；水平生长型，低角；
牙及牙槽：上颌前牙唇倾；软组织：上下唇位于 E 线前

【诊断和治疗计划】

综上资料，这个患者的诊断是安氏Ⅱ类 1 分类错𬌗，骨性Ⅰ类错𬌗，牙列拥挤，深覆𬌗深覆盖。因此，治疗目标是解除拥挤，改正深覆𬌗深覆盖，使磨牙、尖牙关系达到中性关系。

治疗方案包括：

（1）口腔卫生宣教。

（2）定期观察，必要时择期拔除18、28、38、48。

（3）上颌设计推磨牙远中移动，解除拥挤并内收前牙。

（4）下颌设计适量片切解除拥挤。

（5）配合Ⅱ类牵引跳跃引导下颌向前，右侧牵引力量大于左侧。

（6）矫治结束，用保持器保持。

【ClinCheck 设计】

　　上颌设计推磨牙远中移动解除拥挤并内收前牙。下颌设计适量片切解除拥挤。上颌切牙舌侧设计咬合平面导板，以压低下颌前牙同时分开后牙便于推磨牙远中移动。配合Ⅱ类牵引设计 2mm 左右的下颌向前跳跃，右侧牵引力量大于左侧，改正中线（图 10-4-6）。其他设计细节参见图 10-4-7～图 10-4-12。

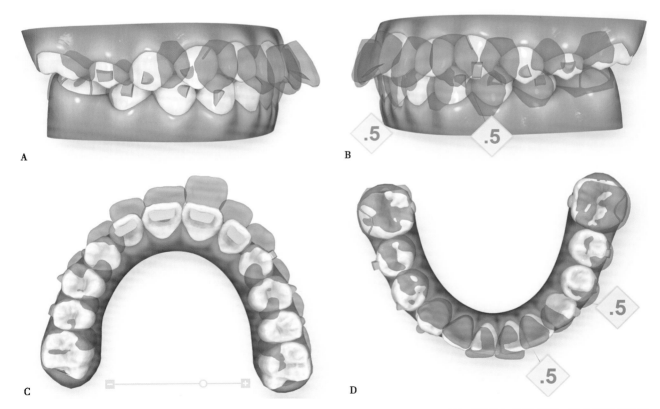

图 10-4-6　ClinCheck 设计：上颌设计推磨牙远中移动解除拥挤并内收前牙；下颌设计适量片切解除拥挤；配合Ⅱ类牵引跳跃引导下颌向前，右侧牵引力量大于左侧，改正中线

A. 右侧咬合像　B. 左侧咬合像　C. 上颌𬌗面像　D. 下颌𬌗面像

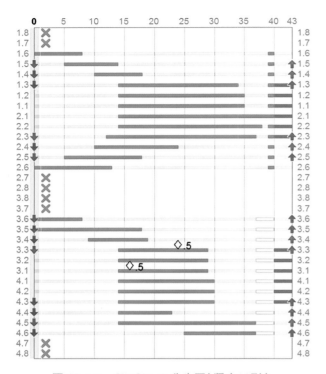

图 10-4-7　ClinCheck 分步图（紧密 V 型）

Bolton Analysis

Excess	Value
Mandibular Excess 3-3	1.17 mm

Not all teeth are available for analysis

Upper Right		Upper Left	
Tooth ID	Width	Tooth ID	Width
1.1	9.19 mm	2.1	9.15 mm
1.2	7.84 mm	2.2	7.24 mm
1.3	8.14 mm	2.3	8.31 mm
1.4	7.47 mm	2.4	7.50 mm
1.5	6.73 mm	2.5	6.80 mm
1.6	Trimmed	2.6	Trimmed

Lower Right		Lower Left	
Tooth ID	Width	Tooth ID	Width
4.1	6.15 mm	3.1	6.10 mm
4.2	6.62 mm	3.2	6.49 mm
4.3	7.27 mm	3.3	7.03 mm
4.4	7.66 mm	3.4	7.60 mm
4.5	7.57 mm	3.5	7.69 mm
4.6	Trimmed	3.6	Trimmed

<u>What's this?</u>

图 10-4-8　ClinCheck Bolton 指数示下颌偏大，因此设计 2 处共 1mm 的 IPR

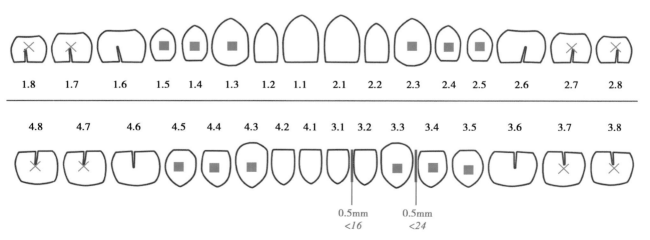

图 10-4-9　附件设计：25、34 设计优化深覆殆附件，13、14、24、44 设计优化控根附件，33、43 设计优化旋转附件，15、23、35、45 设计矩形附件。在下颌设计了 2 处 0.5mm 共计 1mm 的 IPR，依据是 Bolton 指数不调

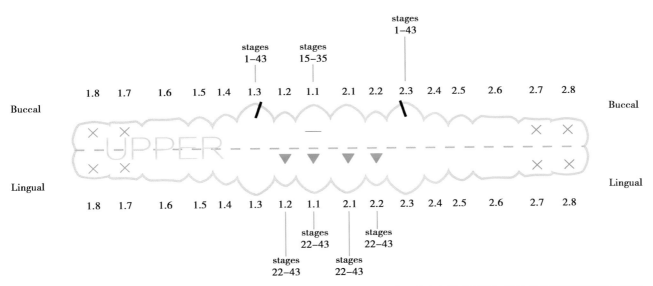

图 10-4-10 咬合平面导板和精密切割设计：在第 22～43 步上颌切牙舌侧设计咬合平面导板，目的是压低下颌前牙，整平 Spee 曲线，同时让后牙稍分开，有利于磨牙远中移动和下颌向前跳跃的实现。13、23 设计精密切割，以便Ⅱ类牵引橡皮圈的使用。下颌对应在 36、46 颊侧设计 cut out

Upper	Lower		1.8	1.7	1.6	1.5	1.4	1.3	1.2	1.1	2.1	2.2	2.3	2.4	2.5	2.6	2.7	2.8	Final Stage
																			Align
Extrusion/Intrusion, mm					0.2 E	0.4 E	0.7 E	0.3 I	2.3 I	2.3 I	3.0 I	2.6 I	1.6 I	0.1 E	0.3 E	0.3 E			Doctor
Translation Buccal/Lingual, mm					0.9 B	0.7 B	1.1 B	0.7 B	0.5 B	0.3 B	2.2 L	0.1 L	0.4 L	1.6 L	0.5 L	1.0 L			Difference
Translation Mesial/Distal, mm					0.8 D	0.9 D	1.2 D	0.9 D	1.1 D	0.7 D	0.6 D	2.5 D	2.2 D	2.8 D	2.6 D	2.8 D			Tooth Basis
Rotation Mesial/Distal					1.0°M	2.4°D	6.7°M	6.7°D	15.2°D	5.2 M	11.8°D	18.1°D	0.7°M	0.1°D	5.8°D	0.0°M			Crown
Angulation Mesial/Distal					1.6°M	1.9°D	1.0°D	7.7°M	3.7°D	4.0°D	1.1°D	9.8°D	**8.8°M**	0.1°D	0.3°D	0.8°M			Root
Inclination Buccal/Lingual					0.4°L	4.2°L	4.2°B	4.1°B	1.1°B	5.6°B	13.5°L	0.6°B	2.4°L	4.6°L	9.1°L	4.9°L			

Upper	Lower		4.8	4.7	4.6	4.5	4.4	4.3	4.2	4.1	3.1	3.2	3.3	3.4	3.5	3.6	3.7	3.8	Final Stage
																			Align
Extrusion/Intrusion, mm					0.5 I	0.1 E	0.3 E		1.1 I	1.5 I	0.7 I	0.1 I	0.1 I	0.6 E	0.3 E	0.5 I			Doctor
Translation Buccal/Lingual, mm					0.4 B	0.9 B	0.9 B	1.9 B	1.8 B	0.3 B	0.2 B	0.9 B	0.4 B	0.9 L	0.9 L	1.0 L			Difference
Translation Mesial/Distal, mm					1.0 M	1.0 M	0.7 M	0.5 M	0.7 M	1.4 D	1.2 D	1.2 D	1.0 D	1.0 D	0.8 D	0.5 D			Tooth Basis
Rotation Mesial/Distal					2.2°M	22.7°D	0.8°M	11.8°D	7.0°M	14.9°D	15.4°D	7.6°D	20.3°D	9.2°D	27.5°D	6.1°D			Crown
Angulation Mesial/Distal					0.5°D	4.3°D	2.3°D	11.3°M	2.9°M	8.5°M	2.7°D	4.9°D	5.1°M	0.7°M	5.3°D	3.7°D			Root
Inclination Buccal/Lingual					3.7°B	16.6°B	6.7°B	7.6°B	5.7°B	2.8°B	2.7°B	2.0°B	1.9°B	9.1°B	2.8°B				

图 10-4-11 上下颌牙移动数值

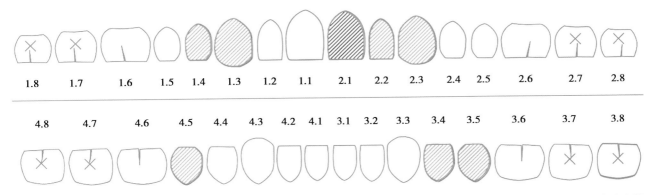

图 10-4-12 牙移动难度评估：21 移动最难，为黑色，13、14、22、23、33、34、45 移动难度中等，为蓝色；其余牙移动比较容易实现，为白色

【治疗过程和结果】

矫治器总数 43（40＋3）副，一次完成，未重启治疗。治疗中要求橡皮圈牵引使用与矫治器戴用时间相同。每 2～3 个月复诊一次，总疗程为 19 个月（图 10-4-13～图 10-4-21）。

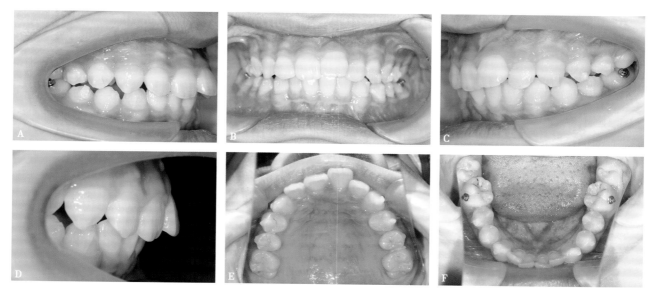

图 10-4-13　第 8 步，矫治 4 个月口内照，36、46 颊侧有舌钮，挂Ⅱ类牵引橡皮圈时使用
A. 右侧咬合像　B. 正面咬合像　C. 左侧咬合像　D. 覆𬌗覆盖像　E. 上颌𬌗面像　F. 下颌𬌗面像

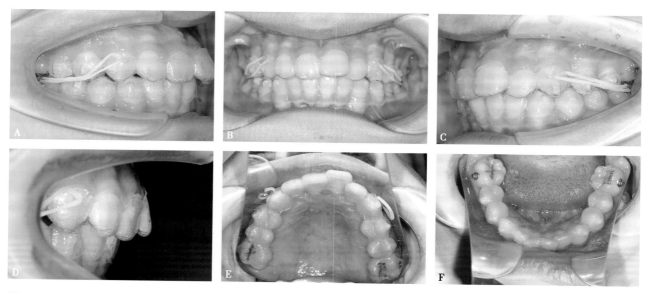

图 10-4-14　第 16 步，矫治 8 个月口内照，牵引使用 1/4″、3.5oz（1″=2.54cm，1oz=28.350g）橡皮圈，要求右侧 12 小时一换，左侧 24 小时一换。目的是利用不对称牵引力量，改正中线，帮助下颌向前跳跃，右侧多一些
A. 右侧咬合像　B. 正面咬合像　C. 左侧咬合像　D. 覆𬌗覆盖像　E. 上颌𬌗面像　F. 下颌𬌗面像

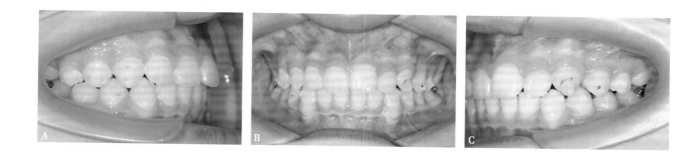

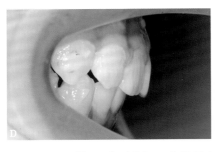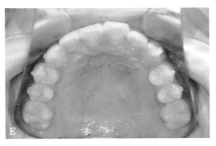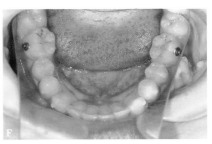

图 10-4-15　第 28 步，矫治 14 个月口内照，双侧尖牙、磨牙已经基本中性关系，上下颌中线已经对齐。21 唇向错位还没有完全改正。37、47 已经开始萌出

A. 右侧咬合像　B. 正面咬合像　C. 左侧咬合像　D. 覆𬌗覆盖像　E. 上颌𬌗面像　F. 下颌𬌗面像

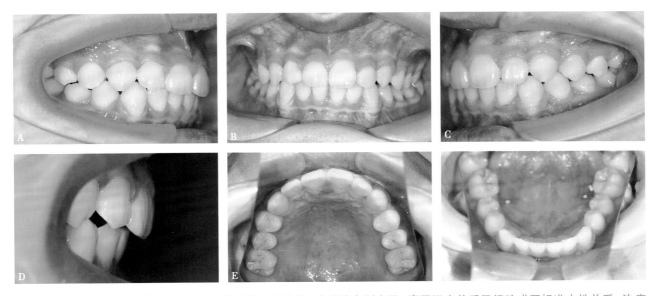

图 10-4-16　治疗后口内照，经过 19 个月的隐适美治疗，治疗前右侧尖牙、磨牙远中关系已经改成了标准中性关系，治疗前左侧尖牙的轴向也有所改善，双侧尖牙、磨牙中性关系，拥挤纠正，上下颌中线对齐，覆𬌗覆盖正常，弓形良好、对称。治疗目标达到，进入保持阶段

A. 右侧咬合像　B. 正面咬合像　C. 左侧咬合像　D. 覆𬌗覆盖像　E. 上颌𬌗面像　F. 下颌𬌗面像

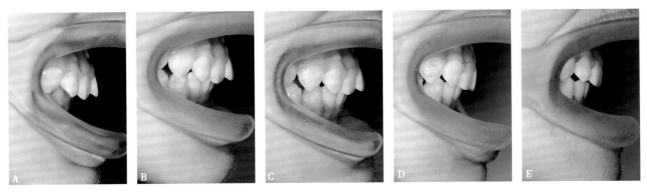

图 10-4-17　治疗前、中、后覆𬌗覆盖的变化，随着时间推移，治疗前深覆𬌗深覆盖逐渐变小，最后达到覆𬌗覆盖正常

A. 治疗前　B～D. 治疗中　E. 治疗后

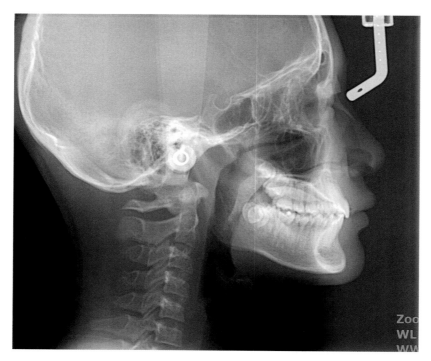

图 10-4-18　治疗后 X 线头颅侧位片显示颏唇沟变浅,覆盖变小

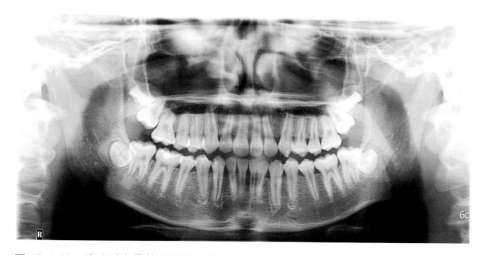

图 10-4-19　治疗后全景片显示治疗后 12、22、44 牙根比较靠近中,平行度尚有提升空间。患儿家长和本人没有再进行精细调整的意愿,隐适美矫治一阶段透明矫治器戴完后就结束矫治,进入保持阶段。后期密切观察,必要时考虑提前拔除第三磨牙

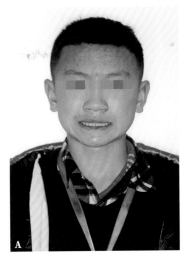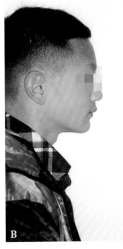

图 10-4-20　治疗后面像，侧貌鼻唇颏的关系更加协调

A. 治疗后正面微笑像　B. 治疗后侧面像

ITEM	PRE	POST	MEAN	SD
SNA	81.6	81.6	83	4
SNB	78.2	80.1	80	4
ANB	3.4	1.6	3	2
FMA(MP-FH)	20.7	19.1	26	4
MP-SN	29.4	27.2	30	6
U1-L1	116.7	129.7	127	9
U1-SN	115.5	103.9	106	6
U1-NA	33.8	22.2	21	6
U1-NA(mm)	1.1	0.7	4	2
L1-NB	26.2	30	28	6
L1-NB(mm)	0.6	0.5	6	2
L1-MP	98.6	99.3	95	7
UL-EP(mm)	2	0.2	2	2
LL-EP(mm)	0.4	0.3	3	2

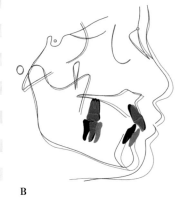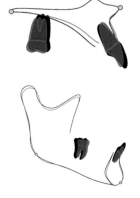

图 10-4-21　X 线头影测量分析显示下颌有一些向前的定位，与下颌生长以及牵引力量所致的下颌向前跳跃有关，矫治策略有效

A. X 线头影测量数据　B. X 线头影描迹重叠图（黑色线条示治疗前，红色线条示治疗后）

【治疗体会】

本例患儿为青少年男性，拥挤度不大，上颌前牙稍显唇倾，下颌相对后缩，颏唇沟稍深。全景片可见上颌结节发育不够良好，全部设计推磨牙远中移动，可能会导致后期牙弓后段拥挤、锁𬌗或者第二磨牙颊向错位。所以，综合考虑患儿的具体情况，采用少量远中移动上颌磨牙＋下颌向前跳跃的方式，改正磨牙关系和深覆𬌗深覆盖。由于 Bolton 指数偏大，下颌设计了一些 IPR。下颌跳跃需要在生长发育高峰期或高峰前期进行，此患儿 12 岁，年龄非常合适。患儿非常配合，持续使用Ⅱ类牵引，橡皮圈牵引的力量引导下颌向前跳跃。结果表明，矫治策略有效，经过 19 个月的治疗磨牙、尖牙中性关系，覆𬌗覆盖正常，中线齐，侧貌也有所改善。因此，类似的青少年患者可以采取同样的治疗措施：推磨牙远中移动或者配合下颌向前跳跃，采用Ⅱ类牵引对抗推磨牙远中移动的反作用力，同时引导下颌向前定位，效果显著。

（本病例由高晓蕾、赖文莉提供）

第五节 特殊的安氏Ⅱ类错殆畸形病例

有一些特殊病例，患者由于年龄限制或者牙周情况不良，不能大范围长距离移动牙齿，这时候采用传统固定矫治技术常用的小范围牙移动，主要解决患者的主诉，比如前牙间隙、咬牙龈、前牙拥挤或唇倾等问题，不考虑后牙远中关系的改正，疗程相对比较短，见效会快一些。

这类患者 ClinCheck 的设计相对比较简单，常常利用扩弓获得间隙，辅以适量的 IPR 进行前牙排齐内收，改善凸度，解决患者诉求，从而使容貌得到一定的改善。

附：

隐适美矫治系统治疗安氏Ⅱ类错殆典型病例十四：特殊病例

【治疗前资料】

患者，女，33 岁。

主诉 牙齿不齐，不能闭唇。

既往史 否认系统性疾病史，否认过敏史。

颜貌检查 开唇露齿，唇闭合不全，侧貌凸，颏肌紧张（图 10-5-1）。

口内检查 牙列式 8—8；11、21 唇向错位、远中扭转；左侧磨牙远中关系，左侧尖牙基本中性关系；右侧尖牙、磨牙均为远中关系；覆殆Ⅱ度，覆盖Ⅲ度；上颌牙弓尖圆形，下颌牙弓卵圆形。上颌中线左偏 1mm。临床牙冠长，可见下颌前牙区黑三角。上下颌牙列中度拥挤。36 银汞充填，46 烤瓷冠（图 10-5-2）。

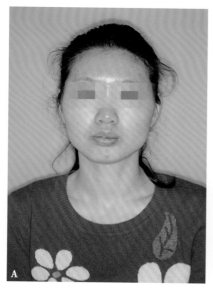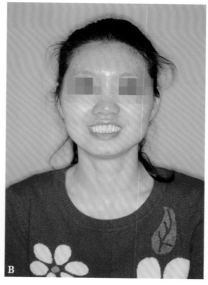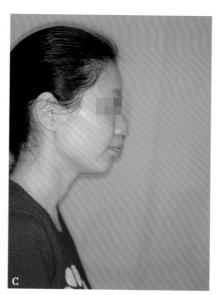

图 10-5-1 治疗前面像，开唇露齿，唇闭合不全，侧貌凸
A. 正面像　B. 正面微笑像　C. 侧面像

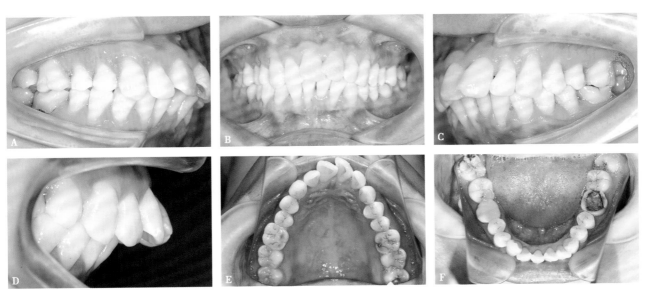

图 10-5-2　治疗前口内照，牙列式 8—8

A. 右侧尖牙、磨牙远中关系　B. 上颌中线左偏，临床牙冠长，可见下颌前牙区黑三角　C. 左侧尖牙基本中性关系，磨牙远中关系　D. 覆𬌗Ⅱ度，覆盖Ⅲ度　E. 上颌牙弓尖圆形，上颌牙列中度拥挤，11、21 唇向错位、远中扭转　F. 下颌牙弓卵圆形，下颌牙列中度拥挤，36 银汞充填，46 烤瓷冠

　　模型分析　拥挤度：上颌牙弓 5mm，下颌牙弓 4.5mm；Bolton 指数：前牙比 79.63%，全牙比 98.53%；Spee 曲线曲度：右侧 2.5mm，左侧 2.5mm。

　　X 线检查　治疗前全景片显示 38 近中倾斜阻生，18、28、48 已萌，28 伸长。16 颊根稍短，46 残冠，牙周情况不良，牙槽骨水平型吸收，尤其是下颌前牙区。双侧关节形态对称性欠佳，未见明显骨质破坏（图 10-5-3）。治疗前 X 线头颅侧位片显示骨性Ⅱ类；平均生长型，均角；上颌前牙唇倾；上下唇位于 E 线前（图 10-5-4）。

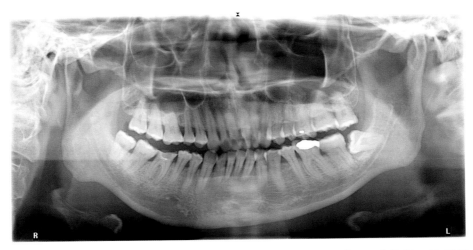

图 10-5-3　治疗前全景片显示 38 近中倾斜阻生，18、28、48 已萌，28 有伸长。16 颊根稍短，46 残冠，牙周情况不良，牙槽骨水平型吸收。双侧关节形态对称性欠佳，未见明显骨质破坏

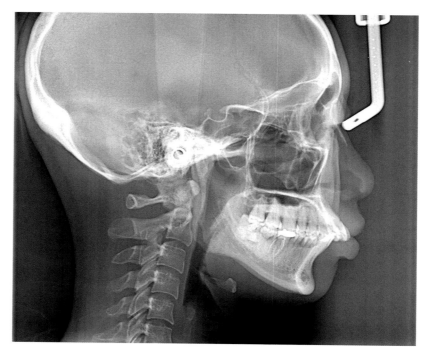

图 10-5-4　治疗前 X 线头颅侧位片显示颌骨及面高：骨性Ⅱ类；平均生长型，均角；牙及牙槽：上颌前牙唇倾；软组织：上下唇位于 E 线前

【诊断和治疗计划】

综上资料，这个患者的诊断是牙周病，安氏Ⅱ类 1 分类错𬌗，骨性Ⅱ类错𬌗，牙列拥挤，深覆𬌗深覆盖。因此，治疗目标是在牙周控制的基础上小范围移动牙齿，利用 IPR 和少量扩弓获得间隙，解除拥挤，改善深覆𬌗深覆盖，磨牙关系维持原状。

治疗方案包括：

（1）口腔卫生宣教，彻底牙周治疗，患者拒绝牙周手术；在签署同意牙周风险的知情同意书后，开始正畸治疗。

（2）28、38 拔除后患者对 18、48 拔除有顾虑，考虑到对正畸治疗影响不大，同意观察，暂缓拔除。

（3）上颌设计 IPR 和扩弓，解除拥挤并稍内收前牙，改善上颌前牙唇倾。

（4）下颌设计前牙唇倾加扩弓解除拥挤。

（5）磨牙关系维持原状。

（6）矫治结束，用保持器保持。

【ClinCheck 设计】

上颌设计大量 IPR 和尖牙、前磨牙区扩弓，以获得间隙解除拥挤并内收上颌前牙。下颌设计扩弓和少量前牙唇倾解除拥挤。上颌中线右移 1mm 对齐中线。附件设计：15、21、34、44 设计优化控根附件，13、14、23、25 设计优化旋转附件，24 设计优化深覆𬌗附件，32、35、37、42、45、47 设计矩形附件。上颌右侧设计了 6 处 0.5mm 共 3mm 的 IPR。限制后牙移动，设定为磨牙不动（图 10-5-5）。考虑到牙周情况不良，设计矫治器边缘短一点，釉牙骨质界（CEJ）𬌗方 1mm，并且要求牙移动速度放慢。其他设计细节参见图 10-5-6～图 10-5-10。

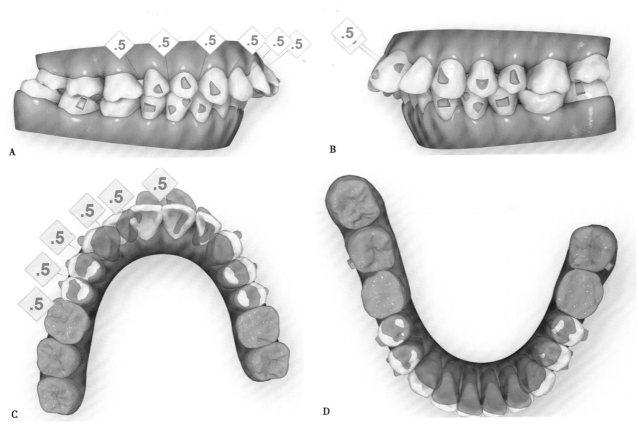

图 10-5-5　ClinCheck 设计：上颌设计 IPR 和少量扩弓解除拥挤并内收前牙；下颌设计扩弓和少量前牙唇倾解除拥挤；上颌中线右移 1mm 对齐中线。上颌右侧设计了 6 处 0.5mm 共 3mm 的 IPR。从重叠图可以看出，我们限制了后牙的移动，设定为不动。附件设计：15、21、34、44 设计优化控根附件，13、14、23、25 设计优化旋转附件，24 设计优化深覆𬌗附件，32、35、37、42、45、47 设计矩形附件

A. 右侧咬合像　B. 左侧咬合像　C. 上颌𬌗面像　D. 下颌𬌗面像

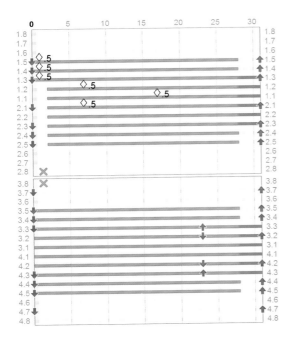

图 10-5-6　ClinCheck 分步图，下颌前牙设计分步压低，所以中间有下颌尖牙和下颌侧切牙附件交换

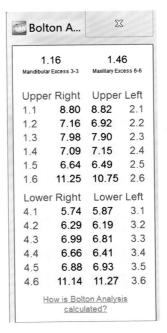

图 10-5-7　ClinCheck Bolton 指数显示 Bolton 指数全牙比不调，因此设计了大量上颌 IPR

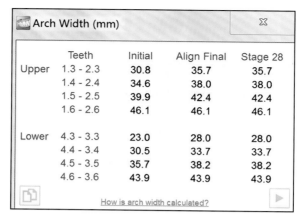

图 10-5-8　ClinCheck 牙弓宽度的变化：磨牙间宽度不变，上下颌尖牙间宽度分别增加 4.9mm 和 5mm，前磨牙间的宽度也略有增加

Upper	Lower		1.8	1.7	1.6	1.5	1.4	1.3	1.2	1.1	2.1	2.2	2.3	2.4	2.5	2.6	2.7	2.8	Final Stage
Extrusion/Intrusion, mm			0	0	0	0.1 E	0	0.6 I	0.4 I	0.5 I	0.6 I	0.3 E	0.5 E	0.1 I	0	0	0		Align
Translation Buccal/Lingual, mm			0	0	0	1.1 B	1.5 B	1.9 B	0.5 B	2.0 L	2.1 L	0.1 B	1.7 B	1.5 B	0	0	0		Doctor
Translation Mesial/Distal, mm			0	0	0	0	0.6 D	1.9 D	2.8 D	2.2 D	0.7 M	0.5 D	0.3 D	0.2 D	0	0	0		Difference
Rotation Mesial/Distal			0°	0°	0°	7.7°D	19.0°D	19.0°D	2.5°M	24.5°D	40.0°M	27.9°M	5.2°M	0.1°M	4.9°M	0°	0°		Tooth Basis
Angulation Mesial/Distal			0°	0°	0°	7.9°D	3.2°D	7.3°D	9.2°D	11.8°D	9.0°D	2.4°D	3.5°D	2.7°M	0.3°M	0°	0°		Crown
Inclination Buccal/Lingual			0°	0°	0°	2.0°L	0.8°L	3.2°L	1.4°B	11.2°L	18.1°L	5.1°L	7.2°B	8.4°B	0.3°B	0°	0°		Root

Upper	Lower		4.8	4.7	4.6	4.5	4.4	4.3	4.2	4.1	3.1	3.2	3.3	3.4	3.5	3.6	3.7	3.8	Final Stage
Extrusion/Intrusion, mm			0	0	0	0.2 I	0.2 E	0.5 I	0.3 I	1.7 I	1.7 I	1.2 I	0.5 I	0.2 E	0.1 I	0	0		Align
Translation Buccal/Lingual, mm			0	0	0	1.1 B	0.8 B	2.7 B	2.0 B	2.5 B	2.8 B	2.2 B	2.6 B	2.2 B	1.5 B	0	0		Doctor
Translation Mesial/Distal, mm			0	0	0	0.2 M	1.1 M	0.4 M	0.1 D	0.2 M	0.6 D	0.8 D	0.7 D	0.6 M	0	0			Difference
Rotation Mesial/Distal			0°	0°	0°	21.3°M	7.2°M	9.5°M	23.9°D	9.9°M	25.6°D	36.3°D	2.9°M	13.0°D	15.2°D	0°	0°		Tooth Basis
Angulation Mesial/Distal			0°	0°	0°	5.2°D	13.4°D	9.3°D	2.5°M	0.2°D	2.0°M	4.8°M	2.3°D	4.6°D	6.4°D	0°	0°		Crown
Inclination Buccal/Lingual			0°	0°	0°	1.8°L	2.5°B	9.5°B	2.5°L	1.5°L	7.7°L	6.6°L	2.3°B	4.8°B	2.1°B	0°	0°		Root

图 10-5-9　上下颌牙移动数值，磨牙各向移动为 0

TOOTH MOVEMENT ASSESSMENT

Tooth	Assessment	Movement	Value	Range
3.2	Blue	Root Movement	4.1 mm	4.0 mm-6.0 mm
3.1	Blue	Root Movement	4.9 mm	4.0 mm-6.0 mm
4.4	Blue	Root Movement	4.8 mm	4.0 mm-6.0 mm

图 10-5-10　牙移动难度评估：32、31、44 移动中等难度，为蓝色

【治疗过程和结果】

矫治器总数为 31（28＋3）副。一套矫治器完成后，暂时进入保持阶段，强烈建议患者进行牙周手术。患者未进行牙周治疗，最终考虑在此结束。每副矫治器使用 2 周，每 2～3 个月复诊一次，总疗程为 15 个月（图 10-5-11～图 10-5-17）。

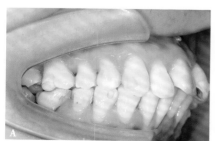
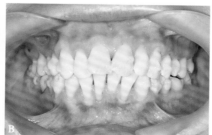
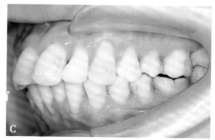

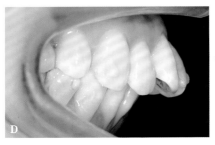
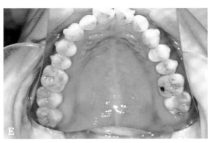
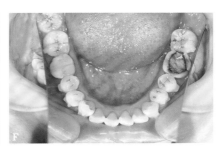

图 10-5-11 治疗中口内照,宽度增加,拥挤有所改善

A. 右侧咬合像 B. 正面咬合像 C. 左侧咬合像 D. 覆𬌗覆盖像 E. 上颌𬌗面像 F. 下颌𬌗面像

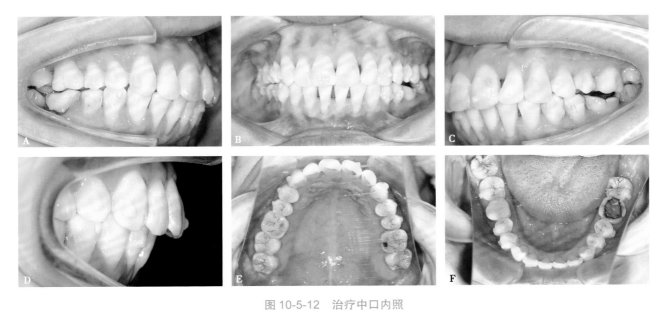

图 10-5-12 治疗中口内照

A. 右侧咬合像 B. 正面咬合像 C. 左侧咬合像 D. 覆𬌗覆盖像 E. 上颌𬌗面像 F. 下颌𬌗面像

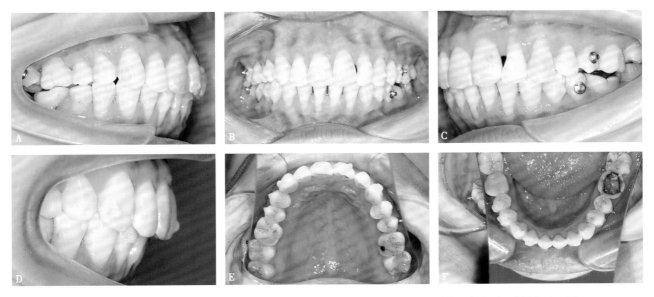

图 10-5-13 治疗中口内照,牙弓弧度逐渐得到改善,25、35 粘接舌钮,做垂直牵引,改局部小开𬌗

A. 右侧咬合像 B. 正面咬合像 C. 左侧咬合像 D. 覆𬌗覆盖像 E. 上颌𬌗面像 F. 下颌𬌗面像

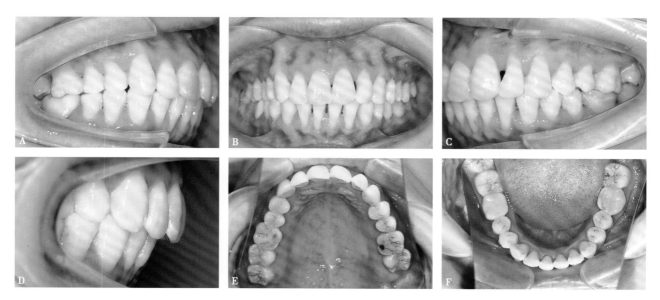

图 10-5-14　治疗后口内照,经过 15 个月的隐适美治疗,拥挤基本纠正,左侧尖牙、磨牙中性关系,右侧尖牙、磨牙维持远中关系。36 重新树脂充填后,与 26 的咬合关系很好。弓形良好、对称,上颌中线尚未完全与下颌中线对齐,覆𬌗覆盖基本正常,个别牙(11、21、31)尚需进一步排齐,但是下颌前牙牙龈退缩明显,要求患者考虑接受牙周植骨手术,再考虑进一步精细调整。患者因各种原因希望结束治疗,进入保持阶段

A.右侧咬合像　B.正面咬合像　C.左侧咬合像　D.覆𬌗覆盖像　E.上颌𬌗面像　F.下颌𬌗面像

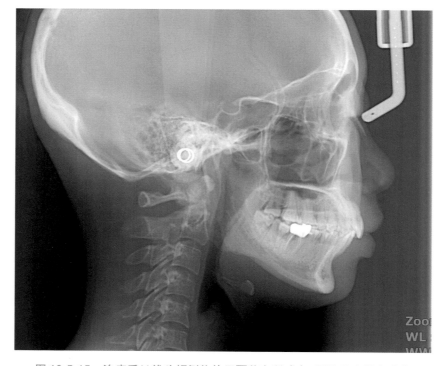

图 10-5-15　治疗后 X 线头颅侧位片示覆盖有所减少,侧貌凸度稍有改善

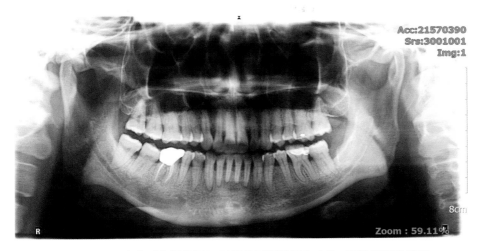

图 10-5-16 治疗后全景片显示下颌前牙牙轴已有改善，牙根平行度尚可

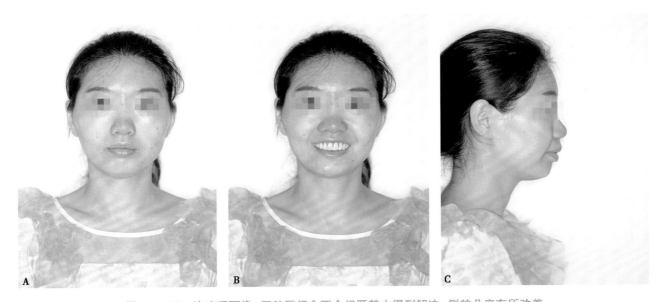

图 10-5-17 治疗后面像，正貌唇闭合不全问题基本得到解决，侧貌凸度有所改善

A. 治疗后正面像 B. 治疗后正面微笑像 C. 治疗后侧面像

【治疗体会】

本例患者为成年女性，拥挤度不大，前牙唇倾，凸度明显。患者牙周情况不良，尤其是前牙区牙槽骨水平型吸收比较明显，因此应该避免大范围移动牙齿，决定维持后牙矢状向关系，着力解决患者最在意的上颌前牙唇倾的问题。综合考虑患者的具体情况，采用磨牙不动（支抗问题很好解决，不会发生磨牙颊倾、下颌后旋），扩大尖牙、前磨牙区和较多上颌 IPR（Bolton 指数全牙比上颌偏大）来获得间隙、排齐牙列的同时内收前牙，改善覆盖过大的问题。下颌压低采用分步压低，附件先放 32、42 上，以压低下颌尖牙；待尖牙压低到位后，去除 32、42 的附件，把附件改到 33、43 上，以压低下颌切牙。这就是深覆𬌗打开咬合中最常见的分步压低模式。需要注意的是，压低前牙时，前磨牙区需要有足够的固位力，才能保证矫治器变形压低的反作用力不至于使矫治器脱位。一阶段矫治器完成后，矫治目标基本达到。

因此，类似病例可以借鉴这样的处理方式，比如牙周情况不好的成年患者，可以把矫治目标进行调整，不一定追求磨牙中性关系或者尖窝相对，维持原有关系，着力解决主诉问题，牙移动范围将明显减少，隐形矫治难度也会降低，牙移动实现率相对容易，比较好把控。但是，牙周情况不良的病例最好在牙周情况稳定、必要的牙周手术恢复后再进行正畸治疗，以免出现牙龈退缩进一步加剧的状态，更加安全可控，详细内容可参考第十五章。

（本病例由朱亚芬、赖文莉提供）

（赖文莉　佐本博）

参 考 文 献

1. 赖文莉. 无托槽隐形矫治技术推磨牙向后的临床应用策略. 国际口腔医学杂志，2019，46（4）：373-382.

2. 赖文莉. 安氏Ⅱ类拔牙病例的隐形矫治策略. 口腔医学，2019，39（11）：967-973.

3. 赖文莉. 浅谈无托槽隐形矫治技术减数矫治的临床体会. 中华口腔医学杂志，2017，52（9）：534-537.

4. GAO M，YAN X，ZHAO R，et al. Comparison of pain perception，anxiety，and impacts on oral health-related quality of life between patients receiving clear aligners and fixed appliances during the initial stage of orthodontic treatment. Eur J Orthod，2021，43（3）：353-359.

5. LONG H，WU Z，YAN X，et al. An objective system for appraising clear aligner treatment difficulty：clear aligner treatment complexity assessment tool. BMC Oral Health. 2020，20（1）：312.

6. ZHAO R，HUANG R，LONG H，et al. The dynamics of the oral microbiome and oral health among patients receiving clear aligner orthodontic treatment. Oral Dis. 2020，26（2）：473-483

7. LIU L，ZHAN Q，ZHOU J，et al. Effectiveness of an anterior mini-screw in achieving incisor intrusion and palatal root torque for anterior retraction with clear aligners. Angle Orthod，2021，91（6）：794-803.

8. LYU J，GAO M Y，ZHANG S Z，et al. Clear aligner treatment for a re-treated adult patient with a unilateral full-cusp Class II malocclusion and severe dental midline discrepancy. Journal of Aligner Orthodontics，2021，5（4）：1-12.

9. LIU L，SONG Q X，ZHOU J，et al. The effects of aligner overtreatment on torque control and intrusion of incisors for anterior retraction with clear aligners：A finite-element study. Am J Orthod Dentofacial Orthop. 2022，162（1）：33-41.

11

第十一章 深覆𬌗的隐适美矫治系统治疗策略

第一节 概 述

一、深覆𬌗的病因

深覆𬌗的病因与颌骨、肌肉、牙均有关。骨性因素包括上下颌骨矢状向不调和垂直向不调。下颌后缩或者发育不足使上颌牙列与下颌牙列无法形成正常的咬合接触，则上下颌前牙不能形成𬌗终止（occlusal stop），上下颌前牙持续萌出，形成深覆𬌗。如果患者下颌骨生长方向是向上向前，即逆时针生长，则深覆𬌗可能加重。

咀嚼肌力量过大，容易形成低角，往往也伴发深覆𬌗。在安氏Ⅱ类2分类错𬌗中，垂直向发育过度的上颌前部牙槽骨，在较强的唇肌作用下，上颌前牙舌倾，前牙无法建立良好的切导斜度，从而导致比较严重的深覆𬌗。此为肌肉、骨骼、牙齿共同作用形成深覆𬌗的例子。

单纯牙因素引起的深覆𬌗如不良习惯改变了牙齿萌出道。以咬物习惯为例，咬物导致上颌前牙唇倾、下颌前牙舌倾，从而形成深覆𬌗。单纯牙因素导致的深覆𬌗治疗相对容易。

二、深覆𬌗的危害

1. 下颌骨发育　深覆𬌗患者多伴有下颌功能性后缩，或者下颌发育不足。下颌后缩和下颌发育不足与深覆𬌗往往互相促进。

2. 咬合创伤　深覆𬌗患者容易咬伤上颌腭侧软组织，随着时间推移，可能逐步导致上颌前牙腭侧牙槽骨破坏与吸收。

3. 牙磨耗　安氏Ⅱ类2分类患者前牙角度异常，深覆𬌗容易导致下颌前牙磨耗。

4. 关节　深覆𬌗患者，特别是闭锁性深覆𬌗，关节症状较为常见。

5. 美观问题　深覆𬌗患者容易引起笑线不调。上颌前牙过度萌出多伴露龈笑。

三、深覆𬌗的诊断与方案设计中应该注意的问题

1. 上下颌骨矢状向关系　骨性Ⅱ类意味着下颌相对后缩，如果不能解决矢状向问题，则前牙难以形成正常咬合，深覆𬌗难以打开，或者即使打开，也难以保持。所以打开深覆𬌗，需要从三维方向考虑问题。

安氏Ⅱ类 2 分类患者要注意假性Ⅱ类和假性拥挤的存在。安氏Ⅱ类 2 分类患者如果属于骨性Ⅰ类，牙性Ⅱ类，对打开深覆𬌗是有利的。

2．下颌骨垂直向生长方向　判断深覆𬌗患者下颌骨是顺时针生长还是逆时针生长，对患者的方案设计非常重要。顺时针生长的高角患者在打开深覆𬌗时不能伸长后牙，以免恶化面形；而逆时针生长的低角患者，拔牙需非常慎重。

3．是否存在上颌前部牙槽骨发育过度　上颌前部发育过度一般会伴有露龈笑。此时解决深覆𬌗则需压低上颌前牙，以尽可能改善露龈笑。

四、深覆𬌗的解决思路

深覆𬌗的解决方法可以归为压低前牙、伸长后牙或两者同时运用。压低前牙可以分为相对压低和绝对压低。所谓相对压低即通过唇倾来减小覆𬌗，适于前牙舌倾的情况。绝对压低是指将前牙牙根压入牙槽骨。伸长后牙适用于偏低角的患者。高角患者显然不适合伸长后牙。

第二节　隐适美矫治系统矫治深覆𬌗的方法

隐适美矫治系统解决深覆𬌗是通过矫治器形变产生的力，来压低前牙和／或升高后牙实现的。另外，可以在前牙舌侧窝设计压力点，在前磨牙区设计伸长附件等，在前牙舌侧设计咬合平面导板等（图 11-2-1）。

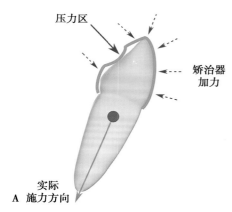
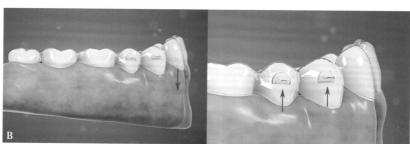
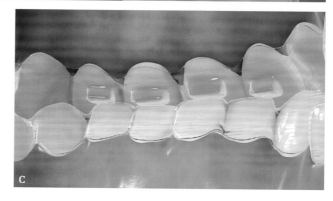

图 11-2-1　隐适美矫治系统矫治深覆𬌗的方法
A．下前牙舌侧压力区合并变形力量，使合力为沿牙长轴的压入力量　B．前磨牙区优化深覆𬌗附件，使前磨牙有伸长的力量，辅助打开咬合，整平曲线　C．上前牙舌侧咬合平面导板辅助前牙压低

此外，隐适美矫治器压低前牙的过程中，还可以考虑分步法，即先压低尖牙，再压低切牙；或者先压低切牙，再压低尖牙。也可以尖牙、切牙交替压低，即尖牙、切牙、尖牙、切牙……，这种方法会产生比较多的矫治步骤。

在临床使用中，单纯使用隐适美的常规方法打开深覆𬌗往往不尽如人意，因此我们在使用隐适美过程中，尝试借鉴传统矫治器的一些原理打开深覆𬌗。

（一）传统固定矫治器解决深覆𬌗的常用方法及原理分析

1. 摇椅。

2. Ⅱ类牵引。

3. 平面导板。

4. 多用途弓（适于高角，不希望升高后牙的患者）。

5. 种植钉（严重深覆𬌗病例，特别是需要解决露龈笑的患者）。

6. 上述多种方法的联用。

下面以最常见的摇椅加Ⅱ类牵引打开咬合为例，简单分析其基本原理（图 11-2-2）。摇椅弓对上颌前牙产生压低的力和唇倾的力。摇椅对上颌后牙产生压低和远中倾斜的力，对上颌前磨牙区产生伸长的力，对下颌前牙产生压低的力和唇倾的力，对下颌后牙产生压低和远中倾斜的力，对下颌前磨牙区产生伸长的力。Ⅱ类牵引对上颌前牙产生远移的力和伸长的力，其伸长的力一定小于弓丝压低的力；对下颌后牙产生伸长的力；对下颌前牙产生压低的力和唇倾的力，唇倾的力需要由上颌前牙拮抗，上颌前牙舌倾的力由下颌前牙拮抗。在Ⅱ类牵引的作用下，上下颌前牙接触，后牙分开，利用𬌗终止的原理来达到前牙压低和后牙伸长的效果。这些原理可以借鉴与融合到隐形矫治中去。

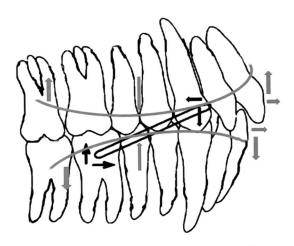

图 11-2-2　摇椅弓加Ⅱ类牵引打开咬合示意图

（二）传统固定矫治器打开深覆𬌗可借鉴的地方

1. 摇椅弓　通过过矫治设计，使隐适美矫治器产生类似摇椅弓的作用。需要注意的是，传统固定矫治器中，摇椅弓形态往往一步成形，持续作用数月甚至更长时间才可能发挥作用。而隐适美矫治器是逐步改变形态，逐步加力，如果持续的时间不够，效果可能不佳。所以在笔者的使用体会中，对于深覆𬌗病例如果可能，应该尽早开始打开咬合的工作，并将打开咬合的隐适美矫治器的形态维持一定时间。这样更有利于打开深覆𬌗。

2. Ⅱ类牵引　在隐形矫治中，主要希望利用Ⅱ类牵引的𬌗终止作用来打开咬合。需要注意的是由于传统矫治器是固定在牙面上的，而隐适美矫治器属于活动矫治器。所以在使用Ⅱ类牵引帮助打开咬合时要注意几个问题：

（1）Ⅱ类牵引的着力点：着力点是置于牙上还是置于矫治器上。着力点置于牙上的优点：①牵引的时候不会引起矫治器脱位；②如果需要，可以利用牵引产生的伸长力（用于后牙）。着力点置于牙上的缺点：①牵引的力量可能会引起牙齿不需要的扭转；②如果牵引在前牙（一般为尖牙）可能会引起前牙不希望的伸长；③固位牙需要开窗（cut），这会较大幅度降低矫治器的强度，虽然矫治器上开钩子（hook），也会降低矫治器的强度，但是程度轻一些。着力点置于矫治器上的优点：①不会产生使牙旋转的力；②对矫治器强度损害比较小；③前牙区𬌗向伸长的可能性比较小。着力点置于矫治器上的缺点也比较明显，可能会对矫治器产生脱位的力。因此，如何设置牵引的着力点，对不同的患者应该给予不同的考量。

（2）Ⅱ类牵引的牙位：Ⅱ类牵引可以设置在不同的牙位，比如上颌可以选择尖牙、第一前磨牙或者第二前磨牙，下颌可以选择第一磨牙、第二磨牙等，从而产生不同的组合。传统矫治Ⅱ类牵引上颌一般置于尖牙，或者上颌侧切牙、尖牙间的主弓丝上。隐适美矫治由于没有弓丝，所以只有置于牙上或者对应牙位的矫治器上。考虑到Ⅱ类牵引着力点，有些情况下，上颌牵引可以考虑放置到前磨牙。

这种不同的组合，显然会产生不同的水平向分力和垂直向分力。患者需要多大的水平向分力和垂直向分力，应该具体患者具体分析。如果我们需要Ⅱ类牵引拉下颌后牙向前多一点，此时选择长Ⅱ类牵引更好；如果需要后牙伸长打开咬合，可以考虑短Ⅱ类牵引，以产生比较理想的垂直向分力。

（3）Ⅱ类牵引的力量：与传统矫治器常规使用轻力牵引（不是绝对）不同，隐适美矫治器中Ⅱ类牵引的力量显然有比较多的变化。这主要是考虑Ⅱ类牵引与矫治器的匹配，力量的平衡，作用力与反作用力，牵引的力量能不能达到矫治效果，牵引的力量会不会引起不必要的牙或者矫治器形变等。Ⅱ类牵引的力量如何选择，不同患者有不同考量。

3. 平导　G5 是隐适美矫治器的一个系统，主要通过设计优化附件伸长前磨牙，通过咬合平面导板压低前牙。优化附件和咬合平面导板可以分开使用。咬合平面导板是对固定矫治器中平导的模仿。需要注意的是咬合平面导板比较小，如果患者覆盖比较大，下颌前牙有可能咬到咬合平面导板的后面，此时非但对打开深覆𬌗无益，还可能因为错误的咬合加重下颌后缩。在应用咬合平面导板的时候，要注意患者的覆盖。也可以考虑咬合平面导板和Ⅱ类牵引一起使用。

4. 种植钉　在难以打开的深覆𬌗病例中，使用种植钉帮助打开咬合不失为一种可靠的备选。种植钉可以打在上颌前牙区，在种植钉上打孔，或者自备拉钩挂橡皮圈打开咬合。

附：

隐适美矫治系统治疗深覆𬌗典型病例一

【治疗前资料】

患者，男，31 岁。

主诉　牙列不齐。

既往史　否认系统性疾病史，否认过敏史。

颜貌检查　下颌轻微后缩（图 11-2-3）。

口内检查 磨牙中性关系；左侧尖牙近中关系，右侧尖牙基本中性关系；上颌前牙闭锁性深覆𬌗Ⅲ度；15、25 反𬌗；上颌牙列轻度拥挤，下颌牙列中度拥挤（图 11-2-4）。

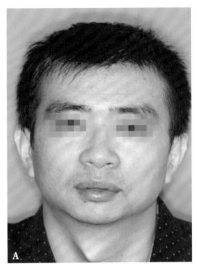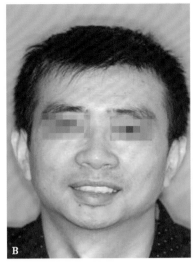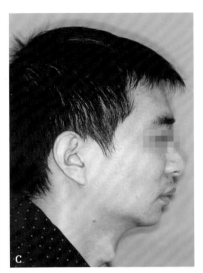

图 11-2-3 治疗前面像，下颌轻微后缩

A. 正面像 B. 正面微笑像 C. 侧面像

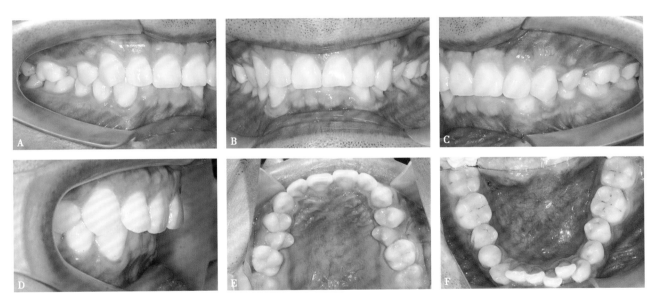

图 11-2-4 治疗前口内照

A. 右侧磨牙中性关系，15 反𬌗 B. 正面咬合像 C. 左侧磨牙中性关系，25 反𬌗 D. 上颌前牙闭锁性深覆𬌗Ⅲ度 E. 上颌牙列轻度拥挤 F. 下颌牙列中度拥挤

模型分析 拥挤度：上颌牙弓 1.5mm，下颌牙弓 4.5mm；深覆𬌗Ⅲ度，11mm，覆盖 1.5mm；Bolton 指数：前牙比 77.49%，全牙比 85.60%；Spee 曲线曲度：右侧 3.5mm，左侧 3.5mm。

X 线检查 治疗前全景片示 48 存在，上颌窦偏低，余无异常（图 11-2-5）。治疗前 X 线头颅侧位片显示骨性Ⅱ类，低角，上下颌前牙直立（图 11-2-6）。

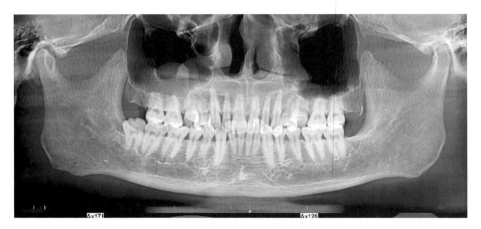

图 11-2-5 治疗前全景片，48 存在，上颌窦偏低，余无异常

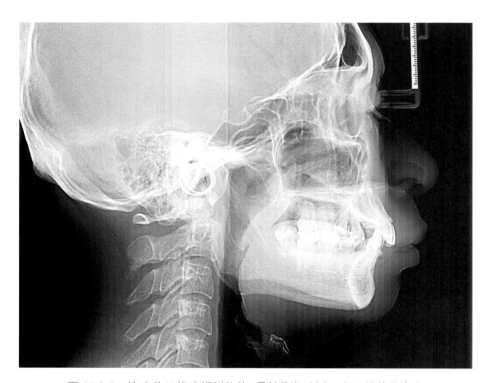

图 11-2-6 治疗前 X 线头颅侧位片，骨性Ⅱ类，低角，上下颌前牙直立

【诊断和治疗计划】

综上资料，这个患者为骨性Ⅱ类，安氏Ⅰ类，闭锁性深覆𬌗。治疗目标为排齐牙列，打开咬合，形成正常覆𬌗覆盖，维持Ⅰ类咬合关系。

治疗方案包括：

（1）非拔牙矫治，IPR 加扩弓获得间隙用于排齐牙列。

（2）咬合平面导板加Ⅱ类牵引打开咬合，交互牵引辅助解除反𬌗。

（3）治疗结束，常规保持。

【ClinCheck 设计】

扩弓加 IPR 获得间隙以排齐牙列，Ⅱ类牵引辅助咬合平面导板以打开咬合（图 11-2-7），其他 ClinCheck 设计细节见图 11-2-8～图 11-2-13。

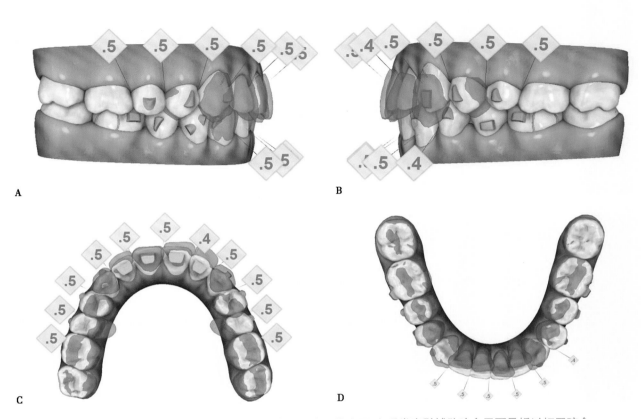

图 11-2-7　ClinCheck 设计：扩弓加 IPR 获得间隙以排齐牙列，Ⅱ类牵引辅助咬合平面导板以打开咬合
A. 右侧咬合像　B. 左侧咬合像　C. 上颌殆面像　D. 下颌殆面像

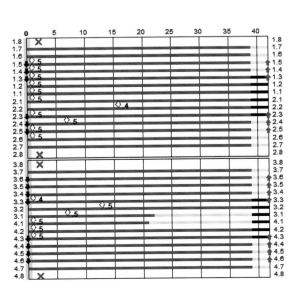

图 11-2-8　ClinCheck 分步图

0.15	3.28
下颌多于 3-3	上颌多于 6-6

上颌右侧		上颌左侧	
1.1	9.41	9.34	2.1
1.2	7.78	7.79	2.2
1.3	8.47	8.43	2.3
1.4	7.78	7.93	2.4
1.5	7.49	7.82	2.5
1.6	11.04	10.93	2.6

下颌右侧		下颌左侧	
4.1	5.98	5.92	3.1
4.2	6.50	6.63	3.2
4.3	7.31	7.35	3.3
4.4	6.91	7.46	3.4
4.5	7.49	8.01	3.5
4.6	11.27	11.31	3.6

图 11-2-9　ClinCheck Bolton 指数

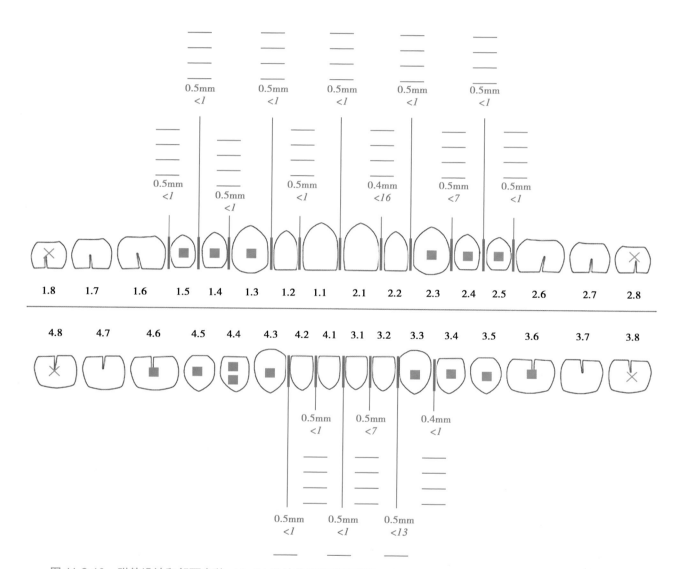

图 11-2-10 附件设计和邻面去釉：15、34 设计优化深覆殆附件，13、14、24、25、35、43、45 设计优化旋转附件，34 设计控根优化附件。因为 Bolton 指数的原因，上颌去釉量大于下颌约 3mm

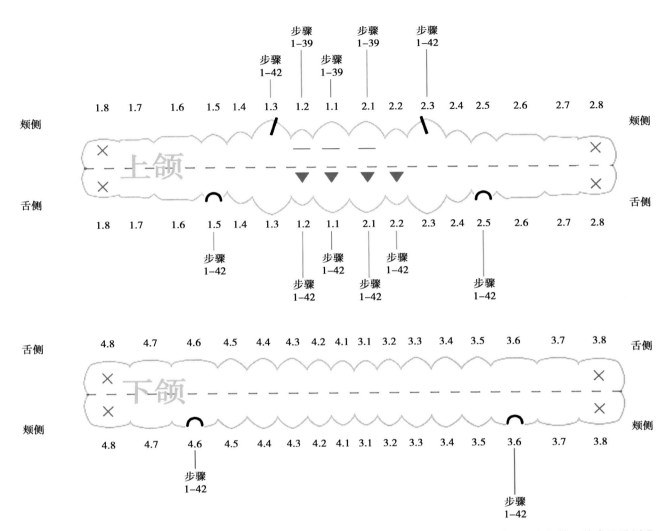

图 11-2-11　精密切割与咬合平面导板：上颌切牙舌侧设置咬合平面导板，目的是压低下颌前牙。上颌第二前磨牙舌侧设置开窗方便挂橡皮圈交互牵引，以解除反𪘁。下颌第一磨牙颊侧有开窗，与上颌尖牙的牵引钩进行Ⅱ类牵引

上颌

上颌　　下颌		1.8	1.7	1.6	1.5	1.4	1.3	1.2	1.1	2.1	2.2	2.3	2.4	2.5	2.6	2.7	2.8	最后一步 爱齐公司
伸长(E)/压低(I), mm			0.3 E	0	0.2 E	0.2 I	1.4 I	1.9 I	1.7 I	1.7 I	2.0 I	3.0 I	3.2 I	0.3 I	0.2 E	0.1 I	0	医生
整体移动(B)/舌侧(L), mm			0.4 B	0.8 B	4.9 B	0.8 B	0.1 B	0.2 L	1.0 B	0	1.2 L	0.3 B	0.6 B	4.9 B	0.8 B	0.5 B		差异
整体移动 近中(M)/远中(D), mm			0.1 M	0	0.4 D	0	0.1 M	0.2 D	0.4 D	0.7 M	0.4 M	0.2 M	0.8 M	27.3 M	22.6 D	2.6 D	2.1 D	牙齿基底部
扭转(M)/远中(D)			2.1°D	2.3°D	3.7°D	19.3°M	2.1°M	4.0°D	5.2°D	3.2°D	5.4°M	0.8°M	7.0°M	3.9°D	2.2°M	0.1°M	0.5°M	冠
轴倾度(M)/远中(D)			0.3°D	0.1°D	3.1°M	1.2°D	10.7°M	1.8°M	1.5°D	1.8°D	1.2°M		4.8°B	16.1°B	37.7°B	1.0°B	1.6°B	牙根
颊舌度 唇侧(B)/舌侧(L)			0.7°B	1.3°B	28.6°B	9.7°B	0.4°L	6.0°B	12.8°B	7.2°B	1.7°B							

下颌

上颌　　下颌		4.8	4.7	4.6	4.5	4.4	4.3	4.2	4.1	3.1	3.2	3.3	3.4	3.5	3.6	3.7	3.8	最后一步 爱齐公司
伸长(E)/压低(I), mm			0.2 E	0.3 E	0.3 E	0.2 E	0	2.3 I	1.9 I	1.8 I	3.2 I	1.1 I	0.7 E	0.2 E	0.2 E	0.4 E		医生
整体移动(B)/舌侧(L), mm			0.4 B	1.2 B	1.8 B	0.2 L	3.1 B	3.6 B	2.4 B	4.4 B	1.0 B	1.4 B	2.1 B	1.0 B	0.3 B			差异
整体移动 近中(M)/远中(D), mm			0.2 M	0.2 M	0.3 M	0.1 M	1.0 D	0.7 M	0.9 D	0.5 M	0.6 M	0.7 D	0	0.5 M	0.3 M	0.2 M		牙齿基底部
扭转(M)/远中(D)			1.0°D	1.2°D	3.7°D	12.5°D	7.5°D	15.5°D	14.6°D	9.0°D	11.4°D	14.7°M	3.4°M	23.2°D	3.6°D	0.3°D		冠
轴倾度(M)/远中(D)			0.9°D	0.3°D	1.5°D	6.8°D	3.5°D	2.2°M	0.9°D	2.9°M	4.5°M	4.1°D	0.5°M	2.4°M	0.3°M	0.1°D		牙根
颊舌度 唇侧(B)/舌侧(L)			1.8°B	3.3°B	13.8°B	1.0°B	10.4°L	4.0°L	12.5°B	1.4°B	1.2°B	4.0°L	7.8°B	17.1°B	2.0°B	0.2°B		

图 11-2-12　上下颌牙移动数值

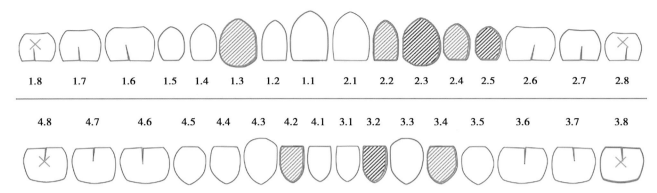

| 1.8 | 1.7 | 1.6 | 1.5 | 1.4 | 1.3 | 1.2 | 1.1 | 2.1 | 2.2 | 2.3 | 2.4 | 2.5 | 2.6 | 2.7 | 2.8 |

| 4.8 | 4.7 | 4.6 | 4.5 | 4.4 | 4.3 | 4.2 | 4.1 | 3.1 | 3.2 | 3.3 | 3.4 | 3.5 | 3.6 | 3.7 | 3.8 |

图 11-2-13　牙移动难度评估：23、32、25 移动最难，为黑色；13、22、24、34、42 移动难度中等，为蓝色；其余牙移动比较容易实现，为白色

【治疗结果和过程】

总治疗时间约 12 个月，前 3 副矫治器每 10 天一换，第 3 副以后每 7 天一换，每 2～3 个月复诊一次（图 11-2-14～图 11-2-21）。

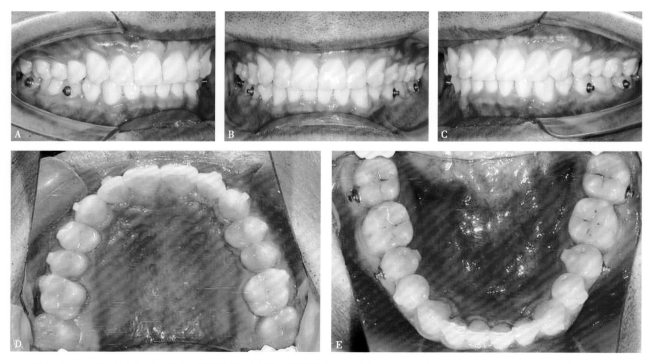

图 11-2-14　治疗 4 个月，第 16 副矫治器口内照，牙列排齐中，咬合已经逐步打开，可见Ⅱ类牵引和交互牵引的舌钮

A. 右侧咬合像　B. 正面咬合像　C. 左侧咬合像　D. 上颌𬌗面像　E. 下颌𬌗面像

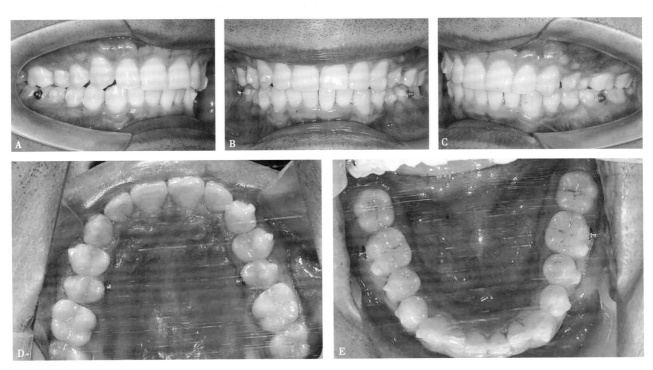

图 11-2-15　治疗 7 个月，第 30 副矫治器口内照，牙列基本排齐，覆殆打开到 I 度

A. 右侧咬合像　B. 正面咬合像　C. 左侧咬合像　D. 上颌殆面像　E. 下颌殆面像

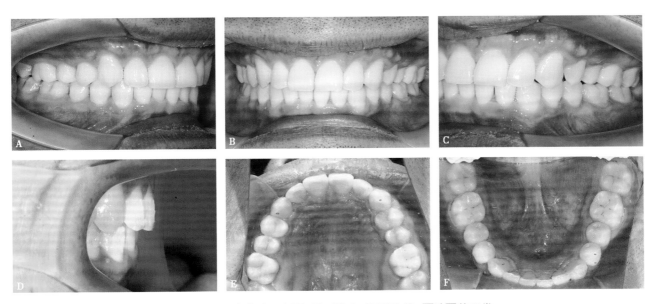

图 11-2-16　治疗后口内照，牙列排齐，弓形改善，覆殆覆盖正常

A. 右侧咬合像　B. 正面咬合像　C. 左侧咬合像　D. 覆殆覆盖像　E. 上颌殆面像　F. 下颌殆面像

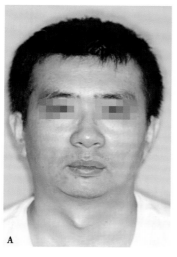
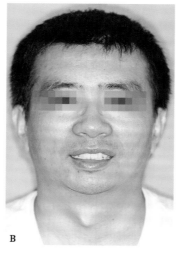
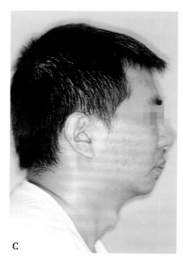

图 11-2-17 治疗后面像，面形维持良好

A. 正面像 B. 正面微笑像 C. 侧面像

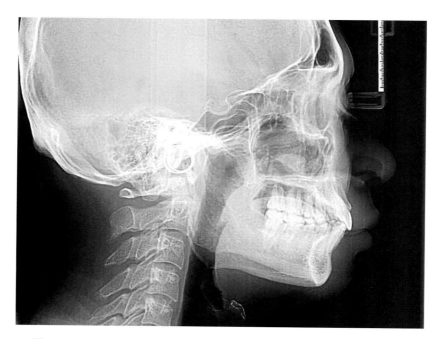

图 11-2-18 治疗后 X 线头颅侧位片示覆𬌗改善，上下颌前牙轴倾度正常

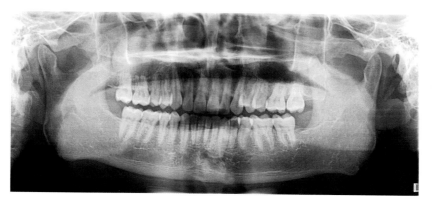

图 11-2-19 治疗后全景片示牙根平行度可，牙周无异常

	术前测量值	术后测量值	变化量	正常值
SNA	81.5	81.3	-0.2	82.8±4.0
SNB	75.9	76.4	+0.5	80.1±3.9
ANB	5.6	4.9	-0.7	2.7±2.0
WITS	2.9mm	1.6mm	-1.3mm	-0.8mm±2.8
U1/SN	95.3	103.7	+8.4	105.7±6.3
U1/PP	106.6	113.9	+7.3	108.0±5.0
L1/MP	97.6	102.8	+5.2	96.5±7.1
U1/L1	141.4	128.7	-12.7	125.4±7.9
SN-GoGn	24.9	25.1	+0.2	32.5±5.2
NL-U1	31mm	30mm	-1mm	
NL-U6	24mm	24mm	0mm	
ML-L1	42mm	40mm	-2mm	
ML-L6	34mm	38mm	+4mm	
PP/MP	14.4	14.6	+0.2	27.0±5.0
N-ANS	55.1mm	55.8mm	+0.7mm	57.9mm±2.6
N-Me	118.4mm	120.3mm	+1.9mm	130.0mm±4.8
ANS-Me	65.0mm	66.3mm	+1.3mm	72.1mm±5.0

图 11-2-20　治疗前后 X 线头影测量值及其变化情况

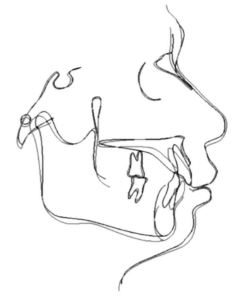

图 11-2-21　治疗前后 X 线头影描迹重叠图
（黑色线条示治疗前，红色线条示治疗后）

【治疗体会】

患者为成人闭锁性深覆𬌗，骨性Ⅱ类，低角，磨牙中性关系，上颌前牙直立，闭锁性深覆𬌗，Bolton 指数不协调。考虑到患者的综合情况，采取了去釉加扩弓来解除拥挤。通过矫治器的形变力、精密咬合导板联合Ⅱ类牵引的方法打开深覆𬌗。X 线头影测量结果表明，深覆𬌗的打开主要是归因于下颌前牙压低，下颌后牙伸长，下颌向下向前移动。整个疗程仅 12 个月，牙齿排列整齐，磨牙维持中性关系，尖牙关系调整为中性。整体治疗策略有效，说明成人前牙闭锁性深覆𬌗患者采用隐适美矫治技术可以取得较满意的效果。

隐适美矫治系统治疗深覆𬌗典型病例二

【治疗前资料】

患儿，女，13 岁。

主诉　牙列不齐。

既往史　否认系统性疾病史，否认过敏史。

颜貌检查　下颌轻度后缩（图 11-2-22）。

口内检查　牙列式 6—6，下颌前牙先天性缺失 1 颗。双侧磨牙、尖牙均为远中关系。上下颌前牙均舌倾，深覆𬌗Ⅲ度，深覆盖Ⅰ度（图 11-2-23）。

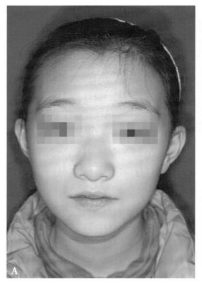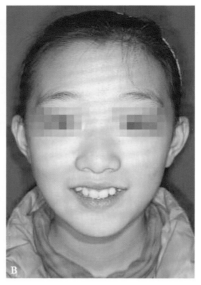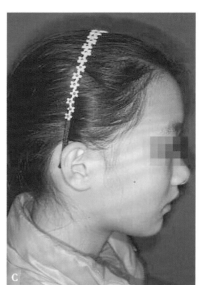

图 11-2-22　治疗前面像，下颌轻度后缩

A. 正面像　B. 正面微笑像　C. 侧面像

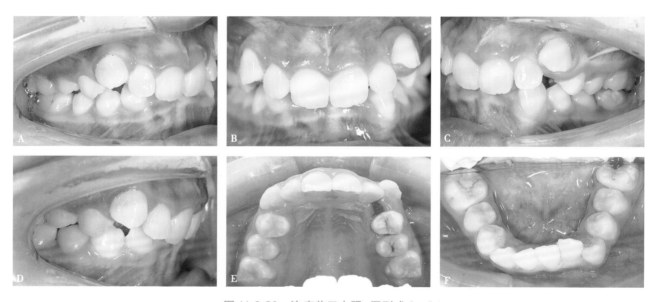

图 11-2-23　治疗前口内照，牙列式 6—6

A. 右侧磨牙、尖牙基本中性关系　B. 正面咬合像　C. 左侧磨牙、尖牙远中关系　D. 深覆𬌗Ⅲ度，深覆盖Ⅰ度，上下颌前牙均舌倾　E. 上颌𬌗面像　F. 下颌前牙先天性缺失 1 颗

　　模型分析　Bolton 指数：前牙比为 67.99%；全牙比为 80.85%；Spee 曲线曲度：双侧 3.5mm。

　　X 线检查　治疗前全景片显示 37、47 即将萌出，17、27 萌出中，第三磨牙牙胚均存在（图 11-2-24）。治疗前 X 线头颅侧位片示骨性Ⅱ类，均角，下颌轻度后缩，前牙闭锁性深覆𬌗（图 11-2-25）。

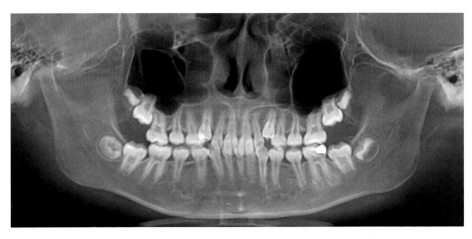

图 11-2-24　治疗前全景片，37、47 即将萌出，17、27 萌出中，第三磨牙牙胚均存在

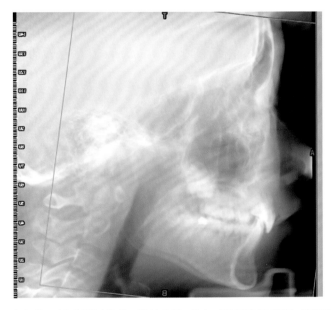

图 11-2-25　治疗前 X 线头颅侧位片，骨性Ⅱ类，均角，下颌轻度后缩，前牙闭锁性深覆𬌗

【诊断和治疗计划】

综合上述资料，患者的诊断为骨性Ⅱ类，安氏Ⅱ类 2 分类错𬌗。治疗目标是纠正Ⅱ类咬合关系，打开深覆𬌗，磨牙、尖牙均达到中性关系，覆𬌗覆盖正常。

治疗方案包括：

（1）上颌 IPR 以协调 Bolton 指数，用Ⅱ类牵引推磨牙以获得咬合关系的充分改善。

（2）密切观察第二磨牙的萌出，必要时拔除第三磨牙牙胚。

（3）治疗结束，常规保持。

【ClinCheck 设计】

上颌设计Ⅱ类牵引推磨牙向远中，并配合 IPR 以协调 Bolton 指数和咬合关系（图 11-2-26）。其他 ClinCheck 设计细节见图 11-2-27～图 11-2-32。

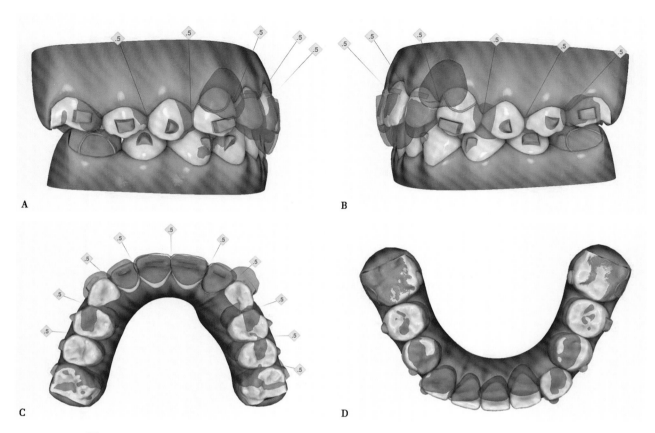

图 11-2-26 ClinCheck 设计：上颌设计Ⅱ类牵引推磨牙，并 IPR 以协调 Bolton 指数和咬合关系
A. 右侧咬合像 B. 左侧咬合像 C. 上颌殆面像 D. 下颌殆面像

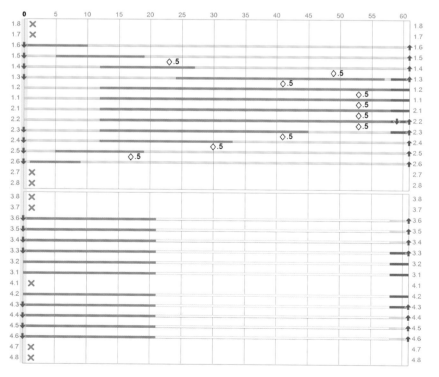

图 11-2-27 ClinCheck 分步图，上颌磨牙采用 V 型形式序列远中移动

并非所有牙齿都可用
于分析

上颌右 侧		上颌左 侧
1.1 8.63	8.95	2.1
1.2 6.96	6.98	2.2
1.3 8.26	8.36	2.3
1.4 7.90	7.76	2.4
1.5 7.57	7.59	2.5
1.6 修 剪	修 剪	2.6

下颌右 侧		下颌左 侧
4.1 丢 失	6.01	3.1
4.2 6.08	6.61	3.2
4.3 6.94	7.09	3.3
4.4 7.80	7.84	3.4
4.5 7.73	7.74	3.5
4.6 修 剪	修 剪	3.6

图 11-2-28 ClinCheck Bolton 指数，因为下颌前牙缺失 1 颗，Bolton 指数严重不协调，所以采取了从左侧第一磨牙到右侧第一磨牙间所有间隙各 IPR 0.5mm 的措施以协调 Bolton 指数

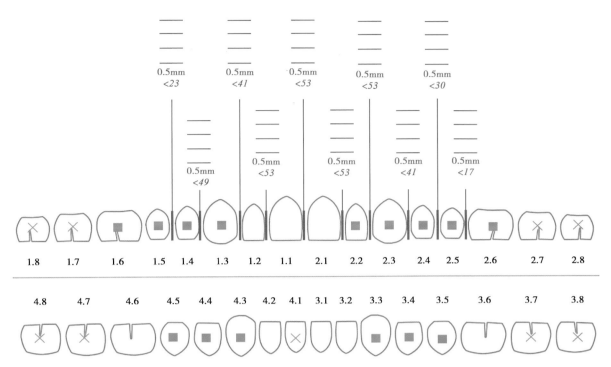

图 11-2-29 附件设计和邻面去釉：14、22、24 为优化控根附件，25、45 为优化深覆𬌗附件，33、34、43、44 为优化旋转附件，其他为传统附件。因下颌前牙先天性缺失，上颌设计从左侧第一磨牙到右侧第一磨牙间所有邻间隙各 IPR 0.5mm 的措施以协调 Bolton 指数

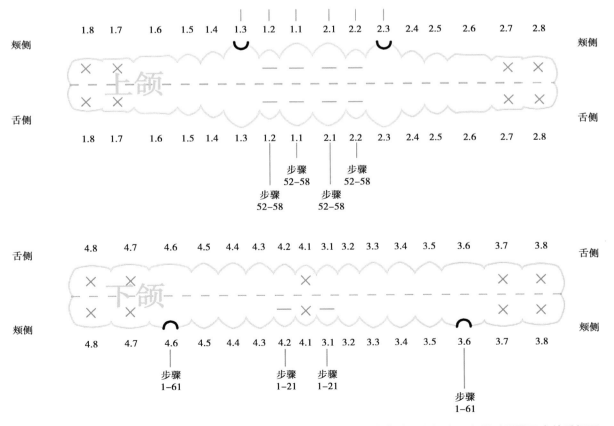

图 11-2-30 精密切割设计：在 13、23 与 36、46 设置开窗以便使用Ⅱ类牵引。上颌尖牙之所以设置开窗粘舌钮而不是设计牵引钩是因为上颌尖牙低位，如果设置牵引钩会增加矫治器脱位的风险

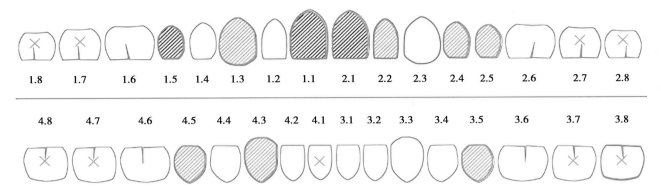

图 11-2-31 牙移动难度评估：11、21、15 移动最难，为黑色；13、22、24、25、35、43、45 移动难度中等，为蓝色；其余牙移动比较容易实现，为白色

上颌	下颌		1.8	1.7	1.6	1.5	1.4	1.3	1.2	1.1	2.1	2.2	2.3	2.4	2.5	2.6	2.7	2.8
伸长(E)/压低(I)，mm					0.1 E	1.1 E	0.4 E	0.8 E	2.0 I	3.5 I	3.5 I	1.7 I	0.4 E	0.3 E	0.6 E	0.1 E		
整体移动(B)/舌侧(L)，mm					0	0.1 B	0.5 B	2.8 L	0.1 B	2.2 B	2.4 B	0.5 B	4.4 L	0.6 B	1.6 B	0.2 L		
整体移动 近中(M)/远中(D)，mm					1.1 D	0.8 D	1.4 D	1.1 D	0.6 M	0.4 M	0.3 M	0.6 M	3.4 D	2.7 D	2.0 D	2.0 D		
扭转(M)/远中(D)					1.0°M	6.2°D	8.0°M	12.6°D	0.7°M	7.2°D	0.5°D	7.0°D	16.8°D	0.4°M	4.1°D	1.1°M		
轴倾度(M)/远中(D)					4.6°M	7.2°M	6.2°M	9.1°M	4.4°M	6.4°M	4.4°M	15.2°M	13.6°D	5.6°M	2.3°M	0.6°C		
倾斜度 唇侧(B)/舌侧(L)					1.9°L	2.2°L	7.4°B	11.3°L	7.1°B	26.7°B	25.9°B	1.0°L	19.6°B	10.7°B	10.8°B	0.7°L		

牙龈和牙齿移动模拟结果。实际治疗结果可能不同。

上颌	下颌		4.8	4.7	4.6	4.5	4.4	4.3	4.2	4.1	3.1	3.2	3.3	3.4	3.5	3.6	3.7	3.8
伸长(E)/压低(I)，mm					0	0.7 E	0	0.7 I	1.3 I			2.2 I	2.1 I	0.3 E	0	0.8 E	0		
整体移动(B)/舌侧(L)，mm					0.1 L	0.8 B	0.4 B	0.9 B	1.8 B			2.8 B	3.9 B	0.2 B	1.3 B	1.0 B	0.1 L		
整体移动 近中(M)/远中(D)，mm					0	0.2 D	0	0.6 M	0.6 M			0.5 D	0.4 D	0.5 M	0.1 M	0			
扭转(M)/远中(D)					0.3°M	7.5°D	11.3°M	23.8°D	27.5°D			5.5°M	17.6°D	13.3°M	14.6°M	2.0°D	0.2°M		
轴倾度(M)/远中(D)					0.4°D	2.2°D	4.5°M	14.3°M	13.7°M			11.9°D	5.1°M	0.8°M	1.7°D	5.0°D	0.3°D		
倾斜度 唇侧(B)/舌侧(L)					0.6°B	5.2°B	7.5°B	5.2°B	10.5°B			18.9°B	15.6°B	1.8°B	4.9°B	9.6°B	0.6°B		

牙龈和牙齿移动模拟结果。实际治疗结果可能不同。

图 11-2-32 上下颌牙移动数值

【治疗过程和结果】

矫治器前 3 步 10 天一换，后期均 7 天一换。一期治疗大约 18 个月（图 11-2-33～图 11-2-35）。一期治疗结束后设计了附加矫治器进行精细调整，主要目的为再略微打开前牙深覆殆和密切后牙咬合。附加矫治器 ClinCheck 设计细节见图 11-2-36～图 11-2-40。精细调整附加矫治器共 17 副，每 7 天一换，总治疗时间为 22 个月（图 11-2-41～图 11-2-46）。

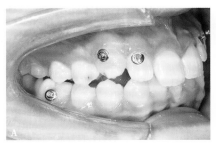
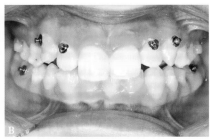
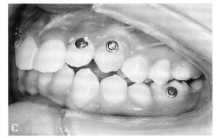

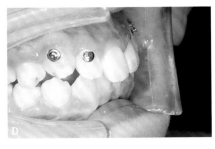
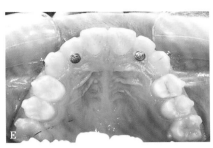
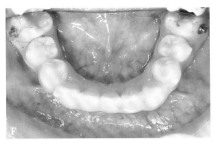

图 11-2-33　第 40 步口内照，覆殆已经由Ⅲ度打开到接近Ⅰ度，牙列排齐中。因为 12、13、22、23 矫治器略有脱套，所以在其唇侧和上颌侧切牙舌侧放置了舌钮，挂橡皮圈强制矫治器就位

A. 右侧咬合像　B. 正面咬合像　C. 左侧咬合像　D. 覆殆覆盖像　E. 上颌殆面像　F. 下颌殆面像

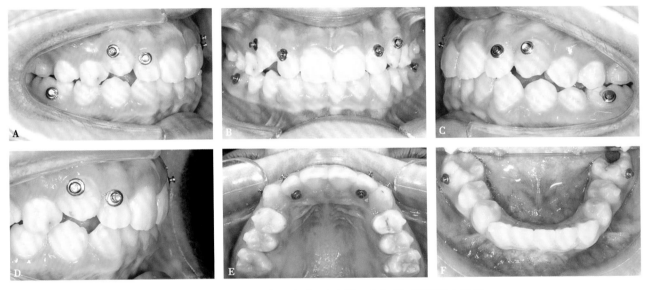

图 11-2-34　第 58 步口内照，咬合进一步打开，牙列基本排齐

A. 右侧咬合像　B. 正面咬合像　C. 左侧咬合像　D. 覆殆覆盖像　E. 上颌殆面像　F. 下颌殆面像

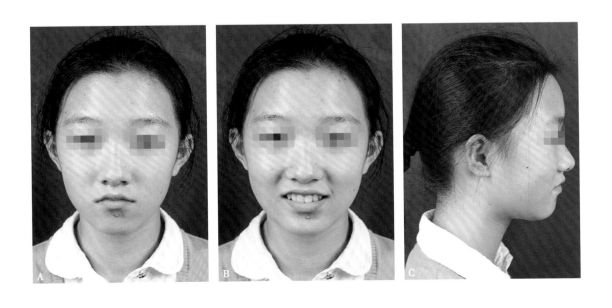

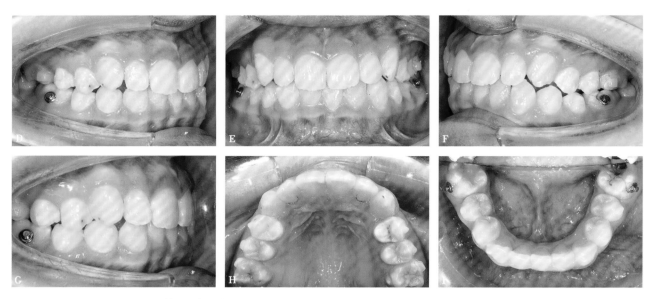

图 11-2-35　第 61 步口内照，第一期治疗结束，咬合完全打开，牙列排齐，咬合密合度略差

A. 正面像　B. 正面微笑像　C. 侧面像　D. 右侧咬合像　E. 正面咬合像　F. 左侧咬合像　G. 覆𬌗覆盖像　H. 上颌𬌗面像　I. 下颌𬌗面像

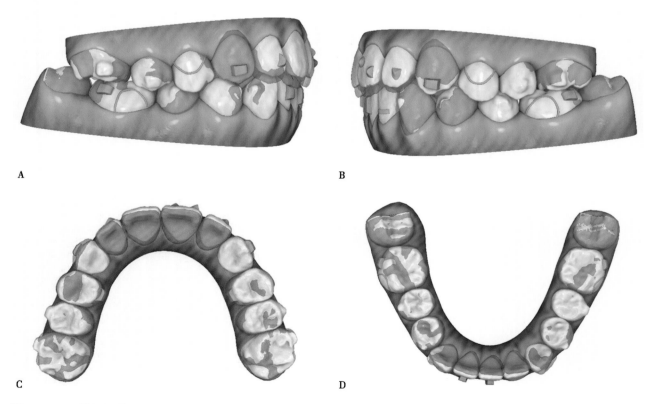

图 11-2-36　精细调整 ClinCheck 设计：再略微打开前牙深覆𬌗，密切后牙咬合。保留了部分附件，Ⅱ类牵引从下颌第一磨牙至上颌第一前磨牙，设计开窗粘舌钮

A. 右侧咬合像　B. 左侧咬合像　C. 上颌𬌗面像　D. 下颌𬌗面像

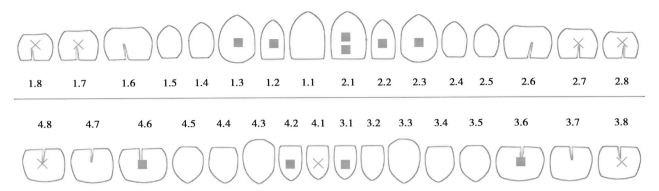

图 11-2-37　精细调整附件设计：保留了部分附件，12、21、22 增加了优化控根附件，其他增加的附件均为传统附件

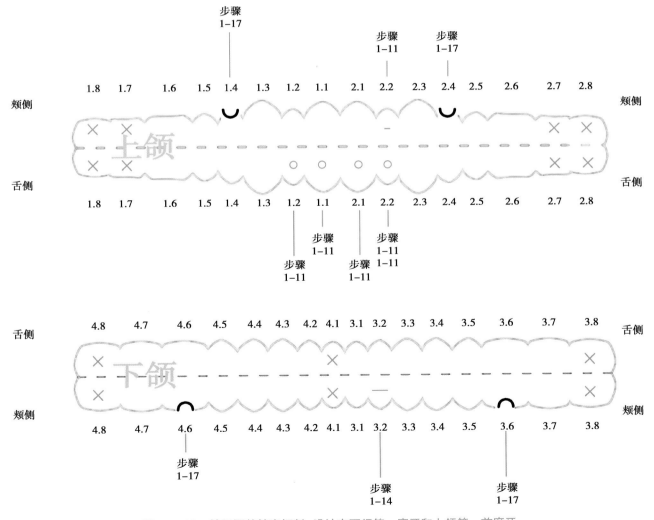

图 11-2-38　精细调整精密切割：设计在下颌第一磨牙和上颌第一前磨牙

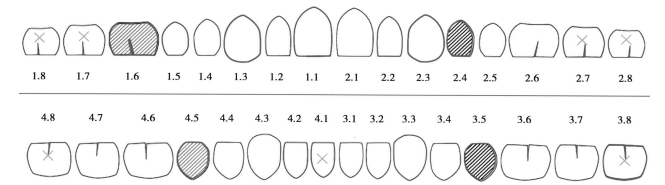

图 11-2-39　精细调整牙移动难度评估：24、35 移动最难，为黑色，16、45 移动难度中等，为蓝色；其余牙移动比较容易实现，为白色

上颌　下颌	1.8	1.7	1.6	1.5	1.4	1.3	1.2	1.1	2.1	2.2	2.3	2.4	2.5	2.6	2.7
伸长(E)/压低(I), mm			0.1 E	0.3 E	0.2 E	0.2 I	1.0 I	1.5 I	1.3 I	0.5 I	0.6 E	1.1 E	0.5 E	0.1 E	
整体移动(B)/舌侧(L), mm			0	0	0.4 B	0.7 L	0.7 B	1.5 B	1.3 B	1.0 B	0.5 L	0.5 B	0.3 B	0.2 L	
整体移动 近中(M)/远中(D), mm			0.1 M	0.3 D	0	0	0.4 M	0.2 D	0	0.1 D	0.3 D	0.2 D	0.1 M		
扭转(M)/远中(D)			20.4 D	2.9 M	2.4 D	0.9 M	6.8 M	1.5 D	3.6 D	8.1 D	6.3 D	4.5 M	4.7 M	6.4 D	
轴倾度(M)/远中(D)			0.1 M	0.1 D	0.7 D	0.5 M	4.8 M	3.2 M	5.7 M	6.0 M	1.9 D	1.5 D	5.2 D	0.6 M	
倾斜度 唇侧(B)/舌侧(L)			0°	0.1 L	4.2 B	3.9 B	1.1 L	4.2 B	3.0 B	0.7 L	1.1 B	5.5 B	1.8 B	3.1 L	

牙龈和牙齿移动模拟结果。实际治疗结果可能不同。

上颌　下颌	4.8	4.7	4.6	4.5	4.4	4.3	4.2	4.1	3.1	3.2	3.3	3.4	3.5	3.6	3.7	3.8
伸长(E)/压低(I), mm	0	0.1 E	0.5 E	0.2 E	0.3 I	0.4 I			0.4 I	0.5 I	0.4 I	0.2 E	1.0 E	0.2 E	0	
整体移动(B)/舌侧(L), mm	0	0.4 B	0.2 L	0.2 B	0.5 B	0.7 B			0.9 B	0.8 B	0.4 L	0.2 L	0.5 B	0.4 B	0	
整体移动 近中(M)/远中(D), mm	0.3 D	0	0.4 D	0.3 D	0.1 M	0.2 D			0.3 M	0.5 M	0.5 M	0.2 M	0.1 M	0.1 M	0.1 D	
扭转(M)/远中(D)	0.1 D	19.6 D	3.9 D	11.7 M	21.7 D	2.5 M			0.6 D	1.5 D	20.2 D	0.3 M	0.7 M	8.8 D	0°	
轴倾度(M)/远中(D)	0.2 M	2.4 D	7.9 D	3.4 M	1.7 M	2.5 M			2.6 D	0.6 M	6.7 M	5.5 M	0.5 M	0.1 M	0°	
倾斜度 唇侧(B)/舌侧(L)	0°	3.4 B	0.7 B	2.5 B	2.4 B	1.7 B			4.6 B	4.6 B	1.7 B	1.3 L	9.3 B	4.5 B	0°	

牙龈和牙齿移动模拟结果。实际治疗结果可能不同。

图 11-2-40　精细调整上下颌牙移动数值

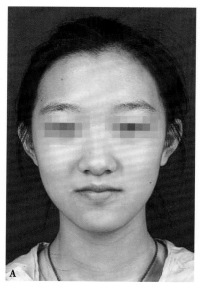
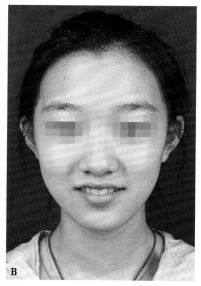
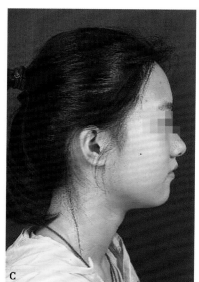

图 11-2-41　治疗后面像，侧貌协调
A. 正面像　B. 正面微笑像　C. 侧面像

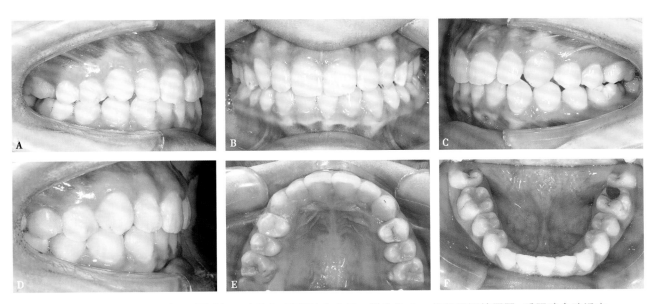

图 11-2-42 治疗后口内照，覆𬌗打开为 I 度，后牙咬合良好。因为 Bolton 指数不调的原因，后牙咬合略近中

A. 右侧咬合像　B. 正面咬合像　C. 左侧咬合像　D. 覆𬌗覆盖像　E. 上颌𬌗面像　F. 下颌𬌗面像

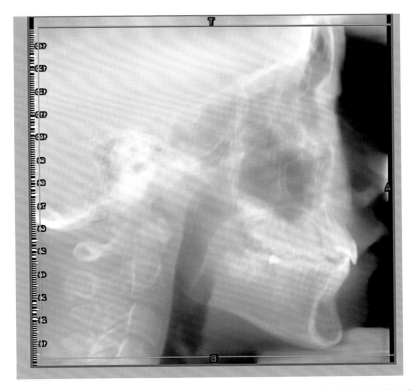

图 11-2-43 治疗后 X 线头颅侧片显示前牙深覆𬌗改善，上下颌前牙轴倾度正常

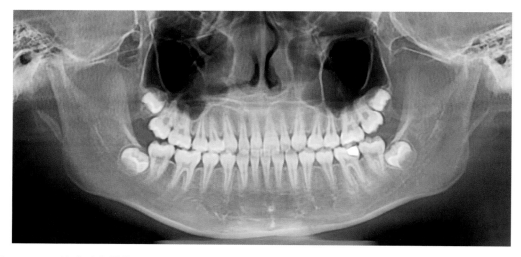

图 11-2-44 治疗后全景片示牙根平行度可,27 尚未完全萌出建𬌗,保持期间密切观察,必要时予以干预

	术前测量值	术后测量值	变化量	正常值
SNA	79.0	81.2	+2.2	82.8±4.0
SNB	74.1	77.7	+3.6	80.1±3.9
ANB	4.9	3.5	-1.4	2.7±2.0
WITS	2.1mm	-1.3mm	-3.4mm	-0.8mm±2.8
U1/SN	87.7	102.9	+15.2	105.7±6.3
U1/PP	92.7	106.7	+14	108.0±5.0
L1/MP	82.9	95.3	+12.4	96.5±7.1
U1/L1	155.8	126.0	-29.8	125.4±7.9
SN-GoGn	31.3	32.2	+0.9	32.5±5.2
NL-U1	26mm	26mm	0mm	
NL-U6	17mm	18mm	+1mm	
ML-L1	37mm	37mm	0mm	
ML-L6	29mm	32mm	3mm	
PP/MP	28.7	32.0	+3.3	27.0±5.0
N-ANS	52.1mm	52.4mm	+0.3mm	52.4mm±3.6
N-Me	109.2mm	115.2mm	+6.0mm	117.4mm±5.7
ANS-Me	58.0mm	63.3mm	+1.3mm	65.0mm±3.9
下面高比	53.1%	54.9%	+0.2%	55.0%±2.5%
L1/Apo	-4.0mm	2.4mm	+5.0mm	4.9mm±2.1
下唇到 E 线距	1mm	0mm	0	0.5mm±1.8

图 11-2-45 治疗前后 X 线头影测量值及其变化情况

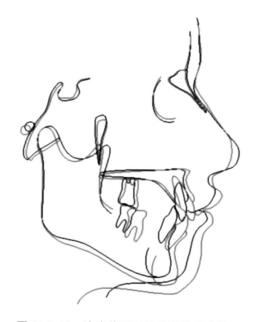

图 11-2-46 治疗前后 X 线头影描迹重叠图
(黑色线条示治疗前,红色线条示治疗后)

【治疗体会】

本患儿处于生长发育期,术前 X 线头影测量结果显示骨性Ⅱ类,垂直向为均角,诊断为安氏Ⅱ类 2 分类。患儿先天性缺失 1 颗下颌前牙,Bolton 指数不协调。综合患儿的情况,我们采取上颌推磨牙加 IPR,以获得矢状向的改善。对于深覆𬌗,则采取唇倾和压低上下颌前牙,配合Ⅱ类牵引打开咬合。从 X 线头影测量结果看,深覆𬌗打开主要归因于上下颌前牙相对压低和下颌后牙伸长。同时,下颌相对前移,这可能是由于打开闭锁𬌗和Ⅱ类牵引的力量诱导了下颌生长和颌位调整。整个治疗历时 20 个月。结果表明,矫治策略是成功的,远中咬合关系得到纠正,Ⅲ度深覆𬌗打开为Ⅰ度。

隐适美矫治系统治疗深覆殆典型病例三

【治疗前资料】

患儿，女，12岁。

主诉　牙列不齐，龅牙。

既往史　否认系统性疾病史，否认过敏史。

颜貌检查　下颌后缩，上唇略前突（图11-2-47）。

口内检查　恒牙列，上下颌均为6—6；双侧磨牙、尖牙均为远中关系；覆殆Ⅲ度，覆盖Ⅲ度；上下颌牙列轻度拥挤（图11-2-48）。

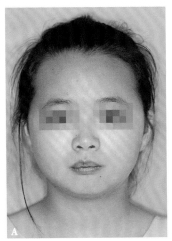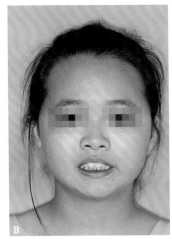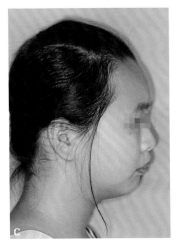

图 11-2-47　治疗前面像，下颌后缩，上唇略前突

A. 正面像　B. 正面微笑像　C. 侧面像

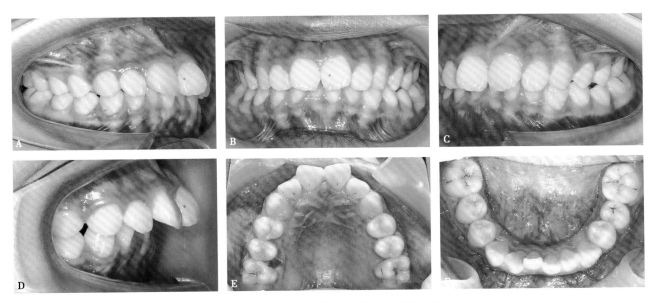

图 11-2-48　治疗前口内照，恒牙列，上下颌均为6—6

A. 右侧磨牙、尖牙远中关系　B. 正面咬合像　C. 左侧磨牙、尖牙远中关系　D. 覆殆Ⅲ度，覆盖Ⅲ度　E. 上颌牙列轻度拥挤　F. 下颌牙列轻度拥挤

模型分析 拥挤度：上颌牙弓 2.5mm，下颌牙弓 3.5mm。Bolton 指数：前牙比为 75.07%，全牙比为 87.94%。Bolton 指数不协调，上颌牙列宽度略大。

X 线检查 治疗前全景片示 37、47 即将萌出，17、27 萌出中，上颌未见第三磨牙牙胚，下颌第三磨牙牙胚发育中，关节与牙周无异常（图 11-2-49）。治疗前 X 线头颅侧位片显示骨性Ⅱ类，均角，下颌后缩，上颌前牙唇倾，上唇位于 E 线前方（图 11-2-50）。

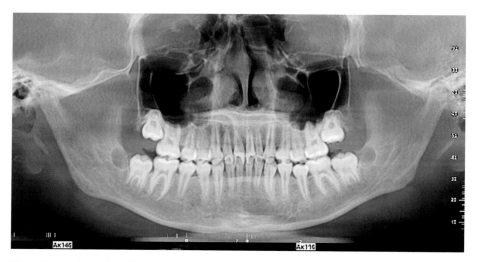

图 11-2-49 治疗前全景片示 37、47 即将萌出，17、27 萌出中，上颌未见第三磨牙牙胚，下颌第三磨牙牙胚发育中，关节与牙周无异常

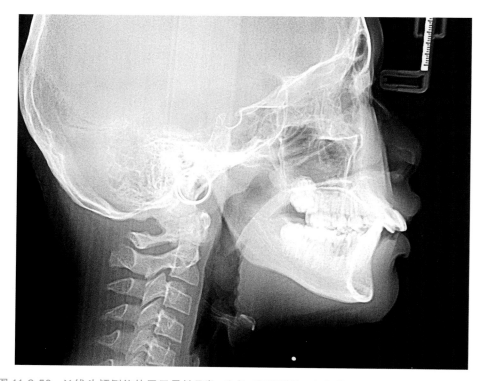

图 11-2-50 X 线头颅侧位片显示骨性Ⅱ类，均角，下颌后缩，上颌前牙唇倾，上唇位于 E 线前方

【诊断和治疗计划】

这个患者为骨性Ⅱ类，安氏Ⅱ类1分类错殆，均角，覆殆覆盖均为Ⅲ度，牙列拥挤。治疗目标是解除拥挤，纠正深覆殆和深覆盖，矫治Ⅱ类关系到Ⅰ类。

治疗方案包括：

（1）扩弓加IPR解除拥挤。

（2）利用Ⅱ类牵引产生咬合跳跃，导下颌向前，达到Ⅰ类咬合。

（3）治疗结束，保持（牙列排列的保持和咬合关系的保持）。

【ClinCheck设计】

上下颌设计扩弓和IPR以排齐牙列，通过上颌第一前磨牙至下颌第一磨牙的Ⅱ类牵引实现下颌咬合跳跃，以获得中性咬合关系（图11-2-51）。其他ClinCheck设计细节见图11-2-52～图11-2-56。

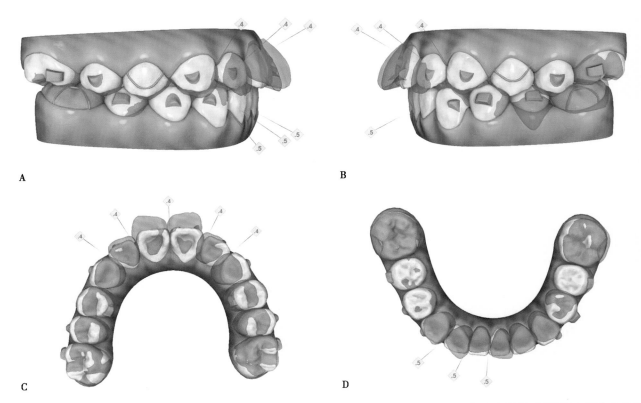

图11-2-51　ClinCheck设计：上下颌设计扩弓和IPR以排齐牙列，通过Ⅱ类牵引实现下颌咬合跳跃，以获得中性咬合关系
A.右侧咬合像　B.左侧咬合像　C.上颌殆面像　D.下颌殆面像

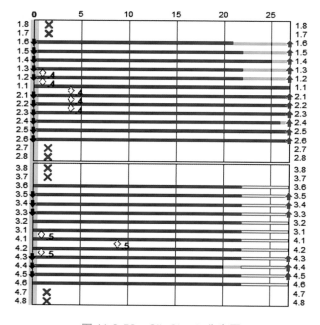

图 11-2-52 ClinCheck 分步图

1.36	3.77
上颌多于 3-3	上颌多于 6-6

上颌右 侧		上颌左 侧
1.1	9.04	8.78	2.1
1.2	7.61	7.51	2.2
1.3	8.26	7.98	2.3
1.4	7.96	7.73	2.4
1.5	7.21	7.34	2.5
1.6	11.21	11.09	2.6

下颌右 侧		下颌左 侧
4.1	5.30	5.30	3.1
4.2	6.47	6.08	3.2
4.3	6.91	6.86	3.3
4.4	7.56	7.39	3.4
4.5	7.65	7.34	3.5
4.6	11.31	11.28	3.6

图 11-2-53 Bolton 指数,上颌牙列略大

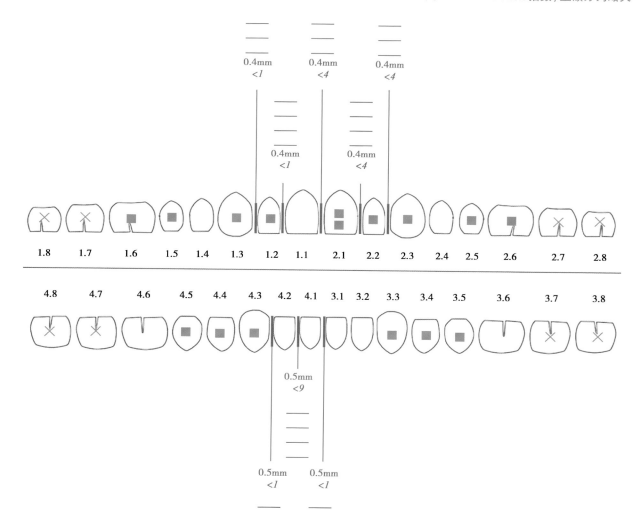

图 11-2-54 附件设计:15、25、44 为优化伸长附件,12、13、21、22、23、43 为优化控根附件,33 为优化旋转附件,其他为传统附件。针对患者上颌牙列拥挤和下颌中线偏斜问题,上下颌分别设计了少量 IPR

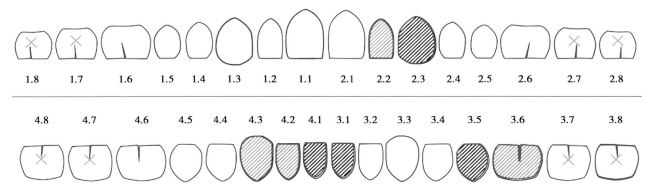

图 11-2-55 牙移动难度评估：41、31、35、23 移动最难，为黑色；22、36、42、43 移动难度中等，为蓝色；其余牙移动比较容易实现，为白色

上颌 / 下颌		1.8	1.7	1.6	1.5	1.4	1.3	1.2	1.1	2.1	2.2	2.3	2.4	2.5	2.6	2.7
伸长(E)/压低(I), mm				0	0	0	0.7 I	1.5 I	2.5 I	2.4 I	1.0 I	0.1 I	0.3 E	0.2 I	0.4 I	
整体移动(B)/舌侧(L), mm				0.4 B	1.1 B	0.9 B	1.1 B	0.1 L	2.0 L	2.3 L	0.2 B	1.8 B	1.8 B	1.2 B	0.2 L	
整体移动 近中(M)/远中(D), mm				0	0.2 D	0.7 D	0.5 D	0.6 D	0.6 M	0.6 D	1.2 D	0.7 D	0.6 D	0.6 D	0.5 D	
扭转(M)/远中(D)				15.4°D	0.4°D	9.7°M	4.0°M	8.1°D	15.4°D	18.5°D	9.8°D	7.5°D	5.4°D	4.6°M	5.2°D	
轴倾度(M)/远中(D)				1.8°M	0°	4.3°D	6.8°M	1.5°M	0.5°M	3.8°M	9.3°M	14.1°M	8.6°D	3.1°D	0.6°M	
倾斜度 唇侧(B)/舌侧(L)				1.4°B	10.2°B	9.5°B	1.0°B	1.0°L	10.9°L	10.2°L	2.9°L	0.8°B	8.0°B	6.2°B	2.5°L	

上颌 / 下颌		4.8	4.7	4.6	4.5	4.4	4.3	4.2	4.1	3.1	3.2	3.3	3.4	3.5	3.6	3.7
伸长(E)/压低(I), mm				0.3 I	0.4 E	0.3 E	1.2 I	2.7 I	3.5 I	3.6 I	2.5 I	1.4 I	0.1 E	1.6 E	0.8 I	
整体移动(B)/舌侧(L), mm				0.1 L	0	0.2 B	0.8 B	1.3 B	2.6 B	1.5 B	2.0 B	1.5 B	0.7 B	1.2 L	1.0 L	
整体移动 近中(M)/远中(D), mm				0.1 D	0.1 D	0.1 D	0.2 D	0.3 D	0.7 M	0.6 M	0.7 M	0.6 M	0.7 M	0.1 M	0.1 M	
扭转(M)/远中(D)				2.7°M	16.7°D	2.1°D	12.7°M	33.5°M	9.0°D	7.7°D	17.5°M	16.3°D	4.3°D	12.6°D	5.7°D	
轴倾度(M)/远中(D)				0°	0.2°M	1.5°D	11.1°M	13.7°M	0.7°M	0.9°M	13.5°M	11.3°M	4.5°D	3.4°D	0°	
倾斜度 唇侧(B)/舌侧(L)				1.2°L	2.0°B	0.1°B	2.5°L	1.2°L	10.1°B	1.4°L	0.6°B	1.7°L	7.0°B	3.8°L	3.0°L	

图 11-2-56 上下颌牙移动数值

【治疗过程和结果】

一期治疗总共 27 步，矫治器每 10 天一换，治疗时间为 9 个月（图 11-2-57～图 11-2-61）。一期治疗结束后设计了附加矫治器进行精细调整，主要目的是再略微打开覆𬌗，维持中性咬合关系以及密切后牙咬合。附加矫治器 ClinCheck 设计细节见图 11-2-62～图 11-2-66。精细调整附加矫治器共 18 副，矫治器每 10 天一换。总矫治时间为 15 个月（图 11-2-67～图 11-2-72）。

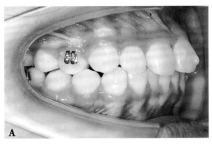
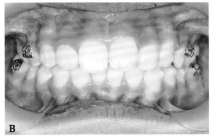
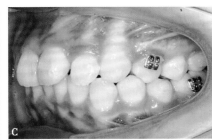
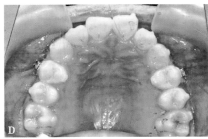
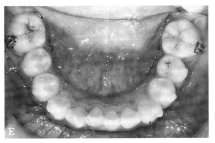

图 11-2-57 第 18 副矫治器口内照，深覆𬌗打开，矢状向尖牙、磨牙关系已经调整为中性关系
A. 右侧咬合像 B. 正面咬合像 C. 左侧咬合像 D. 上颌𬌗面像 E. 下颌𬌗面像

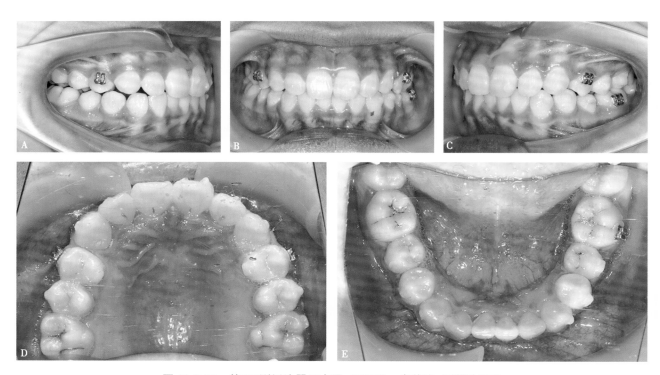

图 11-2-58　第 22 副矫治器口内照，下颌进一步前移，深覆𬌗打开
A. 右侧咬合像　B. 正面咬合像　C. 左侧咬合像　D. 上颌𬌗面像　E. 下颌𬌗面像

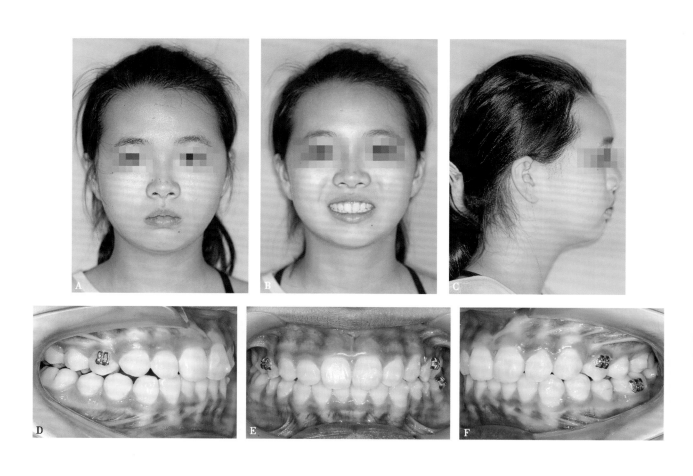

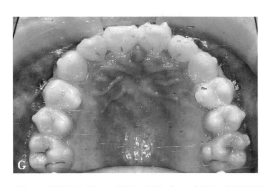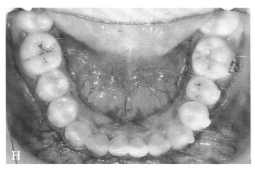

图 11-2-59 第 27 副矫治器，一期治疗结束口内照，前牙覆𬌗覆盖 I 度，尖牙、磨牙中性关系。右侧咬合密合度略差，应该是矢状向调整后，后牙垂直向生长没有跟上来的原因导致的

A. 正面像　B. 正面微笑像　C. 侧面像　D. 右侧咬合像　E. 正面咬合像　F. 左侧咬合像　G. 上颌𬌗面像　H. 下颌𬌗面像

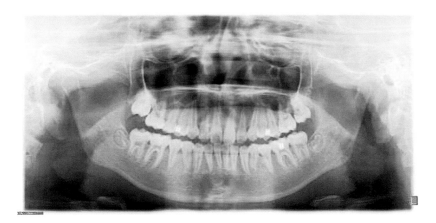

图 11-2-60 一期治疗结束全景片

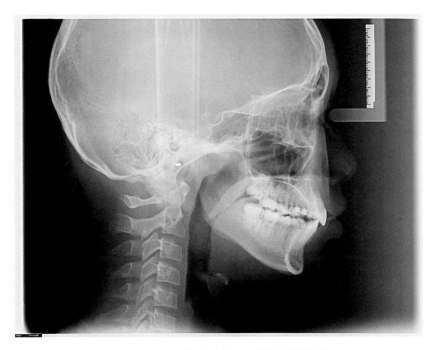

图 11-2-61 一期治疗结束 X 线头颅侧位片

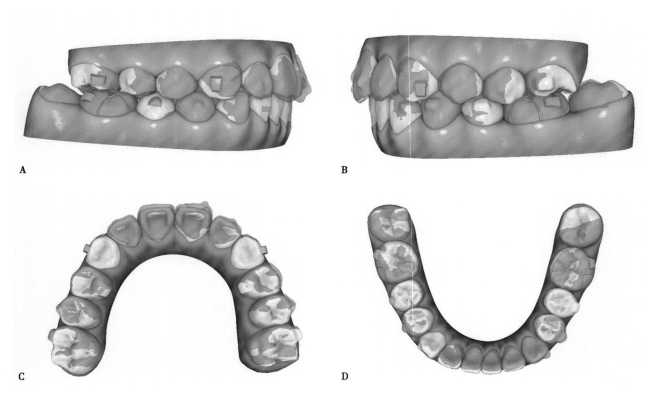

图 11-2-62 精细调整 ClinCheck 设计：再略微打开覆𬌗，维持中性咬合关系，以及密切后牙咬合。下颌第一磨牙近中设计开窗，上颌尖牙设置牵引钩，行Ⅱ类牵引

A. 右侧咬合像 B. 左侧咬合像 C. 上颌𬌗面像 D. 下颌𬌗面像

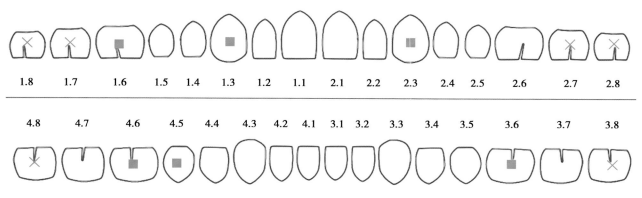

图 11-2-63 精细调整附件设计：保留部分附件，其中 45 设置优化伸长附件，其余均为传统附件

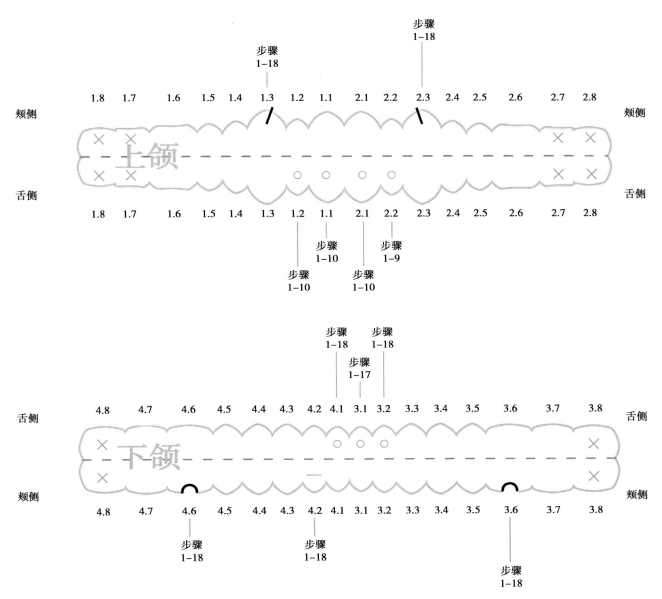

图 11-2-64　精细调整精密切割设计：上颌尖牙设置牵引钩，下颌第一磨牙近中设计开窗，轻力Ⅱ类牵引，打开和维持咬合

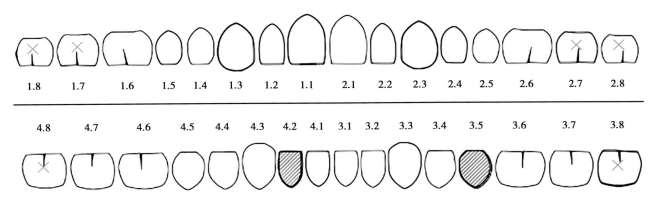

图 11-2-65　精细调整牙移动困难度评估：42、35 移动难度中等，为蓝色；其余牙移动比较容易实现，为白色

上颌 / 下颌	1.8	1.7	1.6	1.5	1.4	1.3	1.2	1.1	2.1	2.2	2.3	2.4	2.5	2.6
伸长(E)/压低(I), mm			0.1E	0	0	0.3E	0.5I	1.4I	1.3I	0.7I	0.3E	0.2I	0.1E	0.1E
整体移动(B)/舌侧(L), mm			0	0.1B	0.1L	0.4D	0	0.1B	0.1L	0.1L	0.4L	0.6L	0.1L	0.2B
整体移动 近中(M)/远中(D), mm			0.2D	0.2D	0.2D	0.2D	0.1D	0.1D	0.1D	0.1D	0.5D	0.5D	0.4D	0.4D
扭转(M)/远中(D)			0.2°M	0°	0.3°D	0.9°D	2.3°D	2.9°D	6.7°D	7.0°D	4.9°D	2.5°M	0.7°D	0.8°M
轴倾度(M)/远中(D)			0.3°D	0.2°M	0.3°M	3.0°M	1.9°M	2.3°D	5.7°D	2.2°M	3.2°M	5.0°D	0.3°D	2.8°D
颊斜度 唇侧(B)/舌侧(L)			1.7°L	1.6°B	0.9°L	0.4°L	0.6°L	0.7°L	2.7°B	2.0°B	1.1°B	0.1°L	2.0°B	1.6°L

牙龈和牙齿移动模拟结果。实际治疗结果可能不同。

上颌 / 下颌	4.8	4.7	4.6	4.5	4.4	4.3	4.2	4.1	3.1	3.2	3.3	3.4	3.5	3.6	3.7
伸长(E)/压低(I), mm	0	0	0.3E	0.1E	0.2E		0.7I	0.8I	0.6I	0.3I		0.9E	0.2I		0
整体移动(B)/舌侧(L), mm	0	0.3L	0.2B	0.2L	0.2L	0.4B	1.1B	1.1B	0.7B	0.2B	0.2L	0.1B	0.3L	0	0
整体移动 近中(M)/远中(D), mm	0.1D	0.1D	0.1D	0.1D	0.1M	0.1M	0.1M	0	0	0	0	0.1D	0.2D		
扭转(M)/远中(D)	1.5°M	2.4°D	3.1°D	0.2°D	0.1°M	4.7°D	7.9°M	8.2°D	4.7°D	3.8°D	6.1°D	0.1°M	1.1°D	2.7°D	0.6°D
轴倾度(M)/远中(D)	0°	4.8°M	1.7°M	2.1°D	4.7°M	14.4°M	2.1°M	2.9°D	7.7°M	1.1°M	2.5°D	1.8°D	1.8°D	9.0°M	
颊斜度 唇侧(B)/舌侧(L)	0°	1.8°L	0.8°L	1.4°B	0.3°L	4.2°B	3.0°B	3.7°B	2.0°B	1.2°L	1.0°B	2.0°B	1.5°L	4.7°B	

牙龈和牙齿移动模拟结果。实际治疗结果可能不同。

图 11-2-66 精细调整上下颌牙移动数值

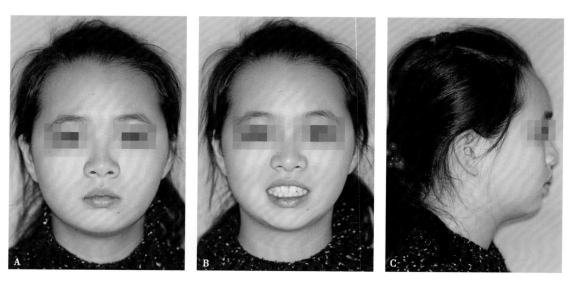

图 11-2-67 治疗后面像，上颌内收，下颌前导有效，由凸面型变为直面型，唇肌紧张消失，面部协调，面形获得明显改善
A. 正面像 B. 正面微笑像 C. 侧面像

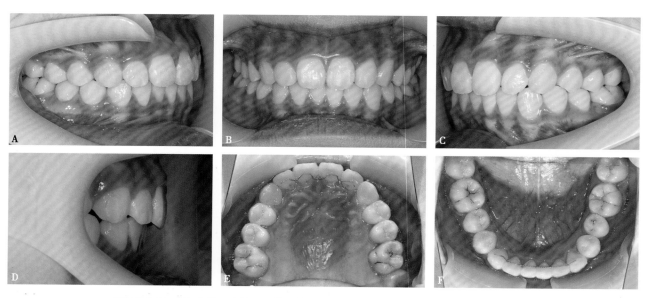

图 11-2-68 治疗后口内照，牙排列整齐，双侧尖牙、磨牙中性关系，覆𬌗覆盖Ⅰ度
A. 右侧咬合像 B. 正面咬合像 C. 左侧咬合像 D. 覆𬌗覆盖像 E. 上颌𬌗面像 F. 下颌𬌗面像

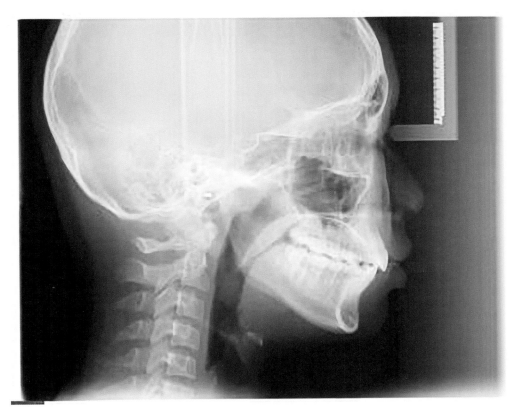

图 11-2-69　治疗后 X 线头颅侧位片

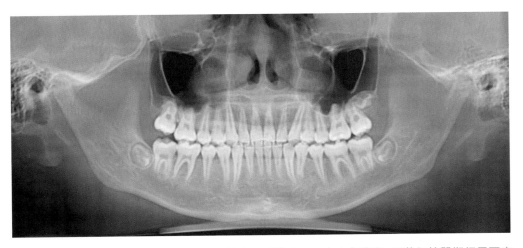

图 11-2-70　治疗后全景片示牙根平行度基本可以接受，17 未完全萌出，配戴保持器期间需要密切监控，必要时干预

	术前测量值	术后测量值	变化量	正常值
SNA	78.3	76.8	-1.5	82.8±4.0
SNB	73.3	72.7	-0.6	80.1±3.9
ANB	5.0	4.1	-0.9	2.7±2.0
WITS	3.7mm	-0.8mm	+4.5mm	-0.8mm±2.8
U1/SN	114	97.3	-16.7	105.7±6.3
U1/PP	124.2	107.8	-16.4	108.0±5.0
L1/MP	90.1	96.1	+6.0	96.5±7.1
U1/L1	117.9	127.7	+9.8	125.4±7.9
SN-GoGn	35.4	35.7	+0.3	32.5±5.2
PP/MP	27.8	28.4	+0.6	27.0±5.0
NL-U1	25mm	27mm	+2mm	
NL-U6	19mm	19mm	0mm	
ML-L1	38mm	35mm	-3mm	
ML-L6	25mm	28mm	3mm	
N-ANS	46.1mm	47.8mm	+1.7mm	52.4mm±3.6
N-Me	102.0mm	106.2mm	+4.2	117.4mm±5.7
ANS-Me	56.9mm	59.5mm	+2.6	65.0mm±3.9
下面高比	55.8%	56.0%	0.2%	55.4%±2.3%
L1/Apo	0.5mm	3.0mm	2.5mm	4.9mm±2.1
下唇到 E 线距	2mm	1mm	-1mm	0.5mm±1.8

图 11-2-71 治疗前后 X 线头影测量值及其变化情况

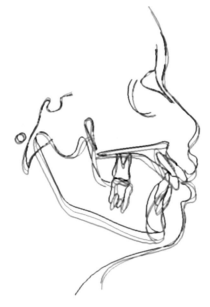

图 11-2-72 治疗前后 X 线头影描迹重叠图
（黑色线条示治疗前，蓝色线条示治疗中，红色线条示治疗后）

【治疗体会】

本例患儿为安氏Ⅱ类 1 分类错𬌗，深覆𬌗深覆盖，垂直向为均角，综合分析为下颌后缩为主，上颌有轻度牙性前突。治疗计划：IPR，扩弓获得间隙排齐牙列；Ⅱ类牵引（下颌第一磨牙与上颌第一前磨牙），诱导下颌前移，获得Ⅰ类咬合关系。一期治疗步骤 27 步，矫治器每 10 天一换，治疗时间为 9 个月。精细调整 18 步，6 个月。1 年半完成治疗。治疗结束时达到完全中性关系，覆𬌗覆盖正常。因患者为生长发育期儿童，采用Ⅱ类牵引可以实现咬合跳跃，打开深覆𬌗，同时矫治矢状向咬合关系。从 X 线头影测量结果看，深覆𬌗的打开可归因于下颌前牙压低，下颌后牙伸长，及下颌向下向前位移。下颌向下向前位移类似传统的功能矫治器。相较于传统功能矫治器，隐适美矫治器效率、舒适度方面均有明显优势。当然，未来还应该观察其长期效果。

隐适美矫治系统治疗深覆𬌗典型病例四

【治疗前资料】

患者，女，31 岁。

主诉 牙列不齐 20 余年。

既往史 否认系统性疾病史，否认过敏史。

颜貌检查 凸面型，下颌后缩，颏唇肌紧张（图 11-2-73）。

口内检查 恒牙列，上颌 8—7，下颌 7—7。双侧磨牙、尖牙均为完全远中关系。覆𬌗、覆盖Ⅲ度。上颌牙列轻度拥挤，下颌牙列中度拥挤（图 11-2-74）。

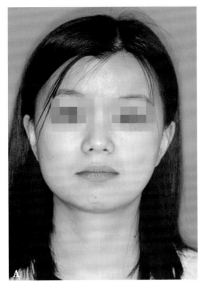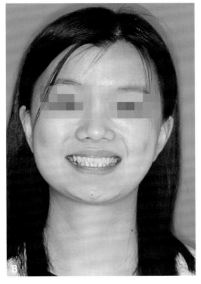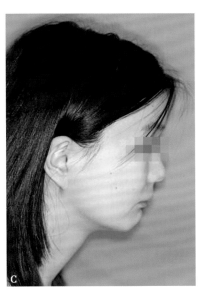

图 11-2-73 治疗前面像,凸面型,下颌后缩,颏唇肌紧张

A. 正面像 B. 正面微笑像 C. 侧面像

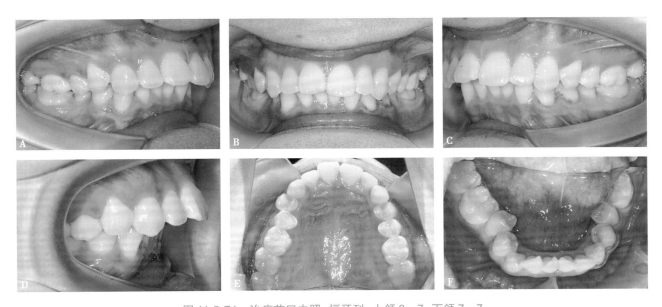

图 11-2-74 治疗前口内照,恒牙列,上颌 8—7,下颌 7—7

A. 右侧磨牙、尖牙完全远中关系 B. 正面咬合像 C. 左侧磨牙、尖牙完全远中关系 D. 覆殆覆盖Ⅲ度 E. 上颌牙列轻度拥挤 F. 下颌牙列中度拥挤

模型分析 拥挤度:上颌牙弓 2mm,下颌牙弓 4.5mm;Bolton 指数:全牙比 84.87%,前牙比 77.99%;Spee 曲线曲度:右侧 4mm,左侧 4.5mm。

X 线检查 治疗前全景片显示下颌第三磨牙阻生,上颌窦偏低,牙周关节无异常(图 11-2-75)。治疗前 X 线头颅侧位片示骨性Ⅱ类,下颌后缩,均角,上下颌前牙唇倾,上下唇位于 E 线前(图 11-2-76)。

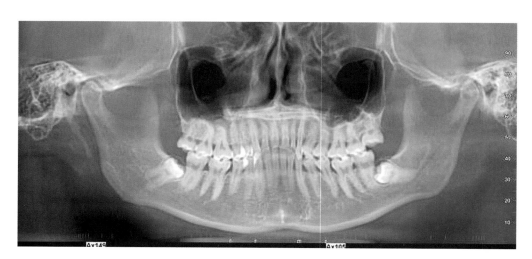

图 11-2-75 治疗前全景片显示下颌第三磨牙阻生，上颌窦偏低，牙周关节无异常

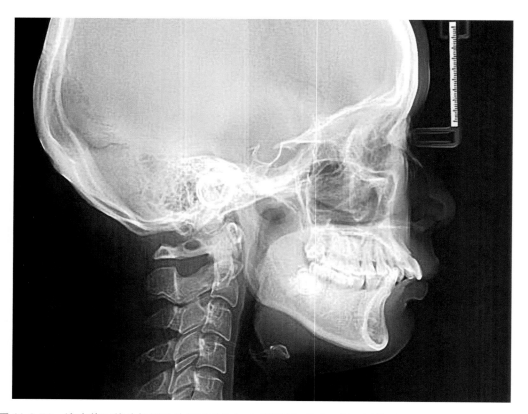

图 11-2-76 治疗前 X 线头颅侧位片示骨性Ⅱ类，下颌后缩，均角，上下颌前牙唇倾，上下唇位于 E 线前

【诊断和治疗计划】

综上资料，这个患者的诊断为安氏Ⅱ类 1 分类错𬌗，骨性Ⅱ类，均角，Ⅲ度深覆𬌗深覆盖。治疗目标是达到尖牙中性关系，磨牙完全远中关系，覆𬌗覆盖Ⅰ度。

治疗方案包括：

（1）上颌拔除 14、24，下颌 IPR 加扩弓，以排齐整平牙弓，解除拥挤。

（2）获得尖牙中性关系，覆𬌗覆盖正常，改善面形。

（3）在治疗的过程中，必要时拔除 38、48。

【ClinCheck 设计】

上颌拔除 14、24，拔牙间隙用于内收前牙，同时近中移动后牙以关闭拔牙间隙，纠正磨牙至完全远中关系，尖牙中性关系，配合Ⅱ类牵引打开咬合，下颌通过扩弓加 IPR 提供间隙以排齐牙列及整平 Spee 曲线。ClinCheck 设计细节见图 11-2-77～图 11-2-83。

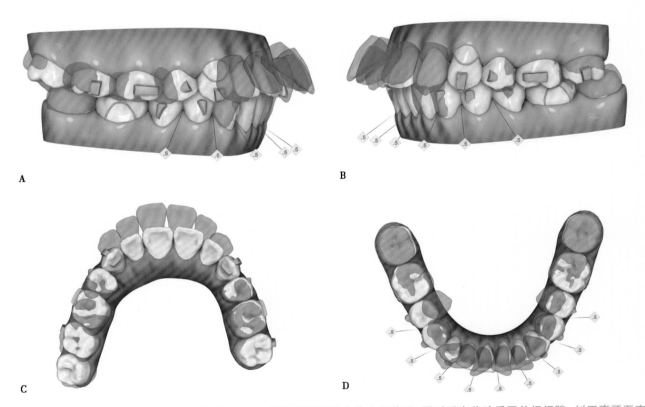

图 11-2-77　ClinCheck 设计：上颌拔除 14、24，拔牙间隙用于内收上颌前牙，同时近中移动后牙关闭间隙，纠正磨牙至完全远中关系，尖牙中性关系，配合Ⅱ类牵引打开咬合，下颌扩弓加 IPR 以排齐牙列及整平 Spee 曲线
A. 右侧咬合像　B. 左侧咬合像　C. 上颌𬌗面像　D. 下颌𬌗面像

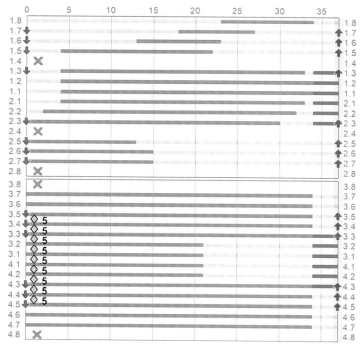

图 11-2-78 ClinCheck 分步图

0.74	**2.29**	
下颌多于	上颌多于	
3-3	6-6	
	（估算值）	

上颌右侧		上颌左侧	
1.1	8.62	8.66	2.1
1.2	6.57	6.63	2.2
1.3	7.38	7.21	2.3
1.4	8.18*	8.42*	2.4
1.5	7.06	6.99	2.5
1.6	10.24	10.14	2.6

下颌右侧		下颌左侧	
4.1	5.38	5.56	3.1
4.2	6.19	6.11	3.2
4.3	6.07	6.23	3.3
4.4	7.17	7.13	3.4
4.5	7.18	7.24	3.5
4.6	10.67	10.72	3.6

*缺失牙的宽度值是估算的

图 11-2-79 ClinCheck Bolton 指数

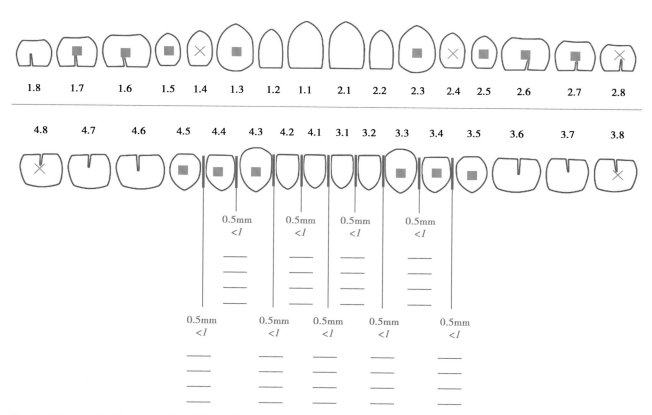

图 11-2-80 附件设计：16、26 为水平矩形附件，13、17、23、27 为垂直矩形附件，15、25、35 为优化控根附件，33、34、43、44、45 为优化旋转附件。下颌设计了较多 IPR，主要是因为 Bolton 指数不协调

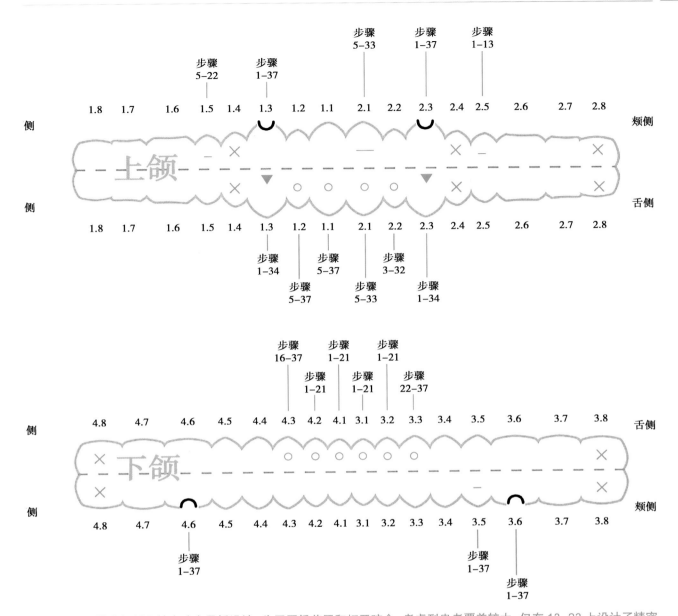

图 11-2-81　精密切割和精密咬合导板设计：为了压低前牙和打开咬合，考虑到患者覆盖较大，仅在 13、23 上设计了精密咬合导板。13、23 和 36、46 设计了开窗粘接舌钮以方便Ⅱ类牵引。需要说明的是，这是早期的患者，现在笔者一般不在这种位置基本正常的上颌尖牙设计开窗，因为此种Ⅱ类牵引可能会引起上颌尖牙伸长

上颌　下颌		1.8	1.7	1.6	1.5	P	1.3	1.2	1.1	2.1	2.2	2.3	P	2.5	2.6	2.7	2.8
伸长(E)/压低(I), mm		1.7 E	0.6 E	0.2 I	0.1 E		1.6 I	2.1 I	3.4 I	2.9 I	2.4 I	1.7 I		0.2 I	0.2 I	1.2 E	
整体移动(B)/舌侧(L), mm		0.7 B	0.2 B	0.2 B	1.8 L		1.7 B	5.3 L	6.1 L	2.0 D	3.9 L	1.4 B		1.5 L	0.1 B	0.2 L	
整体移动 近中(M)/远中(D), mm		0.4 M	0.3 D	1.5 M	4.1 M		1.3 D	0.9 M	1.4 M	2.0 D	3.0 D	5.1 D		2.7 M	0	1.5 D	
扭转(M)/远中(D)		12.0°M	6.6°M	1.8°D	9.6°M		1.2°D	0.2°D	10.5°M	0.4°M	7.7°M	17.3°D		7.9°M	0.6°M	2.0°D	
轴倾度(M)/远中(D)		4.8°D	6.8°D	2.3°D	6.3°M		5.4°M	6.7°M	0°	4.3°M	7.7°M	3.9°M		7.7°M	1.1°D	5.5°M	
倾斜度 唇侧(B)/舌侧(L)		3.9°B	3.4°B	0.5°B	4.8°L		10.8°B	2.8°L	1.8°L	3.7°L	1.3°L	4.1°B		5.8°L	0.6°L	0.4°B	

上颌　下颌		4.8	4.7	4.6	4.5	4.4	4.3	4.2	4.1	3.1	3.2	3.3	3.4	3.5	3.6	3.7	3.8
伸长(E)/压低(I), mm			1.2 I	0.1 E	0.8 I	0.1 I	1.4 I	3.0 I	3.6 I	3.2 I	2.6 I	1.0 I	0.2 I	0.3 I	0.1 E	1.2 I	
整体移动(B)/舌侧(L), mm			0.3 B	1.1 B	2.4 L	1.2 L	2.4 B	1.1 B	0.6 B	0.2 L	0.4 L	1.0 L	1.2 L	2.4 L	0.7 B	0.5 L	
整体移动 近中(M)/远中(D), mm			1.5 M	3.1 M	0.5 M	0.8 D	16.1°M	34.4°M	28.4°D	36.1°D	31.2°D	35.2°D	7.1°M	17.9°M	14.2°D	14.0°D	2.6°D	
扭转(M)/远中(D)			2.8°D	10.2°D	8.8°D	16.1°M	34.4°M	28.4°D	36.1°D	31.2°D	35.2°D	7.1°M	17.9°M	14.2°D	14.0°D	2.6°D	
轴倾度(M)/远中(D)			5.1°M	9.7°M	1.4°D	3.3°D	5.6°D	10.0°D	7.9°D	2.6°M	6.1°D	1.7°M	9.3°M	5.6°M	8.0°M	3.2°M	
倾斜度 唇侧(B)/舌侧(L)			3.5°B	0.6°B	19.4°L	7.8°L	6.8°L	1.7°L	5.6°L	6.9°L	5.1°L	5.0°L	7.6°L	14.0°L	0.1°B	0°	

图 11-2-82　上下颌牙移动数值

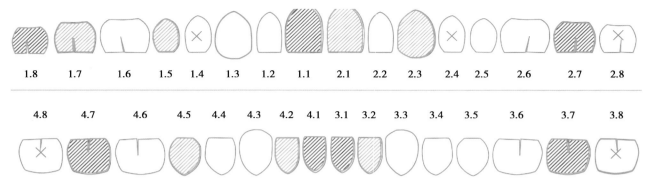

| 1.8 | 1.7 | 1.6 | 1.5 | 1.4 | 1.3 | 1.2 | 1.1 | 2.1 | 2.2 | 2.3 | 2.4 | 2.5 | 2.6 | 2.7 | 2.8 |

| 4.8 | 4.7 | 4.6 | 4.5 | 4.4 | 4.3 | 4.2 | 4.1 | 3.1 | 3.2 | 3.3 | 3.4 | 3.5 | 3.6 | 3.7 | 3.8 |

图 11-2-83　牙齿移动难度评估：11、31、41、37、18、27、47 移动最难,为黑色；15、17、21、23、32、42、45 移动难度中等,为蓝色；其余牙移动比较容易实现,为白色

【治疗过程和结果】

　　一期总共 37 步,矫治器每 2 周一换,治疗时间约 18 个月(图 11-2-84～图 11-2-88)。第一阶段治疗结束后设计了附加矫治器进行精细调整,主要目的在于进一步压低前牙改善前牙深覆𬌗,使后牙密切咬合,同时维持矢状向关系。附加矫治器设计细节见图 11-2-89～图 11-2-93。精细调整总共 30 步,矫治器每 10 天一换。总治疗时间为 28 个月(图 11-2-94～图 11-2-99)。

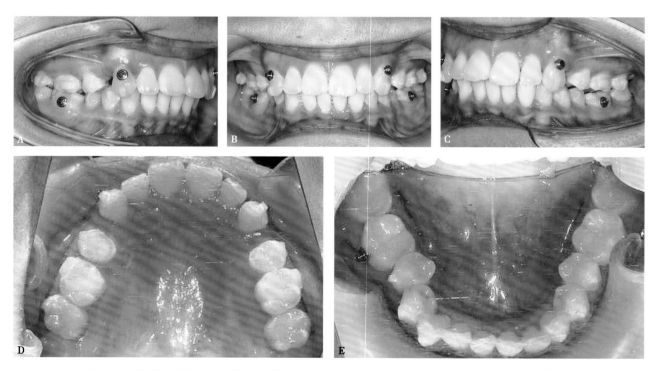

图 11-2-84　第 16 副矫治器口内照,下颌第一磨牙和上颌尖牙粘接舌钮以方便Ⅱ类牵引。上颌前牙内收,前磨牙前移,前牙覆𬌗打开,后牙密合度略差

A. 右侧咬合像　B. 正面咬合像　C. 左侧咬合像　D. 上颌𬌗面像　E. 下颌𬌗面像

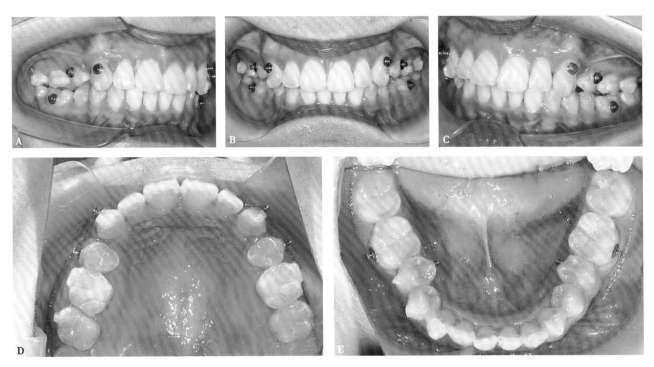

图 11-2-85 第 25 副矫治器口内照，上颌拔牙间隙进一步减小，下颌排齐。由于临床复诊观察到前磨牙咬合不理想，在矫治器上颌第二前磨牙颊侧，下颌第二前磨牙舌侧自行开窗，进行了交互牵引

A. 右侧咬合像　B. 正面咬合像　C. 左侧咬合像　D. 上颌𬌗面像　E. 下颌𬌗面像

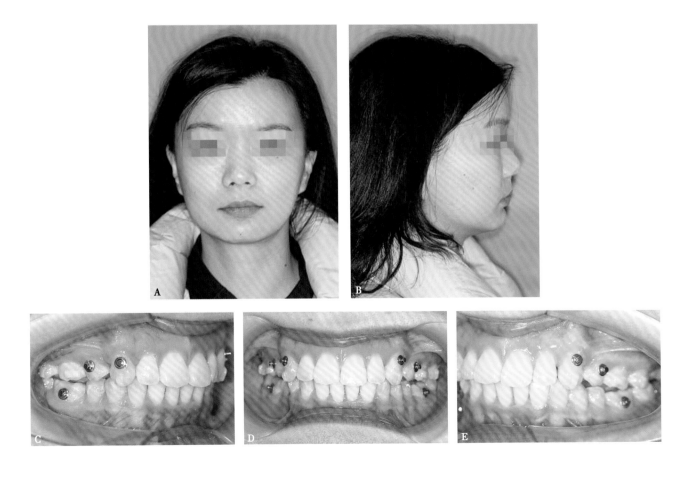

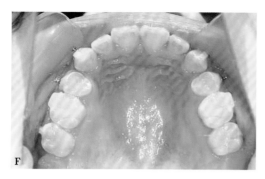
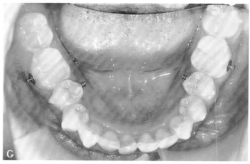

图 11-2-86 第一期治疗结束，精细调整前面像、口内照，面形改善，下颌前牙略有不齐，前牙覆𬌗覆盖基本正常，尖牙中性关系，磨牙完全远中关系，但后牙咬合密合度不够

A. 正面像 B. 侧面像 C. 右侧咬合像 D. 正面咬合像 E. 左侧咬合像 F. 上颌𬌗面像 G. 下颌𬌗面像

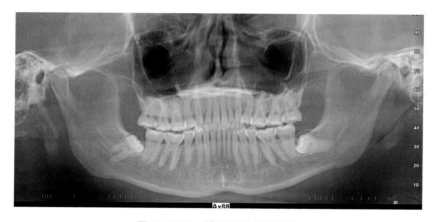

图 11-2-87 精细调整前全景片

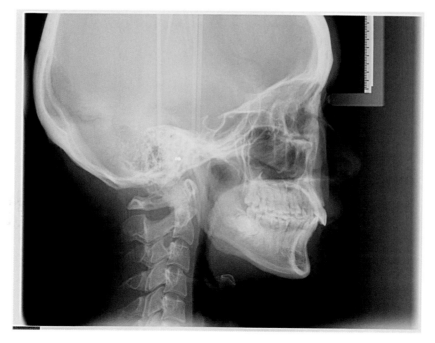

图 11-2-88 精细调整前 X 线头颅侧位片

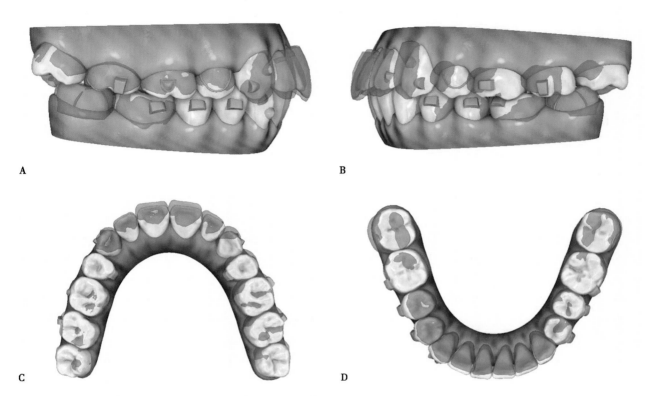

图 11-2-89 精细调整的 ClinCheck 终末位置：进一步压低前牙，打开深覆殆，使后牙密切咬合，维持矢状向关系

A. 右侧咬合像 B. 左侧咬合像 C. 上颌殆面像 D. 下颌殆面像

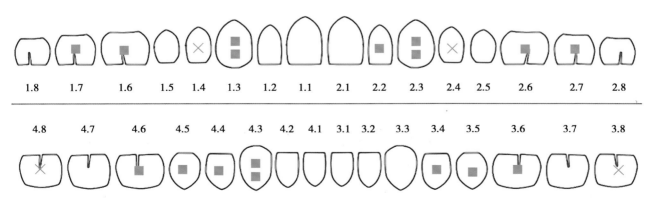

图 11-2-90 精细调整附件设计：13、22、23、43 为优化控根附件，16 为优化伸长附件，其余为传统附件

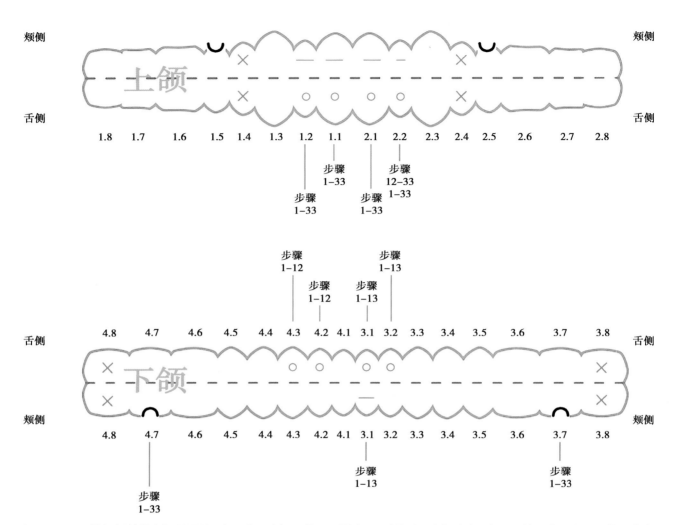

图 11-2-91 精细调整精密切割设计：为了进一步打开前牙深覆骀，同时使后牙密切咬合，在下颌第二磨牙和上颌第二前磨牙设置了开窗以粘舌钮方便Ⅱ类牵引

上颌　下颌	1.8	1.7	1.6	1.5	1.4	1.3	1.2	1.1	2.1	2.2	2.3	2.4	2.5	2.6	2.7	2.8
伸长(E)/压低(I), mm	0.6 E	0.3 E	0.3 E	0.6 E		0.8 I	1.3 I	2.1 I	2.3 I	1.4 I	0.4 I		0.9 E	0.4 E	0.3 E	1.1 E
整体移动(B)/舌侧(L), mm	1.6 B	0.3 L	1.1 B	1.1 B		0.2 L	4.6 L	5.4 L	4.8 L	3.8 L	3.0 L		0.2 B	0.7 B	0.2 L	2.4 B
整体移动 近中(M)/远中(D), mm	1.4 M	1.5 M	0.7 M	1.6 M		3.6 D	1.3 D	0.3 D	1.4 D	2.8 D	5.0 D		2.0 M	0	2.2 M	1.0 D
扭转(M)/远中(D)	8.7°M	4.2°M	1.0°M	0.7°M		1.7°M	5.3°D	2.8°D	2.5°D	5.8°D			2.0°D	2.4°D	1.1°M	11.8°M
轴倾度(M)/远中(D)	6.7°M	5.6°M	2.2°M	5.1°M		8.2°D	3.5°D	1.4°D	2.6°D	5.8°D	9.6°D		10.6°M	4.2°M	12.3°M	1.8°M
倾斜度 唇侧(B)/舌侧(L)	7.7°B	0.8°B	3.9°B	4.1°B		0.3°L	14.6°L	16.6°L	14.6°L	11.8°L	6.9°L		1.9°B	2.6°B	0.5°B	10.2°B

上颌　下颌	4.8	4.7	4.6	4.5	4.4	4.3	4.2	4.1	3.1	3.2	3.3	3.4	3.5	3.6	3.7	3
伸长(E)/压低(I), mm		0	0.5 E	0.4 I	0.4 I	0.8 I	1.0 I	0	0.8 I	0.6 I	0.4 I	0.4 E	0.4 E	0.8 E	0.1 E	
整体移动(B)/舌侧(L), mm		0.9 L	0.9 B	1.8 B	0.1 L	0.8 B	1.1 B	0.4 B	1.0 L	0.6 L	0.7 B	0.5 L	0.8 L	0.6 B	0.3 B	
整体移动 近中(M)/远中(D), mm		0.5 M	0.3 M	0.8 D	2.5 D	0.5 D	0.9 D	0.5 M	1.8 D	0.4 M	1.8 M	0.1 M	2.9 M	0.9 M		
扭转(M)/远中(D)		5.5°D	4.9°D	5.8°D	2.8°D	2.0°M	5.6°D	22.0°D	2.0°D	4.4°D	4.4°D	6.6°M	12.8°D	5.9°D	1.7°D	
轴倾度(M)/远中(D)		2.7°M	10.2°M	2.4°D	7.6°D	2.6°D	0°	1.3°D	1.2°M	6.8°D	0.5°D	4.3°M	1.5°D	7.8°M	2.0°M	
倾斜度 唇侧(B)/舌侧(L)		1.5°B	4.2°B	3.6°B	2.1°L	0.7°L	0.8°L	2.1°L	7.8°L	5.1°L	0.1°L	2.6°L	2.9°L	2.7°B	2.6°B	

图 11-2-92 精细调整上下颌牙移动数值

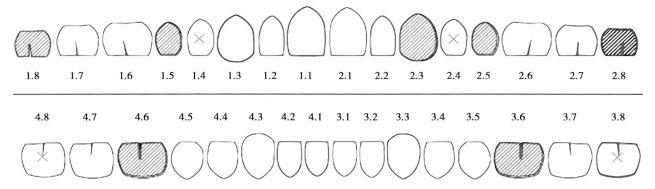

图 11-2-93　精细调整牙移动难度评估：28 移动最难，为黑色；18、15、25、36、46、23 移动难度中等，为蓝色；其余移动比较容易实现，为白色

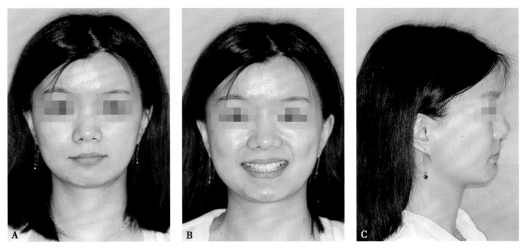

图 11-2-94　治疗后面像，面形改善，侧貌变直，颏唇沟变浅，唇肌紧张度下降，自然状态是放松的
A. 正面像　B. 正面微笑像　C. 侧面像

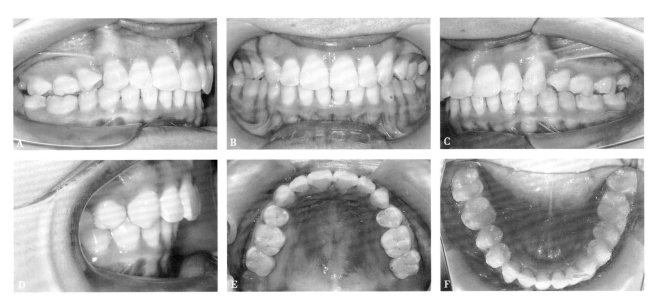

图 11-2-95　治疗后口内照，牙排列整齐，弓形改善，尖牙中性关系，磨牙完全远中关系，前牙覆𬌗覆盖正常。但后牙长轴仍然不是特别理想，可能是上颌窦比较低，导致上颌后牙前移时，牙根没有完全跟上
A. 右侧咬合像　B. 正面咬合像　C. 左侧咬合像　D. 覆𬌗覆盖像　E. 上颌𬌗面像　F. 下颌𬌗面像

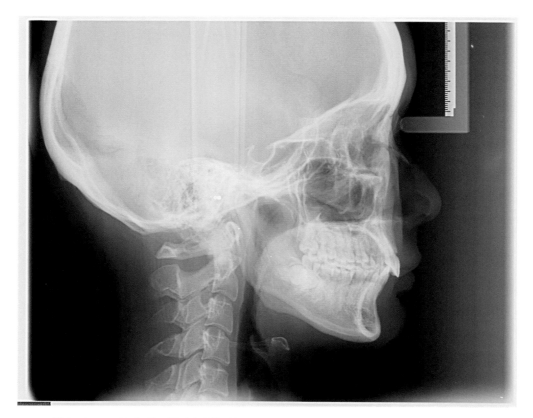

图 11-2-96　治疗后 X 线头颅侧位片示上颌前牙内收,前牙深覆𬌗已纠正,侧貌变直

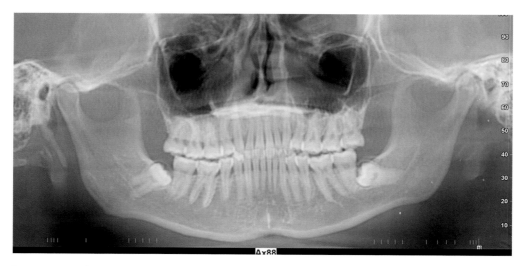

图 11-2-97　治疗后全景片,上颌后牙牙根平行度略差,牙冠近中倾斜,可能是因为上颌窦低的原因,牙根移动没有完全跟上

	术前测量值	术后测量值	变化量	正常值
SNA	74.6	73.6	-1.0	82.8±4.0
SNB	68.7	68.4	-0.3	80.1±3.9
ANB	5.9	5.2	-0.7	2.7±2.0
WITS	4.9mm	0.9mm	-4.0	-0.8mm±2.8
U1/SN	107.3	92.8	-14.5	105.7±6.3
U1/PP	122.1	107.1	-15.0	108.0±5.0
L1/MP	95.4	99.5	4.1	96.5±7.1
U1/L1	119.7	128.9	+9.2	125.4±7.9
SN-GoGn	36.0	36.3	+0.3	32.5±5.2
NL-U1	25mm	26mm	+1mm	
NL-U6	22mm	22mm	0mm	
ML-L1	41mm	37mm	-4mm	
ML-L6	28mm	29mm	+1mm	
PP/MP	22.9	24.5	+1.6	27.0±5.0
N-ANS	51.3mm	52.1mm	+0.8	57.9mm±2.6
N-Me	109.2mm	111.0mm	+0.8mm	130.0mm±4.8
ANS-Me	59.2mm	60.1mm	+0.9mm	72.1mm±5.0
下面高比	54.2%	54.1%	-0.1%	55.4%±2.3%
L1/Apo	-1.4mm	1.0mm	2.4mm	4.9mm±2.1
下唇到E线距	-1mm	-1mm	0	0.5mm±1.8

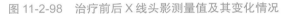

图 11-2-98　治疗前后 X 线头影测量值及其变化情况

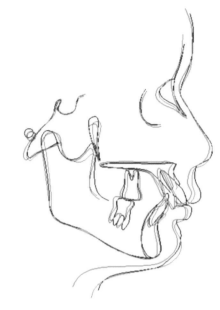

图 11-2-99　治疗前(黑色线条示)、中(蓝色线条示)、后(红色线条示)X 线头影描迹重叠图

【治疗体会】

本病例为骨性Ⅱ类成人患者，均角，以下颌后缩为主，深覆殆，深覆盖，牙弓狭窄，下颌牙列拥挤，左右侧第二前磨牙锁殆。综合患者情况，我们采取了上颌拔除 14、24，下颌非拔牙的方案。同时考虑到下颌拥挤和拔牙后 Bolton 指数问题，下颌采取较大量的 IPR。在动画的设计过程中，上颌前牙设计了比较大的转矩补偿。同时利用下颌第一磨牙、上颌尖牙Ⅱ类牵引，帮助打开咬合。一期治疗基本达到治疗目的，但是后牙密合度略差。在精细调整的时候，对前牙进行了进一步压低，同时为了密切咬合，把Ⅱ类牵引放到了下颌第二磨牙和上颌第二前牙上。结果表明，治疗策略基本有效，覆殆覆盖由Ⅲ度变为Ⅰ度，达到正常，咬合关系可。从 X 线头影测量结果看，深覆殆的改正主要归因于下颌前牙压低。

在这种拔牙病例中，难以控制的是上颌前牙转矩和覆殆。但是因为采取了上颌拔牙、下颌非拔牙的措施，下颌移动量小，对上颌提供了良好的支撑，同时上颌前牙增加了一定的转矩和垂直向补偿，所以整个上颌前牙转矩表达良好，深覆殆也按计划打开。目前笔者的经验表明，如果类似Ⅱ类深覆殆深覆盖畸形，采取上下颌均拔牙治疗方案，青少年患者一般比较容易获得满意的效果，而成人深覆殆患者，若上下颌均拔牙，则会复杂很多。

（夏大弘）

参 考 文 献

1. NIELSEN I L. Vertical malocclusions：etiology，development，diagnosis and some aspects of treatment. Angle Orthod，1991，61（4）：247-60.

2. El-DAWLATLY M M，FAYED M M，MOSTAFA Y A. Deep overbite malocclusion：analysis of the underlying components. Am J Orthod Dentofacial Orthop，2012，142（4）：473-80.

3. TWEED C H. Clinical orthodontics. St. Louis：The CV Mosby Company，1966.

4. BENNETT J C，MCLAUGHLIN R P. Management of deep overbite with a preadjusted appliance system. J Clin Orthod，1990，24（11）：684-96.

5. HENICK D，DAYAN W，DUNFORD R，et al. Effects of Invisalign（G5）with virtual bite ramps for skeletal deep overbite malocclusion correction in adults. Angle Orthod，2021，91（2）：164-170.

12

第十二章　开𬌗的隐适美矫治系统治疗策略

开𬌗是指牙尖交错位时前牙垂直向有空间，前牙咬不到。这类错𬌗畸形将导致患者前牙咬切功能丧失，影响美观，也影响发音。

第一节　概　　述

开𬌗患者按垂直距离的大小分类，可以分为三类：小于 3mm 为Ⅰ度，3~5mm 为Ⅱ度，大于 5mm 为Ⅲ度；按开𬌗范围分类，可以分为前牙开𬌗、前磨牙区开𬌗或者全牙列开𬌗；按磨牙关系分类，可以分为Ⅰ类开𬌗、Ⅱ类开𬌗、Ⅲ类开𬌗；按错𬌗畸形形成机制分类，可以分为骨性开𬌗和牙性开𬌗。牙性开𬌗的临床表现一般除了前牙咬不上，容貌大多数没有明显畸形，因此治疗相对比较简单。骨性开𬌗的临床表现就很复杂，除了前牙咬不上，一般还有垂直向的骨性不调，面下 1/3 较长，还可能合并矢状向不调，治疗相对比较复杂，有时需要正颌外科配合才能获得良好的治疗效果。

开𬌗的形成机制往往是后牙牙槽过高，或者合并前牙牙槽高度不足，因此对应的矫治策略应该是压低后牙和伸长前牙。这其中会涉及两种效应：钟摆效应和楔形效应。所谓钟摆效应，是指前牙内收过程中一般会出现前牙覆𬌗加深，这在一般病例中需要加以控制，但是开𬌗病例正好可以利用该效应改正前牙开𬌗。所谓楔形效应，指的是后牙的支点前移导致前牙覆𬌗加深。因此对钟摆效应而言，拔牙牙位可以靠前，利用拔牙间隙内收前牙，使覆𬌗加深。对楔形效应而言，拔牙牙位可以靠后一些，使支点向前移位，有利于前牙开𬌗的改正。临床中需要按照病例的具体情况，包括患者的主诉、矢状向不调的程度、垂直骨面型以及患者的侧貌等综合评估。

关于开𬌗的矫治，可以利用钟摆效应和楔形效应压低上颌后牙，使下颌逆时针旋转，从而改善开𬌗。因此，治疗过程中的垂直向控制至关重要，可以设计附件使后牙压低，同时使用优化多平面附件使前牙伸长，最终达到矫治目标。下面按照磨牙关系分类的情况，分别叙述开𬌗的矫治策略。

第二节　安氏Ⅰ类开𬌗的矫治策略

这类患者的临床表现一般是磨牙中性关系，前牙咬不上。如果是非高角患者，容貌一般不需要改善，维持现状即可。矫治策略可以利用隐适美 G4 的一些特征，包括前牙多平面伸长附件使前牙伸长，同时后牙作为支抗牙保持稳定，从而改正开𬌗。

附：

隐适美矫治系统治疗安氏Ⅰ类开𬌗典型病例一

【治疗前资料】

患者，女，20 岁。

主述　牙齿咬不上。

既往史　否认系统性疾病史，否认过敏史。

颜貌检查　未见明显异常（图 12-2-1）。

口内检查　牙列式上颌 7—7，下颌 7—7；12 舌向错位；双侧磨牙中性关系，双侧尖牙基本中性关系；开𬌗 1mm（图 12-2-2）。

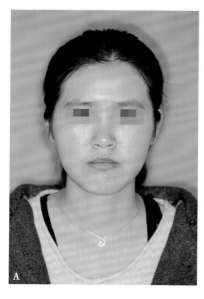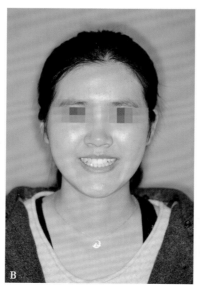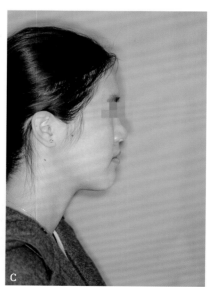

图 12-2-1　治疗前面像，未见明显异常

A. 正面像　B. 正面微笑像　C. 侧面像

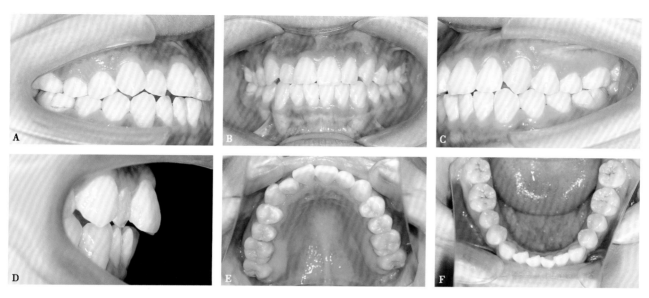

图 12-2-2　治疗前口内照，牙列式上颌 7—7，下颌 7—7

A. 右侧尖牙、磨牙中性关系　B. 正面咬合像　C. 左侧尖牙、磨牙中性关系　D. 开𬌗 1mm　E. 上颌牙列轻度拥挤　F. 下颌牙列轻度拥挤

模型分析　拥挤度：上颌牙弓 2mm，下颌牙弓 3mm；Bolton 指数：前牙比 78.30%，全牙比 90.16%；Spee 曲线曲度：右侧 1mm，左侧 1mm。

X 线检查　治疗前全景片显示 18 未见，28、38、48 阻生，关节和牙周情况没有异常（图 12-2-3）。治疗前 X 线头颅侧位片显示骨性 I 类；垂直生长型，偏高角；上颌前牙稍唇倾；上唇在 E 线后，下唇位于 E 线上，前牙开𬌗 1mm（图 12-2-4）。

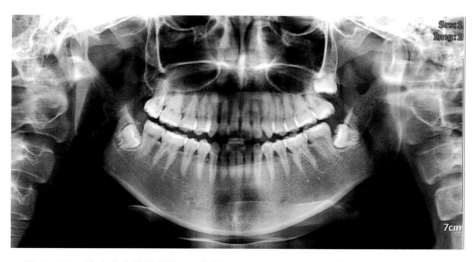

图 12-2-3　治疗前全景片显示 18 未见，28、38、48 阻生，关节和牙周情况没有异常

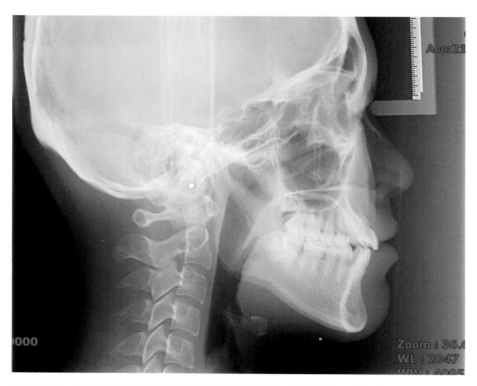

图 12-2-4　治疗前 X 线头颅侧位片显示颌骨及面高：骨性Ⅰ类，垂直生长型，偏高角；牙
及牙槽：上颌前牙稍唇倾；软组织：上唇在 E 线后，下唇位于 E 线上；前牙开𬌗1mm

【诊断和治疗计划】

综上资料，这个患者的诊断是安氏Ⅰ类错𬌗，骨性Ⅰ类错𬌗，牙列拥挤，开𬌗。因此，治疗目标是解除拥挤，改正开𬌗，维持磨牙、尖牙中性关系。

治疗方案包括：

（1）口腔卫生宣教。

（2）建议择期拔除 28、38、48。

（3）上颌设计扩弓，上颌前牙伸长、排齐并改善开𬌗。

（4）下颌设计扩弓，下颌前牙唇倾，解除拥挤。

（5）矫治结束，用保持器保持。

【ClinCheck 设计】

上颌设计扩弓，优化伸长附件使上颌前牙伸长。下颌设计扩弓，前牙唇倾解除拥挤（图 12-2-5）。其他设计细节参见图 12-2-6～图 12-2-10。

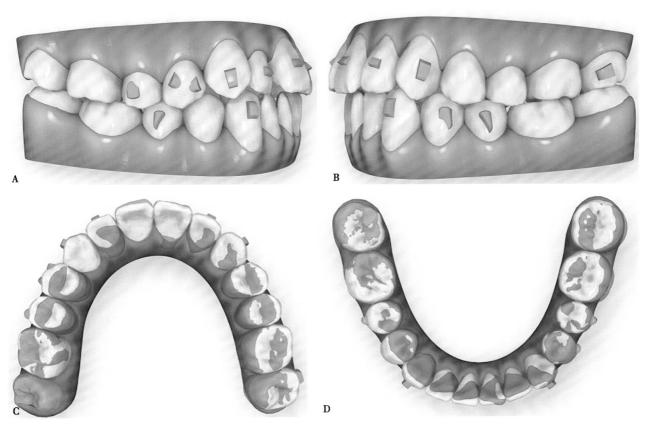

图 12-2-5　ClinCheck 设计：上颌设计扩弓，上颌前牙伸长；下颌设计扩弓，前牙唇倾解除拥挤

A. 右侧咬合像　B. 左侧咬合像　C. 上颌𬌗面像　D. 下颌𬌗面像

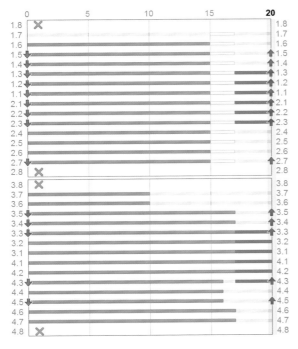

图 12-2-6　ClinCheck 分步图

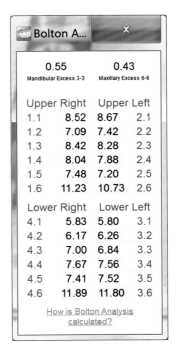

图 12-2-7　ClinCheck Bolton 指数

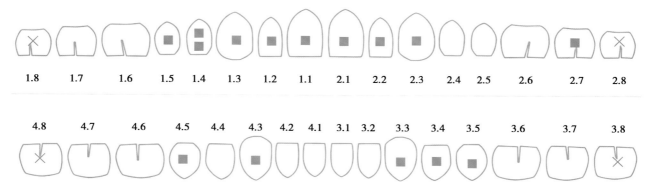

图 12-2-8 附件设计：11、12、21、22 为优化多平面伸长附件，15、34、35、45 为优化旋转附件，14 为优化控根附件，13、23、33、43 为垂直矩形附件，27 为水平矩形附件

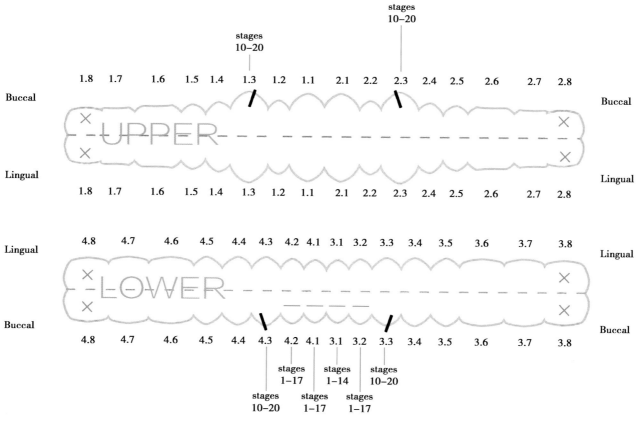

图 12-2-9 压力嵴设计：32—42 唇面设计压力嵴控根

Upper Lower	1.8	1.7	1.6	1.5	1.4	1.3	1.2	1.1	2.1	2.2	2.3	2.4	2.5	2.6	2.7	2.8	Final Stage
Extrusion/Intrusion, mm		0	0	0.2 E	0.5 E	1.1 E	2.3 E	1.3 E	1.1 E	1.4 E	0.2 E		0.1 E	0.1 E	0.1 E		Align
Translation Buccal/Lingual, mm		0	0	1.3 B	1.2 B	0.4 L	1.7 B	0.4 L	0.2 B	0.9 B	0.7 B		0.7 B	0.8 B	0.8 B		Doctor
Translation Mesial/Distal, mm		0	0.1 M	0.2 D	0.1 D	0.2 D	0.2 D	0.2 M	0.1 D	0.2 M	0.1 D		0.1 D	0.1 D	0		Difference
Rotation Mesial/Distal		0°	3.2°D	8.6°D	2.9°M	4.2°M	17.5°D	7.9°M	3.5°D	11.5°M	26.5°M		2.4°D	1.6°D	4.2°M	2.4°M	Tooth Basis
Angulation Mesial/Distal		0°	0.2°D	1.2°D	5.4°D	5.2°D	4.0°M	0.9°M	3.3°D	0.9°D	3.4°D		3.5°D	1.1°D	1.4°D	4.4°M	Crown
Inclination Buccal/Lingual		0°	1.4°B	5.0°B	4.4°B	3.7°L	1.3°L	12.2°L	9.5°L	8.2°L	1.9°B		0.3°B	2.7°L	0.9°L	6.1°L	Root

Upper Lower	4.8	4.7	4.6	4.5	4.4	4.3	4.2	4.1	3.1	3.2	3.3	3.4	3.5	3.6	3.7	3.8	Final Stage
Extrusion/Intrusion, mm		0	0	0.2 E	0.3 I	0.2 I	0.1 E	0.1 E	0	0.2 I	0	0.3 I	0.1 E	0.3 E	0.2 E		Align
Translation Buccal/Lingual, mm		0.1 L	0.2 B	0.5 B	0.7 B	1.4 B	1.8 B	1.2 B	0.7 B	1.2 B	0.5 B	0.2 L	0.1 L	0.8 L	0.9 L		Doctor
Translation Mesial/Distal, mm		0.2 M	0.1 M	0.3 M	0.1 M	0.1 D	0.7 D	0.2 D		0	0.2 M	0.1 L	0.1 D	0.1 D	0.2 D		Difference
Rotation Mesial/Distal		0.1°M	0°	10.6°D	2.0°M	8.1°D	29.0°D	23.5°D	21.2°D	1.6°D	20.8°D	13.3°D	20.2°D	0.8°D	0.6°M		Tooth Basis
Angulation Mesial/Distal		0.8°D	2.6°D	0.4°M	1.4°M	3.3°M	4.0°M	3.6°M	4.0°D	2.8°M	4.9°M	0.1°D	4.1°D	1.4°D	1.7°M		Crown
Inclination Buccal/Lingual		0.6°L	0.4°B	3.2°L	6.1°B	7.2°B	15.5°B	12.8°B	4.7°B	10.1°B	5.1°B	0.7°B	1.5°L	3.1°L	2.8°L		Root

图 12-2-10 上下颌牙移动数值，上颌前牙伸长量 1.1～2.3mm

【治疗过程和结果】

总疗程为12个月，每2～3个月复诊一次。矫治器总数20副（图12-2-11～图12-2-18）。

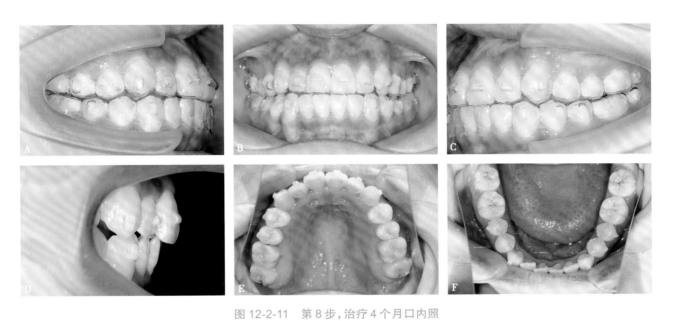

图 12-2-11　第8步，治疗4个月口内照

A. 右侧咬合像　B. 正面咬合像　C. 左侧咬合像　D. 覆𬌗覆盖像　E. 上颌𬌗面像　F. 下颌𬌗面像

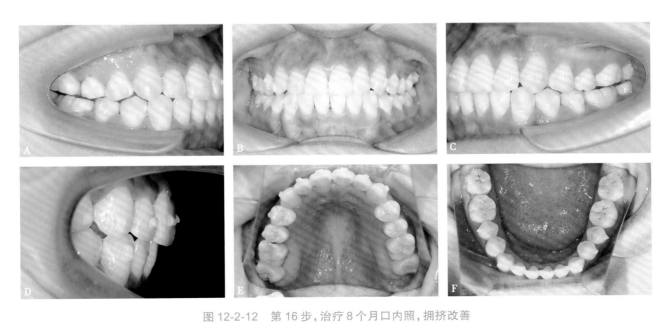

图 12-2-12　第16步，治疗8个月口内照，拥挤改善

A. 右侧咬合像　B. 正面咬合像　C. 左侧咬合像　D. 覆𬌗覆盖像　E. 上颌𬌗面像　F. 下颌𬌗面像

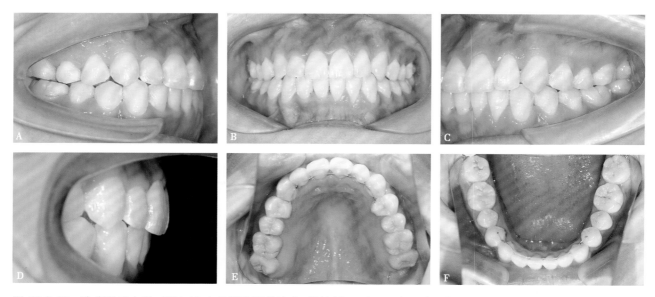

图 12-2-13 治疗后口内照，经过 12 个月的隐适美治疗，拥挤纠正，尖牙、磨牙关系中性，中线对齐，开𬌗改正，覆𬌗覆盖正常。治疗目标达到，进入保持阶段，使用固定舌侧丝保持

A. 右侧咬合像 B. 正面咬合像 C. 左侧咬合像 D. 覆𬌗覆盖像 E. 上颌𬌗面像 F. 下颌𬌗面像

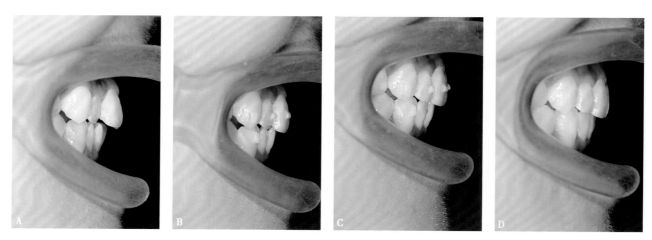

图 12-2-14 治疗前、中、后覆𬌗覆盖的变化对比，随着时间推移，可以看到，治疗前的开𬌗逐渐减轻，最后覆𬌗覆盖正常

A. 治疗前 B. 治疗 3 个月 C. 治疗 8 个月 D. 治疗后

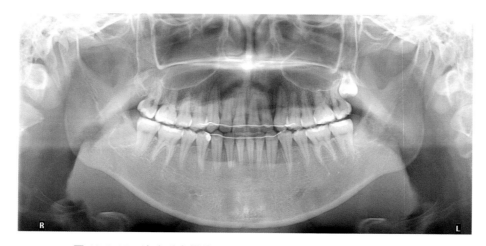

图 12-2-15 治疗后全景片显示牙根平行度较好，28 建议择期拔除

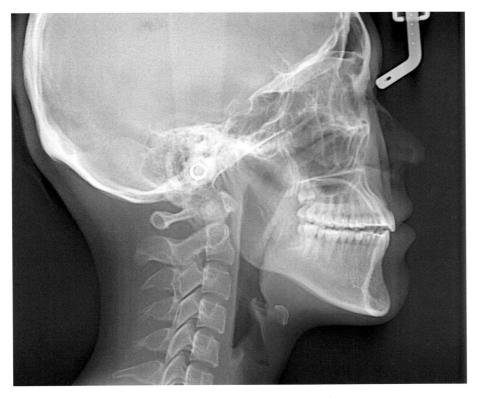

图 12-2-16　治疗后 X 线头颅侧位片

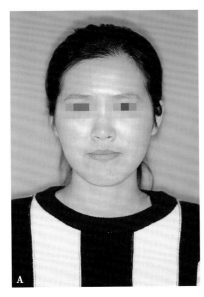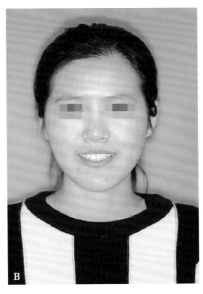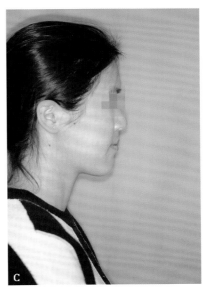

图 12-2-17　治疗后面像，无明显变化

A. 治疗后正面像　B. 治疗后正面微笑像　C. 治疗后侧面像

Measurements	Normal	Pre	Post
SNA°	83.13±3.6	79.4	80.9
SNB°	79.65±3.2	78.3	79.3
ANB°	3.48±1.69	1.1	1.5
SN-MP°	32.85±4.21	38.4	39.1
S-Go/N-Me	65.85±3.83	67.3	62.8
ANS-Me/N-Me	53.32±1.84	56.4	58.3
U1-L1°	126.96±8.54	123.6	130.7
U1-SN°	105.23±6.02	114.0	110.5
UI-NA (mm)	4.05±2.32	6.3	5.2
UI-NA°	21.49±5.92	34.5	26.6
LI-NB (mm)	5.69±2.05	4.1	4.0
LI-NB°	28.07±5.58	20.8	21.1
FMIA°	57.0±6.79	62.8	64.1
UL-EP (mm)	1.75±1.87	-2.4	-2.6
LL-EP (mm)	2.74±2.21	0.2	0.3
Nasolabial angle	78.0±8.0	107.2	115.1

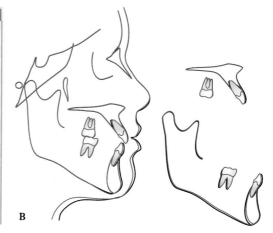

图 12-2-18　治疗前后 X 线头影测量分析,此病例为非拔牙改正开𬌗,上颌前牙略有内收伸长,其他变化不大

A. X 线头影测量数据　B. X 线头影描迹重叠图(黑色线条示治疗前,红色线条示治疗后)

【治疗体会】

该患者为磨牙中性关系的前牙拥挤,Ⅰ度开𬌗病例,考虑到拥挤度不大,侧貌也基本正常,上唇在 E 线后方,设计方案时通过非拔牙,稍扩大牙弓,利用 G4 的前牙多平面优化伸长附件,伸长上颌前牙,改正开𬌗。下颌稍有扩大,并允许下颌前牙稍唇倾获得间隙排齐下颌牙列。这是相对简单的开𬌗病例,使用 G4 能够很好地实现矫治目标。

(本病例由黄稔欢、赖文莉提供)

隐适美矫治系统治疗安氏Ⅰ类开𬌗典型病例二

【矫治前资料】

患者,女,33 岁。

主诉　前牙拥挤。

既往史　吞咽时有舌习惯。

颜貌检查　下颌骨左偏,口唇稍凸(图 12-2-19)。

口内检查　牙列式上颌 8—7,下颌 7—7。前牙开𬌗,最大处 4mm。双侧磨牙中性关系,左侧前磨牙区反𬌗,反覆盖为 5mm,覆𬌗为 -4mm。上颌中线与面中线一致,下颌中线较面中线左偏 2mm。上颌牙列中度拥挤,牙弓狭窄。下颌牙列轻度拥挤,牙弓不对称(图 12-2-20)。

模型分析　拥挤度:上颌牙弓 4mm,其中右侧 3mm,左侧 1mm;下颌牙弓 2mm,其中右侧 1mm,左侧 1mm。Bolton 指数:前牙比 77.45%,全牙比 90.04%。

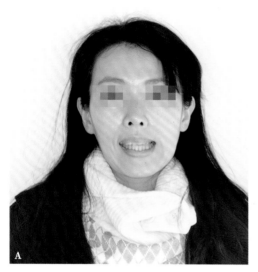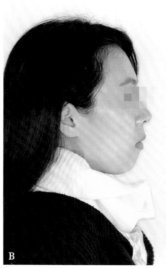

图 12-2-19　治疗前面像，下颌骨左偏，口唇稍凸

A. 正面微笑像　B. 侧面像

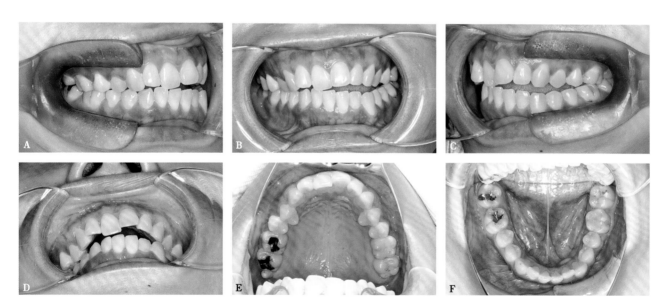

图 12-2-20　治疗前口内照，牙列式上颌 8—7，下颌 7—7

A. 右侧磨牙中性关系　B. 下颌中线左偏　C. 左侧磨牙关系稍显Ⅲ类，前磨牙反𬌗　D. 前牙开𬌗，最大处 4mm　E. 上颌牙列中度拥挤，牙弓狭窄　F. 下颌牙列轻度拥挤，牙弓不对称

X 线检查　治疗前全景片示上颌左侧第二前磨牙牙根较短（图 12-2-21）。治疗前 X 线头颅侧位片示骨性Ⅲ类，垂直生长型，高角；凸面型，前牙区和左侧前磨牙开𬌗（图 12-2-22）。

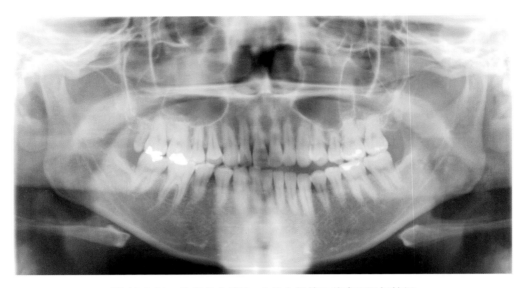

图 12-2-21　治疗前全景片：上颌左侧第二前磨牙牙根较短

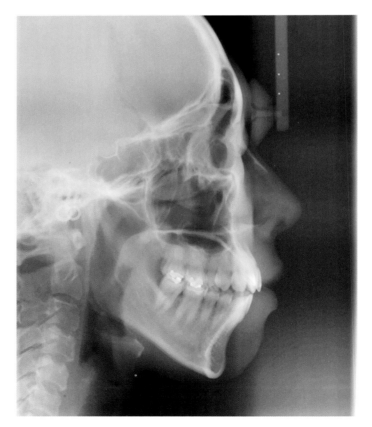

图 12-2-22　治疗前 X 线头颅侧位片示骨性Ⅲ类，垂直生长型，高角，
侧貌凸面型，前牙和左侧前磨牙开𬌗

【诊断和治疗计划】

综上,该患者的诊断为安氏Ⅰ类,骨性Ⅲ类错𬌗畸形,下颌骨左偏,前牙开𬌗。由于上下颌左侧中切牙、侧切牙、尖牙、前磨牙压低,导致非对称性开𬌗。同时,下颌骨左偏,左侧前磨牙区反𬌗,故治疗目标是伸长上下颌左侧中切牙、侧切牙、尖牙、前磨牙,纠正开𬌗,扩大上颌牙弓,解除左侧前磨牙区反𬌗。

治疗方案包括:

(1)口腔卫生宣教。

(2)伸长上下颌左侧中切牙、侧切牙、尖牙、前磨牙,关闭开𬌗。

(3)扩大上牙弓,解除左侧前磨牙区反𬌗。

(4)矫治结束,用保持器保持。

【ClinCheck 设计】

双侧上颌、右侧下颌尖牙区及前磨牙区横向扩弓,以增加牙弓对称性。虽然下颌平面角为大于参考值的42°,但是考虑到左侧磨牙关系稍显Ⅲ类,如果压低后牙发生下颌逆时针旋转,必将恶化磨牙关系。故本病例未选择压低磨牙,而是选择进行左侧上下颌中切牙、侧切牙、尖牙、前磨牙绝对伸长(图 12-2-23)。其他设计细节参见图 12-2-24～图 12-2-28。

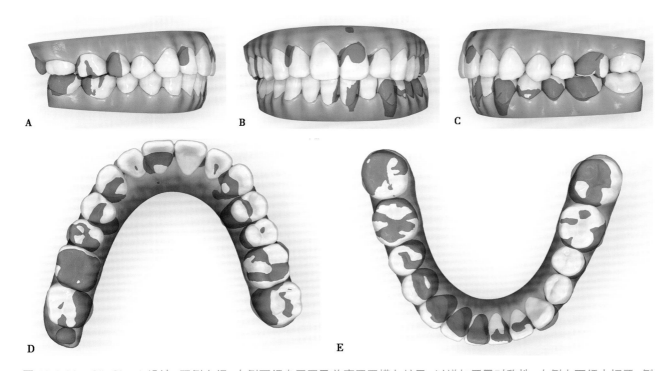

图 12-2-23　ClinCheck 设计:双侧上颌、右侧下颌尖牙区及前磨牙区横向扩弓,以增加牙弓对称性;左侧上下颌中切牙、侧切牙、尖牙、前磨牙伸长

A. 右侧咬合像　B. 正面咬合像　C. 左侧咬合像　D. 上颌𬌗面像　E. 下颌𬌗面像

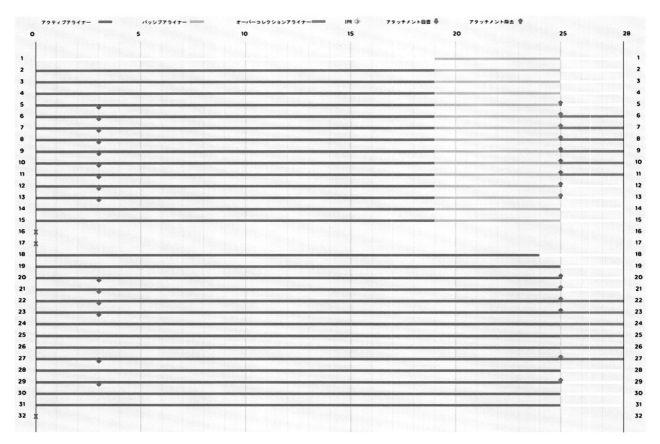

图 12-2-24　ClinCheck 分步图，设计所有牙齿同时移动。矫治器的数量为上颌 19 副，下颌 25 副。每一副矫治器配戴时间为 2 周，治疗时间预测为 13 个月。从第 3 步开始粘接所有附件，第 25 步去掉所有附件，第 26 步后是过矫正矫治器

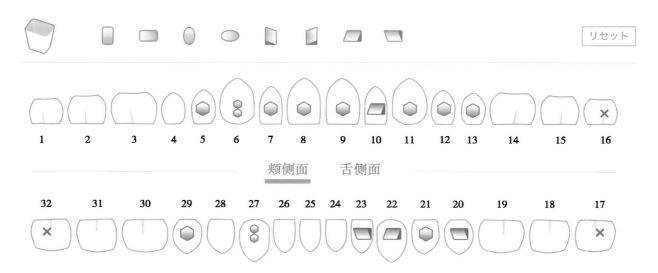

图 12-2-25　附件设计：右侧上颌侧切牙、尖牙，右侧下颌尖牙设计优化控根附件；双侧上颌中切牙、左侧下颌尖牙设计优化伸长附件；右侧上颌第一前磨牙、左侧上颌第一前磨牙、左侧上颌第二前磨牙、右侧下颌第二前磨牙设计优化扭转附件；左侧上颌侧切牙、左侧下颌侧切牙、左侧下颌尖牙、左侧下颌第二前磨牙设计 3mm 水平矩形附件；左侧下颌第一前磨牙设计优化深覆𬌗附件

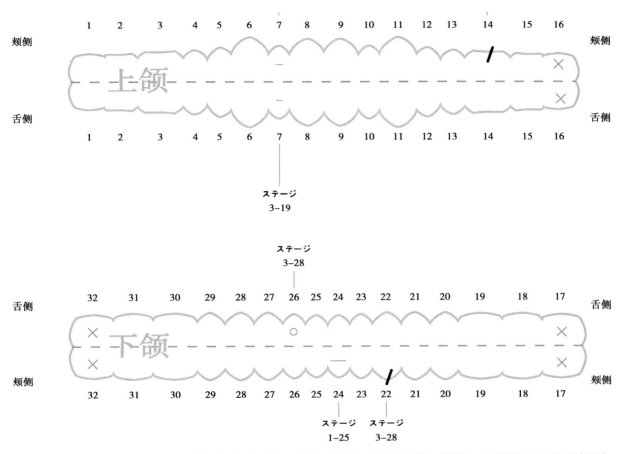

图 12-2-26 压力嵴、精密切割设计：左侧下颌中切牙设计压力嵴，左侧上颌第一磨牙和左侧下颌尖牙处设计Ⅲ类牵引用的精密切割

图 12-2-27 上下颌牙移动数值

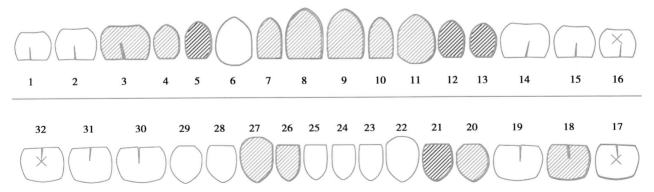

图 12-2-28 牙移动难度评估：14、24、25、34 移动最难，为黑色；11、12、15、16、21、22、23、35、37、42、43 移动难度中等，为蓝色；其余牙移动比较容易实现，为白色

【治疗过程和结果】

总治疗时间为 22 个月。上颌共使用 19 副矫治器，下颌共使用 25 副矫治器（图 12-2-29～图 12-2-39）。

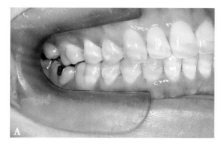
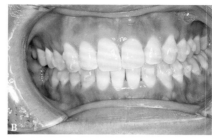
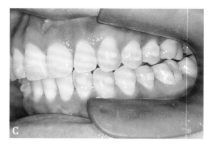

图 12-2-29　第 24 步，矫治 13 个月口内照，上颌已经配戴被动矫治器，下颌配戴第 24 步的矫治器。磨除所有附件，为了让咬合更加紧密，上颌被动矫治器每天戴用时间减为 12 小时

A. 右侧咬合像　B. 正面咬合像　C. 左侧咬合像

图 12-2-30　第 25 步，矫治 14 个月口内照，为了伸长右侧上颌第二磨牙，在右侧上颌第一磨牙和第二磨牙上粘接了托槽，将 0.012″NiTi 丝弯制成 U 形并置入槽沟内。为了对抗右侧上颌第二磨牙伸长的反作用，将右侧上颌第一磨牙和第二前磨牙用树脂暂时连为一体。此时，上下颌矫治器每天戴用时间均减为 12 小时

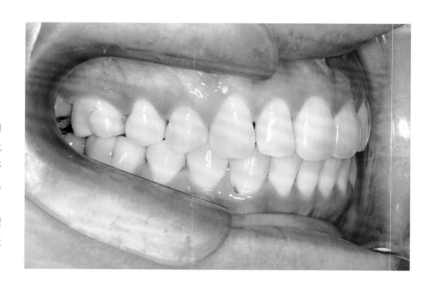

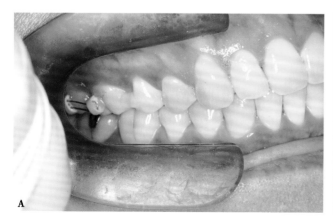
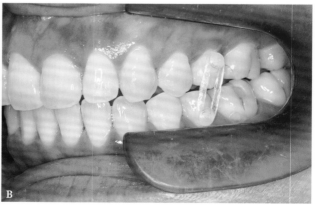

图 12-2-31　上颌第 19 步，下颌第 25 步，矫治 15 个月口内照，此时上颌戴用第 19 步的被动矫治器，下颌戴用第 25 步的主动矫治器。此时可见右侧上颌第二磨牙得到伸长。但左侧上下颌第二前磨牙咬合不紧密，故粘接舌侧扣，行每天 20 小时的垂直牵引。为了使磨牙咬合更为紧密，上颌矫治器从双侧第二前磨牙近中剪断，只戴用前牙段

A. 右侧咬合像　B. 左侧咬合像

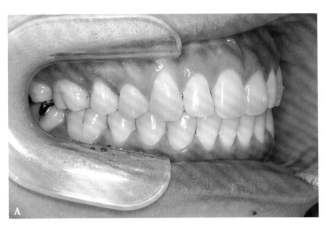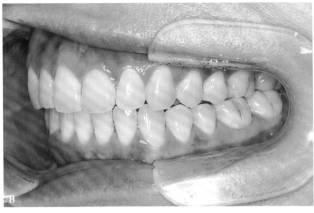

图 12-2-32　治疗 17 个月口内照，双侧磨牙区咬合紧密，故去掉右侧上颌后牙区的托槽和左侧前磨牙区的舌侧扣。上颌矫治器换用未剪断的矫治器。为了使牙列整体咬合更为紧密，上下颌矫治器每天戴用时间均减为 12 小时

A. 右侧咬合像　B. 左侧咬合像

图 12-2-33　治疗 18 个月口内照，左侧上颌第一前磨牙、第二前磨牙和左侧下颌第二前磨牙咬合尚未完全建立，所以在这三颗牙齿上粘接舌侧扣，在上下颌第 25 步的矫治器相应位置挖开，行Ⅴ形垂直牵引。上下颌矫治器每天戴用时间均减为 8 小时。Ⅴ形垂直牵引每天戴用时间为 20 小时

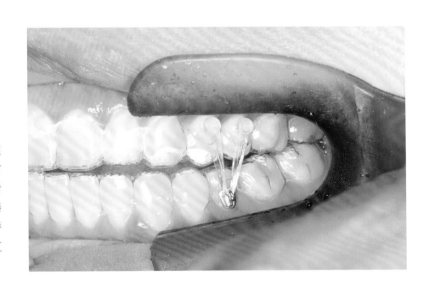

图 12-2-34　治疗 19 个月口内照（Ⅴ形垂直牵引开始 3 周后），其后 3 个月内上下颌矫治器每天戴用时间仍为 8 小时，Ⅴ形垂直牵引每天戴用时间也改为 8 小时。治疗 22 个月，尖牙、磨牙达到中性关系，建立了紧密的咬合，故去除舌侧扣，进入保持阶段

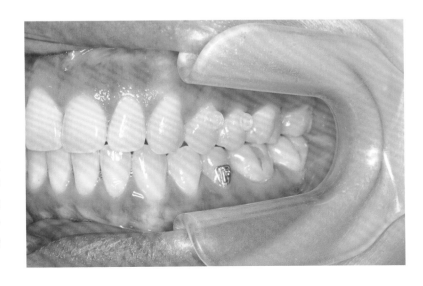

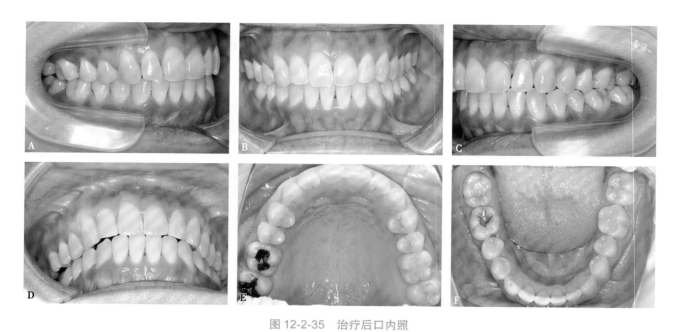

图 12-2-35 治疗后口内照

A. 右侧咬合像　B. 正面咬合像　C. 左侧咬合像　D. 覆盖像　E. 上颌𬌗面像　F. 下颌𬌗面像

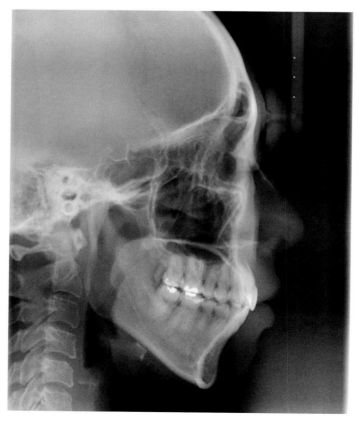

图 12-2-36 治疗后 X 线头颅侧位片

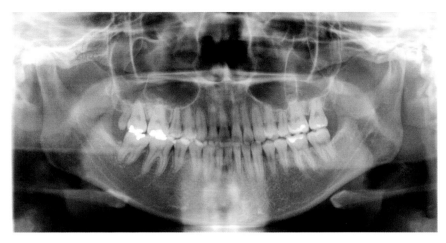

图 12-2-37　治疗后全景片

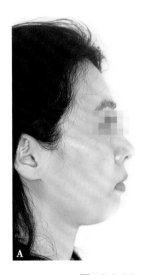

图 12-2-38　治疗后面像，颏部紧张感消失
A. 治疗后侧面像　B. 治疗后正面微笑像

Analysis	Pre.	Post
Steiner & Tweed		
SNA	80.4	80.3
SNB	73.8	73.9
ANB	6.6	6.3
Inter incisal Angle	122.3	129.4
F.M.A	42.0	41.4
I.M.P.A	92.4	93.1
F.M.I.A	45.6	45.5
Ricketts		
Facial depth	76.1	78.3
Convexity	7.4	8.2
L-1 to APO	6.6	6.1
L-1 to APO Angle	24.2	24.7

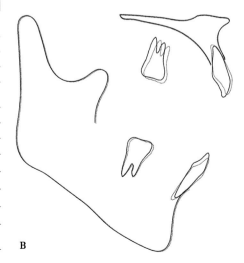

图 12-2-39　治疗前后 X 线头影测量分析
A. X 线头影测量值　B. X 线头影描迹重叠图（虚线示治疗前，实线示治疗后）

【治疗体会】

在 ClinCheck 中，我们设计了左侧Ⅲ类牵引，然而实际上并未使用。治疗结果和治疗前预测一致性高，上颌牙列得到扩大，下颌牙列对称性得到改善，获得了理想的覆𬌗覆盖。前牙的优化伸长附件也有较好的效果。但是由于下颌骨骨性左偏导致下颌中线左偏 1mm，故上下颌牙弓中线未能完全对齐。在戴最后一步的矫治器的同时，使用了 V 形垂直牵引，以建立左侧前磨牙区良好咬合。矫治器每天戴用时间为 8 小时，而牵引每天戴用时间为 20 小时，使用 3 周即达到紧密咬合。其原因是矫治器戴用时间减少，牙齿自然得到伸长，且未戴用矫治器时也使用垂直牵引，可以排除矫治器和牙齿之间摩擦力的影响。使用垂直牵引将牙齿伸长到位后不能马上停用牵引，否则牙齿容易再次压低。故在建立良好咬合之后，仍需要使用数月的垂直牵引，每天 8 小时，以防止复发，巩固疗效。

（本病例由日本医师佐本博提供，廖文博士翻译）

第三节　安氏Ⅱ类开𬌗的矫治策略

这类患者的临床表现是磨牙远中关系，常伴有上颌发育过度或者上颌前牙唇倾前突，以及下颌发育不足或者位置靠后。这类病例的矫治策略是一般需要拔牙，利用上颌拔牙间隙内收上颌前牙改正突度，同时控制后牙的垂直向高度，使下颌有机会做一定的逆时针旋转，使颏部相对靠前，以改善下颌后缩的侧貌。

附：

隐适美矫治系统治疗安氏Ⅱ类开𬌗典型病例

【治疗前资料】

患者，女，34 岁。

主诉　牙齿咬不上，牙不齐，唇凸。

既往史　否认系统性疾病史，否认过敏史。

颜貌检查　正面观，面部对称性欠佳；侧面观，上下唇均在 E 线前方，凸面型（图 12-3-1）。

口内检查　牙列式上颌 7—7，下颌 8—8；下颌 42 先天缺失；双侧磨牙中性关系，前牙开𬌗，最大开𬌗处 4.5mm；覆盖Ⅲ度；上下颌前牙中度拥挤；16、25 为烤瓷冠（图 12-3-2）。

模型分析　拥挤度：上颌牙弓 4mm，下颌牙弓 5mm；由于下颌先天缺失一颗下颌前牙，Bolton 指数偏小，未详细计算。Spee 曲线曲度：右侧 1mm，左侧 1mm。

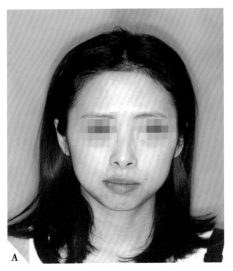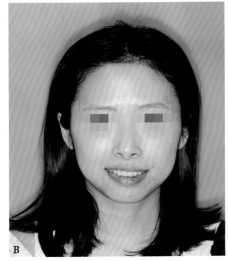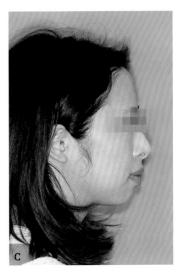

图 12-3-1　治疗前面像，正面观，面部对称性欠佳；侧面观，上下唇均在 E 线前方，凸面型

A. 正面像　B. 正面微笑像　C. 侧面像

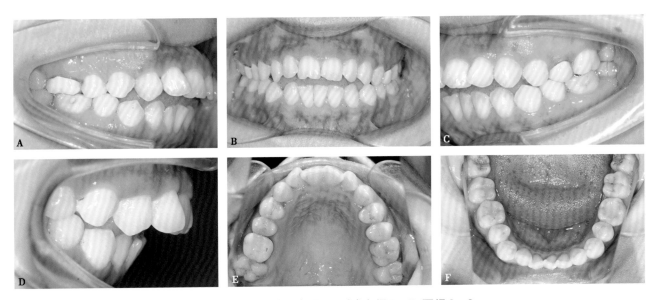

图 12-3-2　治疗前口内照，牙列式上颌 7—7，下颌 8—8

A. 右侧磨牙中性关系　B. 前牙开殆　C. 左侧磨牙中性关系　D. 开殆，覆盖Ⅲ度　E. 上颌牙列中度拥挤，16、25 烤瓷牙
F. 下颌牙列中度拥挤，42 缺失

X 线检查　治疗前全景片显示 18、28 未见，42 缺失。左侧髁突较小，形态异常，左右髁突不对称，角前切迹明显。16、25 做过根管治疗。上颌前牙牙周稍有水平型吸收（图 12-3-3）。X 线头颅侧位片显示骨性Ⅱ类，上颌前突，下颌后缩；垂直生长型，高角；上颌前牙唇倾代偿，下颌前牙稍唇倾；上下唇均在 E 线前，前牙开殆 4.5mm（图 12-3-4）。

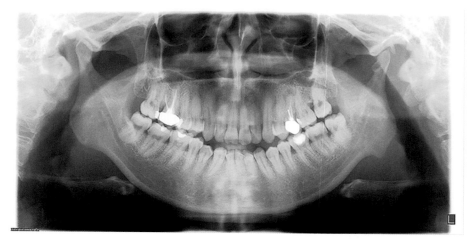

图 12-3-3 治疗前全景片显示 18,28,42 缺失。左侧髁突较小,形态异常,左右髁突不对称,角前切迹明显。16、25 做过根管治疗。上颌前牙牙周稍有水平型吸收

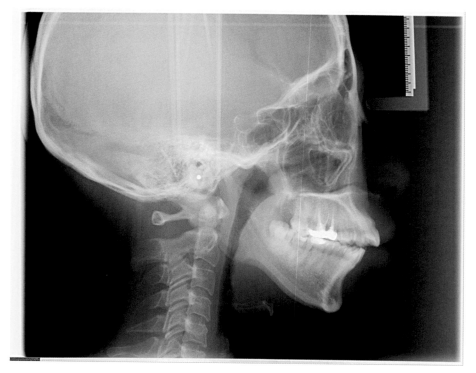

图 12-3-4 X 线头颅侧位片显示颌骨及面高:骨性Ⅱ类,上颌前突,下颌后缩;垂直生长型,高角;牙及牙槽:上颌前牙唇倾代偿,下颌前牙稍唇倾;软组织:上下唇均在 E 线前,前牙开𬌗 4.5mm

【诊断和治疗计划】

综上资料,该患者的诊断是安氏Ⅰ类,骨性Ⅱ类错𬌗,上颌发育过度,下颌发育不足,牙列拥挤,开𬌗。因此,治疗目标是解除拥挤,改正开𬌗,达到磨牙、尖牙中性关系。考虑到开𬌗和下颌后缩都比较严重,建议患者接受正颌外科手术。患者对手术比较抗拒,经慎重分析考虑后,决定同意非手术代偿治疗。

治疗方案包括:

(1)口腔卫生宣教。

(2)上颌拔除14、25,利用拔牙间隙,内收上颌前牙过程中的钟摆效应,改正开𬌗和前牙凸度。

(3)下颌拔除34,利用拔牙间隙排齐下颌牙列,整平Spee曲线。

(4)治疗后力争保持磨牙中性关系,达到正常覆𬌗覆盖。

(5)矫治结束,用保持器保持。

【ClinCheck设计】

考虑到25是烤瓷牙曾行根管治疗,决定拔除14、25,利用拔牙间隙,排齐牙列并内收上颌前牙改正凸度。由于先天缺失42,拔除34后,Bolton指数仍偏大,因此需要配合一些下颌IPR(图12-3-5)。其他设计细节参见图12-3-6～图12-3-11。

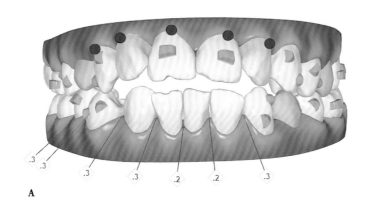

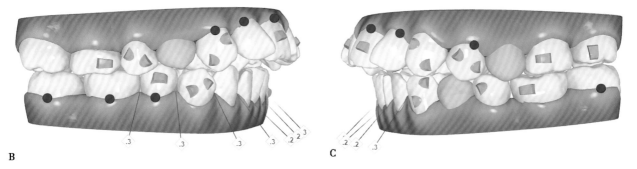

图 12-3-5　ClinCheck设计:上颌拔除14、25,排齐牙列并内收上颌前牙改正凸度;下颌拔除34,配合IPR,排齐牙列
A. 正面咬合像　B. 右侧咬合像　C. 左侧咬合像

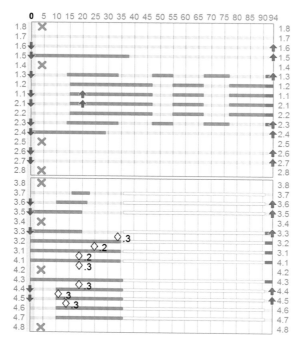

图 12-3-6 ClinCheck 分步图，上颌蛙跳式内收前牙，疗程较长

图 12-3-7 ClinCheck Bolton 指数

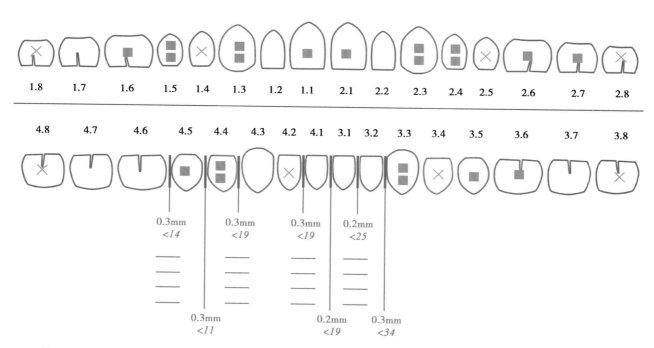

图 12-3-8 附件设计：11、16、21、26、27、36 为水平矩形附件，13、15、23、24、33、35、44、45 为优化控根附件

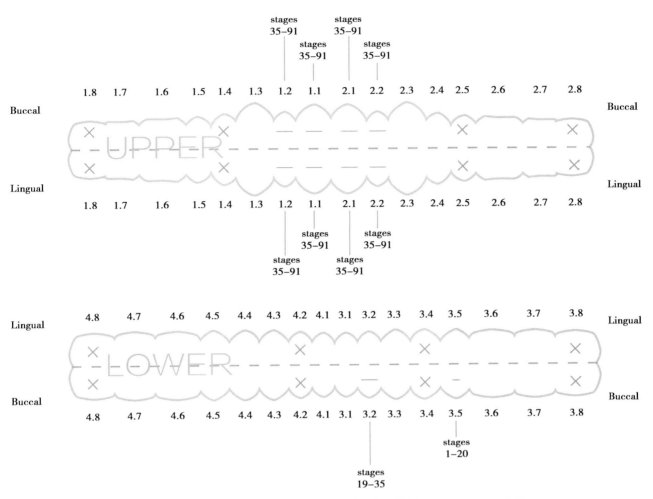

图 12-3-9 压力嵴设计：12—22 唇舌面设计压力嵴控根，32 唇面设计压力嵴

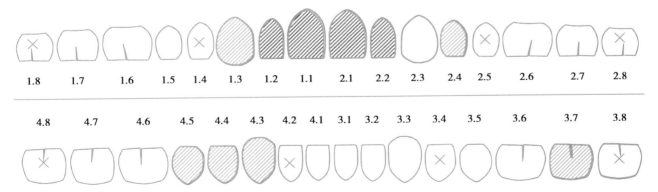

图 12-3-10 牙移动难度评估：11、12、21、22 移动最难，为黑色；13、23、37、43、44、45 移动难度中等，为蓝色；其余牙移动比较容易实现，为白色

Upper / Lower	1.8	1.7	1.6	1.5	P	1.3	1.2	1.1	2.1	2.2	2.3	2.4	P	2.6	2.7	2.8	Final Stage
Extrusion/Intrusion, mm		0	0	0.1 I		0.3 I	1.5 I	1.5 I	1.3 I	2.0 I	0	0.5 I		0	0		Align / Doctor
Translation Buccal/Lingual, mm		0	0	0.8 L		4.2 L	7.2 L	7.7 L	7.7 L	6.0 L	4.3 L	0.2 L		0	0		Difference
Translation Mesial/Distal, mm		0	0	0		6.6 D	5.5 D	1.1 D	1.3 D	5.2 D	6.4 D	7.4 D		0	0		Tooth Basis
Rotation Mesial/Distal		0°	0°	1.0°M		28.1°M	29.4°M	9.5°M	22.4°M	36.0°M	8.2°M	0.2°D		0°	0°		Crown
Angulation Mesial/Distal		0°	0°	4.6°D		5.2°D	14.8°D	3.5°M	4.0°D	13.8°D	9.7°D	5.9°D		0°	0°		Root
Inclination Buccal/Lingual		0°	0°	3.0°L		6.1°L	3.7°B	5.2°B	3.4°B	5.4°B	9.0°L	0.4°L		0°	0°		

Upper / Lower	4.8	4.7	4.6	4.5	4.4	4.3	4.2	4.1	3.1	3.2	3.3	P	3.5	3.6	3.7	3.8	Final Stage
Extrusion/Intrusion, mm		0.4 E	0.1 I	0.9 I	0.4 I	1.5 I		1.3 I	1.3 I	1.5 I	1.2 I		0.3 E	0.5 E	0.6 E		Align / Doctor
Translation Buccal/Lingual, mm		0	0.8 L	1.9 L	3.6 L	1.8 L		2.2 L	1.3 L	1.6 L	0.9 L		3.2 L	2.4 L	0.4 B		Difference
Translation Mesial/Distal, mm		0.1 M	0.3 M	0.1 M	1.2 M	2.1 M		2.7 M	3.7 D	4.3 D	4.8 D		1.3 M	1.6 M	1.0 M		Tooth Basis
Rotation Mesial/Distal		7.1°M	5.3°M	4.3°D	20.5°M	1.6°M		18.6°D	36.0°D	28.5°D	4.4°D		13.4°D	0.2°D	10.1°M		Crown
Angulation Mesial/Distal		1.5°D	0.6°M	2.5°D	8.0°D	4.0°D		0.7°M	5.7°D	7.8°D	3.9°D		2.0°D	2.3°D	1.2°M		Root
Inclination Buccal/Lingual		0.5°B	1.2°L	3.6°B	3.8°L	0.7°B		0.3°B	5.7°B	3.7°B	2.1°B		2.3°L	3.3°L	0.5°L		

图 12-3-11　上下颌牙移动数值，设计了上颌强支抗，要求上颌后牙不动，所以 16、17、26、27 移动值均为 0

【治疗过程和结果】

总疗程为 36 个月，每 2～3 个月复诊一次。总矫治器数 94 副，一次完成，未重启治疗（图 12-3-12～图 12-3-25）。

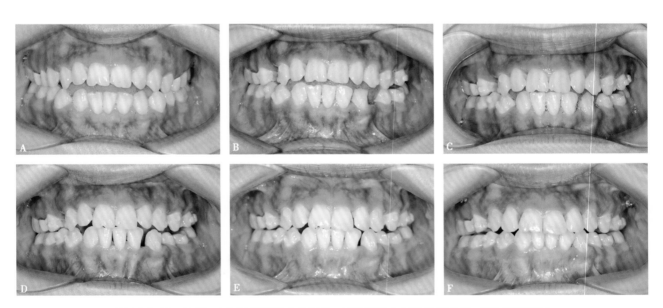

图 12-3-12　治疗 14 个月正面咬合像对比，目前垂直向开𬌗已经改善，前牙已有覆𬌗

A. 治疗前　B～E. 治疗中　F. 治疗后

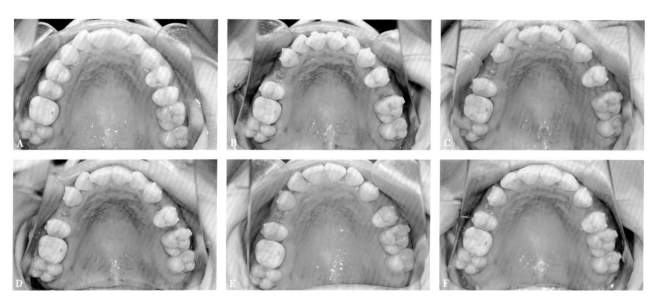

图 12-3-13　治疗 14 个月上颌𬌗面像对比，随着时间推移，24 逐渐远中移动，直到与 26 靠拢，目前已相当于对称性拔除第一前磨牙的病例。并且，上颌牙列拥挤已经完全解除

A. 治疗前　B～E.治疗中　F. 治疗后

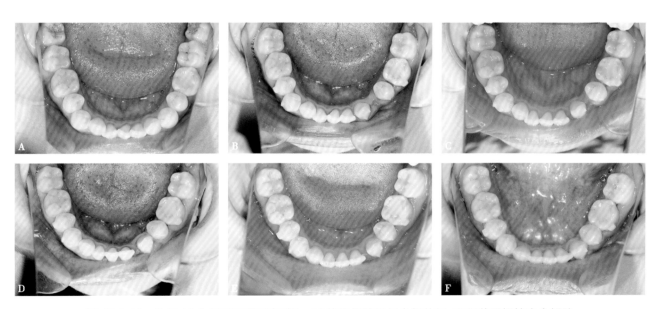

图 12-3-14　治疗 14 个月下颌𬌗面像对比，34 拔牙间隙已经全部关闭，下颌前牙拥挤完全解除

A. 治疗前　B～E.治疗中　F. 治疗后

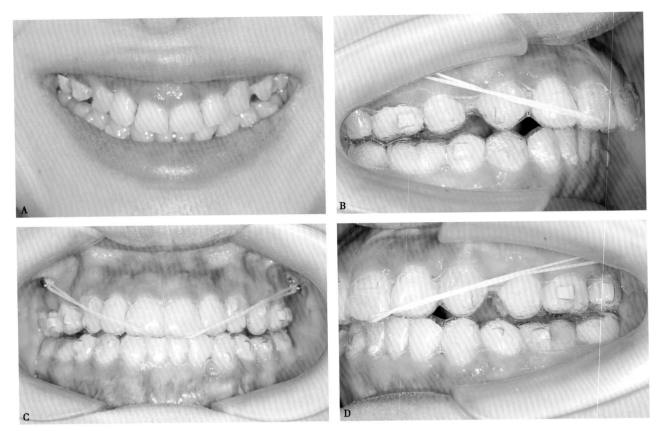

图 12-3-15　治疗 16 个月口内照，因前期上颌前牙伸长过多，导致露龈笑，影响美观。征得患者同意后，在双侧上颌后牙各植入种植钉 1 颗，要求患者自行戴用橡皮圈，从种植钉到对侧上颌中切牙的舌侧，试图在内收上颌前牙的同时，控制前牙伸长

A. 正面微笑像，露龈　B. 右侧咬合像　C. 正面咬合像　D. 左侧咬合像

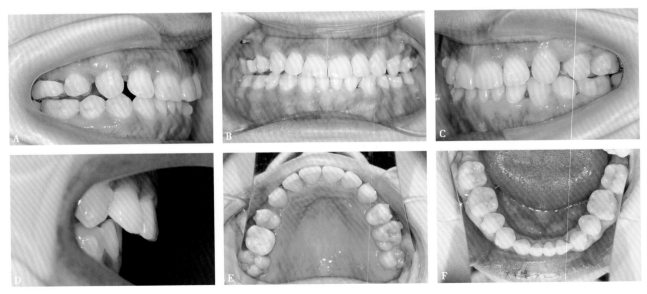

图 12-3-16　治疗 21 个月，继续内收上颌前牙，关闭拔牙间隙

A. 右侧咬合像　B. 正面咬合像　C. 左侧咬合像　D. 覆骀覆盖像　E. 上颌骀面像　F. 下颌骀面像

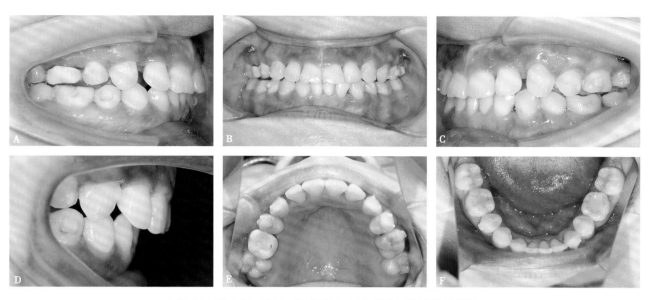

图 12-3-17　治疗 27 个月，继续内收上颌前牙关闭拔牙间隙

A. 右侧咬合像　B. 正面咬合像　C. 左侧咬合像　D. 覆𬌗覆盖像　E. 上颌𬌗面像　F. 下颌𬌗面像

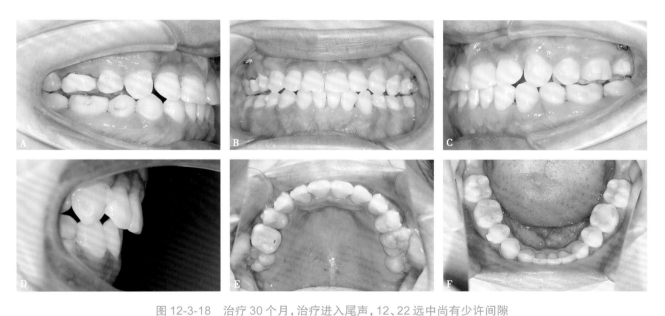

图 12-3-18　治疗 30 个月，治疗进入尾声，12、22 远中尚有少许间隙

A. 右侧咬合像　B. 正面咬合像　C. 左侧咬合像　D. 覆𬌗覆盖像　E. 上颌𬌗面像　F. 下颌𬌗面像

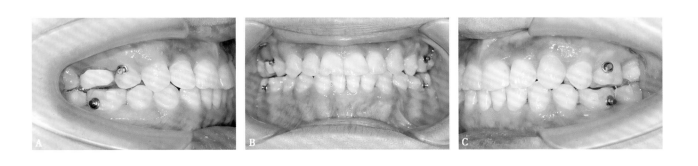

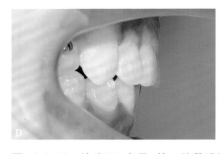
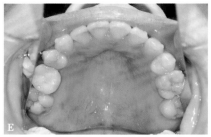
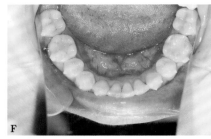

图 12-3-19　治疗 36 个月，第一阶段设计的 91 副主动矫治器全部戴完，除了 16、46 处咬合欠紧密，其他矫治目标均已达到，征求患者意见，结束治疗，进入保持阶段

A．右侧咬合像　B．正面咬合像　C．左侧咬合像　D．覆𬌗覆盖像　E．上颌𬌗面像　F．下颌𬌗面像

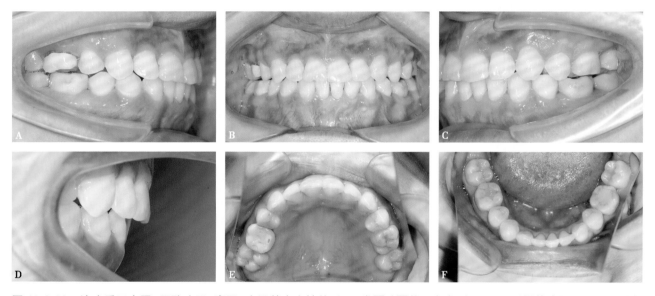

图 12-3-20　治疗后口内照，开𬌗改正，磨牙、尖牙基本中性关系，正常覆𬌗覆盖。考虑到 16 可以重做烤瓷冠，36 可以重新充填，此处咬合没有进一步调整

A．右侧咬合像　B．正面咬合像　C．左侧咬合像　D．覆𬌗覆盖像　E．上颌𬌗面像　F．下颌𬌗面像

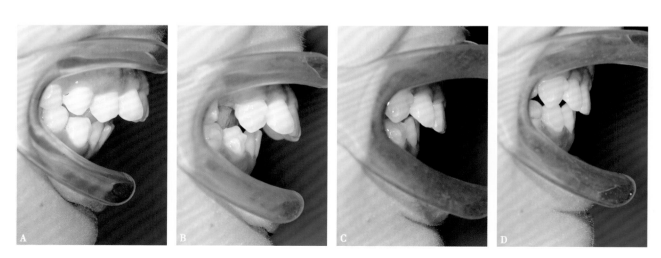

图 12-3-21　治疗前后覆𬌗覆盖的变化

A．治疗前　B～C．治疗中　D．治疗后

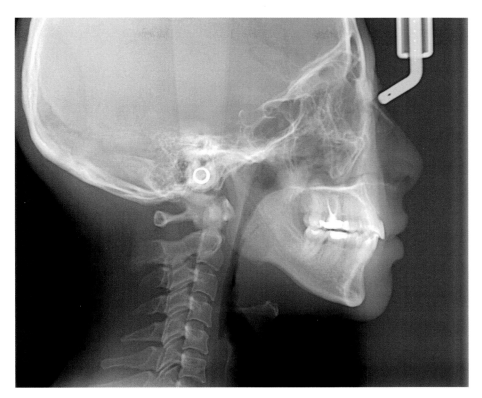

图 12-3-22　治疗后 X 线头颅侧位片

Measurements	Normal	Pre	Post
SNA°	83.13±3.6	79.4	79.1
SNB°	79.65±3.2	71.6	75.6
ANB°	3.48±1.69	7.8	3.5
SN-MP°	32.85±4.21	44.1	43.7
S-Go/N-Me	65.85±3.83	62.8	61.1
ANS-Me/N-Me	53.32±1.84	55.3	53.7
U1-L1°	126.96±8.54	112.5	128.3
U1-SN°	105.23±6.02	104.7	93.7
UI-NA (mm)	4.05±2.32	5.0	3.9
UI-NA°	21.49±5.92	25.2	21.6
LI-NB (mm)	5.69±2.05	8.8	5.6
LI-NB°	28.07±5.58	34.5	26.6
FMIA°	57.0±6.79	46.9	57.6
UL-EP (mm)	1.75±1.87	1.8	-0.4
LL-EP (mm)	2.74±2.21	5.6	1.4
Nasolabial angle	78.0±8.0	111.0	122.8

图 12-3-23　治疗前后 X 线头影测量分析，治疗后上颌前牙内收，同时上颌磨牙有一定的压低，导致下颌逆时针旋转，颏部更为突出

A. X 线头影测量数值　B. X 线头影描迹重叠图（黑色线条示治疗前，红色线条示治疗后）

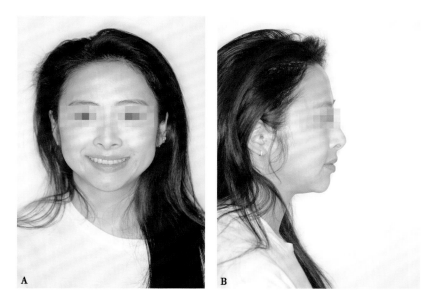

图 12-3-24　治疗后面像，正面对称性明显改善，侧貌凸度改善，上下唇均在 E 线上。鼻唇颏关系更为协调美观
A. 治疗后正面微笑像　B. 治疗后侧面像

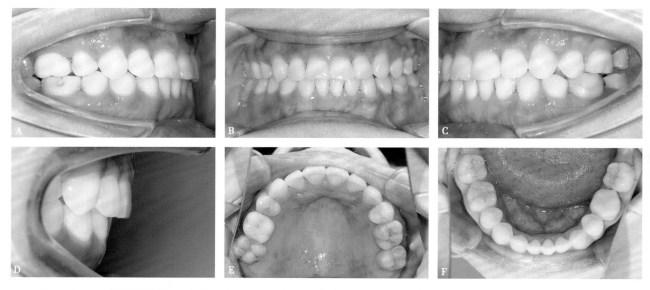

图 12-3-25　使用保持器 18 个月口内照，16 重新做了烤瓷冠，36 重新充填，目前的咬合关系比矫治结束时更好
A. 右侧咬合像　B. 正面咬合像　C. 左侧咬合像　D. 覆𬌗覆盖像　E. 上颌𬌗面像　F. 下颌𬌗面像

【治疗体会】

该患者为安氏Ⅰ类，骨性Ⅱ类开𬌗，患者拒绝手术，尝试通过拔牙代偿治疗。ClinCheck 设计过程中考虑不周，上颌前牙伸长，以致出现露龈笑，患者十分介意。之后修改治疗计划，植入种植钉，主要有两个作用：一是要求患者使用橡皮圈从种植钉到对侧中切牙舌侧进行牵引，在上颌前牙内收关闭拔牙间隙的同时，控制其继续伸长；二是压低上颌磨牙，控制后牙垂直向高度，希望下颌逆时针旋转，改善侧貌。患者非常配合，在矫治过程中一直和医师良好沟通，依从性佳，最终矫治效果超出预期，达到了所有的矫治目标，治疗后颏部更加明显。该病例也说明，后牙垂直向控制在开𬌗患者的治疗中至关重要。

（本病例由徐瑞、赖文莉提供）

第四节　安氏Ⅲ类开𬌗的矫治策略

安氏Ⅲ类开𬌗患者的临床表现都比较严重，除了前牙开𬌗，可能还有下颌发育过度、面下 1/3 过长等问题。如果患者有改善容貌的意愿，一般需要配合正颌手术，才能达成矫治目标。如果患者对容貌要求不高，也可以采用非手术代偿的治疗策略，通过推下颌磨牙远中移动，提供空间，内收下颌前牙，改正磨牙近中关系。同时，一般会同期设计上颌后牙压低，通过楔形效应使支点后移，改善𬌗平面的倾斜度，从而矫治前牙开𬌗。

附：

隐适美矫治系统治疗安氏Ⅲ类开𬌗典型病例一

【治疗前资料】

患者，女，22 岁。

主诉　牙齿咬不上，不要求面形。

既往史　否认系统性疾病史，否认过敏史。

颜貌检查　正面观，对称性尚可，面下 1/3 较长。侧面观，高角，上下唇均在 E 线前方，颏唇沟不明显（图 12-4-1）。

口内检查　牙列式上颌 8—8，下颌 8—8；右侧磨牙、尖牙近中关系，左侧磨牙、尖牙近中关系。11 近中扭转。14—24 除 21 稍有切缘接触外，其余牙开𬌗 1.5mm。覆盖正常。下颌中线左偏 1mm。上下颌牙列轻度拥挤（图 12-4-2）。

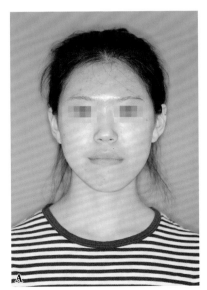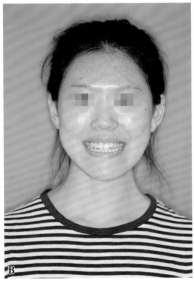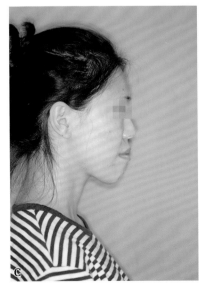

图 12-4-1　治疗前面像，正面观，对称性尚可，面下 1/3 较长；侧面观，高角，上下唇均在 E 线前方，颏唇沟不明显

A. 正面像　B. 正面微笑像　C. 侧面像

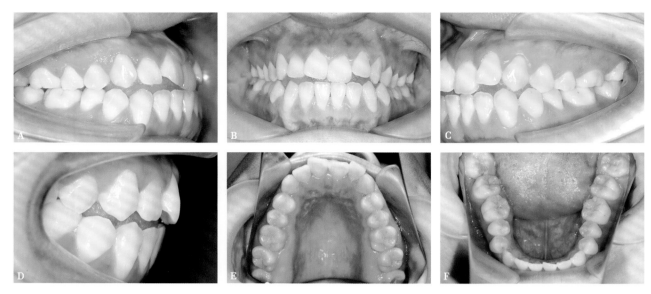

图 12-4-2　治疗前口内照，牙列式上颌 8—8，下颌 8—8

A. 右侧尖牙、磨牙近中关系　B. 11 近中扭转，前牙开𬌗，下颌中线左偏　C. 左侧尖牙、磨牙近中关系　D. 开𬌗 1.5mm，覆盖正常　E. 上颌牙列轻度拥挤　F. 下颌牙列轻度拥挤

模型分析　拥挤度：上颌牙弓 2mm，下颌牙弓 2mm；Bolton 指数：前牙比 76.92%，全牙比 90.63%；Spee 曲线曲度：右侧 1mm，左侧 1mm。

X 线检查　治疗前全景片显示 18、28、38、48 均存在，牙周和关节未见明显异常（图 12-4-3）。X 线头颅侧位片显示骨性Ⅲ类；垂直生长型，高角；上颌前牙稍唇倾，下颌前牙较为直立；上下唇均在 E 线前，前牙开𬌗 1.5mm（图 12-4-4）。

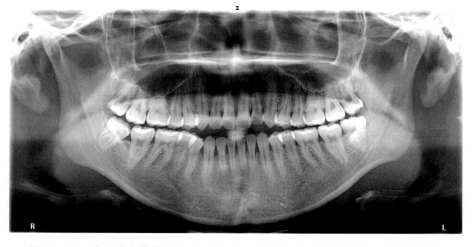

图 12-4-3　治疗前全景片显示 18、28、38、48 均存在，牙周和关节未见明显异常

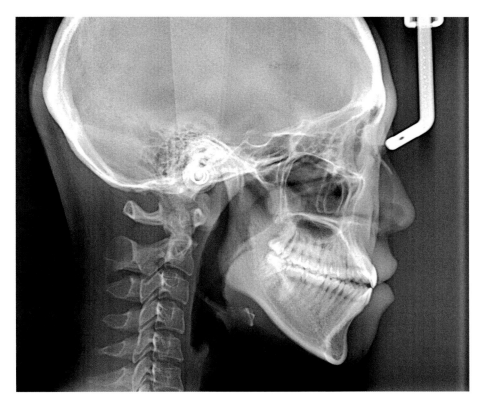

图 12-4-4　X 线头颅侧位片显示颌骨及面高：骨性Ⅲ类；垂直生长型，高角；牙及牙槽：上颌前牙稍唇倾，下颌前牙较为直立；软组织：上下唇均在 E 线前，前牙开𬌗 1.5mm

【诊断和治疗计划】

综上资料，该患者的诊断是安氏Ⅲ类，骨性Ⅲ类错𬌗，下颌发育过度，下颌中线左偏，牙列拥挤，开𬌗。由于患者没有强烈的容貌改善意愿，因此和患者沟通后，主要治疗目标是解除拥挤，改正开𬌗，达到磨牙、尖牙中性关系，对容貌改善很少。

治疗方案包括：

（1）口腔卫生宣教。

（2）建议拔除 18、28、38、48。

（3）上颌牙弓：设计扩弓，主要是前磨牙区稍扩大，设计上颌前牙伸长、排齐；上颌磨牙设计少量压低，希望下颌向前上旋转，改正开𬌗。

（4）下颌牙弓：设计右侧下颌磨牙远中移动，利用远中移动的间隙排齐下颌牙列，内收下颌前牙，改正下颌中线左偏，加深覆𬌗。

（5）配合Ⅲ类牵引，改正后牙关系和前牙开𬌗状态。

（6）矫治结束后达到尖牙、磨牙中性关系，前牙覆𬌗覆盖正常。

（7）矫治结束，用保持器保持。

【ClinCheck 设计】

上颌设计磨牙压低，尖牙和前磨牙区扩弓，上颌前牙伸长；下颌设计磨牙远中移动，解除拥挤，内收下颌前牙（图 12-4-5）。配合Ⅲ类牵引，改正开𬌗。其他设计细节参见图 12-4-6～图 12-4-11。

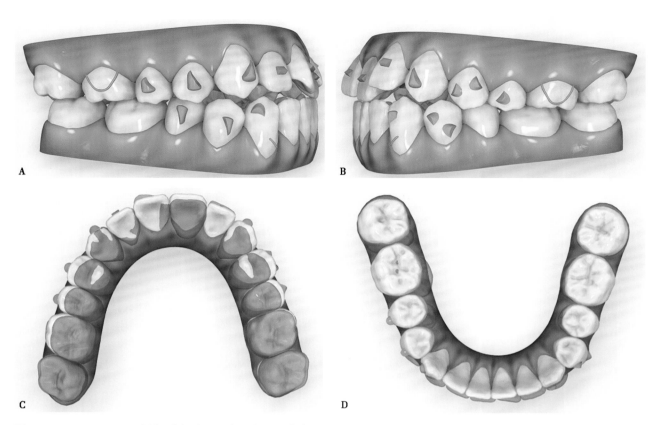

图 12-4-5　ClinCheck 设计：上颌磨牙压低，尖牙和前磨牙区扩弓，上颌前牙伸长；下颌设计磨牙远中移动，解除拥挤，内收下颌前牙

A. 右侧咬合像　B. 左侧咬合像　C. 上颌𬌗面像　D. 下颌𬌗面像

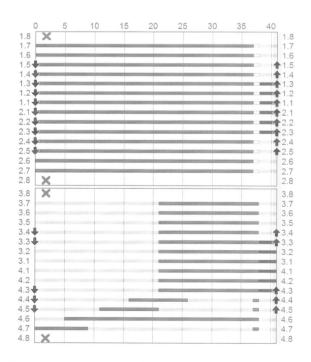

图 12-4-6　ClinCheck 分步图，先远中移动右侧下颌后牙，其他牙作为支抗牙，上下颌同步完成

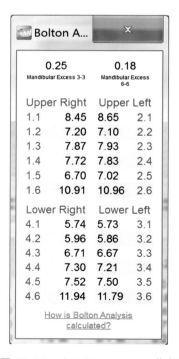

图 12-4-7　ClinCheck Bolton 指数

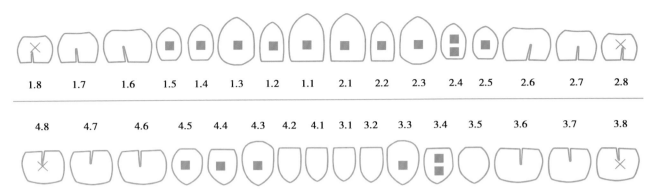

图 12-4-8　附件设计：11、12、21、22 为优化多平面伸长附件，13、14、15、23、33、43、44、45 为优化旋转附件，24、25、34 为优化控根附件

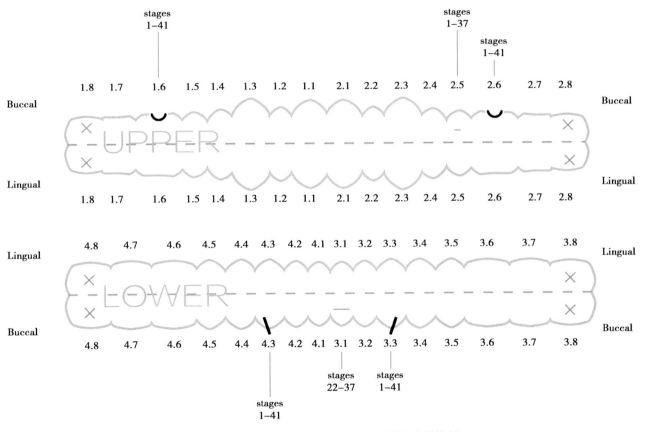

图 12-4-9　压力嵴设计：25、31 唇面设计压力嵴控根

Upper	Lower		1.8	1.7	1.6	1.5	1.4	1.3	1.2	1.1	2.1	2.2	2.3	2.4	2.5	2.6	2.7	2.8	Final Stage
Extrusion/Intrusion, mm				1.4 I	1.5 I	1.5 I	0.7 I	0.4 E	1.1 E	1.2 E	0.9 E	1.6 E	0.8 E	0.6 I	1.3 I	1.5 I	1.3 I		Align
Translation Buccal/Lingual, mm				0.6 B	1.6 B	2.0 B	2.3 B	0.9 B	0.5 B	0.1 L	1.6 B	0.3 L	1.3 B	2.0 B	1.5 B	0.5 B	0		Doctor
Translation Mesial/Distal, mm				0	0.3 M	0.5 M	0.4 M	0.1 D	0.4 D	0.2 D	0.3 M	0.3 M	0.2 M	0.5 M	0.8 M	0.4 M	0.1 M		Difference
Rotation Mesial/Distal				0.8°D	3.0°D	8.6°D	14.2°D	11.3°M	7.6°D	22.9°D	0.2°D	9.6°M	17.1°M	7.7°D	12.4°D	2.0°D	0°		Tooth Basis
Angulation Mesial/Distal				8.4°M	0.1°M	5.5°D	1.4°D	2.9°D	7.3°D	4.8°D	1.7°D	4.4°D	4.6°D	8.2°D	5.3°D	1.6°D	3.3°M		Crown
Inclination Buccal/Lingual				5.1°B	0.5°B	1.7°L	2.6°B	3.7°L	7.4°L	10.6°L	2.1°L	12.9°L	2.4°B	8.5°B	5.0°B	0.6°B	0°		Root

Upper	Lower		4.8	4.7	4.6	4.5	4.4	4.3	4.2	4.1	3.1	3.2	3.3	3.4	3.5	3.6	3.7	3.8	Final Stage
Extrusion/Intrusion, mm				0	0.2 E	0.1 I	0.6 E	0.4 E	0.3 E	0.4 E	0.4 E	0	0.1 I	0.2 E	0.1 I	0.3 I	0.2 I		Align
Translation Buccal/Lingual, mm				0.3 B	1.6 B	1.2 B	0.7 L	0.2 L	0.3 L	0.6 L	0.9 L	0.8 L	0.4 L	0.1 L	0.6 B	0.5 B	0.2 L		Doctor
Translation Mesial/Distal, mm				2.2 D	2.0 D	2.1 D	1.5 D	1.5 D	1.3 D	1.2 D	0.8 M	0.6 M	0.3 M	0.1 M	0	0	0		Difference
Rotation Mesial/Distal				0°	2.3°M	15.6°M	8.0°M	0.4°D	3.2°D	4.7°D	16.3°D	1.7°M	0.2°D	1.4°M	1.4°D	0.4°M	0°		Tooth Basis
Angulation Mesial/Distal				0°	0.6°D	10.4°D	11.8°D	0.4°D	3.2°D	1.0°M	0.1°M	0.2°D	1.4°M	5.1°D	1.4°D	0.4°M	0°		Crown
Inclination Buccal/Lingual				0°	6.9°B	6.6°B	1.3°L	0.1°B	1.2°B	2.0°B	7.1°B	1.5°B	3.5°B	1.9°L	7.1°B	4.6°B	0°		Root

图 12-4-10　上下颌牙移动数值，右侧下颌磨牙远中移动 2.2mm，上颌磨牙压低 1.4mm 左右

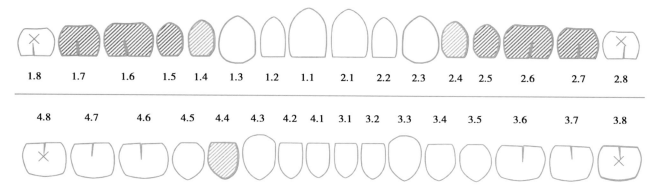

图 12-4-11 牙移动难度评估：15、16、17、25、26、27 移动最难，为黑色；14、24、44 移动难度中等，为蓝色；其余牙移动比较容易实现，为白色

【治疗过程和结果】

总疗程为 22 个月，每 2～3 个月复诊一次。总矫治器数为 40 副，一次完成，未重启治疗（图 12-4-12～图 12-4-21）。

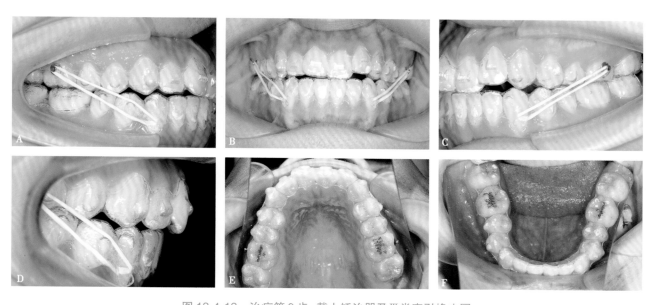

图 12-4-12 治疗第 9 步，戴上矫治器及 Ⅲ 类牵引橡皮圈
A. 右侧咬合像 B. 正面咬合像 C. 左侧咬合像 D. 覆𬌗覆盖像 E. 上颌𬌗面像 F. 下颌𬌗面像

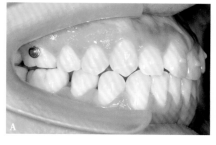
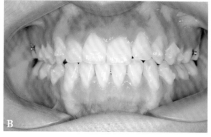
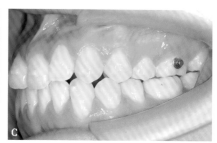

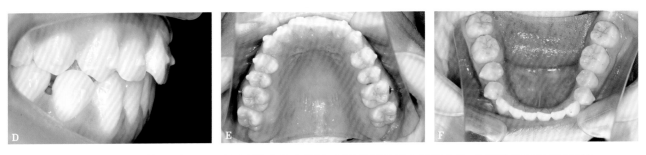

图 12-4-13　治疗第 15 步，下颌右侧牙弓有散在间隙，证明推磨牙远中移动有效，此时前牙已有覆𬌗覆盖
A. 右侧咬合像　B. 正面咬合像　C. 左侧咬合像　D. 覆𬌗覆盖像　E. 上颌𬌗面像　F. 下颌𬌗面像

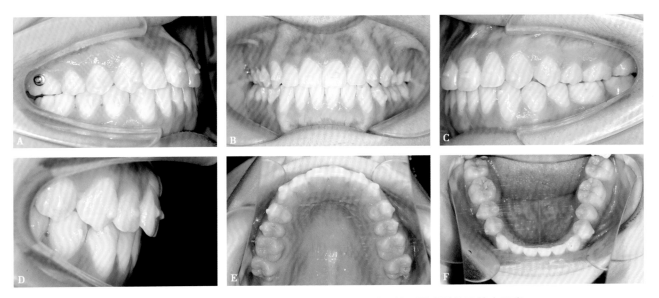

图 12-4-14　治疗第 28 步，11 扭转已经改善很多，前牙覆𬌗覆盖已基本正常
A. 右侧咬合像　B. 正面咬合像　C. 左侧咬合像　D. 覆𬌗覆盖像　E. 上颌𬌗面像　F. 下颌𬌗面像

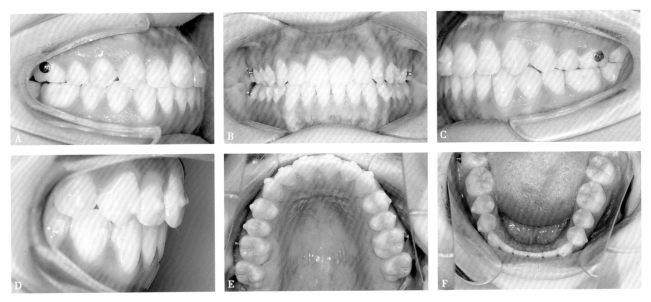

图 12-4-15　治疗第 38 步，矫治已接近尾声
A. 右侧咬合像　B. 正面咬合像　C. 左侧咬合像　D. 覆𬌗覆盖像　E. 上颌𬌗面像　F. 下颌𬌗面像

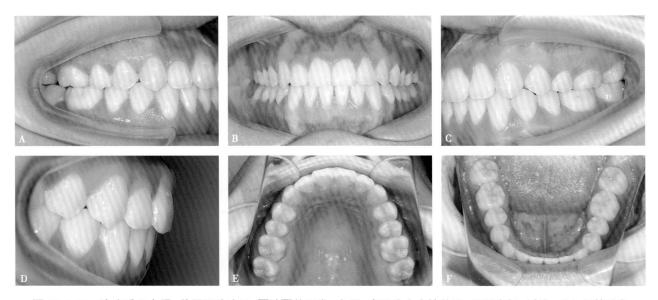

图 12-4-16 治疗后口内照，前牙开𬌗改正，覆𬌗覆盖正常，尖牙、磨牙均为中性关系，弓形良好、对称，进入保持阶段

A. 右侧咬合像 B. 正面咬合像 C. 左侧咬合像 D. 覆𬌗覆盖像 E. 上颌𬌗面像 F. 下颌𬌗面像

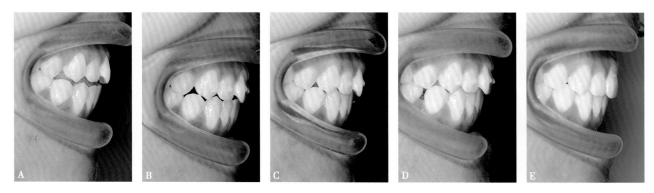

图 12-4-17 治疗前、中、后覆𬌗覆盖的变化，随着时间推移，治疗前的开𬌗逐渐变成正常的覆𬌗覆盖

A. 治疗前 B. 治疗第 15 步 C. 治疗第 28 步 D. 治疗第 38 步 E. 治疗后

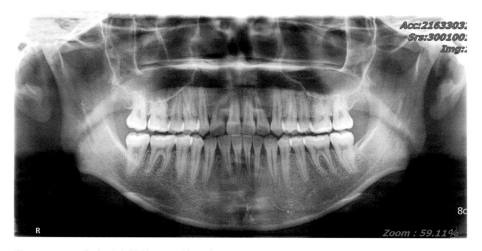

图 12-4-18 治疗后全景片，4 颗第三磨牙已经拔除，治疗后除 12、22、32、42 外，其他牙根平行度很好，再次说明侧切牙的控制需要加强注意

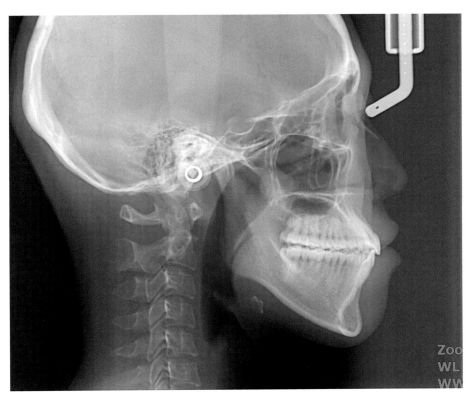

图 12-4-19　治疗后 X 线头颅侧位片可见开𬌗改正，下颌稍逆时针旋转

Measurements	Normal	Pre	Post
SNA°	83.13±3.6	80.5	79.7
SNB°	79.65±3.2	76.2	77.1
ANB°	3.48±1.69	4.3	2.6
SN-MP°	32.85±4.21	45.3	46.0
S-Go/N-Me	65.85±3.83	67.3	65.8
ANS-Me/N-Me	53.32±1.84	58.8	59.2
U1-L1°	126.96±8.54	123.6	123.4
U1-SN°	105.23±6.02	103.9	104.6
UI-NA (mm)	4.05±2.32	2.2	3.6
UI-NA°	21.49±5.92	23.5	24.9
LI-NB (mm)	5.69±2.05	8.1	6.7
LI-NB°	28.07±5.58	28.7	24.1
FMIA°	57.0±6.79	62.1	65.4
UL-EP (mm)	1.75±1.87	-0.7	0.7
LL-EP (mm)	2.74±2.21	3.9	5.7
Nasolabial angle	78.0±8.0	100.2	93.1

图 12-4-20　治疗前后 X 线头测量分析，下颌磨牙远中移动，下颌前牙内收，改正开𬌗

A. X 线头影测量数值　B. X 线头影描迹重叠图（黑色线条示治疗前，红色线条示治疗后）

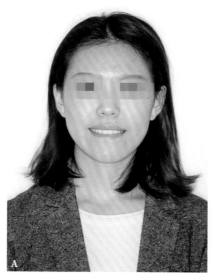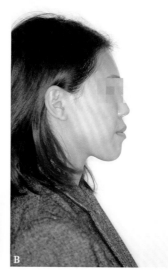

图 12-4-21　治疗后面像，侧貌颏部比治疗前略显，外形有所改善

A. 治疗后正面微笑像　B. 治疗后侧面像

【治疗体会】

该患者为安氏Ⅲ类，骨性Ⅲ类，高角开𬌗。由于患者没有容貌的要求，未设计正颌手术。考虑到拔除第三磨牙后，磨牙后垫的空间可以利用，设计了右侧下颌磨牙远中移动，其他下颌牙齿作为支抗，利用远中移动获得的间隙排齐下颌牙列，让下颌中线右移，同时稍内收，加深覆𬌗覆盖。同时，设计了上颌磨牙压低，未使用种植钉，临床效果较好，22 个月完成治疗，咬合关系达到治疗目标，侧貌因为下颌逆时针旋转也有一定改善。通过这个病例，我们认为Ⅲ类开𬌗患者是可以通过推下颌磨牙远中移动，同时压低上颌磨牙，达到改善开𬌗和磨牙关系的治疗目标。

（本病例由朱亚芬、赖文莉提供）

隐适美矫治系统治疗安氏Ⅲ类开𬌗典型病例二

【矫治前资料】

患者，男，37 岁。

主诉　前牙开𬌗。

既往史　吞咽时有舌习惯。

颜貌检查　自然闭唇时上颌右侧中切牙露出，前牙开𬌗，凸面型（图 12-4-22）。

口内检查　牙列式上颌 7—7，下颌 7—8。双侧尖牙、磨牙近中关系，右侧前磨牙区反𬌗。覆盖 5mm，开𬌗 3mm。上颌中线较面中线右偏 2mm，下颌中线较面中线右偏 1mm。上下颌牙列轻度拥挤（图 12-4-23）。

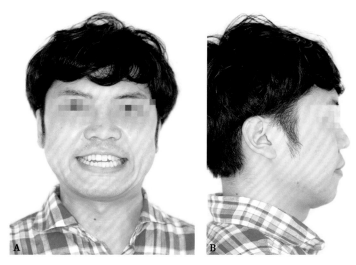

图 12-4-22 治疗前面像，前牙开𬌗，凸面型
A. 正面微笑像 B. 侧面像

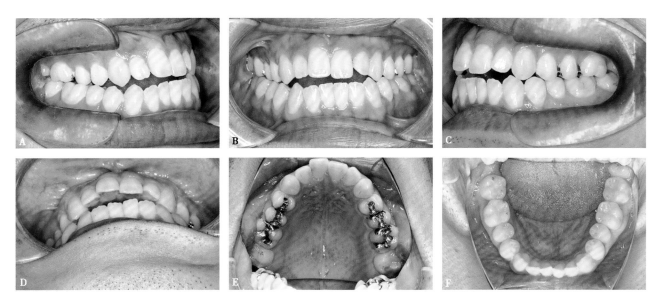

图 12-4-23 治疗前口内照，牙列式上颌 7—7，下颌 7—8

A. 右侧尖牙、磨牙近中关系，前磨牙区反𬌗 B. 前牙开𬌗，上下颌中线较面中线右偏 C. 左侧尖牙、磨牙近中关系 D. 开𬌗 3mm，覆𬌗 5mm E. 上颌牙列轻度拥挤 F. 下颌牙列轻度拥挤

模型分析 拥挤度：上颌牙弓 3mm，其中右侧 2mm，左侧 1mm；下颌牙弓 2mm，其中右侧 1mm，左侧 1mm。Bolton 指数：前牙比 79.20%，全牙比 89.62%。

X 线检查 治疗前全景片示下颌右侧第二前磨牙根尖区见一骨岛，上颌左侧第三磨牙埋伏阻生（图 12-4-24）。治疗前 X 线头颅侧位片示骨性Ⅲ类，平均生长型，均角；侧貌直面型；前牙开𬌗（图 12-4-25）。

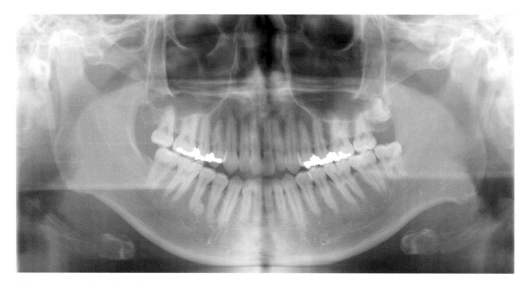

图 12-4-24 治疗前全景片示下颌右侧第二前磨牙根尖区见一骨岛，上颌左侧第三磨牙埋伏阻生

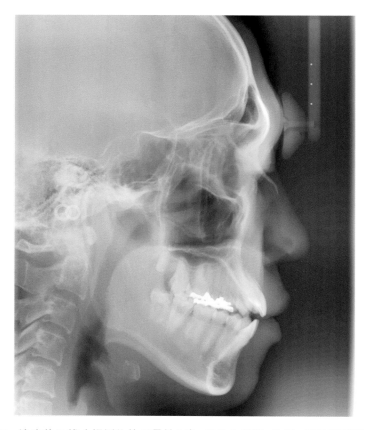

图 12-4-25 治疗前 X 线头颅侧位片示骨性Ⅰ类，平均生长型，均角；侧貌直面型；前牙开𬌗

【诊断和治疗计划】

综上资料,该患者的诊断为安氏Ⅲ类,骨性Ⅰ类错𬌗畸形,前牙开𬌗,右侧前磨牙区反𬌗。因此,治疗目标是获得双侧尖牙中性关系,扩大上颌牙弓,上颌前牙舌向移动。

治疗方案包括:

(1)口腔卫生宣教。

(2)如果要达到右侧磨牙中性关系,需要将右下颌磨牙远中移动2～3mm。为了缩短治疗时间,决定不进行远中移动,而是在维持磨牙近中关系的基础上对下颌前磨牙进行IPR,获得尖牙中性关系和理想的覆𬌗覆盖。

(3)矫治结束,用保持器保持。

【ClinCheck设计】

上下颌前牙都设计了伸长移动,但伸长方式有所不同:上颌是以牙冠伸长为主的相对伸长,下颌是沿着牙轴进行的绝对伸长。

为了维持初诊时的右侧磨牙关系并获得尖牙中性关系,需要在右侧下颌尖牙和第一前磨牙之间、第一前磨牙和第二前磨牙之间、第二前磨牙和第一磨牙之间各进行0.3mm、0.5mm、0.5mm的IPR。将这些IPR的量均分到各个牙齿上是0.15～0.25mm,是较为合适的切削量。其他设计细节参见图12-4-26～图12-4-32。

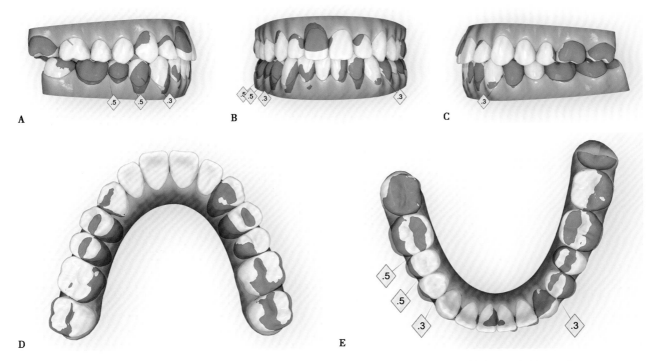

图12-4-26　ClinCheck设计:上颌前牙伸长,下颌前牙伸长并配合IPR,维持磨牙近中关系不变
A.右侧咬合像　B.正面咬合像　C.左侧咬合像　D.上颌𬌗面像　E.下颌𬌗面像

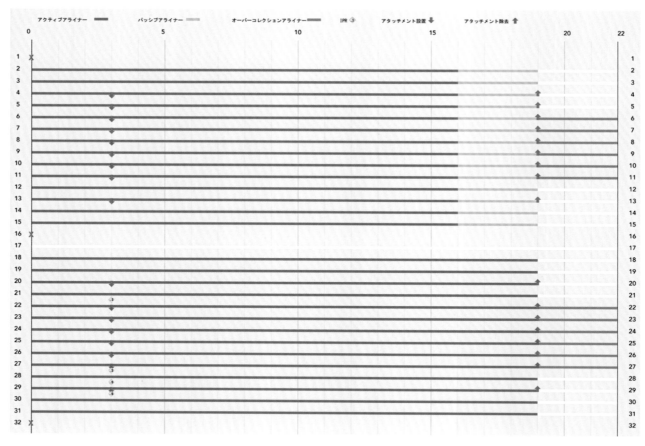

图 12-4-27 ClinCheck 分步图，设计所有牙齿同时移动

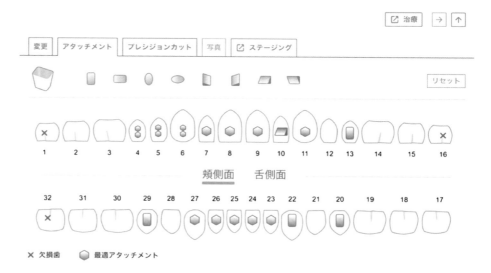

图 12-4-28 ClinCheck Bolton 指数不调，故可以设计 IPR

图 12-4-29 附件设计：从第 3 步开始在右侧上颌侧切牙、尖牙、第一前磨牙、第二前磨牙上分别粘接优化控根附件，在双侧上颌中切牙、左侧上颌尖牙、右侧下颌尖牙和下颌 4 颗前牙上分别粘接优化伸长附件，在左侧上颌侧切牙上粘接 3mm 的水平楔形附件，在左侧上下颌第二前磨牙、右侧下颌第二前磨牙上分别粘接 3mm 的垂直矩形附件，在左侧下颌尖牙上粘接 4mm 的垂直矩形附件

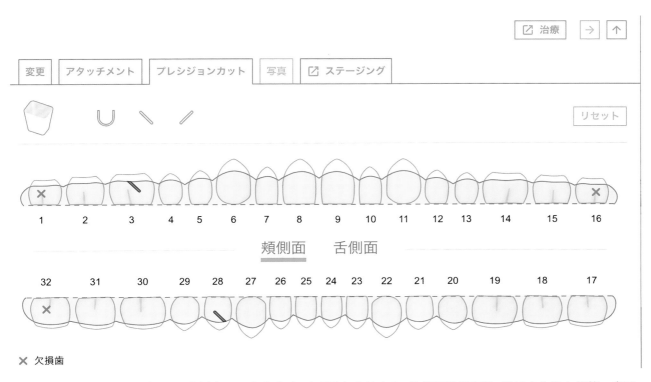

图 12-4-30　精密切割设计：下颌右侧尖牙远中移动时，为了避免支抗丧失，使用了Ⅲ类牵引，所以在右侧上颌第一磨牙、右侧下颌第一前磨牙颊侧设计了精密切割

上颌

	1	2	3	4	5	6	7	8	9	10	11	12	13	14	15	16
挺出(E)/压下(I), mm		0.1 E	0.4 E	0.7 E	1.5 E	0.5 E	2.1 E	2.3 E	2.5 E	**3.1 E**	1.6 E	1.2 E	0.2 E	0	0.1 I	
移動 頰側(B)/舌側(L), mm		0.5 L	0.4 B	2.1 B	1.8 B	0.1 B	0.3 L	1.3 L	0.1 L	0.1 L	1.4 B	0.3 B	0.3 L	0.3 L	0.4 L	
移動 近心(M)/遠心(D), mm		0.1 M	0.2 M	0.6 M	0.1 M	0.1 M	0.2 M	0.3 M	0.3 D	0.1 D	0.1 D	0.3 M	0.3 M	0.2 M	0	
回転 近心(M)/遠心(D)		3.3°M	0.5°D	1.9°D	4.7°M	2.9°M	**8.6°M**	3.6°D	1.4°M	22.2°M	4.1°D	4.4°D	3.1°D	2.8°M	5.4°M	
アンギュレーション 近心(M)/遠心(D)		2.6°D	0.1°M	5.6°D	7.0°D	5.2°D	**8.5°D**	5.4°D	2.1°M	2.9°D	1.7°D	0.1°M	1.7°D	2.0°D	0.2°D	
傾斜 頰側(B)/舌側(L)		0.4°B	0.8°L	9.1°B	7.9°B	2.7°B	0.6°B	6.0°L	4.4°L	1.2°L	0°	3.5°B	6.1°L	2.0°L	5.0°L	

歯内および歯牙移動のシミュレーションです。実際の臨床結果とは異なる場合があります。

下颌

	32	31	30	29	28	27	26	25	24	23	22	21	20	19	18	17
挺出(E)/压下(I), mm		0.3 I	0	0.8 E	1.0 E	1.3 E	2.0 E	1.5 E	1.1 E	1.0 E	0	0.1 I	0.2 E	0	0.1 E	0
移動 頰側(B)/舌側(L), mm		0.1 B	1.0 L				0.5 L	0.4 B	0.3 L	0.7 L	0.3 B	0.5 L	0.6 B	0.5 L	0.1 L	0
移動 近心(M)/遠心(D), mm		0.1 D	0.1 M	0.4 D	0.7 D	0.9 D	0.8 D	0.7 D	0.5 M	0.2 M	0	0.2 M	0.2 M	0.1 M	0	0
回転 近心(M)/遠心(D)		5.6°M	5.5°M	0.2°M	2.4°M	1.6°M	16.8°D	22.6°D	19.2°D	10.8°D	5.4°M	2.7°M	2.2°D	1.6°D	1.9°D	0°
アンギュレーション 近心(M)/遠心(D)		0.7°D	0.9°D	4.3°D	3.5°D	1.3°D	1.9°M	4.9°M	6.4°D	2.1°D	0.1°D	0.6°D	1.1°M	0.6°D	0.1°M	0°
傾斜 頰側(B)/舌側(L)		1.3°L	5.9°L	0.9°L	2.4°B	0.7°L	0.6°L	4.3°B	0.8°B	2.8°B	3.4°B	2.7°L	3.5°L	1.5°L	2.1°B	0°

图 12-4-31　上下颌牙移动数值

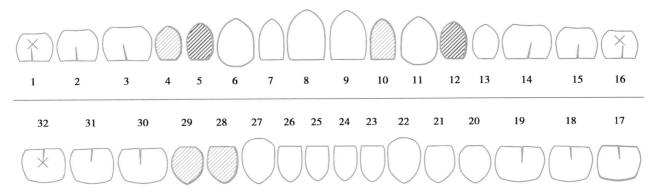

图 12-4-32　牙移动难度评估：双侧上颌第一前磨牙移动最难，为黑色；右侧上颌第二前磨牙、左侧尖牙、右侧下颌第一前磨牙、右侧第二前磨牙移动难度中等，为蓝色；其余牙移动较容易实现，为白色

【治疗过程和结果】

总治疗时间为 28 个月。上颌共使用 49（16 + 17 + 16）副矫治器，下颌共使用 52（19 + 17 + 16）副矫治器。治疗相对比较复杂，按照患者意愿，设计了 2 次附加矫治器，矫治过程中细节考虑参见图 12-4-33～图 12-4-44。

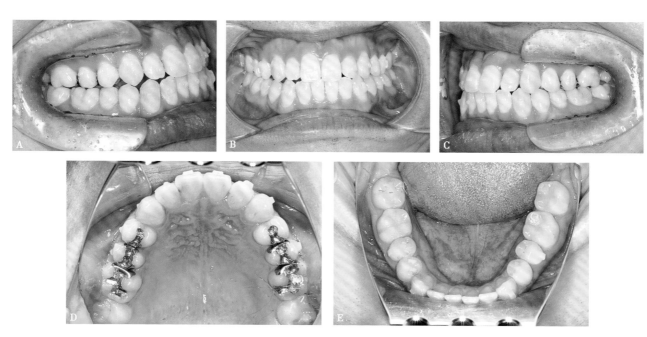

图 12-4-33　第 13 步，矫治 7 个月口内照，由于左侧尖牙仍然是近中关系，此时开始使用Ⅲ类牵引
A. 右侧咬合像　B. 正面咬合像　C. 左侧咬合像　D. 上颌𬌗面像　E. 下颌𬌗面像

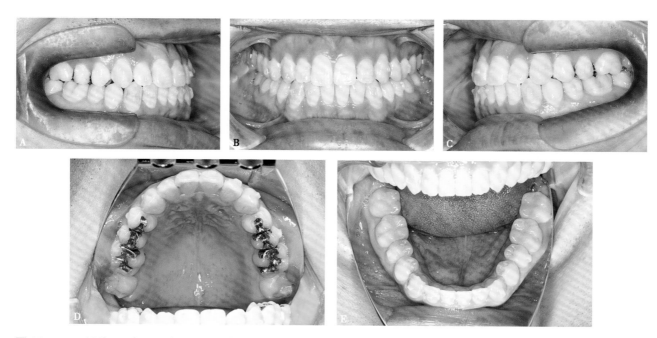

图 12-4-34　矫治 10 个月口内照，上颌第 16 步已经戴完所有矫治器，下颌第 18 步矫治器配戴中。尖牙已经达到中性关系，前牙开𬌗已经得到改善，覆𬌗和覆盖都非常理想，磨除所有附件
A. 右侧咬合像　B. 正面咬合像　C. 左侧咬合像　D. 上颌𬌗面像　E. 下颌𬌗面像

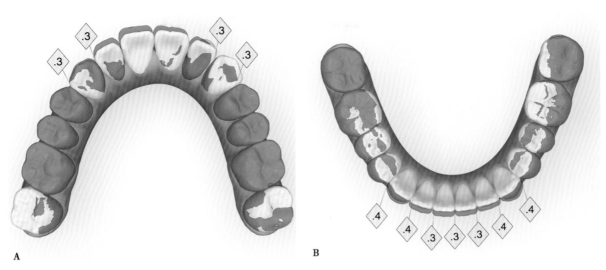

图 12-4-35　第二阶段附加矫治器设计：戴完第一阶段矫治器后，患者仍然希望继续减小口唇凸度，所以设计 IPR，获得间隙，使上下颌前牙舌向移动。双侧上颌尖牙近远中各设计 0.3mm IPR，下颌前牙（从一侧尖牙到另一侧尖牙，共 7 个位点）设计 0.3 ~ 0.4mm 的 IPR

A. 上颌殆面像　B. 下颌殆面像

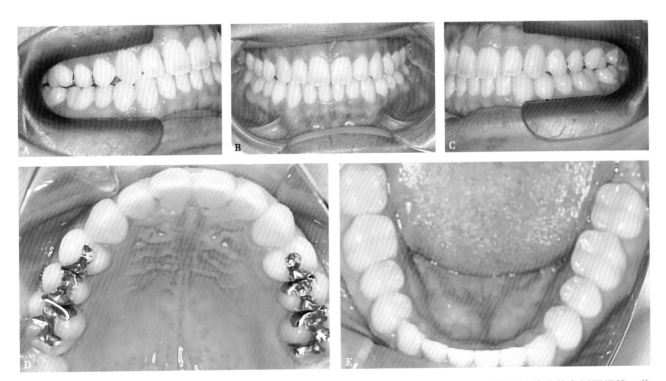

图 12-4-36　第二阶段附加矫治器第 17 步，治疗 22 个月口内照，基本建立良好的咬合，患者希望继续改善右侧下颌第一前磨牙的早接触，并伸长左侧上颌侧切牙，故继续设计第三阶段附加矫治器

A. 右侧咬合像　B. 正面咬合像　C. 左侧咬合像　D. 上颌殆面像　E. 下颌殆面像

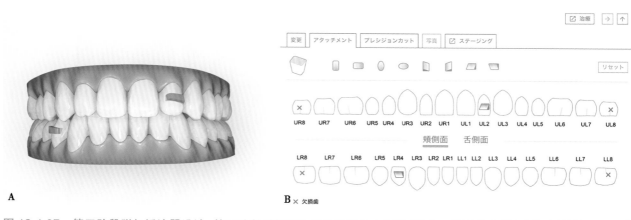

图 12-4-37 第三阶段附加矫治器设计：第三阶段附加矫治器的数量为上下颌 16 个。为了使上颌左侧切牙伸长 1mm，右侧第一前磨牙舌侧移动 1.5mm，两颗牙均设计 4mm 水平楔形附件

A. 正面咬合像　B. 附件设计

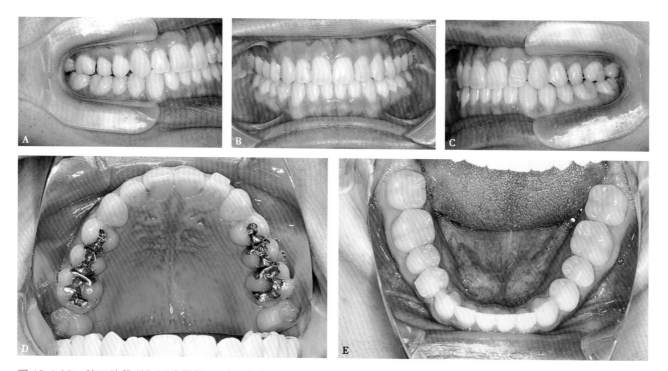

图 12-4-38 第三阶段附加矫治器第 16 步，治疗 28 个月口内照，右侧下颌第一前磨牙早接触得到改善，左侧上颌侧切牙伸长有效。良好的覆𬌗关系已经建立，咬合功能也得到恢复，进入保持阶段

A. 右侧咬合像　B. 正面咬合像　C. 左侧咬合像　D. 上颌𬌗面像　E. 下颌𬌗面像

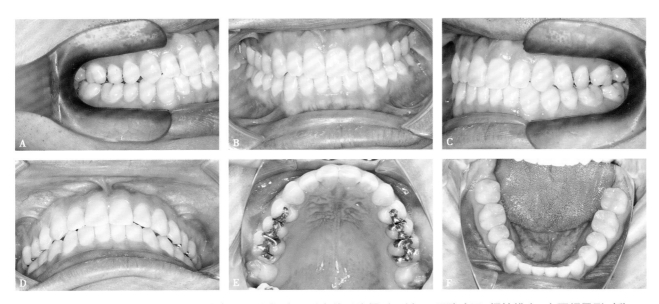

图 12-4-39　治疗后口内照，右侧前磨牙区反𬌗、尖牙近中关系均得到了纠正，开𬌗改正，拥挤排齐，上下颌弓形对称
A. 右侧咬合像　B. 正面咬合像　C. 左侧咬合像　D. 覆𬌗覆盖像　E. 上颌𬌗面像　F. 下颌𬌗面像

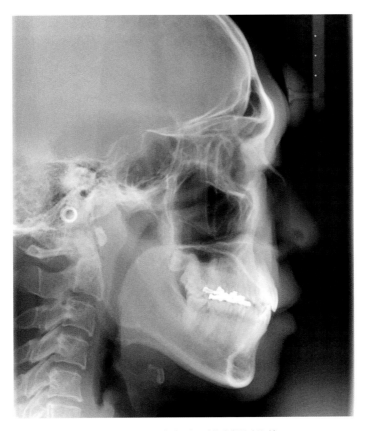

图 12-4-40　治疗后 X 线头颅侧位片

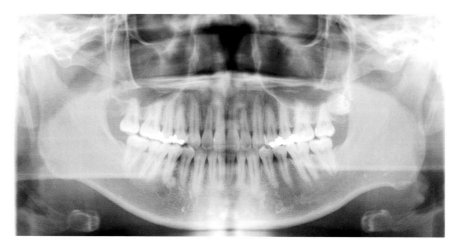

图 12-4-41 治疗后全景片示牙根平行度良好

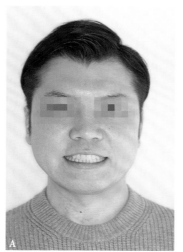
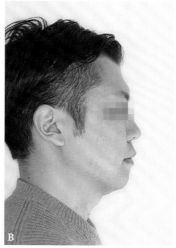

图 12-4-42 治疗后面像,开殆得到纠正
A. 治疗后正面微笑像 B. 治疗后侧面像

Analysis	Pre.	Post.
Steiner & Tweed		
SNA	88.6	87.9
SNB	85.8	85.5
ANB	2.8	2.4
Inter incisal Angle	111.5	129.9
F.M.A	27.4	27.2
I.M.P.A	98.9	90.4
F.M.I.A	53.7	62.5
Ricketts		
Facial depth	87.3	87.7
Convexity	3.4	3.1
L-1 to APO	7.0	4.3
L-1 to APO Angle	31.7	22.5

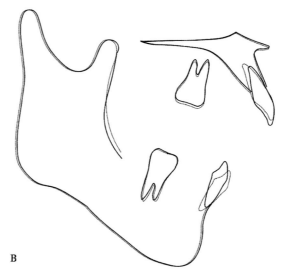

图 12-4-43 治疗前后 X 线头影测量分析
A. X 线头影测量数值 B. X 线头影描迹重叠图(虚线示治疗前,实线示治疗后)

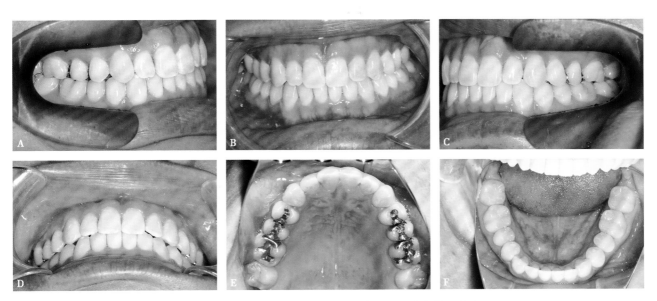

图 12-4-44　保持 1 年后口内照，牙齿排列和咬合关系稳定
A. 右侧咬合像　B. 正面咬合像　C. 左侧咬合像　D. 覆𬌗覆盖像　E. 上颌𬌗面像　F. 下颌𬌗面像

【治疗体会】

开𬌗的治疗方式根据其病因不同，有较大的区别。通过下颌平面角的大小和有无露龈笑等，可以判断是否需要进行磨牙垂直向控制。如果第三磨牙埋伏使得第二磨牙伸长，则有必要拔除第三磨牙，进行磨牙段压低。但是，如果是本病例这类牙弓狭窄和前后向不调引起的开𬌗，很多时候仅仅通过协调上下颌弓形，改善尖牙关系，就可以关闭开𬌗。患者的磨牙呈现轻微的近中关系，理想的治疗方案是进行下颌磨牙远中移动以获得磨牙中性关系。但实际临床上，本病例磨牙远中移动空间不足，如果远中移动治疗时间将延长，下颌平面角（FMA）也有可能变大。综合考虑后，决定行代偿治疗，维持Ⅲ类的后牙紧密咬合，通过下颌前磨牙区的 IPR 获得尖牙中性关系，关闭开𬌗。

（本病例由日本医师佐本博提供，廖文博士翻译）

隐适美矫治系统治疗安氏Ⅲ类开𬌗典型病例三：手术病例

【治疗前资料】

患者，男，26 岁。

主诉　牙齿咬不上，脸歪。

既往史　否认系统性疾病史，否认过敏史。

颜貌检查　正面观，颏部左偏，面部对称性欠佳；侧面观，上下唇均在 E 线后方（图 12-4-45）。

口内检查　牙列式上颌 7—7，下颌 7—7；左侧尖牙基本中性关系，磨牙超近中关系，23—27 反𬌗；右侧磨牙、尖牙超近中关系；前牙开𬌗 2mm，覆盖正常；下颌中线左偏，上下颌牙列轻度拥挤（图 12-4-46）。

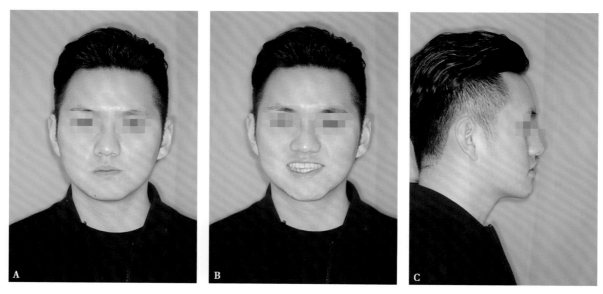

图 12-4-45 治疗前面像，正面观，颏部左偏，面部对称性欠佳；侧面观，上下唇均在 E 线后方
A. 正面像 B. 正面微笑像 C. 侧面像

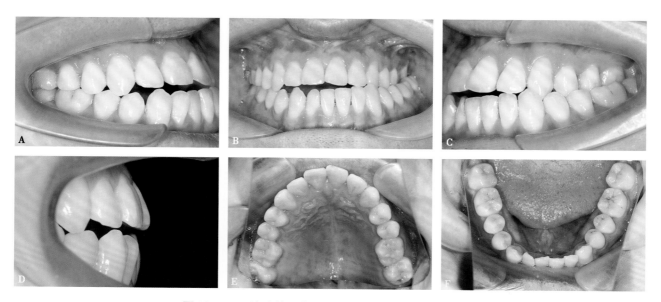

图 12-4-46 治疗前口内照，牙列式上颌 7—7，下颌 7—7
A. 右侧尖牙、磨牙超近中关系 B. 前牙开𬌗，下颌中线左偏 C. 左侧尖牙基本中性关系，磨牙超近中关系，23—27 反𬌗
D. 开𬌗 2mm，覆盖正常 E. 上颌牙列轻度拥挤 F. 下颌牙列轻度拥挤

模型分析 拥挤度：上颌牙弓 1mm，下颌牙弓 3mm；Bolton 指数：前牙比 76.92%，全牙比 90.63%；Spee 曲线曲度：右侧 1mm，左侧 1mm。

X 线检查 治疗前全景片显示 28、38、48 缺失，18、17 均与对颌没有𬌗接触，下颌中线左偏，关节和牙周情况没有明显异常（图 12-4-47）。X 线头颅正位片显示下颌左偏，下颌中线左移 2.5mm（图 12-4-48）。X 线头颅侧位片显示骨性Ⅲ类；垂直生长型，偏高角；上颌前牙稍唇倾代偿，下颌前牙较为直立；上下唇均在 E 线后，前牙开𬌗 2mm（图 12-4-49）。

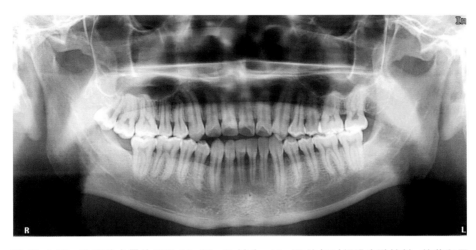

图 12-4-47　治疗前全景片显示 28、38、48 缺失，18、17 均与对颌没有𬌗接触，关节和牙周情况没有明显异常

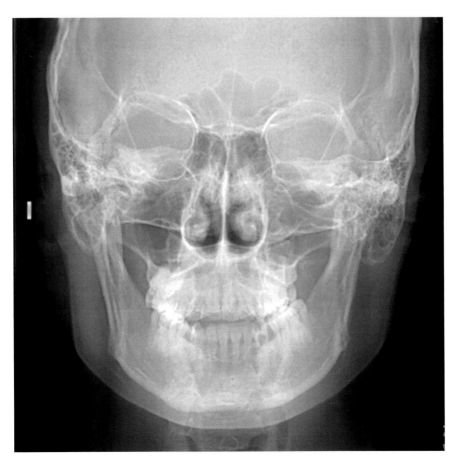

图 12-4-48　X 线头颅正位片显示下颌左偏，下颌中线左移 2.5mm

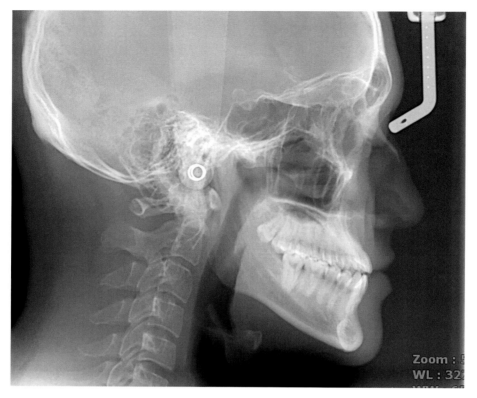

图 12-4-49　X 线头颅侧位片显示颌骨及面高：骨性Ⅲ类；垂直生长型，偏高角；牙及牙槽：上颌前牙稍唇倾代偿，下颌前牙较为直立；软组织：上下唇均在 E 线后，前牙开𬌗 2mm

【诊断和治疗计划】

综上资料，该患者的诊断是安氏Ⅲ类，骨性Ⅲ类错𬌗，下颌发育过度，下颌左偏，牙列拥挤，左侧后牙反𬌗，开𬌗。因此，治疗目标是解除拥挤，改正开𬌗和反𬌗，达到磨牙、尖牙中性关系，改善容貌不对称。

治疗方案包括：

（1）口腔卫生宣教。

（2）建议拔除 18，正畸 - 正颌联合治疗。

（3）术前正畸：上颌设计扩弓，上颌前牙去除唇倾代偿，排齐牙列；下颌前牙唇面设计压力嵴控根移动，唇倾竖直去代偿，获得间隙后排齐牙列；协调上下牙弓宽度。

（4）正颌手术：双颌下颌矢状劈开后退术（BSSRO）不对称后退，摆正下颌，使上下颌中线对齐。

（5）术后正畸：精细调整咬合关系。

（6）矫治结束，用保持器保持。

【ClinCheck 设计】

上颌设计扩弓，上颌前牙伸长。由于上颌前牙控根移动、改正拥挤需要空间，而且 Bolton 指数显示上颌偏大，因此上颌设计了 5 处共 1.1mm IPR；下颌设计前牙唇倾竖直去除代偿，解除拥挤；协调上下颌牙弓宽度，为正颌手术准备（12-4-50）。其他设计细节参见图 12-4-51～图 12-4-56。

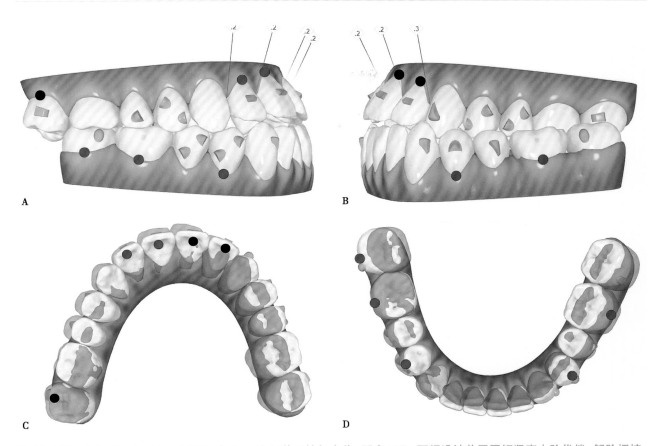

图 12-4-50　ClinCheck 设计：上颌设计扩弓，上颌前牙控根内收，配合 IPR；下颌设计前牙唇倾竖直去除代偿，解除拥挤。协调上下颌牙弓宽度，为正颌手术做准备

　　A. 右侧咬合像，模拟手术跳跃后　B. 左侧咬合像，模拟手术跳跃后　C. 上颌𬌗面像　D. 下颌𬌗面像

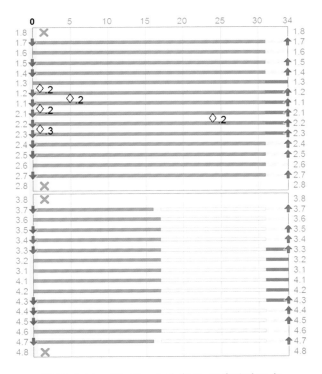

图 12-4-51　ClinCheck 分步图，同步移动牙齿

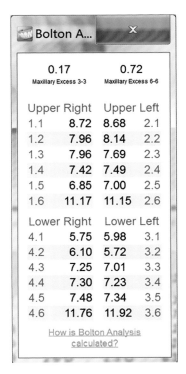

图 12-4-52　ClinCheck Bolton 指数

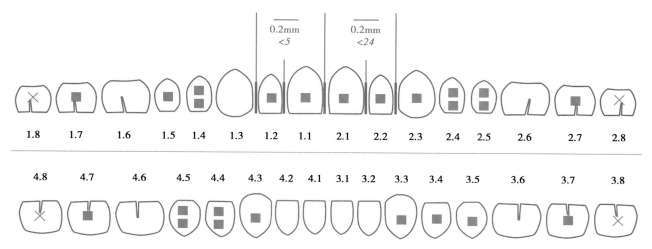

图 12-4-53　附件设计：11、12、21、22 为优化多平面伸长附件，23、33、35、43 为优化旋转附件，15、14、24、25、44、45 为优化控根附件，34 为优化深覆𬌗附件，17、27 为水平矩形附件，37、47 为垂直椭圆形附件

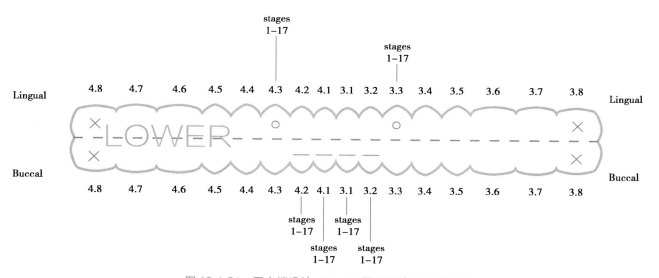

图 12-4-54　压力嵴设计：32—42 唇面设计压力嵴控根

Upper　Lower	1.8	1.7	1.6	1.5	1.4	1.3	1.2	1.1	2.1	2.2	2.3	2.4	2.5	2.6	2.7	2.8	Final Stage
Extrusion/Intrusion, mm		1.0 I	0.1 I	0.1 I	0.1 I	0.2 I	1.5 E	1.8 E	1.6 E	1.3 E	0.1 E	0.5 E	0.2 I	0.1 E	0.2 I		Align
Translation Buccal/Lingual, mm		0.6 L	0.3 L	1.8 L	1.5 L	0.9 L	0.7 L	1.4 L	1.1 L	0.7 B	0.8 B	2.8 B	2.1 B				Doctor
Translation Mesial/Distal, mm		0.2 D	0.2 M	0.3 M	0.5 M	0.5 M	0.4 M	0.9 M	1.1 D	1.2 D	0.8 D	0.1 D	0.2 M	0.1 D			Difference
Rotation Mesial/Distal		3.9°M	3.0°D	3.8°D	11.6°D	4.2°M	0.1°D	1.1°D	13.8°M	4.2°M	19.2°M	11.5°D	4.3°D	0.1°M	2.3°M		Tooth Basis
Angulation Mesial/Distal		2.7°M	0.4°D	5.2°D	6.6°D	0.1°D	0.7°M	2.6°D	2.3°D	6.3°D	1.7°D	7.8°D	3.8°D	1.1°D	0.8°M		Crown
Inclination Buccal/Lingual		8.1°L	12.0°L	9.5°L	1.8°L	11.3°L	20.9°L	23.6°L	26.3°L	23.4°L	4.1°L	3.3°B	2.4°B	14.8°B	11.0°B		Root

Upper　Lower	4.8	4.7	4.6	4.5	4.4	4.3	4.2	4.1	3.1	3.2	3.3	3.4	3.5	3.6	3.7	3.8	Final Stage
Extrusion/Intrusion, mm		0.8 I	0.4 I	0.1 E	0.9 E	0.6 I	0	0.1 E	0.3 I	0.5 I	0.9 I	0.7 E	0.3 E	0.2 E	0.4 E		Align
Translation Buccal/Lingual, mm		1.5 B	0.2 L	1.1 L	1.0 L	0.5 L	1.4 B	1.7 B	1.5 B	1.0 B	1.0 B	0.1 B	1.9 L	2.2 L			Doctor
Translation Mesial/Distal, mm		0.4 D	0.1 M	0.2 M	0.3 M	0.4 M	0.5 M	0.8 M	0.8 D	0.4 D	0.3 D	0	0.1 M	0.2 D	0.3 D		Difference
Rotation Mesial/Distal		2.2°M	0.5°D	2.4°D	9.6°M	5.8°M	33.0°M	17.3°D	7.2°D	17.0°D	13.3°D	4.1°M	12.7°D	9.3°D	5.1°D		Tooth Basis
Angulation Mesial/Distal		1.2°D	10.9°D	5.4°D	6.6°D	0.3°D	2.1°D	1.2°M	2.1°M	5.9°M	0.3°M	0.6°D	2.0°D	0.3°D	2.7°M		Crown
Inclination Buccal/Lingual		12.6°B	3.1°L	5.9°L	0.7°L	6.2°B	10.1°B	13.2°B	14.3°B	10.9°B	11.2°B	10.8°B	1.8°L	9.3°L	7.0°L		Root

图 12-4-55　上下颌牙移动表

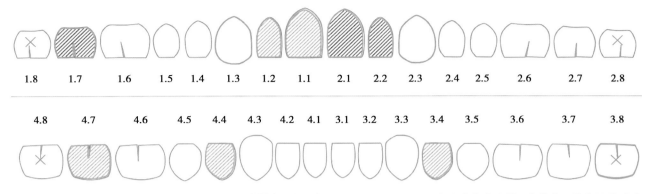

图 12-4-56　牙移动难度评估：17、21、22 移动最难，为黑色；11、12、34、44、47 移动难度为中等，为蓝色；其余牙移动比较容易实现，为白色

【治疗过程和结果】

总疗程为 14 个月，每 2～3 个月复诊一次。矫治器总数 34 副，手术后未申请新的矫治器，一次完成，未重启治疗（图 12-4-57～图 12-4-68）。

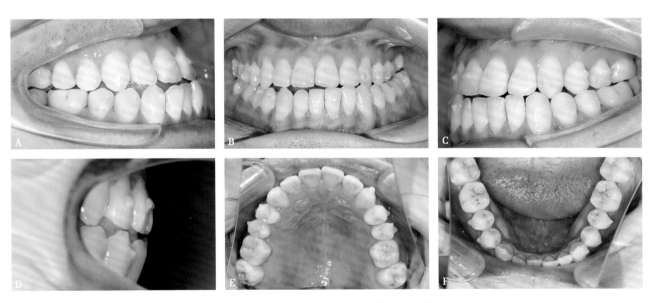

图 12-4-57　治疗中第 11 步，排齐牙列中
A. 右侧咬合像　B. 正面咬合像　C. 左侧咬合像　D. 覆𬌗覆盖像　E. 上颌𬌗面像　F. 下颌𬌗面像

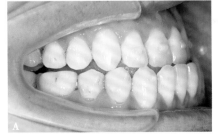

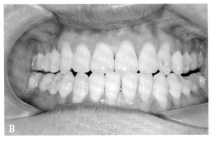

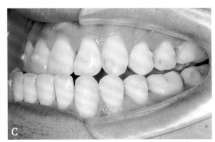

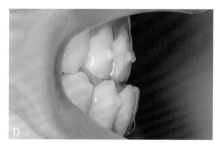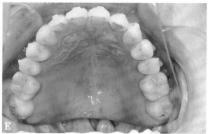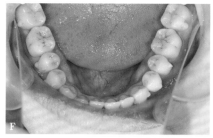

图 12-4-58 治疗中第 31 步,术前去代偿排齐牙列的工作已经完成,前牙呈反𬌗开𬌗状态,双侧磨牙、尖牙都为近中关系
A.右侧咬合像 B.正面咬合像 C.左侧咬合像 D.覆𬌗覆盖像 E.上颌𬌗面像 F.下颌𬌗面像

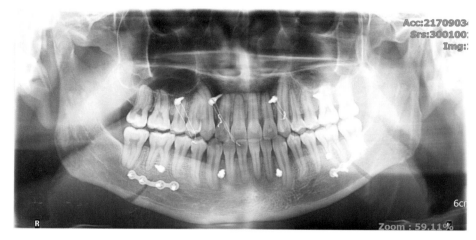

图 12-4-59 手术后 1 周全景片,手术中在上颌和下颌各植入种植钉 4 枚,颌间牵引固定时使用。使用结扎丝把上颌种植钉与数字化手术导板结扎在一起,患者术后可以做张闭口训练,保证下颌回到𬌗板的位置,避免肌肉牵拉复发

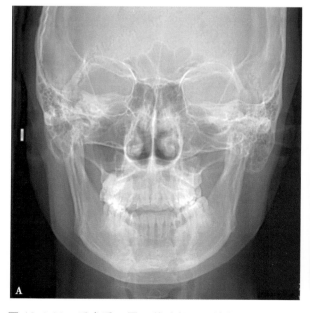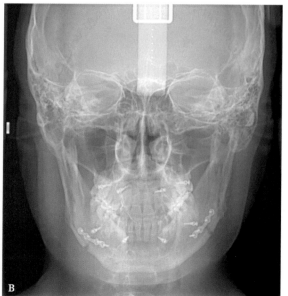

图 12-4-60 手术后 1 周 X 线头颅正位片与治疗前对比,术后下颌中线已经与上颌中线完全对齐,下颌左偏的问题已经得到改善

A.治疗前 B.治疗后

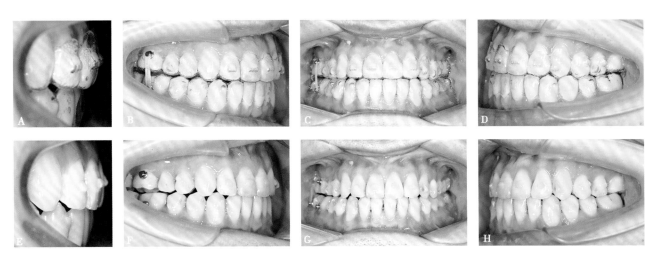

图 12-4-61 手术后 1 个月，患者复诊，左侧咬合关系比较理想，右侧磨牙区尚有开𬌗。使用最后一幅矫治器基本可以就位，于是剪开 16、46 颊侧矫治器，粘接舌钮，进行垂直牵引

A. 覆𬌗覆盖像（戴矫治器） B. 右侧咬合像（戴矫治器） C. 正面咬合像（戴矫治器） D. 左侧咬合像（戴矫治器） E. 覆𬌗覆盖像（不戴矫治器） F. 右侧咬合像（不戴矫治器） G. 正面咬合像（不戴矫治器） H. 左侧咬合像（不戴矫治器）

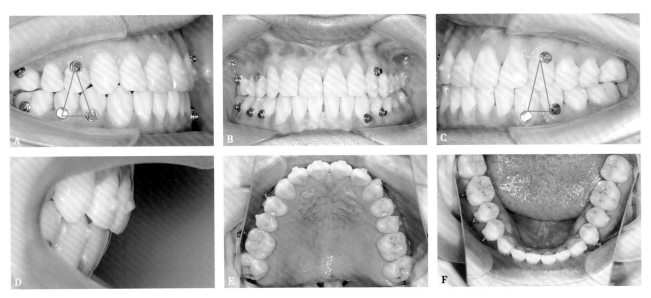

图 12-4-62 手术后 3 个月，继续行右侧磨牙垂直牵引，同时做三角形牵引，使上下颌牙齿之间的咬合更加紧密

A. 右侧咬合像 B. 正面咬合像 C. 左侧咬合像 D. 覆𬌗覆盖像 E. 上颌𬌗面像 F. 下颌𬌗面像

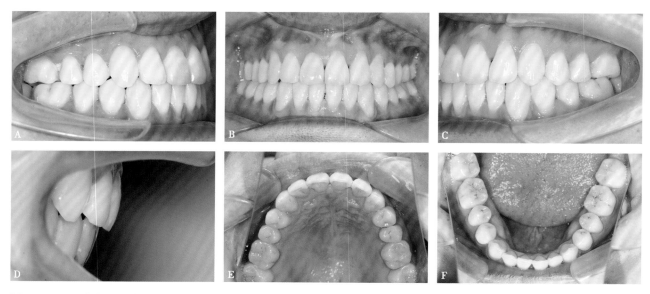

图 12-4-63   治疗后口内照,经过隐适美术前去代偿,单下颌手术后退,以及术后正畸治疗,总疗程 14 个月。开𬌗、反𬌗、偏𬌗、拥挤均得到纠正,尖牙、磨牙关系中性,覆𬌗覆盖正常,下颌中线左偏的问题已经完全改善,中线齐,弓形良好、对称,治疗目标达到,进入保持阶段

A. 右侧咬合像   B. 正面咬合像   C. 左侧咬合像   D. 覆𬌗覆盖像   E. 上颌𬌗面像   F. 下颌𬌗面像

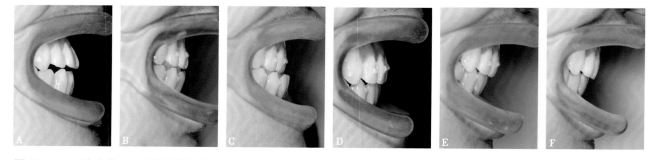

图 12-4-64   治疗前、中、后覆𬌗覆盖的变化,治疗前的开𬌗经过术前去代偿有所减轻,但在术前呈反𬌗状态,术后覆𬌗覆盖正常
A. 治疗前   B. 治疗中第 11 步   C. 治疗中第 31 步   D. 术后 1 个月   E. 术后 3 个月   F. 治疗后

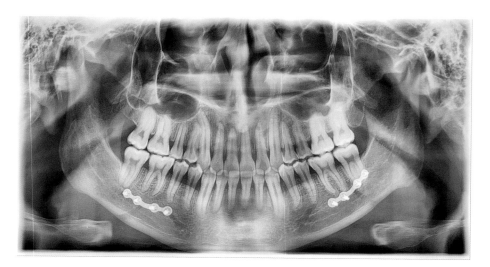

图 12-4-65   治疗后全景片显示治疗前没有咬合接触的 17 与 47 有了很好的咬合接触,18 已经拔除,治疗后牙根平行度良好

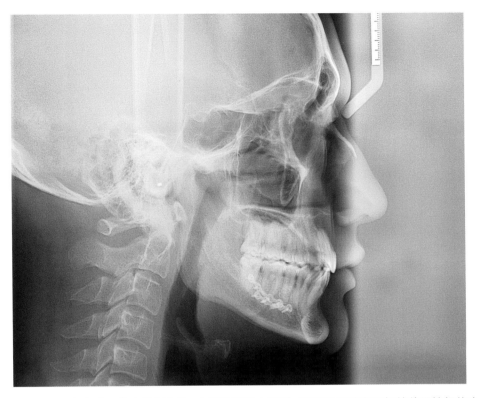

图 12-4-66　治疗后 X 线头颅侧位片，上颌前牙轴向正常，可见隐适美有很好的前牙控根能力

Measurements	Normal	Pre	Post
SNA°	83.13±3.6	83.5	84.4
SNB°	79.65±3.2	85.9	81.3
ANB°	3.48±1.69	-2.4	3.1
SN-MP°	32.85±4.21	27.8	31.7
S-Go/N-Me	65.85±3.83	74.2	71.0
ANS-Me/N-Me	53.32±1.84	54.6	53.9
U1-L1°	126.96±8.54	121.9	136.3
U1-SN°	105.23±6.02	128.4	102.9
UI-NA (mm)	4.05±2.32	8.1	1.7
UI-NA°	21.49±5.92	44.9	18.5
LI-NB (mm)	5.69±2.05	2.2	3.2
LI-NB°	28.07±5.58	15.6	22.1
FMIA°	57.0±6.79	74.7	68.3
UL-EP (mm)	1.75±1.87	-6.4	-4.2
LL-EP (mm)	2.74±2.21	-3.6	-4.0
Nasolabial angle	78.0±8.0	103.1	101.5

图 12-4-67　治疗前后 X 线头影测量分析，上颌前牙控根移动成功，手术后下颌后退，颏点后移，达到了治疗目标

A. X 线头影测量数值　B. X 线头影描迹重叠图（黑色线条示治疗前，红色线条示治疗后）

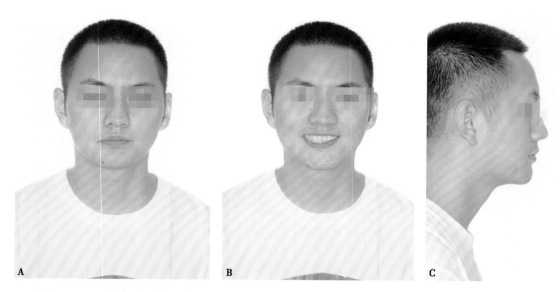

图 12-4-68　治疗后面像，颏部左偏得到改善，侧貌更加协调，下唇左侧肌肉力量尚需训练，使微笑时更加对称
A. 治疗后正面像　B. 治疗后正面微笑像　C. 治疗后侧面像

【治疗体会】

　　该患者为骨性Ⅲ类，反𬌗、偏𬌗、开𬌗的患者，可谓三向不调。通过单纯正畸治疗无法解决这类患者的全部问题，因此选择正畸 - 正颌联合治疗。考虑到患者对美观的要求比较高，我们尝试使用隐适美系统进行术前去代偿和术后精细调整，手术使用数字化导板，精确控制骨块的移动，并使用种植钉进行上下颌的颌间固定。结果表明，隐适美矫治技术结合正颌外科手术，迅速有效地解决了患者的问题，治疗效果良好。幸运的是，由于术前数字化模拟的准确性高，在正颌手术后并没有重启隐适美治疗，直接使用第一阶段设计的最后一副矫治器，引导牙齿在手术后进一步精细调整，整个治疗过程只有 14 个月。

（本病例由赵芮、赖文莉提供）

（赖文莉　佐本博）

参 考 文 献

1.　赖文莉. 无托槽隐形矫治技术推磨牙向后的临床应用策略. 国际口腔医学杂志，2019，46（4）：373-382.
2.　赖文莉. 安氏Ⅱ类拔牙病例的隐形矫治策略. 口腔医学，2019，39（11）：967-973.
3.　赖文莉. 浅谈无托槽隐形矫治技术减数矫治的临床体会. 中华口腔医学杂志，2017，52（9）：534-537.

13

第十三章 青少年错殆畸形的隐适美矫治系统治疗策略

第一节　青少年错殆畸形隐形矫治的特点

一、青少年错殆畸形隐形矫治的概念

青少年隐形矫治指的是处于生长发育期的错殆畸形青少年（6～18 岁）患者的隐形正畸阻断与综合矫治。青少年时期乳恒牙替换（6 岁开始）；牙弓发育伴随不同阶段的恒牙成组萌出、发育（6～18 岁）；颅面结构矢状向发育（10～11 岁），颅面生长发育基本结束（17～18 岁）；口腔功能发育成熟。

青少年时期的特点是颅颌面处于生长发育的变化过程中，这既有助于错殆畸形的矫治，也能影响错殆畸形的矫治。青少年隐形矫治需要全面的颅颌面生长发育知识，因势利导，才能获得更好的颅面形态改善、更稳定的咬合功能，以及更稳定的矫治效果。青少年隐形矫治与成人隐形矫治的区别在于青少年有生长的变化：牙列从混合牙列到恒牙列，颌骨及牙弓完成长、宽、高的发育，下颌完成差异性生长，颏发育，颞下颌关节位置确定，面部软组织发育完成并与颌骨协调、功能稳定。这种变化决定了青少年隐形矫治的特点，即错殆畸形的变化与不确定性。医师需要掌握颅颌面协调代偿关系的相关知识，以及对青少年生长与错殆畸形关系预判的能力。

二、青少年错殆畸形隐形矫治的特点

（一）青少年隐形矫治的颅面殆生长及心理特点

1. 青少年咬合发育特点　咬合指的是上下颌牙的相互接触关系，包括上下颌牙的咬合关系及相邻牙的接触关系。上下颌牙咬合关系不仅与牙的位置有关，而且与上下颌牙弓形态、大小及相互关系有关。Andrews 在描述影响理想殆的六要素中着重强调，牙弓的形态与大小是影响理想殆六要素中的关键要素。理想的咬合关系中，上下颌牙弓形态、大小必须正常，而且上下颌牙弓形态必须协调一致。任何影响牙弓发育的因素造成的牙弓形态、大小异常都会导致错殆的形成。青少年咬合发育包括乳恒牙替换及牙弓形态、大小的发育。

（1）替牙间隙：青少年乳恒牙替换在前牙区需要生长发育间隙以排齐更大的恒切牙。而在尖牙及前磨牙区，替换的恒前磨牙小于乳磨牙，所以可以得到替牙间隙（leeway space）。替牙间隙因第一磨牙前移而消失，磨牙从远中平直关系变为中性关系。青少年隐形矫治利用乳恒牙替换的时机，可以合理管理乳

恒牙替换时的间隙变化，利用替牙间隙减少邻面片磨的量、前牙代偿唇倾及扩弓代偿，解除轻中度拥挤，减少拔牙。

（2）牙弓发育：与颅面发育一样，青少年牙弓发育按宽度、长度、高度的顺序依次完成。

1）牙弓宽度的发育：上颌宽度到恒牙列早期12～13岁基本完成，下颌宽度到混合牙列期（尖牙萌出之前）基本完成（女8岁，男9岁）。随着第二磨牙的萌出，牙弓后段宽度仍有增加。

临床治疗中发现，青少年时期错殆畸形的发生与牙弓宽度发育不足有相当大的关系。牙弓宽度发育不足的病因包括遗传与环境因素。其中，儿童龋病、儿童口腔功能异常、口腔不良习惯等是影响儿童牙弓发育的主要因素。

青少年隐形矫治应注意牙弓宽度发育不足在错殆畸形诊断及治疗中的重要性。早期隐形矫治或辅助活动扩弓治疗对错殆畸形的矫治是有利的。

2）牙弓长度的生长：牙弓长度的生长比宽度的生长完成更晚，一般宽度发育完成后2～3年，牙弓长度还会生长。需要注意的是，前段牙弓由于乳恒牙替换时第一磨牙前移调整磨牙关系，所以前段牙弓长度缩短。但后段牙弓长度继续生长以提供间隙供第二磨牙、第三磨牙萌出。

3）牙弓高度的生长：牙弓高度生长的完成时间与颅面高度完成时间一致，大约到青春期结束。临床开殆病例，如果是因为前牙槽高度发育不足导致的，可以尽量促进前段牙槽骨高度生长，从而矫治前牙开殆。深覆殆的矫治中，后牙升高对于尚有颅面垂直向生长潜力的青少年来说，较成人更适应，对后牙有控制的升高会较少造成下颌后下旋转。

2. 青少年颅面生长发育特点

（1）青少年颅面生长发育顺序是宽度、长度和高度。颅面生长是遗传与环境因素共同控制的。大多数青少年颅面错殆畸形是遗传与环境因素共同作用的结果。青少年隐形矫治通过环境因素改变颅面生长异常。有明显遗传倾向的错殆畸形（如严重高角骨性反殆），矫治效果不佳。

（2）青少年青春期快速生长发育：青少年颅面生长不是匀速发展的，女性10～11岁，男性11～12岁颅面会快速生长发育。女性比男性较早进入快速生长发育期，但持续时间短，2～3年（13～14岁）基本完成。男性的快速生长发育期持续时间长，15～18岁完成。

（3）青少年颅面生长发育方式与生长区：青少年颅面复合体的成骨方式有软骨内成骨、骨缝间成骨、表面增生改建。颅面骨组织增生改建使颅面生长，而颅面相连结构及形态改变同样可使颅面形态生长改变，如：颅底软骨生长使颌骨长度、高度生长，上颌窦扩大使上颌骨长宽高生长，鼻部软骨生长使面部向前生长。颅面骨生长活跃的部位称为生长区。下颌髁突软骨是下颌生长发育活跃的生长区，刺激其生长发育可改变下颌骨体的高度及长度，这是青少年隐形矫治的生物学基础。

（4）青少年颌骨的差异性生长：颅面复合体在青春期有差异性生长的特点。差异性生长的含义是在青少年颌骨的矢状向发育过程中，下颌发育稍晚于上颌，但在青春快速生长期时，下颌生长较上颌快，下颌从稍后的位置发育为正常的位置，上下颌骨形成Ⅰ类骨性关系。颌骨的差异性生长，用英文讲是"Cephalocaudal gradient of growth——There is an axis of increased growth extending from the head toward the feet"，也就是说从头到脚是梯度生长的，离头越远，生长更晚，生长速度更快。从颌面部发育来看，下颌骨的生长要晚于上颌骨,也比上颌骨大,所以青春生长发育早期孩子的面型更呈现凸面型,随着下颌后期的差异性生长,面型将更为直立。

(5)青少年颅面生长型:正常的颅面生长型是平均生长型,颅面向前向下生长,面部高度与长度平均发育。如果面部高度发育不足,称为水平生长型,面部向前生长大于向下生长。反之,如果向下生长过大,则是垂直生长型。前牙深覆殆颅面多为水平生长型,垂直生长型错殆畸形的面形差,支抗控制更难,从而增大矫治难度。

3. 青少年错殆畸形患者的心理特点

(1)青少年错殆畸形患者处于身心发育过程中,自尊心强,好奇心重,善于接受新鲜事物,适应性强,但没有成人情绪稳定,易受环境影响,多变,自制力差,叛逆,对事物理解能力差。但这些特点并不直接导致青少年隐形矫治比成人更难。当代青少年的身心发育特点有了更多的时代性,在信息化时代,其强烈的自主意识建立使青少年在选择隐形矫治的时候有不比成人弱的主导意识。

(2)临床经验发现,青少年隐形矫治患者的临床配合度不比固定多托槽矫治更差。但由于隐形矫治器是活动透明矫治器,在给予患者美观、方便的同时,也易出现矫治器丢失等新问题。

(二)青少年隐适美隐形矫治的诊断及治疗计划特点

1. 青少年隐形矫治与替牙间隙

替牙间隙是乳尖牙和乳磨牙替换为恒尖牙和前磨牙出现的间隙,是青少年咬合发育过程中的特有阶段,有利于磨牙关系的调整。替牙间隙在上颌单侧为0.9mm,下颌单侧为2.0mm(图13-1-1)。青少年隐形矫治选择适当的乳恒牙替换时机,可以合理管理乳恒牙替换时的间隙变化,利用替牙间隙解除轻中度拥挤。临床在全面检查乳磨牙替换时间的基础上(在牙根发育1/2后,牙萌出还有半年时间),在乳磨牙替换半年前开始青少年隐形矫治,保留替牙间隙用于牙列排齐。利用替牙间隙排牙,可以减少临床邻面片磨的量、减少前牙代偿唇倾及扩弓代偿得到的间隙。在合理设计情况下,甚至避免拔牙选择。

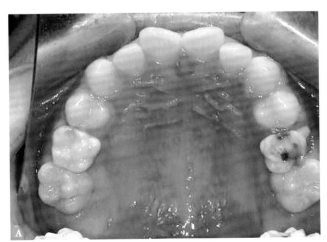 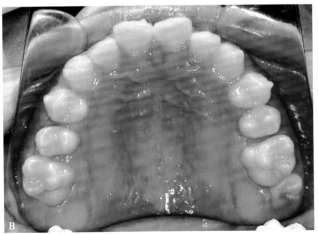

图 13-1-1　乳恒牙替换,替牙间隙
A. 混合牙列晚期,55、65未换　B. 55、65替换,替牙间隙0.9mm

2. 青少年隐形矫治与牙弓长宽发育

（1）青少年隐形矫治应注意牙弓宽度发育不足的错殆机制在治疗诊断及计划中的重要性。牙弓狭窄造成牙弓周长不足，牙齿排列不齐。牙弓狭窄还会造成上下颌牙弓形态、大小不调，出现功能性错殆（上颌牙弓狭窄，下颌后缩，前牙深覆殆覆盖）（图13-1-2）。早期扩弓矫治能扩大牙弓周长，利于拥挤解除。牙弓狭窄导致的下颌后缩，前导下颌的前提是扩大上颌牙弓，解除牙弓狭窄造成的下颌前伸障碍。临床治疗发现，青少年牙弓狭窄在错殆畸形的发病机制中比例很高。有学者认为，青少年错殆畸形矫治应常规检查牙弓是否狭窄，是否需要扩弓。临床证明，在青少年错殆畸形的矫治中，隐形矫治器能有效扩大牙弓，增加牙弓周长。

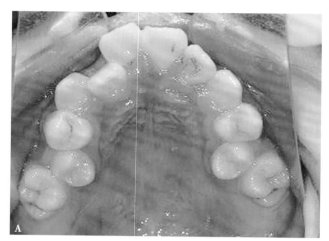 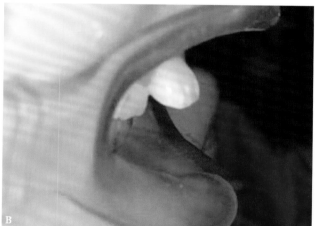

图 13-1-2　上颌牙弓狭窄，牙列拥挤，上颌牙弓狭窄形成功能性咬合障碍，下颌位置后缩，前牙深覆殆覆盖

A. 上颌殆面像　B. 覆殆覆盖像

（2）牙弓长度的生长在宽度的生长完成后，还有2～3年的生长。牙弓后段生长能提供间隙以便第二磨牙、第三磨牙萌出（图13-1-3）。青少年牙列拥挤或前牙深覆盖，可以考虑拔除第三磨牙，利用牙弓后间隙排齐牙列。隐形矫治技术的支抗特点及矫治器特点较固定多托槽矫治器更方便磨牙远中移动。隐形矫治技术的发展，增加了临床推磨牙远中移动解除牙列拥挤的临床方案的选择。

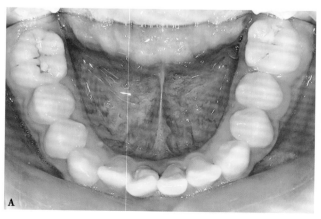 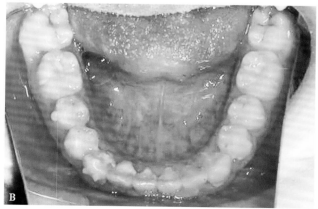

图 13-1-3　青春期牙弓后段生长，牙弓长度增长

A. 隐形矫治前，下颌牙弓后段长度不足，第二磨牙未萌　B. 隐形矫治中，下颌牙弓后段生长，第二磨牙萌出

3.青少年隐形功能矫治　青少年隐形功能矫治指的是轻中度骨性Ⅱ/Ⅲ类的矫治。矫治目的是协调上下颌骨生长及位置不调,治疗颅面形态异常及咬合异常。功能矫治的前提是调节上下颌骨生长。青少年处于生长发育期,适合进行功能矫治。成年人隐形矫治不能应用。

(1)轻中度骨性Ⅱ类错𬌗的隐形矫治:其适应证应是处于生长发育(高峰)期的下颌后缩或下颌发育不足的骨性Ⅱ类错𬌗。隐适美隐形矫治技术针对Ⅱ类错𬌗的矫治设计是下颌前导(mandibular advancement,MA)。MA利用下颌差异性生长,刺激发育不足的髁突生长,改善下颌后缩的颅面形态不调(图13-1-4)。

MA的目的:①调整下颌后缩位到正常位置;②刺激下颌(特别是髁突)生长,弥补轻中度下颌发育不足;③排齐排圆上下颌牙弓,去除由于上下颌牙弓形态不调造成的功能性下颌后缩,恢复正常下颌差异性生长。

(2)轻中度骨性Ⅲ类错𬌗的矫治:应该在青春发育早期利用活动功能矫治器矫治发育不足的上颌骨,待骨性Ⅲ类关系基本矫正后,再用隐形矫治器完成咬合调整。骨性Ⅲ类错𬌗隐形功能矫治,对下颌过度发育的骨性Ⅲ类治疗效果不如上颌发育不足的骨性Ⅲ类错𬌗好。重度骨性Ⅲ类错𬌗,特别是伴下颌顺时针旋转的垂直生长型患者,单纯正畸治疗效果不好,建议在青春期后进行正畸-正颌联合治疗。

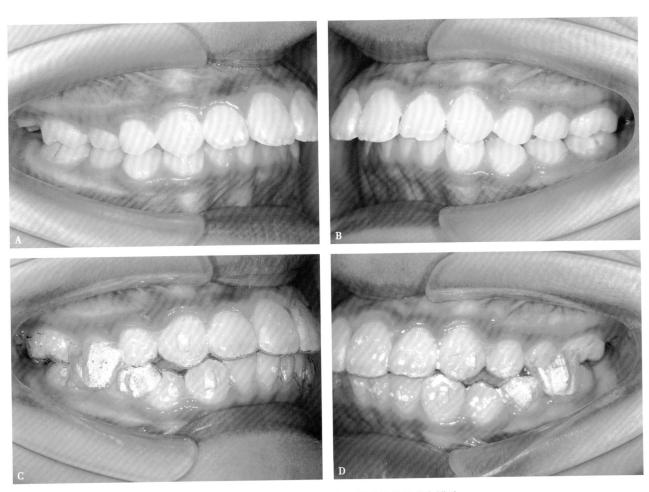

图 13-1-4　隐适美 MA 矫治下颌后缩骨性Ⅱ类错𬌗

A、B.治疗前深覆𬌗覆盖,磨牙、尖牙远中关系　C、D.下颌前导(MA)就位,减轻前牙深覆𬌗覆盖

（三）青少年隐适美隐形矫治的复诊管理特点

根据青少年身心发育特点，青少年错拾的隐形矫治要点包括：更高效与积极的医患沟通；明确矫治目标，并在复诊过程中明确医嘱、矫治配合注意事项；由于青少年患者自制力差，容易分心，每次复诊时间不宜过长，治疗计划不宜过久；矫治过程中应正向引导，因为良好的情绪管理能促进矫治高效进行；个性化矫治器；矫治时舒适、美观、无急诊、复诊次数少、复诊时间短、不影响进食等。

第二节　青少年牙列拥挤的早期隐形矫治

一、概述

（一）青少年牙列拥挤早期隐形矫治的定义

青少年牙列拥挤分单纯性牙列拥挤和复杂性牙列拥挤。单纯性牙列拥挤指的是无颅面形态及面部形态异常的牙列拥挤，此类拥挤安氏分类多为Ⅰ类错拾畸形。复杂性牙列拥挤指的是合并颅面形态及口腔功能异常的牙列拥挤。本节所讨论的拥挤矫治指的是无颅面形态异常的单纯性牙列拥挤的矫治（Ⅰ类双颌前突、Ⅰ类开拾等面部形态异常的错拾除外）。

安氏错拾畸形分类（Angle classification）最初是 Dr. Angle 以上下颌第一磨牙关系来描述错拾畸形的分类方法，随着正畸医师对错拾畸形形成机制认识的深入，面部软硬组织形态、结构对错拾畸形形成的影响成为错拾畸形诊断与治疗更重要的内容。错拾畸形分类不仅指牙拾是否为中性关系，同时也指颅面形态是否协调以及面部关系是否协调。

青少年拥挤早期矫治指的是在青少年咬合发育的早期进行正畸干预，阻断牙列拥挤发生与发展的治疗方案。此类治疗不涉及颅面形态关系矫治，是单纯性拥挤解除，解除牙和牙槽骨不调。

（二）单纯性拥挤的病因及机制

1. 单纯性拥挤的病因　单纯性拥挤的病因主要是遗传和环境因素。由于人类进化，咀嚼功能退化，造成牙齿与牙槽骨大小不匹配，出现拥挤。种族性、家族性拥挤常常导致后代出现牙列拥挤。

拥挤的环境因素主要包括：乳牙龋坏造成的乳牙宽度变窄，牙弓长度变短；乳磨牙早失，恒磨牙前移，牙弓周长变小；口腔功能异常，如口唇闭合不全、口呼吸、下唇张力过大等原因造成的牙排列异常；胎儿时期不良环境因素造成的疾病，如唇腭裂、牙缺失、牙排列异常；乳牙牙髓炎及根尖周炎、牙外伤，恒牙替牙障碍、形态异常及萌出异常。

需要强调的是，拥挤是遗传和环境共同作用导致的，单纯地认为遗传或环境造成拥挤的观点都是片面的。

2. 单纯性拥挤及Ⅰ类错拾的病理机制　单纯性拥挤的病理机制是牙和牙槽骨不调，即牙量和骨量不调。拥挤是牙量大于骨量，间隙是牙量小于骨量。单纯性拥挤多是Ⅰ类错拾，其面型为Ⅰ类面型，生长方向为前下生长的平均生长型，上下颌骨关系为Ⅰ类正常关系。

Ⅰ类错拾牙位异常的病理机制是牙位置及排列异常。牙位置异常指在牙列颊舌向、拾龈向、近远中向的排列异常。牙排列异常是牙近远中轴倾斜度、牙扭转、牙唇舌向倾斜度的异常。

Ⅰ类错𬌗牙形态大小及数目异常的病理机制是牙过大或过小、锥形牙、铲状牙、弯根牙、额外牙、缺牙等。

（三）单纯性拥挤的临床表现及诊断

单纯性牙列拥挤的临床表现：牙排列错位、牙不齐、牙异位、牙阻生、牙扭转、牙倾斜、牙形态异常等。拥挤影响患者咬合关系和美观，也可造成软垢堆积，导致龋病、牙龈及牙周炎症等口腔软硬组织健康问题。

拥挤分为以下几个等级：

（1）轻度拥挤（Ⅰ度拥挤）：拥挤量≤4mm。

（2）中度拥挤（Ⅱ度拥挤）：4mm＜拥挤量≤8mm。

（3）重度拥挤（Ⅲ度拥挤）：拥挤量＞8mm。

单纯性拥挤除了牙排列不齐，还会出现前牙唇倾、牙弓前突。前牙唇倾、牙弓前突是一种代偿，造成面下 1/3 特别是上下唇突出，影响患者面部美观。

单纯性拥挤的治疗根据拥挤的严重程度选择拔牙、非拔牙方法矫治。一般来说，轻度拥挤多选用非拔牙矫治方案。中重度拥挤需要拔牙提供间隙以排齐牙列。由于隐形矫治的特点，其分期支抗及配套的牙面附件固位力能达到一定范围的远中移动磨牙的效果。隐形矫治技术推磨牙向远中，利用牙弓后段间隙排齐牙弓前段，成为临床较常用的解除拥挤的方法之一。利用磨牙远中移动矫治中度拥挤，可以减少正畸拔牙比例，在适应证选择适宜的情况下，是临床治疗方案的另一种选择。

二、青少年牙列拥挤的早期隐形矫治：替牙间隙管理

（一）青少年牙列拥挤的早期隐形矫治替牙间隙管理的概念

青少年咬合发育过程中，乳恒牙替换，由混合牙列发育为恒牙列，年龄从 6 岁到 12 岁。在乳尖牙、乳磨牙替换时，颊侧段牙弓可以得到替牙间隙，每侧上颌约 0.9mm，每侧下颌约 2mm。在乳恒牙替换时，进行青少年早期隐形矫治，利用替牙间隙解除（部分解除）轻中度拥挤、排齐牙列的方法，称为青少年拥挤早期隐形矫治的替牙间隙管理。

利用替牙间隙解除轻中度拥挤，可以减少前牙唇倾、牙弓代偿扩大及 IPR 的量，有利于矫治效果的稳定性，并可减少拔牙，这是青少年隐形矫治牙列拥挤的特有手段。由于替牙间隙是混合牙列向恒牙列转变过程中磨牙关系调整所需的间隙，当替牙间隙用于排齐前段牙列后，近中前移的磨牙关系调整受限，牙弓后段间隙减少，但临床未见明显由于利用替牙间隙控制磨牙前移而造成的后段牙列拥挤。

（二）青少年牙列拥挤早期隐形矫治替牙间隙管理的临床诊断与矫治计划

1. 临床诊断　单纯性牙列拥挤的诊断要点包括：

（1）面部形态基本正常，直面型，面部均分，左右对称。

（2）面部软组织形态、位置正常。

（3）颞下颌关节发育未见异常。

（4）上下颌骨关系正常（基本正常），平均生长型，上下颌前牙无明显代偿性唇（舌）倾。

（5）咬合中性关系，前牙覆殆覆盖基本正常。

（6）上下颌牙弓形态基本协调，大小基本正常。下颌 Spee 曲线不深。

（7）牙量和牙槽骨量不调，牙列拥挤。

（8）Bolton 指数基本正常，无额外牙及先天缺牙。

轻度拥挤（图 13-2-1）利用替牙间隙能基本排齐牙列。中度拥挤只利用替牙间隙不能完全排齐牙列，需要其他辅助方法提供间隙（IPR、推磨牙远中移动、扩弓、拔牙）。

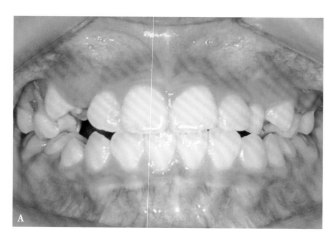 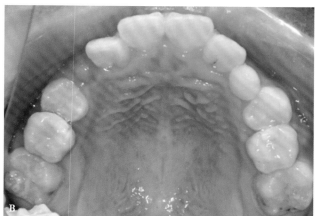

图 13-2-1 牙列轻度拥挤，55、65 未换，上颌替牙间隙尚存

A. 牙列轻度拥挤，替牙列晚期（前面观） B. 牙列轻度拥挤，尖牙间宽度不足，替牙列晚期（殆面观）

2. 矫治计划 利用替牙间隙解除轻中度牙列拥挤的病例必须是早期错殆，矫治从混合牙列晚期开始。一般恒牙列初期时，替牙间隙丧失，被前移的第一磨牙占据。所以，临床建议在第二乳磨牙替换前半年（全景片示第二前磨牙牙根形成 1/2），开始青少年错殆畸形的隐形矫治，目的就是能在第二乳磨牙替换时，利用矫治器控制第一磨牙前移，维持替牙间隙。隐形矫治的第一阶段纠正错殆畸形，第二阶段利用替牙间隙排齐牙列。

青少年牙列拥挤早期矫治替牙间隙管理的 ClinCheck 方案设计常规有 2～3 个阶段：

（1）第一阶段：混合牙列后期，第二乳磨牙未换。协调上下颌牙弓形态，平整牙弓，纠正前牙倾斜及牙排列异常。这个阶段在设计时要考虑替牙间隙的量，不用完全排齐牙列，待替换恒牙萌出后再排齐牙列。或者在第二乳牙上增加 IPR，提前得到替牙间隙，待替换恒牙萌出后精细调整咬合。

（2）第二阶段：恒牙列初期，替换恒牙萌出。第二阶段应完成拥挤的解除，调整磨牙、尖牙关系，继续纠正前牙关系，调整前牙覆殆覆盖及中线。

（3）第三阶段：隐形矫治的精细调整阶段。上下颌牙列拥挤解除后，若第二磨牙萌出不齐，这个阶段应完成恒牙列所有牙的咬合调整。

（三）青少年牙列拥挤早期隐形矫治替牙间隙管理的 ClinCheck 方案设计

1. 治疗目标

（1）此类错殆多为轻中度拥挤病例，面形基本不改变或少量改变（如用弹性Ⅱ类牵引改正轻度下颌后缩），维持或改善侧貌。

（2）上下颌牙弓形态调整，协调上下颌牙弓，牙弓狭窄患者可适当扩弓（尖牙间）。

（3）IPR 首选第二乳磨牙，其他恒牙尽量不用或少用。牙列初步排齐。

（4）前牙唇倾患者初步纠正前牙唇倾，ClinCheck 设计避免前牙唇倾，维持正常唇齿关系。

（5）整平 Spee 曲线。

（6）纠正牙排列及位置异常。

（7）第二乳磨牙替换后，进入第二阶段：利用替牙间隙继续排齐牙列，远中移动前牙。

（8）调整磨牙、尖牙为中性关系，可适当远中移动上颌第一磨牙。

（9）继续平整牙弓，纠正前牙倾斜度，调整前牙覆殆覆盖，调整中线。

（10）第二阶段完成后，若第二磨牙萌出不齐，进入第三阶段纠正第二磨牙。

2. 矫治方法

（1）间隙获得：上下牙列替牙间隙（上颌每侧 0.9mm，下颌每侧 2mm），适当推磨牙远中移动，适当 IPR，适当牙弓扩弓能获得间隙，解除轻中度的牙列拥挤。

（2）磨牙关系矫治：对中线不齐，后牙未达到安氏Ⅰ类错殆，必要时远中移动上下颌第一磨牙，获得磨牙完全中性关系。

（3）平整上下颌牙列：Ⅰ类拥挤的下颌 Spee 曲线不深，适当压低下颌前牙、伸长后牙，可以达到平整牙弓的目的。由于青少年颅面高度发育较晚，适当伸长后牙不会造成下颌后下旋转，面下 1/3 不会代偿变长。

（4）支抗设计要点：此类轻中度拥挤的矫治牙移动量少，无需附加支抗。磨牙轻度远中移动，切牙轻度内收，上颌前牙适当加正转矩。当需要压低下颌前牙时，压力嵴能控制下颌前牙直立。

（5）附件设计要点：根据牙排列情况设计矫治器固位、牙扭转纠正、牙轴控制、后牙伸长等优化改良附件（图 13-2-2）。

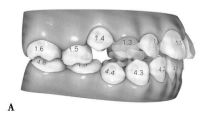 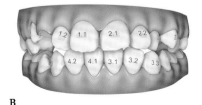 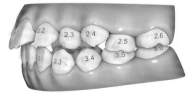

图 13-2-2　青少年混合牙列期，轻中度拥挤，利用替牙间隙排齐牙列，ClinCheck 附件设计

A. 右侧咬合像　B. 正面咬合像　C. 左侧咬合像

3．处方表填写要点

（1）注明矫治计划为非拔牙患者。

（2）患者混合牙列期，标记乳磨牙以区分恒牙。

（3）第一阶段混合牙列期，首选未替换的乳磨牙进行 IPR。

（4）（若需要）萌出帽（pontics）全尺寸，维持间隙。

（5）磨牙及中线调整。

4．ClinCheck 方案修改要点

（1）控制前牙位置，维持前牙直立。

（2）平整牙弓，适当伸长后牙。

（3）维持颅面关系。

（4）不过度扩大牙弓。

（5）避免重度咬合接触。

（四）临床监控要点

1．青少年早期隐形矫治复诊基本要点

（1）依从性培养：依从性好坏是青少年隐形矫治成功与否的关键。制订个性化的矫治器一般能有效避免青少年患者配合差的问题。

（2）矫治器初戴：患者对矫治器有适应期。初戴矫治器时不要求患者每天 22 小时配戴，逐步增加每天配戴的时间是青少年早期隐形矫治的特点。初戴矫治器的青少年隐形矫治患者，复诊间隔时间应短，前几次复诊间隔不超过 1 个月，有利于及时处理矫治器配戴问题。

（3）附件粘接时机：在矫治器初戴时可暂不粘接附件。可以在第一副矫治器适应 2～4 周后粘接附件，以便青少年患者更好地适应矫治器。粘接附件后，复诊检查附件是否脱落，脱落附件需重新粘接。

（4）咬胶应用：咬胶是矫治器加力的启动动力，同时也是辅助矫治器就位的重要方法。应训练患者使用咬胶，并强调矫治器更换时应用咬胶增强就位。

（5）复诊常规：青少年隐形矫治复诊常规与成人隐形矫治一致，一般每 2 个月 1 次（4 副矫治器）。在青少年患者配合不良时，可增加复诊次数（每月 1 次）。每副矫治器常规配戴 2 周，当矫治顺利，患者配合时，每副矫治器配戴时间可缩短到 1 周。

（6）常规医嘱：避免咀嚼硬食、矫治器取戴训练、口腔健康管理等。

（7）矫治器丢失：在 ClinCheck 应用软件上提交申请，重做丢失的矫治器。矫治器等待期间，戴丢失前的矫治器或制作透明保持器。

（8）矫治器损坏：检查患者取戴情况，纠正不良取戴方式。如果是矫治器应力缺陷，需重新设计制作矫治器，避免因应力集中造成的矫治器损坏。

青少年早期隐形矫治替牙间隙管理复诊除基本要点外，与青少年隐形矫治相比并无其他特殊要点。

2．脱套处理

（1）ClinCheck 方案设计不合理、固位优化附件不足，需重新设计。

（2）矫治器固位附件脱落，需重新粘接固位附件。

（3）矫治器就位不良，可能在前面步骤时出现矫治器就位差异而未发现，此时应嘱患者进行咬胶训练，重新戴前面的矫治器。

（4）调整过大的颌间牵引，矫治力控制在每侧约 1.47N 左右。

（5）乳磨牙脱落，矫治器固位力下降时暂停矫治，待替换恒牙萌出后，Ⅱ期矫治重新进行 ClinCheck 方案设计，纳入新萌出的恒牙。

附：

青少年错殆畸形隐适美矫治典型病例一：安氏Ⅱ类错殆，上颌牙列轻度拥挤，牙弓形态不调，替牙间隙管理

【治疗前资料】

患儿，女，11 岁。

主诉　牙列不齐。

既往史　否认系统性疾病史，否认过敏史。

颜貌检查　面部形态基本正常，面部均分，左右对称，侧面上唇稍突，鼻唇角正常，颏唇沟正常，颏发育正常，下颌角大小正常（图 13-2-3）。

口内检查　混合牙列晚期，上颌 55、65 未换，下颌恒牙列；右侧磨牙中性关系，左侧磨牙近中关系，双侧尖牙远中关系；前牙Ⅰ度深覆殆覆盖；上颌牙列拥挤 2mm；上下颌中线齐；上下颌牙弓形态稍不协调；13、23 远中稍扭转（图 13-2-4）。

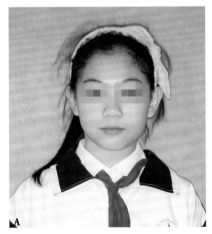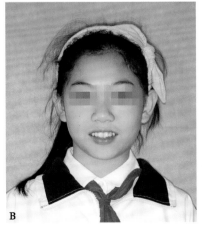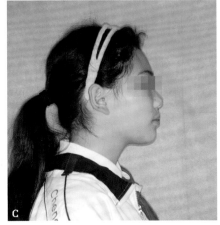

图 13-2-3　治疗前面像

A. 正面像　B. 正面微笑像　C. 侧面像

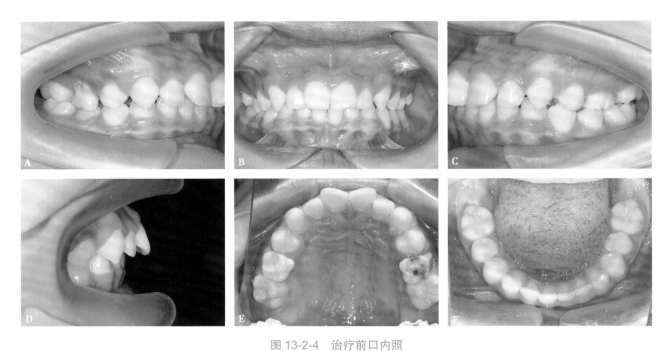

图 13-2-4 治疗前口内照

A. 右侧咬合像　B. 正面咬合像　C. 左侧咬合像　D. 覆𬌗覆盖像　E. 上颌𬌗面像　F. 下颌𬌗面像

模型分析　拥挤度：上颌牙弓 2mm，下颌牙弓 0mm；Spee 曲线曲度：右侧 2mm，左侧 2mm。

X 线检查　全景片示 55、65 牙根吸收，15、25 牙根形成，预计 3～6 个月替换（图 13-2-5）。X 线头颅侧位片示骨性 I 类，平均生长型；上颌前牙唇倾、稍前突，下颌前牙直立；上下唇稍突（图 13-2-6）。

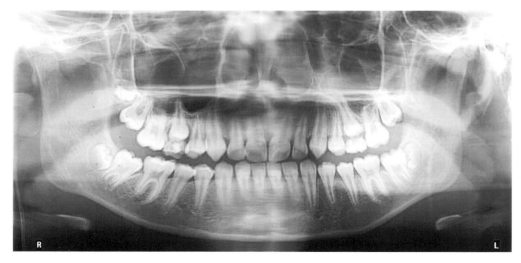

图 13-2-5 治疗前全景片示 55、65 牙根吸收，15、25 牙根形成，预计 3～6 个月替换

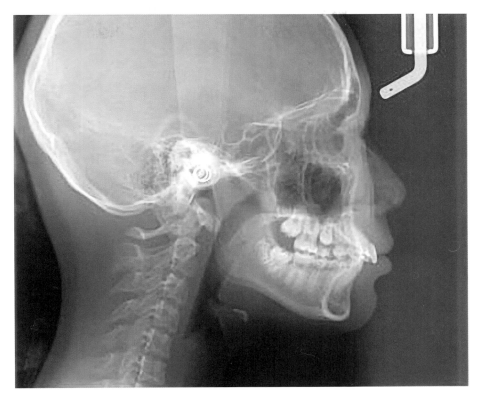

图 13-2-6 治疗前 X 线头颅头侧位片显示骨性 I 类，平均生长型；上颌前牙唇倾、稍前突，下颌前牙直立；上下唇稍突

【诊断和治疗计划】

综上资料，这个患儿的诊断是安氏 II 类 1 分类错骀，骨性 I 类错骀，牙列拥挤，深覆骀深覆盖。

第一阶段的治疗目标：混合牙列期（3～6 个月）协调上下颌牙弓，初步排齐牙列，初步内收上颌前牙，纠正前牙深覆骀。第二阶段的治疗目标：利用替牙间隙排齐上颌牙列，调整磨牙、尖牙关系，平整牙弓，纠正前牙深覆骀，维持上下颌中线对齐。

【第一阶段 ClinCheck 设计】

治疗方案包括：

（1）口腔卫生宣教。

（2）定期观察，择期拔除 18、28、38、48。

（3）改善牙弓形态，扩弓得到间隙。

（4）初步排齐牙列，改正 13、23 远中扭转，内收上颌前牙。

（5）II 类弹性牵引纠正磨牙、尖牙关系。

（6）维持上下颌中线对齐。

ClinCheck 设计要点为改善牙弓形态，上颌牙弓稍扩大；扩弓得到间隙，初步排齐牙列，初步纠正 13、23 远中扭转；初步内收上颌前牙；II 类弹性牵引纠正磨牙尖牙关系，维持上下颌中线对齐（图 13-2-7）。其他设计细节见图 13-2-8～图 13-2-13。

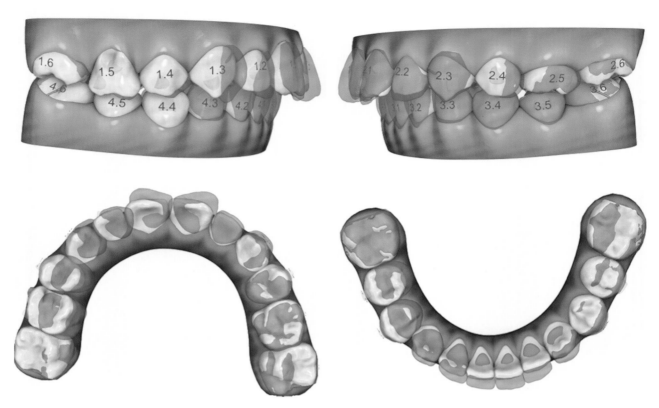

图 13-2-7　ClinCheck 设计：改善牙弓形态，上颌牙弓稍扩大；扩弓得到间隙，初步排齐牙列，初步纠正 13、23 远中扭转；初步内收上颌前牙；Ⅱ类弹性牵引纠正磨牙、尖牙关系，维持上下颌中线对齐

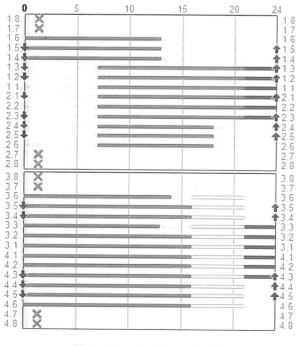

图 13-2-8　ClinCheck 分步图

0.23 mm 上
颌多于 3-3

无 并非所有
牙齿都可用于
分析

上颌右侧		上颌左侧	
1.1	8.99 mm	9.19 mm	2.1
1.2	6.86 mm	6.87 mm	2.2
1.3	8.19 mm	8.07 mm	2.3
1.4	7.67 mm	7.59 mm	2.4
1.5	9.03 mm	9.91 mm	2.5
1.6	丢失	丢失	2.6

下颌右侧		下颌左侧	
4.1	5.59 mm	5.70 mm	3.1
4.2	5.89 mm	5.90 mm	3.2
4.3	6.95 mm	6.98 mm	3.3
4.4	7.70 mm	8.00 mm	3.4
4.5	7.78 mm	7.84 mm	3.5
4.6	丢失	丢失	3.6

图 13-2-9　ClinCheck Bolton 指数

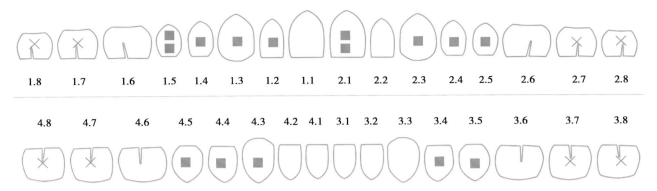

图 13-2-10 第一阶段附件设计：55、14、13、21、43 为优化控根附件，12 为多平面优化附件，23、35、45 为 3mm 矩形附件，24 为优化旋转附件，65、34、44 为优化伸长附件

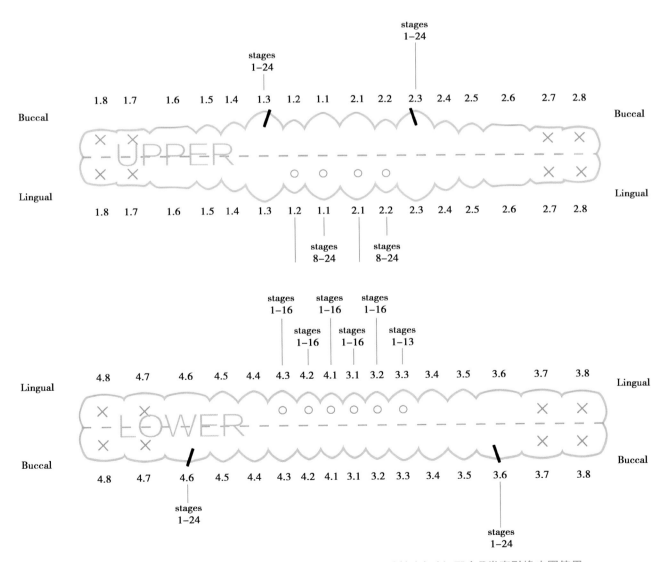

图 13-2-11 ClinCheck 精密切割设计：13、23、36、46 设计精密切割，配合 Ⅱ 类牵引橡皮圈使用

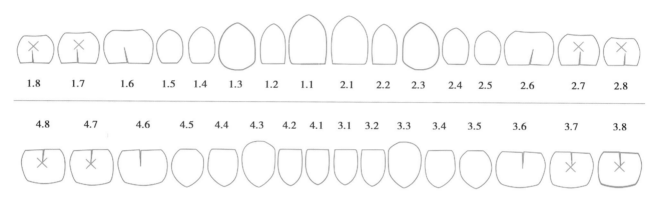

上颌 / 下颌	1.8	1.7	1.6	1.5	1.4	1.3	1.2	1.1	2.1	2.2	2.3	2.4	2.5	2.6	2.7	2.8
伸长(E)/压低(I), mm			0.3E	0.2I	0.1I	0.7I	0.9I	1.6I	1.4I	0.9I	0.2I	0.2I	0.2I	0.1E		
整体移动(B)/舌侧(L), mm			1.7B	1.8B	0.8B	0.2L	0.5L	0.4L	0.9B	0.2L	0.4L	0.3L	1.4B	2.7B		
整体移动 近中(M)/远中(D), mm			0	2.6D	2.5D	1.7D	0.7D	0.1D	1.4M	0.6D	0.2D	0.9D	1.4D	0.3M		
扭转(M)/远中(D)			4.5°D	2.8°M	1.3°D	5.1°M	23.7°D	18.5°D	20.2°D	1.8°D	27.5°M	8.6°M	0.3°D	3.0°M		
轴倾度(M)/远中(D)			0°	9.0°D	5.6°D	0.1°D	3.3°M	3.2°M	2.3°M	2.5°D	0.8°D	4.6°D	5.8°D	0°		
倾斜度 唇侧(B)/舌侧(L)			5.7°B	1.5°L	3.5°L	2.8°L	4.5°L	0°	3.4°B	2.3°L	0.6°L	2.0°L	4.9°L	9.8°B		

右侧标注：最后一步　爱齐公司　医生　差异　牙齿基底部　冠　牙根

上颌 / 下颌	4.8	4.7	4.6	4.5	4.4	4.3	4.2	4.1	3.1	3.2	3.3	3.4	3.5	3.6	3.7	3.8
伸长(E)/压低(I), mm			0.3I	0.2E	0.2I	1.1I	1.7I	1.6I	1.7I	1.7I			0.2I	0.1E		
整体移动(B)/舌侧(L), mm			0.5B	0.7L	1.0L	0.1B	0.1B	0.3B	0.3B	0.3B	0.1L	0.7L	0.7L	2.4B		
整体移动 近中(M)/远中(D), mm			0.3M	3.9M	0.2D	1.6D	0.3M	0.5D	0.1D	0.3M	0.8D	0.1M	1.6M	0.5D		
扭转(M)/远中(D)			0.9°D	14.8°M	1.9°M	3.9°M	2.1°M	2.8°M	5.3°D	3.3°M	0.2°D	0.9°D	1.5°D	3.9°M		
轴倾度(M)/远中(D)			0.2°D	12.0°M	7.0°D	4.2°D	2.2°M	0.8°D	0.3°D	1.8°M	2.5°D	0.2°M	4.5°M	1.4°D		
倾斜度 唇侧(B)/舌侧(L)			0.5°B	6.8°L	7.7°L	0.6°L	1.8°L	0.6°L	3.1°B	2.5°B	0.4°B	1.4°L	0.6°L	8.7°B		

右侧标注：最后一步　爱齐公司　医生　差异　牙齿基底部　冠　牙根

图 13-2-12　上下颌牙移动数值

| 1.8 | 1.7 | 1.6 | 1.5 | 1.4 | 1.3 | 1.2 | 1.1 | 2.1 | 2.2 | 2.3 | 2.4 | 2.5 | 2.6 | 2.7 | 2.8 |

| 4.8 | 4.7 | 4.6 | 4.5 | 4.4 | 4.3 | 4.2 | 4.1 | 3.1 | 3.2 | 3.3 | 3.4 | 3.5 | 3.6 | 3.7 | 3.8 |

图 13-2-13　牙移动难度评估：全部为白色，表示移动比较容易实现

【第一阶段治疗过程和结果】

第一阶段矫治详情及治疗效果：第一阶段，ClinCheck 方案设计主动矫治器 21 副，计划治疗时间 10 个月左右。首先调整 16 颊向倾斜，颊侧移动 55、14。然后协调上下颌牙弓形态，改正 13、23 扭转，内收上颌前牙，Ⅱ类牵引改正磨牙、尖牙关系。主动矫治第 12 步（6 个月）时，待乳牙脱落，第二前磨牙萌出，开始第二阶段矫治（图 13-2-14）。

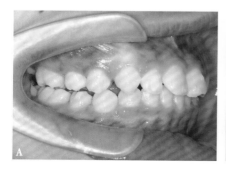
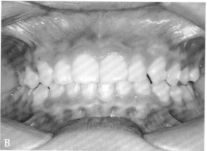
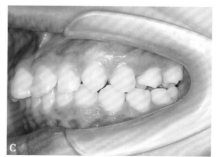

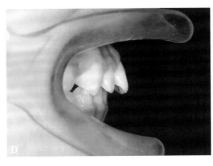
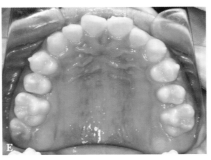
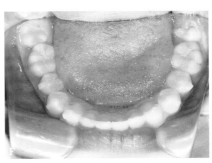

图 13-2-14　矫治 6 个月，55、65 替换，第一阶段结束，前牙初步排齐，前牙覆殆覆盖改善
A. 右侧咬合像　B. 正面咬合像　C. 左侧咬合像　D. 覆殆覆盖像　E. 上颌殆面像　F. 下颌殆面像

【第二阶段 ClinCheck 设计】

治疗方案包括：

（1）利用替牙间隙，完全排齐牙列。

（2）继续内收上颌前牙，平整牙弓。

（3）Ⅱ类弹性牵引纠正磨牙、尖牙关系，前牙深覆殆覆盖。

（4）维持上下颌中线对齐。

ClinCheck 设计要点为恒牙列初期，上颌替牙间隙每侧 0.9mm。利用替牙间隙完全排齐牙列，继续内收上颌前牙，平整牙弓。Ⅱ类弹性牵引纠正磨牙、尖牙关系，前牙深覆殆覆盖。维持上下颌中线对齐（图 13-2-15）。其他设计细节见图 13-2-16～图 13-2-20。

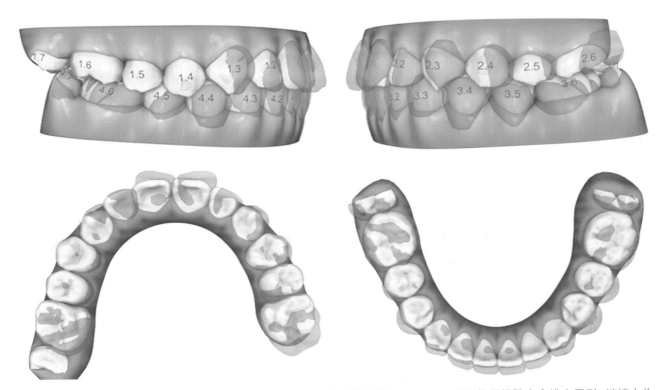

图 13-2-15　第二阶段 ClinCheck 设计：恒牙列初期，上颌替牙间隙每侧 0.9mm。利用替牙间隙完全排齐牙列，继续内收上颌前牙，平整牙弓。Ⅱ类弹性牵引纠正磨牙、尖牙关系，前牙深覆殆覆盖。维持上下颌中线对齐

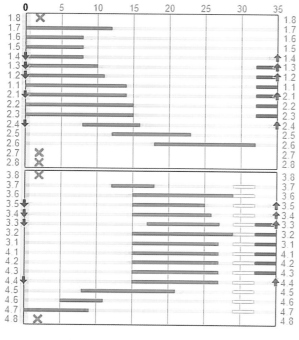

图 13-2-16　ClinCheck 分步图

	0.46 mm 下颌 多于 3-3	0.94 mm 下颌 多于 6-6	
上颌右侧		**上颌左侧**	
1.1	8.77 mm	8.92 mm	2.1
1.2	6.84 mm	6.61 mm	2.2
1.3	8.12 mm	7.96 mm	2.3
1.4	7.67 mm	7.68 mm	2.4
1.5	7.43 mm	7.43 mm	2.5
1.6	11.61 mm	11.25 mm	2.6
下颌右侧		**下颌左侧**	
4.1	5.44 mm	5.70 mm	3.1
4.2	6.05 mm	5.93 mm	3.2
4.3	6.82 mm	6.96 mm	3.3
4.4	7.68 mm	7.90 mm	3.4
4.5	7.92 mm	7.99 mm	3.5
4.6	12.01 mm	12.10 mm	3.6

图 13-2-17　ClinCheck Bolton 指数

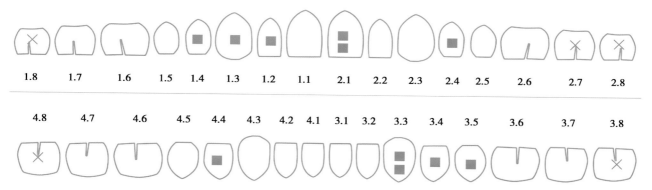

图 13-2-18　第二阶段附件设计：14、13、21、33 为优化控根附件，12 为多平面优化附件，35 为矩形附件（3mm），24 为优化旋转附件，34、44 为优化伸长附件，13、23 为精密切割，36、46 为 cut out

上颌 / 下颌		1.8	1.7	1.6	1.5	1.4	1.3	1.2	1.1	2.1	2.2	2.3	2.4	2.5	2.6	2.7	2.8	最后一步
伸长(**E**)/压低(**I**)，mm			1.9 E	0.2 I	1.2 E	0.7 E	0.1 I	0.4 I	1.0 I	0.9 I	0	0.4 E	0.2 E	0.7 E	0.1 I			爱齐公司
整体移动(**B**)/舌侧(**L**)，mm				0.1 B	1.3 B	1.0 L	1.1 B	1.2 L	0.1 L	0.9 D	0.2 B	0.2 L	1.6 L	0.9 B	1.6 B			医生
整体移动 近中(**M**)/远中(**D**)，mm				0.3 M	1.4 M	1.2 M	1.3 D	0.4 D	0.9 D	0.7 M	1.0 M	1.2 D	0.2 D	0.6 M	**2.8 M**			差异
扭转(**M**)/远中(**D**)			0.2°D	1.5°D	1.4°D	0.9°D	15.7°M	17.7°D	16.7°D	18.3°D	3.8°D	**29.5°M**	6.5°D	8.5°M	0.8°M			牙齿基底部
轴倾度(**M**)/远中(**D**)			0.1°D	1.4°M	3.5°M	4.2°D	2.5°M	0.6°M	5.9°M	0.4°M	6.5°D	2.6°D	4.9°D	5.7°D	1.0°D			冠
倾斜度 唇侧(**B**)/舌侧(**L**)			2.2°B	2.5°B	5.4°L	2.5°B	3.3°L	3.0°L	1.7°B	4.7°B	0.5°L	0.2°B	4.8°L	2.1°B	**9.2°B**			牙根

上颌 / 下颌		4.8	4.7	4.6	4.5	4.4	4.3	4.2	4.1	3.1	3.2	3.3	3.4	3.5	3.6	3.7	3.8	最后一步
伸长(**E**)/压低(**I**)，mm		0	0.1 I	0.7 E	0.6 E	0.4 I	0.9 I	1.3 I	1.5 I	1.2 I	0.8 I	0.4 E	0.4 E	0.8 E	0			爱齐公司
整体移动(**B**)/舌侧(**L**)，mm				0.8 B	0.5 B	0.2 L	2.8 L	0.4 L	1.1 B	1.0 L	0.1 B	0.6 B	0.6 B	**2.6 B**	0.2 L			医生
整体移动 近中(**M**)/远中(**D**)，mm			1.6 D	0.4 D	3.2 M	0.3 M	0.2 M	1.2 D	1.5 D	0.9 D	0.3 D	0.9 D	1.4 D	2.3 M	1.3 D			差异
扭转(**M**)/远中(**D**)			2.1°M	1.7°M	5.0°M	2.0°D	0.1°D	1.1°D	0.7°M	1.7°D	0.3°M	1.4°D	3.3°D	5.1°D	1.0°M	0.8°M		牙齿基底部
轴倾度(**M**)/远中(**D**)			2.1°D	1.6°M	12.3°M	3.5°M	2.4°M	1.8°D	3.2°D	3.7°D	0.9°D	1.7°D	2.8°D	8.7°M	**3.6°D**	0.9°D		冠
倾斜度 唇侧(**B**)/舌侧(**L**)			8.0°B	4.3°B	1.7°B	4.3°L	2.2°B	0.2°B	1.2°L	0.8°L	0.7°B	1.8°B	9.1°B	7.3°B	**12.7°B**	0.1°L		牙根

图 13-2-19　上下颌牙移动数值

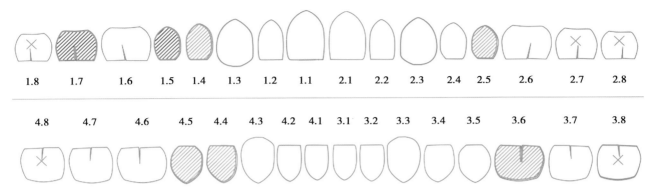

图 13-2-20　牙移动难度评估：15、17 移动最难，为黑色；14、25、36、44、45 移动难度中等，为蓝色；其余牙移动比较容易实现，为白色

【第二阶段治疗过程和结果】

治疗时间 16 个月。待上下颌第二磨牙完全萌出，重启矫治，将上下颌第二磨牙纳入透明矫治器，调整咬合，维持上下颌中线对齐，精细调整咬合（图 13-2-21～图 13-2-26）。

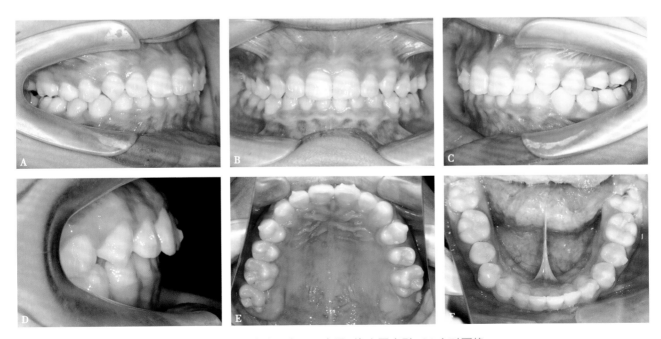

图 13-2-21　治疗 5 个月口内照，橡皮圈牵引，24 小时更换

A. 右侧咬合像　B. 正面咬合像　C. 左侧咬合像　D. 覆殆覆盖像　E. 上颌殆面像　F. 下颌殆面像

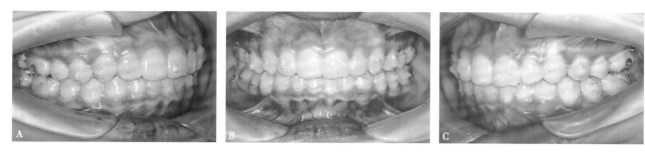

图 13-2-22　治疗 10 个月口内照,双侧磨牙、尖牙基本达到中性关系

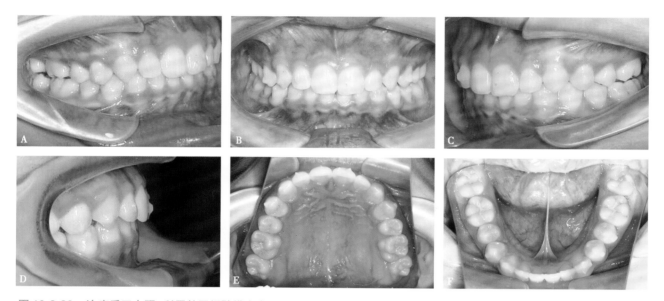

图 13-2-23　治疗后口内照,利用替牙间隙排齐上下颌牙列,调整磨牙、尖牙关系,纠正前牙深覆殆覆盖,维持上下颌中线对齐
A. 右侧咬合像　B. 正面咬合像　C. 左侧咬合像　D. 覆殆覆盖像　E. 上颌殆面像　F. 下颌殆面像

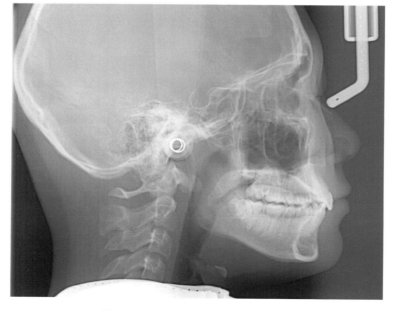

图 13-2-24　治疗后 X 线头颅侧位片

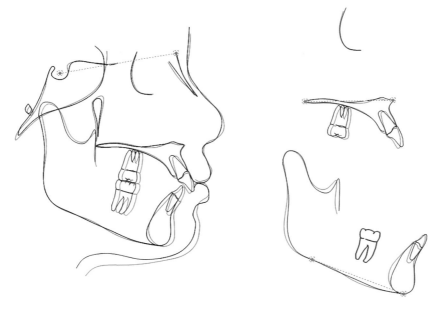

图 13-2-25　治疗前后 X 线头影描迹重叠图（黑色线条示治疗前，红色线条示治疗后）

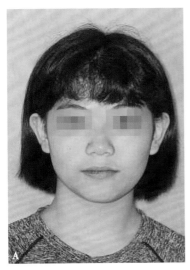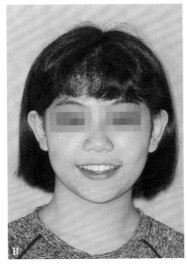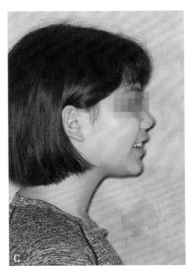

图 13-2-26　治疗后面像，笑容更加自然，侧貌鼻唇颏的关系更加协调

A. 正面像　　B. 正面微笑像　　C. 侧面像

【治疗体会】

此患儿治疗分三个阶段，第一阶段进行牙列初步排齐；第二阶段利用替牙间隙完成牙列拥挤矫治；第三阶段把最后萌出的上下颌第二磨牙纳入矫治系统，完成上下恒牙列的排齐整平目标。青少年隐形矫治比成人多 1~2 个阶段，这是青少年早期隐形矫治的特点。青少年早期隐形矫治替牙间隙管理有助于临床医师及时保留矫治所需的替牙间隙，降低恒牙列期的矫治难度，在临床治疗中是必要的。青少年早期隐形矫治替牙间隙管理避免了临床 IPR 应用，有利于患者牙体保护，避免医源性邻面龋的发生。青少年早期隐形矫治乳磨牙小范围移动，未见矫治影响替换恒牙萌出。与成人患者相比，青少年患者依从性未见明显差异，可保证矫治效果。

三、青少年牙列拥挤的早期隐形矫治:中度拥挤推磨牙远中移动非拔牙矫治

(一)概述

临床对于轻度拥挤的治疗方案是非拔牙矫治。对于中度拥挤,若应用 IPR 或扩弓代偿解除牙和牙槽骨不调,过大的 IPR 存在治疗后牙釉质损害、牙本质敏感及牙釉质邻面(光滑面)龋坏的风险;而选择扩弓则受牙槽骨形态、大小的限制,超出骨性限制的扩弓治疗效果不稳定。所以,中度拥挤临床倾向于拔牙矫治。

从拥挤的机制来讲,由于环境因素的影响,牙弓形态、大小异常是牙弓周长减小、牙量和牙槽骨量不调的原因之一。治疗应该从病理机制入手,解除牙弓形态、大小异常,矫治拥挤。从牙弓发育上看,后段牙弓在前段牙弓长度发育结束后 2~3 年还继续生长,牙弓长度变长。临床可以考虑利用牙弓后段解除牙弓前段拥挤,避免拔牙。

隐形矫治技术应用透明矫治器变形加力,该矫治器的支抗设计不同于固定多托槽矫治器。在 ClinCheck 方案设计时,可分阶段移动个别(成组)牙齿,这是隐形矫治技术的分步支抗。利用分步支抗,隐形矫治技术更容易实现磨牙远中移动。推磨牙远中移动解除前牙段拥挤也逐渐成为拥挤隐形矫治时临床医师考虑的方案之一,可减少拔牙。隐形矫治技术与正畸微种植钉的联合应用,增加了隐形推磨牙远中移动的成功率。

本部分将讨论在青少年期利用后段牙弓长度生长,适当推磨牙远中移动解除中度拥挤的非拔牙隐形矫治策略。青少年推磨牙远中移动的非拔牙隐形矫治要注意不能超过牙弓长度的生理生长量,推磨牙远中移动可能会造成第三磨牙阻生,必要时要拔除第三磨牙。青少年隐形矫治推磨牙远中移动解除拥挤,不应以患者面形改变作为代价,否则推磨牙向远中的反作用力使前牙唇倾,矫治疗效不佳,患者满意度差。

(二)青少年牙列中度拥挤推磨牙远中移动的临床诊断及治疗计划

1.临床诊断　利用牙弓后段长度推磨牙远中移动需利用牙弓后段生长,治疗应在青少年牙弓的生长发育期(12~15 岁)。青少年中度拥挤推磨牙远中移动是单纯性的中度拥挤。

单纯性中度拥挤的拥挤量是 4~8mm。牙弓后段生长从 12 岁恒牙列初期开始,上颌后段每侧约生长 2.7mm,下颌后段每侧约生长 4.5mm。能否实现推磨牙远中移动排齐牙列,治疗前需进行牙弓后段拥挤分析(图 13-2-27)。

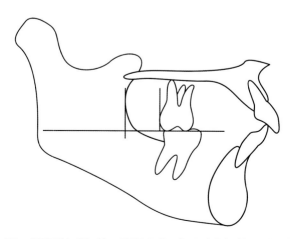

图 13-2-27　恒牙列初期,第二磨牙未萌,磨牙后段拥挤预测分析(上颌)

恒牙列初期，第二磨牙未萌的牙弓后段拥挤预测分析：

上颌：上颌磨牙后段长度＋上颌磨牙后段平均生长量－上颌第二磨牙宽度。

下颌：下颌磨牙后段长度＋上颌磨牙后段平均生长量－下颌第二磨牙宽度。

2．治疗计划

（1）青少年牙列中度拥挤推磨牙远中移动的最佳矫治时机是混合牙列晚期（四颗第二乳磨牙未换）或恒牙列初期，患者年龄 12 岁左右。临床由于支抗及生长的考虑，推荐在混合牙列晚期开始治疗。

（2）青少年牙列中度拥挤推磨牙远中移动的拥挤程度小于 6mm，单侧推磨牙远中移动量小于 3mm。当磨牙前移造成牙弓前段拥挤，推磨牙远中移动的拥挤量可稍放宽。

（3）推荐第三磨牙在治疗开始前或治疗前期拔除。虽然临床未发现由于推磨牙远中移动造成第三磨牙移位，但为防止第三磨牙移位造成的拔牙困难，建议早期拔除第三磨牙。

（4）青少年牙列中度拥挤推磨牙远中移动在混合牙列期开始的患者，其 ClinCheck 方案比恒牙列初期开始的患者多 1 个。

（三）ClinCheck 方案设计

1．治疗目标

（1）维持 I 类面型，避免唇倾前牙。

（2）推磨牙远中移动解除拥挤，磨牙远中移动量每侧小于 3mm。

（3）分步支抗，每侧单颗磨牙远中移动，待后牙到位后，开始排齐前牙。

（4）Ⅱ类、Ⅲ类弹性牵引支抗。

推上颌磨牙远中移动时，Ⅱ类弹性牵引增强上颌前牙支抗。由于青少年差异性生长，下颌稍后缩，Ⅱ类弹性牵引可同时改善轻度下颌后缩。推下颌磨牙远中移动时，Ⅲ类弹性牵引增加下颌前牙支抗。上下颌磨牙均需要远中移动时，分阶段分别移动上颌磨牙及下颌磨牙，分别使用Ⅱ类、Ⅲ类弹性牵引增加支抗。一般建议推双颌磨牙远中移动时使用种植钉支抗，可缩短疗程。

（5）慎用 IPR，每个邻间隙的 IPR 量不超过 0.5mm，排齐牙列。混合牙列晚期患者的替牙间隙可作为解除拥挤的额外间隙。此外，牙弓形态调整也可提供部分排牙间隙。

（6）整平 Spee 曲线，纠正牙排列及位置异常。

（7）第二前磨牙替换后，进行间隙分析，继续远中移动磨牙排齐牙列。

（8）精细调整结束：磨牙、尖牙中性关系，前牙排齐，覆𬌗覆盖正常，牙弓平整，牙位正常，上下颌中线对齐。

2．矫治方法

（1）间隙获得：①推磨牙远中移动，每侧小于 3mm；②混合牙列晚期，替牙列间隙上颌每侧 0.9mm，下颌每侧 2mm；③适当扩弓获得间隙。

（2）磨牙关系调整：①磨牙远中关系，推上颌磨牙远中移动距离大于下颌远中移动距离，调整磨牙到中性关系；②磨牙中性关系，上下颌磨牙远中移动相同距离，维持磨牙中性关系；③磨牙近中关系，下颌磨牙远中移动距离大于上颌磨牙远中移动距离，调整磨牙到中性关系。一般双颌推磨牙需要种植钉配合。

纠正或维持前牙中线对齐,内收唇倾的前牙,维持前牙直立,纠正深覆殆、深覆盖。

（3）平整上下颌牙列:适当压低下颌前牙、伸长后牙,可以达到平整牙弓的目的。

（4）支抗设计要点:用Ⅱ类或Ⅲ类弹性牵引分别加强上颌前牙或下颌前牙支抗,远中移动磨牙。若上下颌磨牙均需远中移动,Ⅱ类、Ⅲ类牵引无法同时使用,可分阶段分别移动上颌磨牙及下颌磨牙。移动上颌磨牙时使用Ⅱ类牵引,移动下颌磨牙时使用Ⅲ类牵引。或者使用正畸微种植钉支抗（上下颌后牙区均植入种植钉）,加强前牙支抗,同时远中移动上下颌磨牙。ClinCheck 压力嵴也能增加前牙支抗（图 13-2-28）。

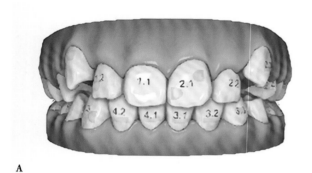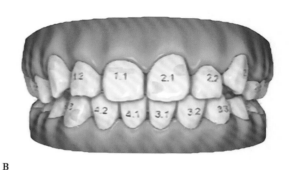

图 13-2-28　牙列中度拥挤,推磨牙远中移动,设计 ClinCheck 压力嵴,增强前牙支抗

A. 牙列中度拥挤,推磨牙远中移动,下颌前牙压力嵴增强前牙支抗（第 19 步）　B. 牙列中度拥挤,推磨牙远中移动,上颌前牙压力嵴增强前牙支抗（第 33 步）

（5）附件设计要点:远中移动磨牙时,后牙固位附件重要（图 13-2-29）,传统矩形附件常用。其他根据牙排列情况,设计相应牙扭转纠正、牙轴控制、后牙伸长等优化附件。

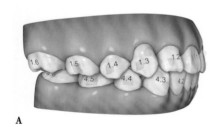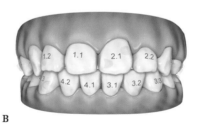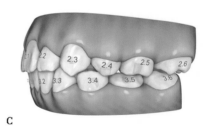

图 13-2-29　青少年牙列中度拥挤推磨牙远中移动 ClinCheck 附件设计,后牙设计矩形固位附件增强固位

A. 右侧咬合像　B. 正面咬合像　C. 左侧咬合像

3. 处方表填写要点

（1）注明矫治为非拔牙矫治。

（2）若治疗从混合牙列期开始,标记乳磨牙以区分恒牙。

（3）具体标注推磨牙远中移动的量,矫治后上下颌磨牙关系,IPR 或扩弓是否可选。进行 IPR 乳磨牙优先,尽量减少恒牙 IPR。

（4）矫正中线及前牙关系。

（5）（若需要）萌出帽全尺寸,维持间隙。

4. ClinCheck 方案修改要点

（1）增加矫治器固位，后牙选用矩形附件。控制前牙位置，前牙设计压力嵴增加支抗，维持前牙直立。

（2）若需要弹性牵引，尖牙设计精密切割，磨牙设计 cut out。若选择正畸微种植钉支抗，同时移动上下颌磨牙，尖牙设计 cut out，支抗钉与牵引拉钩连续结扎。

（3）维持颅面关系、正常唇齿关系，避免前牙唇倾。

（4）不过度扩大牙弓，适当 IPR。

（5）平整牙弓，可适当伸长后牙。

（6）避免重度咬合接触。

（四）临床监控要点

1. 复诊要点　青少年隐形矫治复诊的基本要点参见本章第二节"二、青少年牙列拥挤的早期隐形矫治：替牙间隙管理"。青少年早期隐形矫治推磨牙远中移动解除中度拥挤的复诊特殊要点如下：

（1）用弹性Ⅱ类、Ⅲ类牵引加强上下颌前牙支抗，可以从治疗初期就开始加弹性牵引，每天牵引 22~24 小时。种植钉支抗从治疗开始就与上下颌尖牙上的牵引钩结扎，控制前牙支抗。

（2）矫治器贴合是推磨牙远中移动加力的重要前提，检查附件脱落情况及矫治器是否贴合是复诊的重要环节。

（3）强调矫治时咬胶的应用。

（4）涉及乳磨牙远中移动、乳磨牙松动需要复诊检查，松动乳磨牙会使矫治力及矫治器固位受影响，使矫治效果下降。

2. 脱套处理

（1）ClinCheck 方案设计不合理，固位优化附件不足，需重新设计。

（2）矫治器固位附件脱落，需重新粘接固位附件。

（3）矫治器就位不良，可能在前面的步骤就出现就位差异而未发现。此时应嘱患者进行咬胶训练，重新戴前面的矫治器。

（4）调整过大的颌间牵引，矫治力控制在每侧 1.47N 左右。

（5）乳磨牙脱落，矫治器固位力下降，暂停矫治，待替换恒牙萌出后，Ⅱ期 ClinCheck 方案重新设计。

附：

青少年错拾畸形隐适美矫治典型病例二：安氏Ⅰ类错拾，
上颌牙列中度拥挤，推磨牙远中移动

【治疗前资料】

患儿，女，11 岁。

主诉　牙列不齐。

既往史　否认系统性疾病史，否认过敏史。

颜貌检查 面部形态基本正常，面部均分、左右对称、直面型、鼻唇角正常、颏唇沟正常、颏发育正常、下颌角大小正常（图13-2-30）。

口内检查 混合牙列晚期，上颌55，65、74、75、85未换；右侧磨牙远中关系，左侧磨牙中性关系，双侧尖牙远中关系；前牙Ⅰ度深覆𬌗覆盖；上颌牙列拥挤5mm；上下颌中线齐；上下颌牙弓形态稍不协调；24牙冠近中扭转（图13-2-31）。

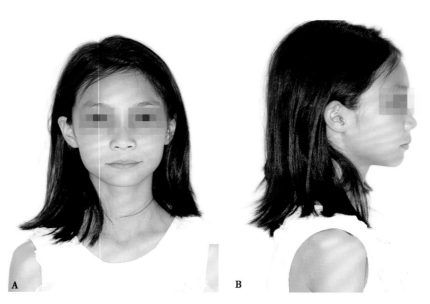

图 13-2-30 治疗前面像

A. 正面像　B. 侧面像

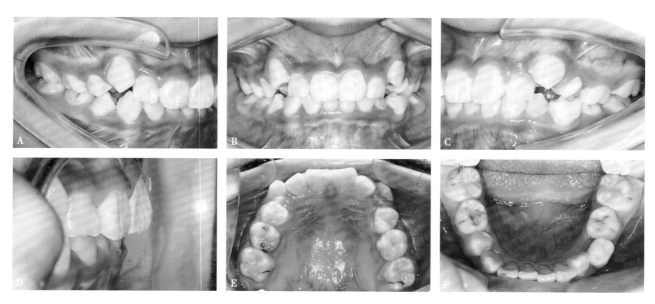

图 13-2-31 治疗前口内照

A. 右侧咬合像　B. 正面咬合像　C. 左侧咬合像　D. 覆𬌗覆盖像　E. 上颌𬌗面像　F. 下颌𬌗面像

X 线检查　全景片见 15、25 牙根发育 1/2，萌出预计 1 年后；15 恒牙胚扭转；34、35 牙根发育 2/3，萌出预计 6 个月后；45 牙根发育不足 1/2，萌出预计 1 年半左右（图 13-2-32）。X 线头颅侧位片见骨性Ⅰ类，平均生长型；上下颌前牙直立（图 13-2-33）。

模型分析　上颌替牙间隙：每侧 0.9mm；下颌替牙间隙：右侧 1.5mm，左侧 2mm。上颌后端牙弓长度生长及间隙预测：上颌结节宽度（12mm）+0.9mm×2－第二磨牙宽度（12mm）=1.8mm。

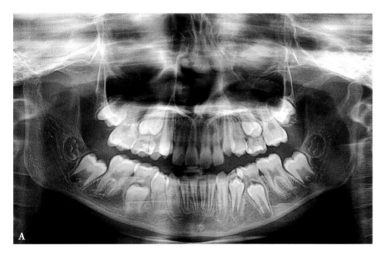
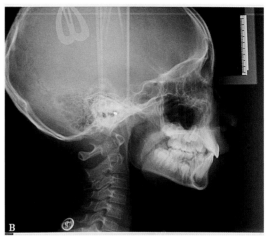

图 13-2-32　治疗前 X 线检查
A. 全景片　B. X 线头颅侧位片

	Value	Norm	Std Dev
SNA (°	80.2	83.1	3.6
SNB (°	75.2	79.7	3.2
ANB (°	5.0	3.5	1.7
Occ Plane to SN (°	21.8	19.4	3.9
Go - Pg (mm)	66.2	67.8	4.4
SN - MP (°	31.5	32.9	4.2
Y-Axis (SGn-SN) (°	68.2	64.7	3.3
Facial Axis-Ricketts (Na	88.6	87.8	3.5
N-ANS (perp HP) (mm)	47.5	50.3	3.1
ANS-Me (perp HP) (mm)	48.5	56.8	3.4
P-A Face Height (S-Go/	65.5	64.0	3.6
ANS-Me/Na-Me (%)	54.1	53.1	1.6
Interincisal Angle (U1-	147.1	122.3	7.8
U1 - SN (°	89.5	95.8	5.7
U1 - NA (mm)	0.5	3.5	1.8
U1 - NA (°	9.2	23.7	4.9
L1 - NB (mm)	3.3	5.6	1.8
L1 - NB (°	18.6	30.1	5.7
FMIA (L1-FH) (°	64.8	53.1	6.4
IMPA (L1-MP) (°	92.1	95.0	7.0
FMA (MP-FH) (°	23.1	25.0	4.5
U-Incisor Protrusion (U	4.0	6.7	2.0
L1 Protrusion (L1-APo) (	0.0	3.3	1.8
U6 - PT Vertical (mm)	7.0	15.5	2.5
U1 - NF (perp NF) (mm)	24.3	27.5	2.2
U6 - NF (perp NF) (mm)	13.8	21.5	1.8
L1 - MP (LADH) (mm)	32.0	37.5	2.2
L6 - MP (perp MP) (mm	24.1	30.4	2.1
Upper Lip to E-Plane (m	0.6	1.8	1.9
Lower Lip to E-Plane (m	2.4	2.7	2.2

图 13-2-33　治疗前 X 线头影测量分析
A. X 线头影测量数值　B. X 线头影描迹图

【诊断及治疗计划】

综上资料，这个患儿的诊断是安氏Ⅱ类错殆，骨性Ⅰ类错殆，牙列拥挤，深覆殆深覆盖。

第一阶段治疗目标：混合牙列期（1.5年），推上颌磨牙及乳磨牙远中移动以提供间隙，基本排齐拥挤的牙列。附件加弹性牵引改正24牙冠近中扭转。协调上下颌牙弓，压低前牙，升高后牙，打开咬合，平整牙弓，纠正前牙深覆𬌗。第一阶段排齐牙列后，维持矫治疗效，待恒牙列初期，纠正15扭转，调整咬合。

第二阶段治疗目标：恒牙列初期，纠正15扭转，利用替牙间隙调整磨牙、尖牙关系，继续平整牙弓，纠正前牙深覆𬌗，维持上下颌中线对齐。

【第一阶段ClinCheck设计】

治疗方案包括：

（1）口腔卫生宣教。

（2）推上颌第一磨牙、第二乳磨牙向远中。

（3）逐一移动前牙向后，排齐牙列。

（4）Ⅱ类弹性牵引加强上颌前牙支抗，打开前牙咬合。

（5）24、26弹性牵引改正扭转。

（6）协调上下颌咬合。

（7）维持上下颌中线对齐。

（8）设计萌出帽维持替牙间隙。

上颌主动矫治器44副，下颌主动矫治器21副，计划治疗时间为22个月左右。ClinCheck设计细节见图13-2-34～图13-2-40。

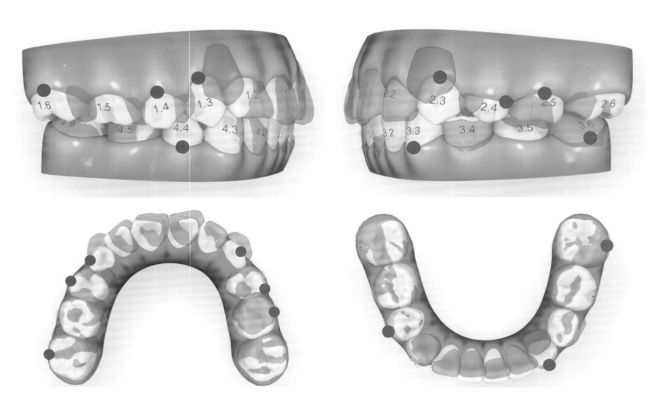

图13-2-34　ClinCheck设计：上颌主动矫治器44副，下颌主动矫治器21副，计划治疗时间为22个月左右

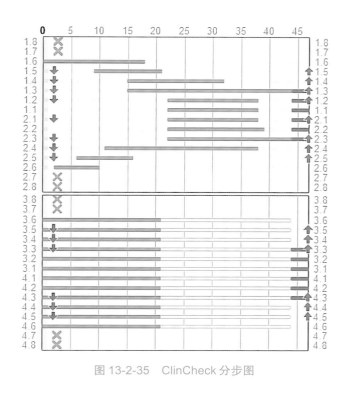

图 13-2-35　ClinCheck 分步图

0.88 mm 下颌 多于 3-3		**2.71** mm 上颌 多于 6-6	
上颌右侧		**上颌左侧**	
1.1	8.74 mm	8.93 mm	2.1
1.2	7.19 mm	7.18 mm	2.2
1.3	7.11 mm	8.45 mm	2.3
1.4	7.87 mm	8.00 mm	2.4
1.5	9.99 mm	10.25 mm	2.5
1.6	11.60 mm	11.68 mm	2.6
下颌右侧		**下颌左侧**	
4.1	5.74 mm	5.69 mm	3.1
4.2	6.24 mm	6.27 mm	3.2
4.3	7.09 mm	6.57 mm	3.3
4.4	7.38 mm	8.59 mm	3.4
4.5	10.16 mm	10.05 mm	3.5
4.6	10.57 mm	10.83 mm	3.6

图 13-2-36　ClinCheck Bolton 指数

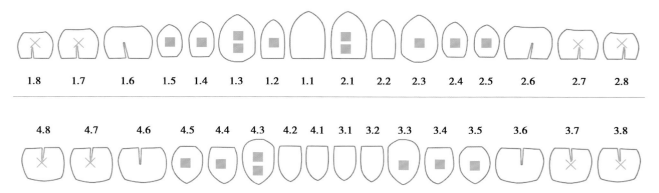

图 13-2-37　第一阶段附件设计：14、13、12、21、43 为优化控根附件，55、24、65、75、85 为矩形附件（3mm），44 为优化深覆𬌗附件，74 为优化旋转附件，23、33 为优化伸长附件

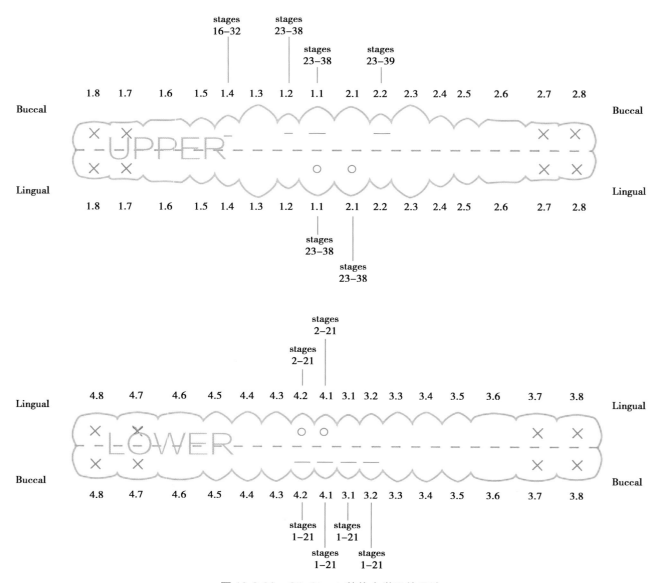

图 13-2-38　ClinCheck 其他力学元件设计

上颌 / 下颌

	1.8	1.7	1.6	1.5	1.4	1.3	1.2	1.1	2.1	2.2	2.3	2.4	2.5	2.6	2.7	2.8
伸长(**E**)/压低(**I**)，mm			0	0	0.8 E	2.8 E	0.1 I	0.7 I	1.2 I	0.3 I	2.9 E	0.4 E	0.8 I	0		
整体移动(**B**)/舌侧(**L**)，mm			1.9 B	0.4 B	0.3 B	4.2 B	1.8 B	0.9 L	0	3.0 L	1.6 L	5.8 B	0.9 L	1.1 B		
整体移动 近中(**M**)/远中(**D**)，mm			4.1 D	2.6 D	4.0 D	**4.3 D**	1.9 D	0.9 D	2.7 M	1.1 D	1.6 D	**1.7 D**	1.9 D	1.5 D		
扭转(**M**)/远中(**D**)			3.2°D	1.4°D	0.7°M	**7.9°D**	7.7°M	8.9°D	15.4°D	11.7°M	9.2°D	**51.0°D**	5.8°D	0°		
轴倾度(**M**)/远中(**D**)			3.8°D	0.8°M	3.7°D	**2.3°D**	1.7°D	1.4°M	5.8°M	5.7°D	0.2°D	**2.1°D**	2.3°D	0.9°D		
倾斜度 唇侧(**B**)/舌侧(**L**)			4.9°B	0.7°L	1.4°L	**15.7°B**	4.8°B	3.6°L	0.4°B	10.6°L	4.0°B	**18.1°B**	3.9°L	3.8°B		

最后一步　爱齐公司　医生　差异　牙齿基底部　冠　牙根

上颌 / 下颌

	4.8	4.7	4.6	4.5	4.4	4.3	4.2	4.1	3.1	3.2	3.3	3.4	3.5	3.6	3.7	3.8
伸长(**E**)/压低(**I**)，mm			0	0.2 E	0.6 E	0.3 I	0.8 I	0.8 I	0.5 I	0.5 I	1.1 E	0	0.2 E	0		
整体移动(**B**)/舌侧(**L**)，mm			1.7 L	2.1 L	0.5 L	0.8 B	2.1 L	3.6 L	4.8 L	1.6 L	2.1 L	3.4 B	1.5 B	2.7 L		
整体移动 近中(**M**)/远中(**D**)，mm			0.2 D	0.8 M	1.9 M	3.7 D	1.7 D	0.1 M	0.5 D	2.2 D	4.7 D	0.8 M	0.5 D	1.2 D		
扭转(**M**)/远中(**D**)			3.3°D	8.7°D	0.4°M	13.0°D	6.4°D	3.1°M	7.1°M	3.5°D	13.1°D	2.8°D	10.2°D			
轴倾度(**M**)/远中(**D**)			0.9°D	2.2°M	6.4°M	10.0°D	4.6°D	2.2°M	3.5°D	10.0°D	14.1°D	2.0°M	0.9°D	3.7°D		
倾斜度 唇侧(**B**)/舌侧(**L**)			5.7°L	6.3°L	2.9°L	0.7°L	9.3°L	18.3°L	20.6°L	9.6°L	12.7°L	14.4°B	1.5°B	7.4°L		

最后一步　爱齐公司　医生　差异　牙齿基底部　冠　牙根

图 13-2-39　上下颌牙移动数值

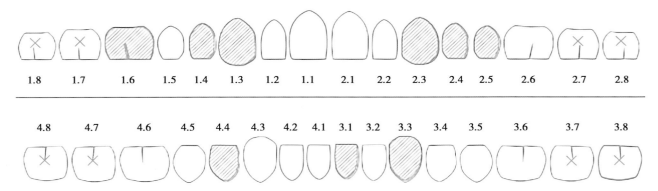

| 1.8 | 1.7 | 1.6 | 1.5 | 1.4 | 1.3 | 1.2 | 1.1 | 2.1 | 2.2 | 2.3 | 2.4 | 2.5 | 2.6 | 2.7 | 2.8 |

| 4.8 | 4.7 | 4.6 | 4.5 | 4.4 | 4.3 | 4.2 | 4.1 | 3.1 | 3.2 | 3.3 | 3.4 | 3.5 | 3.6 | 3.7 | 3.8 |

图 13-2-40 牙移动难度评估：13、14、16、23、24、25、31、33、44 移动难度中等，为蓝色；其余牙移动比较容易实现，为白色

【第一阶段治疗过程和结果】

第一阶段，首先推上颌第一磨牙、第二乳磨牙向远中，然后逐一移动前牙向后，排齐牙列。用Ⅱ类弹性牵引加强上颌前牙支抗，打开前牙咬合。24、26 设计弹性牵引改正扭转。协调上下颌咬合。维持上下颌中线对齐。设计萌出帽维持替牙间隙。经过 17 个月的第一阶段治疗，上下颌牙列基本排齐，24 扭转改正，上下颌牙弓形态协调，萌出帽维持替牙间隙，上下颌中线不齐。主动矫治 41 步后完成第一阶段治疗目标，等待第二乳磨牙脱落，第二前磨牙萌出后，开始第二阶段矫治（图 13-2-41～图 13-2-44）。

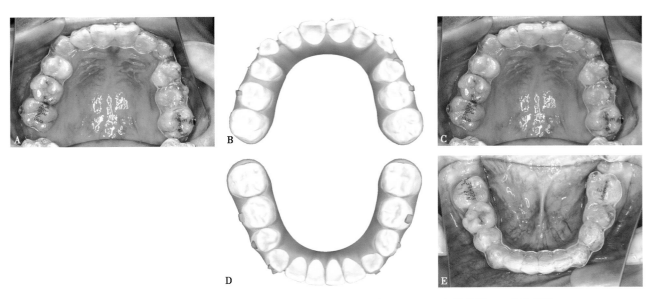

图 13-2-41 矫治第 12 步，患者口内与 ClinCheck 设计对比，用矫治器维持 25 替牙间隙
A. 上颌配戴矫治器𬌗面像 B. 上颌 ClinCheck 设计图 C. 上颌配戴矫治器𬌗面像，用矫治器维持 25 替牙间隙 D. 下颌 ClinCheck 设计图 E. 下颌配戴矫治器𬌗面像

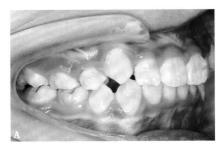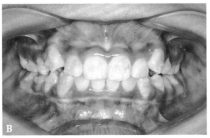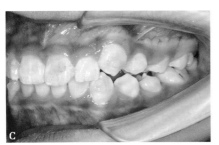

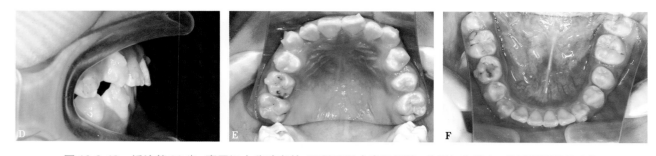

图 13-2-42　矫治第 30 步，磨牙远中移动有效，可见牙弓中出现间隙，前牙初步排齐，前牙覆𬌗覆盖改善

A. 右侧咬合像　B. 正面咬合像　C. 左侧咬合像　D. 覆𬌗覆盖像　E. 上颌𬌗面像　F. 下颌𬌗面像

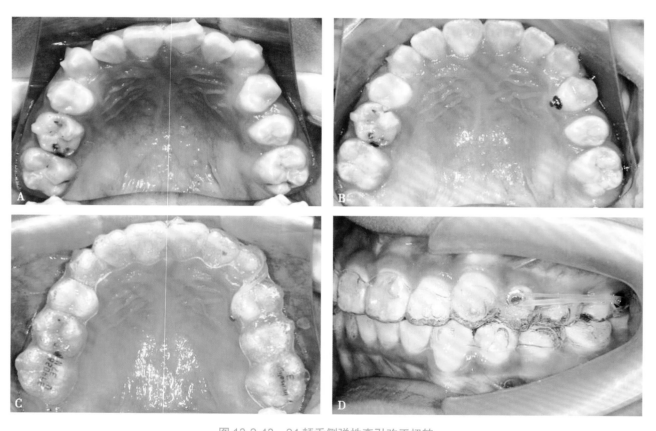

图 13-2-43　24 颊舌侧弹性牵引改正扭转

A. 未粘舌钮前上颌𬌗面像　B. 粘舌钮后上颌𬌗面像　C. 粘舌钮后配戴矫治器𬌗面像　D. 配戴矫治器配合牵引改正扭转

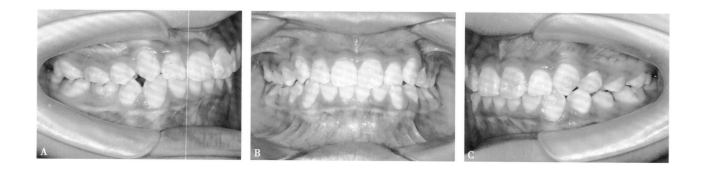

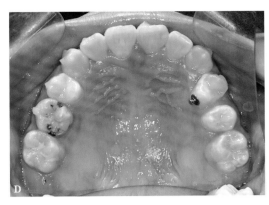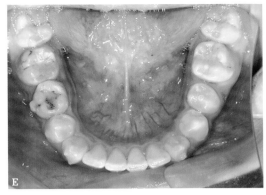

图 13-2-44 第一阶段治疗结束口内照，上下颌牙列基本排齐，24 扭转基本改正，上下颌牙弓形态协调，用萌出帽维持替牙间隙。上下颌中线不齐。主动矫治 41 步（17 个月）后完成第一阶段治疗目标，等待第二乳磨牙脱落，第二前磨牙萌出后，开始第二阶段矫治

A. 右侧咬合像　B. 正面咬合像　C. 左侧咬合像　D. 上颌殆面像　E. 下颌殆面像

【第二阶段 ClinCheck 设计】

治疗方案包括：

（1）利用替牙间隙纠正 15 扭转。

（2）Ⅱ类弹性牵引纠正磨牙、尖牙关系。

（3）打开咬合，纠正前牙深覆殆和深覆盖。

（4）维持上下颌中线对齐。

ClinCheck 设计要点见图 13-2-45～图 13-2-51。

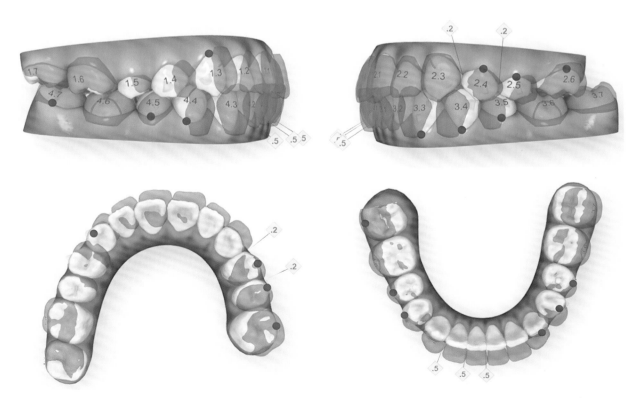

图 13-2-45 ClinCheck 设计：第二阶段方案设计主动矫治器上颌 34 副，下颌 41 副，计划治疗时间 20 个月

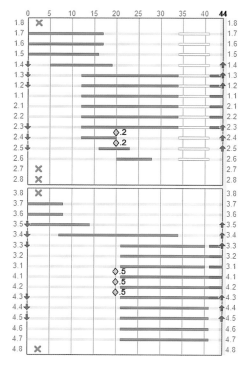

图 13-2-46 ClinCheck 分步图

0.97 mm 下颌　　**2.37** mm 上颌
多于 3-3　　　　多于 6-6

上颌右侧	上颌左侧
1.1　8.53 mm	8.49 mm　2.1
1.2　7.08 mm	7.19 mm　2.2
1.3　7.68 mm	8.09 mm　2.3
1.4　7.82 mm	7.76 mm　2.4
1.5　6.87 mm	7.20 mm　2.5
1.6　11.56 mm	11.67 mm　2.6

下颌右侧	下颌左侧
4.1　5.65 mm	5.54 mm　3.1
4.2　6.15 mm	6.11 mm　3.2
4.3　6.97 mm	6.87 mm　3.3
4.4　7.37 mm	7.62 mm　3.4
4.5　7.30 mm	7.58 mm　3.5
4.6　10.84 mm	11.07 mm　3.6

图 13-2-47 ClinCheck Bolton 指数

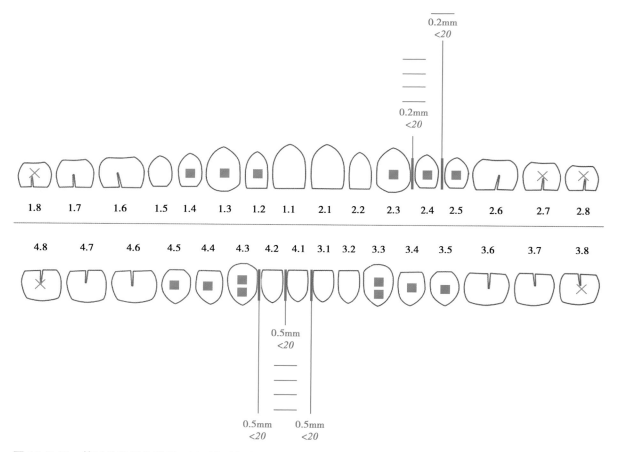

图 13-2-48 第二阶段附件设计：14、13、12、23、24、25、34、33、43 为优化控根附件，44、45 为优化旋转附件，35 为优化伸长附件

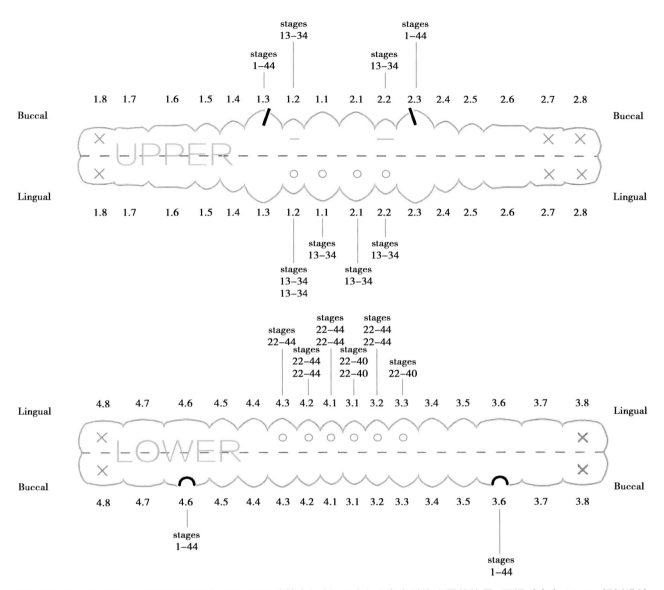

图 13-2-49 ClinCheck 精密切割设计：13、23 设计精密切割，以方便Ⅱ类牵引橡皮圈的使用，下颌对应在 36、46 颊侧设计 cut out

上颌 / 下颌	1.8	1.7	1.6	1.5	1.4	1.3	1.2	1.1	2.1	2.2	2.3	2.4	2.5	2.6	2.7	2.8	最后一步
伸长(**E**)/压低(**I**), mm		0.3 I	0.3 I	0.4 E	0.2 I	0.2 E	0.9 I	1.7 I	1.8 I	0.7 I	1.3 I	0.5 I	0.8 I	0.9 I			爱齐公司
整体移动(**B**)/舌侧(**L**), mm		1.8 B	0.4 B	0.7 B	0.7 L	0.7 L	1.1 B	0.4 B	0.9 L	1.9 L	0.4 L	0.6 B	0.2 L	1.0 L			医生
整体移动 近中(**M**)/远中(**D**), mm		3.8 D	0.5 M	2.0 D	3.4 D	5.4 D	3.0 D	0.5 D	1.8 M	1.5 D	2.1 D	1.5 D	1.3 M	0.4 M			差异
扭转(**M**)/远中(**D**)		0.3°D	10.6°D	6.2°M	6.4°D	15.7°M	4.9°D	5.7°B	2.9°M	5.2°D	11.8°D	13.6°D	10.6°D				牙齿基底部
轴倾度(**M**)/远中(**D**)		12.9°D	3.7°M	3.3°D	4.0°D	8.4°D	3.2°D	3.8°M	2.5°M	7.0°D	5.8°D	9.0°D	0.6°M	1.6°D			冠
倾斜度 唇侧(**B**)/舌侧(**L**)		7.6°B	5.7°B	2.9°B	2.8°L	0.1°L	4.3°B	2.8°B	0.2°B	3.7°L	2.9°B	4.5°B	0.1°B	1.3°B			牙根

上颌 / 下颌	4.8	4.7	4.6	4.5	4.4	4.3	4.2	4.1	3.1	3.2	3.3	3.4	3.5	3.6	3.7	3.8	最后一步
伸长(**E**)/压低(**I**), mm		0.3 I	0.3 E	0.6 E	0.7 E	1.0 I	1.8 I	2.1 I	2.2 I	2.0 I	1.2 I	0.6 E	0.8 E	0.1 E	0.5 I		爱齐公司
整体移动(**B**)/舌侧(**L**), mm		4.9 L	2.1 L	3.6 L	1.4 L	0.8 L	0.5 B	0.6 L	0.7 L	0.7 B	0.7 B	**4.6 L**	1.9 L	1.8 L	1.8 L		医生
整体移动 近中(**M**)/远中(**D**), mm		0.1 M	0.3 M	2.2 M	3.6 D	3.5 D	1.4 D	0.3 M	0.8 M	1.3 D	4.4 D	**5.1 D**	2.7 D	0.3 M	0.3 D		差异
扭转(**M**)/远中(**D**)		0°	0.5°M	23.1°M	10.8°M	9.8°M	1.0°D	2.1°D	3.0°M	3.0°D	4.1°M	**25.1°D**	11.1°D	3.0°D	6.8°D		牙齿基底部
轴倾度(**M**)/远中(**D**)		0.4°M	1.5°M	8.7°M	6.2°D	7.7°D	3.6°D	1.4°M	3.1°M	0.7°D	8.0°D	**11.6°D**	3.7°D	2.0°M	0.1°M		冠
倾斜度 唇侧(**B**)/舌侧(**L**)		14.4°L	3.3°L	7.0°L	1.3°L	4.4°B	9.9°B	6.3°L	5.9°B	10.0°B	8.1°B	**10.8°L**	2.9°L	2.2°L	0.3°B		牙根

图 13-2-50 上下颌牙移动数值

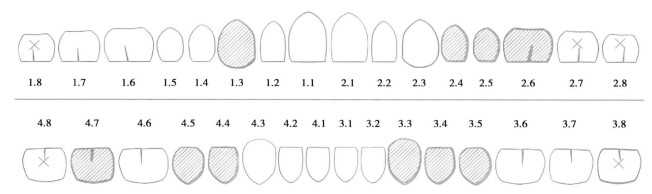

1.8	1.7	1.6	1.5	1.4	1.3	1.2	1.1	2.1	2.2	2.3	2.4	2.5	2.6	2.7	2.8

4.8	4.7	4.6	4.5	4.4	4.3	4.2	4.1	3.1	3.2	3.3	3.4	3.5	3.6	3.7	3.8

图 13-2-51　牙移动难度评估：13、24、25、26、33、34、35、44、45、47 移动难度中等，为蓝色；其余牙移动比较容易实现，为白色

【第二阶段治疗过程和结果】

第二阶段治疗从恒牙列初期开始，上下颌替牙间隙 0.9～2.0mm。利用替牙间隙完成牙列排齐，纠正牙位置异常，纠正 15 扭转。精细调整咬合，平整牙弓，纠正磨牙、尖牙关系、纠正前牙深覆殆覆盖，维持上下颌中线对齐。上颌主动矫治器 34 副，下颌 41 副，治疗时间 20 个月。目前患者仍在治疗中（图 13-2-52～图 13-2-55）。

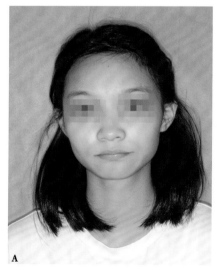
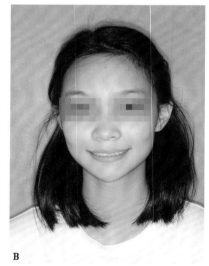
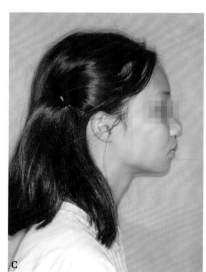

图 13-2-52　恒牙列初期，第二阶段开始，第一阶段保持 1 年后面像
A. 正面像　B. 正面微笑像　C. 侧面像

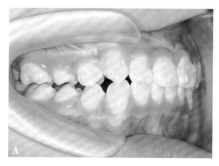
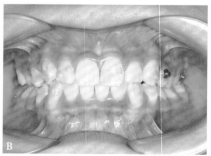
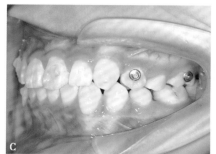

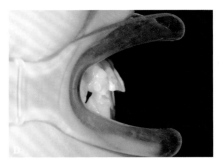
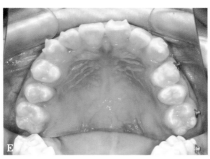
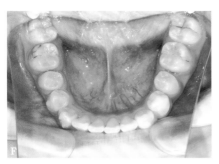

图 13-2-53　恒牙列初期，第二阶段开始，第一阶段保持 1 年后口内照
A. 右侧咬合像　B. 正面咬合像　C. 左侧咬合像　D. 覆殆覆盖像　E. 上颌殆面像　F. 下颌殆面像

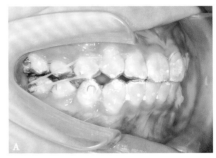
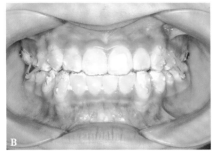
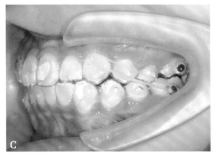

图 13-2-54　患者第二阶段初戴矫治器时口内照
A. 右侧咬合像　B. 正面咬合像　C. 左侧咬合像

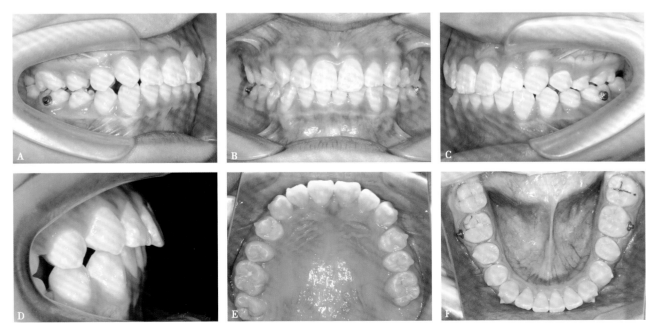

图 13-2-55　第二阶段，治疗 9 个月，第 11 步，调整咬合，纠正中线不齐，调整前后牙关系，关闭间隙，调整牙弓形态
A. 右侧咬合像　B. 正面咬合像　C. 左侧咬合像　D. 覆殆覆盖像　E. 上颌殆面像　F. 下颌殆面像

【治疗体会】

此患儿治疗分两个主要阶段，第一阶段在混合牙列晚期进行，推磨牙及乳磨牙远中移动，排齐牙列，并纠正 24 扭转。第二阶段在恒牙列初期，利用替牙间隙纠正 15 扭转，并完成牙列拥挤矫治。混合牙列晚期开始的青少年隐形矫治比成人多 1～2 个阶段性治疗过程，这是青少年早期隐形矫治的特点。青少年早期矫治推磨牙远中移动及推乳磨牙远中移动，矫治器及附件能控制支抗，达到矫治效果。青少年早期隐形矫治设计萌出帽能有效控制磨牙前移，保留替牙间隙，有助于恒牙列期的矫治。青少年早期隐形矫治推磨牙远中移动，避免了 IPR 的应用，有利于保护患者牙体，避免医源性邻面龋的发生。青少年早期隐形矫治推磨牙远中移动，减少扩弓代偿，有利于矫治效果稳定。青少年早期隐形矫治推乳磨牙远中移动，未见矫治影响替换恒牙的萌出。与成人患者相比，青少年患者依从性未见明显差异，矫治效果有保证。

四、青少年牙列拥挤的拔牙隐形矫治

（一）概述

青少年牙列拥挤拔牙隐形矫治指的是中重度拥挤的治疗，错𬌗畸形分类为Ⅰ类错𬌗。其临床治疗适应证包括：牙列重度拥挤，通过扩弓、推磨牙远中移动及 IPR 都无法提供足够间隙；牙列中度拥挤，前牙前突或唇倾，凸面型（唇前突），非拔牙矫治无法解除面部形态异常；先天缺牙，上下颌牙列拥挤度差别大，上下颌牙量不调，需要单颌拔牙协调上下颌牙数不调。如：上颌中度拥挤，下颌轻度拥挤或无拥挤；下颌先天缺牙，需要上颌拔牙协调上下颌牙数不调；牙列拥挤伴错位牙、阻生牙、牙异位。

拔牙矫治拥挤能提供排牙所需的间隙，内收前牙，减轻覆盖。拔牙矫治拥挤能避免扩弓代偿，矫治后疗效稳定。选择拔牙矫治拥挤应尽量避免 IPR，保护矫治后牙体的完整性。但拔牙矫治患者侧貌轮廓比非拔牙患者平，需考虑拔牙对青少年患者侧貌改变的影响。

拔牙矫治的原则应该有利于综合矫治的进行，缩短疗程，有利于面形美观及治疗效果稳定。

（二）临床诊断与治疗计划

1. 临床诊断　单纯性牙列拥挤的诊断：

（1）恒牙列（初）期；上下颌骨关系基本正常，面形基本正常（前牙唇倾时，上唇前突）。

（2）上下颌牙列重度拥挤（拥挤量大于 8mm），上下颌牙列中度拥挤，前牙唇倾。

（3）咬合检查：牙排列不齐，Bolton 指数基本正常。上下颌拥挤量基本一致时，磨牙、尖牙多为中性关系，上下颌中线基本对齐，否则会出现错𬌗畸形的亚类，中线不齐。

（4）上下颌牙弓大小基本正常，扩弓代偿影响矫治效果。上下颌牙弓形态不协调，左右多不对称。

（5）单纯性中重度牙列拥挤，口腔功能及口腔肌功能无明显异常。

2. 治疗计划

（1）拔牙牙位选择的原则：尽量选择不宜保留的牙齿；选择有利于拥挤矫治和支抗控制的牙；选择有利于面形维持（改善）的牙；有利于缩短疗程的牙；对口腔功能影响最小的牙。解除拥挤需常规对称拔除左右侧上下颌 4 颗前磨牙。若有阻生等牙位置异常或结构异常，可灵活调整为不对称拔牙方式。

（2）拔牙方案设计的原则：传统正畸治疗是否拔牙应该以下颌为主进行评估，包括下颌前牙的再定位以及支抗选择。隐形矫治也不例外。

1）拥挤解除后，下颌前牙应直立于牙槽骨中，唇齿关系应基本正常。

2）拥挤解除后，上颌前牙根据下颌前牙的位置调整，维持前牙正常覆殆覆盖。

3）中度支抗拔牙矫治患者，覆殆覆盖矫治及上颌前牙内收的量根据下颌前牙位置决定，同时调整磨牙、尖牙关系。

4）单纯性拥挤拔牙矫治，上下颌牙弓平整可同时伸长后牙及压低前牙。

（3）支抗设计的原则：中重度拥挤拔牙矫治，根据前后牙移动比例，支抗多为中重度支抗。

1）重度支抗选择隐适美 G6，后牙支抗预备，对抗前牙远中移动。

2）分步支抗有助于矫治拥挤。

3）对于前牙内收量大的拔牙病例，应进行磨牙支抗预备。

4）用辅助支抗设计、弹性牵引及正畸微种植钉加强支抗控制。

（三）ClinCheck 方案设计

1. 上下颌前牙转矩控制的 ClinCheck 方案设计　上下颌前牙直立控制，解除拥挤的同时，根据前牙的内收程度，上下颌前牙预加 $10°\sim15°$ 的正转矩。

2. 磨牙控制的 ClinCheck 设计　青少年牙列拥挤拔牙隐形矫治时，关闭间隙需预防和纠正磨牙近中倾斜及近中移动中的近中倾斜。其方法包括：

（1）磨牙增加固位附件设计：在磨牙上添加长矩形水平 / 垂直附件（3mm 或 4mm，甚至 5mm）。后牙移动距离大的病例更要做支抗预备，移动后牙前先远中倾斜后牙（G6 系统）。

（2）采取分步支抗，分步移动后牙前移。

（3）辅助支抗：①配合使用Ⅱ类颌间牵引，加强前牙交互支抗；②正畸微种植钉。

（4）应用牵引臂，矫治力通过阻力中心，整体移动前后牙，关闭间隙。

3. "过山车"效应的控制　关闭拔牙间隙时，磨牙前倾移动，前牙内倾，下颌 Spee 曲线加深，前牙覆殆增加，矫治支抗丢失，称为拔牙间隙关闭的"过山车"效应。避免"过山车"效应，应该在设计时分析支抗力系统。

牙列拥挤拔牙，最大支抗关闭间隙，选用隐适美 G6 系统：

（1）特殊设计加强支抗的优化附件可增加后牙支抗，适用于上颌或下颌单侧或双侧第一前磨牙拔除，需获得强支抗（不超过 2mm 的后牙牙冠近中移动）的病例。

（2）尖牙设计优化内收附件和 SmartStage 设计的矫治器预支抗以实现内收。SmartStage 默认尖牙远中移动 1/3 后再 6 颗前牙一起内收，关闭拔牙间隙。

（3）第二前磨牙、第一磨牙和 / 或第二磨牙设计优化支抗附件和磨牙支抗预备以获得后牙强支抗。

（4）上下颌切牙压力嵴控制前牙转矩，加强支抗，控制前牙内倾。

（5）下颌使用隐适美 G6 系统时，建议先整平 Spee 曲线，再关闭间隙。

4.青少年牙列拥挤拔牙隐形矫治处方表填写

（1）标明拔牙牙位、数目。

（2）标明矫治后牙位，即标明前牙 / 后牙需移动的量，以及前牙的目标位置。

（3）预测拥挤解除的支抗设计要求，前牙 / 后牙的移动比例。

（4）G6 系统是否选用由拔牙移动的量及隐适美隐形矫治设计后台决定。

（5）标明是否设计支抗预备，前牙转矩是否加大。

（6）是否选择 ClinCheck 方案中分步支抗设计，标明特殊要求。

（四）临床复诊要点

1.一般复诊要点同本章第二节"二、青少年牙列拥挤的早期隐形矫治：替牙间隙管理"。

2.特殊复诊要点

（1）牙移动检查：根据 ClinCheck 设计，检查牙移动分步支抗，后牙 / 前牙移动是否为有控制的移动。牙移动量不足，需要检查矫治器是否配戴贴合，矫治器加力是否未达到设计要求。牙移动量过大，导致牙移动超出矫治器设计，也会出现脱套或者支抗丧失。

（2）检查前后牙位置，避免前牙内倾、尖牙远中倾斜及后牙前移时前倾，早期控制"过山车"效应。

（3）检查前牙覆殆覆盖，避免内收前牙造成的覆殆加深。

（4）检查前牙中线情况，解除拥挤应维持前牙中线对齐。中线不齐时应检查左右牙是否对称移动，Ⅰ期矫治中线是否不齐。

（5）脱套处理：磨牙固位附件设计不足常造成后牙区矫治器脱套、支抗丢失、磨牙前倾。尖牙脱套也会造成尖牙后移时牙冠远中倾斜。

1）临床出现后牙脱套应该及时修改设计，增强后牙固位。若修改不及时或脱套处理不及时，导致后牙前倾，应及时重启治疗，重新竖直磨牙。

2）尖牙脱套造成的牙冠远中倾斜，间隙关闭后处理较难，应及时调整。矫治附件重新粘贴或使用牵引臂能减轻后期治疗的难度。

3）前牙脱套主要是正转矩设计不足，应及时修改 ClinCheck 设计，加大转矩过矫治。

附：

青少年错殆畸形隐适美矫治典型病例三：安氏Ⅰ类错殆，上颌牙列重度拥挤，拔牙矫治

【治疗前资料】

患儿，女，10 岁。

主诉 牙列不齐。

既往史 否认系统性疾病史，否认过敏史。

颜貌检查 面部形态基本正常，面部均分，左右对称，面下 1/3 稍突，鼻唇角大，颏唇沟稍深，颏发育稍差，下颌角大小正常（图 13-2-56）。

口内检查　恒牙列初期，双侧磨牙中性关系，上颌牙列重度拥挤（15mm），下颌牙列轻度拥挤（1.5mm），13、23 颊侧高位萌出，下颌前牙缺失 2 颗，双侧尖牙远中关系；前牙深覆盖，覆殆正常；上下颌中线齐；上颌牙弓尖牙间宽度不足，上下颌牙弓形态不协调（图 13-2-57）。

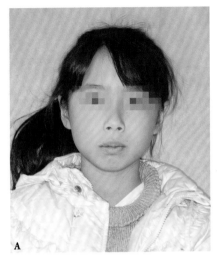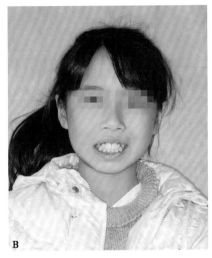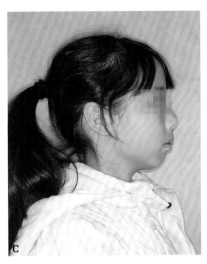

图 13-2-56　治疗前面像

A. 正面像　B. 正面微笑像　C. 侧面像

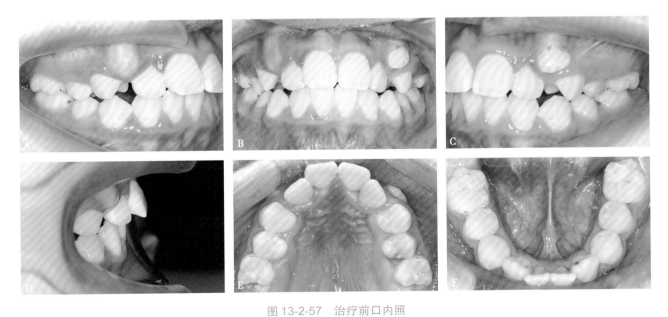

图 13-2-57　治疗前口内照

A. 右侧咬合像　B. 正面咬合像　C. 左侧咬合像　D. 覆殆覆盖像　E. 上颌殆面像　F. 下颌殆面像

X 线检查　全景片检查见下颌前牙先天缺失 2 颗（32、42 缺失），X 线头影测量分析示骨性Ⅱ类，垂直生长型，上下颌前牙直立（图 13-2-58，图 13-2-59）。

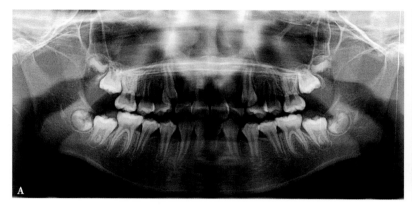 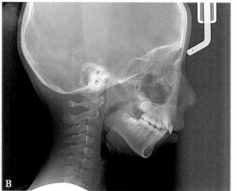

图 13-2-58　治疗前 X 线检查

A. 全景片　B. X 线头颅侧位片

Measurements	Normal	Pre
SNA	83.13±3.6	74.1
SNB	79.65±3.2	66.7
ANB	3.48±1.69	7.4
SN-MP	32.85±4.21	33.2
S-Go/N-Me	65.85±3.83	57.6
ANS-Me/N-Me	53.32±1.84	57.5
U1-SN	105.23±6.02	84
UI-NA	21.49±5.92	22.3
LI-NB	28.07±5.58	27.6
FMIA	57.0±6.79	54.6

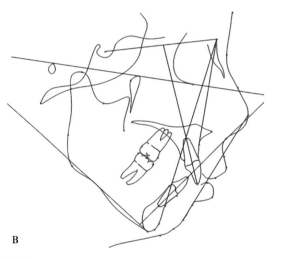

图 13-2-59　治疗前 X 线头影测量分析

A. X 线头影测量值　B. X 线头影描迹图

【诊断和治疗计划】

综上资料，该患儿的诊断为凸面型，骨性Ⅱ类错殆，下颌后缩，垂直生长型，高角，安氏Ⅰ类，牙列拥挤，前牙深覆盖、覆殆正常，上颌牙弓尖牙间宽度不足，上下颌牙弓形态不协调。

第一阶段治疗目标：拔除 14、24，利用拔牙间隙排齐上颌牙列；协调牙弓形态，调整上下颌咬合关系，排齐下颌牙列。支抗设计：后牙最大支抗，控制上颌磨牙前移，维持拔牙间隙，排齐上颌牙列；上颌前牙正转矩，增强上颌前牙支抗；下颌前牙可稍唇倾，为下颌牙列排齐提供间隙，平整牙弓。第二阶段治疗目标：精细调整，继续平整牙弓，建立正常深覆殆覆盖。维持上下颌中线对齐。

治疗方案：

（1）口腔卫生宣教。

（2）定期观察，择期拔除 14、24。

（3）利用拔牙间隙排齐整平上颌牙列。

（4）下颌设计适量片切解除拥挤。

（5）精细调整咬合。

（6）矫治结束，用保持器保持。

【第一阶段 ClinCheck 设计】

　　首先推上颌第一磨牙、第二乳磨牙向远中，然后逐一移动前牙向后，排齐牙列。用Ⅱ类弹性牵引加强上颌前牙支抗，打开前牙咬合。协调上下颌咬合。维持上下颌中线对齐。用萌出帽维持替牙间隙。其他 ClinCheck 设计细节请见图 13-2-60～图 13-2-65。

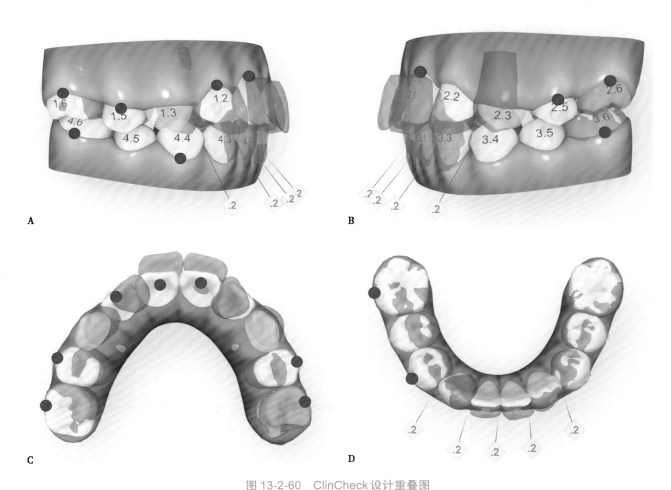

图 13-2-60　ClinCheck 设计重叠图

A. 右侧咬合像　B. 左侧咬合像　C. 上颌殆面像　D. 下颌殆面像

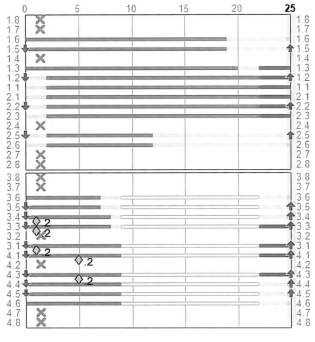

图 13-2-61　ClinCheck 分步图

0.66 mm 下颌　　**无** 并非所有牙
多于 3-3（估计）　　齿都可用于分析

上颌右侧		上颌左侧	
1.1	8.75 mm	8.56 mm	2.1
1.2	7.56 mm	7.45 mm	2.2
1.3	8.29 mm*	8.29 mm*	2.3
1.4	7.63 mm*	7.64 mm*	2.4
1.5	7.38 mm	7.38 mm	2.5
1.6	10.41 mm	丢失	2.6

下颌右侧		下颌左侧	
4.1	5.87 mm	5.91 mm	3.1
4.2	6.41 mm*	6.41 mm*	3.2
4.3	6.94 mm	6.87 mm	3.3
4.4	8.00 mm	8.00 mm	3.4
4.5	7.50 mm	7.64 mm	3.5
4.6	11.12 mm	11.22 mm	3.6

图 13-2-62　ClinCheck Bolton 指数

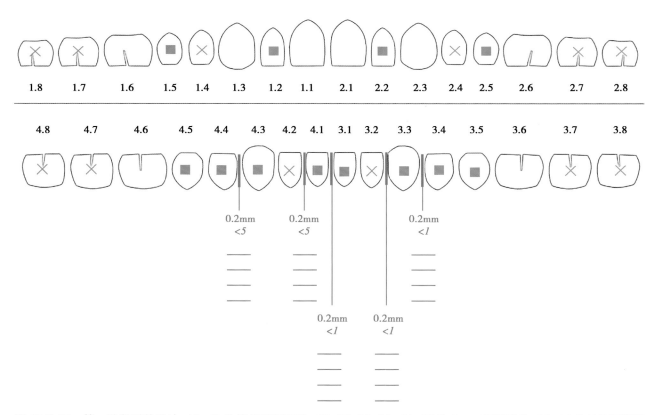

图 13-2-63　第一阶段附件设计：12、43 为优化控根附件，15、25、33、31、41、45 为 3mm 矩形附件，34、44 为优化深覆骀附件，35 为优化旋转附件，22 为多平面优化附件，11 设计压力嵴（第 3～13 步）

上颌　下颌	1.8	1.7	1.6	1.5	1.4	1.3	1.2	1.1	2.1	2.2	2.3	2.4	2.5	2.6	2.7	2.8	最后一步
伸长(E)/压低(I), mm			0.1 E			0.1 E	1.6 I	2.6 I	1.5 I	0.3 I			0.9 E	0.6 I			牙行公司
整体移动(B)/舌侧(L), mm			0.1 B	1.9 B		1.1 B	1.3 B	1.7 L	1.3 L	1.5 B	0.4 L		1.7 B	0.1 L			医生
整体移动 近中(M)/远中(D), mm			0.7 D	0.7 D		1.8 D	2.2 D	1.3 D	0.3 D	0.6 D		0.1 M	0				差异
扭转(M)/远中(D)			**12.5°D**	2.6°D		2.2°M	1.7°D	4.1°M	7.4°M	17.0°M	3.3°D		4.0°D	1.1°D			牙齿基底部
轴倾度(M)/远中(D)			7.0°M	3.1°M		0.7°M	**7.5°M**	0.4°D	2.7°M	7.1°M	2.2°M		1.7°M	0.9°M			牙
倾斜度 唇侧(B)/舌侧(L)			**11.8°L**	0.9°L		6.8°B	3.4°B	4.0°B	0.7°B	0.9°B	**10.8°B**		9.8°B	0.4°L			牙根

上颌　下颌	4.8	4.7	4.6	4.5	4.4	4.3	4.2	4.1	3.1	3.2	3.3	3.4	3.5	3.6	3.7	3.8	最后一步
伸长(E)/压低(I), mm			0.1 E	0.2 E	0.6 E	0.5 I		1.3 I	1.2 I		0.2 I	0.1 E	0.5 E	0.2 E			牙行公司
整体移动(B)/舌侧(L), mm			0.3 B	1.7 B	0.8 B	0.7 B		0.7 L	1.0 L		0.3 B	0.3 B	0.7 B	0.2 L			医生
整体移动 近中(M)/远中(D), mm			0	0.2 D	0.3 D	0.6 D		0.3 D	0.1 D		0.4 D	0.4 D	0.3 D	0.2 D			牙齿基底部
扭转(M)/远中(D)			9.7°D	7.1°D	1.2°D	5.9°M		9.6°D	9.6°D		2.0°M	0.8°D	7.4°D	6.9°D			牙根
轴倾度(M)/远中(D)			2.2°M	5.8°D	2.5°D	3.1°M		1.1°D	1.4°M		2.2°M	5.4°D	3.8°D	3.0°M			
倾斜度 唇侧(B)/舌侧(L)			0.5°L	7.6°B	1.5°B	0.5°B		0.2°L	0.6°B		0.9°B	1.5°L	4.8°B	0.3°L			

图 13-2-64　上下颌牙移动数值

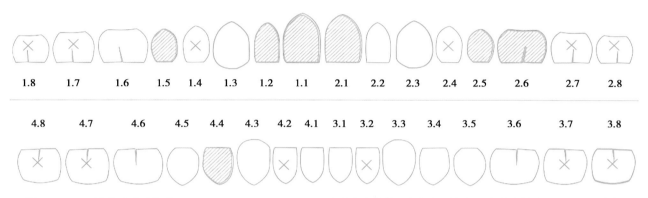

图 13-2-65　牙移动难度评估：15、12、11、21、25、26、44 移动难度中等，为蓝色；其余牙移动比较容易实现，为白色

【第一阶段治疗过程和结果】

第一阶段治疗上颌主动矫治器 22 副，下颌主动矫治器 9 副，治疗时间 12 个月左右。13、23 萌出并远中移动进入拔牙间隙，上颌磨牙控制不动，拔牙间隙萌出帽维持良好。上颌牙列拥挤减轻，上颌牙列初步排齐。上下颌中线基本对齐。上下颌牙弓形态协调。牙弓初步平整，前牙覆殆覆盖稍深。主动矫治第 13 步（8 个月）后，13 牙冠远中倾斜，控根移动稍差。ClinCheck 方案重新设计，重启矫治。继续利用拔牙间隙控制 13 牙轴，关闭拔牙间隙，解除拥挤，平整牙弓，调整前后牙关系，维持上下颌中线对齐（图 13-2-66～图 13-2-68）。

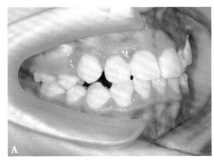
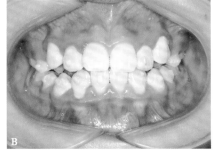
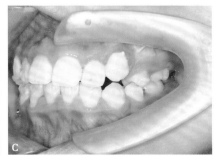

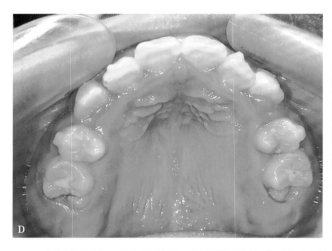
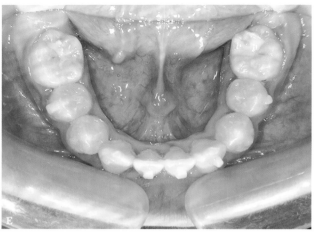

图 13-2-66　矫治第 13 步，上下颌牙弓协调，13、23 萌出并移入牙弓，但矫治器未包裹 13、23，导致支抗丧失
A. 右侧咬合像　B. 正面咬合像　C. 左侧咬合像　D. 上颌殆面像　E. 下颌殆面像

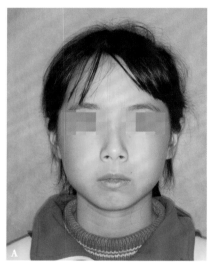
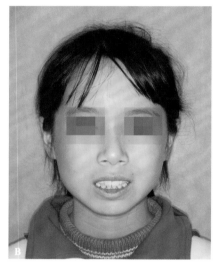
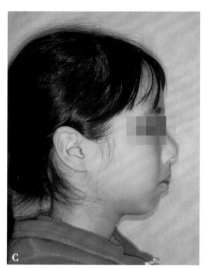

图 13-2-67　重启前面像
A. 正面像　B. 正面微笑像　C. 侧面像

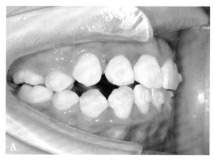
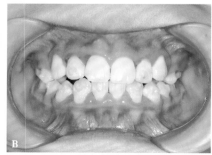
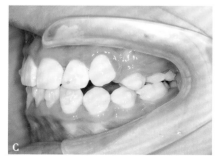

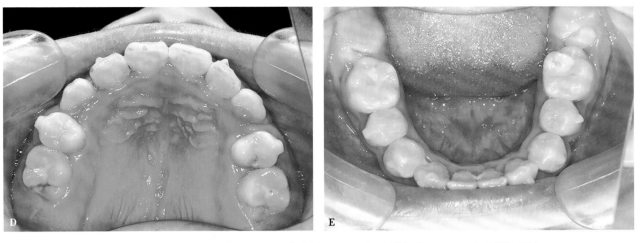

图 13-2-68 第一阶段完成时 13、23 萌出移入牙弓，矫治器包裹 13、23，完成拥挤矫治
A. 右侧咬合像 B. 正面咬合像 C. 左侧咬合像 D. 上颌𬌗面像 E. 下颌𬌗面像

【第二阶段 ClinCheck 设计】

第二阶段治疗从恒牙列初期时开始，上下颌替牙间隙 0.9～2.0mm。利用替牙间隙完成牙列排齐，纠正牙位置异常，纠正 15 扭转。精细调整咬合，平整牙弓，纠正磨牙、尖牙关系、纠正前牙深覆𬌗覆盖，维持上下颌中线对齐。其他 ClinCheck 设计细节见图 13-2-69～图 13-2-76。

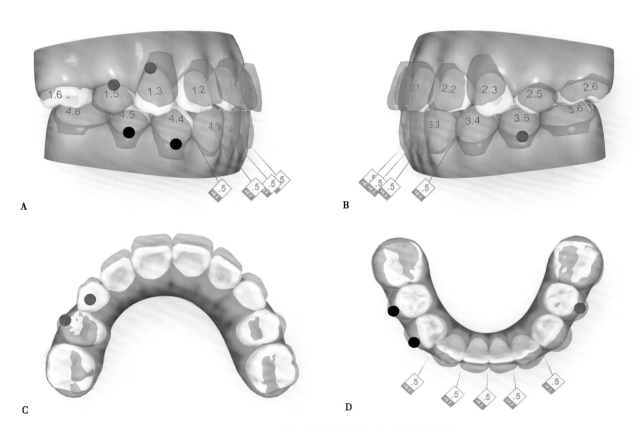

图 13-2-69 第二阶段 ClinCheck 设计重叠图
A. 右侧咬合像 B. 左侧咬合像 C. 上颌𬌗面像 D. 下颌𬌗面像

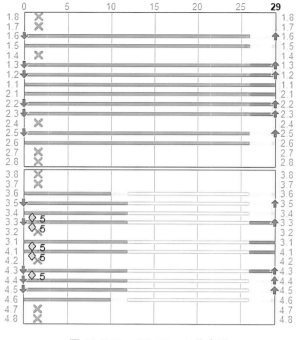

图 13-2-70　ClinCheck 分步图

2.28 mm 下颌
多于 3-3 (估计)

无 并非所有牙
齿都可用于分析

上颌右侧			上颌左侧	
1.1	8.66 mm		8.52 mm	2.1
1.2	7.49 mm		7.39 mm	2.2
1.3	7.23 mm		7.32 mm	2.3
1.4	8.42 mm*		8.55 mm*	2.4
1.5	7.66 mm		7.44 mm	2.5
1.6	10.33 mm		10.66 mm	2.6

下颌右侧			下颌左侧	
4.1	5.98 mm		5.88 mm	3.1
4.2	6.38 mm*		6.38 mm*	3.2
4.3	6.85 mm		6.78 mm	3.3
4.4	7.71 mm		7.77 mm	3.4
4.5	7.44 mm		7.67 mm	3.5
4.6	丢失		丢失	3.6

图 13-2-71　ClinCheck Bolton 指数

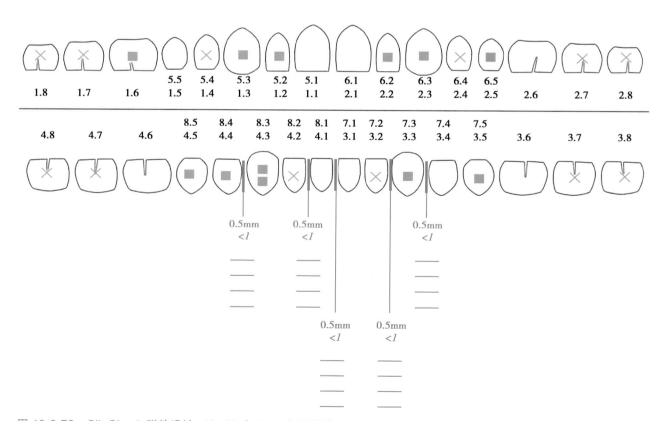

图 13-2-72　ClinCheck 附件设计：16、25 为 3mm 矩形附件，12、22、23、33、43 为优化控根附件，44、45 为优化旋转附件，13、35 为优化伸长附件

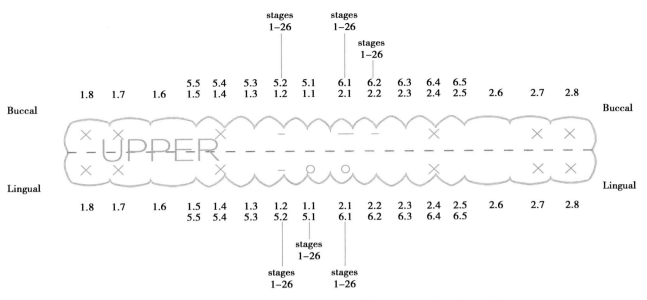

图 13-2-73　ClinCheck 压力区设计：上颌前牙第 1～26 步激活压力嵴

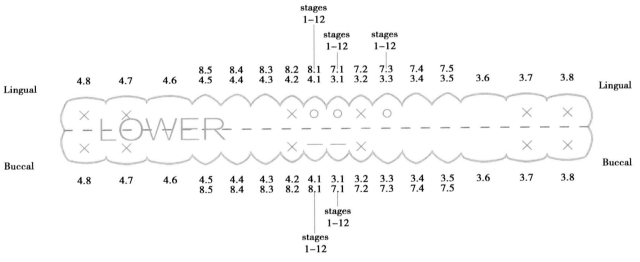

图 13-2-74　ClinCheck 压力区设计：下颌前牙第 1～12 步激活压力嵴

上颌　下颌	1.8	1.7	1.6	1.5	1.4	1.3	1.2	1.1	2.1	2.2	2.3	2.4	2.5	2.6	2.7	2.8	最后一步
																	爱齐公司
伸长(E)/压低(I), mm			0.3 E	0.7 I		2.2 E	0.5 E	0.6 I	0.7 I	0.1 I	1.4 E		0	0.1 E			医生
整体移动(B)/舌侧(L), mm			0.3 L	0.7 L		1.2 L	1.3 L	1.8 L	1.5 L	0.6 L	1.7 L		0.9 L	0.8 L			差异
整体移动 近中(M)/远中(D), mm			0.4 M	0.3 M		0.6 D	1.2 D	0.5 D	0.1 D	0.7 D	1.2 D		0.7 M	0.2 D			牙齿基底部
扭转(M)/远中(D)			4.6°D	2.2°D		3.3°D	0.6°D	1.1°D	0.8°D	3.6°M	11.5°D		3.5°M	0.2°D			冠
轴倾度(M)/远中(D)			4.1°M	5.4°D		6.7°M	1.9°M	1.5°M	3.0°D	5.8°M	2.5°M		8.9°M	0.6°D			牙根
倾斜度 唇侧(B)/舌侧(L)			11.1°L	4.2°L		**11.2°B**	1.1°L	2.3°B	3.3°B	0.4°B	4.1°L		1.7°L	4.2°L			

上颌　下颌	4.8	4.7	4.6	4.5	4.4	4.3	4.2	4.1	3.1	3.2	3.3	3.4	3.5	3.6	3.7	3.8	最后一步
																	爱齐公司
伸长(E)/压低(I), mm			0	1.3 E	1.1 E	0.4 I		1.2 I	1.2 I		0.8 I	0.4 E	0.6 E	0.2 E			医生
整体移动(B)/舌侧(L), mm			0.6 L	1.0 L	1.0 L	0.4 L		0.6 L	0.8 L		0.4 L	1.6 L	1.5 L	0.6 L			差异
整体移动 近中(M)/远中(D), mm			0.1 M	0.2 M	0.4 M	0.4 M		0.1 M	0.1 M		0.2 M	0	0.4 D	0.6 D			牙齿基底部
扭转(M)/远中(D)			0.1°D	2.7°D	1.7°M	3.5°M		1.5°D	0.7°D		3.1°M	2.4°D	1.7°D	2.7°D			冠
轴倾度(M)/远中(D)			4.1°D	1.7°D	0.4°D	3.1°D		1.1°M	0.1°M		3.7°M	1.8°D	1.1°D	1.8°M			牙根
倾斜度 唇侧(B)/舌侧(L)			1.8°L	1.0°L	4.0°L	0.8°L		4.6°B	5.7°B		0.7°B	4.9°L	0.5°B	4.0°L			

图 13-2-75　上下颌牙移动数值

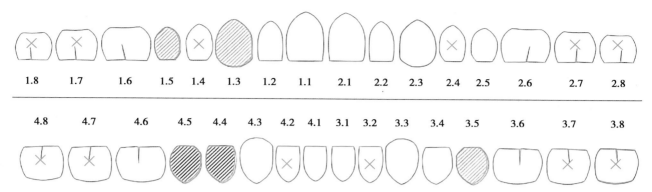

| 1.8 | 1.7 | 1.6 | 1.5 | 1.4 | 1.3 | 1.2 | 1.1 | 2.1 | 2.2 | 2.3 | 2.4 | 2.5 | 2.6 | 2.7 | 2.8 |

| 4.8 | 4.7 | 4.6 | 4.5 | 4.4 | 4.3 | 4.2 | 4.1 | 3.1 | 3.2 | 3.3 | 3.4 | 3.5 | 3.6 | 3.7 | 3.8 |

图 13-2-76　牙移动难度评估：44、45 移动最难，为黑色；15、13、35 移动难度中等，为蓝色；其余牙移动比较容易实现，为白色

【第二阶段治疗过程和结果】

第二阶段主动矫治器上颌 26 副，下颌 12 副，计划治疗时间 13 个月。目前患者仍在治疗中（图 13-2-77）。

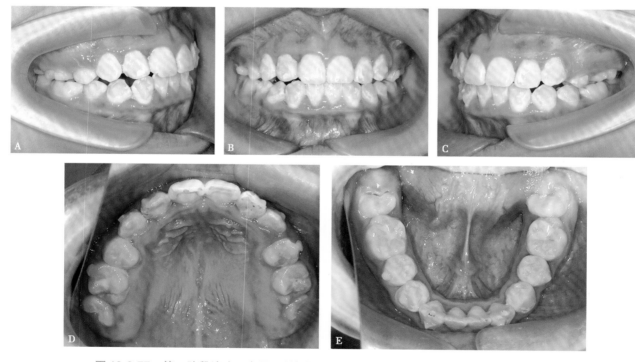

图 13-2-77　第二阶段治疗 7 个月，继续排齐牙列，解除拥挤，调整 13、23 牙轴，调整咬合
A. 右侧咬合像　B. 正面咬合像　C. 左侧咬合像　D. 上颌殆面像　E. 下颌殆面像

【治疗体会】

此患儿治疗第一阶段由于 13、23 低位阻生，矫治器未包裹 13、23，于第 13 步时出现牙控制不良情况，故重启矫治。第一阶段矫治虽然矫治器未包裹 13、23，但随着治疗的进行，13、23 萌出，对其进行调整使其进入拔牙间隙。在附件和萌出帽的作用下，矫治器能有效控制磨牙前移，并保留拔牙间隙。在未施加辅助支抗的情况下，达到最大支抗效果。本病例 ClinCheck 设计在拔牙情况下，添加 IPR 设计，造成牙体硬组织不可逆损害，从牙体保护及龋病预防角度该设计有待商榷。青少年早期隐形矫治能有效协调上下颌牙弓形态，矫治效果稳定。

第三节　青少年安氏Ⅱ类错𬌗畸形的隐形矫治

一、青少年安氏Ⅱ类错𬌗畸形的功能矫治

（一）概述

儿童颅面功能矫治是正畸中重要的组成部分，虽然仍存在争议，但临床病例显示功能矫治能改善错𬌗畸形的治疗效果，比如改善颅面形态异常，矫治上下颌骨位置异常，改善异常的口周肌力，恢复正常口腔功能，改善颅面相对关系异常，协调面部形态。功能矫治对骨性错𬌗畸形有一定的矫治效果，能促进颌骨正常生长发育，部分抑制颅面异常生长，降低骨性错𬌗畸形的严重程度。功能矫治能矫治功能性错𬌗，及早去除功能性因素，恢复正常颅面软硬组织生长，阻断错𬌗畸形发展。功能矫治能矫治由于颅面结构异常造成的错𬌗关系，降低错𬌗畸形的严重程度。早期功能矫治可降低错𬌗畸形的复杂程度和严重程度，有利于患儿的心理健康。

青少年Ⅱ类错𬌗畸形的功能矫治根据错𬌗畸形的机制，分为抑制上颌生长和刺激下颌生长两种矫治方法。临床上疗效更好的是刺激下颌生长，一般用于下颌位置靠后的下颌后缩或下颌发育不足的病例。刺激下颌生长的矫治方法指的是针对有功能障碍及颌骨发育不足的Ⅱ类错𬌗畸形的矫治。其利用颌骨生长发育潜力，在青少年生长发育期导下颌向前，刺激下颌生长区，引导下颌向前定位或促进下颌生长，纠正由于下颌发育不足或下颌后缩的颅面形态。

隐适美隐形矫治技术针对青少年颅面形态的功能矫治技术为下颌前导（mandibular advancement，MA）。矫治器设计颊侧翼引导下颌前伸，同时纠正上下颌牙、牙弓异常，去除功能咬合障碍，达到矫治目的。MA是隐适美隐形矫治特有的设计，本节仅就应用MA系统矫治下颌发育不足及下颌后缩的青少年Ⅱ类错𬌗畸形的矫治进行讨论。

功能矫治利用生长特点，最佳矫治时期是青少年生长发育高峰前期及高峰期，是青少年正畸特有的矫治手段。

（二）青少年Ⅱ类错𬌗畸形功能矫治的临床表现与治疗计划

1. 青少年Ⅱ类错𬌗畸形功能矫治的临床表现及适应证

（1）青少年Ⅱ类错𬌗畸形功能矫治的适应证是骨性下颌位置后缩、轻中度下颌发育不足的骨性Ⅱ类错𬌗。此类骨性错𬌗前伸下颌到正常覆𬌗覆盖能改善凸面型。

（2）青少年Ⅱ类错𬌗畸形隐形功能矫治的临床表现

1）青少年生长发育高峰前期或高峰期，女性9～11岁，男性10～12岁。牙列为混合牙列晚期（第二乳磨牙替换前0.5～1年）及恒牙列初期。

2）遗传或环境因素造成的轻中度下颌位置后缩或发育不足，前突面形，下颌小，颏唇沟深，鼻唇角正常，上唇不凸，下唇位于E线后，平均生长型或水平生长型，面下1/3基本正常或偏小，左右面部对称。

3）上下颌牙弓形态不协调，常见上颌牙弓宽度不足（特别是尖牙间宽度不足），上颌牙弓相对下颌牙

弓尖。上下颌牙弓由于形态不协调造成功能障碍，下颌位置后缩影响下颌正常发育。

4）上下颌牙列可有排牙不齐、咬合障碍：上颌前牙舌侧错位直立造成下颌前伸障碍，影响下颌向前生长。安氏Ⅱ类2分类，内倾上颌前牙并抑制下颌前伸，形成功能𬌗障碍。

5）错𬌗为安氏Ⅱ类，若有乳牙早失或先天缺牙，后牙可为假中性关系。前牙多为深覆𬌗覆盖，安氏Ⅱ类2分类为前牙深覆𬌗。

6）下颌前导（MA）在前导下颌的同时，可协调上下颌牙弓形态关系，排齐上下颌牙列，去除咬合障碍，解除轻度拥挤。但对于重度拥挤拔牙患者不适合。

7）青少年Ⅱ类功能矫形MA应区分功能性下颌后缩和骨性下颌发育不足的情况。功能性下颌后缩在轻咬合与完全咬合的情况下，下颌向后滑动。而骨性下颌后缩，从轻咬合到完全咬合，下颌无滑动。功能性下颌后缩，MA矫治效果更好。

2. 治疗计划　青少年Ⅱ类错𬌗畸形功能矫治的矫治目标：①调整下颌到正常位置；②刺激下颌（特别是髁突）生长，弥补轻中度下颌发育不足；③排齐排圆上下颌牙弓，去除由于上下颌牙弓形态不协调造成的功能性下颌后缩，恢复正常下颌的差异性生长。

青少年Ⅱ类错𬌗畸形功能矫治一般为三个阶段：第一阶段为导下颌向前，刺激下颌生长，去除咬合干扰及肌肉功能异常，达到颅面形态的改善；第二阶段是：暂时进入保持阶段，维持颞下颌关节及神经、肌肉功能协调，等待替牙完成；第三阶段为错𬌗矫治及精细调整，完成牙性错𬌗的矫治。

（三）ClinCheck方案设计

1. MA矫治ClinCheck方案设计

（1）Pre-MA阶段：充分整平曲线，协调上下颌牙弓宽度，去除影响下颌前导的障碍如前牙舌倾。一般建议设计Ⅱ类牵引，养成下颌前伸的习惯。每7天更换一副矫治器。

（2）MA阶段：分次前导下颌，达到正常覆𬌗覆盖。一般每次前导量2mm左右，需要8副矫治器，目的是让下颌逐渐适应前伸状态。此时要注意，稍前伸下颌就位，确保颊侧翼卡抱紧，方能获得下颌前导的力量。每7天更换一副矫治器。

（3）MA后维持过渡：没有翼托，维持前导的效果，等待所有恒牙萌出，相当于保持器。

（4）标准隐适美阶段：完成牙齿排齐，精细调整。

2. MA处方表填写

（1）患者适应证符合MA要求，填写MA要求，Pre-MA阶段特殊矫治要求需明确提交。

（2）明确前牙覆𬌗覆盖矫治后的效果、下颌前导距离，以及是否分步。

（3）上下颌牙弓形态不调者需协调牙弓形态。

（4）下颌前导同时矫治牙位不正。

（5）磨牙扭转超过20°，以及前牙直立、深覆𬌗者需要做Pre-MA治疗。

3. ClinCheck方案修改要点

（1）IPR、附件暂停。

（2）ClinCheck设计前牙轻度开𬌗。

（3）前导下颌，下颌前牙在矫治力作用下唇倾，下颌前牙应增加牙冠向内的负转矩（5°～10°）。

（4）前牙垂直向控制：MA 打开后牙咬合，由于生长发育的补偿，临床未见明显咬合旋转。

（5）Ⅱ期错殆综合矫治时，由于Ⅰ期 MA，前牙覆殆覆盖正常，50% 的病例不需Ⅱ类牵引。

（四）临床复诊要点

1．MA 矫治前应进行 X 线头影测量分析，特别注意颞下颌关节功能检查及 X 线检查。

2．轻中度深覆盖（深覆盖＜8mm）时，深覆盖＞5mm 建议分步前导；深覆殆矫治建议将前牙压低 2mm，同时伸长后牙（为增加后牙固位，可在后牙牙冠舌侧添加附件或改变后牙形态，加大冠 1/3 凸度增加固位）。

3．翼变形、卡抱异常的处理　注意 Pre-MA 阶段纠正磨牙近中旋转，若 MA 合并后牙扩弓，需控制由于后牙颊倾造成的 MA 翼颊侧移位。

4．矫治效果判断及保持　MA 结束时上下颌牙弓形态协调，前牙覆殆覆盖基本正常，面形改善。

5．治疗时间及保持　建议功能矫治 8～10 个月，戴过渡矫治器 2 个月。

6．恒牙列期，Ⅰ期 MA 后，转入Ⅱ期精细调整。等待Ⅱ期综合矫治时，戴过渡矫治器维持下颌前伸。

7．利用 MA 功能前伸下颌时会出现下颌前牙唇倾，可在 MA 开始前用下颌前牙负转矩保持下颌前牙直立；若在 MA 矫治后出现下颌前牙唇倾，Ⅱ期综合矫治时应用下颌前牙负转矩纠正下颌前牙唇倾。

8．由于 MA 开始时间是混合牙列期或恒牙列初期，第二磨牙尚未萌出，当矫治过程中第二磨牙萌出，由于后牙殆垫的作用，第二磨牙伸长，形成前段牙弓咬合不紧或后牙开殆情况，Ⅱ期矫治可压低第二磨牙，平整牙弓，纠正咬合不紧及后牙开殆。

附：

青少年错殆畸形隐适美矫治典型病例四：安氏Ⅱ类错殆，下颌后缩 MA 病例

【治疗前资料】

患儿，女，10 岁。

主诉　前牙前突。

既往史　否认系统性疾病史，否认过敏史。

颜貌检查　面部形态基本正常，均分，左右对称，开唇露齿，侧面突，鼻唇角大，颏唇沟深，颏发育差，下颌角大小正常（图 13-3-1）。

口内检查　恒牙列初期，双侧磨牙、尖牙远中关系，上颌牙列间隙 2mm，下颌牙列轻度拥挤（1.5mm），前牙深覆殆Ⅲ度，深覆盖Ⅲ度（8mm），上下颌中线齐，上颌牙弓尖牙间宽度不足，上下颌弓形不协调（图 13-3-2）。

X 线检查　全景片未见明显异常，X 线头影测量分析示骨性Ⅱ类，平均生长型，上下颌前牙唇倾、前突（图 13-3-3，图 13-3-4）。

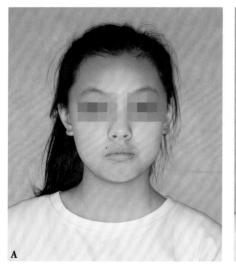
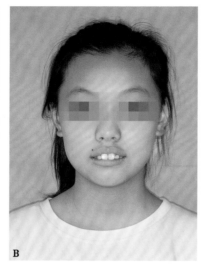
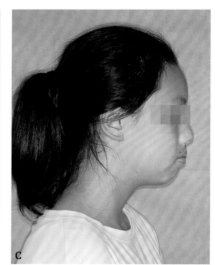

图 13-3-1 治疗前面像

A. 正面像　B. 正面微笑像　C. 侧面像

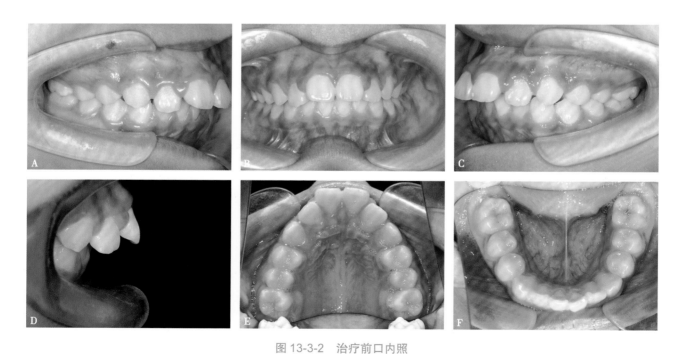

图 13-3-2 治疗前口内照

A. 右侧咬合像　B. 正面咬合像　C. 左侧咬合像　D. 覆𬌗覆盖像　E. 上颌𬌗面像　F. 下颌𬌗面像

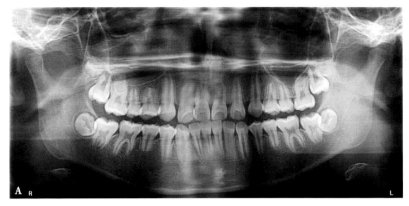
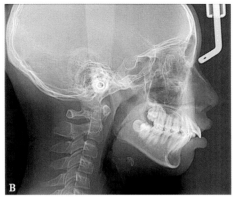

图 13-3-3　治疗前 X 线检查

A. 全景片　B. X 线头颅侧位片

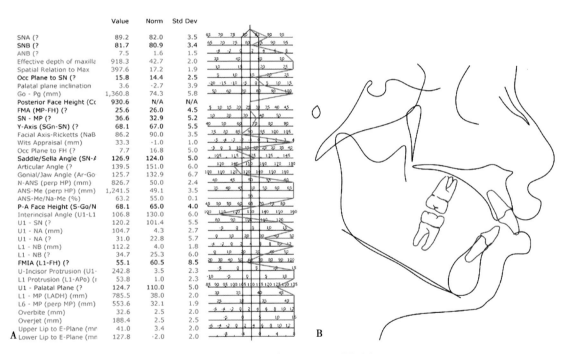

	Value	Norm	Std Dev
SNA (?	89.2	82.0	3.5
SNB (?	81.7	80.9	3.4
ANB (?	7.5	1.6	1.5
Effective depth of maxilla	918.3	42.7	2.0
Spatial Relation to Max	397.6	17.2	1.9
Occ Plane to SN (?	15.8	14.4	2.5
Palatal plane inclination	3.6	-2.7	3.9
Go - Pg (mm)	1,360.8	74.3	5.8
Posterior Face Height (Co	930.6	N/A	N/A
FMA (MP-FH) (?	25.6	26.0	4.5
SN - MP (?	36.6	32.9	5.2
Y-Axis (SGn-SN) (?	68.1	67.0	5.5
Facial Axis-Ricketts (NaB	86.2	90.0	3.5
Wits Appraisal (mm)	33.3	-1.0	1.0
Occ Plane to FH (?	7.7	16.8	5.0
Saddle/Sella Angle (SN-A	126.9	124.0	5.0
Articular Angle (?	139.5	151.0	6.0
Gonial/Jaw Angle (Ar-Go	125.7	132.9	6.7
N-ANS (perp HP) (mm)	826.7	50.0	2.4
ANS-Me (perp HP) (mm)	1,241.5	49.1	3.5
ANS-Me/Na-Me (%)	63.2	55.0	0.1
P-A Face Height (S-Go/N	68.1	65.0	4.0
Interincisal Angle (U1-L1	106.8	130.0	6.0
U1 - SN (?	120.2	101.4	5.5
U1 - NA (mm)	104.7	4.3	2.7
U1 - NA (?	31.0	22.8	5.7
L1 - NB (mm)	112.2	4.0	1.8
L1 - NB (?	34.7	25.3	6.0
FMIA (L1-FH) (?	55.1	60.5	8.5
U-Incisor Protrusion (U1-	242.8	3.5	2.3
L1 Protrusion (L1-APo) (r	53.8	1.0	2.3
U1 - Palatal Plane (?	124.7	110.0	5.0
L1 - MP (LADH) (mm)	785.5	38.0	2.0
L6 - MP (perp MP) (mm)	553.6	32.1	1.9
Overbite (mm)	32.6	2.5	2.0
Overjet (mm)	188.4	2.5	2.0
Upper Lip to E-Plane (mn	41.0	3.4	2.0
Lower Lip to E-Plane (mn	127.8	-2.0	2.0

图 13-3-4　治疗前 X 线头影测量分析

A. X 线头影测量数据　B. X 线头影描迹图

【诊断和治疗计划】

综上资料，该患儿的诊断为凸面型，骨性Ⅱ类错殆，下颌后缩，垂直生长型，安氏Ⅱ类错殆，前牙Ⅲ度深覆殆深覆盖，上颌牙弓尖牙间宽度不足，上下颌牙弓形态不协调。

第一阶段治疗目标：下颌前导，压低上颌前牙打开咬合，内收上下颌前牙，协调上下颌牙弓形态、大小，关闭上颌间隙，排齐下颌牙列。支抗设计：上颌牙弓扩弓，上颌后牙加强固位支抗。上颌前牙设计正转矩，内收上颌前牙时控制牙轴。下颌前导时，为预防下颌前牙唇倾，下颌前牙增加负转矩。第二阶段治疗目标：精细调整，继续平整牙弓，继续打开前牙咬合，维持上下颌中线对齐。

治疗方案：

（1）口腔卫生宣教。

（2）利用上颌间隙内收压低前牙，打开咬合。

（3）上颌扩弓，协调上下颌弓形。

（4）排齐整平下颌牙列。

（5）下颌前导，改善咬合关系及面形。

（6）精细调整咬合。

（7）矫治结束，用保持器保持。

【第一阶段 ClinCheck 设计】

第一阶段下颌前导，压低上颌前牙打开咬合，内收上下颌前牙，协调上下颌牙弓形态、大小，关闭上颌间隙，排齐下颌牙列。支抗设计：上颌牙弓扩弓，上颌后牙加强固位支抗。上颌前牙设计正转矩，内收上颌前牙时控制牙轴。下颌前导时，为预防下颌前牙唇倾，下颌前牙增加负转矩。其他 ClinCheck 设计细节见图 13-3-5～图 13-3-10。

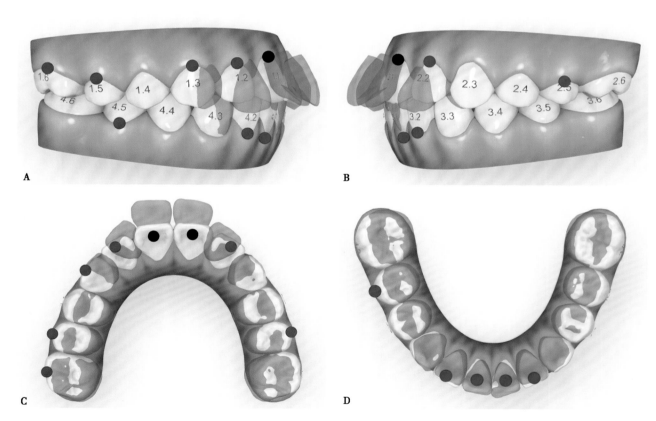

图 13-3-5　第二阶段 ClinCheck 设计重叠图

A. 右侧咬合像　B. 左侧咬合像　C. 上颌𬌗面像　D. 下颌𬌗面像

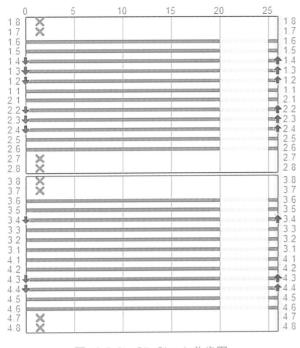

图 13-3-6　ClinCheck 分步图

0.75 mm 下颌　　**0.28** mm 下颌
多于 3-3　　　　多于 6-6

上颌右侧		上颌左侧
1.1	9.52 mm	9.38 mm	2.1
1.2	8.23 mm	8.33 mm	2.2
1.3	8.35 mm	8.48 mm	2.3
1.4	8.20 mm	8.29 mm	2.4
1.5	7.64 mm	7.61 mm	2.5
1.6	11.82 mm	11.69 mm	2.6

下颌右侧		下颌左侧
4.1	6.38 mm	6.27 mm	3.1
4.2	6.63 mm	6.61 mm	3.2
4.3	7.66 mm	7.56 mm	3.3
4.4	8.32 mm	8.41 mm	3.4
4.5	8.30 mm	8.24 mm	3.5
4.6	12.02 mm	12.05 mm	3.6

图 13-3-7　ClinCheck Bolton 指数

1.8	1.7	1.6	1.5	1.4	1.3	1.2	1.1	2.1	2.2	2.3	2.4	2.5	2.6	2.7	2.8
			5.5	5.4	5.3	5.2	5.1	6.1	6.2	6.3	6.4	6.5			

			8.5	8.4	8.3	8.2	8.1	7.1	7.2	7.3	7.4	7.5			
4.8	4.7	4.6	4.5	4.4	4.3	4.2	4.1	3.1	3.2	3.3	3.4	3.5	3.6	3.7	3.8

图 13-3-8　第一阶段附件设计：14、24、43、44 为优化伸长附件，13、12、22、23、34 为优化控根附件

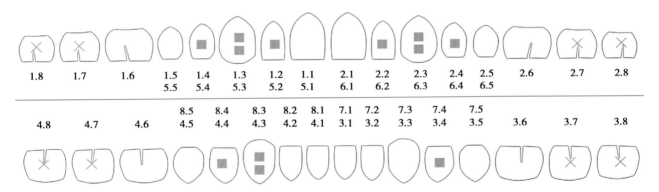

上颌 / 下颌	1.8	1.7	1.6	1.5	1.4	1.3	1.2	1.1	2.1	2.2	2.3	2.4	2.5	2.6	2.7	2.8
伸长(E)/压低(I), mm			0.1 I	0.6 E	0.4 E	0.1 I	2.5 I	3.5 I	3.6 I	2.2 I	0.3 E	0.3 E	0.4 E	0.3 I		
整体移动(B)/舌侧(L), mm			1.0 B	1.3 B	1.2 B	0.1 B	0.6 L	**4.3 L**	**4.1 L**	0.2 L	0.5 B	1.2 B	1.1 B	1.1 B		
整体移动 近中(M)/远中(D), mm			0.6 M	0.3 M	0.1 M	1.3 D	2.2 D			2.0 D	1.0 D	0.1 M	0	0		
扭转(M)/远中(D)			6.1°D	1.0°M		7.4°D	13.1°M	**7.9°D**	**4.3°M**	4.7°M	8.2°D	1.8°M	8.5°M	2.3°D		
轴倾度(M)/远中(D)			1.1°D	1.0°M	5.8°M	8.1°M	0.4°M	**1.5°M**	**2.0°M**	1.9°M	5.8°M	2.8°M	3.1°D	3.2°M		
倾斜度 扇侧(B)/舌侧(L)			0.2°B	1.2°B	1.3°L	0.1°B	1.1°L	**5.4°L**	**4.4°L**	3.1°L	0.9°L	2.4°L	2.4°L	3.7°L		

最后一步：紧密贴合／医生／差异／牙齿基底部／冠／牙根

上颌 / 下颌	4.8	4.7	4.6	4.5	4.4	4.3	4.2	4.1	3.1	3.2	3.3	3.4	3.5	3.6	3.7	3.8
伸长(E)/压低(I), mm			0.3 I	0.2 I	0.2 E	0.5 I	1.0 I	1.9 I	1.9 I	0.8 I	0.1 E	0.4 E	0.1 I	0.2 E		
整体移动(B)/舌侧(L), mm			1.3 B	1.0 B	0.9 B	0.2 B	1.0 B	0.7 B	1.0 B	0.3 B	0.3 B	0.6 B	0.9 B	1.4 B		
整体移动 近中(M)/远中(D), mm			0.4 M	0.2 M	0.1 D	0.4 D	0.4 D	0.4 D	0.1 M	0.4 D	0.2 D	0.2 D	0	1.3 M		
扭转(M)/远中(D)			0.8°M	1.0°D	10.6°M	8.8°M	15.2°M	2.6°M	20°D	16.2°D	1.9°D	6.7°M	2.8°D	1.3°M		
轴倾度(M)/远中(D)			0.5°D	5.1°D	7.6°D	4.1°M	5.2°M	1.8°M	1.6°M	4.7°M	0.7°M	8.1°D	3.8°D	3.5°D		
倾斜度 扇侧(B)/舌侧(L)			0.8°B	1.6°B	3.9°B	0.5°L	0.3°B	4.0°B	2.6°B	1.8°L	0.3°L	0°	0.9°B	3.3°B		

最后一步：紧密贴合／医生／差异／牙齿基底部／冠／牙根

图 13-3-9　上下颌牙移动数值

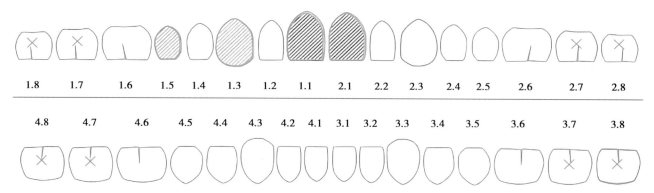

图 13-3-10　牙移动难度评估：11、21 移动最难，为黑色；15、13 移动难度中等，为蓝色；其余牙比较容易实现，为白色

【第一阶段治疗过程和结果】

第一阶段上下颌主动矫治器 26 副，计划治疗时间 13 个月左右，每 2～3 个月复诊一次（图 13-3-11～图 13-3-16）。

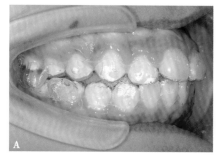 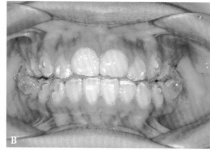 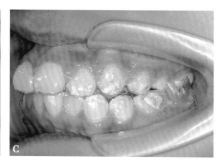

图 13-3-11　矫治器初戴，颊侧翼导下颌向前

A. 右侧咬合像　B. 正面咬合像　C. 左侧咬合像

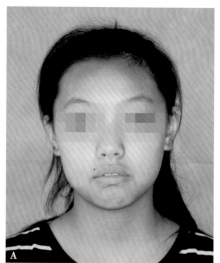 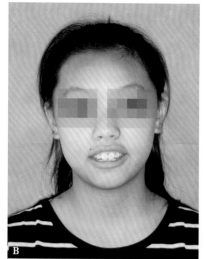 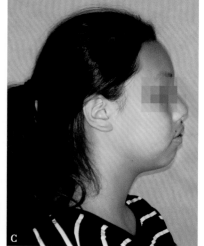

图 13-3-12　矫治第 12 步面像

A. 正面像　B. 正面微笑像　C. 侧面像

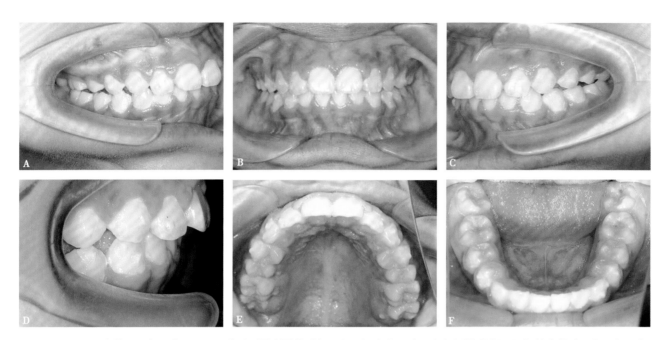

图 13-3-13 矫治第 12 步口内照,下颌前导,覆殆覆盖减轻,上下颌中线不齐,上颌间隙关闭,下颌基本排齐,上下颌牙弓初步协调

A. 右侧咬合像 B. 正面咬合像 C. 左侧咬合像 D. 覆殆覆盖像 E. 上颌殆面像 F. 下颌殆面像

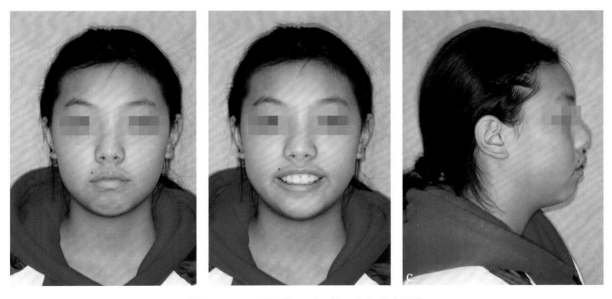

图 13-3-14 矫治第 24 步,第一阶段结束面像

A. 正面像 B. 正面微笑像 C. 侧面像

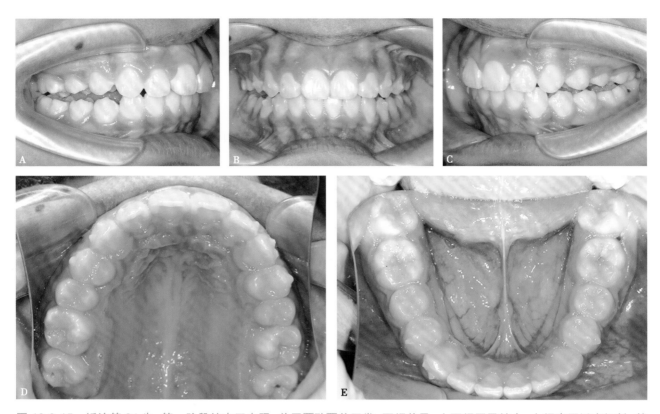

图 13-3-15 矫治第 24 步，第一阶段结束口内照，前牙覆殆覆盖正常，下颌前导，上下颌牙弓扩大，上颌磨牙近中倾斜，第二磨牙萌出，后牙局部开殆

A. 右侧咬合像 B. 正面咬合像 C. 左侧咬合像 D. 上颌殆面像 E. 下颌殆面像

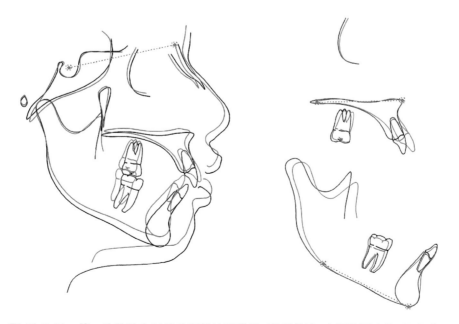

图 13-3-16 第一阶段结束 X 线头影描迹重叠图，下颌前导，上颌前牙内收，下颌前牙内收（红色线条示治疗前，黑色线条示治疗后）

【第二阶段 ClinCheck 设计】

第二阶段 ClinCheck 设计要点包括纠正扩弓造成的上颌磨牙颊倾,纠正由于下颌前导造成的中线不齐,纠正由于第二磨牙萌出造成的后牙局部开验,调整前后牙为中性关系。其他 ClinCheck 设计细节见图 13-3-17～图 13-3-22。

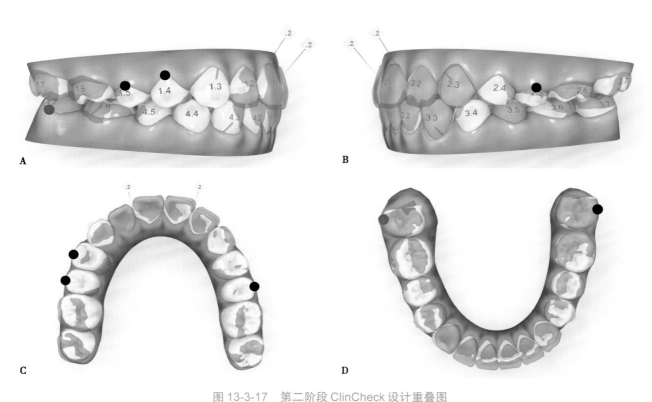

图 13-3-17　第二阶段 ClinCheck 设计重叠图

A. 右侧咬合像　B. 左侧咬合像　C. 上颌验面像　D. 下颌验面像

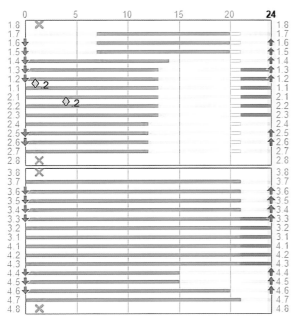

	0.10 mm 上颌多于 3-3	1.21 mm 上颌多于 6-6	
	上颌右侧	**上颌左侧**	
1.1	9.53 mm	9.34 mm	2.1
1.2	8.24 mm	8.44 mm	2.2
1.3	8.93 mm	8.70 mm	2.3
1.4	8.43 mm	8.49 mm	2.4
1.5	7.66 mm	7.49 mm	2.5
1.6	12.11 mm	12.04 mm	2.6
	下颌右侧	**下颌左侧**	
4.1	6.33 mm	6.31 mm	3.1
4.2	6.52 mm	6.71 mm	3.2
4.3	7.70 mm	7.40 mm	3.3
4.4	8.37 mm	8.33 mm	3.4
4.5	8.29 mm	8.42 mm	3.5
4.6	12.23 mm	12.15 mm	3.6

图 13-3-18　ClinCheck 分步图 　　　　　　　　　　图 13-3-19　ClinCheck Bolton 指数

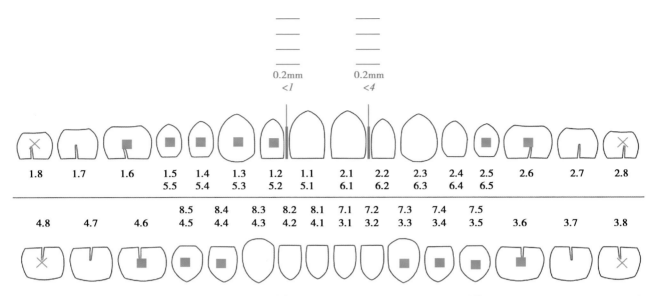

图 13-3-20　第二阶段附件设计：16、26、36、46 为椭圆附件，15、13、25 为 3mm 矩形附件，14、12、23、24、43、44、45 为优化控根附件，35、33 为优化旋转附件，34 为优化伸长附件

上颌

	1.8	1.7	1.6	1.5	1.4	1.3	1.2	1.1	2.1	2.2	2.3	2.4	2.5	2.6	2.7	2.8
伸长(E)/压低(I), mm	0.2 I	0	1.4 E	1.6 I	1.2 E	0.6 I	0.1 I	0.8 I	0.9 I	0.3 I	0.2 E	1.0 E	0.3 E	0.1 I		
整体移动(B)/舌侧(L), mm		1.0 L	1.4 L	0.4 L	1.4 B	1.4 B	0.8 B	0.5 B	0.4 B	0.4 B	0.1 B	0	0.5 L	0.8 L		
整体移动 近中(M)/远中(D), mm		0.8 M	0.6 M	0.8 M	1.0 M	0.3 M	0.1 D	0.3 D	0.3 M	0.5 M	0.5 M	0.3 M	0.1 M	0.6 M		
扭转(M)/远中(D)		2.8°D	6.1°D	8.4°D	6.3°D	1.2°D	0.5°D	3.9°D	5.2°D	1.1°D	1.3°D	1.9°D	0.9°D	3.0°D	0.5°D	
轴倾度(M)/远中(D)		4.7°M	0.7°D	3.3°D	5.8°D	5.7°M	3.8°M	1.7°M	0°	3.0°M	8.6°M	0.2°M	1.2°M	2.1°M	7.1°M	
倾斜度 唇侧(B)/舌侧(L)		1.2°B	8.3°L	8.0°L	0.4°B	5.3°B	3.9°B	7.1°B	6.5°B	0.9°B	2.6°B	0°	6.0°L	6.1°L	0.3°L	

最后一步：正畸公司 / 医生 / 差异 / 牙齿基底部 / 冠 / 牙根

下颌

	4.8	4.7	4.6	4.5	4.4	4.3	4.2	4.1	3.1	3.2	3.3	3.4	3.5	3.6	3.7	3.8
伸长(E)/压低(I), mm		1.0 I	0	0.2 E	0.2 E	0.8 I	1.6 I	2.0 I	2.2 I	2.2 I	1.2 I	0.2 E	0	0.2 I	1.8 I	
整体移动(B)/舌侧(L), mm		0.7 L	1.0 L	0.1 L	1.1 B	1.1 B	0.5 B	0.3 B	0.2 B	0.1 B	0.1 B	0	0.1 B	0.5 L	0.6 B	
整体移动 近中(M)/远中(D), mm		0	0.2 M	0.2 M	0.1 D	0.6 D	0.7 D	0.6 D	0.4 M	0	0.1 D	0.2 D	0.1 D	0.3 M		
扭转(M)/远中(D)		18.6°D	6.3°D	12.9°D	1.5°D	7.2°M	3.6°M	1.9°M	1.5°D	8.1°M	9.6°M	7.3°D	3.5°D	13.1°D		
轴倾度(M)/远中(D)		0.4°D	6.0°D	4.7°D	7.1°D	2.3°M	3.1°M	4.0°M	0.7°D	0.9°D	0.9°D	2.8°D	5.1°D	7.8°D	0.6°D	
倾斜度 唇侧(B)/舌侧(L)		9.7°B	14.9°L	8.0°L	0.9°B	1.2°B	3.6°L	1.2°B	2.1°B	1.2°L	1.0°L	4.9°L	8.3°L	7.4°L	**16.7°B**	

最后一步：正畸公司 / 医生 / 差异 / 牙齿基底部 / 过 / 牙根

图 13-3-21　上下颌牙移动数值

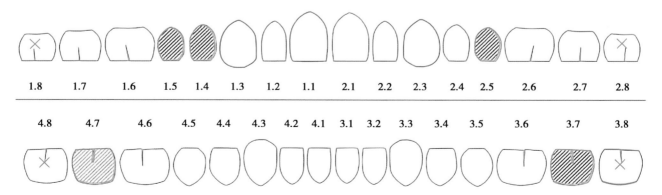

图 13-3-22　牙移动难度评估：14、15、25、37 移动最难，为黑色；47 移动难度中等，为蓝色；其余牙移动比较容易实现，为白色

【第二阶段治疗过程和结果】

第二阶段主动矫治器上颌 50 副,下颌 12 副,计划治疗时间 24 个月,每 2～3 个月复诊一次。目前患者矫治正在进行中(图 13-3-23)。

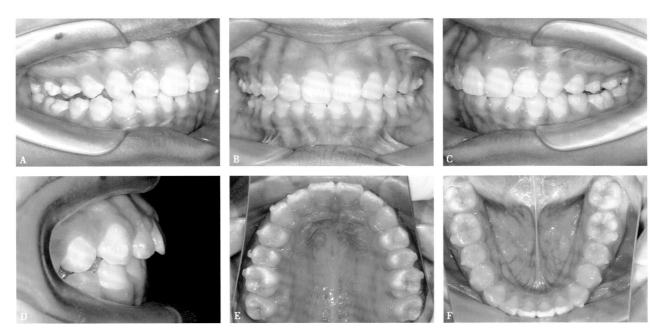

图 13-3-23　第二阶段,矫治后牙唇倾,平整上下颌牙弓,纠正后牙局部开𬌗
A. 右侧咬合像　B. 正面咬合像　C. 左侧咬合像　D. 覆𬌗覆盖像　E. 上颌𬌗面像　F. 下颌𬌗面像

【治疗体会】

对于青少年Ⅱ类错𬌗伴下颌后缩病例,利用隐适美 MA 能有效改善前后牙关系。由于矫治器、磨牙关系等因素,颊侧翼卡抱可能会出现左右不一致,导致双侧下颌前导程度不一,进而引起下颌偏斜,严重者应及时停止治疗,或在第二阶段通过不对称牵引纠正。青少年早期隐形矫治的透明矫治器能有效扩弓,协调上下颌牙弓形态。对扩弓造成的磨牙颊倾可采用以下策略预防:①应在 ClinCheck 方案设计时采取相应措施,包括增加磨牙负转矩或取模前改变磨牙形态增加矫治器固位;②控制上下颌牙列扩弓的量,原则上扩弓越小,磨牙颊倾程度越轻。恒牙列初期开始隐形矫治,在矫治过程中第二磨牙萌出,可能会造成局部开𬌗,第二阶段治疗应平整牙弓改善开𬌗。利用 MA 功能治疗青少年Ⅱ类错𬌗畸形能在前导下颌的同时解除轻度牙列拥挤,打开咬合,协调上下颌牙弓形态。

二、青少年安氏Ⅱ类错𬌗畸形的拔牙隐形矫治

(一)概述

安氏Ⅱ类错𬌗畸形包括牙、牙弓、颌骨及面部前后关系不调,磨牙远中关系的一大类牙颌畸形,是临床常见的错𬌗畸形。安氏Ⅱ类错𬌗畸形的病理机制包括牙、牙弓、颌骨及面部肌肉功能、形态等各种因素的不协调。安氏Ⅱ类错𬌗畸形常见的临床表现是凸面型、前牙深覆𬌗深覆盖。安氏Ⅱ类错𬌗畸形严重影

响患者面部美观及功能,其治疗根据不同的发病机制采取不同的矫治措施,是临床治疗难度较大的错殆畸形。

安氏Ⅱ类错殆畸形是涉及咬合、颌骨,以及面部神经、肌肉的形态、功能及关系异常的综合问题。其病因为遗传因素及环境因素。患者面部形态、上下颌骨大小及关系、上下颌牙形态、大小均有遗传因素的控制。遗传因素造成的严重安氏Ⅱ类错殆畸形治疗较难。环境因素包括局部因素和全身因素,比如:乳恒牙替换期乳牙早失、磨牙前移可造成磨牙Ⅱ类关系;恒牙阻生、异位萌出可造成个别牙Ⅱ类关系;口呼吸等口腔不良习惯、呼吸道堵塞可造成上下颌牙弓不协调、下颌后缩、前牙唇倾等。环境因素是后天生长发育异常因素,临床上提倡早期干预,改变不良牙颌生长,恢复正常生长,避免或减轻Ⅱ类错殆畸形的发生发展。

错殆畸形的分类有多种:Angle 分类法Ⅱ类错殆是以上下颌第一磨牙关系为基准。当上颌第一磨牙近中颊尖咬合在下颌第一磨牙近中颊沟的近中,下颌第一磨牙位于上颌第一磨牙远中时,磨牙为远中关系。Moyers 分类将错殆畸形分为牙性、功能性和骨性错殆。牙性错殆指的是由于上下颌牙比例异常、磨牙位置异常、牙阻生、上下颌牙弓矢状向位置异常造成的Ⅱ类错殆畸形。

安氏Ⅱ类错殆本质上是 Moyers 牙性错殆,磨牙远中关系,前牙深覆殆深覆盖,上颌前牙唇倾。本节仅就青少年安氏Ⅱ类错殆畸形的拔牙隐形矫治进行讨论。这类错殆畸形的上下颌骨关系基本正常,面部软组织形态、功能基本正常,临床治疗上相对较容易。

（二）临床诊断

1. 面部形态基本正常,正面观面部均分,左右对称,侧貌突,上唇突,鼻唇角小,下颌及颏部形态、大小及位置基本正常,下颌角大小正常。

2. X 线头影测量分析　上下颌骨关系基本正常,平均生长型或轻度垂直生长型。上颌前牙唇倾,下颌前牙唇倾或直立。前牙槽高度过高或后牙槽高度不足导致深覆殆的临床表现。下颌平面角基本正常。

3. 模型分析　前牙深覆殆深覆盖（覆盖大于 3mm）,磨牙、尖牙远中关系（轻远中或完全远中）,下颌 Spee 曲线深（超过 2mm）,上下颌牙弓宽度不足,上下颌牙弓形态不协调。安氏Ⅱ类错殆可合并牙列拥挤,拥挤度越大,Ⅱ类错殆矫治难度增加。

4. 安氏Ⅱ类错殆畸形功能检查一般无异常,但也有病例由于下颌位置靠后,临床表现为上下颌牙弓大小不协调。治疗中牙弓协调将有助于安氏Ⅱ类错殆畸形的矫治。

（三）ClinCheck 方案设计

1. 治疗目标　青少年安氏Ⅱ类错殆畸形拔牙矫治的目标是恢复正常面部形态,改善侧貌凸,达到良好的唇齿关系。拔牙内收前牙,打开咬合,调整磨牙、尖牙和前牙关系,排齐牙列,得到上下颌牙标准咬合关系。协调上下颌牙弓形态,达到稳定的上下颌关系。

2. 矫治方法　利用拔牙间隙内收前牙,打开咬合,排齐上下颌牙列。

（1）打开咬合:内收前牙,上颌前牙唇倾每减少 2.5°,每侧需要间隙 1mm;前牙覆盖每减少 1mm 需要牙间隙 2mm;Spee 曲线每平整 1mm,每侧需要间隙 1mm。

（2）调整磨牙、尖牙关系:下颌磨牙近中移动,利用拔牙间隙控制支抗,调整前后牙移动比例。下颌磨牙近中移动能矫正磨牙远中关系。利用Ⅱ类弹性牵引前移下颌磨牙，引导下颌咬合跳跃，纠正磨牙远中关系，减轻覆𬌗覆盖。

（3）支抗设计：磨牙设计长矩形附件，尖牙设计矩形或优化控根附件。应用隐适美 G6 系统、磨牙支抗预备，最大量内收、压低前牙，纠正覆𬌗覆盖。也可设计牵引臂，使用颌间牵引时让力量通过牙齿的阻力中心，牙齿发生整体平移。严重前牙深覆𬌗深覆盖（覆盖超过 8mm）设计强支抗，保证拔牙间隙能全部用于前牙内收改正深覆𬌗深覆盖。此外，临床正畸微种植钉的应用有助于安氏Ⅱ类错𬌗的矫治。

3. 处方表填写要点

（1）明确拔牙内收前牙后的前牙关系及位置，以及上下颌前牙唇倾度（有无代偿）。

（2）明确支抗设计，上下颌磨牙前移改善Ⅱ类关系的相对比例。明确磨牙关系纠正是否需要推上颌磨牙远中移动。

（3）明确是否需要调整上下颌牙弓形态。

（4）明确是否需要附加支抗，如Ⅱ类弹性牵引、种植体支抗、分步支抗等。

（5）明确是否可以利用咬合跳跃纠正前牙深覆𬌗深覆盖。

4. ClinCheck 方案修改要点

（1）检查附件设计：磨牙及尖牙附件设计是重点。常规尖牙设计优化控根附件，磨牙设计矩形附件设计。

（2）检查拔牙间隙关闭的分步移动，分步是隐形矫治的专有特点，可以加强支抗，保证矫治器充分包裹牙齿，增强固位。

（3）前牙打开咬合压低下颌前牙时，分步压低是重点。先压低尖牙，此时切牙与前磨牙等作为支抗。之后压低切牙，此时尖牙与前磨牙作为支抗，完成下颌前牙整平。当然，也可以先压低切牙，再压低尖牙。应根据口内具体情况、支抗要求、下颌是否需要旋转、病例的垂直骨面型等综合考虑。常规的 ClinCheck 方案是利用尖牙支抗压低切牙，再平整下颌牙弓。

（4）青少年安氏Ⅱ类错𬌗畸形打开前牙咬合，下颌前牙舌侧压力区能控制下颌前牙压入的角度及压入的有效性。

（5）ClinCheck 设计咬合平面导板，协助前牙咬合打开，需要注意咬合平面导板应用，覆盖不能过大（小于 3mm）。

（6）检查牙弓协调情况，避免过度扩大牙弓。

（7）检查咬合跳跃，青少年安氏Ⅱ类错𬌗畸形咬合跳跃较成年人更易达到。

（8）对于支抗丧失、磨牙前倾、前牙内倾的患者，按支抗丧失的严重程度，及时停止矫治，重启治疗，或Ⅱ期矫治调整治疗方案。

（四）临床复诊要点

1. 复诊要点

（1）检查磨牙、尖牙移动控制：拔牙隐形矫治的重点是牙移动的控制，拔牙后正畸整体移动是理想的牙移动方式。矫治器对牙的包裹是施力的基础，附件设计是矫治器施力的方式。拔牙隐形矫治复诊时检查矫治器是否贴合的重点是与对应的 ClinCheck 步骤相比，尖牙与磨牙移动是否与设计基本一致。磨牙、尖牙整体移动的标准是其长轴保持直立。

（2）检查前牙内收情况：前牙内收方式根据错𬌗情况而不同，内收唇倾的前牙较简单，整体内收直立的前牙较困难。内收前牙切忌超过限度造成前牙舌倾，若出现这种情况，应重新设计 ClinCheck 方案并重启治疗，增加前牙转矩过矫治。

（3）检查覆𬌗打开情况：青少年安氏Ⅱ类深覆𬌗，打开咬合可以是压低前牙及伸长后牙。压低前牙应控制前牙唇倾度。内倾的下颌前牙不仅位置异常，也会造成压低困难。

（4）避免间隙关闭时的"过山车"效应。

2. 脱套处理　青少年安氏Ⅱ类错𬌗畸形由于需要平整牙弓打开咬合，后牙应用伸长附件会增加脱套概率。

（1）处理脱套应分析 ClinCheck 方案，不合理的固位及支抗设计造成的脱套应重新设计 ClinCheck 方案，重启治疗。

（2）附加支抗如弹性Ⅱ类牵引也会增加脱套概率，此时调整分步、Ⅱ类弹性牵引应用的时间能降低脱套概率。

（3）拔牙隐形矫治是利用矫治器加力移动牙齿的。从生理学角度讲，牙移动是牙槽骨、牙周膜改建及牙齿位置的移动。为增加固位，对抗牙移动后组织牵拉造成复发，矫治器配戴时间及更换时间应该比非拔牙隐形矫治时间长。矫治器配戴时间短或更换过快，也会造成矫治器脱套。

附：

<h2 style="text-align:center">青少年错𬌗畸形隐适美矫治典型病例五：安氏Ⅱ类错𬌗，
前牙前突，深覆𬌗深覆盖，拔牙矫治</h2>

【治疗前资料】

患儿，女，12 岁。

主诉　前牙前突。

既往史　否认系统性疾病史，否认过敏史。

颜貌检查　患者正面观形态基本正常，面部均分，左右对称，唇闭合基本正常，侧面突，上唇稍突，鼻唇角小，颏发育基本正常，下颌角大小正常（图 13-3-24）。

口内检查　恒牙列初期，17、27 未萌，37、47 部分萌出。上颌牙列轻度拥挤（3mm），上颌前牙唇倾，下颌牙列中度拥挤（6mm）。前牙深覆𬌗深覆盖（7mm）。双侧磨牙轻近中关系，左侧尖牙中性关系，右侧尖牙轻远中关系。下颌中线右偏 2mm。上下颌牙弓尖牙间宽度不协调，13、43 反𬌗（图 13-3-25）。

X 线检查　全景片未见明显异常。X 线头颅侧位片见骨性Ⅰ类，平均生长型，前牙深覆𬌗深覆盖，上下颌前牙唇倾、前突。

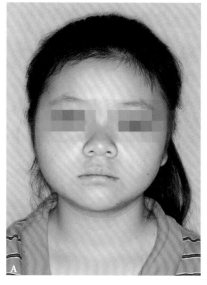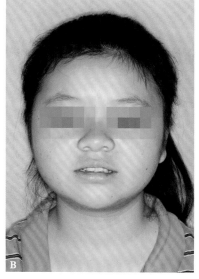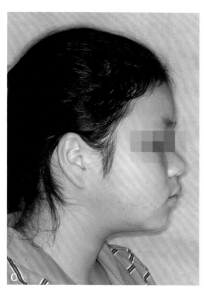

图 13-3-24　治疗前面像

A. 正面像　B. 正面微笑像　C. 侧面像

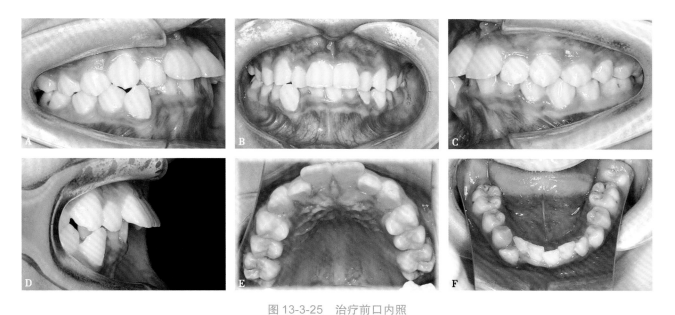

图 13-3-25　治疗前口内照

A. 右侧咬合像　B. 正面咬合像　C. 左侧咬合像　D. 覆𬌗覆盖像　E. 上颌𬌗面像　F. 下颌𬌗面像

【诊断和治疗计划】

综上资料，该患儿的诊断为凸面型，骨性Ⅰ类，平均生长型，双侧磨牙轻近中关系，前牙深覆𬌗深覆盖，13、43 反𬌗。

第一阶段治疗目标：拔除 4 颗第一前磨牙，提供间隙，排齐上下颌牙列，内收前牙，打开咬合，协调牙弓形态，达到上下颌咬合正常。支抗设计：中度支抗设计，前牙内收直立，覆盖 1~2mm。上下颌前牙转矩控制（使用压力嵴），内收上颌前牙时控制牙轴。控制磨牙、尖牙整体移动。第二阶段治疗目标：纠正因支抗丧失倾斜的磨牙及尖牙，精细调整，继续平整牙弓，继续打开前牙咬合，完成间隙关闭，维持中线一致。

治疗方案：

（1）口腔卫生宣教。

（2）择期拔除 14、24、34、44。

（3）利用拔牙间隙内收上颌前牙。

（4）压低下颌前牙，前牙适量片切，排齐整平牙列。

（5）改善咬合关系及面形。

（6）精细调整咬合。

（7）矫治结束，用保持器保持。

【第一阶段 ClinCheck 设计】

第一阶段：拔除 4 颗第一前磨牙，提供间隙，排齐上下颌牙列，内收前牙，打开咬合，协调牙弓形态，达到上下颌牙咬合正常。支抗设计：中度支抗设计，前牙内收直立，覆盖 1～2mm。上下颌前牙转矩控制，内收上颌前牙时控制牙轴。控制磨牙、尖牙整体移动。第二阶段：纠正因支抗丧失倾斜的磨牙及尖牙，精细调整，继续平整牙弓，继续打开前牙咬合，完成间隙关闭，维持中线一致。ClinCheck 设计细节见图 13-3-26～图 13-3-32。

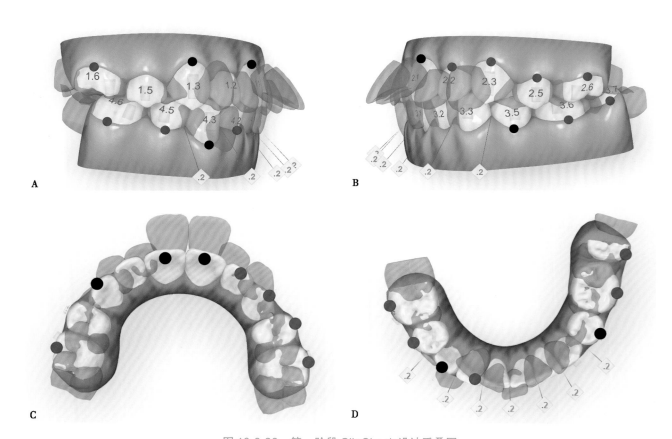

图 13-3-26　第一阶段 ClinCheck 设计重叠图
A. 右侧咬合像　B. 左侧咬合像　C. 上颌𬌗面像　D. 下颌𬌗面像

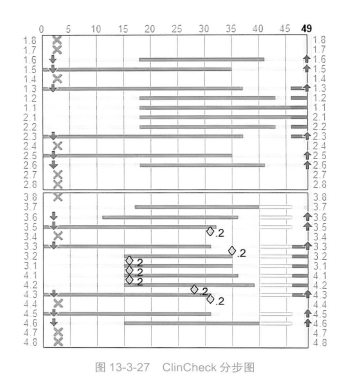

图 13-3-27 ClinCheck 分步图

1.04 mm 下颌
多于 3-3

无 并非所有牙
齿都可用于分析

上颌右侧			上颌左侧
1.1	9.57 mm	9.51 mm	2.1
1.2	7.45 mm	7.34 mm	2.2
1.3	8.76 mm	8.50 mm	2.3
1.4	7.55 mm*	7.97 mm*	2.4
1.5	7.71 mm	7.54 mm	2.5
1.6	丢失	丢失	2.6

下颌右侧			下颌左侧
4.1	6.29 mm	6.08 mm	3.1
4.2	6.80 mm	6.84 mm	3.2
4.3	7.21 mm	7.28 mm	3.3
4.4	8.20 mm*	8.32 mm*	3.4
4.5	8.10 mm	7.91 mm	3.5
4.6	丢失	12.28 mm	3.6

图 13-3-28 ClinCheck Bolton 指数

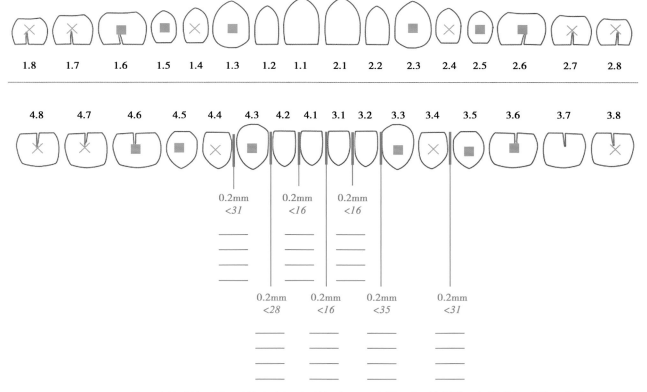

图 13-3-29 第一阶段附件设计：附件均为矩形附件，加强矫治器固位，控制拔牙间隙关闭时的牙移动

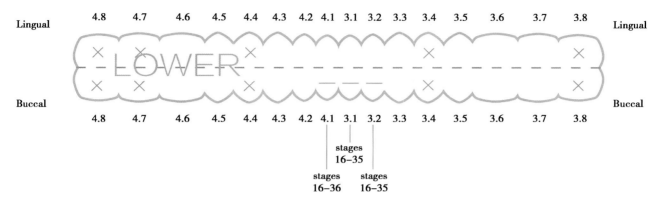

图 13-3-30 第 16～36 步激活下颌前牙压力嵴，控制压低下颌前牙时下颌前牙唇倾

上颌 下颌		1.8	1.7	1.6	1.5	P	1.3	1.2	1.1	2.1	2.2	2.3	P	2.5	2.6	2.7	2.8	最后一步
伸长(E)/压低(I), mm				0.5 E	0.1 I		1.0 I	1.5 I	4.5 I	4.6 I	3.0 I	2.7 I		0.2 E	0.2 E			冠行向阻
整体移动(B)/舌侧(L), mm				1.3 B	1.5 B		0.6 L	0.1 L	4.9 L	5.0 L	1.5 L	1.2 L		0.6 B	1.3 B			医生
整体移动 近中(M)/远中(D), mm				4.2 M	4.2 M		4.1 D	3.7 D	1.2 D	1.2 D	3.1 D	3.9 D		4.5 M	4.6 M			差异
扭转(M)/远中(D)				1.1°D	6.0°M		11.2°D	8.4°D	0.1°D	10.2°D	2.0°M	1.4°D		4.7°M	3.7°D			牙齿基底部
轴倾度(M)/远中(D)				0.1°M	3.2°M		0.7°M	2.1°D	0.4°D	7.6°D	4.1°M	3.8°M		1.5°D	1.1°D			牙
倾斜度 唇侧(B)/舌侧(L)				0.3°L	4.1°L		20.3°L	2.9°L	22.7°L	23.8°L	6.4°L	7.8°L		9.0°L	4.8°L			牙根

上颌 下颌		4.8	4.7	4.6	4.5	P	4.3	4.2	4.1	3.1	3.2	3.3	P	3.5	3.6	3.7	3.8	最后一步
伸长(E)/压低(I), mm				0.5 E	0.9 E		0	0.7 I	1.9 I	2.5 I	1.5 I	0.1 I		1.4 E	0.5 I	0.3 E		冠行向阻
整体移动(B)/舌侧(L), mm				1.0 B	1.0 B		1.8 L	2.9 B	1.0 B	0.6 L	1.1 B	1.0 B						医生
整体移动 近中(M)/远中(D), mm				5.4 M	5.4 M		2.8 D	1.2 M	1.0 M	1.9 D	2.3 D	2.5 D		5.3 M	5.9 M	5.6 M		差异
扭转(M)/远中(D)				2.0°M	10.8°M		21.7°D	16.0°M	19.0°M	7.7°M	6.3°M	15.7°M		6.8°D	0.1°D	0.4°M		牙齿基底部
轴倾度(M)/远中(D)				0°	3.9°M		0.5°M	20.1°M	9.9°M	1.1°D	2.9°M	1.0°M						牙
倾斜度 唇侧(B)/舌侧(L)				1.3°B	2.1°L		21.6°L	9.6°B	14.6°B	4.3°B	11.2°B	3.2°L		2.5°B	0.5°B	1.2°L		牙根

图 13-3-31 上下颌牙移动数值

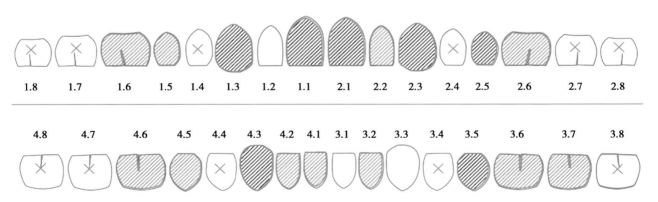

图 13-3-32 牙移动难度评估：13、11、21、23、25、35、43移动最难，为黑色；15、16、22、26、36、37、32、41、42、45、46移动难度中等，为蓝色；其余牙移动比较容易实现，为白色

【第一阶段治疗过程和结果】

第一阶段上颌主动矫治器 46 副，下颌主动矫治器 40 副，计划治疗时间 23 个月左右，每 2～3 个月复诊一次。第 32 步时，牙列拥挤基本解除，拔牙间隙基本关闭，上下颌牙弓协调，牙弓基本平整，中线对齐。第 42 步时，33、43 牙冠远中倾斜，后牙支抗丧失，16、46 近中倾斜，后牙局部开殆，重启治疗（图 13-3-33～图 13-3-36）。

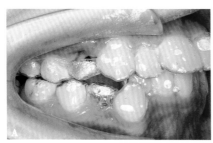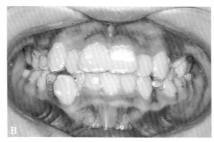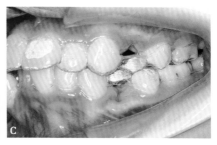

图 13-3-33 矫治器初戴

A. 右侧咬合像 B. 正面咬合像 C. 左侧咬合像

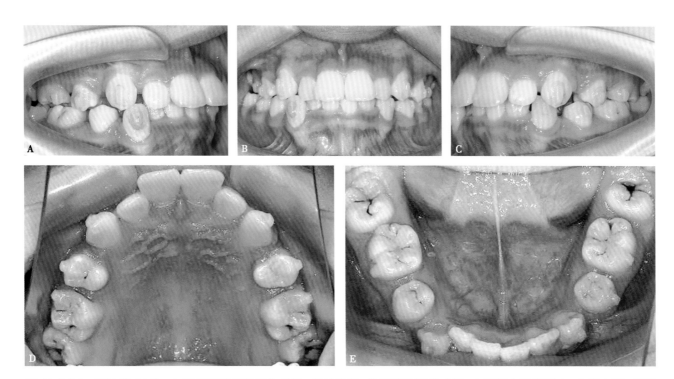

图 13-3-34 矫治第 24 步，上下颌牙列间隙逐步关闭，拥挤改善，前牙覆殆覆盖减轻，上下颌中线稍不齐，上颌尖牙、磨牙整体移动，右侧下颌磨牙稍前倾

A. 右侧咬合像 B. 正面咬合像 C. 左侧咬合像 D. 上颌殆面像 E. 下颌殆面像

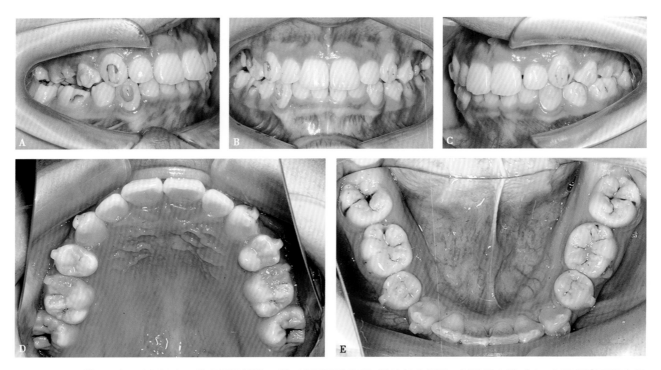

图 13-3-35　第 42 步，重启矫治。前牙覆𬌗覆盖正常，拔牙间隙关闭，拥挤基本解除，上下颌中线对齐，上下颌磨牙近中倾斜，支抗丧失，第二磨牙萌出，后牙局部开𬌗，口腔卫生差，17、27、37、47 𬌗面龋

A．右侧咬合像　B．正面咬合像　C．左侧咬合像　D．上颌𬌗面像　E．下颌𬌗面像

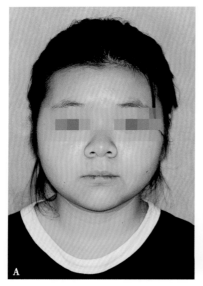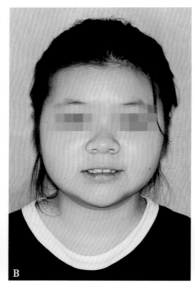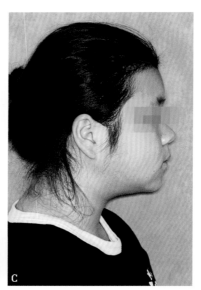

图 13-3-36　第 42 步，重启矫治前面像
A．正面像　B．正面微笑像　C．侧面像

【第二阶段 ClinCheck 设计】

　　第二阶段 ClinCheck 设计要点为纠正磨牙前倾、后牙小开𬌗，关闭剩余间隙，精细调整咬合关系。ClinCheck 设计细节见图 13-3-37～图 13-3-42。第二阶段主动矫治器上颌 33 副，下颌 17 副，计划治疗时间 9 个月，每 2～3 个月复诊一次。目前矫治正在进行中。

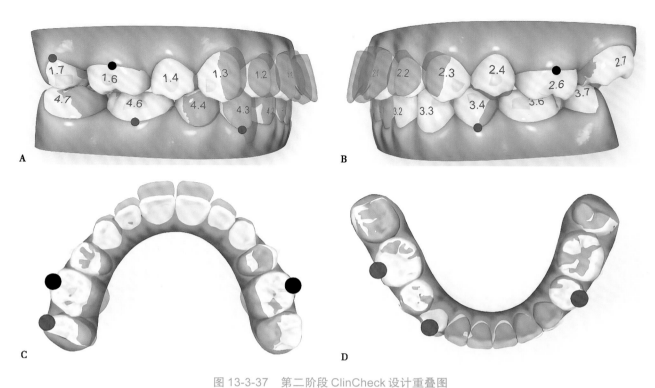

图 13-3-37　第二阶段 ClinCheck 设计重叠图

A. 右侧咬合像　B. 左侧咬合像　C. 上颌殆面像　D. 下颌殆面像

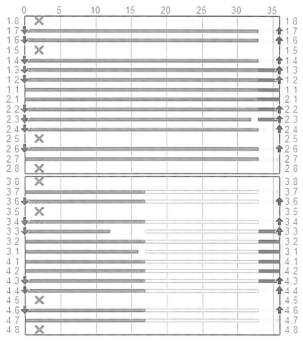

图 13-3-38　ClinCheck 分步图

	0.46 mm 下颌	0.66 mm 下颌	
	多于 3-3	多于 6-6 (估计)	
	上颌右侧	上颌左侧	
1.1	9.41 mm	9.36 mm	2.1
1.2	7.44 mm	7.27 mm	2.2
1.3	8.53 mm	8.40 mm	2.3
1.4	7.78 mm	7.71 mm	2.4
1.5	7.31 mm*	7.51 mm*	2.5
1.6	11.89 mm	11.67 mm	2.6
	下颌右侧	下颌左侧	
4.1	6.20 mm	6.11 mm	3.1
4.2	6.20 mm	6.74 mm	3.2
4.3	7.03 mm	7.09 mm	3.3
4.4	8.19 mm	7.99 mm	3.4
4.5	7.90 mm*	8.03 mm*	3.5
4.6	12.29 mm	12.10 mm	3.6

图 13-3-39　ClinCheck Bolton 指数

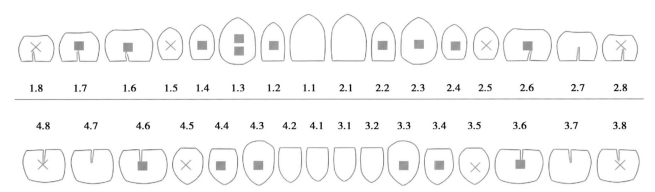

图 13-3-40　第二阶段附件设计：附件均为矩形附件，加强矫治器固位，控制拔牙间隙关闭时的牙移动

上颌	下颌		1.8	1.7	1.6	1.5	1.4	1.3	1.2	1.1	2.1	2.2	2.3	2.4	2.5	2.6	2.7	2.8	最后一步
伸长(E)/压低(I), mm			0.8 E	1.6 E		0.3 E	0.5 E	0.4 I	1.9 I	1.9 I	0.2 I	0.9 E	0.2 I		0.6 E	0.3 E		爱齐公司
整体移动(B)/舌侧(L), mm			0.7 B	2.6 B		0.7 B	0.2 B	0.6 L	2.1 L	2.3 L	0.8 L	0	0.9 B		1.7 B	0.2 B		医生
整体移动 近中(M)/远中(D), mm			1.0 D	0.5 D		0.6 D	0.9 D	1.0 D	0.2 D	0.2 D	0.4 D	0.6 D	0		0	0.3 D		差异
扭转(M)/远中(D)			4.3°D	8.9°M		0.2°M	8.3°D	2.2°D	0.5°D	1.7°D	3.8°M	5.1°D	3.2°M		1.4°M	2.1°M		牙齿基底部
轴倾度(M)/远中(D)			2.3°M	11.4°D		2.4°D	2.1°M	0.6°M	2.8°M	1.5°M	5.7°M	2.0°M	5.2°D		6.4°D	1.6°M		冠
倾斜度 唇侧(B)/舌侧(L)			13.5°L	**14.3°L**		3.5°L	1.0°L	6.8°L	3.8°L	1.5°L	3.9°L	1.2°L	3.8°B		14.4°L	10.0°L		牙根

上颌	下颌		4.8	4.7	4.6	4.5	4.4	4.3	4.2	4.1	3.1	3.2	3.3	3.4	3.5	3.6	3.7	3.8	最后一步
伸长(E)/压低(I), mm			0.3 I	0.6 E		0.1 E	0	1.3 I	1.5 I	1.8 I	1.3 I	0.6 I	0.5 E		0.1 E	0.4 I		爱齐公司
整体移动(B)/舌侧(L), mm			0	0.1 B		0.3 L	0.2 L	0.6 B	0.7 B	1.5 B	1.3 B	0.1 B			0.6 B	0.9 B		差异
整体移动 近中(M)/远中(D), mm			0.4 D	0.4 D		0.3 D	0.3 D	0.1 D	0.2 D	0.1 M	0	0.2 M	0.6 M		0.8 M	0.5 M		牙齿基底部
扭转(M)/远中(D)			2.7°M	2.7°D		1.1°D	1.8°M	10.6°M	4.1°D	5.6°M	7.9°M	0.3°M	6.7°D		3.9°D	2.3°M		冠
轴倾度(M)/远中(D)			2.5°M	10.4°D		0.4°M	10.1°M	3.9°M	1.7°M	0.4°D	7.6°M	5.1°M	4.1°D		1.5°M	0.1°M		
倾斜度 唇侧(B)/舌侧(L)			6.6°L	2.4°L		1.3°L	0.8°L	3.0°B	1.7°B	5.7°B	0.4°B	1.4°B	0.7°L		2.0°L	5.8°L		

图 13-3-41　上下颌牙移动数值

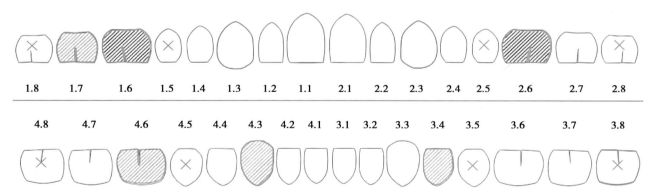

图 13-3-42　牙移动难度评估：16、26 移动最难，为黑色；17、34、43、46 移动难度中等，为蓝色；其余牙移动比较容易实现，为白色

【治疗体会】

　　青少年Ⅱ类错𬌗畸形拔牙隐形矫治，中度支抗、磨牙前移、支抗控制是关键。矫治器脱套造成支抗丧失、磨牙近中倾斜，需要通过重启矫治或二期治疗调整。前牙内收过程中需要增加转矩，保持前牙直立。下颌前牙压低需要增加压力区及压力嵴。隐形矫治透明矫治器内收前牙打开咬合效果明显。拔牙隐形矫治要注意三点：前牙转矩过矫治、磨牙远中备抗、尖牙远移牙轴控制。隐形矫治中分步移动是隐形矫治技

术的特色。需要确定哪些牙先移动，哪些牙后移动。一般建议深覆殆整平曲线和拔牙矫治内收前牙都需要分步移动，这样牙移动实现率才高。恒牙列初期开始的青少年隐形矫治，在矫治过程中第二磨牙萌出，可能会造成局部开殆，二期治疗应平整牙弓，改善开殆。

（李小兵）

参 考 文 献

1. 白玉兴. 口腔正畸无托槽隐形矫治技术指南（2021版）解读. 中华口腔医学杂志，2021，56（10）：989-991.

2. 李小兵. 中国青少年隐形矫治专家共识. 成都：四川大学出版社，2020.

3. 吴周强，廖正宇，赖文莉. 功能性Ⅲ类错殆伴前牙反殆正畸掩饰性治疗长期随访一例. 中华口腔医学杂志，2018，53（9）：624-627.

4. 赖文莉. 浅谈无托槽隐形矫治技术减数矫治的临床体会. 中华口腔医学杂志，2017，52（9）：534-537.

5. 白玉兴. 适时、适宜、适度地开展错畸形的早期防与治. 中华口腔医学杂志，2022，57（8）：789-793.

6. 陈嵩. 无托槽隐形矫治技术——现在和将来. 国际口腔医学杂志，2013，40（5）：561-564.

7. ROSSINI G，PARRINI S，CASTROFLORIO T，et al. Periodontal health during clear aligners treatment: a systematic review. European Journal of Orthodontics，2015，37（5）：539-543.

8. 饶南荃，徐舒豪，黄诗言，等. 固定正畸青少年患者牙釉质脱矿的相关研究. 临床口腔医学杂志，2018，34（1）：25-28.

9. 沈刚. SGTB矫形诱发髁突改建的生物机制及临床意义. 上海口腔医学，2018，27（3）：225-229.

10. LAGRAVERE M O，MAJOR P W，FLORESMIR C. Long-term skeletal changes with rapid maxillary expansion: a systematic review. Angle Orthodontist，2005，75（6）：1046-52.

11. 陈莉莉，林久祥，许天民. 13-18岁汉族正常殆青少年上牙弓后段可利用间隙变化的纵向研究. 口腔正畸学杂志，2007，14（1）：25-28.

12. RUBIN RL，BACCETTI T，MCNAMARA J A JR，et al. Mandibular second molar eruption difficulties related to the maintenance of arch perimeter in the mixed dentition. Am J Orthod Dentofac Orthop，2012，141（2）：146-152.

13. BRENNAN M M，GIANELLY A A. The use of the lingual arch in the mixed dentition to resolve crowding. Am J Orthod Dentofac Orthop，2000，117（1）：81-85.

14. GIANELLY A A. Leeway space and the resolution of crowding in the mixed dentition. Semin Orthod，1995，1（3）：188-194.

15. DUGONI S A. Comprehensive mixed dentition treatment. Am J Orthod Dentofac Orthop，1998，113（1）：75-84.

严重骨性错殆畸形的隐适美矫治系统治疗策略

第一节 牙颌面畸形

一、概述

牙颌面结构正常不仅指牙齿、颌骨、面部软组织等形态和位置的正常，还应指各部分间相互关系的协调。也就是说，各部分间良好的配合和协调关系才是形成正常牙颌面结构的关键。在正常牙颌面结构中存在复杂的补偿机制，即整个系统中单一结构可能不完全正常，但这种不正常可被其他结构在形态和位置上掩饰，总体表现出仍为正常的牙颌面结构。在诊断和分析时，尤其是在以正常值为标准的 X 线头影测量分析中，不应以某一项或某一部分的测量结果作为诊断依据，而应综合多项测量结果进行诊断分析。同理，牙颌面畸形的治疗目标也不应该是某一部分最佳，而是达到牙颌面各部分之间相互关系的协调和平衡，即追求总体的最优组合。牙颌面畸形的发生实际上是牙颌面结构中某些部分的发育异常超过了生理补偿机制所能掩饰的能力而表现出来的。这说明机体的生理补偿机制并非无限，而是有一定限度的。临床治疗的过程也就是依靠各种手段来建立牙颌面结构新的补偿关系的过程。单纯的正畸治疗是通过各类矫治器产生的矫治力改变牙齿的位置和倾斜度，以掩饰和补偿轻度牙颌面骨性畸形。而严重的牙颌面骨性畸形，是由于骨骼的大小和位置异常超过了机体的生理补偿能力，使得牙颌面结构失衡所致，无法通过单纯的正畸治疗建立骨骼新的补偿关系，必须通过正畸 - 正颌联合治疗，用手术的方法改变骨骼的大小和位置，以建立新的补偿关系，恢复牙颌面结构的协调。

二、牙颌面畸形的分类及临床表现

牙颌面畸形是牙颌面结构各部分，即牙、牙弓、颌骨、颅面之间的关系失调所致，轻度异常的颌骨关系通过牙、牙弓以及咬合关系被一定程度代偿，表现出正常的颅颌面外形以及正常的牙弓关系和咬合关系，或轻度牙颌面畸形，此时通过单纯的正畸方法可以进行掩饰性治疗。若异常超过了机体的代偿限度，即机体代偿失败，则表现为严重的牙颌面畸形，必须通过正畸 - 正颌联合治疗改善。牙颌面畸形的分类及临床表现如下：

1. 矢状向失调　上下颌骨矢状向失调可以是颌骨大小的失调，也可以是颌骨间位置的失调，表现为骨性Ⅱ类或骨性Ⅲ类的面形。骨性Ⅱ类表现为凸面型，上下颌骨呈远中关系，其原因可以是上颌发育过度

或下颌发育不足，或两者皆有。当颌骨关系为上颌前突、下颌后缩时，代偿机制会导致上颌前牙内倾，下颌前牙唇倾，以维持面部外形及口腔容积正常。若超过了机体的代偿限度，则在咬合关系上表现为深覆盖。骨性Ⅲ类表现为凹面型，上下颌骨呈近中关系，其原因是上颌发育不足或下颌发育过度，或两者皆有，在咬合关系上亦相应地表现为反覆殆、反覆盖。

2. 垂直向失调　上下颌骨垂直向失调可通过上下颌牙弓的牙槽高度代偿。若出现失代偿，可能是前牙牙槽发育过度或后牙牙槽发育不足，或两者皆有，临床表现为前牙深覆殆，面下 1/3 短。若是前牙牙槽发育不足或后牙牙槽发育过度，或两者皆有，则临床表现为前牙开殆，面下 1/3 过长。轻度牙槽高度失调可以通过正畸方法调整牙齿高度或殆平面倾斜度进行掩饰性治疗，重度牙槽高度失调只能通过正畸 - 正颌联合治疗来改善。

3. 横向失调　上下颌骨横向失调导致牙弓关系横向代偿。若出现失代偿，当上颌牙弓宽度大于下颌牙弓时，可表现为单侧或双侧后牙深覆盖或正锁殆。当下颌牙弓宽度大于上颌牙弓时，可表现为单侧或双侧后牙反殆或反锁殆。两者均存在颜面的不对称畸形。对于严重的牙弓和颌骨横向失调，尤其是成年患者，应采用正畸 - 正颌联合治疗。由于颌骨的生长发育是相互关联、相互代偿的，正畸医师在牙颌面骨性畸形的诊断和治疗中，必须关注代偿、失代偿是否存在。正畸医师也应该对牙代偿的界限有清晰的认识。对于牙代偿尚有潜力的牙颌面骨性畸形患者，可在保证面形协调的状态下，采取正畸掩饰性治疗。若骨性畸形严重，牙及牙槽骨已处于失代偿状态，或代偿的潜力已被用尽，就应该选择正畸 - 正颌联合治疗，通过术前正畸去除代偿后，由正颌手术调整颌骨关系，再通过术后正畸精细调整咬合关系。否则一味地加大代偿，会导致牙、牙槽骨等牙颌面结构和功能进一步损害，并且面形改善效果甚微。

第二节　严重骨性错殆畸形正颌手术前后正畸的重要性与矫治目标

一、严重骨性错殆畸形正颌手术前后正畸的重要性

虽然单纯的外科手术可以改变颌骨的大小及位置，但此类畸形患者常伴有牙列拥挤、殆曲线异常、咬合关系紊乱及牙弓宽度失调等问题，咬合高点的存在会干扰颌骨的定位，其中最为关键的是代偿问题，即牙列会对骨性畸形进行一定程度的掩盖。常见的骨性Ⅲ类畸形患者往往会出现上颌前牙唇倾代偿、下颌前牙舌倾代偿，以掩盖颌骨矢状向畸形，也会出现上颌后牙颊倾、下颌后牙舌倾，以代偿颌骨横向失调。骨性Ⅱ类畸形患者会出现上颌前牙直立和下颌前牙严重唇倾。由此可知，牙颌面畸形患者的颌型（颌骨的差异程度）与殆型（牙列的差异程度）是不一致的，并且大部分相差甚远。

另外，对于骨性错殆畸形患者而言，常常伴发严重的颞下颌关节病。这类患者在临床检查中常常被发现双重咬合。因此，针对骨性错殆畸形患者，正颌术前正畸治疗的另一个重要意义在于排查颌位的不稳定因素，如殆干扰，或者正颌术前解除关节结构内紊乱，主动获取稳定的下颌位，为正颌手术后稳定创造良好的条件。充足的正颌术前分析与正畸能够减小手术创伤，缩短手术流程并获得良好、稳定的效果。因此，正颌术前正畸非常重要。

正颌术前正畸是在严重骨性畸形的基础上进行的，个别牙位的调整非常困难，而在正颌术后颌骨位置协调、咬合基本建立的情况下调整牙位更为容易。同时，正颌术后，由于肌肉、神经记忆等存在一定程度的复发，术后正畸不仅有利于通过稳固咬合来稳定颌骨关系，也可以适当微调来建立理想的咬合功能。可见，术后正畸也是相当重要的。

综上所述，牙颌面畸形正颌术前术后正畸治疗的重要性可体现在以下方面：①排列整平牙列，去除颌骨移动的干扰；②去代偿，使殆型与颌型尽可能一致；③协调上下颌牙弓，以便建立良好的术后咬合关系；④如遇到正颌手术需颌骨分块移动的患者，需要在分块处的切口改变相邻牙轴近远中向倾斜度，避免正颌术中伤及牙根；⑤正颌术前预备、术后小幅度调整有利于建立良好的终末咬合关系，维持骨块稳定，防止术后畸形复发。

二、严重骨性错殆畸形正颌手术前正畸的目标

牙颌面畸形患者重建外形和功能离不开正颌手术前后正畸的配合，只有通过正畸 - 正颌联合治疗，才能最大限度地改善牙颌面畸形患者的外貌和恢复其咬合关系。相反，如不进行正颌术前正畸治疗，不仅会影响骨块固定的稳定性，也很难将骨块移动到最佳的位置，咬合也无法调整。忽视正畸治疗的重要性，单纯采用正颌手术往往不能获得形态和功能俱佳的疗效。只有通过正颌外科医师和正畸医师的密切协作，对各种牙颌面骨性畸形正确诊断，制订合理的治疗计划，采取有效的矫治手段，才能保证治疗效果的稳定和可靠。牙颌面骨性畸形正颌术前正畸旨在实现以下目标：①排齐整平牙列、去代偿、协调上下颌牙弓使殆型与颌型尽可能一致，为顺利移动骨块及将骨块固定至预期目标位置创造条件；②术前预备，术后小幅度调整，以建立最终稳定的咬合关系。

同时，在正颌术前正畸时应将以下问题纳入考量：

1. 与牙体牙髓科、牙周科会诊并治疗牙体、牙周相关问题　　如骨性Ⅲ类畸形患者下颌前牙牙根唇侧骨质菲薄，影响下颌前牙唇倾去代偿移动，可以考虑先在其唇侧行骨密质切开术加植骨术。

2. 正颌术前应拔除 4 颗第三磨牙　　拔除下颌第三磨牙是由于下颌矢状劈开手术的劈开路径常通过此处，术中拔除第三磨牙有引起骨折的可能，故至少应在术前 3～6 个月拔除，这样正颌手术时拔牙创口已基本愈合。上颌第三磨牙可以在正颌术中拔除，但如对上颌第二磨牙产生挤压，而上颌第二磨牙又需要纳入牙弓时，必须提前拔除上颌第三磨牙。

3. 牙颌面骨性畸形患者伴颞下颌关节紊乱病（TMD）　　目前正畸治疗与 TMD 的关系还不明确，有些患者正畸后关节症状有改善，而有些患者正畸后关节症状没有变化甚至加重，故应将 TMD 作为独立的疾病考虑，并在治疗前与患者充分沟通。此时应同关节科会诊，制订相应的对症处理方案及随诊机制。对于需要行关节保守治疗或关节手术的患者，究竟是在正颌术前还是术后处理观点不一。笔者所在单位目前就其在治疗流程上的共识：若关节治疗引起颌位变化，应在正颌术前正畸或关节治疗。因为只有确定了髁突位置，才能明确上下颌骨的位置，从而决定颌骨移动的幅度及位置。其余情况可留待正颌术后处理。

三、严重骨性错𬌗畸形正颌手术后正畸的目标

正颌术后正畸治疗的目标是小幅度调整牙位，建立正常的终末咬合关系，维持骨块稳定，防止术后畸形复发。

正颌术后正畸与常规正畸治疗类似，包括进一步排齐和整平牙列，关闭剩余间隙，协调上下颌牙弓宽度及精细调整咬合关系，最终建立稳定、良好的牙颌关系，避免或减少术后复发。应明确的是，术后复发是必然的，这也是为什么需要术后正畸治疗的一个非常重要的原因。术后正畸不同于术前正畸，完全有能力在较小的骨骼差异下尽量代偿，尽量协调咬合关系。值得注意的是，要认识到术后正畸口腔间隙的改变及神经、肌肉的适应性。手术改变了骨骼结构，同时也改变了长期稳定的口颌固有间隙和神经、肌肉功能，尤其是舌与相关的肌群。术后正畸时应注意训练舌功能，例如大多数骨性Ⅲ类患者有伸舌吞咽的习惯，此训练工作除在平时医嘱加强外，还应贯彻到保持时期甚至更长时间。

第三节　严重骨性Ⅱ类错𬌗畸形隐形矫治

一、概论

本小节主要针对骨性Ⅱ类错𬌗畸形的无托槽隐形矫治配合正颌 - 正畸联合治疗进行阐述。

错𬌗畸形分为牙性、功能性与骨性三种类型，前两种主要采用正畸掩饰性治疗，对于轻度骨性畸形，亦可以根据患者要求采用正畸治疗。然而，对于中重度骨性畸形，常需要正畸 - 正颌联合治疗。

临床上，常常采用安氏分类和 X 线头影测量数据相结合的方法诊断骨性Ⅱ类畸形，即下颌骨相对于上颌骨后缩位，或者上颌骨相对于下颌骨前突位，ANB 角 > 5°，磨牙关系为安氏Ⅱ类的颌骨畸形。根据颌骨大小及位置特征，骨性Ⅱ类畸形的病理机制如下：

1. 上颌骨发育过度，下颌骨发育正常　除了矢状向发育过度以外，有的患者还存在上颌骨垂直向发育过度以及横向发育过度，这类患者正颌手术指征很强。

2. 上颌骨发育正常，下颌骨发育不足　这类患者可能存在下颌骨位置异常或发育大小异常，还常合并下颌支高度不足以及下颌骨顺时针旋转。

3. 上颌骨发育过度同时伴下颌骨发育不足　这是最严重的类型，常常需要正颌手术。

骨性Ⅱ类患者在临床上有一些典型的特征：

1. 上下颌骨矢状向差异明显，ANB 角 > 5°。

2. 上颌前突患者鼻唇角明显减小，还常合并上颌骨垂直向发育过度。部分患者上唇增长，掩盖了上颌骨垂直向发育过度（vertical maxillary excessiveness，VME）。

3. 牙槽丰满且突度明显的患者，牙槽长轴与牙长轴之间存在明显夹角，显示较为明显的牙长轴代偿。这种代偿也存在于前牙矢状向冠根成角代偿。

4. 下颌发育不足的患者常合并气道问题。

5. 需要正畸 - 正颌联合治疗的骨性Ⅱ类患者常常为安氏Ⅱ类 1 分类,且以高角患者为主。除了矢状向异常,还常伴下颌支高度不足以及下颌骨顺时针旋转,这又加重了Ⅱ类骨面形。

6. 骨性Ⅱ类伴发前牙水平性开殆、下颌后缩的高角患者,可能伴发关节疾病,要高度小心。

除了上述临床检查所需要关注的临床特征以外,还需要其他检查:

1. 气道检查　怀疑患者有气道问题的时候,首先需要耳鼻咽喉科医师介入,辅助诊断鼻通气是否有障碍,以及用多导睡眠监测(PSG)检测阻塞性睡眠呼吸暂停(OSAHS)的严重程度。这对于骨性Ⅱ类患者的手术设计至关重要。严重的 OSAHS 患者可能需要上下颌同时前移以打开气道。

2. 需要特别注意检查 CBCT 影像中下颌前牙区唇侧的骨板厚度。由于下颌前牙唇向倾斜代偿,下颌前牙唇侧骨板常有骨开窗的现象。CBCT 能帮助正畸医师决定是否需要牙周辅助正畸治疗,从而为正颌术前正畸去代偿内收下颌前牙时提供"护城河"。

3. 下颌功能检查时需要注意去除双重颌位的干扰。尤其是伴发关节疾病的患者,如特发性髁突吸收(ICR)的患者,常见双重颌位,需要在下颌后退接触位(RCP)进行诊断设计。

4. 针对有关节症状的患者最好做 CT 及 MRI 辅助检查。

二、严重骨性Ⅱ类错殆畸形隐形矫治设计

同传统的固定矫治一样,骨性Ⅱ类错殆畸形进行正颌术前正畸前需要根据患者的主诉,结合临床检查、实验室检查及模型测量分析设计个性化的正畸 - 正颌联合治疗方案。

1. 确定骨性Ⅱ类错殆畸形是上颌骨的问题,还是下颌骨的问题,抑或两者皆有,从而确定单颌手术还是双颌手术。这可以参考 X 线头影测量分析及临床检查结果。

2. 确定垂直向是否有问题,包括大三停与小三停的垂直向比例。检查垂直向露龈高度,确定静态下上唇长度与静态露齿长度,从而确定是否需要垂直向压低上颌骨或者下降上颌骨增加露齿。

3. 确定横向是否偏斜。如果是偏颌畸形,需要考虑横向去代偿,尤其是要排查正锁殆的存在,因为隐形矫治对于正锁殆的纠正是非常低效的,常常需要借助种植支抗辅助治疗。

4. 侧貌美学分析　需要关注鼻唇角、颏唇沟深度、颏部有效突度、颏颈角大小,从而确定是否需要上颌后移、下颌前移、颏成形手术,以及颏成形手术颏部的移动方向。

5. 正面对称性以及面部宽度　需要注意的是,颧骨高的患者需要严格控制上颌内收的程度,否则容易造成衰老面容。对称性也需要注意,必要时可以在手术中设计轮廓修整。

6. 颞下颌关节病　相当多的骨性Ⅱ类错殆畸形患者伴有颞下颌关节病。虽然无明显证据表明正颌手术是否会导致颞下颌关节病,但是对于有颞下颌关节病的骨性Ⅱ类错殆患者,关节的稳定性是首要考虑的,常常需要结合临床检查、MRI 关节成像与 CT 共同确定颞下颌关节病是否处于相对稳定的状态。否则,需要通过保守或者关节手术的方法先稳定关节,再设计正颌手术方案。

7. 拔牙设计的考虑　与骨性Ⅱ类错殆畸形患者的代偿治疗不同,正颌手术去代偿常拔除上颌第二前磨牙、下颌第一前磨牙,内收下颌前牙,上颌前牙内收量应严格控制。上颌拔牙间隙常需要前移后牙或者同时缩小上颌牙弓。因此在考虑到牙移动方向的时候,需要特别注意在后牙前移过程中,利用隐形矫治

器对后牙进行轴向控制，以及下颌前牙内收的时候，进行前牙转矩控制，必要时可多次重启精细调整。

8. 牙列中线的设计　在正颌术前正畸去代偿时，需要考虑牙列中线与面中线关系，也需要注意牙列中线与邻近组织如人中、额中线的关系。一般为了减少手术移动幅度，常需要设计下颌中线与额中线一致，上颌牙列中线与人中中线一致，这将大大减小偏颌畸形在横向的手术移动量，从而有助于减少术后复发。

三、严重骨性Ⅱ类错殆畸形隐形矫治目标及方法

严重骨性Ⅱ类错殆畸形正颌术前正畸的主要内容包括排齐牙列、整平牙列、协调上下颌牙弓宽度，最终达到去除殆干扰、去代偿等目的。

（一）排齐牙列

排齐牙列是正畸治疗最基本的要求，是矫治的初级阶段，主要解除以扭转、个别牙错位为主的牙列拥挤。其矫治力学与常规的正畸治疗没有太大区别，但在获取间隙的手段上有所不同，需根据牙列拥挤程度、畸形类型和手术方案等决定。拔牙减数和推磨牙远中移动是提供间隙最常用的手段。

骨性Ⅱ类错殆畸形患者下颌前牙即使轻度拥挤，在常规正畸治疗中完全可以通过唇倾获得间隙解除，但在正颌术前正畸中万万不可，因为此类患者往往已有下颌前牙唇倾，如再唇倾会减小覆盖，这样下颌骨块前移幅度就会受限。在设计 ClinCheck 方案时，可以通过拔除 2 颗第一前磨牙解除拥挤并应用强支抗内收来加大覆盖。所以正颌术前正畸排齐牙列除与常规正畸治疗一样外，还应考虑去代偿的问题，其目标是将牙直立于基骨中央。从这个角度看，排齐牙列不仅是正颌术前正畸最基本的要求，也是正颌术前正畸治疗的重要内容。

对于严重扭转的牙，常需要牵引辅助或者片段弓辅助治疗。因此，需要事先向患者说明。另外，后期保持可能需要配合嵴上纤维环切术，防止严重扭转畸形复发，并且往往需要长期保持。

（二）整平牙列

整平牙列常被认为就是整平殆曲线，实际上曲线包括横殆曲线和纵殆曲线。横殆曲线主要体现在上下颌后牙颊舌向去代偿，更多地体现在宽度协调上。纵殆曲线则为前后牙弓段垂直向位置关系，包括下颌 Spee 曲线和上颌对应的补偿曲线。整平牙列和排齐牙列常常同时进行。但正颌术前正畸整平牙列又有别于排齐牙列的要求，其不同之处在于术前正畸排齐牙列往往越彻底越好，尽可能排齐；而整平牙列却不同，不必勉强为之，有些需要通过正颌手术中的根尖下截骨等来完成，有些整平工作甚至还需专门留待正颌术后正畸处理，正颌术前正畸不仅无法完成，而且设计上也无此要求。所以严格意义上说，整平牙列体现在正颌术前正畸、正颌手术及正颌术后正畸的各个阶段。整平牙列通过前倾 / 内收前牙、压低 / 升高下颌前牙、升高后牙、压低后牙或综合以上方法，有的通过正颌术前正畸完成，也有的通过正颌手术完成，还有的通过正颌术后正畸完成。整平牙列的方法及处理时机的选择取决于牙颌面畸形患者不同的垂直骨面形及手术方案中面高的不同设计要求，所以整平牙列前的诊断分析非常重要。

骨性Ⅱ类错殆畸形整平牙列大致可以分为以下三类：

1. 对于骨性垂直向畸形不严重的病例，即基本平均生长型患者，其纵殆曲线往往不大，整平牙列往

往集中在正颌术前正畸完成，将上下颌牙列按照要求矫治即可，原则上利用常规的正畸治疗生物力学原理即可实现。绝大部分生长型基本正常、Spee 曲线不陡的骨性Ⅱ类错殆畸形均属于此类，设计 ClinCheck 方案时可在正颌术前正畸阶段压低下颌前牙。骨性Ⅱ类 2 分类错殆畸形上颌前牙代偿性舌向倾斜，常伴有反向上颌补偿曲线，设计 ClinCheck 方案时唇向倾斜上颌前牙可以整平牙列。

2. 对于骨性垂直向畸形不严重，但纵殆曲线过大过陡的患者（即基本平均生长型），整平牙列往往需要通过正颌手术完成。最为典型的是 Spee 曲线极陡的骨性Ⅱ类错殆畸形，常在下颌尖牙与前磨牙之间有超过半个牙冠高度的台阶。此类患者往往有冠伸长、牙周状况差等情况，通过常规正畸无法压低。设计 ClinCheck 方案时应在术前分段排齐牙列前、后段，术中通过根尖下截骨下降下颌前牙段来整平纵殆曲线，术后可重新取模重启治疗以精细调整咬合。

3. 对于存在明显颌骨垂直向发育异常伴殆曲线异常的患者，正颌术前正畸对于整平纵殆曲线无能为力，设计 ClinCheck 方案时应在正颌术前分段排齐牙列前、后段，再通过正颌手术及正颌术后正畸整平殆曲线。

在隐适美治疗系统中，G5 的设计非常有用，G5 能压低下颌前牙、升高前磨牙。但是在这一设计中需要特别留意下颌前牙唇侧的骨板情况。如果下颌前牙唇倾非常厉害，同时前牙唇侧骨板又比较薄，过度压低容易导致下颌前牙进一步唇倾，还容易出现骨开裂、骨开窗的风险。针对这一常见的风险，常需拔除 2 颗下颌第一前磨牙获得整平曲线的间隙。在隐形矫治中，建议先适当内收下颌前牙，再加入垂直的压低力整平下颌曲线，一边内收，一边压低，先内收，再压低，交替进行。

（三）协调上下颌牙弓宽度

应用传统固定矫治器进行正颌术前正畸治疗时，上下颌牙弓宽度的协调是最容易忽视的，也是最不易观察的。但数字化排牙技术为牙弓宽度的可视化提供了极大的便利，医师可通过软件直接观察和测量上下颌牙弓的匹配度，无需取模转移至口外进行分析研究。

协调上下颌牙弓的宽度需明确诊断其失调的机制。牙弓的宽度有三个重要指标：牙列宽度、牙槽骨宽度及基骨宽度。明确以上问题所在可以鉴别患者是牙性还是骨性的宽度不调，这对于如何协调上下颌牙弓的宽度有指导意义。同时，还需诊断宽度失调的位置所在，即前牙段或后牙段宽度失调。骨性Ⅱ类错殆畸形由于下颌后缩，上颌后牙往往存在舌倾代偿，这样在前移下颌后，后牙段往往出现反殆，故需要在设计 ClinCheck 方案时，于正颌术前正畸过程中颊倾上颌后牙加大覆盖，甚至到正锁殆的程度。

此外，还需要关注牙槽骨的情况，骨性畸形患者常有下颌牙槽骨过薄的情况。由于隐形矫治无法重建根骨关系，所以容易产生风险，这一点在正颌术前正畸时需要特别留意。

隐形矫治匹配牙弓需要加入过矫治。一般对于骨性Ⅱ类的患者而言，下颌 BSSRO 前移以后，由于下颌牙弓的"V"形效应，咬肌与颊肌容易对下颌牙弓后段产生一个横向压力，故而需要下颌牙弓宽度横向扩弓进行过矫治，这些都可以在隐形矫治设计的时候精确实现。

最后需要特别注意的是，在缩弓的过程中是需要间隙的，这时候往往需要借助推磨牙远中移动获得一定的间隙，之后再缩弓方可有效进行。另外一种情况是在扩弓的时候需要注意横殆曲线，如上颌扩弓时，可以考虑在后牙颊侧放置水平矩形附件控制横殆曲线，并在治疗中严密观察。

（四）竖直牙根

竖直牙根或者拓展牙间隙，避免骨切开术中损伤牙根。对于下颌需要颌骨分块的患者，隐形矫治的设计可以做到非常精确。如果是下颌拔牙配合颌骨分块的病例，可以通过隐形矫治适当内收下颌前牙牙根，留有的部分间隙采用根尖下截骨术内收关闭间隙并创造覆盖。运用隐形矫治可以将需要剩余的间隙精确计算并保留，方便手术数字化设计。

对于下颌不拔牙需要颌骨分块的病例，常常在隐形设计上保留下颌尖牙与第一前磨牙之间的台阶，数字化隐形设计将大大优于固定矫治。同时，在下颌尖牙与第一前磨牙上设计 2 个垂直矩形附件，方便将分块截骨线两旁的牙根分开，防止手术牙根损伤。这种精确的牙根控制得益于数字化设计的精确性，也需要 2 个关键附件的支持。近远中向倾斜度的控制一直是隐形矫治的难点，因此需要足够的时间，并在适当时候拍摄全景片确认牙根已经分开，并与外科医师交流，方可进入手术设计环节。在分块截骨手术设计中，建议全数字化设计精确的截骨线，进一步避免牙根损伤。

（五）去代偿

牙颌面骨性畸形患者在生长发育过程中，为了掩盖畸形及获得尽可能好的咬合关系，牙齿会发生代偿性倾斜或伸长。骨性Ⅱ类错𬌗上颌前突伴下颌后缩，常表现为上颌前牙舌向倾斜，下颌前牙唇向倾斜。以上仅仅是指矢状向上的代偿，而实际上，患者在垂直向及横向上均存在代偿，例如骨性开𬌗患者常有前牙代偿性伸长，偏颌患者偏斜侧的上颌后牙颊倾和下颌后牙舌倾等。骨性畸形患者的牙齿在三维位置上存在的代偿机制是造成𬌗型与颌型不一致的根本原因。去代偿就是去除掩饰骨性畸形的牙齿代偿性倾斜，把牙齿排列在基骨弓上，恢复上下颌牙列相对于上下颌基骨的正常位置关系。这种牙移动方式与单纯正畸治疗（保持或加大代偿）刚好相反，所以设计去代偿方案的目标是使𬌗型与颌型在三维方向上尽可能一致，即上下颌牙列的相对位置可以反映上下颌骨在三维上的畸形程度。这样可以保证手术中颌骨能有足够的和恰当的移动量，使之能移动至预期位置，重建颌骨的正常位置关系。

在矢状向上，上颌前牙常常需要唇倾，下颌前牙需要竖直，从而加大覆盖。需要明确的是，所需要的覆盖量设计是与面形及颌骨移动安全空间这两个因素密切相关的。这就要求我们具备可视化治疗目标（VTO）的预测知识，并倒推牙齿移动的幅度。对于少量覆盖需求的患者，常常可以拔除下颌智齿，采用隐形矫治推磨牙远中移动的策略来增加覆盖，这时候往往需要在隐形矫治器上增加Ⅲ类牵引。如果需要的覆盖量较大，常常需要拔除上颌第二前磨牙与下颌第一前磨牙。需要注意的是，针对隐形矫治而言，下颌前牙内收可以采用隐适美 G6 策略，采用下颌强支抗内收下颌前牙加大覆盖，而上颌的支抗常常采用中度支抗，后牙前移超过 2mm 时候常常容易导致磨牙近中倾斜，这时候需要注意在第一前磨牙与第一磨牙上设计垂直矩形附件，预防磨牙近中移动倾斜。必要时可以重启精细调整轴向问题，或者借用片段弓竖直后牙。

（六）术后正畸治疗

术后正畸治疗的一般原则是进一步排齐牙齿，关闭缝隙，协调咬合，建立稳定的咬合关系。一般术后 1 个月左右开始正畸治疗。但是对于隐形矫治配合的手术病例，需要明确的是，由于牙齿上没有托槽可以辅助牵引，这时候需要借助种植支抗辅助牵引。正颌术后常常需要重启隐形矫治，重启治疗需等到术后 3 个月，颌骨相对稳定后才可以进行。这些都是与传统固定矫治不同的地方，也是容易出问题的环节。

四、严重骨性Ⅱ类错殆畸形隐形矫治处方表填写及 ClinCheck 方案修改要点

严重骨性Ⅱ类错殆畸形隐形矫治处方表填写应包括如下内容：

1. 矫治纳入牙列及牙数（是否拔牙），并告知技师此为手术病例。

2. 上颌牙齿移动要求，如推磨牙远中移动的距离及间隙分配方式、拔牙间隙分配方式、牙弓宽度调整、上颌前牙三维移动方式等。

3. 下颌牙齿移动要求。

4. 咬合跳跃前创造的覆盖大小及牙中线是否需调整。

5. 弹性牵引钩的设置及附件的具体要求。

6. 治疗后对于咬合关系的要求。

7. 治疗步数的要求。

类似地，修改 ClinCheck 方案时，应注意咬合跳跃前的覆盖大小是否足够，以便正颌手术能够最大程度改善患者的咬合关系和面形。

五、严重骨性错殆畸形正畸 - 正颌联合治疗新进展

正颌外科领域近年来提出了手术优先这一概念，跳过术前正畸过程，缩短疗程，减轻患者术前正畸心理负担，虽然手术优先有巨大临床优势，但是对于外科医师和正畸医师而言，无疑提出了巨大的挑战。上海交通大学医学院附属第九人民医院率先将隐形矫治配合手术优先正畸 - 正颌联合治疗应用于骨性错殆畸形患者，既保留了手术优先的优点，同时结合数字化技术，大大提高了手术精确性。而隐形矫治器的联合使用，更是让患者在舒适、美观的环境下迅速改变骨性颜面畸形。

附：

严重骨性Ⅱ类错殆畸形的隐适美矫治典型病例

【治疗前资料】

患者，男，19 岁。

主诉　嘴突。

既往史　否认系统性疾病史，否认过敏史，否认家族史，否认额部外伤史，否认正畸史，有夜间打鼾习惯。

颜貌检查　正面观开唇露齿，颏肌紧张。侧面观凸面型，下颌发育不足，高角骨面型（图 14-3-1）。

口内检查　牙列 17—47，12 残冠，36 残根。双侧尖牙、磨牙远中关系。前牙深覆殆、深覆盖。下颌 Spee 曲线深，下颌中线左偏，上、下颌牙列轻度拥挤（图 14-3-2）。

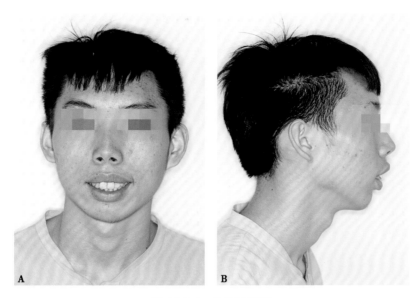

图 14-3-1 治疗前面像

A. 正面微笑像 B. 侧面像

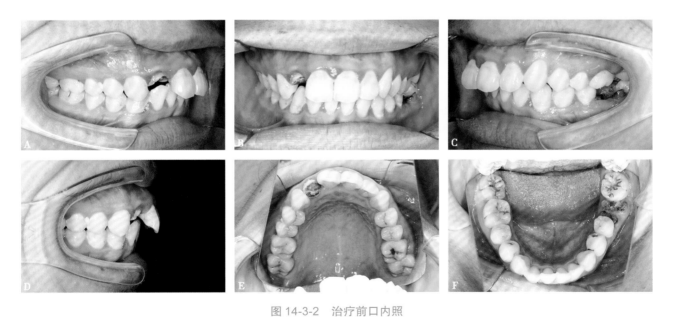

图 14-3-2 治疗前口内照

A. 右侧咬合像 B. 正面咬合像 C. 左侧咬合像 D. 覆殆覆盖像 E. 上颌殆面像 F. 下颌殆面像

X 线检查 治疗前全景片示 18、28、48 阻生（图 14-3-3）。X 线头颅侧位片显示上颌垂直向发育过度，下颌发育不足，颏部后缩，高角骨面型（图 14-3-4）。治疗前颞下颌关节磁共振示右侧关节盘不可复性盘前移位（图 14-3-5）。

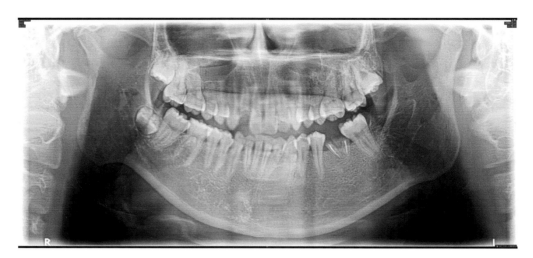

图 14-3-3 治疗前全景片

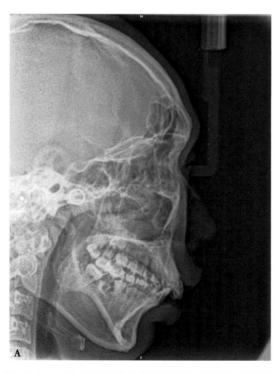

Measurement	T0	Normal Value
SNA (°)	84.4	82.8±4.1
SNB (°)	74.5	80.1±3.9
ANB (°)	9.9	2.7±2.0
Wits appraisal (mm)	7.5	0.0±2.0
MP-FH (°)	41.3	27.3±6.1
ALFH/PLFH	150.0	152.0±4.0
UI-SN (°)	98.1	105.7±6.3
UI to N-A (°)	13.7	22.8±5.2
UI to N-A (mm)	5.3	5.1±2.4
LI-MP (°)	102.0	93.2±13.3
LI to N-B (°)	38.8	30.3±5.8
LI to N-B (mm)	12.4	6.7±2.1
UI-LI (°)	117.5	124.0±8.2
Upper OP-FH (°)	11.5	9.3±1.0
Facial Convexity Angle (°)	18.7	12.0±4.0
Upper Lip Length (mm)	20.0	20.0±2.0
0-Meridian to Sn	1.0	8.0±2.0
0-Meridian to Pog'	-20.2	0.0±2.0

图 14-3-4 治疗前 X 线头颅侧位片及 X 线头影测量数据示骨性 II 类，高角，下颌后缩，上颌前牙直立，下颌前牙唇倾
A. 治疗前 X 线头颅侧位片　B. 治疗前 X 线头影测量数据

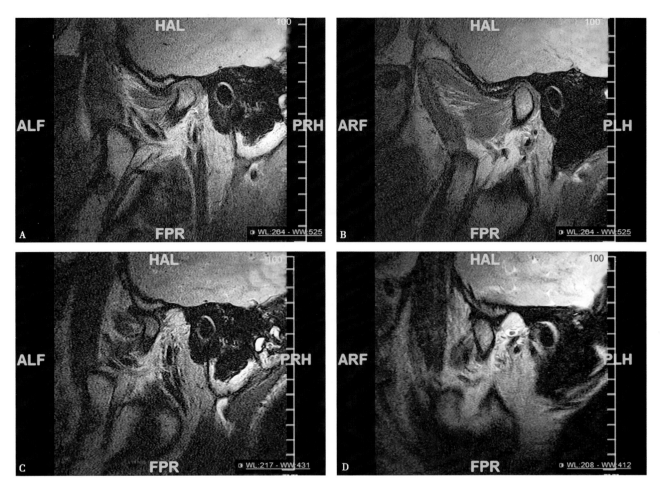

图 14-3-5　治疗前颞下颌关节磁共振示右侧关节盘不可复性盘前移位
A. 右侧闭口位　B. 左侧闭口位　C. 右侧开口位　D. 左侧开口位

【诊断和治疗计划】

综上资料，该患者的诊断为骨性Ⅱ类错殆，伴上颌垂直向发育过度、下颌发育不足、骨性高角、面部不对称；安氏Ⅱ类错殆，12 残冠，36 残根，18、28、48 阻生；颞下颌关节紊乱病（右侧关节盘不可复性盘前移位）。

治疗方案包括：

（1）术前正畸：拔除 12 残冠、36 残根，维持间隙，上颌扩弓，排齐整平牙列；下颌推磨牙向远中移动，下颌前牙竖直、压低，匹配牙弓宽度，加大覆盖。

（2）双颌手术：上颌 LeFort Ⅰ 后退、上抬、逆时针旋转；下颌 BSSRO 前移摆正，匹配咬合；备颏成形前移。

（3）术后正畸，精细调整咬合，12、36 种植修复。

（4）下颌关节：与关节外科会诊后，建议随访。

【ClinCheck 设计】

上颌扩弓排齐整平牙列，下颌推磨牙向远中移动以竖直、压低下颌前牙，咬合跳跃纠正尖牙、磨牙关系至Ⅰ类，匹配上下颌弓形，加大覆盖。正颌手术后行精细调整。具体 ClinCheck 设计细节见图 14-3-6～图 14-3-11。

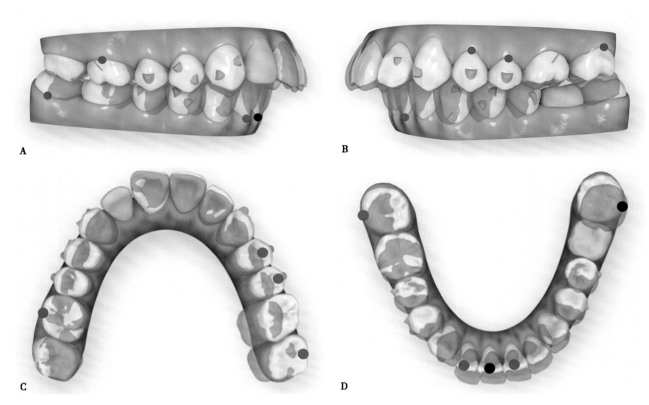

图 14-3-6　ClinCheck 设计（咬合跳跃前）：上颌扩弓排齐整平牙列，下颌推磨牙向远中以竖直、压低下颌前牙

A. 右侧咬合像　B. 左侧咬合像　C. 上颌殆面像　D. 下颌殆面像

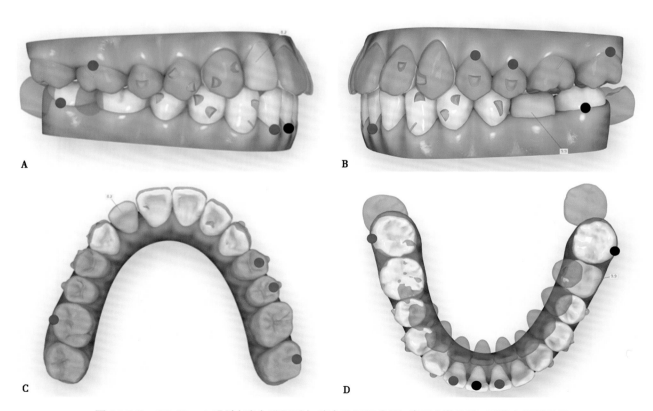

图 14-3-7　ClinCheck 设计（咬合跳跃后）：咬合跳跃至尖牙、磨牙 I 类关系，匹配上下颌弓形

A. 右侧咬合像　B. 左侧咬合像　C. 上颌殆面像　D. 下颌殆面像

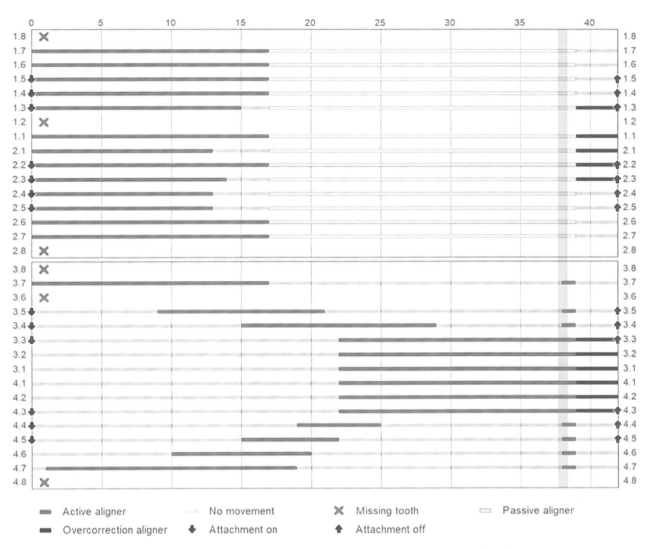

图 14-3-8 ClinCheck 分步图,下颌磨牙远中移动采用 V 型序列远中移动

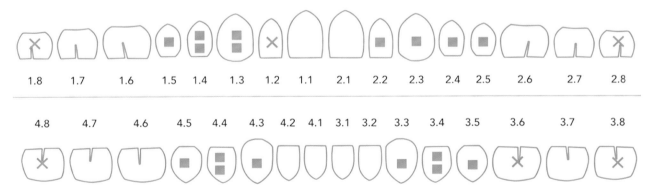

图 14-3-9 附件设计:13、14、15、24、25、33、34、44、45 采用优化控根附件,23、35、43 使用优化旋转附件,22 使用优化附件

1.7	1.6	1.5	1.4	1.3	P	1.1	2.1	2.2	2.3	2.4	2.5	2.6	2.7
0.5 I	0	0.4 E	0.2 E	0.8 I		1.2 I	0.5 I	0.1 E	0.6 E	0.8 E	0.6 E	0.1 I	0.9 E
0.2 B	0.4 B	0.6 B	1.4 B	2.2 B		0.2 B	0.8 B	0.9	1.0 B	2.0 B	2.7 B	4.3 B	2.9 B
0.1 M	0.1 D	0.1 D	0.1 M	0.4 D		0.1 D	0	0.3 M	0.3 M	0.4 M	0.1 M	1.1 M	0.6 M
4.2°D	8.3°D	0.5°D	2.5°D	0.4°D		15.2°D	4.0°M	13.0°D	15.5°M	6.6°M	13.9°M	2.7°M	3.9°M
0.7°D	0.4°M	0.8°D	4.8°D	3.4°M		2.9°D	1.2°M	4.5°M	3.0°M	2.4°D	1.2°D	1.8°D	2.1°M
10.3°L	1.3°L	6.8°L	13.0°B	10.2°B		6.5°B	6.4°B	3.7°B	3.3°B	11.8°B	11.0°B	17.8°B	2.6°L

4.7	4.6	4.5	4.4	4.3	4.2	4.1	3.1	3.2	3.3	3.4	3.5	P	3.7
0.1 I	0.3 I	0.2 I	0.1 E	1.4 I	2.9 I	3.2 I	2.8 I	1.9 I	1.2 I	0	0.1 I		2.0 I
0.2 B	0	0.5 L	0.2 B	0.4 B	1.4 L	0.9 L	1.3 L	1.0 L	0.8 L	1.3 D	0.6 L		1.6 L
1.3 D	1.5 D	1.4 D	1.4 D	1.7 D	1.2 D	0.7 D	0.2 D	0.9 D	1.4 D	1.3 D	1.2 D		2.2 D
0.8°D	0.8°D	1.0°D	0.1°D	18.0°M	2.9°M	0°	15.4°D	1.6°D	2.4°D	11.6°D	23.7°D		14.7°D
0°	3.2°D	0°	3.7°B	7.7°D	2.7°D	2.2°D	5.8°M	4.2°M	0°	5.7°M	4.6°M	**11.8°D**	
15.7°B	0.8°L	1.9°L	3.4°B	5.8°B	11.9°L	7.2°L	7.5°L	10.4°L	1.8°L	4.5°B	2.0°B		1.1°L

results mav varv

图 14-3-10　上下颌牙移动数值

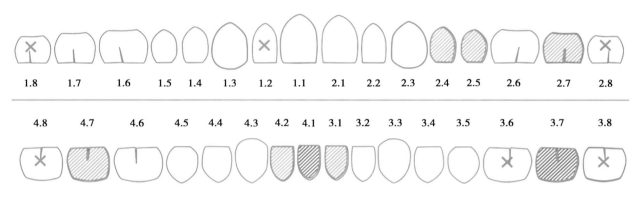

图 14-3-11　牙移动难度评估：41、37 移动最难，为黑色；24、25、27、31、42、47 移动难度中等，为蓝色；其余牙移动比较容易实现，为白色

【治疗过程和结果】

患者术前正畸疗程为 12 个月，每 2～3 个月复诊一次。本病例尚未结束，目前仍在精细调整阶段（图 14-3-12～图 14-3-22）。

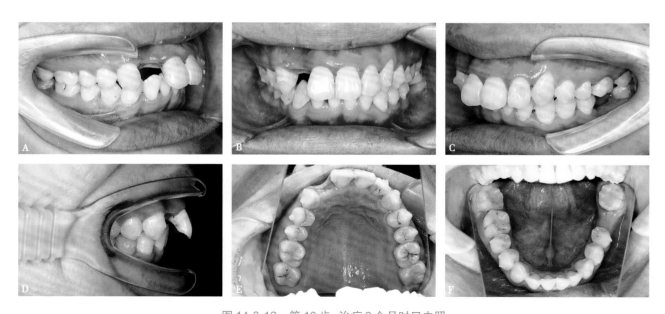

图 14-3-12　第 10 步，治疗 2 个月时口内照

A.右侧咬合像　B.正面咬合像　C.左侧咬合像　D.覆𬌗覆盖像　E.上颌𬌗面像　F.下颌𬌗面像

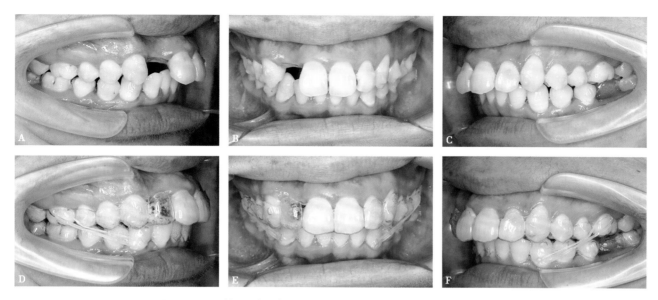

图 14-3-13　第 19 步，治疗 6 个月时口内照，Ⅲ类牵引辅助加大覆盖

A. 右侧咬合像（未戴矫治器）　B. 正面咬合像（未戴矫治器）　C. 左侧咬合像（未戴矫治器）　D. 右侧弹性牵引（戴第 19 副矫治器）　E. 正面咬合像（戴第 19 副矫治器）　F. 左侧弹性牵引（戴第 19 副矫治器）

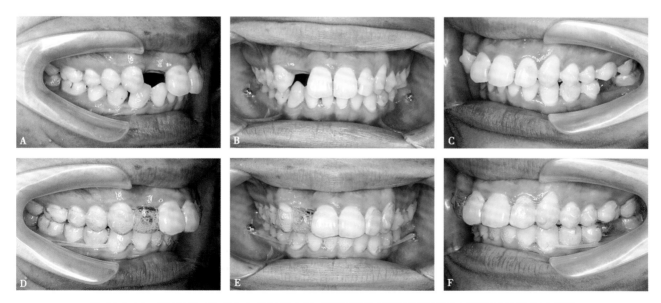

图 14-3-14　第 29 步，治疗 8 个月时口内照，弹性牵引辅助下颌牙列远中移动及下颌前牙压低

A. 右侧咬合像（未戴矫治器）　B. 正面咬合像（未戴矫治器，下颌后牙颊侧加种植钉）　C. 左侧咬合像（未戴矫治器）　D. 右侧弹性牵引（戴第 29 副矫治器）　E. 正面咬合像（戴第 29 副矫治器）　F. 左侧弹性牵引（戴第 29 副矫治器）

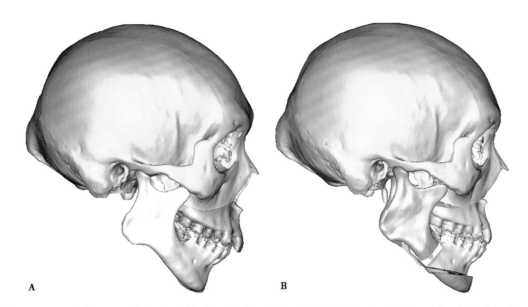

图 14-3-15 上颌 LeFort I 后退、上抬、逆时针旋转；下颌 BSSRO 前移摆正，匹配咬合；备颏成形前移
A. 正颌术前螺旋CT三维重建 B. 正颌手术设计

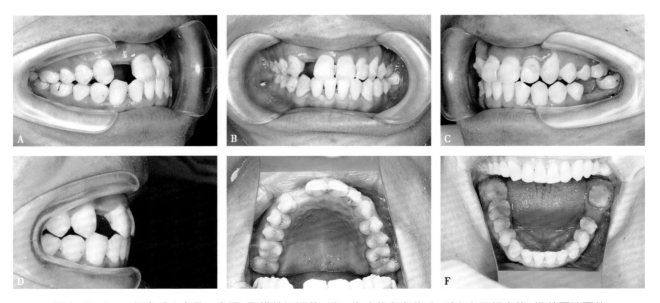

图 14-3-16 正颌术后 1 个月口内照，取模精细调整，进一步改善尖窝关系，对齐上下颌中线，调整覆殆覆盖
A. 右侧咬合像 B. 正面咬合像 C. 左侧咬合像 D. 覆殆覆盖像 E. 上颌殆面像 F. 下颌殆面像

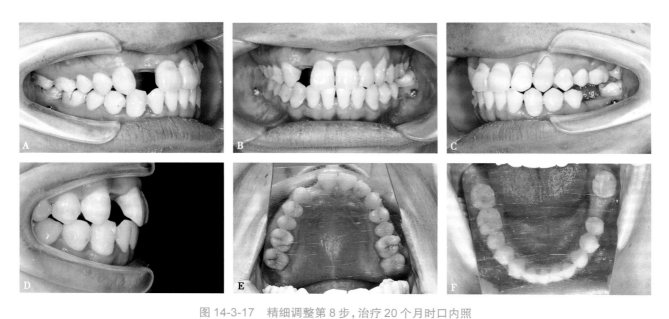

图 14-3-17 精细调整第 8 步,治疗 20 个月时口内照
A. 右侧咬合像 B. 正面咬合像 C. 左侧咬合像 D. 覆殆覆盖像 E. 上颌殆面像 F. 下颌殆面像

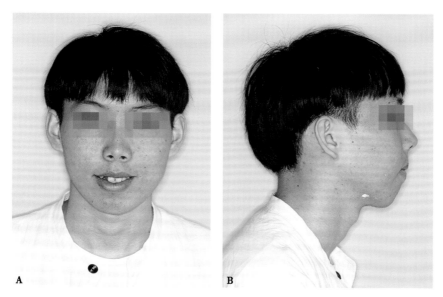

图 14-3-18 应用隐适美矫治技术术前正畸历时 12 个月,正颌术后患者面形改善,拟拆钛板术时同期行颏成形术前移,以进一步优化侧貌
A. 正颌术后正面像 B. 正颌术后侧面像

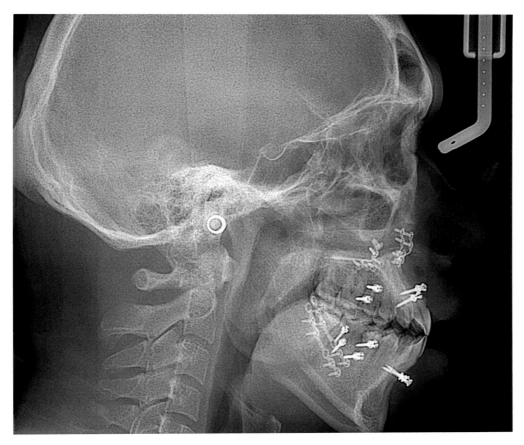

图 14-3-19　正颌术后 X 线头颅侧位片

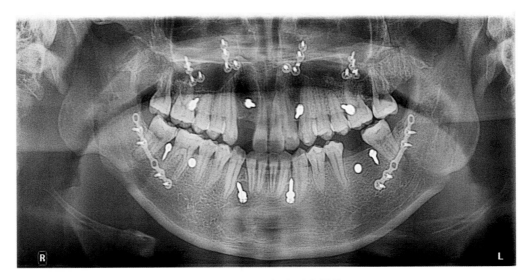

图 14-3-20　正颌术后全景片

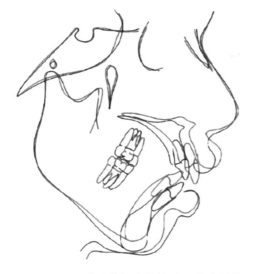

图 14-3-21　治疗前与去代偿后 X 线头影描迹重叠图（黑色线条为治疗前，红色线条为去代偿后）

Measurements	Normal	Pre	Post
SNA (°)	83.13±3.6	84.4	78.2
SNB(°)	79.65±3.2	74.5	76.8
ANB(°)	3.48±1.69	9.9	1.4
Wits appraisal (mm)	0.0±2.0	7.5	-3.4
MP-FH(°)	27.3±6.1	41.3	39.5
ALFH/PLFH	152.0±4.0	150	150
U1-L1(°)	126.96±8.54	117.5	118.3
U1-SN(°)	105.23±6.02	98.1	99.5
UI-NA (mm)	4.05±2.32	5.3	7.3
UI-NA(°)	21.49±5.92	13.7	21.3
LI-NB (mm)	5.69±2.05	12.4	8.4
LI-NB(°)	28.07±5.58	38.8	39
LI-MP(°)	96.5±7.1	102.0	91.9
Upper OP-FH(°)	9.3±10	11.5	9.8
Facial Convexity Angle(°)	12.0±4.0	18.7	17.8
Upper Lip length (mm)	20.0±2.0	20.0	21.7
0-Meridian to Sn	8.0±2.0	1.0	1.3
0-Meridian to Pog	0.0±2.0	-20.2	-19.2

图 14-3-22　治疗前与正颌术后 X 线头颅侧位片测量数据对比，Pre 为治疗前，Post 为正颌术后

【治疗体会】

将隐适美矫治技术应用于骨性Ⅱ类错殆畸形正畸 - 正颌联合治疗时，可更为高效精准地根据患者的骨性结构特点设置术前正畸结束时的目标位，并通过咬合跳跃模拟正颌手术的实施，从而在数字化技术的辅助下达到咬合、功能、美观的高度协调。

第四节　严重骨性Ⅲ类错殆畸形隐形矫治

一、严重骨性Ⅲ类错殆畸形正颌术前隐形矫治目标及方法

严重骨性Ⅲ类错殆畸形术前隐形矫治内容同样包括排齐牙列、整平牙列、协调上下颌牙弓宽度，最终达到去除干扰、去代偿等目的。

（一）排齐牙列

骨性Ⅲ类错殆畸形下颌前牙轻中度拥挤的解除往往不需要拔牙，设计 ClinCheck 方案时，只需将舌倾的下颌前牙适当唇倾即可提供间隙，以解除拥挤。若该患者下颌前牙牙根唇侧骨质菲薄，影响了舌倾下颌前牙的唇倾去代偿移动，可考虑先在其唇侧行骨密质切开并植骨辅助。对于上颌拥挤度较大且双侧上颌第三磨牙牙胚发育良好的患者，可考虑拔除双侧上颌第二磨牙以提供间隙，通过推上颌磨牙向远中移动，在解除拥挤的同时适当内收上颌前牙，去除代偿。

（二）整平牙列

骨性Ⅲ类错殆畸形整平牙列大致可分为以下两类：

1. 对于骨性垂直向畸形不严重的病例，即基本平均生长型患者，其纵殆曲线往往不大，整平牙列往往

集中在术前正畸时完成，将上下颌牙列按照要求矫治即可，原则上利用常规的正畸治疗生物力学原理即可实现。多数骨性Ⅲ类错𬌗畸形患者常伴有中重度唇倾代偿，一部分患者上颌补偿曲线加大，设计 ClinCheck 方案时，可通过推磨牙远中移动或拔牙创造间隙，内收去代偿以解决此类牙列整平的问题。部分骨性Ⅲ类错𬌗畸形患者 Spee 曲线反向，且常伴有伸舌习惯，形成小开𬌗，设计 ClinCheck 方案时可通过伸长下颌前牙来整平𬌗曲线。

2. 对于存在明显颌骨垂直向发育异常伴𬌗曲线异常的患者，如严重高角即长面综合征或骨性开𬌗患者，其上颌补偿曲线往往非常陡，后牙槽的垂直向发育过度常是其主要原因，正颌术前正畸对于整平纵𬌗曲线无能为力，故应通过分块手术上抬后牙槽来解决曲线、开𬌗问题，设计 ClinCheck 方案时需要将前后牙段分开排齐、整平，如果将前后牙段一起整平，则会造成前牙代偿性伸长，不利于开𬌗解决、面下 1/3 降低，且易造成术后复发。

（三）协调上下颌牙弓宽度

应用传统固定矫治器进行正颌术前正畸治疗时，上下颌牙弓宽度的协调是最容易忽视的，也是最不易观察的。但数字化排牙技术为牙弓宽度的可视化提供了极大的便利，医师可通过软件直接观察和测量上下颌牙弓的匹配度，无需取模转移至口外进行分析。

协调上下颌牙弓宽度需明确诊断其失调的机制。牙弓宽度有三个重要指标：牙列宽度、牙槽骨宽度及基骨宽度。明确以上问题所在，可以鉴别其为牙性反𬌗还是骨性反𬌗，对于协调上下颌牙弓宽度有着指导意义。同时，还需诊断宽度失调的位置所在，是前牙段还是后牙段宽度失调。

1. 牙性反𬌗　牙性反𬌗即牙槽骨和基骨弓的宽度基本协调。由于牙弓宽度在很大程度上受到后牙颊舌向倾斜度的影响，而横𬌗曲线实际上是由上下颌后牙的颊舌向倾斜度所决定的，故协调牙弓宽度的第一步就是要整平横𬌗曲线，使上下颌后牙直立于基骨上。例如骨性Ⅲ类错𬌗畸形患者由于上颌后牙颊倾和下颌后牙舌倾，当后退下颌后，后牙段常常过宽，需要上颌后牙冠舌向转矩和下颌后牙冠唇向转矩来协调，而前牙段有时会过窄，需要唇颊向展开上颌尖牙及调整弓形来协调。遇到上述情况，设计 ClinCheck 方案时，应在正颌术前于后牙段适当加大反覆盖。类似地，对于骨性Ⅲ类伴偏颌的患者，在偏斜侧往往存在上颌后牙颊倾、下颌后牙舌倾，而对侧则刚好相反，一般代偿程度较偏斜侧轻，设计 ClinCheck 方案时，可通过去代偿在偏斜侧尽量建立反𬌗，在对侧加大覆盖以协调牙弓宽度。

2. 骨性反𬌗　骨性反𬌗大多见于骨性Ⅲ类错𬌗的上颌狭窄，应进行牙弓宽度的测量分析并得出差距量。如相差量在 3～5mm 可以设计 LeFort Ⅰ型分块手术扩大上颌牙弓直接术中解决。如相差量较大，可以先采用手术辅助快速扩弓（SARME）的方法进行矫治，完成后再取模进行隐形矫治。

（四）去除牙代偿

对骨性Ⅲ类错𬌗患者，常规的正畸治疗是唇向展开上颌前牙、舌向内倾下颌前牙来建立覆盖，而在设计 ClinCheck 方案的术前正畸过程中，需要舌向移动上颌前牙，唇向移动下颌前牙，使前牙反覆盖增大。

（五）术后正畸治疗

对于应用隐形矫治进行正畸 - 正颌联合治疗的骨性Ⅲ类错𬌗患者，术后可适当延长𬌗板戴用时间，以维持正颌术中确定的终末咬合关系。4～6周拆除𬌗板后，可进一步通过牵引维持颌骨位置。

二、严重骨性Ⅲ类错𬌗畸形隐形矫治处方表填写及 ClinCheck 方案修改要点

严重骨性Ⅲ类错𬌗畸形隐形矫治处方表填写应包括如下内容：

1．矫治纳入牙列及牙数（是否拔牙），并告知此为手术病例。

2．上颌牙齿移动要求，如推磨牙远中移动的距离及间隙分配方式、拔牙间隙分配方式、牙弓宽度调整、上颌前牙三维移动方式等。

3．下颌牙齿移动要求。

4．咬合跳跃前创造的反覆盖大小及牙列中线是否需调整。

5．弹性牵引钩的设置及附件的具体要求。

6．治疗后对于咬合关系的要求。

7．治疗步数的要求。

类似地，修改 ClinCheck 方案时，应注意咬合跳跃前的反覆盖大小是否足够，以便正颌手术能够最大程度改善患者的咬合关系和面形。

附：

严重骨性Ⅲ类错𬌗畸形的隐适美矫治典型病例

【治疗前资料】

患者，女，20 岁。

主诉 地包天。

既往史 数年前有非拔牙矫治史，否认系统性疾病史，否认过敏史。

颜貌检查 正面观面中部凹陷，颏点左偏，面下 1/3 高度增加。侧面观凹面型，下颌发育过度（图 14-4-1）。

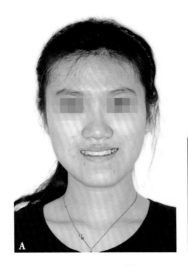 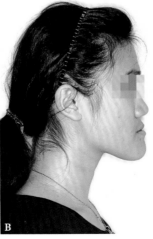

图 14-4-1 治疗前面像
A．正面微笑像 B．侧面像

口内检查 牙列 17—47，41 缺失。双侧尖牙、磨牙近中关系。前牙浅覆拾、浅覆盖。12、22 反拾。下颌前牙舌倾，上下颌前牙区根形暴露（图 14-4-2）。

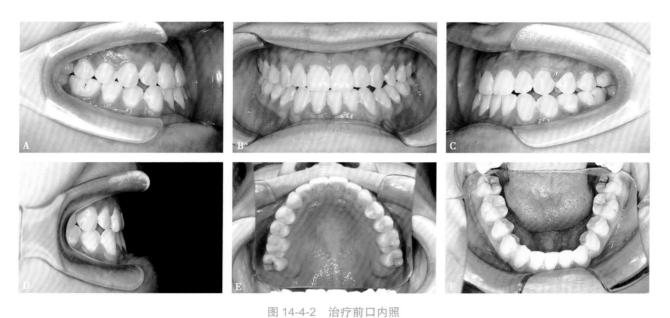

图 14-4-2 治疗前口内照

A. 右侧咬合像 B. 正面咬合像 C. 左侧咬合像 D. 覆拾覆盖像 E. 上颌拾面像 F. 下颌拾面像

X 线检查 治疗前全景片示 18、28 阻生，33—43 唇舌侧牙槽骨吸收（图 14-4-3）。治疗前 X 线头颅侧位片显示骨性Ⅲ类，下颌发育过度，上颌前牙唇倾，下颌前牙舌倾（图 14-4-4）。

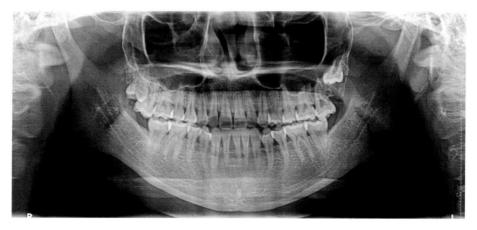

图 14-4-3 治疗前全景片示 18、28 阻生，33—43 唇舌侧牙槽骨吸收

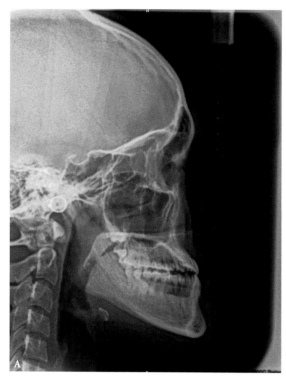

测量值	T0	正常值
SNA (°)	87.1	82.8±4.1
SNB (°)	93.3	80.1±3.9
ANB (°)	-6.2	2.7±2.0
Wits appraisal (mm)	-12.9	0.0±2.0
MP-FH (°)	21.8	27.3±6.1
ALFH/PLFH	160.0	152.0±4.0
UI-SN (°)	122.8	105.7±6.3
UI to N-A (°)	35.7	22.8±5.2
UI to N-A (mm)	9.0	5.1±2.4
LI-MP (°)	62.4	93.2±13.3
LI to N-B (°)	2.0	30.3±5.8
LI to N-B (mm)	0.2	6.7±2.1
UI-LI (°)	148.6	124.0±8.2
Upper OP-FH (°)	5.5	9.3±1.0
Facial Convexity Angle (°)	6.0	12.0±4.0
Upper Lip Length (mm)	21.2	20.0±2.0
0-Meridian to Sn	10.9	8.0±2.0
0-Meridian to Pog'	26.6	0.0±2.0

图 14-4-4 治疗前 X 线头颅侧位片与 X 线头影测量数据显示下颌发育过度，上颌前牙唇倾，下颌前牙舌倾

A. 治疗前 X 线头颅侧位片　B. 治疗前 X 线头影测量数据

【诊断和治疗计划】

综上资料，该患者的诊断为骨性Ⅲ类错𬌗，伴下颌发育过度及面部不对称，安氏Ⅲ类错𬌗，41 缺失，18、28 阻生。

治疗方案包括：

（1）正颌术前正畸：拔除 18、28，排齐整平去代偿；种植钉支抗辅助上颌磨牙远中移动，牙周辅助正畸治疗（PAOO）辅助竖直下颌前牙。

（2）双颌手术：上颌 LeFort Ⅰ 前移，顺时针旋转；下颌 BSSRO 后退摆正，匹配咬合。

（3）正颌术后正畸，精细调整咬合。

【ClinCheck 设计】

上颌：推磨牙远中移动，内收前牙，创造反覆盖。下颌：竖直前牙区，加根舌向转矩。手术咬合跳跃后退下颌，纠正双侧尖牙、磨牙关系至中性关系，纠正前牙覆𬌗覆盖至正常。其他 ClinCheck 设计细节见图 14-4-5～图 14-4-10。

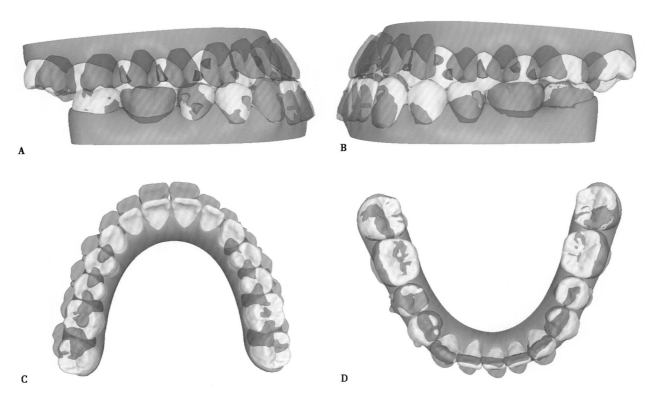

图 14-4-5　ClinCheck 设计（咬合跳跃前）：推上颌磨牙远中移动，内收上颌前牙，创造反覆盖；竖直下颌前牙区，加根舌向转矩
A. 右侧咬合像　B. 左侧咬合像　C. 上颌𬌗面像　D. 下颌𬌗面像

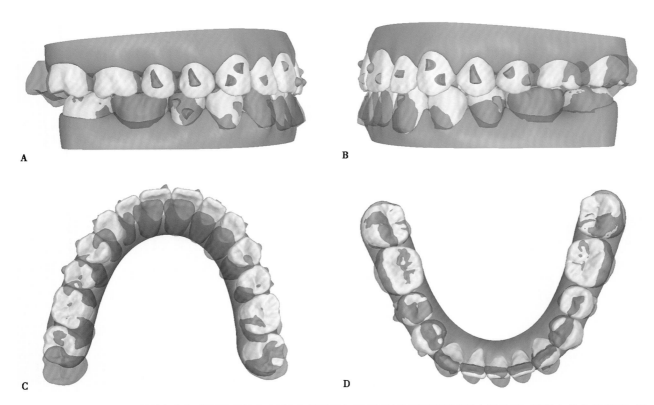

图 14-4-6　ClinCheck 设计（咬合跳跃及后续）：正颌手术下颌向后跳跃纠正双侧磨牙至中性关系，继续内收上颌前牙，竖直下颌前牙区
A. 右侧咬合像　B. 左侧咬合像　C. 上颌𬌗面像　D. 下颌𬌗面像

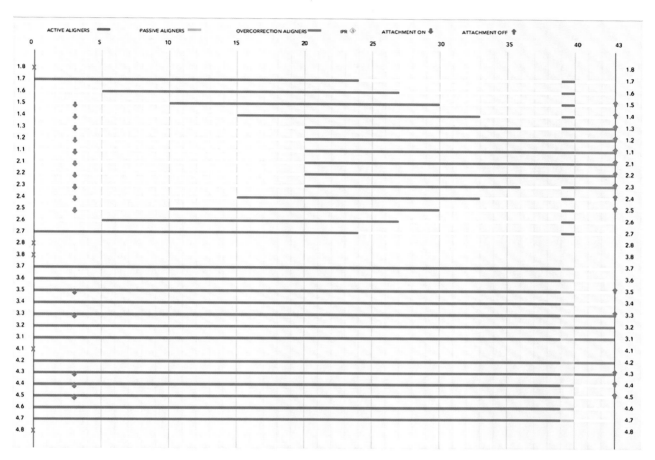

图 14-4-7　ClinCheck 分步图，上颌磨牙远中移动采用 V 型序列远中移动

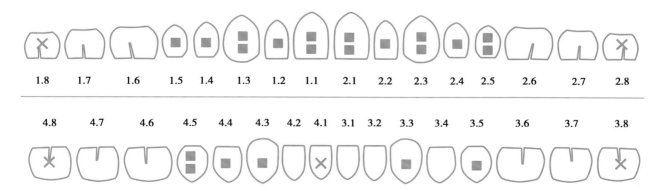

图 14-4-8　附件设计：14、15、24、33、35、43、44 采用优化旋转附件，11、13、15、21、23、45 使用优化控根附件

TOOTH MOVEMENT ASSESSMENT

Tooth	Assessment	Movement	Value	Range
1.7	Blue	Intrusion	0.9 mm	0.5 mm-1.0 mm
1.7	Blue	Root Movement	5.6 mm	4.0 mm-6.0 mm
2.4	Blue	Extrusion	0.8 mm	0.5 mm-1.0 mm
2.6	Blue	Root Movement	4.3 mm	4.0 mm-6.0 mm
2.7	Blue	Intrusion	0.7 mm	0.5 mm-1.0 mm
2.7	Blue	Root Movement	4.5 mm	4.0 mm-6.0 mm
3.5	Blue	Extrusion	0.7 mm	0.5 mm-1.0 mm
3.5	Black	Root Movement	6.2 mm	> 6.0 mm
3.4	Blue	Root Movement	5.2 mm	4.0 mm-6.0 mm
3.3	Black	Root Movement	7.8 mm	> 6.0 mm
3.2	Blue	Root Movement	7.2 mm	> 6.0 mm
3.1	Blue	Root Movement	8.6 mm	> 6.0 mm
4.2	Blue	Root Movement	7.5 mm	> 6.0 mm

Tooth	Assessment	Movement	Value	Range
4.3	Blue	Root Movement	4.7 mm	4.0 mm-6.0 mm
4.4	Blue	Root Movement	4.7 mm	4.0 mm-6.0 mm
Upper Right Quadrant	Blue	A-P Correction	3.5 mm	2.0 mm-4.0 mm
Upper Left Quadrant	Blue	A-P Correction	3.8 mm	2.0 mm-4.0 mm

图 14-4-9　中等难度和困难牙移动数值

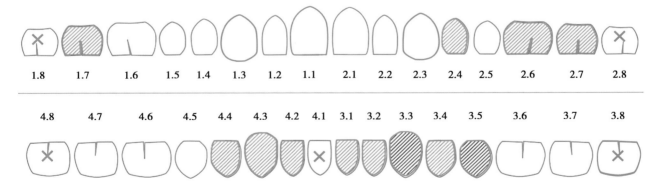

图 14-4-10　牙移动难度评估：33、35 移动最难，为黑色；17、24、26、27、31、32、34、42、43、44 移动难度中等，为蓝色；其余牙移动比较容易实现，为白色

【治疗过程和结果】

　　总疗程为 20 个月，每 2～3 个月复诊一次。因隐适美矫治方案中牙齿移动方式明确，可在磨牙远中移动基本到位后将正颌手术提前，并在方案设计时为正颌术后牙齿的移动预留空间（图 14-4-11～图 14-4-22）。

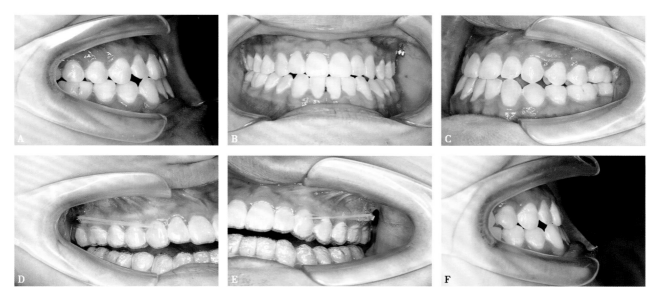

图 14-4-11 矫治第 2 步,治疗 1 个月时口内照,上颌双侧后牙区植入 8mm 种植钉,用弹性牵引辅助上颌磨牙远中移动

A. 右侧咬合像 B. 正面咬合像 C. 左侧咬合像 D. 右侧弹性牵引 E. 左侧弹性牵引 F. 覆拾覆盖像

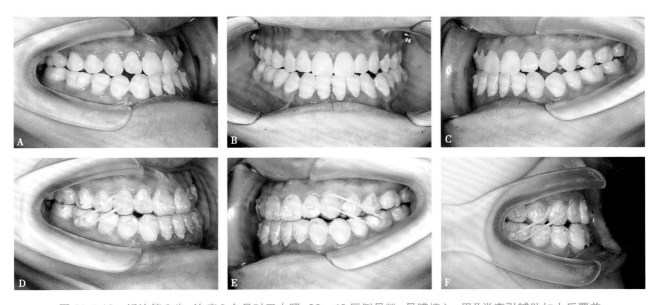

图 14-4-12 矫治第 8 步,治疗 3 个月时口内照,33—43 唇侧骨粉、骨膜植入,用Ⅱ类牵引辅助加大反覆盖

A. 右侧咬合像(未戴矫治器) B. 正面咬合像(未戴矫治器) C. 左侧咬合像(未戴矫治器) D. 右侧弹性牵引(戴第 8 副矫治器) E. 左侧弹性牵引(戴第 8 副矫治器) F. 覆拾覆盖像(戴第 8 副矫治器)

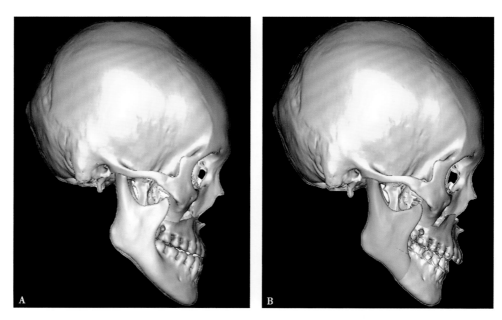

图 14-4-13   上颌 LeFort I 前移 3mm，顺时针旋转 5°；下颌 BSSRO 后退摆正，匹配咬合

A. 正颌术前螺旋 CT 三维重建   B. 正颌手术设计

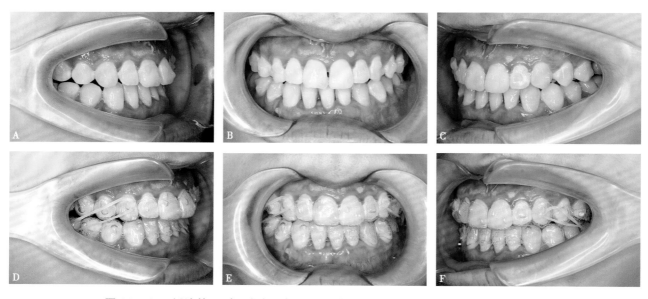

图 14-4-14   矫治第 11 步，治疗 5 个月，正颌术后 1 个月口内照，用 II 类牵引调整咬合

A. 右侧咬合像（正颌手术后）   B. 正面咬合像（正颌手术后）   C. 左侧咬合像（正颌手术后）   D. 右侧弹性牵引（戴第 11
副矫治器）   E. 正面咬合像（戴第 11 副矫治器）   F. 左侧弹性牵引（戴第 11 副矫治器）

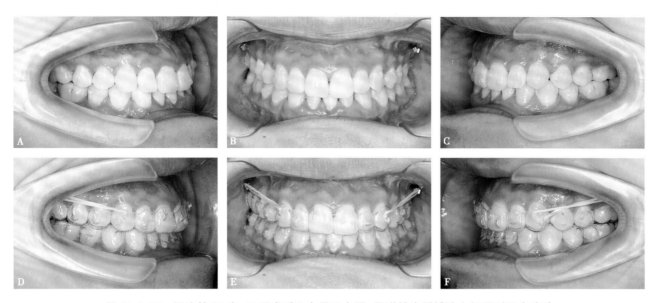

图 14-4-15 矫治第 23 步，正颌术后 6 个月口内照，用弹性牵引辅助上颌牙列远中移动

A. 右侧咬合像（正颌手术后 6 个月） B. 正面咬合像（正颌手术后 6 个月） C. 左侧咬合像（正颌手术后 6 个月） D. 右侧弹性牵引（戴第 23 副矫治器） E. 正面咬合像（戴第 23 副矫治器） F. 左侧弹性牵引（戴第 23 副矫治器）

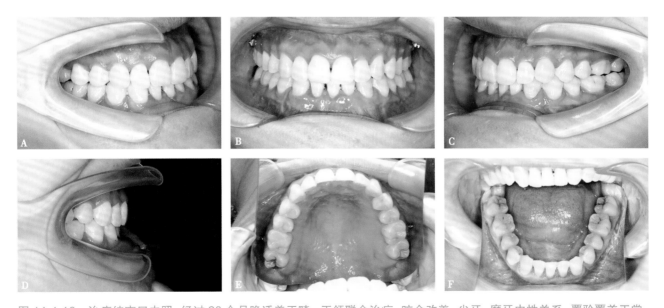

图 14-4-16 治疗结束口内照，经过 20 个月隐适美正畸 - 正颌联合治疗，咬合改善，尖牙、磨牙中性关系，覆殆覆盖正常。治疗目标达到，进入保持阶段

A. 右侧咬合像 B. 正面咬合像 C. 左侧咬合像 D. 覆殆覆盖像 E. 上颌殆面像 F. 下颌殆面像

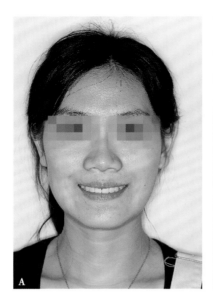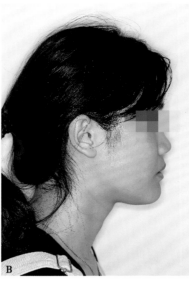

图 14-4-17 治疗后面像,面形改善,侧貌良好

A. 正面微笑像 B. 侧面像

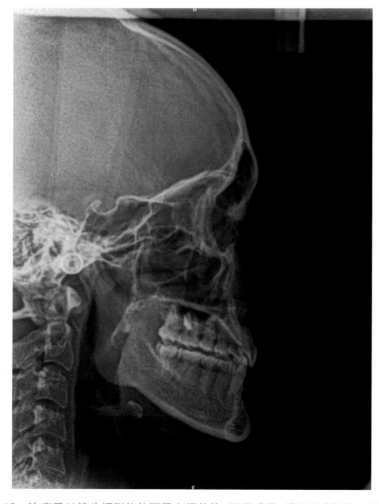

图 14-4-18 治疗后 X 线头颅侧位片可见上颌前伸,下颌后退,前牙反殆解除,凹面型改善

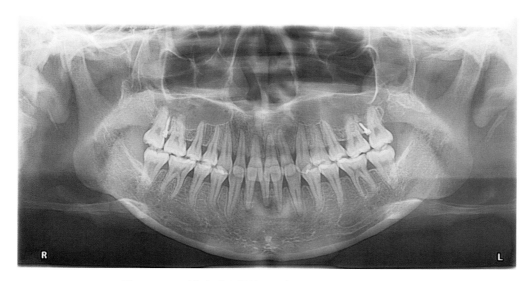

图 14-4-19 治疗后全景片示牙根平行度好，牙周无异常

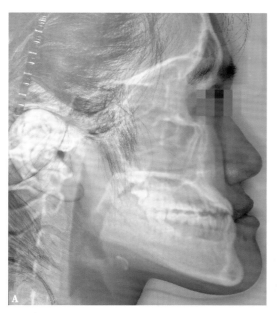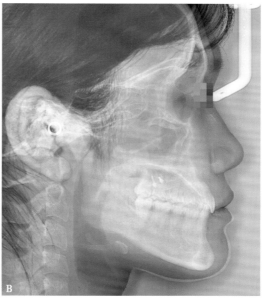

图 14-4-20 治疗前后侧貌

A. 治疗前侧貌 B. 治疗后侧貌

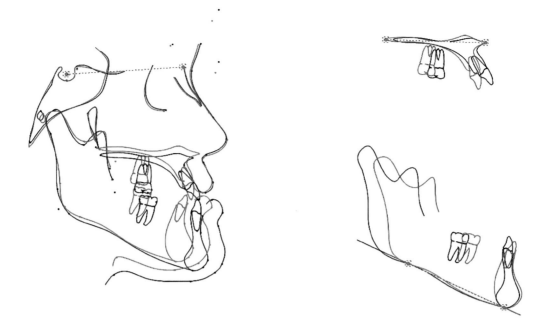

图 14-4-21　治疗前后 X 线头影描迹重叠图(黑色线条为治疗前,红色线条为治疗后)

Measurements	Normal	T0	T1	T2
SNA (°)	83.13±3.6	87.1	93.3	88.1
SNB(°)	79.65±3.2	93.3	91.4	86.5
ANB(°)	3.48±1.69	-6.2	1.9	1.6
Wits appraisal (mm)	0.0±2.0	-12.9	-4.3	-7.1
MP-FH(°)	27.3±6.1	21.8	26.8	26.2
ALFH/PLFH	152.0±4.0	160	120.6	98.7
U1-L1(°)	126.96±8.54	148.6	150.2	147.1
U1-SN(°)	105.23±6.02	122.8	120.6	98.7
UI-NA (mm)	4.05±2.32	9.0	6.0	1.7
UI-NA(°)	21.49±5.92	35.7	27.3	10.6
LI-NB (mm)	5.69±2.05	0.2	-1.3	1.2
LI-NB(°)	28.07±5.58	2.0	0.7	20.7
LI-MP(°)	96.5±7.1	62.4	62.9	84.8
Upper OP-FH(°)	9.3±10	5.5	13.0	18.3
Facial Convexity Angle(°)	12.0±4.0	6.0	7.8	17.0
Upper Lip length (mm)	20.0±2.0	21.2	23.7	22.3
0-Meridian to Sn	8.0±2.0	10.9	14.3	8.3
0-Meridian to Pog	0.0±2.0	26.6	19.4	13.7

图 14-4-22　治疗前后 X 线头影测量数据对比,T0 为治疗前,T1 为正颌术前,T2 为治疗结束

【治疗体会】

随着数字化在口腔医学中的推进,将隐适美矫治技术应用于骨性Ⅲ类错殆畸形的正畸 - 正颌联合治疗时,因 ClinCheck 方案中牙齿移动方式明确,可在磨牙远中移动基本到位后将正颌手术适当提前,并于正颌手术方案设计时为术后牙齿的移动预留空间。本案例中,术前正畸阶段仅耗时 4 个月,在遵从患者意愿尽早改善面形的同时,也一定程度上缩短了疗程。

(房　兵　欧阳宁鹃)

参 考 文 献

1. 沈国芳，房兵. 正颌外科学. 杭州：浙江科学技术出版社，2013.

2. 胡静，王大章. 正颌外科. 北京：人民卫生出版社，2006.

3. 维诺德·克里希南，泽耶夫·达维奥维奇. 临床整合口腔正畸学. 房兵，朱敏，夏伦果，译. 上海：同济大学出版社，2020.

15

第十五章 牙周病患者的隐适美矫治系统治疗策略

第一节 错𬌗畸形与牙周病

长期的口腔健康在很大程度上受益于牙周组织的稳定，这是目前公认的观点。牙周病治疗的终极目标被广泛定义为：牙周袋探诊深度不大于 5mm，探诊出血指数小于 15%，患者能够进行有效的自洁，无根分叉病变，有足够的附着龈宽度和厚度提供稳定的牙周纤维屏障以抵御各种临床风险。

错𬌗畸形不会直接造成牙周组织损伤，但是研究发现未经治疗的错𬌗畸形与牙周病的进展相关，而正畸治疗可减慢牙周病的进展。牙列拥挤区域的菌斑堆积更显著，菌斑生物膜积聚对牙周健康有一定影响，但不是直接因素。与牙周附着丧失有直接关系的错𬌗畸形是深覆𬌗，对上颌切牙舌侧及下颌切牙唇侧的撞击直接导致附着丧失。𬌗力分布不均可能是错𬌗畸形加重牙周破坏的另一途径。在牙周健康的状态下，牙周组织具有一定的适应咬合承载变化的能力，𬌗力可能会引起牙周膜炎症，牙槽骨、牙骨质吸收。这种组织变化将导致牙周膜增宽、角形骨缺损、牙松动度增加，但是并不影响牙槽骨上方结缔组织附着，这意味着𬌗创伤并不能作为牙龈炎、破坏性牙周疾病的重要始发因素，咬合创伤所致的异常振动力不会导致牙周附着丧失，但在牙周炎存在时，这种异常𬌗力会加重牙周附着的丧失。

成人正畸患者中，牙周疾病所致的错𬌗畸形占相当大的比例，牙龈退缩、牙周附着丧失以及牙周探诊深度大于 4mm 的罹患风险随年龄而显著增加的现象很普遍。牙周病患者常存在咬合创伤，可分为原发性咬合创伤和继发性咬合创伤。原发性咬合创伤如前牙深覆𬌗、深覆盖、反𬌗，后牙锁𬌗等，是牙周局部破坏的危险因素。继发性咬合创伤是指患牙周病后，牙周支持组织丧失，牙齿在不平衡的𬌗力作用下出现病理性移位，继而进一步加重牙周组织的破坏。

第二节 牙周病患者正畸治疗适应证

牙齿支持组织丧失会导致单颗甚至一组牙的病理性移位，结果是切牙出现正中或者普遍性的牙间隙，切牙区唇向扇形散开，可能伴有或者不伴有牙齿倾斜，前磨牙和磨牙旋转或倾斜导致后牙咬合紊乱以及垂直距离降低。牙周病患者错𬌗畸形的典型表现是深覆𬌗、深覆盖，逐渐出现且加重的上颌切牙间隙和下颌切牙拥挤（图 15-2-1）。牙齿移位导致的错𬌗畸形与牙槽骨高度变化密切相关，牙槽骨高度降低，牙齿阻抗中心根方移位，在𬌗力作用下导致切牙唇倾伸长，同时水平向分力增加加重了牙根与牙槽骨骨壁的分离，产生更明显的牙齿移位和更大的水平向剪切分离力。切牙唇向扇形倾斜打破了既往的唇舌肌力平衡，下唇行使吞咽、发音或其他功能时移位于上颌前牙舌侧，导致前牙覆盖进一步增加。后牙区牙列缺失的患者，后牙常表现为近中倾斜，出现咬合塌陷，也进一步加重了前牙深覆𬌗。这些问题必须通过正畸治疗解决。

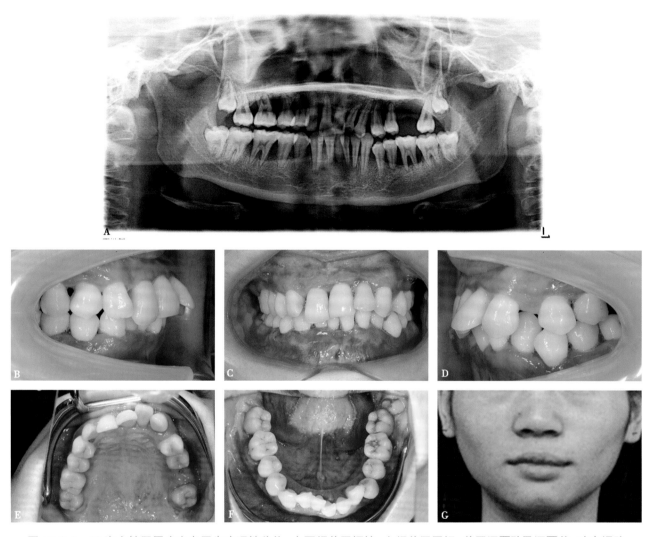

图 15-2-1　19 岁女性牙周病患者牙齿病理性移位：上下颌前牙拥挤，上颌前牙唇倾，前牙深覆𬌗及深覆盖，咬合塌陷
A. 全景片　B. 右侧咬合像　C. 正面咬合像　D. 左侧咬合像　E. 上颌𬌗面像　F. 下颌𬌗面像　G. 正面像

没有健康牙周组织的支持，明显病理性移位的牙齿在自然功能负荷下会加重牙周损伤和移位，牙周病继发错𬌗畸形和原有错𬌗畸形因牙周病加重的患者，若不借助正畸治疗，是无法达到满意效果的。正畸治疗包括：

1. 排齐错位牙列，改善自洁效果，利于菌斑控制。

2. 直立内收唇向倾斜的切牙，形成浅切导的平缓咬合平面，缓解前牙𬌗力，改善面形。

3. 排齐错位牙列，改善侧向功能性及非功能性𬌗力。

4. 建立更理想的咬合平面，避免𬌗力不平衡，促进咬合稳定，恢复正常咀嚼功能刺激。

5. 直立倾斜的牙齿，消除因釉牙骨质界太低而引起的骨缺损正畸治疗（图 15-2-2）。

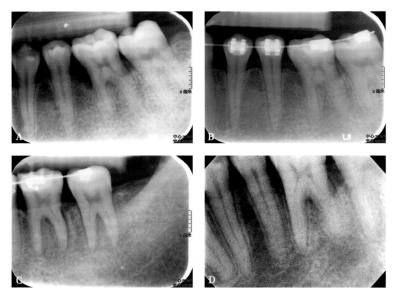

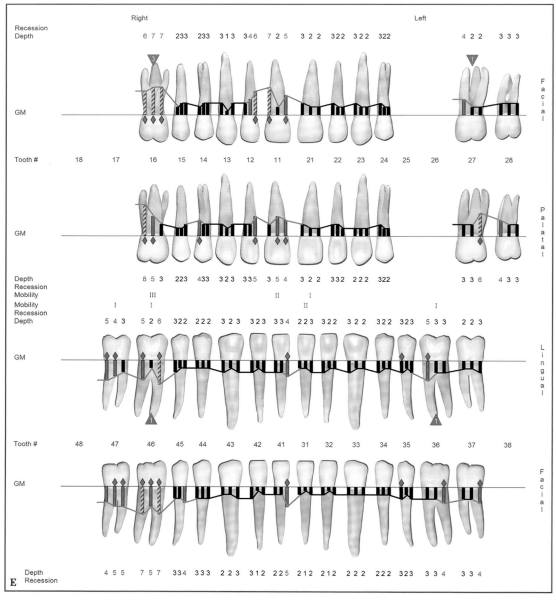

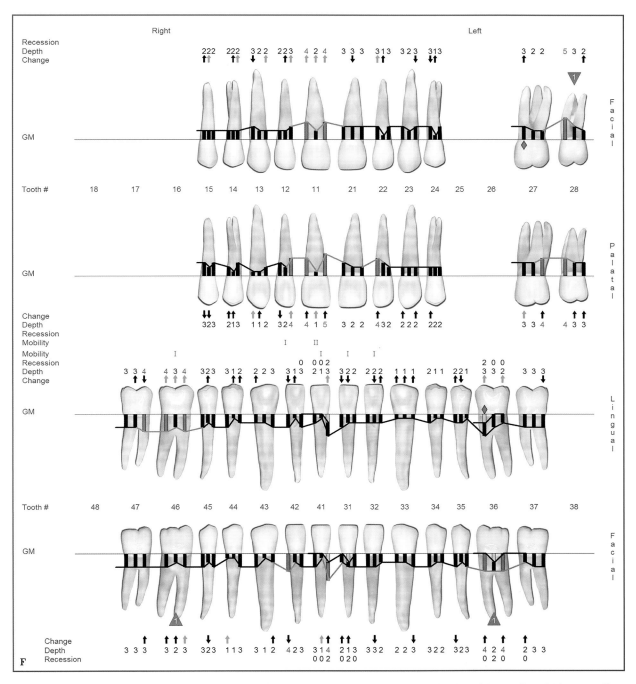

图 15-2-2　牙周病症静止期，直立倾斜的第一磨牙，消除因釉牙骨质界太低而引起的骨缺损，改善近中的深牙周袋
A. 正畸治疗前根尖片　B. 正畸治疗 4 个月根尖片　C. 正畸治疗 16 个月根尖片　D. 正畸治疗完成后根尖片　E. 规范牙周治疗前牙周检查记录表　F. 牙周炎静止期，正畸治疗前牙周检查记录表

但是牙周病正畸治疗仍然面临潜在风险：

1. 矫治器对口腔清洁的不良影响可能会加重牙周组织炎症。

2. 矫治过程中压入伸长的牙齿、扭转牙过度矫正、切牙过度唇舌向倾斜、过度扩弓等对牙周组织受力是非生理性的，牙齿松动度增加、咬合干扰使牙周探诊深度增加，有可能加重牙周组织的破坏和损伤。随着牙齿松动度的增加，患者可能会出现副功能运动，进一步加剧牙齿松动度，进而加速牙周附着丧失。

　　3. 非正确的施力方式可能导致牙槽骨开裂、开窗（图 15-2-3），牙周组织存在感染和炎症时进行正畸治疗，正畸力量会成为协同破坏因素，加重牙周组织破坏，加速骨吸收，使牙周袋加深，附着丧失加重，牙齿松动脱落（图 15-2-4）。正确的施力时机、方向、大小是牙周病正畸治疗的关键。

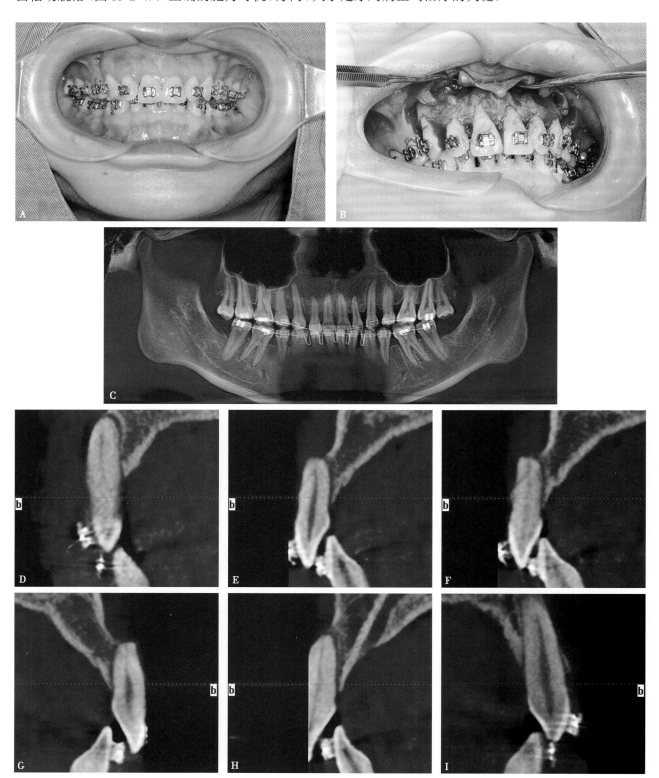

图 15-2-3　牙周病正畸治疗内收前牙过程中，未行合理转矩控制，导致牙槽骨开裂、穿孔，牙根明显吸收
A. 治疗中口内照　B. 牙周手术暴露牙槽骨　C. 治疗中全景片　D～I. 治疗中前牙 CT

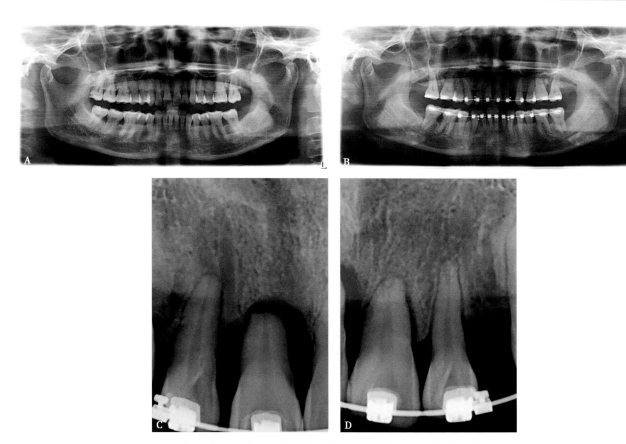

图 15-2-4　牙周病患者未进行牙周炎症控制，正畸治疗加重牙槽骨吸收、牙根明显吸收

A. 治疗前全景片　B. 治疗中全景片　C～D. 治疗中前牙根尖片

第三节　正畸治疗的牙周界限

无论正畸医师能力多强，如果在治疗过程中没有认识到牙周治疗限度及牙周敏感性，都会导致正畸治疗失败。正畸治疗中牙周病的症状可能出现在治疗前、治疗中及治疗后，临床表现为：①牙龈炎症；②牙周袋形成；③牙明显松动；④牙槽骨出现水平、垂直吸收，正畸医师应该对患者的牙周状况进行正确的实时评估。

正畸牙移动对牙周组织的影响取决于牙周组织的健康状况、牙周损害的类型及程度。牙移动过程中，牙周组织（包括牙周膜、牙槽骨及牙周软组织）会随牙齿的移动而移动，在良好的牙周健康条件下，可能发生牙槽骨的改建增生，改善牙周组织的健康，但是正畸治疗对牙周组织的这种恢复作用并不适用于所有的牙周病损，非生理性的正畸力也能加剧牙周组织的破坏。

正畸治疗的牙周限度依赖于局部环境和牙齿移动的类型。牙齿矢状向和横向整体移动的力量不会影响牙槽嵴上方的组织和牙周膜高度，因而不会引起结缔组织附着丧失和结合上皮根向移位。对于存在龈上菌斑的牙齿施加正畸力使其水平向整体移动，不会加重牙龈的炎症程度。但是施加倾斜移动的力量时，若此时牙齿存在微生物聚集，正畸移动可能使龈上菌斑移至龈下，引起牙周组织的破坏。大多数患者进行正畸治疗面临矢状向及横向牙移动时，正畸牙移动局限在牙槽突的范围内，对软组织的有害副作用是很小的。附着龈被认为是保障牙龈健康的重要结构，附着龈缺乏黏膜下层，固有层直接贴附于牙槽骨，富含胶原纤维，表面角化程度高，对局部刺激具有较强的抵抗力。正畸治疗前需要对附着龈的量进行评估，主要包括两个内容：一是附着龈的宽度，即龈沟底到膜龈联合的距离；二是附着龈的厚度。从牙龈对细菌感染的抵抗力角度来说，角化龈的宽度至少要达到 2mm，附着龈的厚度至少要达 1mm，此时正畸治疗才是安全的。附着龈的厚度相较附着龈的宽度，是导致牙龈退缩更重要的软组织因素。牙龈颊舌向的厚度与正畸治疗中牙龈退缩和附着丧失具有相关性。牙齿移位侧的附着龈厚度标准为不小于 1mm，当对附着龈薄弱的牙齿进行倾斜移动时，可能会导致骨开裂以及边缘牙龈组织退缩（图 15-3-1，图 15-3-2）。进行正畸牙矢状向移动时，对于附着龈厚度、牙根位置、基骨厚度、骨组织和软组织都比较薄弱的患者，考虑在正畸治疗前进行软硬组织增量（图 15-3-3），即使在正畸治疗中保证严格的口腔卫生，定期牙周维护，仍然可能面临较高的牙周风险。

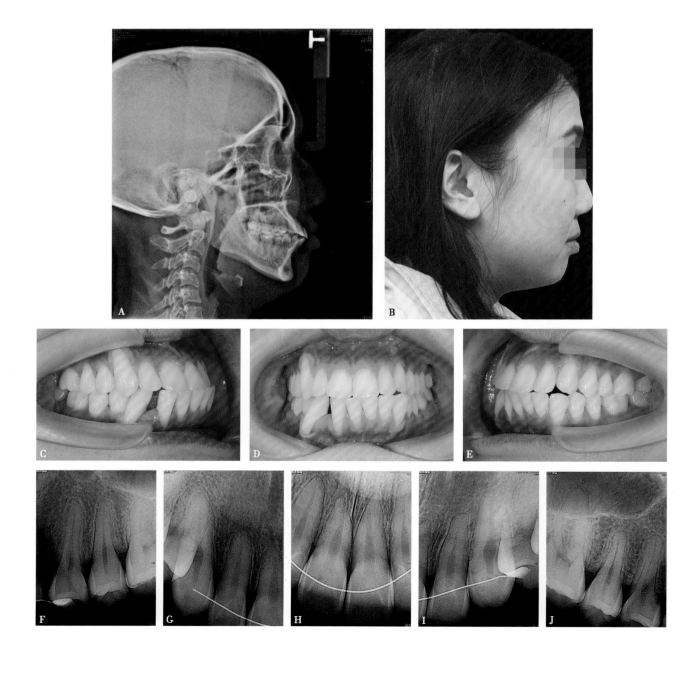

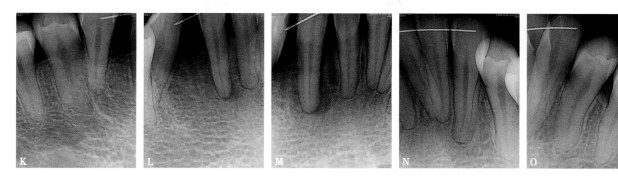

图 15-3-1　附着龈不足，唇倾排齐前牙后，组织变薄，牙龈出现退缩和根尖周炎症

A．治疗后 X 线头颅侧位片　B．治疗后侧面像　C．治疗后右侧咬合像　D．治疗后正面像　E．治疗后左侧咬合像
F～O．治疗后根尖片

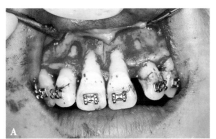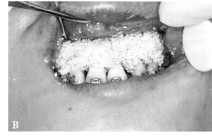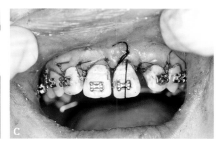

图 15-3-2　唇侧骨组织不足，唇倾前牙、扩大牙弓易发生骨开裂、骨开窗

A．正畸治疗唇倾前牙，前牙出现骨开裂、骨开窗　B．植入骨粉　C．黏骨膜瓣无张力间断悬吊缝合

（南方医科大学口腔医院牙周病科徐琛蓉博士供图）

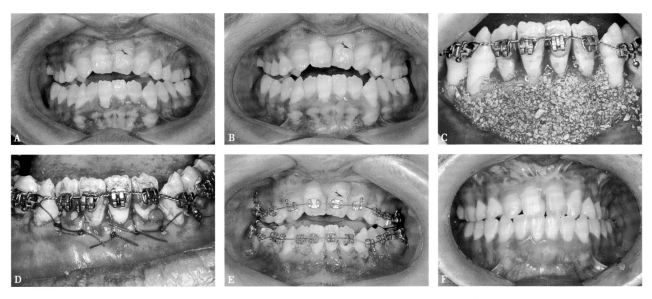

图 15-3-3　骨密质切开术后，牙槽骨出现局部加速修复，牙齿移动速度加快，骨移植使牙槽骨骨量增加，以保证正畸治疗后足够的牙槽骨覆盖，避免骨开裂、骨开窗现象发生，使牙周组织更健康

A．正畸治疗前　B．牙周基础治疗后　C．去骨密质手术，植入骨粉　D．黏骨膜瓣无张力双乳头间断悬吊缝合　E．术后 7 天正畸加力　F．正畸治疗完成

（南方医科大学口腔医院牙周病科徐琛蓉博士供图）

在正畸牙移动过程中,骨组织、牙周韧带、软组织都随着牙齿移动而移动,在牙周健康、口腔卫生保持良好的情况下伸长牙齿,随着牙齿的萌出,牙槽突高度增加,骨内缺损减少,牙周探诊深度降低,促进牙周附着冠向增生(图15-3-4)。正畸伸长牙齿是构建牙槽突的推荐方法:单颗牙牵引消除和降低角形骨缺损,根尖区和牙槽嵴顶有骨沉积,附着龈宽度增加,牙槽骨形态改善,促进了牙周骨缺损修复,为后续种植修复创造了条件(图15-3-5)。在严格牙周维护支配下进行牙齿压低,牙齿被压入骨组织,没有牙槽高度降低和牙周炎症产生。在持续轻柔的根方压入力作用下,可以使水平向骨缺损的牙齿产生新附着,但对于牙槽骨支持严重不足的患者,即使将牙齿移到垂直骨缺损区也不会导致牙周附着的获得,反而增加了牙周破坏的风险。

在健康但已有牙周支持组织下降的部位,在生理范围内的正畸力并不会导致牙龈炎症,在菌斑控制良好的情况下,可以成功实现牙齿移动,不会出现牙周组织损害。但在菌斑控制不良时,相似的力会造成牙槽骨角形吸收,倾斜和压低会引起牙周附着丧失。对于存在牙周支持组织丧失的牙位,造成牙周炎症发生、发展和复发的重要因素就是菌斑的存在。牙周的健康状态是进行正畸牙移动的决定因素,牙移动的牙周限度取决于局部环境和牙齿移动类型。

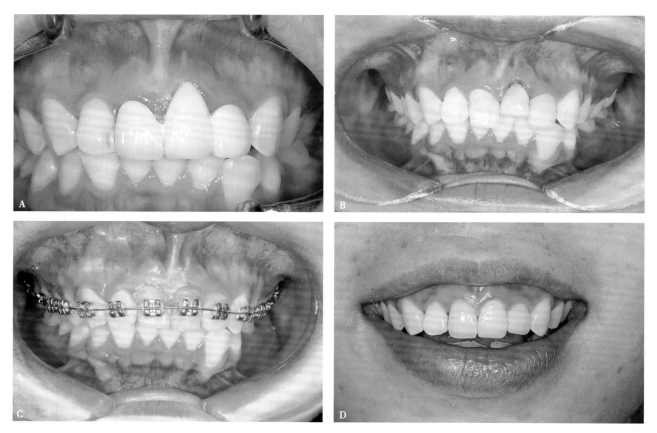

图 15-3-4　正畸伸长 21,牙周附着冠向增生,龈缘高度和位置改善

A. 正畸治疗前　B. 21临时冠制作完成　C. 正畸治疗伸长 21　D. 烤瓷全冠修复21

(南方医科大学口腔医院口腔修复科陈奕帆博士供图)

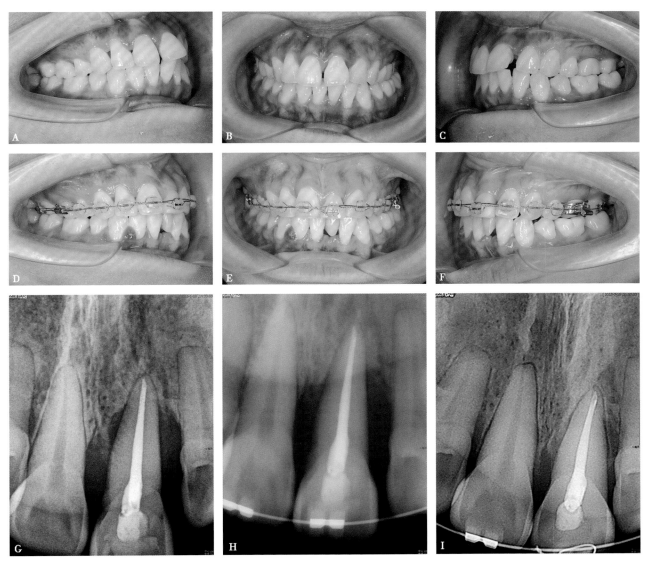

图 15-3-5　正畸伸长牙齿是构建牙槽突的推荐方法，正畸伸长 21，根尖区和牙槽嵴顶骨沉积

A. 治疗前右侧咬合像　B. 治疗前正面咬合像　C. 治疗前左侧咬合像　D. 治疗 6 个月伸长、内收 21 后右侧咬合像　E. 治疗 6 个月伸长、内收 21 后正面咬合像　F. 治疗 6 个月伸长、内收 21 后左侧咬合像　G. 正畸治疗前根尖片　H. 正畸治疗 3 个月根尖片　I. 正畸治疗 6 个月根尖片

第四节　牙周病患者的正畸治疗时机

所有类型的牙周炎均以牙周韧带破坏、邻近支持骨组织丧失为特征，并且通常伴有牙龈炎。突发性牙周炎通常表现为缓解期和不确定的静止期后短暂的明显附着丧失。牙周炎是多因素疾病，其进展程度和形式受基因易感性和环境因素交互作用的影响，正畸医师必须评估和控制每一位患者的牙周状态。在制订方案时，要确保牙周医师在正畸治疗前、治疗中和治疗后进行必要的治疗，使牙齿在健康的口腔环境中进行合理的牙移动，既可保证现存牙周组织的最佳功能，又可实现咬合稳定及美观改善。牙周病患者治疗诸多目标的实现必须建立在牙周病综合序列治疗的基础之上。

1. 疾病控制　治疗目标是控制甚至消除炎症，包括龈上洁治、龈下刮治、根面平整、去除不良修复体以及龋病病损的牙体治疗等。

2. 手术治疗　当存在袋深≥5mm，不规则骨外形或"弹坑状"骨缺损，未清除的龈下菌斑，Ⅱ度或者Ⅲ度根分叉病变，末端磨牙远中邻面存在膜龈相关问题，持续性炎症，牙根暴露过多，牙龈软组织过度增生等问题时考虑进行手术治疗。

手术治疗分成两大类：①牙周手术，目的是控制活动期牙周疾病，比如牙周翻瓣术；②修复前手术，为后期修复做准备，比如冠延长术、牙根覆盖术等。

3. 修复性治疗阶段　修复性治疗主要是通过固定桥、可摘局部义齿、种植修复等恢复口腔功能、美观及健康。

4. 维持阶段　维持阶段是指进行牙周支持治疗，维持前期所有阶段的治疗效果，定期回访患者，要求患者按时复诊，防止牙周炎症复发。

正畸治疗是牙周病治疗有效的辅助手段，在牙周疾病多学科联合治疗方案中占据独特的地位。正畸治疗前如尚未控制牙周疾病，牙齿移动会进一步引起牙槽骨吸收及附着丧失（图15-4-1）；牙周急性期炎症得到有效控制，牙周病处于静止期时，即使牙周疾病导致部分骨丧失，牙齿仍然可以实现不引起进一步附着丧失的正畸性移动。正畸治疗和手术治疗（第二阶段）阶段紧密联系却又相互独立，有些手术需要在正畸治疗之前开展，有些则需要在正畸治疗之后进行。正畸牙移动可以改变角化龈宽度和牙槽骨的形态，为牙周病骨缺损修复起到正向作用，非手术性牙周治疗能够充分控制活动期牙周病，牙槽骨修整、牙周袋切除应当延迟到正畸治疗结束后进行；但是，对于深牙周袋、根分叉病变，牙周引导组织再生术、牙周软组织移植手术等则需要在正畸治疗之前进行。如果牙周炎症控制不佳，可以进行翻瓣术消除牙周炎症，但术中建议不要进行牙槽骨修整术，因为正畸治疗导致的骨改建过程对于骨形态具有积极作用。

牙周炎症控制不佳和牙槽骨吸收严重（垂直型骨吸收、骨下袋）的患者，一般不宜先行正畸治疗，需在炎症控制后进行牙周引导组织再生术（图15-4-2）、牙周软组织移植手术等牙周再生性手术来恢复一定的牙周支持组织，再行正畸治疗。牙周再生术后正畸移动牙齿的时机不尽相同。一般再生术后4～8周可以开始正畸治疗，正畸引发的组织改建有可能加速骨材料吸收降解，促进骨形成改建。

牙周病患者经过牙周基础治疗（如口腔卫生宣教、菌斑控制、龈下刮治及根面平整）后，确认牙周炎症已得到控制，牙周病处于静止期，同时患者治疗意愿强烈，并已熟练掌握口腔卫生维护措施及方法，菌斑水平令人满意时，可以考虑开始进行正畸治疗。在正畸治疗前应控制进展性牙周疾病，避免快速、不可逆的牙周组织破坏，在牙周炎得到控制或处于牙周炎静止期时进行正畸治疗。其牙周状况应满足探诊出血位点小于15%，全口菌斑指数小于20%，全口牙周探查无牙周袋深度大于达5mm的患牙，无Ⅱ度以上根分叉病变，且患者口腔卫生维护良好，可进行正畸治疗。

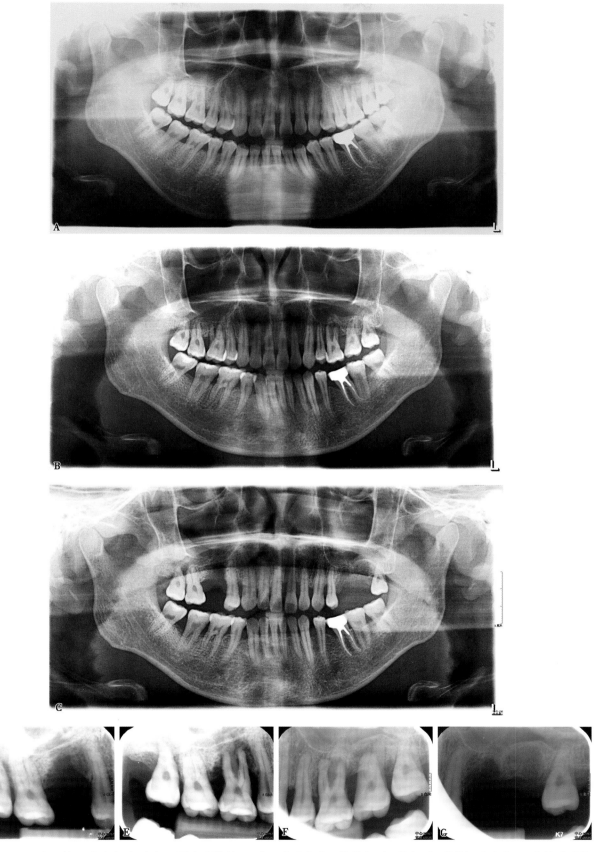

图 15-4-1　25 岁男性正畸治疗时，未行牙周炎症控制，正畸牙移动造成牙槽骨角形吸收加重、附着迅速丧失、牙齿松动脱落
A. 正畸治疗前全景片　B. 正畸治疗完成全景片　C. 正畸治疗后 4 年全景片　D～G. 正畸治疗后 4 年根尖片

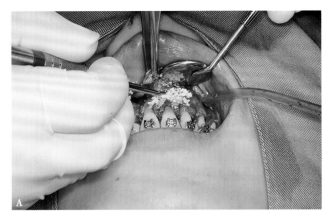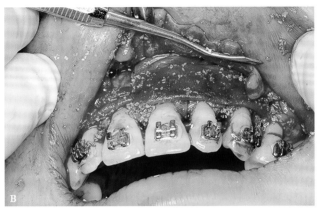

图 15-4-2　牙周引导组织再生术
A. 根面平整后植入骨粉　B. 放置并固定膜

在牙周治疗告一段落时，正畸治疗前应有一段时间的观察期，以确保患者能有效维护牙周状况，同时使牙周组织有时间得以恢复。在正畸牙移动中应定期行规范的牙周治疗，建议在正畸治疗期间，每 3 个月进行 1 次牙周检查及维护，每 3～6 个月拍摄全景片或全口根尖片。正畸复诊时需要进行牙周实时再评估，如口腔卫生状况、牙周袋深度、附着丧失水平、出血指数、菌斑指数等。同时，重新审查初步诊断，对预后进行判断，以备治疗方案的调整。再评估是整个治疗过程中最重要的部分，所有的治疗方案调整都必须依照再评估的结果。

第五节　牙周病患者隐形矫治

在临床实践中，从伦理角度，医师必须强调口腔健康，减轻患者顾虑。考虑治疗方案时，必须重视患者的期望，判断患者的需求，并确保采用的治疗方法符合患者的最大利益。相对于牙周健康人群，受损的牙周支持组织使牙周病患者的正畸治疗更加复杂，风险更高，为了使疗效最大化，应从整体上把握牙周和正畸动态关系的复杂性，所有的牙周治疗都要考虑对正畸治疗的影响，所有的正畸治疗都要考虑对牙周的影响。在每一个特定的环境下，主诊医师的目标之一就是确定每个治疗程序对治疗的影响，并充分协调不同治疗程序之间的关系。治疗的成败取决于主诊医师对牙周及正畸治疗原则的实际把握，二者既独立又相互依赖。

在制订完整的治疗计划之前，必须充分了解和评价各种可能的致病因素，除全身系统性因素外，还需考虑牙周疾病、不良咬合、龋病等，临床医师应该尽可能为每一位患者制订全面的"理想"治疗计划，并提供适当可预期的选择方案，以使患者能够从时间安排、经济条件、身体状况及心理承受等方面综合考虑，选择最终的治疗方案。牙周炎患者正畸治疗时，首先对牙周支持情况进行评估，遵循少量牙移动的原则，根据评估结果决定牙齿的移动程度、移动方式及移动时机。

牙周炎患者需要多学科联合治疗，牙周、种植、修复及正畸医师有序协作，规划治疗的阶段性及远期目标，确定治疗的具体时机、步骤及方法，监控治疗的实施结果，必要时调整治疗方案，无论是采用固定矫治还是隐形矫治，都应遵循轻力、细丝、易清洁的原则。

一、牙周病患者正畸治疗的目标规划

牙周炎患者经过系统牙周治疗后，牙周炎症得到控制，处于静止期，同时患者已熟练掌握口腔卫生维护措施时，可以开始进行正畸治疗。

牙周炎患者正畸治疗的初期目标：排齐牙列，利于口腔卫生维护，防止菌斑堆积。牙齿的错位、拥挤、扭转等与菌斑堆积、牙龈炎的严重程度和牙周支持组织的附着丧失呈正相关。

牙周炎患者正畸治疗的中期目标：去除病理性咬合创伤，为患牙牙周组织恢复创造良好的生物力学环境，利于牙周支持组织的改建，为后续牙周维持奠定基础。单纯的𬌗创伤对牙周组织造成的损伤是可逆的，但如同时伴有牙菌斑刺激，则会加速牙周支持组织破坏，造成垂直型骨吸收，形成牙周袋。

牙周病患者正畸治疗的后期目标：促进软组织改建，改善龈缘位置及形态。单纯正畸治疗可在一定程度上改建牙周软组织，但程度有限。引导性组织再生术、嵴上纤维环切术结合正畸治疗对牙周软组织改建较大，特别是对于上颌前牙美观要求高的患者，术后软组织外形恢复良好。

牙周病患者的正畸治疗目标非常个性化，以牙周健康为中心，不强调对称拔牙，应首先考虑拔除牙周牙体损害严重的患牙，尽量少拔牙，并保存有功能的牙。对于无法保留的患牙，如果牙周治疗得当，能有效控制炎症，甚至建议推迟拔牙时间，利用患牙支持矫治装置，但是正畸牙移动不应涉及这些牙齿。对牙周支持组织减少的患牙，正畸施力的性质、大小和方向应该特别小心，尤其是转矩控制。牙周支持组织丧失、牙周膜面积减小、牙槽骨高度降低后，阻抗中心向根方移位，当矫治力作用于牙冠同一位置时，牙周病患牙的施力点距阻抗中心较远，所产生的倾斜移动力矩增大，若需要整体移动，则需增大抗倾斜力矩的对抗力偶。对牙周组织的牵张力，特别是柔和而大小适宜的牵张力，可促进及诱导牙周组织增生改建，而过大压力、过度扩展、反复移动牙齿可造成牙根及牙槽骨吸收，因此，牙周病患者正畸治疗时，施力需轻柔，同时需注意生物力学设计，有时可暂留1~2颗牙周无治疗希望的牙齿用以分担矫治力，以避免矫治牙牙周局部力量过大。综上所述，进行隐形矫治目标规划时，对牙移动应具体解析，细化治疗目标。

二、牙周炎患者隐形矫治的临床实施要点

隐形矫治技术的矫治器属于活动矫治器，应用于牙周病患者有以下优势：

（1）在菌斑控制方面：固定矫治器增大了口腔卫生维护的难度，对患者日常牙周维护提出了更高的要求。隐形矫治器在进食和刷牙时可由患者自行取下，牙齿的自洁功能得以保留，更利于患者进行日常的口腔卫生维护。Miethke的研究也证实了接受无托槽隐形矫治技术的患者在矫治过程中的菌斑指数低于固定矫治器患者，从而有利于维持牙周组织的健康。

（2）在牙齿移动类型方面：隐形矫治器可覆盖牙冠的大部分，能够控制施力范围和位置，使矫治力均匀分布于牙冠，牙齿更接近于整体移动，由此防止倾斜移动导致龈上菌斑迁徙至龈下破坏牙周组织。

（3）隐形矫治提供的是间歇力，为牙周组织提供了充足的细胞反应和组织改建时间，防止牙槽骨进一步吸收。

（4）在矫治力控制方面：隐形矫治技术可结合材料参数设计位移量，适当控制施加在牙齿上的矫治

力,牙周病严重的患者还可以减少每副矫治器的位移量,适当延长矫治器更换周期,从而减少牙周损伤。

（5）无托槽隐形矫治技术更符合成人正畸最小牙齿移动原则,比如在关闭前牙扇形间隙的同时能够稳定后牙的咬合关系,只移动部分牙齿。

（一）牙周病隐形矫治硅橡胶印模要点

牙周病患者的牙周组织遭到破坏,牙齿发生病理性移位,牙列出现间隙,牙齿倾斜扭转、扇形移位、伸长、松动、倒凹明显,硅橡胶印模制取困难,临床建议如下:

（1）优先考虑采用口内扫描仪获取数字化牙𬌗模型。

（2）采用二次法制取硅橡胶印模:建议制作个别托盘,确保硅橡胶轻体材料的厚度足够,便于固化后顺利取出托盘。

（3）个别明显松动的牙齿,在邻接触区域采用流体树脂进行点状暂时固定,再制取硅橡胶印模。如图 15-5-1 所示,首先在石膏模型上采用红蜡制作个别托盘,确保牙弓足够厚度的红蜡材料均匀覆盖。将个别托盘戴入患者口内后,放置硅橡胶重体的托盘充分就位,制取初印模。初印模固化后取出,去除隔离

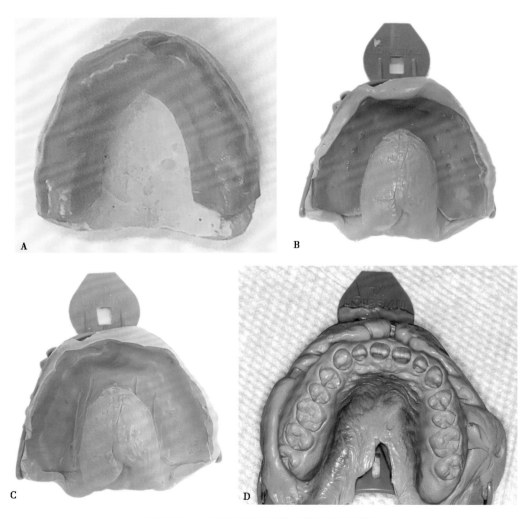

图 15-5-1　牙周病隐形矫治硅橡胶印模制取
A. 个别托盘　B. 初印模　C. 修剪初印模　D. 终印模

牙弓的个别托盘，修剪初印模，去除倒凹及多余材料。使用轻体充填器在初印模中注入足量的轻体，在口内均匀慢压，使托盘充分就位，固化后取出。

（二）牙周病患者隐形矫治牙周监控要点

现代牙周病学观点认为，成人牙周炎的病理过程特点是活跃期和静止期交替出现，静止期牙周炎病损破坏停止，其复发也是间歇性的。大部分患者定期牙周治疗后牙周炎是可控制的，但是部分牙周病患者尽管定期进行牙周维护，但仍有牙周附着丧失。在进行常规牙周洁治的患者中，约30%左右的患者会出现进行性的牙周疾病，需要更频繁的牙周维护。此外，患者口腔卫生维护习惯和能力存在差异性，因此每次正畸复诊时，主诊医师都应该密切关注患者的牙周状况，牙龈出血和牙齿松动度增加是危险信号，在正畸治疗中应对这些信号予以充分重视。

牙龈出血提示牙龈组织受到浸润发生炎症反应，菌斑向根尖方向浸润，炎症细胞进入结缔组织，导致骨丧失。牙龈组织发炎时会慢慢被分解，此时龈组织变薄，牙根暴露，因此当发现牙龈出血时，建议立即转诊牙周科医师，尽早采取措施，进行龈上洁治和根面平整，控制炎症，避免牙周组织丧失，同时建议暂停正畸加力，暂停隐形矫治器的定期顺序更换，避免在炎症活跃期间正畸加力导致快速不可逆的牙周附着丧失。待牙周炎症得到控制，牙周病进入静止期后再继续正畸治疗，必要时还需要根据牙周治疗进展和预后适时调整正畸目标。

牙周组织具有一定的适应咬合承载变化的能力，𬌗力可能引起牙周膜炎症和牙槽骨、牙骨质吸收，这些变化将导致牙周膜增宽、角形骨缺损和牙松动度增加，重复的机械创伤会使牙松动度进行性增加，加速牙周支持组织破坏，去除𬌗干扰后牙松动度会减轻，但结缔组织附着水平不会改善。牙松动度增加可促进龈下菌斑和牙周袋内上皮向下延伸，可能导致牙周支持组织破坏，加速牙周炎的进展。正畸医师在治疗中必须了解和控制牙周炎症的临床表征及牙松动，从而防止牙槽骨过度吸收。在正畸治疗过程中，出现个别牙松动度明显增加，建议进行暂时性局部固定，以促进局部牙周组织改建增生。如图15-5-2所示病例，隐形正畸治疗10个月后，31松动度Ⅲ度，41松动度Ⅱ度，行31—42临时固定。隐形矫治16个月，临时固定6个月，继续进行33、43压入后，前牙龈乳头形态改善，牙周状态稳定。

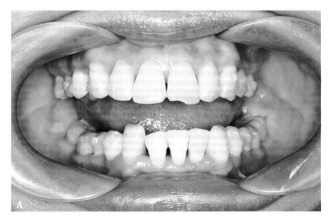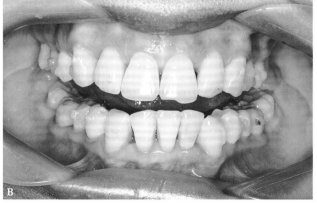

图15-5-2　正畸治疗过程中暂时性局部固定个别松动度明显的牙，促进局部牙周组织改建增生

A. 隐形矫治10个月口内照　B. 隐形矫治16个月口内照

三、牙周病患者隐形矫治方法

美国牙周病学会将慢性牙周炎定义为牙龈的炎症延伸至邻近的附着组织,这种疾病的特征是由于牙周韧带破坏和邻近支持组织丧失导致临床附着丧失。在对牙周病前牙进行全面治疗时,改善美观、排齐牙列、控制牙周炎症、促进牙周支持组织重建都是治疗目标。如果要改善患者的笑容,需要预防不必要的软组织进一步吸收,安全实施正畸治疗,调整切牙位置,必要时修整牙齿的解剖形态,使其能够掩饰软组织和骨吸收所引起的对患者笑容的不利影响。

牙周炎患者出现进行性切牙间隙是牙齿发生病理性移位最明显的标志,具有以下特点:①受累牙齿往往是切牙,尤其是上颌切牙;②存在散在间隙,这些间隙呈进行性增加,如果存在后牙缺失,进行性切牙间隙将进一步加重。只要上下颌切牙间存在足够的覆盖,通过压低和内收上颌切牙,很容易关闭间隙。对于深覆𬌗患者,治疗的第一步是打开咬合,增加前牙覆盖,从而实现前牙内收。正畸压入伸长前牙时,首先评估牙周骨支持量,骨支持量严重不足时,考虑直接降低牙冠高度。隐形矫治时,要考虑牙齿的牙槽骨高度,适当增加矫治器步骤,并适当延长矫治器的更换周期,以利于牙周组织恢复和重建。由于牙周炎患者切牙唇倾明显,建议根据矫治器就位情况进行矫治器边缘个性化实时修整,以利于矫治器就位及实现预期包裹。牙周病患者隐形矫治,后牙往往是治疗的主要支抗部位,它控制垂直向高度,对前牙实现合理的𬌗保护。在能有效控制炎症的情况下,建议暂时保留患牙,以利于隐形矫治器的稳定与支撑。

咬合调整是牙周炎正畸治疗的重要内容,病理性牙移位导致不同程度的咬合干扰。正畸治疗早期,可用前牙区薄的𬌗平面板,使牙齿脱离咬合锁结,避开咬合创伤,排齐、排平牙列,恢复生理性垂直高度,正畸治疗中也应注意牙齿移动而产生的早接触等咬合干扰。

在治疗牙周组织丧失的切牙时,最影响美观的是龈乳头缺失,骨吸收量和牙龈萎缩量越大,随着牙列的排齐,可能会出现明显黑三角,应在正畸治疗前向患者进行沟通解释。牙体解剖形态欠佳的成人患者,可以考虑通过牙体形态改变来改善邻接触和冠根比,不仅可以改善美观,而且对前牙的功能及牙周健康也起积极的作用。对伴有个别牙牙龈退缩的患者,必要时建议采用游离上皮或结缔组织移植,用于覆盖牙根或者增加牙龈高度(图 15-5-3)。

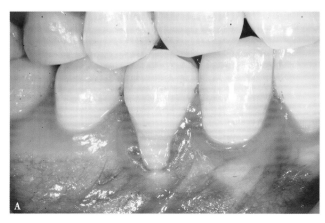

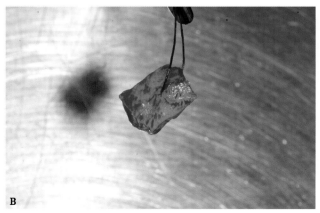

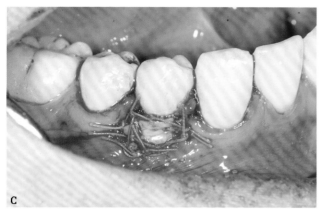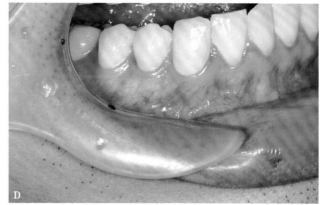

图 15-5-3　用游离上皮或结缔组织移植增加牙龈高度

A. 44 Miller Ⅲ类牙龈退缩　B. 取自腭部的游离黏膜瓣　C. 游离黏膜瓣移植手术　D. 自体龈移植术后 5 年

（南方医科大学口腔医院种植科吴颖医师供图）

四、牙周病患者正畸治疗后的疗效保持

正畸治疗后的牙周维护是正畸患者保持牙周和正畸效果稳定的必要措施，需对患者的牙周情况进行定期检查和维护。

通过牙周基础治疗或牙周手术治疗进一步控制牙龈炎症或消除牙周袋。正畸结束 3 个月后观察牙周骨组织的稳定性以及牙松动情况，并考虑必要的手术治疗，包括膜龈手术、牙龈切除术、牙龈成形术、牙龈修整术、翻瓣术以修整牙龈以及牙槽骨的形态等。牙周支持组织缺损的患牙经正畸治疗后可能存在松动现象，大于生理动度的牙齿晃动不利于牙周组织修复愈合，所以保持器最好具有类似牙周夹板的作用。建议牙周病正畸患者进行终生保持，固定桥与舌侧丝固定保持器使牙周组织的支持力总体增大，有利于保护剩余牙周组织健康，优于活动保持器。多股麻花丝比高强度玻璃纤维夹板有更好的保持效果，可作为舌侧固定保持的首选。同时，正畸治疗完成后的牙周支持是维持牙周健康、预防疾病复发不可缺少的部分，支持性的治疗由定期的牙周状态监控和口腔卫生检查组成，应根据患者的个体情况而定。

牙周病患者进行正畸治疗时，正畸医师必须具备一定的牙周知识，以便确认患者是否需要牙周治疗、牙周治疗方法，以及在正畸治疗中哪些牙周问题必须得到及时控制。牙周治疗水平的提高极大扩展了正畸治疗的范围，同样，正畸治疗也提高了牙周治疗的效果。牙周病患者正畸治疗的核心目标是：降低侧向咬合力，去除病理性𬌗创伤，建立稳定咬合，从而促进患者牙周支持组织的重建与恢复，改善美观和功能。为了实现最佳的功能和美观效果，需要学科间的紧密合作，对于中重度牙周炎患者，不同阶段的多学科联合治疗才会产生更有效、美观的治疗结果。

附:

牙周病患者的隐适美矫治典型病例一

【治疗前资料】

患者,女,26岁。

主诉 前牙松动,不能咬物,前牙进行性间隙。

既往史 否认系统性疾病史,否认过敏史。

颜貌检查 侧貌尚可,鼻唇角偏小,正面观上颌中切牙有间隙(图15-5-4)。

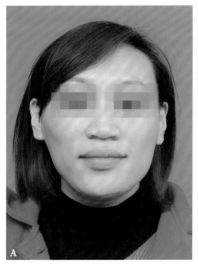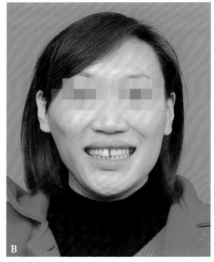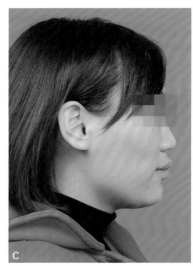

图 15-5-4 治疗前面像
A. 正面像 B. 正面微笑像 C. 侧面像

口内检查 11 唇倾、松动Ⅲ度、上下颌牙列散在间隙;牙周基础治疗处于静止期;牙周支持不足时,牙齿阻抗中心向根方迁移,𬌗力作用上下颌切牙唇倾伸长,同时水平向力作用于倾斜牙槽骨壁,牙根和骨壁剪切分离,会出现更明显的牙齿移位(图15-5-5)。

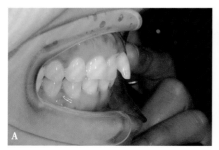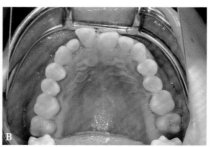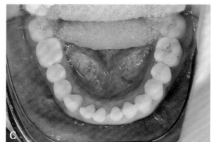

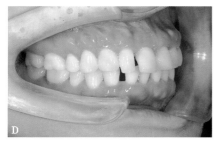
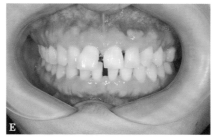
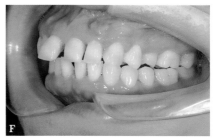

图 15-5-5　治疗前口内照

A. 覆𬌗覆盖像　B. 上颌𬌗面像　C. 下颌𬌗面像　D. 右侧咬合像　E. 正面咬合像　F. 左侧咬合像

X 线检查　治疗前 X 线头颅侧位片示骨性 I 类，上下颌前牙唇倾。全景片示牙槽骨水平、角形吸收（图 15-5-6）。

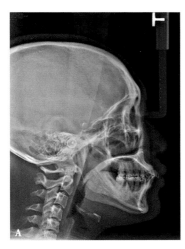
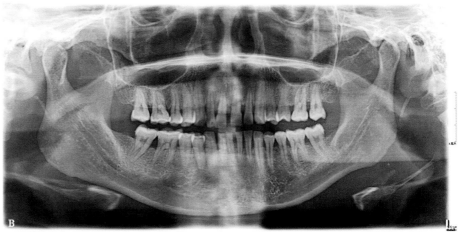

图 15-5-6　治疗前 X 线检查
A. X 线头颅侧位片　B. 治疗前全景片

【诊断和治疗计划】

综合以上治疗前资料，该患者的诊断为牙周病，骨性 I 类，安氏 I 类，均角，牙列间隙。治疗计划为完善的牙周治疗后行隐形矫治，内收上下颌前牙以关闭散在间隙，维持双侧磨牙关系；定期牙周维护。

【治疗过程和结果】

隐形矫治器初戴时注意附件粘接后行 11 矫治器边缘修整，以便矫治器顺利就位（图 15-5-7）。隐形矫治完成后可见口内情况为上下颌牙列间隙关闭，咬合关系良好，牙周情况稳定，11 松动 I 度（图 15-5-8，图 15-5-9）。治疗后 X 线检查依然可见牙槽骨水平、角形吸收（图 15-5-10）。牙移动过程中，牙周组织会随牙齿的移动而改建，在良好的牙周健康条件下，可能发生牙槽骨改建增生，改善牙周组织的健康。治疗前上颌前牙、前磨牙根尖片可见牙槽骨水平吸收，11 近远中牙槽骨明显角形吸收，提示病理性𬌗创伤存在。隐形矫治 17 个月后，牙槽骨明显改建增生。治疗前下颌前牙、前磨牙根尖片可见牙槽骨水平吸收。隐形矫治 17 个月后下颌前牙、前磨牙牙槽骨明显改建增生（图 15-5-11）。治疗前上颌磨牙根尖片可见牙槽骨水平、角形吸收。隐形矫治 17 个月后上颌磨牙牙槽骨明显改建增生。治疗前下颌磨牙根尖片可见牙槽骨水平吸收。隐形矫治 17 个月后下颌磨牙根尖片可见牙槽骨状况稳定（图 15-5-12）。治疗后前牙牙龈形态良好。

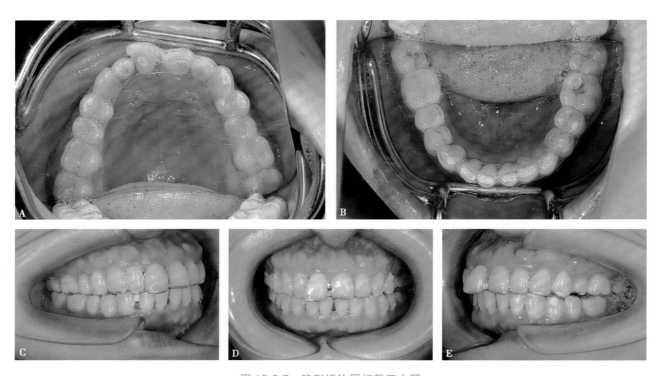

图 15-5-7　隐形矫治器初戴口内照

A. 上颌𬌗面像　B. 下颌𬌗面像　C. 右侧咬合像　D. 正面咬合像　E. 左侧咬合像

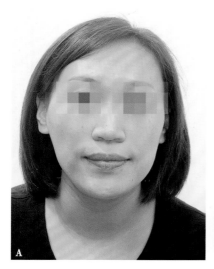
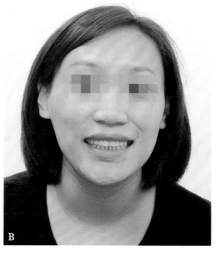
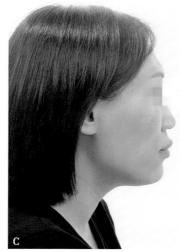

图 15-5-8　治疗后面像

A. 正面像　B. 正面微笑像　C. 侧面像

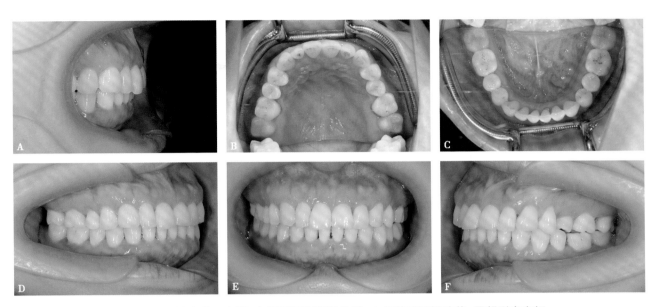

图 15-5-9 治疗后口内照，上下颌牙列间隙关闭，上颌前牙唇倾改善，牙龈形态良好

A. 覆𬌗覆盖像 B. 上颌𬌗面像 C. 下颌𬌗面像 D. 右侧咬合像 E. 正面咬合像 F. 左侧咬合像

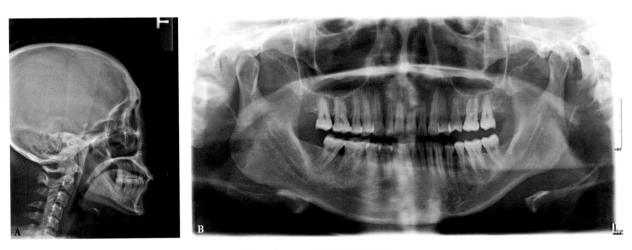

图 15-5-10 治疗后 X 线检查

A. X 线头颅侧位片 B. 全景片

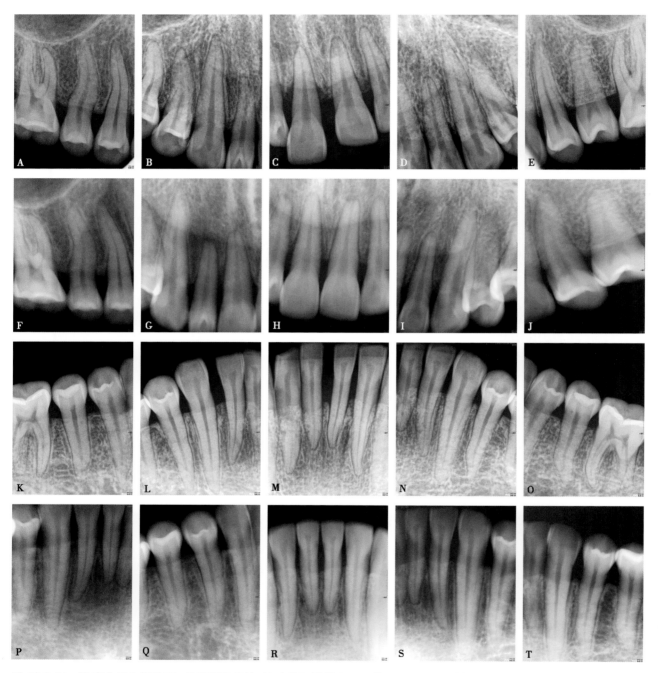

图 15-5-11 治疗前后上颌前牙、前磨牙根尖片，治疗前牙槽骨水平吸收，11 近远中牙槽骨明显角形吸收，提示病理性𬌗创伤存在，隐形矫治 17 个月后见牙槽骨明显改建增生

A～E. 治疗前上颌前牙、前磨牙根尖片 F～J. 治疗后上颌前牙、前磨牙根尖片 K～O. 治疗前下颌前牙、前磨牙根尖片
P～T. 治疗后下颌前牙、前磨牙根尖片

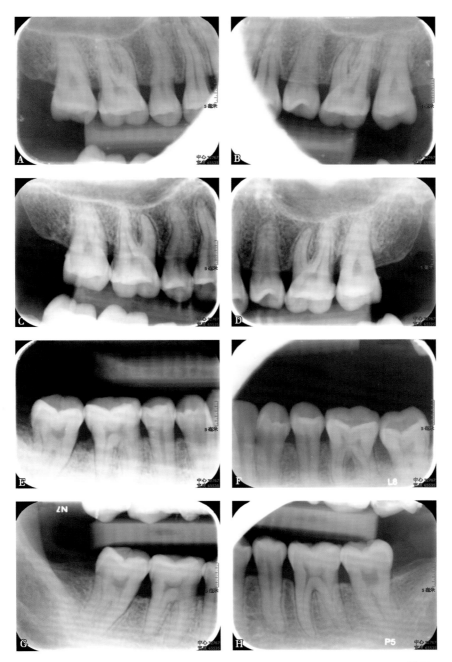

图 15-5-12　治疗前后磨牙根尖片，治疗前牙槽骨水平、角形吸收，隐形矫治 17 个月后牙槽骨明显改建增生

A、B. 治疗前上颌磨牙根尖片　C、D. 治疗后上颌磨牙根尖片　E、F. 治疗前下颌磨牙根尖片　G、H. 治疗后下颌磨牙根尖片

【治疗体会】

对牙周病患者需要先评估牙周情况，完善牙周治疗后才可开始正畸牙移动。牙移动过程中，牙周组织会随牙齿的移动而改建，在良好的牙周健康条件下，可能发生牙槽骨改建增生，改善牙周组织的健康。隐形矫治器在正畸治疗过程中，由于其可摘戴特性使患者更易维持口腔卫生，对牙周病患者在正畸治疗过程中维持牙周组织健康具有一定优势。在配戴初期可能需要对个别牙位矫治器边缘进行修剪，以减小就位力。

牙周病患者的隐适美矫治典型病例二

【治疗前资料】

患者，女，33 岁。

主诉 前牙松动，进行性间隙。

既往史 否认系统性疾病史，否认过敏史。

颜貌检查 侧貌可，正面微笑像可见上颌前牙间隙（图 15-5-13）。

口内检查 治疗前上下唇前突、闭唇紧张。上下颌前牙唇倾、上下颌牙列散在间隙，34—37 烤瓷固定桥修复（图 15-5-14）。

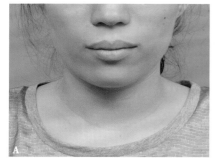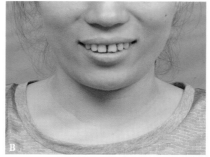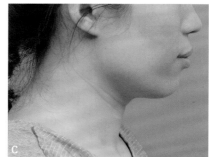

图 15-5-13 治疗前面像

A. 正面像 B. 正面微笑像 C. 侧面像

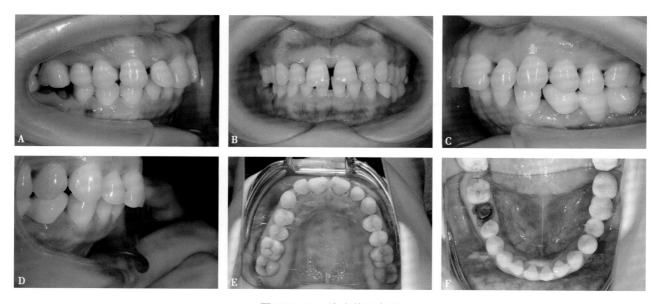

图 15-5-14 治疗前口内照

A. 右侧咬合像 B. 正面咬合像 C. 左侧咬合像 D. 覆𬌗覆盖像 E. 上颌𬌗面像 F. 下颌𬌗面像

X线检查　治疗前全景片示牙槽骨水平、角形吸收，46根尖周暗影（图15-5-15）。治疗前X线头颅侧位片示骨性Ⅱ类，上颌前牙前突，上下颌前牙唇倾（图15-5-16）。牙周检查示11、12、21松动Ⅰ度，牙周炎处于静止期（图15-5-17）。

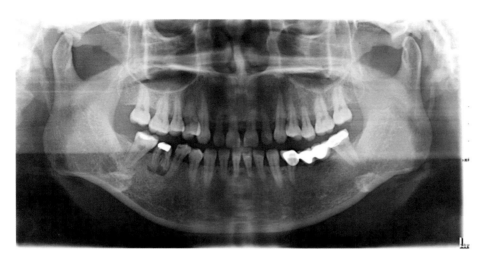

图15-5-15　治疗前全景片示牙槽骨水平、角形吸收，46根尖周暗影

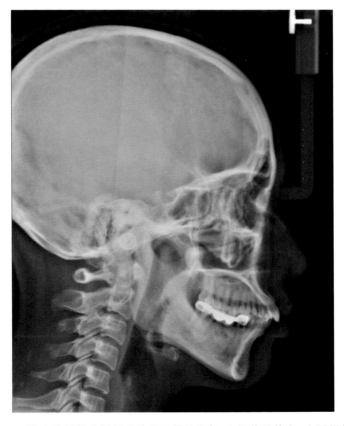

图15-5-16　治疗前X线头颅侧位片显示骨性Ⅱ类，上颌前牙前突，上下颌前牙唇倾

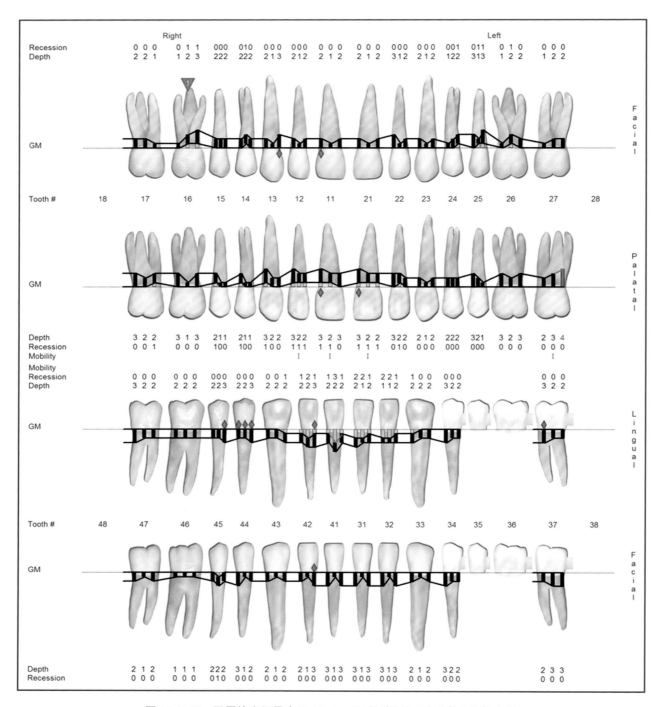

图 15-5-17 牙周检查记录表示 11、12、21 松动 I 度，牙周炎处于静止期

【诊断和治疗计划】

综上所述，本病例的诊断为牙周炎，安氏Ⅱ类 1 分类，骨性Ⅱ类，牙列有间隙，左侧下颌烤瓷桥，46 残冠，16 伸长。治疗计划为建议拔除 46 残冠（患者拒绝），隐形矫治内收上下颌前牙，关闭牙列散在间隙；压低下颌前牙，改善覆𬌗；压低 16，以利于 46 修复；保持现有磨牙及尖牙关系；定期牙周维护。

【治疗过程和结果】

初戴隐形矫治器，粘接附件后行 11 矫治器边缘修整，以利于矫治器顺利就位（图 15-5-18）。矫治完成后唇突度减小，闭唇紧张改善，上下颌牙列间隙关闭，咬合关系良好，牙周情况稳定（图 15-5-19，图 15-5-20）。治疗后全景片依然可见牙槽骨水平、角形吸收，46 根尖周暗影（图 15-5-21）。治疗后 X 线头影测量分析显示上下颌前牙压低，突度改善（图 15-5-22）。治疗后牙周检查发现前牙未松动，牙周炎处于静止期（图 15-5-23）。治疗前上颌前牙、前磨牙根尖片可见牙槽骨水平吸收。隐形矫治 13 个月后上颌前牙、前磨牙牙周支持稳定。治疗前下颌前牙、前磨牙根尖片示牙槽骨轻度水平吸收。隐形矫治 13 个月后下颌前牙、前磨牙牙周支持稳定（图 15-5-24）。治疗前上、下颌磨牙根尖片可见牙槽骨水平、角形吸收。隐形矫治 13 个月后牙周支持稳定，46 根尖周暗影，建议拔除（图 15-5-25）。保持阶段 33—43 采用舌侧丝固定保持（图 15-5-26），夜间 Hawley 保持器保持。

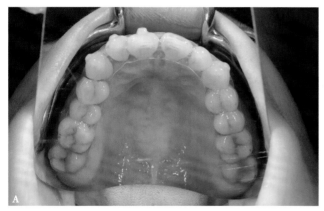
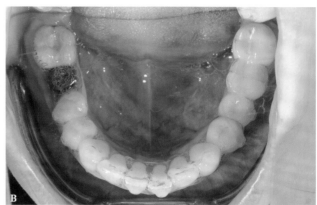
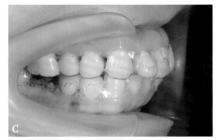
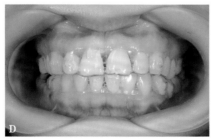
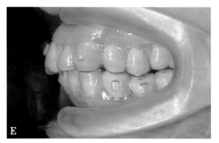

图 15-5-18　隐形矫治器初戴口内照

A. 上颌𬌗面像　B. 下颌𬌗面像　C. 右侧咬合像　D. 正面咬合像　E. 左侧咬合像

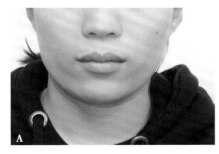
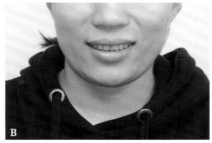
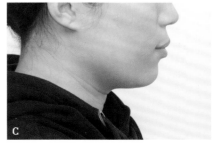

图 15-5-19　治疗后面像

A. 正面像　B. 正面微笑像　C. 侧面像

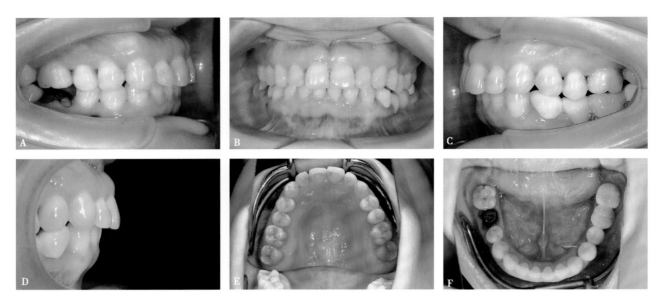

图 15-5-20 治疗后口内照

A.右侧咬合像 B.正面咬合像 C.左侧咬合像 D.覆𬌗覆盖像 E.上颌𬌗面像 F.下颌𬌗面像

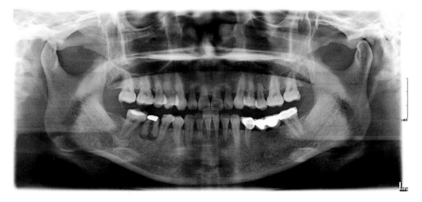

图 15-5-21 治疗后全景片可见牙槽骨水平、角形吸收，46 根尖周暗影

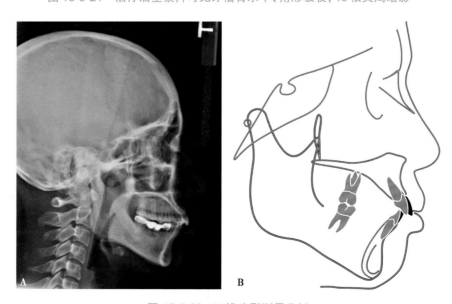

图 15-5-22 X 线头影测量分析

A.治疗后 X 线头颅侧位片 B.治疗前后 X 线头影测量重叠图（黑色示治疗前，紫色示治疗后）

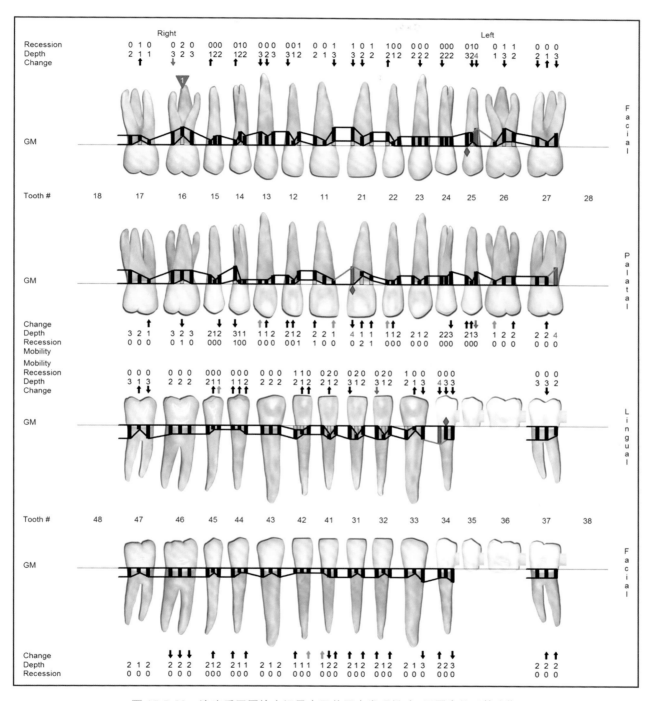

图 15-5-23　治疗后牙周检查记录表示前牙未发现松动，牙周炎处于静止期

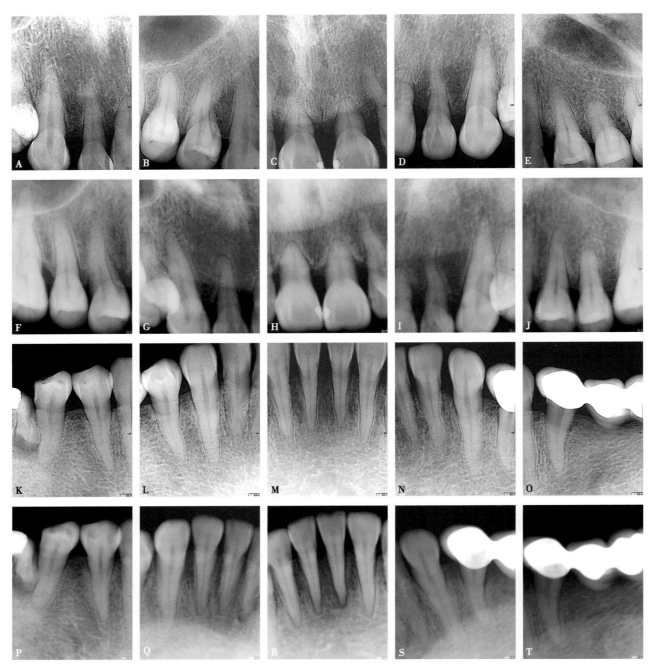

图 15-5-24 治疗前后上颌前牙、前磨牙根尖片，治疗前牙槽骨水平吸收，13 个月隐形矫治后牙周支持稳定
A～E. 治疗前上颌前牙、前磨牙根尖片　　F～J. 治疗后上颌前牙、前磨牙根尖片　　K～O. 治疗前下颌前牙、前磨牙根尖片
P～T. 治疗后下颌前牙、前磨牙根尖片

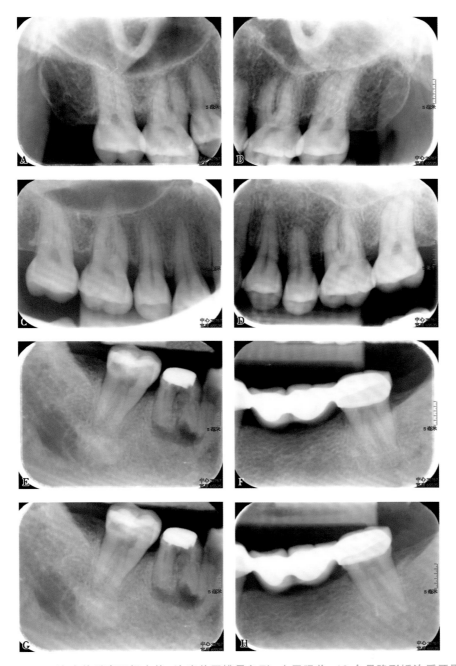

图 15-5-25　治疗前后磨牙根尖片，治疗前牙槽骨角形、水平吸收，13 个月隐形矫治后牙周支持稳定，46 根尖周暗影，建议患者择期拔除

A、B. 治疗前上颌磨牙根尖片　C、D. 治疗后上颌磨牙根尖片　E、F. 治疗前下颌磨牙根尖片
G、H. 治疗后下颌磨牙根尖片

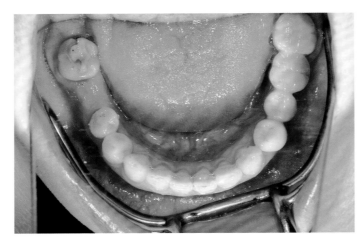

图 15-5-26 治疗后下颌采用舌侧丝保持

【治疗体会】

在牙周支持足够,严格牙周维护下进行牙齿压低,牙齿能被压入骨组织,没有牙槽高度的降低,没有牙周炎症产生。在健康但已有牙周支持组织下降的部位,生理范围内的正畸力并不会导致牙龈炎症,在菌斑控制良好的情况下,可以成功实现牙齿移动,不会出现牙周组织损害。但菌斑控制不良时,相似的力则会造成牙槽骨角形吸收,引起牙周附着丧失。牙周病患者正畸治疗的核心目标是:降低侧向咬合力,去除病理性𬌗创伤,建立稳定咬合,从而促进患者牙周支持组织的重建与恢复,改善美观和功能,实现最佳的功能和美观效果。牙周病正畸患者建议终生保持,舌侧丝固定保持器使牙周组织的支持力总体增大,有利于保护剩余牙周组织健康。

牙周病患者的隐适美矫治典型病例三

【治疗前资料】

患者,女,26 岁。

主诉 上下颌前牙前突,前牙松动。

既往史 否认系统性疾病史,否认过敏史。

颜貌检查 上下唇前突,闭唇紧张,开唇露齿(图 15-5-27)。

口内检查 上下颌前牙唇倾、上下颌牙列散在间隙,牙龈红肿,附着龈不足,牙龈退缩(图 15-5-28)。

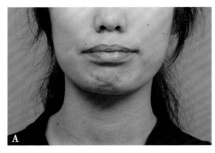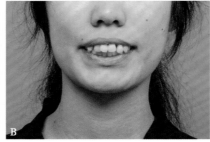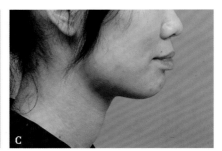

图 15-5-27 治疗前面像

A. 正面像 B. 正面微笑像 C. 侧面像

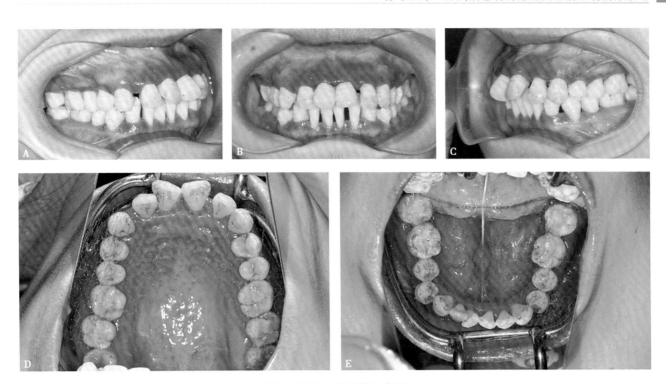

图 15-5-28　治疗前口内照

A. 右侧咬合像　B. 正面咬合像　C. 左侧咬合像　D. 上颌𬌗面像　E. 下颌𬌗面像

X 线检查　治疗前全景片可见牙槽骨严重支持不足，牙槽骨水平、角形吸收（图 15-5-29）。治疗前牙周检查提示全口牙松动Ⅰ～Ⅱ度，牙周炎急性进展期，建议患者先行牙周炎基础治疗（图 15-5-30）。治疗前 X 线头颅侧位片：上颌前牙前突，上下颌前牙唇倾，骨性Ⅰ类（图 15-5-31）。治疗前根尖片示上下颌前牙、前磨牙、磨牙严重牙槽骨水平、角形吸收（图 15-5-32）。

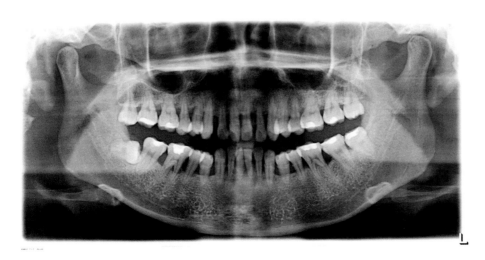

图 15-5-29　治疗前全景片

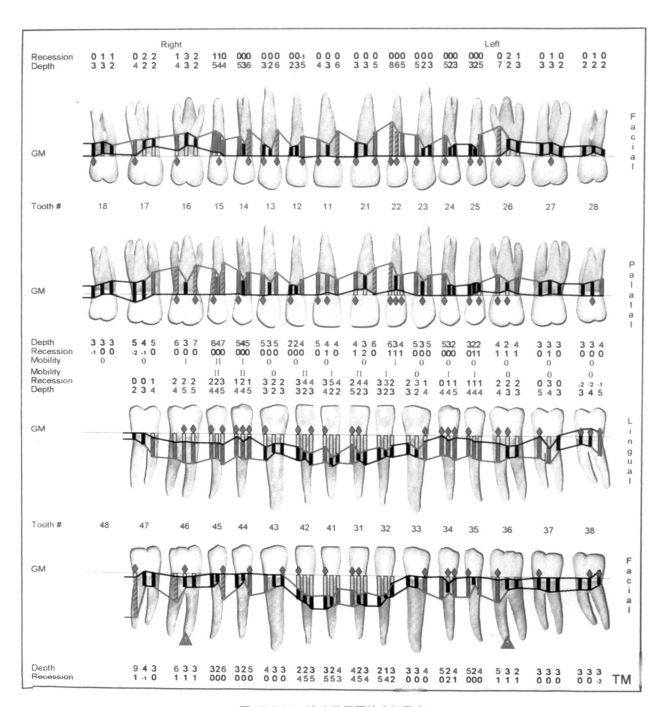

图 15-5-30 治疗前牙周检查记录表

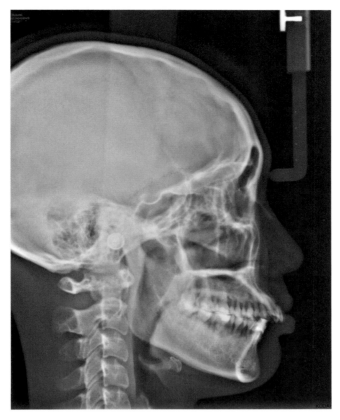

图 15-5-31　治疗前 X 线头颅侧位片示上颌前牙前突，上下颌前牙唇倾，骨性 I 类

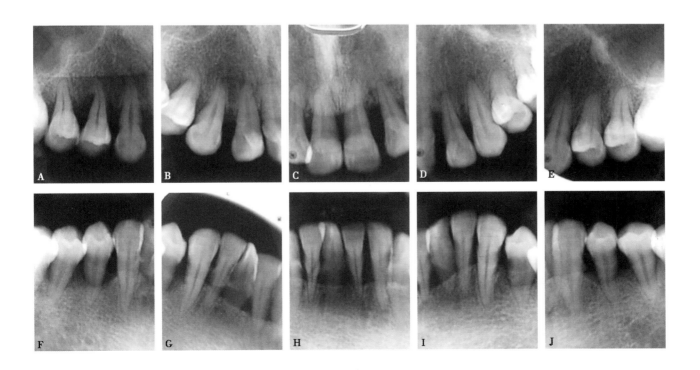

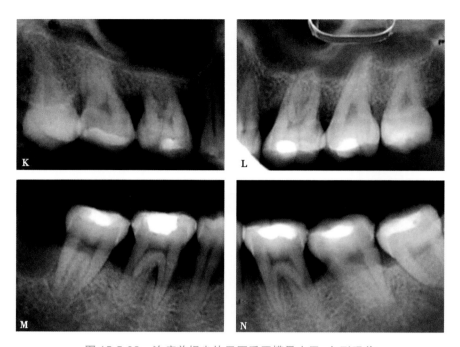

图 15-5-32 治疗前根尖片示严重牙槽骨水平、角形吸收

A～E. 上颌前牙、前磨牙根尖片 F～J. 下颌前牙、前磨牙根尖片 K～L. 上颌磨牙根尖片 M～N. 下颌磨牙根尖片

【诊断和治疗计划】

综上所述，该病例的诊断为牙周病，安氏Ⅰ类，骨性Ⅰ类，牙列有间隙。治疗计划为先完善牙周治疗，隐形矫治上颌，排齐上颌前牙，内收上颌前牙，关闭散在间隙；下颌树脂联冠修复，减小覆𬌗；保持现有磨牙及尖牙关系；牙周夹板固定保持；定期牙周维护；骨支持量不足，增加矫治器数量，以控制牙移动步距；牙齿压低可能会引起牙周附着丧失，压入伸长前牙，评估牙周骨支持量，骨支持量严重不足时，考虑直接降低牙冠高度。

【治疗过程和结果】

牙周基础治疗完成后牙周状态稳定，牙周检查全口牙松动Ⅰ～Ⅱ度，牙周炎处于静止期（图 15-5-33～图 15-5-36）。牙周基础治疗 3 个月后制作 33—43 树脂联冠牙周夹板，以减小覆𬌗，降低前牙冠根比（图 15-5-37，图 15-5-38）。口内试戴并粘接后制取硅橡胶模型，设计并制作隐形矫治器（图 15-5-39）。隐形矫治完成后唇突度减小，闭唇紧张改善，上颌牙列间隙关闭，咬合关系良好，牙周情况稳定（图 15-5-40，

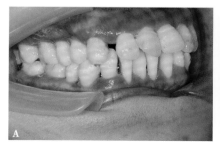
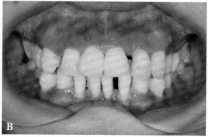
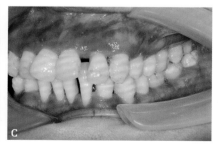

图 15-5-33 牙周基础治疗完成后 3 个月口内咬合照，上下颌前牙唇倾、上下颌牙列散在间隙，牙周状态稳定

A. 右侧咬合像 B. 正面咬合像 C. 左侧咬合像

图 15-5-41）。治疗后 X 线检查见牙槽骨改建增生，牙周支持稳定（图 15-5-42，图 15-5-43）。治疗后牙周检查前牙未发现松动，菌斑控制不足，牙周炎处于相对静止期（图 15-5-44）。隐形正畸治疗完成后上下颌前牙、前磨牙、磨牙根尖片显示牙周支持稳定、牙周组织增生、改建明显，上下颌前牙已行根管充填（图 15-5-45，图 15-5-46）。治疗完成后 13—33、33—43 行烤瓷联冠牙周夹板（图 15-5-47）。

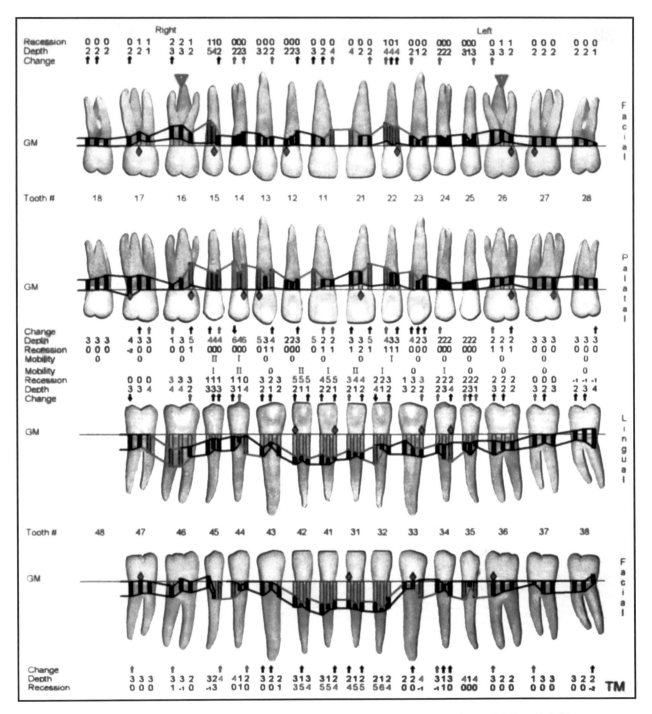

图 15-5-34　牙周基础治疗 3 个月后牙周检查记录表，全口牙松动Ⅰ～Ⅱ度，牙周炎处于静止期

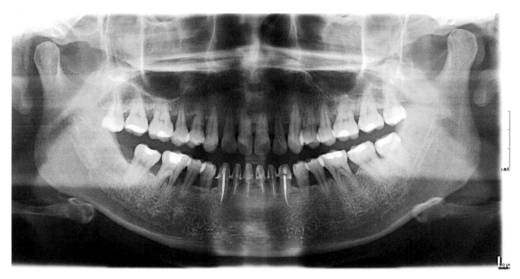

图 15-5-35 牙周基础治疗 3 个月后全景片,牙槽骨严重支持不足,牙槽骨水平、角形吸收,牙周状态稳定

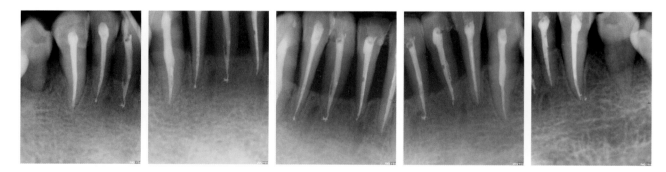

图 15-5-36 牙周基础治疗完成后下颌前牙、前磨牙根尖片,严重牙槽骨水平、角形吸收,33—43 已行根管充填

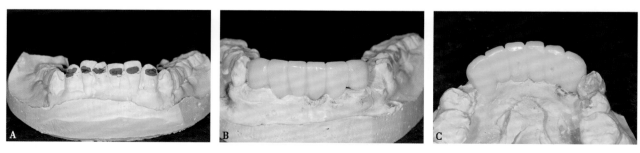

图 15-5-37 牙周基础治疗 3 个月后下颌前牙模型照,33—43 树脂联冠牙周夹板

A. 下颌前牙模型 B. 树脂联冠唇侧观 C. 树脂联冠舌侧观

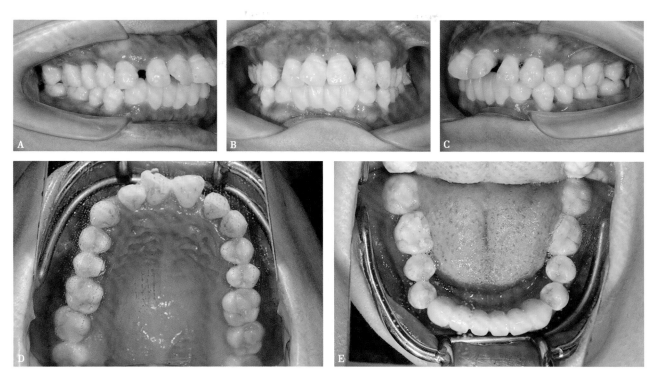

图 15-5-38　牙周基础治疗 3 个月后口内照，上颌前牙唇倾、上颌牙列散在间隙，牙龈形态健康，33—43 树脂联冠粘接

A. 右侧咬合像　B. 正面咬合像　C. 左侧咬合像　D. 上颌𬌗面像　E. 下颌𬌗面像

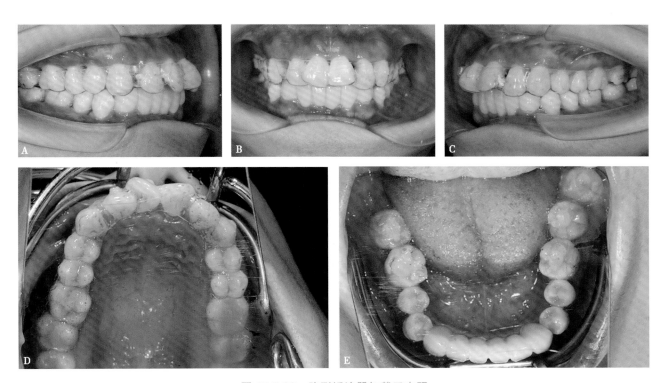

图 15-5-39　隐形矫治器初戴口内照

A. 右侧咬合像　B. 正面咬合像　C. 左侧咬合像　D. 上颌𬌗面像　E. 下颌𬌗面像

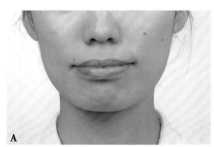
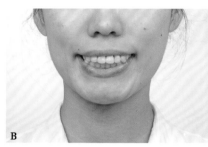
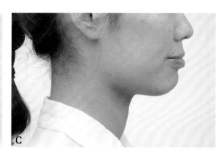

图 15-5-40 治疗后面像

A. 正面像 B. 正面微笑像 C. 侧面像

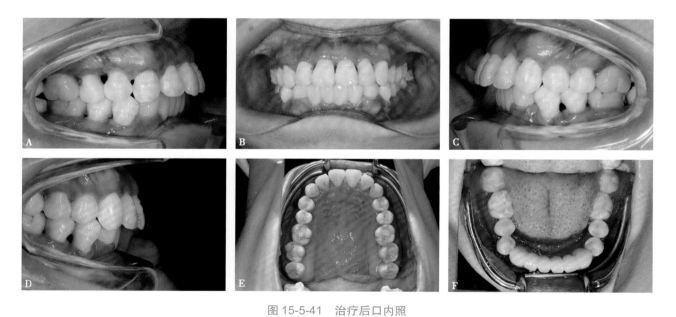

图 15-5-41 治疗后口内照

A. 右侧咬合像 B. 正面咬合像 C. 左侧咬合像 D. 覆𬌗覆盖像 E. 上颌𬌗面像 F. 下颌𬌗面像

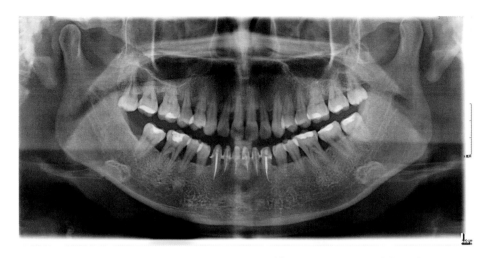

图 15-5-42　隐形矫治完成后全景片，牙槽骨改建增生，牙周支持稳定

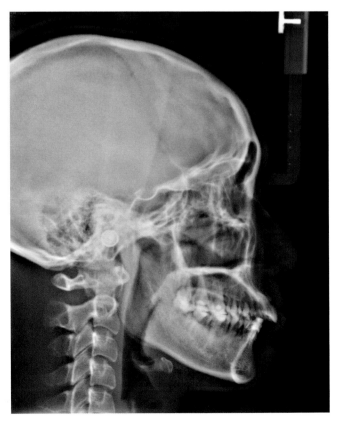

图 15-5-43　隐形矫治完成后 X 线头颅侧位片

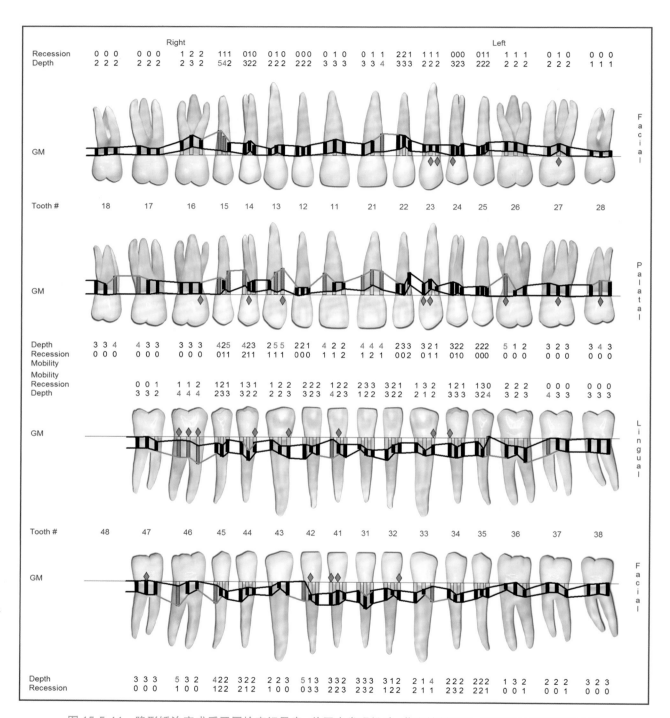

图 15-5-44 隐形矫治完成后牙周检查记录表，前牙未发现松动，菌斑控制不足，牙周炎处于相对静止期

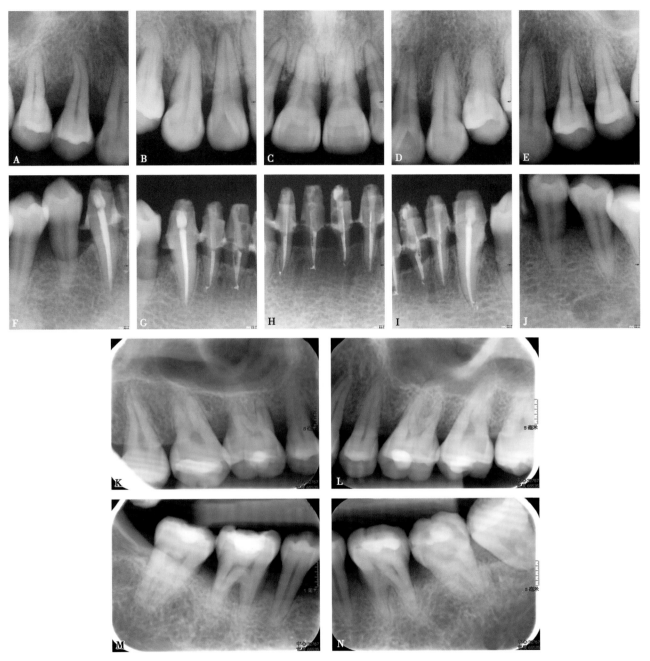

图 15-5-45 隐形矫治完成后根尖片可见牙周支持稳定

A～E. 上颌前牙、前磨牙根尖片 F～J. 下颌前牙、前磨牙根尖片 K～L. 上颌磨牙根尖片 M～N. 下颌磨牙根尖片

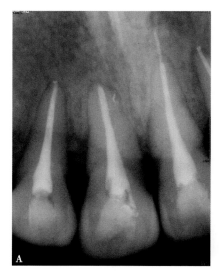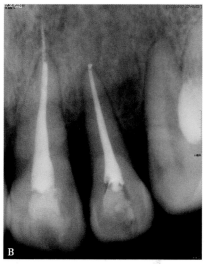

图 15-5-46　治疗完成后上颌前牙根尖片显示牙周组织增生、改建明显，12—22 已行根管充填

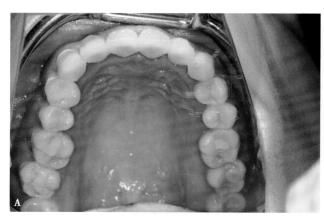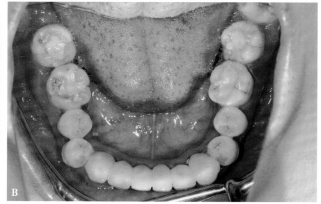

图 15-5-47　治疗后保持策略，上下颌前牙行烤瓷联冠牙周夹板保持

A. 治疗后上颌𬌗面像　B. 治疗后下颌𬌗面像

【治疗体会】

　　牙周急性期炎症得到控制，牙周病处于静止期，即使是严重骨丧失的牙齿，在合理轻柔的正畸力作用下仍可实现不引起进一步附着丧失的正畸性移动，而不会出现牙周组织的进一步损害。牙周正畸联合治疗的目标是平衡𬌗力，控制甚至消除炎症，以利于牙周组织增生改建，促进牙周组织健康，有时需要进行牙周牙髓联合治疗，以利于炎症控制。建议牙周病正畸患者终生保持，固定桥使牙周组织的支持力总体增大，有利于保护剩余牙周组织健康，优于活动保持器。

牙周病患者的隐适美矫治典型病例四

【治疗前资料】

患者，女，32 岁。

主诉　前牙前突，前牙松动，不能咬物。

既往史　18年前曾行正畸治疗。

颜貌检查　上下唇前突，唇闭合不良（图15-5-48）。

口内检查　14、24、34、44缺失，上颌前牙唇倾，上颌牙列散在间隙，下颌牙列拥挤，后牙近中倾斜，Ⅲ度深覆𬌗、深覆盖，牙龈红肿，牙龈退缩（图15-5-49）。

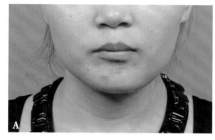
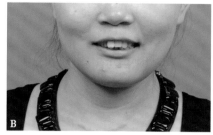
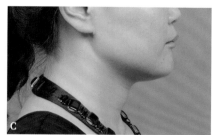

图 15-5-48　治疗前面像

A. 正面像　B. 正面微笑像　C. 侧面像

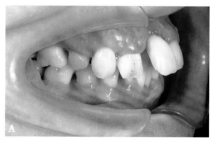
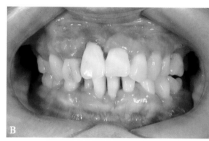
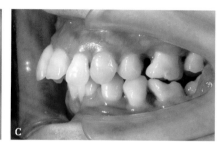

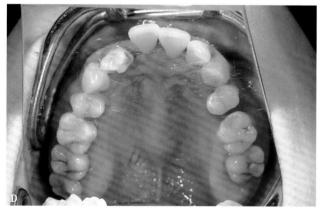
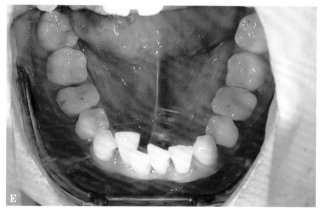

图 15-5-49　治疗前口内照

A. 右侧咬合像　B. 正面咬合像　C. 左侧咬合像　D. 上颌𬌗面像　E. 下颌𬌗面像

X线检查　治疗前全景片示牙槽骨严重支持不足，牙槽骨水平、角形吸收，43根尖周暗影（图15-5-50）。治疗前X线头颅侧位片示上颌前牙唇倾，下颌前牙直立，骨性Ⅱ类（图15-5-51）。治疗前上下颌前牙、前磨牙、磨牙根尖片显示严重牙槽骨水平、角形吸收，16、26、36、46近中牙槽骨破坏严重，36、46已行根管充填（图15-5-52）。

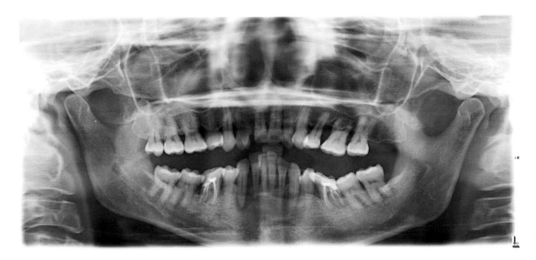

图 15-5-50 治疗前全景片

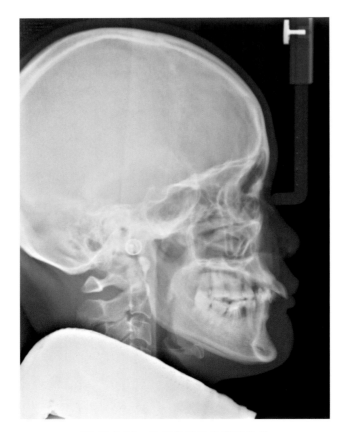

图 15-5-51 治疗前 X 线头颅侧位片

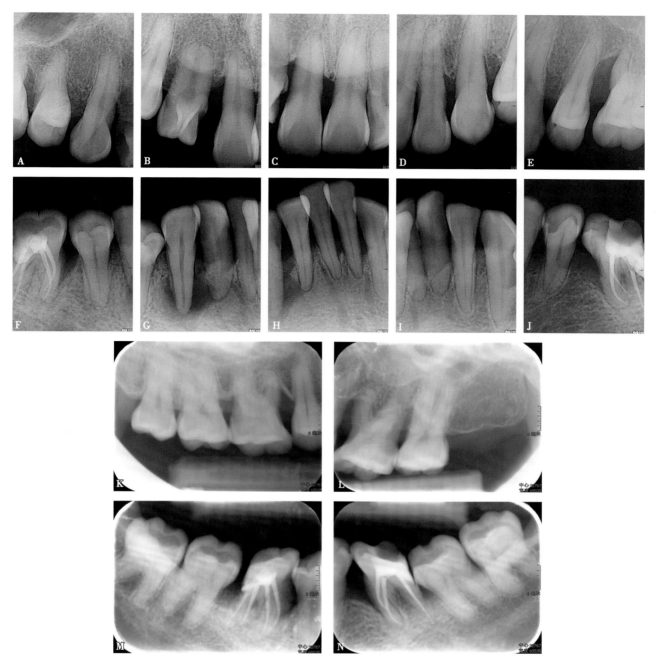

图 15-5-52　治疗前根尖片显示严重牙槽骨水平、角形吸收，43 根尖周暗影，16、26、36、46 近中牙槽骨破坏严重，36、46 已行根管充填

A~E. 上颌前牙、前磨牙根尖片　F~J. 下颌前牙、前磨牙根尖片　K~L. 上颌磨牙根尖片　M~N. 下颌磨牙根尖片

【诊断和治疗计划】

综上所述，本病例的诊断为：安氏Ⅱ类 1 分类，骨性Ⅱ类，14、24、34、44 缺失，Ⅲ度深覆合深覆盖，上颌牙列有间隙，下颌𬌗曲线陡。治疗计划：隐形矫治上颌牙，排齐上颌前牙，内收上颌前牙，关闭散在间隙，下颌行牙周夹板固定，暂时保留 26、36，以支撑矫治装置，定期牙周维护。骨支持量严重不足，考虑增加矫治器步数，以减小牙移动步距，个别前牙过度唇倾，矫治器边缘适时修整，后牙矫治器倒凹区域缓冲，便于矫治器戴入。

【治疗过程和结果】

牙周基础治疗后牙龈状态明显改善，牙周状况稳定，35—45 截冠后𬌗面高强纤维固定（图 15-5-53）。牙周基础治疗后全景片显示牙槽骨严重支持不足，牙槽骨水平、角形吸收，牙周状态稳定（图 15-5-54）。牙周基础治疗后根尖片显示严重牙槽骨水平、角形吸收，33—43、36、46 已行根管充填，16、26、46、46 近中牙槽骨破坏严重（图 15-5-55）。隐形矫治器初戴附件粘接后行 11 矫治器边缘修整，以利于矫治器顺利就位（图 15-5-56，图 15-5-57）。治疗中根尖片显示牙槽骨改建增生，牙周支持稳定（图 15-5-58）。隐形矫治完成后唇突度减小，闭唇紧张改善，牙列间隙关闭，咬合关系良好，牙周情况稳定（图 15-5-59～图 15-5-63）。治疗后保持 14 个月牙龈状态良好，牙周状况稳定，12—21 粘接固定，36 已拔除（图 15-5-64）。

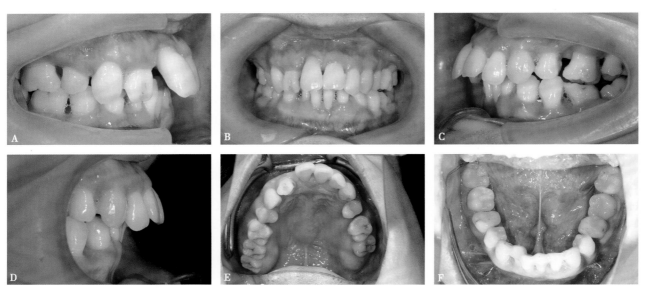

图 15-5-53 牙周基础治疗后口内照，上下颌前牙唇倾，上下颌牙列散在间隙，牙龈状态明显改善，牙周状况稳定，35—45 截冠后𬌗面高强纤维固定

A. 右侧咬合像 B. 正面咬合像 C. 左侧咬合像 D. 覆𬌗覆盖像 E. 上颌𬌗面像 F. 下颌𬌗面像

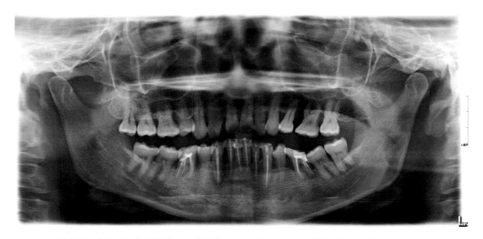

图 15-5-54 牙周基础治疗后全景片，牙槽骨严重支持不足，牙槽骨水平、角形吸收，牙周状态稳定

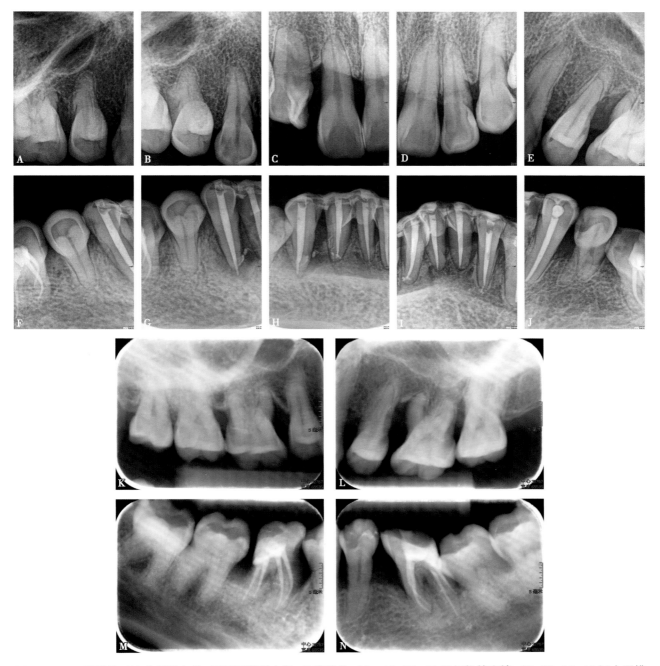

图 15-5-55　牙周基础治疗后根尖片，严重牙槽骨水平、角形吸收，33—43、36、46 已行根管充填，16、26、36、46 近中牙槽骨破坏严重

A～E. 上颌前牙、前磨牙根尖片　　F～J. 下颌前牙、前磨牙根尖片　　K、L. 上颌磨牙根尖片　　M、N. 下颌磨牙根尖片

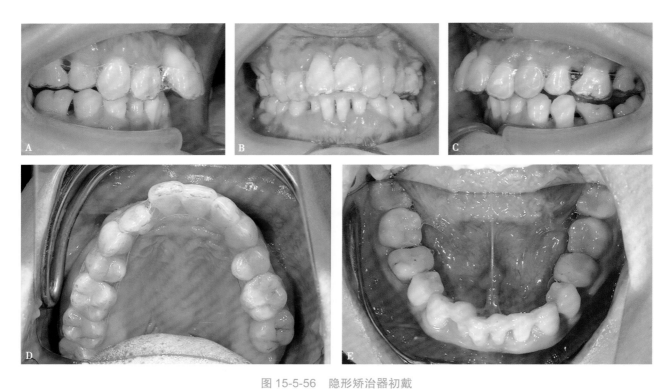

图 15-5-56　隐形矫治器初戴

A. 左侧咬合像　B. 正面咬合像　C. 右侧咬合像　D. 上颌𬌗面像　E. 下颌𬌗面像

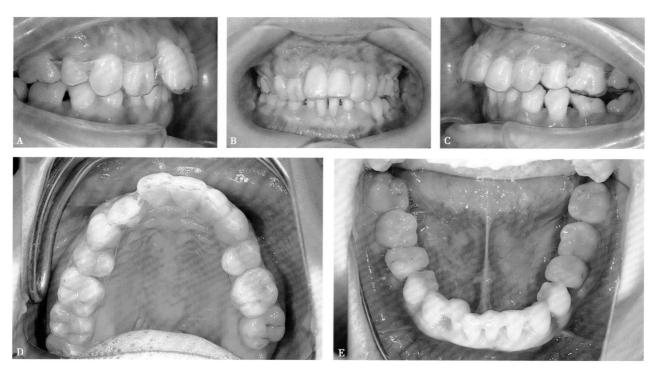

图 15-5-57　治疗中口内照，11 矫治器边缘适时修整，以利于矫治器顺利就位

A. 右侧咬合像　B. 正面咬合像　C. 左侧咬合像　D. 上颌𬌗面像　E. 下颌𬌗面像

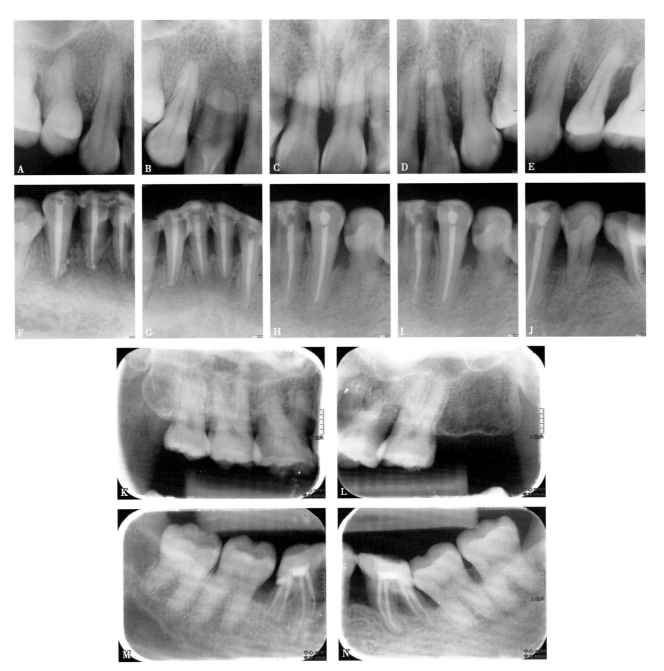

图 15-5-58　治疗中根尖片，牙槽骨改建增生，牙周支持稳定

A～E. 上颌前牙、前磨牙根尖片　F～J. 下颌前牙、前磨牙根尖片　K、L. 上颌磨牙根尖片　M、N. 下颌磨牙根尖片

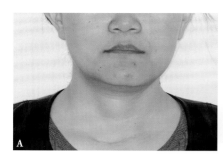
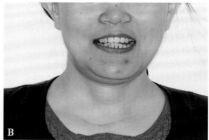
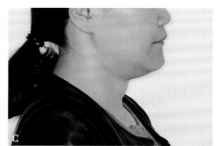

图 15-5-59　治疗后面像

A. 正面像　B. 正面微笑像　C. 侧面像

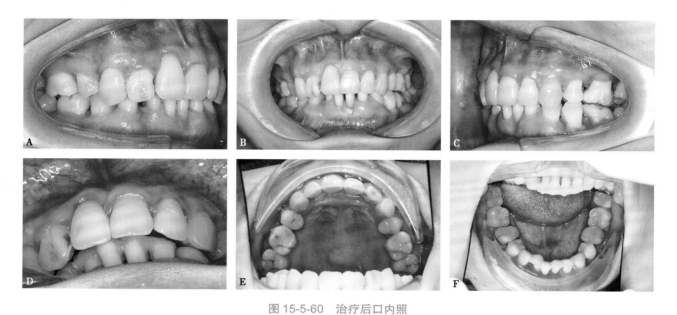

图 15-5-60　治疗后口内照

A. 右侧咬合像　B. 正面咬合像　C. 左侧咬合像　D. 覆𬌗覆盖像　E. 上颌𬌗面像　F. 下颌𬌗面像

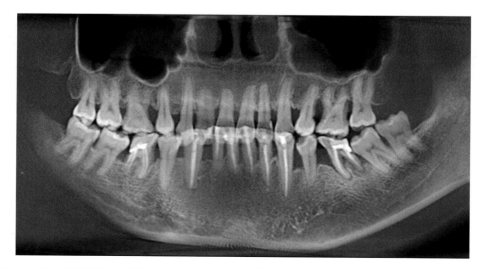

图 15-5-61　隐形矫治完成后 CBCT 全景截图，牙槽骨改建增生，牙周支持稳定，36 根尖周暗影

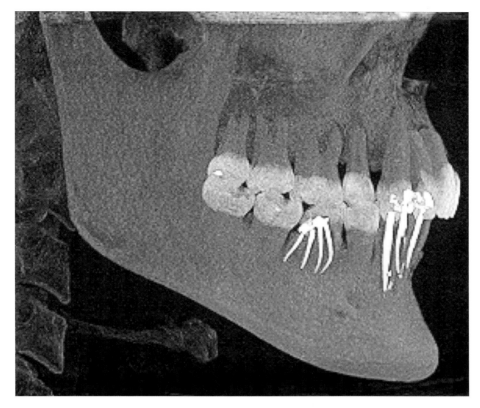

图 15-5-62　隐形矫治完成后 CBCT 侧位片截图，11 内收直立于基骨内，牙齿移至骨缺损内，不再进一步诱发骨缺损

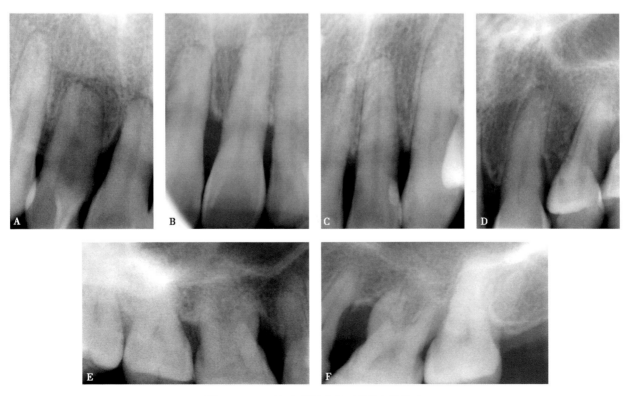

图 15-5-63　治疗后根尖片，牙周支持稳定

A～D. 上颌前牙、前磨牙根尖片　E、F. 上颌磨牙根尖片

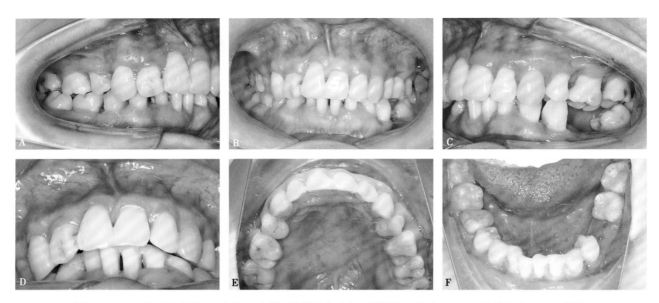

图 15-5-64 治疗后保持 14 个月口内照，牙龈状态良好，牙周状况稳定，12-21 粘接固定，36 已拔除
A. 右侧咬合像 B. 正面咬合像 C. 左侧咬合像 D. 正面咬合像 E. 上颌𬌗面像 F. 下颌𬌗面像

【治疗体会】

牙周支持组织丧失会导致牙齿出现病理性移位。上颌切牙区唇向扇形散开，可能伴有或者不伴有牙齿倾斜，前磨牙和磨牙旋转或倾斜导致后牙咬合紊乱以及垂直距离降低，表现为深覆𬌗、深覆盖，逐渐出现上颌切牙间隙和下颌切牙拥挤并加重。牙周病患者经过基础牙周治疗（如口腔卫生宣教、菌斑控制、龈下刮治及根面平整）后，确认牙周炎症已控制，牙周病处于静止期，才可以开始正畸治疗。其牙周状况应满足：探诊出血位点 <15%，全口菌斑指数小于 20%，全口牙周探查无探诊深度达 5mm 的患牙，无Ⅱ度以上根分叉病变，且患者口腔卫生维护良好。骨支持量严重不足时，考虑直接降低牙冠高度。病理性牙移位导致不同程度的咬合干扰，前牙区可用薄的𬌗平面板，使牙脱离咬合锁结，避开咬合创伤。牙周急性期炎症得到控制，牙周病处于静止期，即使是严重骨丧失的牙齿，在合理轻柔的正畸力作用下仍可实现不引起进一步附着丧失的正畸移动，而不会出现牙周组织进一步损害。

（段培佳）

参 考 文 献

1. BRUNSVOLD M A. Pathologic tooth migration. J Periodontol，2005，76（6）：859-866.

2. HAZAN-MOLINA H，LEVIN L，EINY S，et al. Aggressive periodontitis diagnosed during or before orthodontic treatment. Acta Odontol Scand，2013，71（5）：1023-1031.

3. GKANTIDIS N，CHRISTOU P，TOPOUZELIS N. The orthodontic-periodontic interrelationship in integrated treatment challenges：a systematic review. J Oral Rehabil，2010，37（5）：377-390.

4. KIM Y I，KIM M J，CHOI J I，et al. A multidisciplinary approach for the management of pathologic tooth migration in a patient with moderately advanced periodontal disease. Int J Periodontics Restorative Dent，2012，32（2）：225-230.

5. XIE Y，ZHAO Q，TAN Z，et al. Orthodontic treatment in a periodontal patient with pathologic migration of anterior teeth. Am J Orthod Dentofacial Orthop，2014，145（5）：685-693.

6. 贝蒂·梅尔森. 成人口腔正畸学. 白玉兴，厉松，译. 沈阳：辽宁科学技术出版社，2013.

7. 陈扬熙. 口腔正畸学——基础、技术与临床. 北京：人民卫生出版社，2012.

8. MIETHKE R R，BRAUNER K. A Comparison of the periodontal health of patients during treatment with the Invisalign system and with fixed lingual appliances. J Orofac Orthop，2007，68（3）：223-231.

9. REICHERT C，DESCHNER J，KASAI A，et al. Guided tissue regeneration and orthodontics. A review of the literature. J Orofac Orthop，2009，70（1）：6-19.

10. OGIHARA S，WANG H L. Periodontal regeneration with or without limited orthodontics for the treatment of 2- or 3-wall infrabony defects. J Periodontology，2010，81（12）：1734-1742.

11. PANWAR M，JAYAN B，MANDLIK V B，et al. Combined periodontal and orthodontic treatment of pathologic migration of anterior teeth. Med J Armed Forces India，2010，66（1）：67-69.

12. CORTENLLINI P，LABRIOIA A，TONETTI M S. Regenerative periodontal therapy in intrabony defects：state of the art. Minerva stomatologica，2007，56（10）：519-539.

13. 徐琦. 牙周正畸治疗的研究进展. 临床口腔医学杂志，2012，28（4）：249-251.

第一节　概　　述

颞下颌关节紊乱病（temporomandibular disorders，TMD）又称颞下颌关节紊乱综合征（temporomandibular joint dysfunction syndrome，TMJDS），是指一组包含颞下颌关节与颌面肌肉症状的疾病总称，这些临床症状包括口颌面部疼痛、下颌运动功能障碍、颞下颌关节弹响，并常同时伴有颞下颌关节区疼痛、头痛和肩颈疼痛等症状。其症状可以较为轻微，不易察觉，抑或疼痛难忍，严重者有张口受限等关节运动功能障碍，无法进食。据报道，其发生率为25%～60%，女性明显多于男性，男女比例1∶5，这可能与雌激素及其受体有关。该病具有一定的自限性，所以绝大部分患者以保守治疗为主，但是一部分患者会发生较为严重的骨质改变，引发严重的关节功能障碍，常需要手术治疗。TMD患者的正畸治疗一直是正畸治疗的难点与风险点，因此对于TMD的系统化认识将有效降低正畸风险，对正畸医师至关重要。

第二节　正畸治疗患者颞下颌关节紊乱病的危险因素

一、咬合异常

1918年，Prentiss HJ和Summa R指出，错𬌗畸形与缺牙后未修复所造成的咬合紊乱可以引发TMD。经过近一个世纪的研究，虽然有一部分学者认为二者的关联不大，但总的说来，一些临床证据表明二者之间关系紧密。咬合异常与TMD的关系主要体现在以下几个方面：

1. TMD与咬合关系紊乱的错𬌗畸形具有相关性　咬合关系从正畸的角度来说，主要是运用Angle错𬌗畸形分类评价磨牙关系，同时利用Andrews医师的正常𬌗六要素来综合判断尖牙与磨牙关系、前牙覆𬌗覆盖、正常𬌗曲线、垂直向、横向等三维方向的最大尖窝咬合接触位。在错𬌗畸形患者中，不同安氏分类患者TMD的发病率不同。

上海交通大学医学院附属第九人民医院利用X线片与关节MRI对前来就诊的正畸患者进行颞下颌关节检查，分析颞下颌关节结构异常在不同错𬌗畸形类型中的流行病学分布情况。结果显示，66.03%正畸患者存在不同程度的颞下颌关节结构异常，但是绝大部分患者都没有明显的症状，但这提示这一风险广泛存在，正畸医师需要引起重视，并需要在治疗前与患者充分沟通，以规避风险。

　　进一步细分发现，70%正畸患者发生双侧颞下颌关节结构异常，这可能与颞下颌关节是人体内唯一的双侧联动关节有关，提示医师在隐形矫治时需要时刻考虑这一特点。对于单侧颞下颌关节有临床症状的患者需要仔细检查另一侧关节的情况，以防漏诊。在性别分布上，女性正畸患者 TMD 患病率高达 69.63%，而男性显著降低，约为 58.16%，提示 TMD 的发生具有显著的性别差异性。

　　对矢状向骨性分类而言，骨性Ⅰ类的患者颞下颌关节结构异常的比例为 60.71%，骨性Ⅱ类患者的比例为 72.97%，骨性Ⅲ类患者的比例为 64.04%。因此骨性Ⅱ类患者的颞下颌关节紊乱病高发，与临床表现一致，需要特别注意。对于偏颌患者，左偏患者颞下颌关节结构比例异常率达 78.18%，而右侧偏斜者高达 85.19%，又以患侧为甚。对于垂直向骨性错𬌗分类而言，高角患者颞下颌关节结构异常比例高达 77.12%，均角患者为 56.88%，低角患者为 70.59%。可以看出，Ⅱ类高角、伴有颜面不对称的偏颌畸形高角患者是最需防范 TMD 风险的。

　　2. 第三磨牙伸长　　第三磨牙由于进化的原因常常阻生，异常的萌出或生长易导致第二磨牙伸长，或者锁𬌗、反𬌗等异常的咬合关系，继而可能导致下颌异常运动及口颌肌功能紊乱，久而久之导致关节髁突改变，引发更严重的咬合功能障碍、关节疼痛等症状，最后形成一个无法打开的交互恶化链条。

　　3. 继发性𬌗干扰　　继发性𬌗干扰指的是由于个别牙缺失后久未修复所导致的邻牙倾斜或对颌牙伸长所引发的𬌗干扰，使上下颌咬合关系发生继发性紊乱。

　　4. 后牙缺失　　后牙缺失会导致垂直向距离明显改变。实验证明多数后牙缺失可导致实验动物髁突软骨厚度发生异常改变。因此尽快修复缺牙对于 TMD 的预防是非常重要的。而已经出现了垂直向异常距离改变的患者，运用隐形矫治结合种植钉支抗能取得较好的治疗效果。

　　5. 医源性异常咬合　　这类医源性咬合异常易发生在不良修复体。此外，在正畸治疗过程中，个别牙异常升高或者形成了一个咬合台阶等情况，均会导致早接触、咬合滑动等异常情况，造成医源性咬合异常，长此以往，易引发 TMD。

二、𬌗干扰

　　众多学者认为，𬌗干扰具有明显的病理意义，而消除𬌗干扰，使得下颌能够在正中关系位行使功能，是颞下颌关节行使功能的重要保障之一。无论前伸𬌗干扰，还是侧方𬌗干扰，均容易引发 TMD。前伸𬌗干扰容易出现在内倾型深覆𬌗的患者，侧方𬌗干扰容易发生在偏颌伴一侧正锁𬌗的患者。在隐形矫治设计中，隐形矫治器对锁𬌗的矫治是控制不足的，需要首先解决锁𬌗，化繁为简，再用隐形矫治策略解决牙齿问题。

三、口腔不良习惯

　　1. 偏侧咀嚼　　偏侧咀嚼时，双侧咬合功能不对称，双侧肌肉张力处于不平衡状态，而颞下颌关节是一个双侧联动关节，故会影响其功能协调性。偏侧咀嚼与偏颌畸形密切相关，尤其是发育期的患者，易导致颞下颌关节问题并引发颌骨与牙齿问题。

　　2. 劳损　　在一些吹奏乐器的乐手中，常会出现一些 TMD 症状，这与患者长期且高强度的下颌不良运动刺激有关。另外，注意力高度集中的患者常伴发不自主的紧咬牙，造成肌肉劳损，继而引发 TMD。

四、颞下颌关节发育缺陷

颞下颌关节解剖变异也是 TMD 发生的促进因素，如关节结节过陡、过平，关节盘后附着异常等。比如在 Angle Ⅱ类 2 分类患者中，常发现关节结节过陡、关节窝深，这类患者容易发生颞下颌关节疾病。

五、精神心理压力过大

很多学者都强调精神因素在肌肉异常收缩中扮演了重要的角色，易导致肌肉疼痛。有的精神压力过大的患者，常伴有不同程度的磨牙症，进一步引发肌肉痉挛，导致口腔颌面部慢性疼痛，反过来进一步加重患者的精神负担，形成恶性循环。在临床上，发现一些 TMD 患者具有明显的性格缺陷，如焦虑、优柔寡断、多疑、抑郁等。由于长期的身心压力，患者对一般症状的忍耐力下降，心理状态变得极其复杂。同时因有强烈的就医欲望，常在各个医疗机构进行了较多的处理，使问题更加复杂化。因此，更需要专业的诊断与心理疏导。

第三节　颞下颌关节紊乱病的检查

颞下颌关节疾病在正畸临床病例中是高发病种，然而，并非所有的 TMD 都需要积极治疗，也并非所有的 TMD 都可以放任其发展，因此，对于 TMD 的检查显得尤为重要，这将为正确的临床治疗方案提供最直接的证据。

一、问

患者初次就诊，问诊是非常重要的。首先，主诉是需要特别重视的，否则无法满意解决患者的主要诉求，会导致医患双方不愉快。要区分患者是以疼痛为主的主诉，还是咬合功能、美学需要等情况，从而作为进一步检查及问诊的切入点。对于疼痛而言，需要明确疼痛部位、疼痛开始时间、发作频率、疼痛强度等信息，从而判断患者的病程，以及是否需要急性期处理等。

其次，需要询问患者的下颌位置是否有进行性的下颌后缩现象，如果有，则提示可能是特发性髁突吸收（idiopathic condylar resorption，ICR），这是一个强烈的危险信号，需要进一步检查。同时，也需要明确近半年至一年下颌位置是否明显后缩或者偏斜，如果相对稳定，则提示其可能进入相对稳定期，但需要进一步检查。

再次，需要询问是否有遗传史。部分患者的确存在家族聚集倾向。这一点在骨性Ⅱ类小下颌的患者中尤为明显。对于处于生长发育期的 TMD 患者，需要充分考虑遗传因素对于下颌发育的影响，需要早期功能矫治对抗遗传学因素。

除此以外，还需要询问患者的睡眠状况，以及是否存在焦虑等心理因素。长期慢性颞下颌关节疼痛的患者容易出现抑郁倾向。严重者无法正常睡眠与工作，对治疗会产生较大的影响，这时候需要心理医师介入，在心理状态不稳定的情况下，最好不要开始正畸治疗。

二、望

问诊结束后，需要进一步临床检查。首先要观察患者的现有咬合关系或者面形特征是否与 TMD 有较大的关联，比如是否有安氏Ⅱ类 2 分类错𬌗畸形存在。这样的患者常存在髁突被动后移，与双板区接触，容易产生疼痛。另外，偏颌患者偏侧颞下颌关节容易出问题，而健侧颞下颌关节却相对正常。

对于有水平性开𬌗，并伴有过大的上颌补偿曲线患者，要高度怀疑 ICR 的存在，需要结合临床问诊，确认是否有进行性的下颌后缩，并检查下颌颏部是否有伤疤，排查外伤史。这类患者还常伴有发音不自然及打鼾，需要进一步影像学检查（图 16-3-1～图 16-3-3）。此外，还要看患者的开口型是否有异常，如果出现了明显的开口偏摆，甚至张口受限等情况出现，需要排查颞下颌关节紊乱病是否已经发展到骨关节病阶段，这往往意味着预后并不是很好。

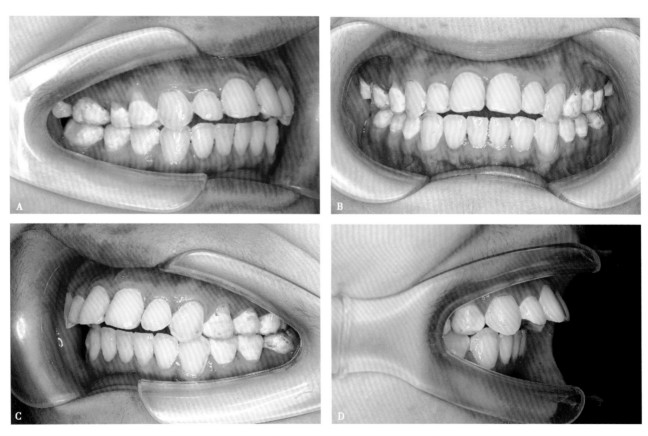

图 16-3-1　水平性开𬌗，上颌补偿曲线深，深覆盖Ⅲ度
A. 右侧咬合像　B. 正中咬合像　C. 左侧咬合像　D. 覆𬌗覆盖像

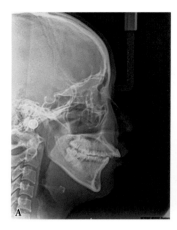
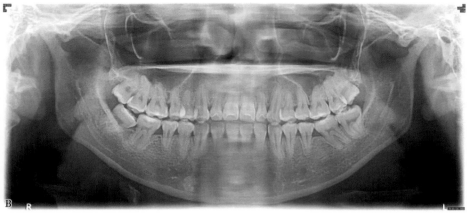

图 16-3-2　X线片示双侧髁突形状明显改变,髁突骨质吸收
A. X线头颅侧位片　B. 全景片

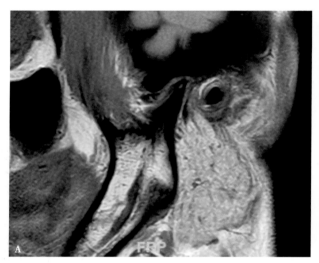
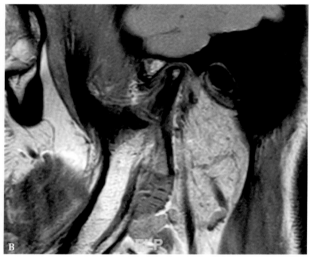

图 16-3-3　MRI 显示双侧严重髁突自溶性吸收
A. 右侧颞下颌关节 MRI　B. 左侧颞下颌关节 MRI

三、扪

耳前区的双手扪诊一直是检查 TMD 的非常重要的手段,当扪及清脆的弹响时,常意味着可复性关节盘前移位,或者是内外移位;如果没有扪及弹响,而是捻发音,则意味着髁突骨质可能有破坏,甚至有关节盘穿孔的可能性。这时候治疗预后不会太好。有的关节没有扪及弹响与捻发音,这并非意味着这个患者的关节结构就是没有问题的,通过病史追问,发现其之前有过弹响史,现在却没有,这常意味着颞下颌关节有可复性盘前移位发展为不可复性盘前移位,需要进一步的影像学检查确诊。

四、查

除了上述临床检查,影像学检查也非常重要。常用的检查包括全景片、薛氏位关节片、CT 以及 MRI。全景片能概览髁突的高度及左右对称性,能给予很多粗略信息。薛氏位关节片因为 CBCT 的出现,现在运用越来越少,应注意其诊断关节具有较大的误差。CBCT 是观察髁突骨密质连续性及局部骨缺损的最佳检查方法，能够提供很多硬组织信息，但是无法提供关节盘等软组织信号。TMD 诊断的影像学金标准是 MRI。MRI 不仅能够看到骨组织信号，还能非常清楚地看到关节盘影像。它可以观察关节腔积液的情况，这对诊断关节急性炎症有明显的辅助作用。此外，MRI 还可以观察关节盘髁关系、髁突与关节窝关系，评价整个髁突代谢信号，排查关节区软组织肿瘤，其所提供的信息远多于 CT 能提供的信息。

针对颞下颌关节的 MRI 检查，主要观察以下情况：

1. 盘髁关系　20 世纪 80 年代，TMD 相关的盘移位学说认为关节盘移位主要是因为附着在关节盘上的翼外肌上头与附着在髁突上的翼外肌下头功能不协调，并认为双板区的粗大弹力纤维无法对抗翼外肌的作用，导致关节盘与关节髁突运动不协调而发生关节盘前移位。双板区富含神经血管淋巴管等组织，在关节过度挤压而损伤的情况下，容易产生炎性渗出物，引发关节疼痛，长此以往，还容易在双板区出现关节盘穿孔，继而引发骨关节病。临床上常可以观察到关节情况逐步恶化的路径：肌功能紊乱—可复性盘前移位—不可复性盘前移位—关节盘穿孔—骨关节病。很多学者认为正常盘髁关系是关节健康的基础。众多学者认为正常盘髁关系是非常重要的，主张手术复位关节盘，但有很多争议。笔者认为，不是所有的患者都适合这样的手术，病例选择的适应证非常重要，且需要精准选择。

因此，只有借助 MRI，才能清楚地辨别 TMD 是否伴有不可复性盘前移位或者可复性盘前移位等情况。而盘髁关系是 TMD 非常重要的评价标准，也是判断关节内紊乱及预后非常重要的影像学指标（图 16-3-4）。

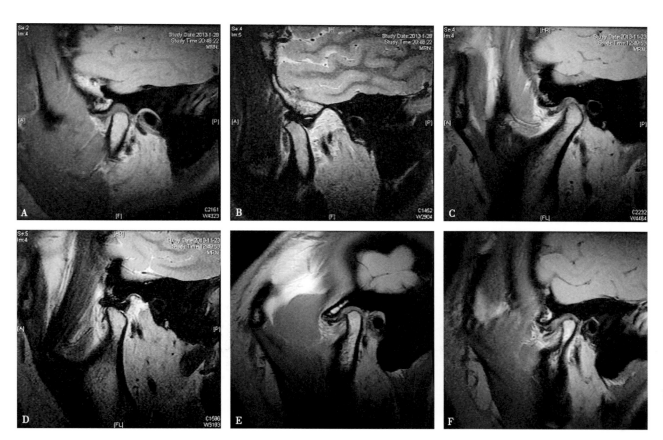

图 16-3-4　常见的关节结构内紊乱 MRI 影像

A. 正常盘髁关系闭口位　B. 正常盘髁关系开口位　C. 可复性盘前移位闭口位　D. 可复性盘前移位开口位　E. 不可复性盘前移位闭口位　F. 不可复性盘前移位开口位

2. 髁凹关系　通过 MRI 还可以非常清楚地看到髁突与关节窝在静止与运动过程中的相互空间位置关系。当然 CBCT 也能够非常高效地反映关节前、后间隙的差异。这往往能提示关节是否处于一个稳定的位置。

3. 关节盘的形态　关节盘前移位的患者常出现关节盘扭曲、变形，甚至穿孔。如果关节盘前移过度，则关节盘复位手术中容易发生关节盘断裂。关节盘中带与双板区是关节盘穿孔的好发部位。关节盘变形越大，关节盘穿孔的患者，预后越差（图 16-3-5）。

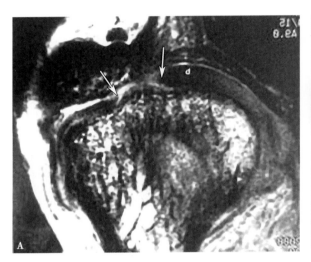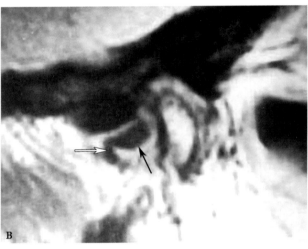

图 16-3-5　TMD 患者关节盘形态改变及严重的关节盘穿孔（箭头示）

A. 关节盘穿孔　B. 关节盘折叠变形

4. 髁突骨质及髁突形态　同 CBCT 一样，MRI 可以看出髁突骨质情况是否有破坏，以及髁突骨改建的情况。髁突骨质破坏严重的患者，往往提示骨关节病，预后不佳。另外在影像学上常可以看到骨改建与骨吸收同时存在于髁突上，这提示关节状况属于临界情况，有稳定向好的可能，也有可能进一步恶化。需要特别指出的是，MRI 可以非常清楚地看到骨密质与骨松质的情况（图 16-3-6）。其缺点是无法进行三维重建，主要还是二维方向的连续平片。

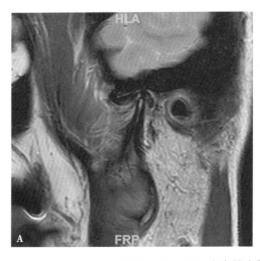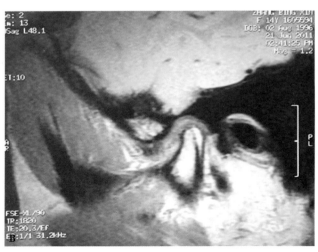

图 16-3-6　TMD 患者髁突骨质改变，右图提示关节处于改建活跃期

A. 髁突骨质改变　B. 髁突骨质局部改变

5. 代谢信号　由于 MRI 的原理特性,其能够给医师更多关于骨代谢的信号。这对于骨关节病患者,尤其是 ICR 患者的预后是非常重要的。如果代谢信号弱,提示患者在功能矫形过程中再次发生新骨生成的概率大大降低。甚至有的 ICR 患者髁突会继续吸收,影响下颌颌位,这是正畸医师非常不愿意看到的。同样对于隐形矫治的病例而言,更需要仔细甄别,因为一旦出现颌位的严重变化,隐形矫治器的控制力相对于固定矫治器会较弱。

6. 关节积液　在急性炎症期的正畸患者,伴随关节疼痛,MRI 可以发现关节腔内积液及所在部位,因此可以帮助医师进行用药判断。如果关节积液过多,运用隐适美 MA 类矫治器就要特别慎重,需要先控制炎症,再行相应的治疗。

第四节　颞下颌关节紊乱病患者的正畸治疗策略

TMD 患者的正畸治疗一直是正畸界的一大难题。首先需要明确的是,TMD 的发病率在正畸患者中非常高,并且在骨性Ⅱ类患者和偏颌畸形患者中发病率更高。从这一点上来讲,掌握 TMD 的诊断及治疗策略是一个优秀正畸医师的必修之路。如果从统计学概率推测潜在的治疗患者,那将是一个巨大的数字,然而,临床上真的有这么多 TMD 患者需要治疗吗？答案当然是否定的。其次,必须认识到 TMD 发病率虽高,但关节疾病在绝大多数患者中具有自限性,因此绝大部分 TMD 患者都不需要特别治疗,更不必手术治疗。过分放大 TMD 治疗、颞下颌关节手术的必要性,以及忽视 TMD,在正畸治疗中都是不可取的。因此,对于 TMD 的诊断就显得非常重要,并且需要将 TMD 再次细分诊断,从而区分出不需要治疗、需要保守治疗以及需要手术治疗的 TMD 患者,就是一个意义重大的课题。然而,现在整个学术界对于 TMD 的治疗并没有标准或指南,患者的治疗常取决于其首次就诊时的医师,如果是正畸,可能是正畸治疗；如果是外科医师,可能就被安排手术。在本节中,笔者将我们这几年针对 TMD 的系统性治疗策略进行简单介绍。

一、稳定𬌗板保守治疗寻求相对稳定的下颌位置

对于骨性Ⅱ类患者,尤其是具有双重咬合患者,由于下颌颌位不稳,绝大多数患者采用的是稳定𬌗板,去除𬌗干扰,从而寻求一个相对稳定的下颌位置,再在这个相对稳定的下颌颌位上进行正畸或者正畸 - 正颌联合治疗。迄今为止,这也是针对颌位不稳的 TMD 患者正畸治疗最常用的配套手段。

稳定𬌗板是一种全牙列接触的咬合板,增加垂直向高度但并不改变矢状向和横向的位置关系。主要的治疗机制是:

(1) 增加咬合高度,减小关节腔内压力,减轻双板区压力,缓解疼痛。

(2) 松弛升颌肌群,肌肉去程式化,稳定颌位。

(3) 消除咬合干扰的影响。

该类咬合板可以放在上颌,也可以放在下颌,但以上颌为主。治疗周期常为半年,若无效,则需停止治疗。

二、定位𬌗板治疗寻求颞下颌关节的后退接触位

与全牙列松弛𬌗板不同，再定位𬌗板主张寻找髁突的后退接触位（retruded contact position，RCP），肌肉去程式化的过程将帮助患者在此颌位上寻求稳定的咬合关系。其中非常关键的一点是寻找下颌髁突的RCP，该理论的实践与追随者将这一点视为整个关节稳定健康的目标。

临床发现首先运用定位𬌗板治疗后的 TMD 正畸患者，一部分颌位并没有发生明显的改变，运用正畸治疗即可；一部分患者肌肉去程式化非常明显，下颌位置更加后缩或者伴有偏斜，常变成一个正颌手术患者；也有一部分患者颌位的改变介于两者之间，之后需要不可逆咬合重建修复治疗。所以在治疗之初首先需要明确诊断，其次要非常仔细地与患者沟通，做好最坏的打算，避免医疗风险。

三、颞下颌关节紊乱病正畸患者的理疗——以症状控制为主，急性盘复位的保守治疗

不论是在正畸前，还是在正畸治疗过程中，TMD 患者都有急性发作的可能。但从治疗理念上讲，优先采用无创的保守治疗为主。控制疼痛成为这类治疗的首要目标，因为疼痛是绝大部分 TMD 患者就医的第一原因，而疼痛会产生负反馈，导致咀嚼肌肉过度保护性收缩，往往会加重疼痛症状。这时候可以配合局部理疗，使用非甾体抗炎药或者皮质类固醇药物减轻 TMD 急性期的非细菌性炎症。有的患者可以增加一些超声波理疗、红外仪理疗等方式，辅助减轻急性期临床症状。

对于一部分患者，初次出现急性期 TMD 疼痛、张口受限以及咀嚼无力的患者，MRI 检查常发现不可复性关节盘前移位。我们多年的治疗经验表明，如果采用关节手法复位关节盘，早期成功率较大。一部分患者关节盘复位后会比较稳定，一部分患者关节盘复位后仍会复发。需要注意的是，相当一部分患者早期复位后，后牙咬合关系会发生轻度改变，如果患者可以自行调整，就不用正畸治疗；如果差异较大，就需要进行后续的正畸治疗以建立良好的尖窝锁结关系。

四、关节手术 - 正畸联合治疗

需要明确的是，关节手术治疗 TMD 针对的是一小部分严重的患者，并非所有的关节盘前移位的结构内紊乱都需要关节手术恢复正常的盘髁关系。除了严重关节强直患者的关节切除或者人工关节置换术，常见关节手术包括关节镜以及关节锚固手术，而后续的功能矫形治疗可以促进关节髁突骨改建，甚至是骨增长。这种增长不仅发生在青少年患者，同时也会在相当一部分成年患者中出现，但是青少年的成功率明显高于成年人。这类治疗的核心思想是关节盘在稳定关节结构、缓解关节双板区压力、减小关节摩擦力方面具有重要的作用，因此需要恢复正常的盘髁关系，才能获得健康稳定的关节位置以及颌位，而功能矫形治疗是髁突新骨形成的关键。

对盘移位假说的认识，学术界其实一直存在争议。首先，影像学检查是确立关节盘前移位最重要的检查手段，其中以 MRI 为金标准。但其结果受周围组织的影响，如血管化程度。另外，由于选取的颞下颌关节层面不同，可能会有信息缺失。再者，对于关节盘穿孔的诊断，MRI 并不具备非常强的优势，因此，部分学者对 MRI 结果的客观性表示怀疑，认为实际情况可能有偏差。针对这一点，我们将患者手术

中所见与 MRI 对比，发现 MRI 能够较为真实地反映盘髁关系的情况。

近年来，一些学者认为在不考虑关节盘复位的情况下进行正畸治疗能够获得较为满意的效果，主要表现为临床疼痛及颌位并没有进一步恶化。因此很多学者认为，一味强调恢复正常盘髁关系，患者可能被过度治疗了。我们也认为如果过分强调这一点，确实与临床实际情况不符。在我们接诊的众多 TMD 正畸患者中，只有非常小的一部分才会考虑手术辅助盘复位，而绝大部分患者都是在关节盘移位的情况下，寻求关节代偿稳定位，之后在此颌位上设计正畸治疗方案，隐形矫治也是如此。这说明，盘髁关系具体如何并不是金标准，关键是要寻求相对稳定的、无炎症状态的盘髁关系位，为正畸牙齿移动提供稳定的颌位之"锚"。

因此，笔者最近几年将关节手术 - 正畸联合治疗的适应证大大缩小，如果能够采用保守治疗手段，则不考虑手术；如果出现严重骨吸收，已经引发严重颌骨畸形需要正颌手术者，可以考虑关节手术 - 正畸联合治疗，以避免较大的正颌手术或者关节置换术。关节盘复位的目的除了稳定关节结构，还要去除双板区的关节微小创伤，从而减轻炎症，为关节再生提供可能。我们发现绝大多数按我们设定范围的青少年及 26 岁以前的成人患者，髁突均会获得良好生长，从而避免正颌手术或者关节置换术。

（1）针对 ICR 早、中期患者，发现下颌逐渐进行性后缩，关节手术 - 正畸联合治疗可以逆转已经吸收的髁突骨组织，防止进一步发展，甚至失控到需要关节置换手术。

（2）针对髁突局部已经有明显的骨吸收，有关节疼痛，但是关节盘变形并不厉害，没有发现关节盘穿孔的患者效果较好。

（3）严重的颌骨畸形，主要是Ⅱ类以及部分偏颌畸形患者，本来需要正颌手术纠正颌骨问题，通过关节镜或者关节锚固手术替代正颌手术的患者，可以考虑尝试性促进下颌生长的关节外科 - 正畸联合治疗，从而再通过Ⅱ类正畸拔牙或者不拔牙代偿治疗颌骨畸形。

（4）已经发生关节盘穿孔的患者不建议如此治疗。

（5）年龄超过 30 周岁的患者不建议如此治疗。

（6）颌骨畸形不严重，以及获得稳定的颌位，或者在双板区出现纤维化的类盘样变患者，不建议如此治疗。

第五节 颞下颌关节紊乱病患者隐形矫治设计要则

一、无托槽隐形矫治器的稳定𬌗板作用

在固定矫治中，常会遇到托槽对咬合有干扰的情况。无托槽隐形矫治器并没有这个问题。笔者发现，具有双重咬合的 TMD 患者，无托槽隐形矫治器可以发挥稳定𬌗板的作用。需要注意的是，需要对矫治器部分早接触点进行调改，从而发挥𬌗板的作用，获得稳定的咬合关系。这类似稳定咬合板的功能，能够有效消除肌筋膜疼痛患者的临床症状。同时，也能非常高效地实现肌肉去程式化，从而消除双重咬合关系，获得稳定的下颌位置。需要特别小心的是，对于骨性Ⅱ类或者偏颌伴有 TMD 的患者，在没有充分

沟通前不要开始 TMD 治疗。很多患者一旦肌肉去程式化完成，则要快速寻找关节代偿的稳定位，常表现为下颌更加后缩或者偏斜，一些患者将具备手术指征，而预先沟通不佳，会引起患者的误解。

二、颞下颌关节紊乱病患者的隐形矫治设计

（一）稳定颌位

1. 主要采取稳定𬌗板或者定位𬌗板稳定下颌位置，从而获得相对稳定的下颌骨位置，并在此位置上设计正畸代偿治疗。如果下颌位置发生较大的后缩等改变，则需要正畸 - 正颌联合治疗。

2. 采用关节手术 - 正畸联合治疗的患者，需要先进行关节盘复位手术，再利用功能矫治器促进关节髁突生长改建，从而获得全新且稳定的下颌位置，并且可同时获得良好的盘髁关系，之后再进行常规的正畸治疗。

（二）牙齿移动设计

1. Angle Ⅱ类 1 分类 TMD 患者　在隐形矫治设计过程中，除了常规设计，代偿治疗有时候需要拔除上颌第一前磨牙和下颌第二前磨牙，或者下颌第一前磨牙。手术患者常需要拔除上颌第二前磨牙和下颌第一前磨牙，这与常规正畸治疗的拔牙策略是一样的，但需要考虑如下注意点：

（1）在排牙设计时常需要增加上颌牙弓宽度，不仅上颌尖牙区需要扩宽，很多患者往往也需要增加前磨牙区与磨牙区宽度。在 ClinCheck 排牙审核方案中，需要明确扩弓是否在基骨弓安全边界内。如果需要过度扩弓，可能需要配合 PAOO 植骨手术，或者上颌骨手术辅助扩弓。需要非常清楚的一点是，如果上颌骨牙弓宽度无法加大，Ⅱ类患者的下颌骨就无法导出，无法建立正常的咬合关系。

（2）在垂直向设计中，要注意 TMD 合并 Angle Ⅱ类 1 分类常是高角病例。后牙垂直向控制非常重要，隐形矫治器的咬合板效应能够很好地控制后牙高度。同时需要特别注意下颌曲线的控制，在隐形矫治设计中，下颌 Spee 曲线整平主要依靠下颌前牙压低，但是这种设计方式有限度，常不超过 3mm，在设计的时候不要超限。多数情况下采用 G5 策略中以前磨牙支抗压低下颌前牙的策略。上颌前牙小平面导板（bite ramp）策略要慎用，这种设计方式可能会导致下颌后下旋转。

（3）该类患者上颌纵𬌗曲线常表现为明显加大的曲线曲度，尤其以上颌前磨牙及磨牙区伸长为主。在整平曲线过程中，对于不拔牙患者，常需要设计推上颌磨牙向后获得整平曲线的间隙，推磨牙向后的同时压低上颌磨牙，同时压低前磨牙区。如果咬合板效应无法达到效果，常需要在后牙区设计种植钉支抗辅助压低，从而使下颌发生逆时针旋转。拔牙内收上颌前牙并整平的患者，隐形矫治设计需要特别防止上颌内收前牙过程中上颌纵𬌗曲线加深，从而形成对下颌前牙区的干扰，这对于 TMD 患者是非常危险的。在牙齿移动的设计上，上颌前牙压低设计过矫治，而转矩控制可以设计压力嵴。定期复查非常关键，可以及时发现问题、解决问题。

（4）在橡皮筋牵引设计上，尽量少用颌间牵引，多用颌内牵引。如果必须要用颌间牵引，针对 TMD 患者，Ⅱ类牵引明显优于Ⅲ类牵引。手术患者术后禁用Ⅲ类牵引。

2. Angle Ⅱ类 2 分类　Angle Ⅱ类 2 分类患者在隐形矫治设计中，首要解决前牙锁结问题。因为上颌前牙内倾会导致异常的切导斜度，患者下颌关节运动受限，双板区常受到较大压力，容易导致颞下颌关节

问题。所以在隐形矫治设计的时候，首先需要适当唇倾上颌前牙。这类患者若能不拔牙矫治则应尽量不拔牙，推荐使用推磨牙远中移动的策略，同时以压低上下颌前牙为主要策略打开咬合，可以取得很好的效果。在上颌磨牙远中移动过程中，后期前牙轴向基本正常后可以视情况设计Ⅱ类弹性牵引。

　　3. 偏颌患者伴 TMD 的隐形矫治

　　（1）偏颌患者首先需要排除功能性因素，寻求稳定的下颌位置。同骨性Ⅱ类患者一样，偏颌患者其实常伴功能性因素，由于侧方运动幅度受限，常不能很好地区分。所以，同Ⅱ类患者一样，也可以先借稳定𬌗板寻求相对稳定的下颌位置，再分析是否需要手术治疗，抑或单纯正畸治疗的可行性。偏颌畸形患者需要在排除严重的牙齿干扰，寻求相对稳定的颌位后，再判断单纯正畸治疗代偿还是手术治疗。锁𬌗是最常见的引发偏颌的错𬌗畸形。为了纠正下颌，常需要先纠正锁𬌗。需要明确的是，隐形矫治器对于正锁𬌗的改正其实是非常困难的，尤其是覆𬌗较深的锁𬌗。种植支抗常需配合使用纠正锁𬌗，垂直向控制是关键。先纠正锁𬌗，再利用隐形矫治器纠正其余相对容易的问题。所以在牙齿的设计上分步进行为佳。

　　（2）利用隐形矫治器纠正偏颌问题最大的优势在于对局部牙弓的控制。偏颌主要是横向的问题，常伴发局部反𬌗，而隐形矫治器可以通过数字化精确设计实现对局部牙弓的精确控制，这是传统固定矫治器较难做到的。但是，在设计缩弓或者局部扩弓的时候，需要评估牙槽骨横向的厚度，从而为牙移动提供安全边界。

　　（3）在正畸 - 正颌联合治疗患者中，矫治设计除了需要考虑矢状向去代偿，还需要考虑到横向去代偿问题。

附：

颞下颌关节紊乱病患者的隐适美矫治典型病例

【治疗前资料】

　　患者，女，19 岁。

　　主诉　关节疼痛、开口困难以及下颌后缩。

　　病史　既往关节弹响史，关节反复疼痛 5 年，近 1 年明显加重，下颌后缩进行性加重。否认外伤史及正畸治疗史，否认其他系统性疾病史，否认过敏史。

　　颜貌检查　凸面型，下颌后缩，闭口位上下唇肌紧张（图 16-5-1）。

　　口内检查　右侧磨牙中性关系，左侧磨牙远中关系，前牙开𬌗，下颌中线左偏，上下颌牙列轻度拥挤（图 16-5-2）。

　　X 线检查　矫治前全景片示 38、48 阻生，26 牙冠修复，双侧髁突形态不规则、不对称（图 16-5-3）。矫治前 X 线头颅侧位片示骨性Ⅱ类，偏高角，下颌后缩，上颌前牙直立，下颌前牙稍唇倾，前牙开𬌗，下唇在 E 线后（图 16-5-4）。矫治前 X 线头颅正位片示下颌骨左右两侧不对称（图 16-5-5）。治疗前 MRI 示双侧不可复性盘前移位（图 16-5-6）。

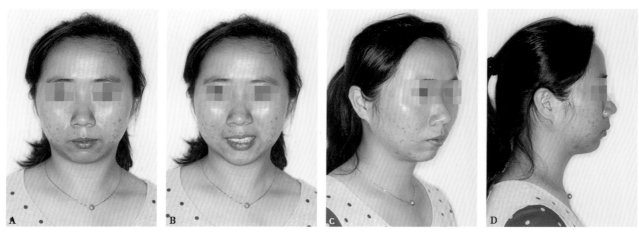

图 16-5-1 矫治前面像

A. 正面像　B. 正面微笑像　C. 45°面像　D. 侧面像

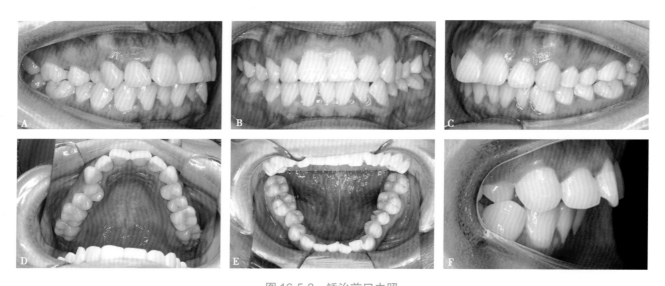

图 16-5-2 矫治前口内照

A. 右侧咬合像　B. 正面咬合像　C. 左侧咬合像　D. 上颌𬌗面像　E. 下颌𬌗面像　F. 覆𬌗覆盖像

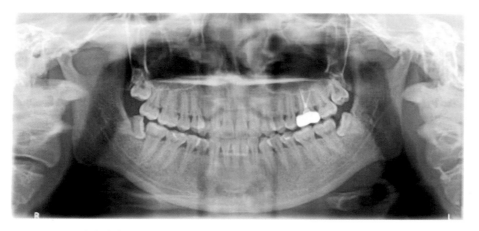

图 16-5-3 治疗前全景片示 38、48 阻生，26 牙冠修复，双侧髁突形态不规则、不对称

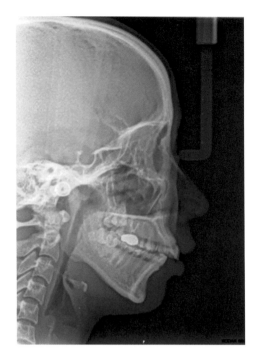

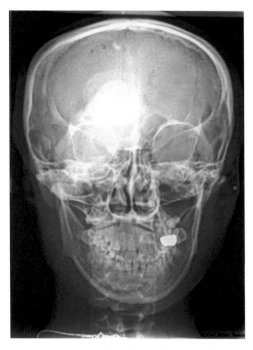

图 16-5-4 治疗前 X 线头颅侧位片示骨性Ⅱ类,偏高角,下颌后缩,上颌前牙直立,下颌前牙稍唇倾,前牙开𬌗,下唇在 E 线后

图 16-5-5 治疗前 X 线头颅正位片示下颌骨左右两侧不对称,下颌左偏

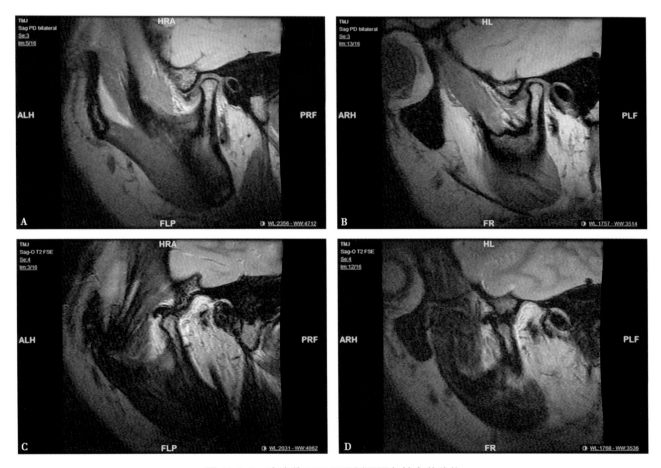

图 16-5-6 治疗前 MRI 示双侧不可复性盘前移位

A. 右侧闭口位 B. 左侧闭口位 C. 右侧开口位 D. 左侧开口位

【诊断和治疗计划】

综合以上信息，这个患者的诊断是 TMD（双侧不可复性盘前移位，ICR 样早期病变可能），骨性Ⅱ类，Angle Ⅱ类 1 分类，前突性深覆𬌗，前牙水平性开𬌗。

治疗方案：拔除 18、28、38、48。关节盘复位锚固手术 - 正畸联合治疗，恢复关节正常的盘髁关系，促进关节髁突生长，阻断 ICR 进程。术后隐形矫治解决咬合问题。

【治疗过程和结果】

用 Herbst 矫治器再定位下颌治疗 1 年后，患者疼痛症状完全消失，MRI 示正常盘髁关系位，成年患者仍然发生了新生骨形成，髁突高度增加，并未向 ICR 加重方向发展（图 16-5-7，图 16-5-8），下颌骨前移明显，覆盖明显减小，尖牙中性关系，侧貌改善，为后续的正畸治疗创造了条件（图 16-5-9～图 16-5-11）。术后开始隐形矫治，扩弓加推上颌磨牙远中移动改善Ⅱ类面形及牙齿咬合关系。通过推磨牙远中移动获得间隙排齐并内收上颌前牙，并逐步减小覆盖与覆𬌗。整个治疗期密切观察 TMD 的稳定性，并杜绝使用颌间牵引（图 16-5-12，图 16-5-13）。治疗前后对比发现 ICR 并未恶化，关节锚固手术 - 正畸联合治疗后新骨生成，下颌骨前移，改善了Ⅱ类骨面型。隐形矫治推磨牙远中移动，后牙垂直向得到良好控制，使得下颌骨在未拔牙的情况下发生了逆时针旋转。前牙由开𬌗到建立良好的覆𬌗覆盖关系（图 16-5-14～图 16-5-16）。

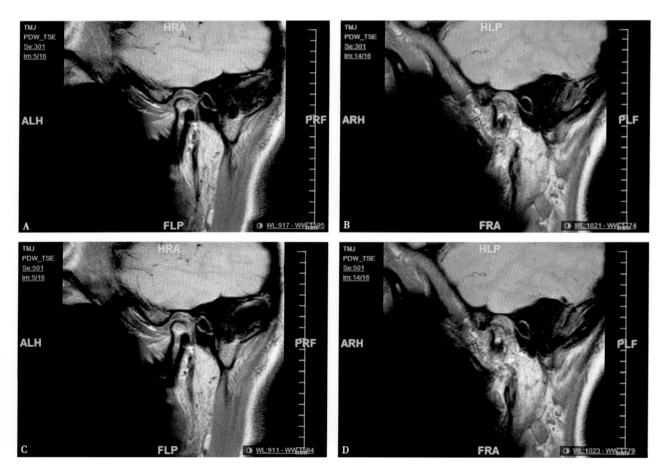

图 16-5-7　锚固手术后半年 MRI，可以看到术后半年正畸治疗，双侧恢复正常盘髁关系，且髁突表面发现新骨生成
A. 右侧闭口位　B. 左侧闭口位　C. 右侧开口位　D. 左侧开口位

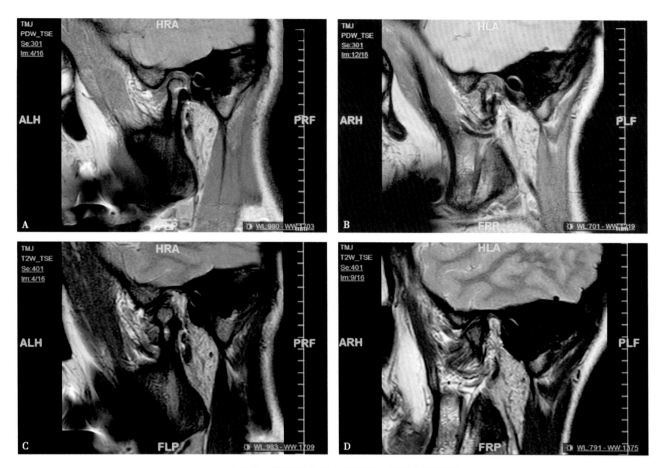

图 16-5-8　锚固手术后 1 年 MRI，盘髁关系稳定
A. 右侧闭口位　B. 左侧闭口位　C. 右侧开口位　D. 左侧开口位

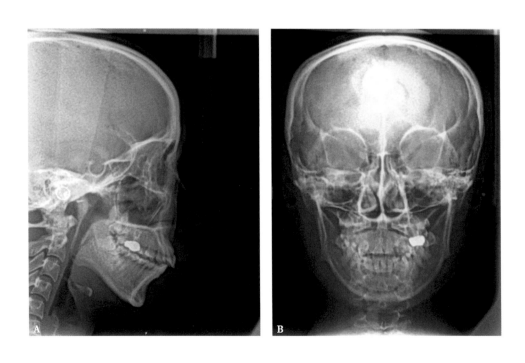

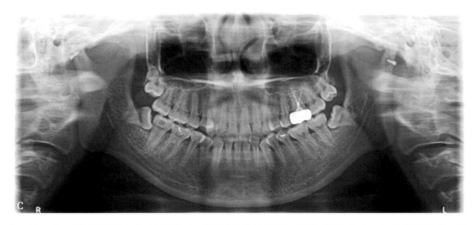

图 16-5-9 锚固术后 1 年 X 线检查，下颌骨前移明显，覆盖明显减小，尖牙 I 类关系，侧貌改善，为后续的正畸治疗创造了条件
A. X 线头颅侧位片 B. X 线头颅正位片 C. 全景片

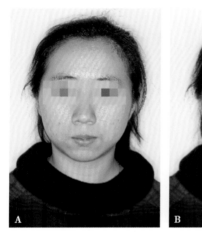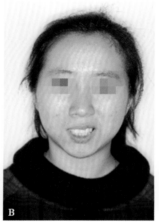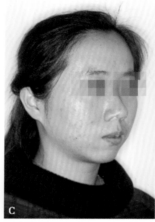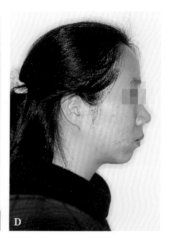

图 16-5-10 锚固术后 1 年去除 Herbst 前面像
A. 正面像 B. 正面微笑像 C. 45°面像 D. 侧面像

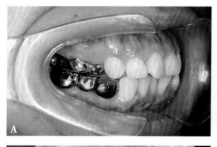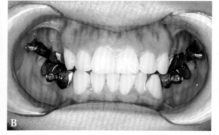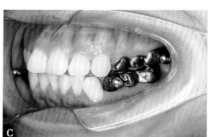

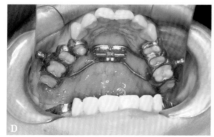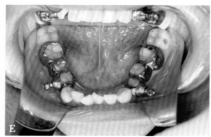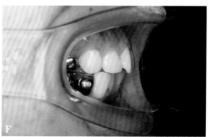

图 16-5-11 锚固术后 1 年后去除 Herbst 前口内照
A. 右侧咬合像 B. 正面咬合像 C. 左侧咬合像 D. 上颌𬌗面像 E. 下颌𬌗面像 F. 覆𬌗覆盖像

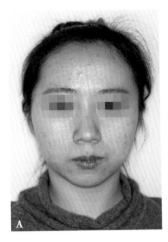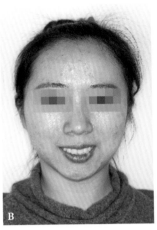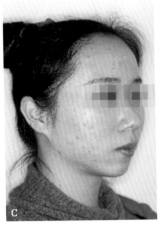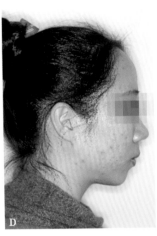

图 16-5-12　隐形矫治中面像

A. 正面像　B. 正面微笑像　C. 45°面像　D. 侧面像

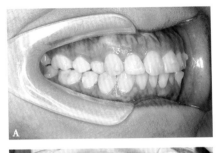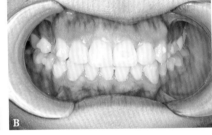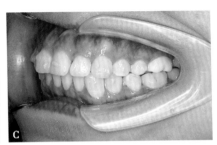

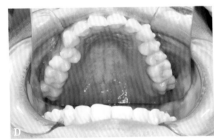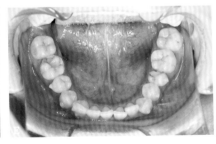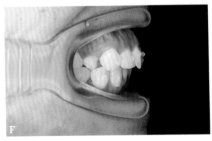

图 16-5-13　隐形矫治中口内照

A. 右侧咬合像　B. 正面咬合像　C. 左侧咬合像　D. 上颌𬌗面像　E. 下颌𬌗面像　F. 覆𬌗覆盖像

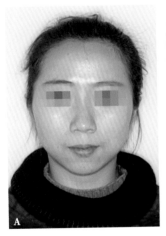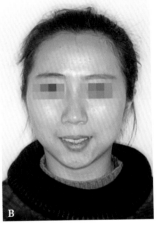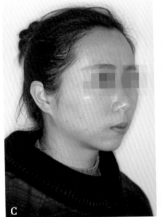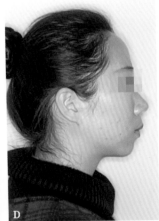

图 16-5-14　隐形矫治后面像，下颌后缩情况有所改善

A. 正面像　B. 正面微笑像　C. 45°面像　D. 侧面像

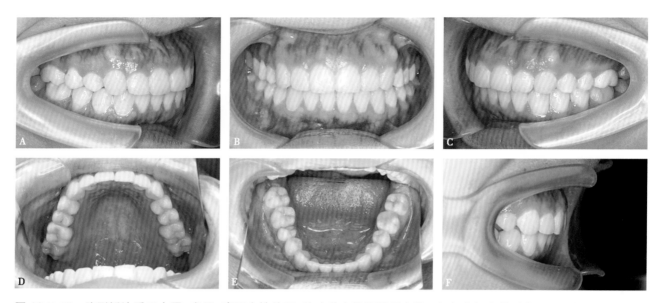

图 16-5-15　隐形矫治后口内照，尖牙、磨牙中性关系，治疗前左偏的下颌中线已经与上颌中线对齐，牙弓弧形良好对称，拥挤改善，治疗前深覆盖和开𬌗均已改正，达到正常覆𬌗覆盖

A. 右侧咬合像　B. 正面咬合像　C. 左侧咬合像　D. 上颌𬌗面像　E. 下颌𬌗面像　F. 覆𬌗覆盖像

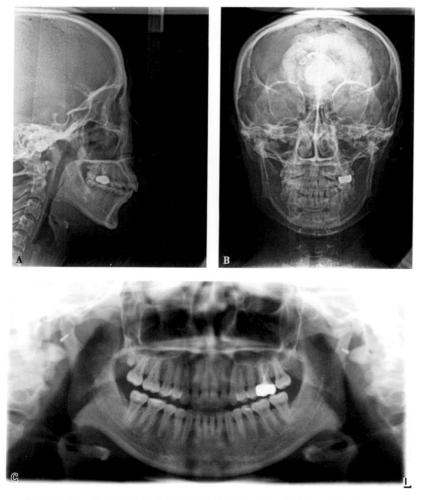

图 16-5-16　治疗后 X 线片示下颌后缩明显改善，中线齐，关节情况稳定

A. X 线头颅侧位片　B. X 线头颅正位片　C. 全景片

【治疗体会】

颞下颌关节紊乱病患者的隐形矫治同传统的固定矫治系统一样，其诊断分型非常重要。在所有的 TMD 正畸患者中，获得稳定的关节位置及下颌位置是首要的，然后在稳定的关节位置上设计牙齿移动。隐形矫治是一种良好的矫治方法，同时也具有挑战性，而 TMD 是具有争议且多病因的疾病，相对复杂。因此运用隐形矫治器治疗 TMD 患者需要积累更多经验。

（杨　秩）

参 考 文 献

1. DE LEEUW R，BOERING G，STEGENGA B，et al. Radiographic signs of temporomandibular joint osteoarthrosis and internal derangement 30 years after nonsurgical treatment. Oral Surg Oral Med Oral Pathol Oral Radiol Endod，1995，79（3）：382-392.

2. MA Z，XIE Q，YANG C，et al Can anterior repositioning splint effectively treat temporomandibular joint disc displacement? Scientific reports，2019，9（1）：534.

3. WALTERS I P. Use of modified functional appliances for the correction or amelioration of facial asymmetry and joint dysfunction in post adolescents and adults. Annals of the Royal Australasian College of Dental Surgeons，2000，15：132-135.

4. AL-MORAISSI E A，FAREA R，QASEM K A，et al. Effectiveness of occlusal splint therapy in the management of temporomandibular disorders：network meta-analysis of randomized controlled trials. International journal of oral and maxillofacial surgery，2020，49（8）：1042-1056.

5. MEHRA P，WOLFORD L M. The Mitek mini anchor for TMJ disc repositioning：surgical technique and results. International journal of oral and maxillofacial surgery，2001，30（6）：497-503.

6. ASKAR H，ARONOVICH S，CHRISTENSEN B J，et al. Is Arthroscopic Disk Repositioning Equally Efficacious to Open Disk Repositioning? A Systematic Review. J Oral Maxillofac Surg，2021，79（10）：2030-2041.

7. WOLFORD L M，GALIANO A. Adolescent internal condylar resorption（AICR）of the temporomandibular joint，part 1：A review for diagnosis and treatment considerations. Cranio，2019，37（1）：35-44.

8. GALIANO A，WOLFORD L，GONCALVES J，et al. Adolescent internal condylar resorption（AICR）of the temporomandibular joint can be successfully treated by disc repositioning and orthognathic surgery，part 2：Treatment outcomes. Cranio，2019，37（2）：111-120.

9. ABDELREHEM A，HU Y K，YANG C，et al. Arthroscopic versus open disc repositioning and suturing techniques for the treatment of temporomandibular joint anterior disc displacement：3-year follow-up study. Int J Oral Maxillofac Surg，2021，50（10）：1351-1360.

10. WOLFORD L M，GONCALVES J R. Condylar resorption of the temporomandibular joint：how do we treat it? Oral Maxillofac Surg Clin North Am，2015，27（1）：47-67.

11. MA Z，XIE Q，YANG C，et al. Changes in the temporomandibular joint space after functional treatment of disk displacement with reduction. J Craniofac Surg，2015，26（2）：e78-e81.

12. HALL H D. Intra-articular disc displacement Part II：Its significant role in temporomandibular joint pathology. J Oral Maxillofac Surg，1995，53（9）：1073-1079.

13. OGUTCEN-TOLLER M，TASKAYA-YILMAZ N，YILMAZ F. The evaluation of temporomandibular joint disc position in TMJ disorders using MRI. Int J Oral Maxillofac Surg，2002，31（6）：603-607.

14. XIE Q，YANG C，HE D，et al. Is mandibular asymmetry more frequent and severe with unilateral disc displacement? J Craniomaxillofac Surg，2015，43（1）：81-86.

15. XIE Q，YANG C，HE D，et al. Will unilateral temporomandibular joint anterior disc displacement in teenagers lead to asymmetry of condyle and mandible? A longitudinal study. J Craniomaxillofac Surg，2016，44（5）：590-596.

16. HU Y K，YANG C，CAI X Y，et al. Does condylar height decrease more in temporomandibular joint nonreducing disc displacement than reducing disc displacement?: A magnetic resonance imaging retrospective study. Medicine（Baltimore），2016，95（35）：e4715.

17. JEON D M，JUNG W S，MAH S J，et al. The effects of TMJ symptoms on skeletal morphology in orthodontic patients with TMJ disc displacement. Acta Odontol Scand，2014，72（8）：776-782.

18. YANG I H，MOON B S，LEE S P，et al. Skeletal differences in patients with temporomandibular joint disc displacement according to sagittal jaw relationship. J Oral Maxillofac Surg，2012，70（5）：e349-e360.

19. AHN S J，LEE S P，NAHM D S. Relationship between temporomandibular joint internal derangement and facial asymmetry in women. Am J Orthod Dentofacial Orthop，2005，128（5）：583-591.

20. AOYAMA S，KINO K，AMAGASA T，et al. Clinical and magnetic resonance imaging study of unilateral sideways disc displacements of the temporomandibular joint. J Med Dent Sci，2002，49（3）：89-94.

21. AHN S J，BAEK S H，KIM T W，et al. Discrimination of internal derangement of temporomandibular joint by lateral cephalometric analysis. Am J Orthod Dentofacial Orthop，2006，130（3）：331-339.

52检